WEHRHYGIENE

BEARBEITET VON

S. ATMER · E. BAADER · W. BICKERT · E. BOCK · K. W. CLAUBERG · H. DEIST
C. DIBOWSKI · H. EYER · H. A. GINS · F. GRUNSKE · K. GUTZEIT · H. HABS
A. HAUER · C. HEGLER† · H. HETSCH · W. HOFFMANN · H. HORSTER · H. J. JUSATZ
W. KITTEL · F. KLOSE · W. KNOLL · M. KNORR · W. KREHNKE · H. KRUSE
H. KUTSCHER · H. LÖHE · G. LÜBBEN · U. LUFT · H. LUXENBURGER · O. MUNTSCH
G. NERLICH · R. OTTO · E. PASSAUER · F. POHLE · R.-W. RANGE · O. F. RANKE
E. RODENWALDT · W. ROHRSCHNEIDER · F. RONNEFELDT · G. ROSE · S. RUFF
H. RUGE · L. SALTNER · W. SCHAEFER · E. SCHILLING · B. SCHMIDT · W. SCHOLZ
W. SCHREIBER · E. SCHULZ · H. STRUGHOLD · L. STUTZ · H. TELLER
M. UCKERMARK · W. WACHSMUTH · K. WALTHER · H. WERTHMANN · W. WIRTH
H. ZEISS · W. ZIEGELMAYER · J. ZSCHUCKE

HERAUSGEGEBEN VON

PROF. DR. SIEGFRIED HANDLOSER

GENERALOBERSTABSARZT, CHEF DES WEHRMACHTSANITÄTSWESENS
UND HEERES-SANITÄTSINSPEKTEUR

UND

PROF. DR. WILHELM HOFFMANN

GENERALOBERARZT A. D. UND DIREKTOR IM HAUPTGESUNDHEITSAMT
DER REICHSHAUPTSTADT BERLIN I R.

UNTER MITWIRKUNG VON

PROF. DR. A. FIKENTSCHER   UND   PROF. DR. E. HIPPKE

ADMIRALOBERSTABSARZT UND SANITÄTS-   GENERALOBERSTABSARZT UND
CHEF DER KRIEGSMARINE   INSPEKTEUR DES SANITÄTSWESENS
                                            DER LUFTWAFFE

MIT 112 ABBILDUNGEN

SPRINGER-VERLAG BERLIN HEIDELBERG GMBH 1944

ISBN 978-3-662-30089-3   ISBN 978-3-662-30116-6 (eBook)
DOI 10.1007/978-3-662-30116-6

Vorwort.

Es spricht für den wissenschaftlichen Geist der Sanitätsoffiziere wie der gesamten Ärzteschaft, daß das 1936 erschienene *„Lehrbuch der Militärhygiene"* von WALDMANN-HOFFMANN schon kurz nach Beginn des zweiten Weltkrieges im Buchhandel ganz vergriffen war. Dies wäre sicherlich für den inzwischen verstorbenen Generaloberstabsarzt und Heeres-Sanitätsinspekteur Prof. Dr. WALDMANN, der als Mitherausgeber dem Werk größtes Interesse entgegengebracht hat, eine große Freude gewesen.

Es war hiernach ein dringendes Bedürfnis, im 4. Jahre dieses Weltkrieges alsbald ein neues Lehrbuch erscheinen zu lassen; in ihm sollten in erster Linie unter *besonderer Berücksichtigung der Kriegsverhältnisse und Erfahrungen* die in der neuen Wehrmacht aufgetretenen umfangreichen *hygienischen Forderungen,* wie sie auf den *verschiedenen Kriegsschauplätzen* zur Durchführung gebracht werden, zur Darstellung kommen. Es ist während eines so gewaltigen Krieges ein selbstverständliches Gebot, auf Grund von persönlichen Erfahrungen der hierfür besonders ausgewählten und deshalb zahlreichen Mitarbeiter auf den verschiedenen Einzelgebieten die Ausführungen zwar erschöpfend, aber in knapper und klarer Darstellung zur Veröffentlichung zu bringen, wobei nur das Notwendige aus der *Friedenshygiene* Berücksichtigung finden sollte. So mußte und konnte u. a. die an sich so lehrreiche und interessante *Rekrutierungs- und Krankenstatistik* fortfallen, wie überhaupt im allgemeinen Zahlenangaben vermieden werden mußten, hauptsächlich, da sie in abschließender Form noch nicht vorliegen können. Dagegen schien es geboten, in Erweiterung der Stoffgliederung der früheren Lehrbücher der Militärhygiene, die hygienischen Dienstverhältnisse der *Kriegsmarine* und der *Luftwaffe,* ihrer Bedeutung in der Wehrmacht entsprechend, ausführlicher und in besonderen Abschnitten zusammengefaßt zu behandeln. Bei der Bedeutung der *Infektionskrankheiten* für die Wehrmacht während eines Krieges haben wir die Behandlung dieses Kapitels an den Anfang des Werkes gestellt und die einzelnen Infektionskrankheiten so geordnet, daß sie nach klinischer Zugehörigkeit in Gruppen zusammen stehen. Bei dem Umfang der *nichtinfektiösen Magen- und Darmkrankheiten* in dem gegenwärtigen Krieg wäre es wohl angebracht gewesen, auch diesen und besonders den Maßnahmen zu ihrer Verhütung ein Kapitel zu widmen; die Ätiologie dieser Krankheitsgruppe ist jedoch noch nicht völlig geklärt, so daß es zweckmäßiger erscheint, sie erst einer späteren Neubearbeitung zu überlassen. Die *Kriegsverhältnisse* ließen es weiter geboten erscheinen, dem neuen Buch einen geringeren Umfang als dem früheren, auch die Friedensverhältnisse in größerem Ausmaß berücksichtigenden „Lehrbuch der Militärhygiene" zu geben. Es war hiernach angebracht, für das jetzt erscheinende Werk die Bezeichnung

Wehrhygiene

zu wählen.

Das Buch hat den Zweck, in erster Linie zuverlässiger Berater für die Sanitätsoffiziere der 3 Wehrmachtteile zu sein; es wendet sich in gleicher Weise auch an die gesamte deutsche Ärzteschaft, besonders an die Ärzte der ⚡⚡ , des

Reichsarbeitsdienstes, der Organisation Todt, SA., des NSKK. und der HJ., sowie an die Medizinstudierenden, die im Kriege und auch schon im Frieden sich Kenntnis von den im Interesse der Gesunderhaltung unserer Soldaten dringend notwendigen wehrhygienischen Forderungen des gesamten Truppendienstes verschaffen wollen und müssen. Auch mancher Offizier und Beamte wird wertvollen hygienischen Rat für seinen Dienstbereich in diesem Lehrbuch finden.

Besonderen Dank sprechen die Herausgeber Herrn Generalarzt Professor Dr. SCHREIBER aus, der sich namentlich in seiner Stellung als Abteilungschef der Abteilung „*Wissenschaft und Gesundheitsführung*" der *Heeres-Sanitätsinspektion* sowohl bei der Auswahl der Mitarbeiter als auch bei der Mitprüfung des Inhaltes dieses Werkes auf Grund seiner Erfahrungen verdient gemacht hat.

Es ist eine stolze Freude, daß das Lehrbuch „*Wehrhygiene*" während des Krieges in beachtlichem Umfang und anerkennenswerter Ausführung erscheinen konnte.

Das Werk soll dienen:

Der Wehrertüchtigung des deutschen Volkes!

Berlin, im September 1943.

HANDLOSER. HOFFMANN.

Einführung zu der Hygiene des Dienstes bei der Kriegsmarine.

(X. Abschnitt, Seite 433 bis 473.)

Die Abspaltung einer besonderen *Marinehygiene* innerhalb des heute mit „Wehrhygiene" bezeichneten Sammelbegriffs ist nicht etwa eine Überspezialisierung neueren Datums; sie entwickelte sich vielmehr seit nunmehr fast 100 Jahren systematisch aus der Notwendigkeit heraus, im Zuge des Auf- und Ausbaus der Kriegsflotte auch auf allen Gebieten sanitärer Fragen Schritt zu halten und sich deren hygienischen Sonderbelangen anzupassen.

In dem zu Beginn des ersten Weltkriegs erschienenen zweibändigen „*Handbuch der Gesundheitspflege auf Kriegsschiffen*" von ZUR VERTH, BENTMANN, DIRKSEN, RUGE fanden die marineeigentümlichen Aufgaben des Sanitätswesens zum erstenmal eine zusammenfassende und erschöpfende Bearbeitung. Die längst notwendig gewordene und beabsichtigte Neuauflage dieses Werkes mußte unter dem Druck der Kriegsverhältnisse zurückgestellt werden, und es ist schon aus diesem Grunde zu begrüßen, daß in der vorliegenden „*Wehrhygiene*" auch *das Sanitätswesen der Kriegsmarine* mit seinen einschlägigen Sondergebieten zu Wort kommt. Es entspricht dem auf rein praktische Erfordernisse ausgerichteten Zweck des Buches, daß sich dabei auch die der Marine vorbehaltenen Abschnitte nur auf das Wesentliche und für die Notwendigkeiten der Gegenwart Wichtigste beschränken. Manches *darf jetzt nicht gesagt* werden, manches andere *harrt noch der weiteren Bearbeitung und Lösung*, es sei nur an das neu hinzugekommene Gebiet der *U-Boots-Hygiene* mit seinen vielen Fragestellungen erinnert. Jedenfalls ist auch auf zahlreichen Gebieten der *Kriegsschiffshygiene* — in des Wortes weitester Bedeutung — die Entwicklung noch lange nicht abgeschlossen.

Wenn die Zeitumstände dazu zwingen, die *Wehrhygiene* in der vorliegenden knappen Darstellung herauszubringen, so hat dies andererseits den erfreulichen Vorteil, daß damit gerade jetzt im Krieg in Form einer *Gemeinschaftsarbeit von Sanitätsoffizieren aller Wehrmachtteile* ein umfassender Überblick über dieses sanitätsdienstliche Fachgebiet gegeben wird, dessen siegwichtige Bedeutung im Kampf zu *Land* wie zur *See* und in der *Luft* wohl außer Zweifel steht.

Berlin, im September 1943.

FIKENTSCHER.

Einführung zu der Hygiene des Dienstes bei der Luftwaffe.

(XI. Abschnitt, Seite 474 bis 532.)

Die Aufgaben der Hygiene sind allerorts die gleichen, bei allen Wehrmachtteilen. Trotzdem hat sich die *Luftwaffe* schon im Frieden dazu entschlossen, ihre Hygienearbeiten durch eigene *Luftwaffenhygieniker* durchführen zu lassen. Diese Maßnahme erklärt sich nicht lediglich aus den umfangreichen Bau- und Unterkunftsvorhaben der Luftwaffe im Frieden und erst recht im Kriege, die eine nebenamtliche Mitbetreuung durch Heereshygieniker von vornherein unmöglich machten. Die Gründe lagen viel tiefer.

Wie der Truppenarzt im kleinsten ein Stück vom Ganzen sein muß und nicht ohne gründliche Erfahrungen in seinem Wirkungskreis richtige Entschlüsse fassen kann, so müssen auch im Großen dem *Hygieneführer* die Eigenarten und Besonderheiten seines größeren Wirkungskreises praktisch geläufig sein, wenn er „Truppeneigenes" leisten soll. Seine Beziehungen zur Truppe müssen sehr intensiv sein, denn der Schwerpunkt seiner Aufgaben liegt nicht im zentralen Organisationsstab, sondern ganz im Leben der Truppe.

Was für die Luftwaffe hierin spezifisch ist, wird in einigen Sonderabschnitten gesagt. Gewiß gibt es Arbeitsgebiete, die nur für die Luftwaffe spezifisch sind, wie Flugdienst oder auch Luftschutzsanitätsdienst. Aber auch damit ist nicht das Wesentliche zum Ausdruck gebracht, denn wichtiger ist etwas anderes: Die andersartige persönliche Belastung jedes Einzelnen durch den *andern Arbeitsrhythmus* der Luftwaffe.

Der Soldat ist zum Kämpfen da; all seine Vorbereitung, all sein Tun ist auf dies eine Ziel ausgerichtet. Gewiß ist das bei allen Soldaten gleich; aber der Luftwaffensoldat kämpft eben anders als seine Kameraden bei Heer und Kriegsmarine.

Der *Flieger* ist ein Einzelgänger. Weder im Siegen noch im Sterben ist ihm das Glück der Gemeinschaft gegeben; alles muß er allein durchstehen, auch in der Einheit der Flugzeugbesatzung geht jeder in seinen eigenen Aufgaben auf. Wie sehr auch der Infanterist den seinen eigenen Angriff vorbereitenden und ihm unterstützenden Flieger oben in der Luft mit den Augen verfolgt, beide sind doch getrennt in ihrem persönlichen Wirken: der Infanterist steht in der Gemeinschaft, der Flieger ist allein.

Und noch etwas Zweites ist anders beim Flieger: Es ist ihm nicht gegeben, sich an den Einsatz *anzupassen*, seine Nerven Schritt um Schritt zu straffen, einzutrainieren wie ein Erdkämpfer. Ganz plötzlich steht er im Höhepunkt des Kampfes, nachdem er vorher stundenlang, tage- und wochenlang untätig und dadurch zermürbend gewartet hat, nachdem er oft stundenlang hat anfliegen müssen. Ganz plötzlich ist er auch wieder aus dem Kampf herausgelöst.

Aber auch der *Flaksoldat*, wenn er auf seinem eigenen Kampfgebiet, der Luftabwehr, eingesetzt ist, kennt ähnliche Verhältnisse. Erst zwar eine normale Ausbildungszeit, dann aber Bereitschaft, immer Bereitschaft. Die zerrt mit ihrer erzwungenen Untätigkeit, mit ihrer Ungewißheit an den Nerven; auch hier gibt es keine eigentliche Vorübung, kein Antraining; aus voller, oft langer körperlicher Ruhe kommt blitzartig der Einsatz in kurzer Höchstleistung, bei der das Letzte hergegeben werden muß; dann wieder völlige Ruhe, unerwünschte Ruhe. So ist der Rhythmus anders, als es ihn sonst gibt; vielleicht gibt es ähnliche Verhältnisse beim Seegefecht, wohl aber doch nicht so blitzartige Entscheidungen.

All das ist Angelegenheit der Hygiene; denn die Aufgabe der Hygiene ist es, *gesundheitliche Voraussetzungen für Leistungsfähigkeit und Leistungssteigerung* des Menschen zu schaffen. Bei Männern, die so hin- und hergerissen werden zwischen Tat und Stille, muß die Fürsorge besonders wach sein, und zwar keineswegs nur in *körperlicher*, sondern nicht weniger auch in *seelischer* Hinsicht. Beides wird bei der Luftwaffe in großem Umfang betrieben, *beides* ist Aufgabe der *Hygiene*, die sich des geistigen Menschen ebenso anzunehmen hat wie des körperlichen.

Zu all dem gehört eine gründliche Einfühlung in das besondere Leben der Luftwaffe, die nur dem gelingt, der dazu gehört und somit ununterbrochen organisch mit der Luftwaffe verbunden ist. Es sind große, besondere und dankbare Aufgaben, die dem *Luftwaffen-Hygieniker* gestellt werden.

Über all das gibt dieses Lehrbuch Aufschluß.

Fragen der *Luftfahrtmedizin*, die in großem Umfang auch das Arbeitsgebiet der Hygiene streifen, sind in diesem Buch nicht berührt. Hierüber muß das einschlägige Schrifttum eingesehen werden.

Berlin, im September 1943.

HIPPKE.

Inhaltsverzeichnis.

IV. Abschnitt.

Trinkwasserversorgung.

Von Dozent Dr. med. habil. K. Walther, Oberstarzt, Leipzig.

V. Abschnitt.

Die Unterkunftshygiene.

VI. Abschnitt.

Hygienische Fragen des Kranken- und Verwundetentransports beim Heer.

Von Dr. E. Passauer, Generalstabsarzt, Breslau.

VII. Abschnitt.

Bekleidung und Körperreinigung.

Von Dozent Dr. med. habil. K. Walther, Oberstarzt, Leipzig.

VIII. Abschnitt.

Lufthygiene und Klima.

IX. Abschnitt.

Hygiene des Dienstes.

X. Abschnitt.

Hygiene des Dienstes bei der Kriegsmarine.

XI. Abschnitt.

Hygiene des Dienstes bei der Luftwaffe.

Infektionskrankheiten.

A. Allgemeine Ätiologie.

Von R. Otto-Frankfurt a. M.

Schon seit den ältesten Zeiten ist man bestrebt gewesen, die *Ursachen* der häufig in schweren *Seuchenzügen* die *Völker* und die *Heere* heimsuchenden Krankheiten zu erkennen.

Im Altertum spielten dabei hauptsächlich religiöse Vorstellungen eine Rolle. Später glaubte man die Ursache der Seuchen in schlechter Beschaffenheit der Luft und verderblichen Ausdünstungen des Bodens zu erkennen. Diese *Miasmentheorie* hat lange Zeit geherrscht. Da indessen bei einzelnen Krankheiten die Übertragung durch Berührung mit den Kranken unverkennbar war, so entstand ihr gegenüber die Lehre von der *Kontagiosität.* Zwischen den Anhängern beider Richtungen hat der Streit jahrhundertelang gedauert. Dabei setzte sich frühzeitig die Anschauung von *spezifischen Ansteckungsstoffen* durch. Besonders HENLE schrieb unter dem Eindruck der Choleraeinbrüche in Europa im 3. und 4. Jahrzehnt des vergangenen Jahrhunderts die ausschlaggebende Rolle bei der Entstehung und Verbreitung von Seuchen noch unbekannten, in dem befallenen Organismus parasitierenden Kleinlebewesen zu, ohne daß er selbst Beweise für die auf ATHANASIUS KIRCHER zurückgehende *Lehre vom Contagium animatum* erbringen konnte. Er und später KLEBS stellten, nachdem man seit LEEUWENHOEKS Entdeckungen und SPALLANZANIS Beobachtungen verschiedentlich bei gewissen Krankheiten kleinste parasitäre Elemente mikroskopisch festgestellt hatte, schon ganz bestimmte Forderungen auf, unter denen ein Parasit als Erreger einer Krankheit anzusehen wäre.

Einen Fortschritt brachten die Arbeiten LOUIS PASTEURS. PASTEUR wies nach, daß die Gärungen sowie verschiedene Krankheiten des Weines und der Seidenraupe durch bestimmte von ihm entdeckte Kleinlebewesen erzeugt werden. Er brachte so den entscheidenden Beweis gegen das Vorkommen der Urzeugung (generatio aequivoca), was zur Einführung der Antisepsis durch JOSEPH LISTER führte, nachdem schon SEMMELWEIS gezeigt hatte, daß sich Puerperalfieber und Wundfieber vermeiden lassen, wenn der Arzt gewisse Vorsichtsmaßnahmen beachtet. Indessen gaben erst ROBERT KOCHS klassische Arbeiten über die Ätiologie des Milzbrandes und verschiedene bei Tieren experimentell zu erzeugende septische Infektionen die sicheren Grundlagen unserer heutigen Kenntnisse über die *Ätiologie der Infektionskrankheiten.* Dank KOCHS kritischem Geist und seinen genialen Methoden (Verwendung fester Nährböden zur Gewinnung von „Reinkulturen", Anwendung verbesserter Präparierungs- und Färbungsmethoden sowie neuer mikroskopischer und mikrophotographischer Verfahren, ABBESCHER Kondensor, ZEISSSSCHE homogene Ölimmersion) wurden in kurzer Zeit, besonders von ihm und seinen Schülern, bei einer Zahl von Infektionskrankheiten *spezifische Bakterien* als Erreger nachgewiesen und in „Reinkultur" gezüchtet. Alle diese Mikroben erwiesen sich als konstante Arten. KOCHS Arbeiten wirkten revolutionierend und setzten sich nicht ohne Widerspruch durch.

Drei *Grundformen* sollten nach KOCHS Ansicht erfüllt sein, wenn ein *Keim als Erreger einer bestimmten Krankheit* angesprochen werden könnte: sein konstanter Nachweis bei der betreffenden Krankheit, die Reinzüchtung und die spezifisch pathogene Wirkung der gezüchteten Keime.

Nachdem durch ROBERT KOCHS Arbeiten die Grundlagen der *Bakteriologie* geschaffen waren, gewann auch das große Gebiet der *Mikrobiologie* einen neuen Aufschwung. Bereits im Jahre 1881 sah KOCH voraus, daß durchaus nicht alle noch unbekannten Infektionserreger immer Bakterien sein müßten, und er sprach die Ansicht aus, daß ebensogut auch andere Mikroorganismen hierfür in Frage

kommen könnten. Heute wissen wir, daß sie drei großen Gruppen mit Neben-
gruppen angehören: den *Bakterien* und Pilzen, den *Protozoen*, oder den *Virusarten*; dazu kommen noch Zwischengruppen, z. B. die *Rickettsien.*

Die *Bakterien* (pflanzliche Mikroorganismen) wirken nicht immer direkt durch ihre Vermehrung krankheitserregend, sondern einmal durch die Absonderung bestimmter *Gifte*,
das heißt durch die von ihnen gebildeten *Exotoxine*, oder andererseits durch *Endotoxine*,
die bei ihrem Zerfall im Körper frei werden. Spezifische Exotoxine spielen beim Tetanus,
bei der Diphtherie, beim Botulismus und beim Gasbrand eine Rolle. Zu den *Protozoen* (tierische Mikroorganismen) gehören z. B. die Erreger der Malaria und der Trypanosomenkrank-
heiten. Ob die Spirochäten hierher zu rechnen sind, ist noch nicht völlig gesichert. Eine besondere Gruppe bilden aber die *Rickettsien*, welche der äußeren Form nach zwar bakterien-
ähnlich sind, sich biologisch aber vielfach wie die Vira verhalten, wie der Erreger des Flecktyphus, die Rickettsia prowazeki. Als *Vira* sind die Erreger bei verschiedenen Krankheiten
anzusehen, z. B. die bei Masern, Mumps, Tollwut, Poliomyelitis, Encephalitis und Gelbfieber.
Diese filtrierbaren, ihrer Natur nach unbekannten, oft invisiblen Krankheitserreger sind allerdings zum Teil wohl nicht Lebewesen, sondern unbelebte Katalysatoren.

Nachdem die Erreger vieler Infektionskrankheiten entdeckt waren, machte
man bald die wichtige Beobachtung, daß durchaus *nicht jeder infizierte Mensch
erkrankt* und daß es bei der Auslösung einer klinischen Erkrankung auf sehr
verschiedene Umstände ankommt. Einerseits können *Umwelteinflüsse* die konstitutionelle Widerstandskraft herabsetzen und die Infektion begünstigen, andererseits voraufgegangene leichte, *klinisch nicht in Erscheinung tretende Infektionen*
(latente Durchseuchung) Immunität erzeugen und damit einen Schutz gegen
Infektionen hinterlassen. Die *individuelle Disposition* schwankt daher, abgesehen
von der *Rasse*, im einzelnen sehr. So kommt es, daß von den Angehörigen einer
Bevölkerung, die der gleichen Infektion ausgesetzt ist, oft nur einzelne Personen von der Krankheit befallen werden. Bei chronisch verlaufenden Infektionskrankheiten, z. B. bei der Syphilis und der Tuberkulose, besteht nur während
der Dauer der Infektion ein deutlicher Schutz gegen Neuinfektionen, während
das abgeheilte Leiden keine wirkliche Immunität hinterläßt.

Von Bedeutung ist der Einfluß, den das *militärische Leben* auf die Entstehung
und Verbreitung von Infektionskrankheiten *im Krieg und Frieden* ausübt. Die
Seuchen entstehen nicht erst im Kriege, aber „wenn die Kriegsfackel lodert,
dann erheben sie das Haupt zu gewaltiger Höhe. Stolze Armeen sind schon oft
durch Seuchen dezimiert, selbst vernichtet, Kriege und damit das Geschick der
Völker sind durch sie entschieden" (ROBERT KOCH).

Hinsichtlich der Umstände, welche für die *Ausbreitung der Seuchen in Krieg
und Frieden* verantwortlich zu machen sind, unterscheidet man zweckmäßig
nach Ausscheidungs- und Infektionswegen zwischen *Darmkrankheiten* (Typhus,
Paratyphus, Ruhr, Cholera), ansteckenden *Krankheiten der oberen Luftwege*
(Grippe, Diphtherie, Lungentuberkulose, epidemische Genickstarre, Lungenpest)
und *Wundkrankheiten* (Gasbrand, Wundstarrkrampf, Erysipel usw.). Dazu kommen die *Ausschlagkrankheiten* (Pocken, Scharlach, Masern), weiter die auf den
Menschen z. T. durch Ektoparasiten übertragbaren *Tierkrankheiten* (Rotz, Milzbrand, Drüsenpest, WEILsche Krankheit, Tularämie) sowie schließlich noch die
durch Insekten von Mensch zu Mensch übertragbaren Krankheiten (Wechsel-
fieber, Rückfallfieber, Flecktyphus).

Bei einzelnen Krankheiten, z. B. bei den *Geschlechtskrankheiten*, erfolgt die
Übertragung *direkt* durch Berührung, bei anderen *indirekt*. Dies ist in der Regel
u. a. bei den *infektiösen Darmkrankheiten* der Fall. Bei diesen erfolgt die Verbreitung des Infektionskeimes oft durch beschmutzte Nahrungsmittel, verunreinigtes Wasser oder unreine Hände. So ist es erklärlich, daß diese Krankheiten im *Frieden* seltener zu Epidemien führen, während sie im *Felde*, wo sich
eine strenge Hygiene nicht durchführen läßt (ungenügende Kontrolle der Nah-

rungsmittel, schwierige Beseitigung der Abfallstoffe usw.) häufiger epidemisch um sich greifen. Allerdings ist auch im Frieden die Seuchengefahr unter gewissen Umständen gesteigert. So tritt z. B. die Ruhr bei längeren Truppenübungen mit Unterkunft in hygienisch weniger gut eingerichteten *Massenquartieren* oder auf *Übungsplätzen* vielfach in stärkerem Maße auf. Möglicherweise liegt dabei die verstärkte Infektionsquelle in der Verschleppung der Keime durch Fliegen bei der Benutzung offener Latrinen. Im Felde zeigt sich übrigens, daß die Truppen, solange sie im Marsch sind, weniger unter den ansteckenden Darmkrankheiten zu leiden haben, weil schon die Leichtkranken mit ihren gefährlichen Ausscheidungen überall zurückbleiben („Selbstreinigung der Truppe"). Sie stellen sich aber ein, sobald die Truppen, z. B. bei Belagerungen, in schlechten Winterquartieren oder im Stellungskriege längere Zeit an einem Ort verweilen müssen.

Die Verbreitung aller *Kriegsseuchen* kann übrigens, abgesehen von Schädigungen, durch Unregelmäßigkeiten und Mängel der *Verpflegung*, auch durch *körperliche Strapazen* und ungünstige *Witterungseinflüsse* (Abkühlungen, Durchnässungen, Hitzeschädigungen) sowie durch die Herabsetzung der körperlichen Widerstandskraft infolge seelischer Erschütterungen begünstigt werden.

Im Gegensatz zu den Darmkrankheiten bedeuten im allgemeinen die ansteckenden *Krankheiten der oberen Luftwege* im Kriege eine geringere Gefahr, doch können auch die hochinfektiösen Krankheiten dieser Gruppe im Felde leicht gefährliche Ausbreitung finden, wie dies z. B. mit der *Grippe* im 1. Weltkriege der Fall war.

Die *Wundkrankheiten* sind unter den militärischen Verhältnissen im Frieden eine seltene Erscheinung, indessen haben sie zeitweise im *Kriege*, z. B. Tetanus und Gasbrand *im Weltkriege*, eine außerordentliche Bedeutung erlangt; im jetzigen Krieg spielte die *Wunddiphtherie* eine gewisse Rolle. Auf die segensreiche Wirkung der *Serumprophylaxe beim Tetanus* und der frühzeitig eingeleiteten *Serumtherapie beim Gasbrand* sei kurz hingewiesen. In der vorantiseptischen Zeit waren in allen Feldzügen die Wundinfektionskrankheiten als „Hospitalkrankheiten" gefürchtet.

Von den *Ausschlagkrankheiten* hat der Scharlach unter Friedensverhältnissen manchmal Ausbreitung bei der Truppe gefunden. Die Gefahr einer Pockenepidemie ist dank der strengen Durchführung der Schutzimpfungen in der Wehrmacht nicht zu fürchten.

Die *übertragbaren Tierkrankheiten* spielen unter militärischen Verhältnissen keine so große Rolle. Nur die Weilsche *Krankheit* und der *Rotz* haben im letzten, die *Tularämie* im jetzigen Kriege zeitweise eine gewisse Bedeutung erlangt.

Was schließlich die durch *Insekten übertragbaren Infektionskrankheiten* betrifft, so spielen sie in Mitteleuropa, besonders zu Friedenszeiten, wenn geordnete hygienische Verhältnisse herrschen, für die Wehrmacht keine Rolle. Anders liegen die Verhältnisse in verseuchten Gebieten im Kriege. So bedeutet eine nicht zu unterschätzende Gefahr dann der *Flecktyphus*, sobald die Unterbringung der Truppen in Massenquartieren erfolgen muß oder wenn nach plötzlichem Zustrom großer Gefangenenmengen die Durchführung hinreichender hygienischer Maßnahmen (Entlausungen) Schwierigkeiten bereitet.

Da letzten Endes die *Verhütung der Seuchenausbrüche* im *Frieden* und im *Kriege* immer die Hauptaufgabe ist, wird von der *rechtzeitigen Durchführung hygienischer Maßnahmen* (Feststellung der ersten Fälle, Isolierung, Desinfektion, persönliche Prophylaxe, Schutzimpfung) alles abhängen. Um sie sachgemäß durchzuführen, ist für den *Sanitätsoffizier* die *Kenntnis von der allgemeinen Ätiologie der Infektionskrankheiten* von größter Bedeutung. Zweifellos waren die Fortschritte der ärztlichen Wissenschaft dafür ausschlaggebend, daß *in den letzten*

Kriegen die Verbreitung der Seuchen im Gegensatz zu der in früheren Zeiten eine so wesentlich geringere war. Aber es darf nicht übersehen werden, daß alle ärztlichen Maßnahmen in Kriegs- und Friedenszeiten nur durchschlagenden Erfolg haben werden, wenn für sie ein richtiges Verständnis auch bei allen *militärischen Dienststellen* der Wehrmacht vorhanden ist.

B. Allgemeines über Schutzimpfung und Serumtherapie.

Von H. HETSCH-Homburg v. d. H.

Die *Schutzimpfung*, der man in der *Wehrhygiene* stets eine besonders große *Bedeutung* im Interesse der Gesunderhaltung und der Schlagkraft der Truppe beigelegt hat, soll dem Körper gegen eine bestimmte Infektionskrankheit auf künstliche Weise eine Immunität verschaffen, also gleiche Wirkungen erzielen, wie sie bei vielen Infektionen durch das natürliche Überstehen der Krankheit im Körper ausgelöst werden. Diese erworbene Immunität kann eine *aktive* oder *passive* sein.

Bei der aktiven Immunisierung werden dem Organismus die Krankheitserreger oder deren Giftstoffe direkt zugeführt. Er macht als Ausdruck einer erhöhten Zelltätigkeit eine Reaktion durch und bildet die Schutzstoffe selbst, mögen ihm die Krankheitserreger in vollvirulentem, abgeschwächtem oder abgetötetem Zustand einverleibt sein. Bei der passiven Immunisierung dagegen werden die Schutzstoffe dem Körper in fertigem Zustand zugeführt im Serum eines Rekonvaleszenten oder eines planmäßig längere Zeit mit steigenden Dosen des Krankheitserregers immunisierten Tieres; die Resorption hat keine besondere Reaktion zur Folge.

Die *passive Immunisierung* kommt besonders in Betracht bei Infektionen durch toxinbildende Erreger, also z. B. bei Diphtherie und Tetanus. Die im Serum des Immuntieres in großen Mengen künstlich angehäuften spezifischen Antitoxine werden unverändert als Waffe gegen die drohende Infektion verwendet. Der Impfschutz (passive antitoxische Immunität) setzt alsbald nach der Seruminjektion ein, ist aber nur von geringer Dauer. Sobald die Antitoxine aus der Blutbahn wieder völlig ausgeschieden sind, und das ist meist in etwa 3 Wochen der Fall, erlischt auch die passive Immunität. Außer antitoxinhaltigen Immunseren werden auch manche antiinfektiöse Sera mit gutem Erfolg zur passiven Immunisierung des Menschen verwendet, z. B. bei Pest und WEILscher Krankheit. Hierher gehören auch die Schutzimpfungen mit Rekonvaleszentenserum.

Bei der *aktiven Immunisierung* werden dem Körper nicht Impfstoffe zugeführt, die er unverändert und sofort verwerten kann, sondern solche, die ihn erst zur Bildung der spezifischen Schutzstoffe selbst veranlassen sollen. Die hier erzielte Immunität ist bei der Vorbehandlung mit Bakterienmaterial meist eine antiinfektiöse, d. h. gegen die Infektionserreger selbst gerichtete. Wenn einem Menschen z. B. abgetötete Typhusbacillen subcutan eingespritzt werden, treten an der Impfstelle lokale *Reaktionen* (Rötung, Schwellung und Druckempfindlichkeit) und ferner Allgemeinerscheinungen (Abgeschlagenheit, Kopfschmerzen, evtl. Fieber usw.) auf, die als Zeichen einer Arbeitsleistung des Körpers aufzufassen sind. Meist genügt eine einmalige Zufuhr des Impfstoffes nicht zur Erzielung einer genügend hohen Immunität, vielmehr müssen in Pausen von etwa 5—10 Tagen 2- oder 3mal steigende Dosen eingespritzt werden. Die Reaktionen werden dabei keineswegs immer stärker, weil bei den späteren Injektionen die neu einverleibten Bakterienprodukte schon gewisse Mengen Antikörper im Blut vorfinden, die ihre toxischen Wirkungen mildern können. Die bei der aktiven Immunisierung entstehenden spezifischen Antikörper treten meist erst am 5.—10.Tage im zirkulierenden Blut auf, sind aber schon etwas früher in den blutbildenden Organen nachweisbar. Sie verschwinden nach einiger Zeit wieder, während die Immunität, d. h. die Zustandsänderung des Körpers, die Umstimmung der antikörperbildenden Zellen, erhalten bleibt. Diese Zustandsänderung (*Allergie*) findet ihren Ausdruck in der Fähigkeit des Körpers, auch später auf einen kleinen Reiz hin, den die spezifischen Infektionserreger liefern, sofort und an jeder Körperstelle die Antikörper zu bilden. Die Schutzwirkung tritt *nicht sofort* nach der Einverleibung des Impfstoffes ein wie bei der passiven Immunisierung, hält dafür aber *wesentlich länger* an. Die Annahme einer *negativen Phase*, d. h. einer erhöhten Empfänglichkeit während der Immunisierung, ist unbegründet.

Zur *aktiven Immunisierung* kann man Impfstoffe der verschiedensten Art verwenden: 1. lebende vollvirulente Infektionserreger, 2. lebende, aber in ihrer Virulenz abgeschwächte und 3. abgetötete Erreger. In der Humanmedizin werden virulente Infektionserreger aus begreiflichen Gründen nicht gebraucht. Die Virulenzabschwächung der Infektionserreger kann entweder durch physikalische Mittel (Erhitzung, Eintrocknung) oder durch chemische Mittel (Zusatz von entwicklungshemmenden Stoffen zu den Nährböden) erreicht werden oder dadurch, daß man die Bakterien durch bestimmte Tierpassagen umstimmt. Auch eine Kombination dieser Einzelverfahren kann angewendet werden. Ein Beispiel der Immunisierung mit lebendem abgeschwächten Virus ist die Pockenschutzimpfung. Durch Tierpassage und gleichzeitig durch Eintrocknung oder chemische Mittel wird die Infektiosität der Impfstoffe herabgesetzt, die bei der Tollwutschutzimpfung verwendet werden.

Die wichtigsten Schutzimpfungen, die mit abgetöteten Infektionserregern vorgenommen werden, sind die gegen *Typhus* und *Paratyphus, Cholera* und *Pest.*

Die Impfstoffe werden so hergestellt, daß man tunlichst aus der jeweiligen Epidemie stammende 24stündige, gut bewachsene Agarkulturen der Erreger mit steriler physiologischer Kochsalzlösung in solchen Mengen abschwemmt, daß in 1 ccm Aufschwemmung $^1/_3$ Öse Agarkulturmasse (1 Normalöse = 2 mg Kultur) enthalten ist. Nachdem diese Aufschwemmung filtriert ist, werden die Bakterien abgetötet, am besten durch 1stündige Erhitzung auf 53—55⁰ C. Nach der Abtötung wird eine Sterilitätskontrolle angestellt. Der sterile Impfstoff, der mit 0,5% Phenol versetzt wird, ist bei kühler Aufbewahrung längere Zeit haltbar. *Polyvalente Impfstoffe* enthalten Aufschwemmungen verschiedener Erregerstämme. Die Impfstoffe werden in Abständen von 5—7 Tagen mehrmals in steigenden Dosen subcutan injiziert.

Keimfreie *Schüttelextrakte* aus Kulturen können ebenfalls als Impfstoffe verwendet werden, ebenso *Autolysate,* die man durch mehrtägige Digestion von Agarkulturmassen in physiologischer Kochsalzlösung bei 37⁰ C und nachherige Filtration durch Bakterienfilter erhält.

Zu den aktiven Immunisierungen mit abgetöteten Erregern gehört auch die *Flecktyphusschutzimpfung.*

Bei ihr werden abgetötete Aufschwemmungen der Rickettsien, die aus den Därmen von Fleckfieberläusen oder aus Gewebekulturen (Chorioallantoismembran des Hühnerembryo, Mäuse- oder Kaninchenlungen) gewonnen werden, dreimalig in steigenden Dosen injiziert.

Eine *aktive Giftimmunität* läßt sich beim Menschen besser als mit den früher gebräuchlichen Toxin-Antitoxin-Gemischen durch die Injektion von künstlich entgifteten Toxinen, sog. Toxoiden, erzeugen. Durch Behandlung mit Formalin kann man z. B. *Diphtherie-* und *Tetanusgifte* so verändern, daß sie unschädlich sind, ohne in ihrer antigenen Wirkung zu leiden.

Die Schutzimpfung mit Formoltoxoiden hat sich namentlich bei der aktiven Immunisierung der Kinder gegen Diphtherie sehr bewährt. Die schmerzhaften Reaktionen, die vielfach nach der Einspritzung auftreten, lassen sich vermeiden, wenn man durch Zusatz von Aluminiumsalzen (Kalialaun oder Aluminiumhydroxyd) aus den Toxoiden Präcipitate bzw. Adsorbate herstellt und diese verimpft. Die Einführung der Alaunpräcipitatimpfstoffe hat auch eine wesentliche Wirkungssteigerung der bisherigen Formoltoxoide ermöglicht und berechtigt zu der Hoffnung, daß man in der Praxis künftig vielleicht mit einer einzigen Impfung auskommt. Auch gegen *Tetanus* und in Kriegszeiten auch gegen *Gasbrand* verspricht die Formoltoxoidimpfung gute Erfolge.

Möglich ist auch eine gleichzeitige aktive Immunisierung gegen verschiedene Infektionskrankheiten mit *Mischimpfstoffen.*

Im Ausland wurden mit angeblich guten Erfolgen hauptsächlich Mischimpfstoffe aus Diphtherie- und Tetanus-Formoltoxoid und Mischungen aus einem oder beiden Formoltoxoiden mit Typhus-Paratyphus-Impfstoff erprobt. Aus Deutschland liegen darüber noch keine größeren Erfahrungen vor.

Passive Schutzimpfungen haben sich zur Verhütung von *Tetanus, Gasbrand, Diphtherie, Scharlach, Masern* und *akuter Poliomyelitis* bewährt.

Die Erfolge der Serumprophylaxe beim *Tetanus* sind unbestreitbar. Gegen *Gasbrand* wird polyvalentes Gasbrandserum eingespritzt bzw., wenn durch eine Schutzimpfung gleichzeitig der Gefahr des Gasbrandes und des Tetanus entgegengetreten werden soll, sog. *Anaerobenserum,* das in 10 ccm die erforderlichen Schutzkörper gegen die drei häufigsten Gasbrand-erreger und außerdem eine volle Schutzdosis Tetanusantitoxin enthält. Das bei Perforations-peritonitis vielfach erfolgreiche Peritonitisserum besteht aus einer Mischung von Gasbrand- und antitoxischem Coliserum. Die prophylaktische Injektion von *Diphtherieserum* weist unbestrittene Erfolge auf, wenn eine akute, zeitlich begrenzte Gefahr der Ansteckung gebannt werden soll. Gegen *Scharlach* lassen sich passive Schutzimpfungen mit tierischem Immunserum oder mit Rekonvaleszentenserum durchführen, an die meist eine aktive Immunisierung mit Scharlachtoxin angeschlossen wird. Bei *Masern* und *Poliomyelitis* kann bei frühzeitiger und sachgemäßer Anwendung durch die Injektion von Rekonvaleszentenserum ein Infektionsschutz erreicht werden.

Vielfach werden *Kombinationen der aktiven und passiven Schutzimpfung* angewendet.

Das Verfahren besteht darin, daß man gleichzeitige (sog. *Simultanimmunisierung*) oder innerhalb kurzer Zeit aufeinanderfolgende Impfungen mit Immunserum und Infektionsstoff vornimmt. Es hat der aktiven Schutzimpfung gegenüber den Vorteil, daß der Impfschutz dank den mit dem Immunserum fertig einverleibten Schutzstoffen sofort eintritt, der passiven Impfung gegenüber den Vorzug, daß der Impfschutz infolge der aktiv immunisierenden Wirkung des eingespritzten Infektionsstoffs lange anhält, und daß die Reaktionen durch die Serumeinverleibung gemildert werden. Derartige kombinierte Schutzimpfungsverfahren sind für *Pest*, aber auch für *Cholera, Typhus, Ruhr* und *Diphtherie* empfohlen worden.

Bei der *Serumtherapie* wirken spezifisch nur Immunsera von Tieren, die planmäßig gegen die Erreger der zu behandelnden Krankheit oder deren wirksame Stoffe immunisiert sind. Die Heilerfolge, die man vielfach dem normalen Menschen- und Tierserum bei den verschiedenartigsten Krankheitszuständen zuschreibt, beruhen nicht auf spezifischen Wirkungen, sondern gehören in das Gebiet der Proteinkörpertherapie, die eine allgemeine Resistenz- bzw. Leistungssteigerung zum Ziel hat. Das gleiche gilt für die sog. Autoserumtherapie und die Verwendung gewisser spezifischer Immunsera bei Krankheiten, deren Erregern die Immunkörper des betreffenden Serums nicht homolog sind (z. B. Diphtherieserum bei verschiedenen Hautkrankheiten).

Die weitaus wichtigsten Immunstoffe, denen die Serumtherapie ihre Erfolge verdankt, sind die *Antitoxine*, welche die löslichen Giftstoffe bestimmter Infektionserreger unschädlich machen und dadurch den infizierten Organismus vor einer fortschreitenden Vergiftung retten können. Solche rein antitoxischen Heilsera sind das Diphtherie-, Tetanus-, Dysenterie- (speziell Shiga-Kruse-Ruhr), Gasbrand-, Scharlach-, Schlangengift-, Botulismus-Serum und das Pollantin.

Außer dem antitoxischen Heilserum gibt es Serumpräparate, an deren spezifischer Wirksamkeit bei bestimmten Infektionen nicht zu zweifeln ist, deren Wirkungsweise aber nicht so klar zu überblicken ist wie bei den antitoxischen Seren. Man bezeichnet sie als *antiinfektiöse Sera* und bringt damit zum Ausdruck, daß ihre Wirkung sich gegen die lebenden Infektionsstoffe richtet.

An spezifischen Immunstoffen sind in ihnen in mehr oder minder großen Mengen außer Agglutininen und Präcipitinen Bakteriolysine (bakterienauflösende) und Bakteriotropine (Phagocytose vorbereitende Stoffe) enthalten. Zu dieser Gruppe von Seren gehören hauptsächlich das *Streptokokken-, Pest-, Milzbrand-, Meningokokken-* und *Pneumokokkenserum*, ferner von den bei Tierkrankheiten entweder für sich allein oder in Verbindung mit den entsprechenden Infektionserregern (bei sog. Simultanimpfung) wirksamen Seren das *Rinderpest-, Schweineseuche-, Schweinerotlauf-* und *Maul- und Klauenseuche-Serum*. Auch die verschiedentlich empfohlenen *Cholera-* und *Typhussera* müssen hierher gerechnet werden. Bei den antiinfektiösen Seren spielt im Gegensatz zu den antitoxischen die *Polyvalenz* der Präparate eine wesentliche Rolle. Sera von Tieren, die gleichzeitig mit verschiedenen Stämmen der betreffenden Erreger vorbehandelt werden, ergeben bei der Prüfung an großen Tierreihen und in der Praxis wesentlich bessere Resultate als monovalente Sera.

Daß die Aussichten der Serumbehandlung bei *frühzeitiger Anwendung* ganz erheblich *günstiger* sind als in späteren Krankheitsstadien, gilt für alle Heilsera in gleichem Maße. Die Dosis des Serums muß so hoch gewählt werden, daß dem Organismus die zur Vernichtung der Krankheitserreger und zur Neutralisierung der von ihnen gebildeten Giftstoffe notwendigen Antikörper möglichst auf einmal zugeführt werden. Ebenso ist die Art der Serumeinverleibung für den Erfolg der Therapie von großer, oft entscheidender Bedeutung. Es kommt darauf an, die Antikörper möglichst schnell und in möglichst konzentriertem Zustand dorthin zu bringen, wo sie ihre Wirkung entfalten sollen.

Bei *Genickstarre* z. B. würde die subcutane Seruminjektion nur spät und in geringem Grade wirksam sein, während das *intralumbal* gegebene Meningokokkenserum den Krankheitsprozeß sogleich günstig beeinflußt. Diphtherieantitoxin wirkt bei *intravenöser* Injektion 500 mal intensiver als bei subcutaner.

Als unangenehme Nebenwirkungen können nach therapeutischen oder prophylaktischen Seruminjektionen Krankheitserscheinungen auftreten, die man als *Serumkrankheit* bezeichnet hat.

Es handelt sich entweder um eine angeborene Überempfindlichkeit (Idiosynkrasie) gegen artfremdes, parenteral (d. h. unter Vermeidung des natürlichen Resorptionsweges durch das Darmepithel) direkt in die Körpergewebe oder die Blutbahn einverleibtes Serumeiweiß oder bei Personen, die schon früher einmal Seruminjektionen erhielten, um eine erworbene Überempfindlichkeit (Anaphylaxie) gegen das gleiche, schon früher angewandte artfremde Serum. Um die Krankheitserscheinungen (juckende Exantheme, Unruhe, Fieber, Drüsenschwellungen, Gelenkschmerzen, Ödeme, evtl. akut-anaphylaktischer Schock) zu verhüten, muß man, wenn irgendwie Verdacht auf Überempfindlichkeit besteht, bei intravenösen Seruminjektionen besonders vorsichtig sein. Man kann eine Desensibilisierung dadurch erreichen, daß man *zunächst eine kleinere Serummenge* (0,5—1,0 ccm) subcutan einspritzt und dann erst nach etwa 4 Stunden die Gesamtmenge injiziert. Durch vorherige Erwärmung des Serums auf 50—55° C soll sich die toxische Wirkung herabsetzen lassen. Größere Mengen sind, besonders bei intravenöser Einverleibung, sehr langsam zu injizieren. Zu Schutzimpfungen verwendet man am besten Sera, die von Rindern oder Hammeln hergestellt sind, um bei später etwa nötigen therapeutischen Injektionen beim Gebrauch der hochwertigen Sera, die sich nur von Pferden oder Maultieren gewinnen lassen, die Anaphylaxiegefahr zu vermeiden. Zur Behandlung etwaiger schwerer akuter Schockanfälle sollen stets Adrenalin und Herzmittel bereitgehalten werden.

Durch die *verhältnismäßig geringe Gefahr der Serumkrankheit* darf man sich *niemals von der oft lebensrettend wirkenden Anwendung eines Heilserums abhalten* lassen.

Schrifttum.

KOLLE-HETSCH: Experimentelle Bakteriologie und Infektionskrankheiten, 9. Aufl. 1942. — WOHLFEIL u. MAASS: Schutzimpfungen in der Wehrmacht, ihre Wirksamkeit, Vorbereitung und Durchführung. Dtsch. Mil.arzt **1940**, 305.

C. Allgemeine gesetzliche Maßnahmen gegen Infektionskrankheiten[1].

Von H. HETSCH-Homburg v. d. H.

Die Seuchenbekämpfung konnte gesetzlich erst wirksam geregelt werden, als ROBERT KOCH durch seine ätiologischen und epidemiologischen Forschungen die Übertragungsweise der einzelnen übertragbaren Krankheiten geklärt und die Grundsätze für ein planmäßiges Vorgehen in diesem Kampf aufgestellt hatte, die sich in der späteren Zeit überall auch in der *Wehrmacht* als erfolgreich erwiesen haben.

Unter KOCHs persönlicher Mitarbeit entstand das *Reichsgesetz betr. die Bekämpfung der gemeingefährlichen Krankheiten vom 30. 6. 1900.* Dieses Gesetz beschränkte sich auf die Abwehr der gefährlichsten epidemisch auftretenden Infektionskrankheiten, auf *Aussatz, Cholera, Fleckfieber, Pest* und *Pocken.* Die Bekämpfung der anderen Infektionen wurde den Landesregierungen überlassen, die sich in ihren Anordnungen im wesentlichen an das Preußische Gesetz vom 28. 8. 1905 anschlossen.

Reichseinheitliche Vorschriften für die Bekämpfung aller Seuchen sind auf Grund des Gesetzes zur Vereinheitlichung des Gesundheitswesens erst durch die *Verordnung des Reichs-*

---

[1] S. auch Abschnitt XI. F. 3.

ministers des Innern betr. Bekämpfung übertragbarer Krankheiten vom 1. 12. 38 (Reichsgesetzbl. I, S. 1721) erlassen worden, zu der Ausführungsbestimmungen vom 12. 12. 38 vorliegen (Min.Bl. d. Reichs- u. Pr. Min. d. Innern, S. 2158). Die neue Verordnung umfaßt außer
den genannten *gemeingefährlichen Seuchen* und der *Papageienkrankheit,* deren Bekämpfung
durch ein Reichsgesetz vom 3. 7. 34 besonders geregelt wurde, folgende übertragbaren Krankheiten: Bangsche Krankheit, Diphtherie, übertragbare Gehirnentzündung, übertragbare
Genickstarre, Keuchhusten, Kindbettfieber, übertragbare Kinderlähmung (Poliomyelitis),
Körnerkrankheit (Trachom), bakterielle Lebensmittelvergiftung (Botulismus, Enteritis infectiosa), Malaria, Milzbrand, Paratyphus, Rotz, Rückfallfieber, übertragbare Ruhr, Scharlach, Tollwut, Trichinose, Tuberkulose, Tularämie, Typhus und Weilsche Krankheit.

Im einzelnen ist in den reichseinheitlichen Vorschriften für die Bekämpfung
von Seuchen bezüglich der *Anzeigepflicht* folgendes bestimmt:

Innerhalb 24 Stunden nach erlangter Kenntnis sind anzuzeigen:

1. jede *Erkrankung,* jeder *Verdachtsfall* und jeder *Sterbefall* von Kindbettfieber, Poliomyelitis, bakterieller Lebensmittelvergiftung, Milzbrand, Paratyphus, Rotz, Ruhr, Tollwut,
Tularämie, Typhus und Tuberkulose der Lunge, der Haut oder anderer Organe,

2. jede *Erkrankung* und jeder *Sterbefall* von Bangscher Krankheit, Diphtherie, übertragbarer Gehirnentzündung, übertragbarer Genickstarre, Keuchhusten, Trachom, Malaria
Rückfallfieber, Scharlach, Trichinose und Weilscher Krankheit,

3. jede Person, die, ohne selbst krank zu sein, die Erreger der bakteriellen Lebensmittelvergiftung, des Paratyphus, der Ruhr oder des Typhus ausscheidet.

Zur Anzeige sind verpflichtet jeder Arzt, der den Fall festgestellt hat, und weiterhin,
wenn ein solcher nicht vorhanden ist, der Haushaltungsvorstand (evtl. auch Wohnungsinhaber
oder Hausbesitzer), jede berufsmäßig mit der Pflege oder Behandlung beschäftigte Person
und der Leichenschauer. Die Anzeige ist bei Wohnungs- und Ortswechsel des Erkrankten
und bei etwaiger Krankenhausaufnahme zu wiederholen, ebenso bei Krankenhausentlassung;
in letzterem Falle ist anzugeben, ob der Entlassene geheilt ist und ob er übertragbare Krankheitserreger noch ausscheidet. Die Anzeige wird mündlich oder schriftlich nach vorgeschriebenem Muster (Kartenbrief) dem zuständigen Gesundheitsamt erstattet, das unverzüglich
die Ortspolizeibehörde benachrichtigt.

Das *Gesundheitsamt* hat alsbald in dem notwendigen Umfang *Ermittlungen* über Ursache,
Art, Ansteckungsquelle und Ausbreitung der Krankheit sowie über die Gefahr weiterer Ausbreitung vorzunehmen, erforderlichenfalls unter Mitwirkung anderer Dienststellen.

Wenn der Ausbruch einer übertragbaren Krankheit festgestellt oder der Verdacht des
Ausbruchs begründet ist, hat die Ortspolizeibehörde oder die sonst in der Verordnung bestimmte Behörde unverzüglich die erforderlichen *Schutzmaßnahmen* zu treffen. Das Gesundheitsamt macht entsprechende Vorschläge, der Vollzug der Maßnahmen ist Aufgabe der Ortspolizeibehörde. Bei Gefahr im Verzug kann schon vor dem Eingreifen der letzteren das
Gesundheitsamt die zur Verhütung der Weiterverbreitung dringend notwendigen Maßnahmen anordnen. Seine Anordnungen bleiben in Kraft, bis die zuständige Behörde anderweit Verfügung getroffen hat. Für bestimmte Gebiete kann eine ärztliche Leichenschau angeordnet werden.

Personen, die an einer übertragbaren Krankheit *leiden* oder einer solchen *verdächtig* sind,
können einer Absonderung oder Beobachtung unterworfen werden. Die *Absonderung* ist
nach Möglichkeit in der Wohnung durchzuführen. Wenn die Erreichung ihres Zwecks dort
nicht gewährleistet erscheint, kann die Unterbringung in einem Krankenhaus durch die Ortspolizeibehörde auch gegen den Willen des Betroffenen angeordnet werden.

Personen, die an einer übertragbaren Krankheit leiden oder krankheits- oder ansteckungsverdächtig sind, kann die Ausübung bestimmter Berufe ganz oder teilweise untersagt werden.
Bacillenausscheider können einer besonderen gesundheitlichen Beobachtung, wiederholter
ärztlicher Untersuchung, der Verpflichtung zu Desinfektionsmaßnahmen, Verkehrs-
beschränkungen und sonst etwa erforderlichen Verhaltungsmaßregeln unterworfen werden.
Sie dürfen nach näherer Anordnung nicht in Lebensmittelbetrieben beschäftigt werden, wenn
die Gefahr der Verbreitung von Krankheitserregern durch sie gegeben erscheint. Bei un-
vorschriftsmäßigem Verhalten kann ihre Absonderung verfügt werden.

Wohnungen und Häuser mit Infektionskranken sind auf Anweisung kenntlich zu machen.
Für Pfleger und Leichenbesorger können Verkehrs- und Berufsbeschränkungen sowie andere
Schutzmaßnahmen, insbesondere auch Schutzimpfungen angeordnet werden.

Weitere Befugnisse haben beim gehäuften Auftreten übertragbarer Krankheiten die
Kreispolizeibehörden. Sie können z. B. die Schließung von Schulen veranlassen, Märkte und
sonstige Menschenansammlungen verbieten, bei Typhus-, Paratyphus- und Ruhrgefahr
Personen, die in der Schiffahrt oder Flößerei beschäftigt sind, gesundheitlich überwachen
lassen und Personen und Gegenstände, durch die eine Krankheitsverschleppung erfolgen
könnte, von der Beförderung ausschließen. Die Benutzung von Brunnen, Teichen, Seen,

Wasserläufen, Wasserleitungen sowie der öffentlichen Bade- und Waschanstalten kann verboten oder beschränkt werden.

Die Ortspolizeibehörde hat im Benehmen mit dem Gesundheitsamt eine laufende *Desinfektion* bei den Krankheitsfällen anzuordnen, bei denen vermutlich Gegenstände und Räume mit Krankheitserregern behaftet sind. Nach Erlöschen der Krankheit und bei Wohnungswechsel muß eine Schlußdesinfektion vorgenommen werden. Bei der ansteckenden Lungen- und Kehlkopftuberkulose ist die laufende und Schlußdesinfektion Aufgabe des Gesundheitsamtes. Eine Desinfektion ist unnötig bei Trichinose. An Stelle der Desinfektion kommt die *Vertilgung tierischer Schädlinge* in Betracht bei Malaria (Mücken) und bei Rückfallfieber (Läuse und Wanzen), bei Fleckfieber ist Entlausung und Desinfektion erforderlich.

Für die gemeingefährlichen Seuchen ist unter den Kulturstaaten ein *internationaler Meldedienst* vereinbart, der rechtzeitige Abwehrmaßnahmen der einzelnen Länder ermöglichen soll.

Für *Militärpersonen* und die den *Wehrmachtbehörden* unterstellten Unterkünfte obliegt der gesamte Seuchenschutzdienst den militärischen Dienststellen. Sie und die Ortspolizeibehörden benachrichtigen sich gegenseitig von dem Auftreten übertragbarer Krankheiten und bleiben wechselseitig über den gesamten Seuchenstand dauernd in Kenntnis. Von der Wehrmachtbehörde haben an die Polizeibehörden zu melden die Kommandanten bzw. die Befehlsführung einer militärischen Einrichtung, in umgekehrter Richtung die Polizeibehörde des Standorts. Die Polizeibehörde meldet auch über die Fälle im Umkreis von 20 km der Standorte. Bei dem Auftreten von ansteckenden Krankheiten in einer Truppe haben neben dem Hygieniker beim Wehrkreisarzt auch die *Truppenärzte* bei der Aufklärung und Bekämpfung mitzuwirken und besonders die Durchführung der angeordneten Maßnahmen zu überwachen[1].

Schrifttum.

Bieber: Reichseinheitliche Bekämpfung übertragbarer Krankheiten. Dtsch. Ärztebl. **1939**, 48.

D. Geomedizin und Seuchenbekämpfung.

Von H. Zeiss-Berlin.

Die *Geomedizin* hat ihre Wurzeln in der Anthropogeographie des deutschen Geographen Fr. Ratzel und in der Lehre vom „Staat als Lebewesen" des schwedischen Staatsrechtlers R. Kjellén. Aus den Methoden und Ergebnissen dieser beiden Lehren formte der deutsche Generalstäbler und Geograph K. Haushofer die scharf geschliffene Synthese der Geopolitik. Sie ist nicht eine theoretische Wissenschaft, sondern eine praktische Waffe der Abwehr und des Angriffs, sie ist gleichzeitig Prophylaxe und Prognose. Der Mensch auf seinem Boden in Zeit und Raum ist ihr Objekt. Auf die *Geomedizin* angewandt, bestimmen wir diese als *die Wissenschaft von der raumbezogenen Medizin!* Ihre Aufgabe ist die *Erforschung der räumlichen und zeitlichen Bindungen von Krankheitsvorgängen an das Erdgeschehen.*

Die Grundlagen der Geomedizin können nur wissenschaftliche sein. Sie bezieht diese von der *Hygiene. Mikrobiologie, Seuchenlehre* und *-statistik*, Geographie, darunter Kartographie und Meteorologie, sind ihre hauptsächlichsten Stützen.

In der *medizinischen Topographie* als der *Grundlage einer jeden Seuchenbekämpfung* überhaupt liegt eine ihrer Stärken. Denn nur mit einer medizinischen Kartographie, die von der medizinischen Topographie als Meßtischblatt ausgeht

---

[1] Vgl. die von der Heeres-Sanitätsinspektion herausgegebenen „Richtlinien" für die Bekämpfung von Infektionskrankheiten bzw. H.Dv. 209 (M.Dv. 284; L.Dv. 806).

und zu immer großräumigeren Karten fortschreitet, auf denen wir eine *Endemie,*
Epidemie oder *Pandemie* darstellen, verstehen und voraussagen, können die
einfachsten Forderungen der Geomedizin als Instrument der *Seuchenbekämpfung*
erfüllt werden. Wir haben daher auf den „*Gesundheitsraum*" und den „*Krank-*
heitsraum" zu achten. Aus einem Gesundheitsraum kann durch das Eindringen
einer Infektion innerhalb kurzer Zeit ein Krankheitsraum werden. Dieser kann
aber auch gesundheitlich gewandelt und zu einem Gesundheitsraum werden.
Diese Wandlungen hängen von dem Menschen, den ihn umgebenden Tieren und
Pflanzen ab. Zumal die Welt der Nager, kleinen Raubtiere und die meisten Haustiere sind in ständigem Austausch ihrer Ektoparasiten und sind Blutspender für
blutsaugende Insekten, in denen die Entwicklungsstadien von Krankheitserregern ablaufen. Die Bildung von Virusreservoiren steht mit den genannten
Wechselbeziehungen in engstem Zusammenhang. Daher ist auf die *Bewegungen*
der Krankheiten im Raum besonders zu achten. Denn nur wenige Krankheiten
sind *Wanderseuchen* und können sich als solche zu Epidemien und Pandemien
ausdehnen, wie Pest, Tularämie, Grippe, Pocken und Dengue sowie Pappataci.
Wieder andere sind *bodengebundene Seuchen,* wie z. B. Bauchtyphus und Paratyphus, Malaria und Leishmaniose, Milzbrand, Tetanus, Feldfieber (Schlammfieber), Gasbrand und Wolhynisches Fieber. Sie bilden meistens Endemien,
seltener weit ausgreifende Epidemien. Zu einer Pandemie kommt es nie. Die tieferen Gründe zu dem verschiedenartigen und oft so rätselhaften Verhalten der
einzelnen Infektionskrankheiten sind uns trotz eingehender Kenntnisse der Biologie, ihrer Erreger und deren Übertragung nicht bekannt.

Es ist nun in letzter Zeit gelungen, mit Hilfe geomedizinischer Karten größere
Klarheit in den „Lebensablauf" menschlicher Infektionskrankheiten zu bringen.
An erster Stelle steht die *Tularämie* und das *Feldfieber.* Es hat genaue kartogra-
phische Arbeit gezeigt, daß es wie beim militärischen Kampf im Gelände einer
zuverlässigen Karte zur Bekämpfung der Infektionskrankheiten bedarf. Denn der
Hygieniker im Wehrmachtssanitätsdienst ist oft gezwungen, Änderungen im Gelände vorzunehmen, um sich die Landesnatur im Kampf gegen Seuchen dienstbar
zu machen. Am Beispiel der *Malaria* in den verschiedenen Gegenden der Welt
hat RODENWALDT die „geomorphologische Analyse als Element der Seuchenbekämpfung" als eine der notwendigsten Grundlagen für eine geomedizinische Karte
bezeichnet. Die Änderung der Karte in den einzelnen Räumen wirkt besonders
sinnfällig.

Die Karte ist verwandelt. Sie läßt aus dem bisherigen statisch gebliebenen
Ruhezustand die Dynamik der Bekämpfung und der Sanierung deutlich erkennen.

Zur besseren Erfassung und Durcharbeitung der einzelnen Krankheits- und
Gesundheitsräume hat der *Chef des Wehrmachtssanitätswesens* die Herausgabe des
„*Seuchenatlas*" angeordnet, der *nur für den Dienstgebrauch* bestimmt ist. Dieser
Atlas, der eine Generalstabsarbeit der Hygiene darstellt, ist der Anfang einer
neuen Forschungsrichtung in der deutschen und europäischen Hygiene!

Schrifttum.

HAUSHOFER: Wehrgeopolitik, 1. Aufl. Berlin 1932; 4. u. 5. Aufl. Berlin 1941. — JUSATZ:
Münch. med. Wschr. Nr 49 (1942). — KNAAK: Die Krankheiten im Kriege. Leipzig 1900. —
RIMPAU (siehe bei JUSATZ). — RODENWALDT: Bericht über die 2. Arbeitstagung Ost der
ber. Fachärzte, S. 171. — ZEISS: Bericht über usw., S. 174; Münch. med. Wschr. Nr 5 (1931);
Z. Geopol. Nr 8 (1932); Dtsch. Ärztebl. **73**, 140 (1943). — ZEISS u. RODENWALDT: Ein-
führung in die Hygiene und Seuchenlehre, 5. Aufl. Stuttgart 1943.

E. Die bakteriologische Ausrüstung des Feldheeres[1].

Von W. Schreiber-Berlin.

Mit 10 Abbildungen.

Die *bakteriologische Ausrüstung des Feldheeres* wurde im Jahre 1937 entsprechend den neuzeitlichen bakteriologischen Erkenntnissen vollkommen *neu entwickelt* und bestand bei Beginn des zweiten Weltkrieges aus dem *„Bakteriologischen Feldlaboratorium"* und dem *„Bakteriologischen Kasten"*.

Während das Bakteriologische Feldlaboratorium als „großes" Gerät für den Einsatz auf längere Sicht, auf jeden Fall für mindestens mehrere Wochen vorgesehen ist, sollte der „Bakteriologische Kasten" zusammen mit einem Reisemikroskop dem Hygieniker bzw. Bakteriologen lediglich als Reiseausrüstung dienen. An Ort und Stelle sollten mit dem in ihm enthaltenen Gerät und Prüfmitteln die notwendigen Entnahmen und Verimpfungen infektiösen Materials auf Kulturschalen vorgenommen und — soweit möglich — Probeagglutinationen ausgeführt werden.

Infolge der *Kriegserfahrungen* — schon des *Polenfeldzuges* — wurde der „Bakteriologische Kasten" im Jahre 1940 durch das *„Kleine Bakteriologische Feldlaboratorium"* ersetzt.

Dieses aus 2 Kästen bestehende Gerät ist im wesentlichen eine verkleinerte Ausgabe des aus 7 Kästen bestehenden „Bakteriologischen Feldlaboratoriums". Das kleine Feldlaboratorium ist so ausgestattet, daß es bei kurzfristigem Einsatz im *Bewegungsfeldzug* schnell und ausreichend alle wichtigen seuchendiagnostischen Untersuchungen an Ort und Stelle ermöglicht. Es ist das leicht bewegliche Feldgerät des Hygienikers.

Damit hatte die laboratoriumsmäßige Ausstattung des Hygienikers des deutschen Feldheeres eine feste Form angenommen, an der, von einigen Ergänzungen abgesehen, wesentliche Änderungen auf Grund der weiteren Kriegserfahrungen nicht mehr notwendig wurden. Das „Bakteriologische Feldlaboratorium" wurde zu Beginn des 2. Weltkrieges durch Hinzufügung des ursprünglich schon vorgesehenen Gas-Kühlschrankes ergänzt. Zur Zeit ist ein weiterer Kasten in Entwicklung, der neben Ersatzteilen — vor allem auch Ersatz für verschiedene Glasgeräte — eine elektrisch betriebene Zentrifuge und einen Destillierapparat enthalten wird.

Das „Bakteriologische Feldlaboratorium".

Sehr bald nachdem Robert Koch den Weg der systematischen bakteriologischen Untersuchung gewiesen hatte, war im deutschen Heer zur Verwendung in Krieg und Frieden entsprechendes Untersuchungsgerät bereitgestellt worden. Es waren das die sogenannten „Großen bakteriologischen Kästen".

Diese Kästen enthielten eine Auswahl von Geräten, welche für die bakterioskopische und die einfachste Form der kulturellen Untersuchung ausreichten. Im Jahre 1901 hatten sie sich in Bremerhaven gelegentlich der Rückkehr der nach Ostasien gesandten Truppen bei umfangreichen bakteriologischen Untersuchungen gut bewährt.

Zwischen diesem ersten Typ des beweglichen Untersuchungsgeräts und dem „Bakteriologischen Feldlaboratorium" des Jahres 1937 liegt ein langer Gang der Entwicklung. Die Art der Verteilung und Verpackung des Gerätes wurde allmählich immer mehr verbessert und diese dem jeweiligen Stand der Wissenschaft und Technik angepaßt bei Abstellung der Ausrüstung auf die Zwecke der praktischen Seuchenbekämpfung.

Neben den „Großen bakteriologischen Kästen" gab es als Reiseausrüstung für den Korpshygieniker seit dem Jahre 1890 den „Kleinen bakteriologischen Kasten" und ein in einem Lederkoffer verpacktes Mikroskop. Alle Geräte, Sera und Farbstoffe, welche damals zur Durchführung der sofortigen orientierenden Untersuchungen an Ort und Stelle bei Verdacht auf Typhus, Paratyphus, Ruhr, Cholera, Diphtherie, Genickstarre, Tuberkulose und Malaria für notwendig erachtet wurden, waren in dieser Reiseausrüstung vorhanden.

Infolge der Einführung der Differentialnährböden zur Erkennung der pathogenen Darmbakterien genügte die Ausstattung des „Großen bakteriologischen Kastens" nicht mehr. Im

---

[1] S. auch Abschnitt XI. A. 1.

Jahre 1906 entstand deshalb das in zwei großen Kästen verpackte „*Tragbare bakteriologische Laboratorium*". Die hier zum erstenmal gewählte Bezeichnung „Laboratorium" läßt erkennen, daß es sich nicht mehr um eine Auswahl von Geräten handelte, sondern um eine in sich geschlossene Ausrüstung, welche nach Möglichkeit die Anwendung aller damals gebräuchlichen bakteriologischen Untersuchungsverfahren am Ort der Wahl gestattete. Die Bezeichnung „tragbar" war etwas unglücklich gewählt, denn jeder der beiden Kästen wog mehr als 55 kg. Als Betriebsmittel ist hier neben dem Petroleum zum ersten Male das Heizgas vorgesehen. Alle Einrichtungen zur Nährbodenherstellung und Durchführung von Tierversuchen waren vorhanden. Eine, wie man damals glaubte, verhältnismäßig reichliche Ausstattung mit Rohstoffen für die Nährbodenherstellung sollte das Laboratorium für einige Wochen vom Nachschub unabhängig machen.

Aus diesem „Tragbaren bakteriologischen Laboratorium" sowie der vorher erwähnten Reiseausrüstung für den Korpshygieniker bestand die bakteriologische Ausstattung des deutschen Heeres zu Beginn des ersten Weltkrieges. Sie war zwar klein, aber gut und, wie man annahm, ausreichend. Außerdem gab es noch das tragbare chemische Laboratorium in zwei Kästen.

Bereits 1914 wurde an allen Fronten die Erfahrung gemacht, daß der Brutschrank und der Heißluftsterilisator zu klein waren, und daß die Vorräte an PETRI-Schalen nicht ausreichten. Infolgedessen wurde 1915 das „*Große bakteriologische Laboratorium*" eingeführt. Es war in 6 Kästen verpackt. Brutschrank und Trockensterilisator waren bei dieser Ausführung geräumig, die Ausrüstung mit Kulturschalen in zwei Größen sehr reichlich, sonst war aber im allgemeinen alles Gerät in das neue große Laboratorium übernommen, welches bereits im tragbaren erprobt war. Neben reichlich vorhandenen Rohstoffen zur Selbstherstellung von Nährböden waren die Trockennährböden nach DOERR und Konservennährböden nach UHLENHUTH und MESSERSCHMIDT vorgesehen. Die Vorzüge solcher Büchsennährböden für den Gebrauch im Kriege sowie auch in Gegenden mit tropischem Klima sind überzeugend, weil die Nährböden leicht gebrauchsfertig zu machen sind und sich Jahre hindurch halten. Zum Gießen von Kulturschalen werden die Büchsen 20—30 Min. lang in den Dampftopf oder in kochendes Wasser gestellt. Danach werden sie mit einem Büchsenöffner, dessen Schneide vorher abgebrannt ist, geöffnet und der Inhalt in die Schalen gegossen.

An beweglichen Speziallaboratorien gab es im deutschen Heere während des ersten Weltkrieges noch das aus zwei kleinen Metallkoffern bestehende „Choleralaboratorium". Es arbeitete nur mit Konservennährböden und führte einen geringen Vorrat davon mit. Ferner war das etwas größere, in 5 Metallkoffern verpackte „Tragbare Pestlaboratorium" eingeführt. Es war mit den Einrichtungen zur Selbstherstellung von Nährböden versehen. Seine Ausführung war sehr gediegen. Für beide Speziallaboratorien war zunächst Petroleum als Betriebsmittel vorgesehen, für das Pestlaboratorium später auch Heizgas.

Das größte bakteriologische Feldlaboratorium, welches auf deutscher Seite — allerdings nur in einmaliger Ausführung — im ersten Weltkriege verwandt wurde, war das von RIMPAU zusammengestellte „*Münchener bakteriologische Feldlaboratorium 1916*". Es bestand aus 20 Kästen, die gleichzeitig als Laboratoriumsmöbel dienten. Mit einem Wagenpark von 6 Wagen sowie 9 Zelten wurde es im November 1916 auf Vorschlag von v. WASIELEWSKI als Seuchenlaboratorium für Anatolien eingesetzt. Für den Gang der Entwicklung der Feldlaboratorien spielt es wegen seiner Größe keine Rolle. Kriegsmäßig konnte es nur unter besonderen günstigen Umständen verwendet werden. Zur Einrichtung bedurfte es einer eingeübten Mannschaft.

In gleicher Weise ist ein in 5 Waggons untergebrachtes Eisenbahnlaboratorium, die sogenannte „*Fahrbare bakteriologische Untersuchungsstelle*", zu beurteilen.

Dieses Eisenbahnlaboratorium hatte beim österreichischen Heere an der Balkanfront mancherlei Vorteile geboten, trotzdem blieb es einmalig. Vor allem wurde die Bindung an den Schienenstrang als nachteilig empfunden.

Als ich 1936 den Auftrag erhielt, das Muster eines Feldlaboratoriums zu entwickeln, wurden mir gleichzeitig die verschiedenen Laboratoriumstypen des deutschen Heeres aus der Zeit vor dem ersten Weltkrieg und des ersten Weltkrieges zur Verfügung gestellt und von mir 4 Monate hindurch unter Bedingungen ausprobiert, die denen der Praxis möglichst nahe kamen.

Die alten Laboratorien waren im Kriege oftmals eingesetzt gewesen und hatten viele, zum Teil große Transporte auf den verschiedensten Fahrzeugen und Straßen durchgemacht. Aus dem Zustand des Gerätes allein waren schon manche Fehler zu erkennen. Ferner war festzustellen, daß im Laufe der Zeit manche Stücke nachträglich hinzugefügt und da untergebracht waren, wo gerade noch Platz zur Verfügung stand. Die Laboratorien hatten dadurch erheblich an Übersichtlichkeit eingebüßt. Die praktischen Versuche ergänzten dieses Bild in sehr anschaulicher Weise.

Das *Bakteriologische Feldlaboratorium von 1937* ist in 7 Kästen untergebracht, 2 Propangasflaschen sind ohne besondere Verpackung beigefügt.

Die Kästen 1—6 haben die Maße 82 × 65 × 48 cm. Der leichteste wiegt gefüllt 97, der schwerste 120 kg. Eine Ausnahme hinsichtlich Größe und Gewicht bildet der Kasten 7 mit den Außenmaßen 71 × 72 × 126,5 cm und dem Gewicht von 152 kg. In ihrer Ausführung entsprechen die Kästen genau den Behältnissen der Sanitätsausrüstung. Durch Unterteilung in Einsätze, die mit Buchstaben und in Fächer, die mit Ziffern bezeichnet sind, ist alles Gerät an seinem Platze leicht auffindbar festgelegt und entsprechend bezeichnet. Zur Vermeidung der Unübersichtlichkeit sind bei der Verpackung nur solche Gegenstände ineinandergeschachtelt, die zusammengehören und gemeinsam gebraucht werden. Der Inhalt eines jeden Kastens bildet ein geschlossenes Ganzes (Abb. 1).

Das für ein Feldlaboratorium notwendige ärztliche und Wirtschaftsgerät wurde in der im Heer eingeführten Form benutzt, damit erforderlich werdender Ersatz jederzeit vom

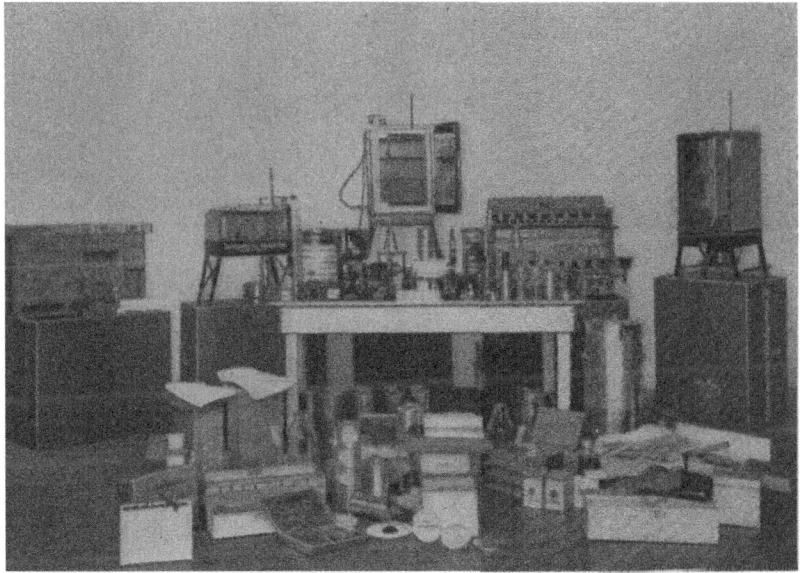

Abb. 1. Bakteriologisches Feldlaboratorium. Das gesamte Gerät betriebsfertig aufgestellt.
Aus: Der Deutsche Militärarzt 1938, H. 2.

Sanitätspark leicht beschafft werden kann. Aus dem gleichen Grund wurden Watte und Zellstoff als Preßstücke vorgesehen, ebenso destilliertes Wasser und physiologische Kochsalzlösung in Form der großen Ampullen zu 100 bzw. 250 ccm.

Um den Arbeitsraum des Brutschrankes für die Kulturen frei zu halten, wurde für die serologischen Untersuchungen das Wasserbad eingeführt. Beim Einsatz werden die Kästen als Unterteile für die großen Geräte verwendet.

Vor der Einrichtung ist zu entscheiden, welche Beheizungsart durch die örtlichen Verhältnisse bedingt ist. Danach richtet sich, was vom Inhalt den Kästen entnommen werden muß. Brutschrank, Wasserbad und Heißluftsterilisator werden mit ihren Untergestellen auf den entsprechenden Kästen mit Flügelschrauben in eingelassenen Metallgewinden festgeschraubt (Abb. 2). Das Gestell mit den Flaschen sowie ein Schrankaufsatz werden auf die entsprechenden Kästen gesetzt. Der Schrankaufsatz enthält in beschrifteten Schubfächern alles kleine Gerät und die vollständige Ausrüstung eines Arbeitsplatzes (Abb. 3).

Die Einrichtung des Laboratoriums kann von 3 Mann an Hand der Benutzungsanweisung in einer Stunde bequem beendet werden.

Die großen Geräte, wie Brutschrank, Wasserbad, Dampftopf und Heißluftsterilisator sind außen völlig glattwandig. Vorstehende Teile werden beim Verpacken in die Kästen erfahrungsgemäß leicht abgebrochen. Die Türgriffe sind deshalb in den Türen versenkt. Statt der früher gebräuchlichen Wasserstandsgläser wurden in der Ebene der Brutschrankwand liegende runde Schaugläser gewählt, statt der Wasserhähne versenkte Schraubverschlüsse. Die gegen Stoß empfindlichen Linoleummäntel wurden durch solche aus Leichtmetall ersetzt, wie überhaupt

— auch aus Gründen der Gewichtsersparnis — Leichtmetall überall da verwendet wurde,
wo nicht mit Korrosionserscheinungen zu rechnen ist.

Die zusammenklappbaren Untergestelle für die großen Geräte sind entweder mit diesen
fest verbunden oder, wo das, wie bei Brutschrank und Wasserbad, nicht möglich war, so gestaltet, daß ihre einzelnen Teile nicht auseinandergenommen werden und so leicht verlorengehen können.

Zu den bisher gebräuchlichsten *Beheizungsarten*, Petroleum und Heizgas, kam der *elektrische Strom* hinzu. Für alle drei Beheizungsarten dient bei Brutschrank und Wasserbad
derselbe Wärmeregler.

Deshalb wurde die folgende Form der Wärmezufuhr gewählt: Zwei runde Kanäle sind
waagerecht am Boden in den Wasserraum eingebaut. In sie wird die von der Petroleumlampe
oder dem KOCHschen Sicherheitsbrenner erzeugte Wärme geleitet. Bei Anwendung des elektrischen Stromes liegt in einem von ihnen die Regulier-, im anderen die Heizpatrone. Der
Wärmeregler schließt und öffnet bei den beiden durch die Flamme wirkenden Beheizungs-

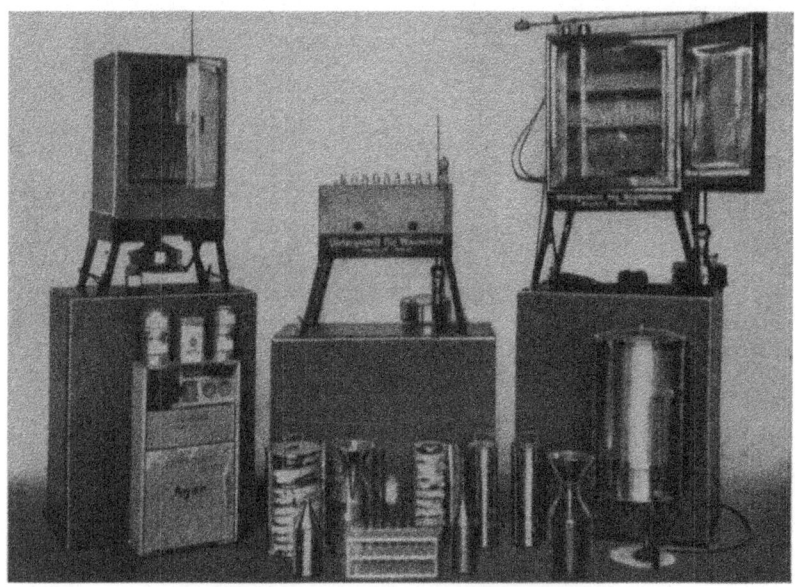

Abb. 2. Bakteriologisches Feldlaboratorium. Die Kästen 2, 3 und 5: Heißluftsterilisator, Wasserbad, Brutschrank und Dampftopf betriebsfertig aufgestellt.
Aus: Der Deutsche Militärarzt 1938, H. 2.

arten mit Hilfe eines langen Hebels einen Deckel am Wärmezuführungsrohr, so daß die heißen
Gase je nach Wärmebedarf in die Kanäle geleitet werden oder in die Luft steigen. Bei der
elektrischen Beheizung wird durch denselben Wärmeregler — diesmal unter Fortfall des
Hebels — der elektrische Strom ein- und ausgeschaltet.

Der *Brutschrank* ist eingerichtet für Temperaturen von 37° und 45° C. Er faßt in seinem
Wasserraum 32 Liter, in den Arbeitsraum gehen 110 Doppelschalen von der Größe 10 × 2 cm
hinein.

Das *Wasserbad* ist eingerichtet für Temperaturen von 37°, 45° und 56° C. Es faßt in 10
einreihigen Einsatzgestellen zusammen 120 Reagensgläser. Zur Füllung seines Wasserraumes
sind 16 Liter erforderlich. An der Stellschraube der Wärmeregler sind die oben angegebenen
verschiedenen Temperaturen vermerkt, so daß die Einstellung keine Schwierigkeiten bereitet.
Jede gewünschte konstante Temperatur wird in 20 Minuten erreicht, wenn Wasser in die
Geräte eingefüllt wird, welches etwa 2° C wärmer ist als die benötigte Temperatur. Bei sehr
starker Auskühlung des Metalls (nach Transporten im Winter) muß das Wasser selbstverständlich entsprechend wärmer genommen werden.

Die Petroleumbehälter der Lampen fassen 2 Liter, die Brenndauer bei einer Füllung beträgt mehr als 40 Stunden.

Der *Heißluftsterilisator* wird bei Anwendung von Petroleum mit einem Juwelbrenner erhitzt. Die Temperatur von 160° wird damit bei gefülltem Arbeitsraum in 30 Minuten erreicht. Die Gas- sowie die elektrische Heizvorrichtung sind in den Boden des Heißluftsterili-

sators eingebaut. Die Temperatur von 160° wird bei diesen beiden Beheizungsarten in 30 Minuten bzw. einer Stunde erreicht. Die Gasbrenner können ebenso wie mit Steinkohlengas auch mit Propan- oder Butangas betrieben werden.

Entsprechend der Wichtigkeit des behelfsmäßigen Arbeitens bei einem beweglichen Laboratorium befindet sich in der Ausrüstung ein vollständiger Behelfswerkzeugkasten für Sanitätszwecke, wie er auch für die Truppen- und Gebirgstruppensanitätsausrüstung, das Vorratssanitätsgerät, die Sanitätskompanien, Feld- und Kriegslazarette vorgesehen ist.

Gasbunsenbrenner, Spiritusbunsenbrenner, Spirituskocher und Petroleumkocher sind in verschiedenen Größen vorhanden und so gewählt, daß sie sich ergänzen und bei Ausfall des einen oder anderen Beheizungsmittels nicht unbedingt eine Betriebsstockung einzutreten braucht.

Die gegen Bruch empfindlichen *Kochkolben* wurden durch die im Glase stärkeren und wegen ihrer Form verhältnismäßig bruchsicheren Steilbrustflaschen ersetzt. Wo irgend möglich, wurde für Glasgegenstände Jenaer Glas gewählt.

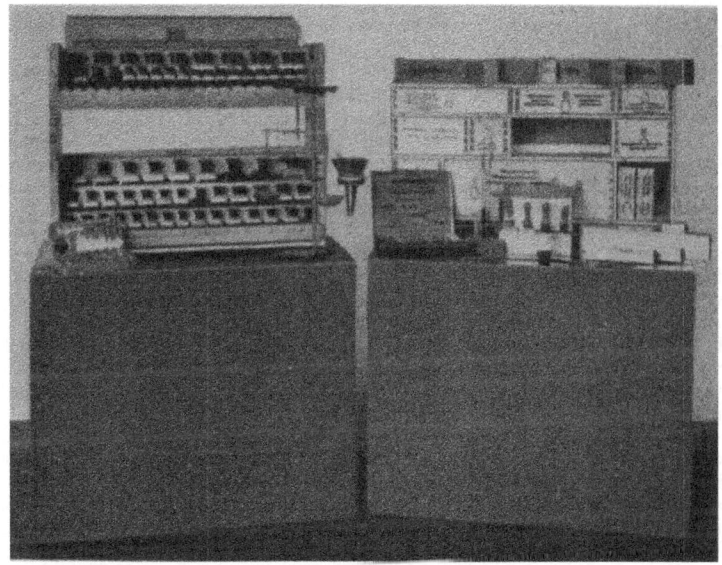

Abb. 3. Bakteriologisches Feldlaboratorium. Die Kästen 1 und 4 mit Flaschengestell und Schrankaufsatz betriebsfertig aufgestellt.
Aus: Der Deutsche Militärarzt 1938, H. 2.

Die *Chemikalien* sind in einem besonderen Gestell untergebracht. Die Menge aller Vorräte ist so berechnet, daß bei normalem Betrieb Nachschub erst nach 2 Monaten notwendig wird. Die Flaschen stehen in Reihen stufenförmig hintereinander, so daß man ihre Beschriftung mit einem Blick übersehen kann Die Ausstattung mit Chemikalien ist reichlich und mannigfaltig, so daß alle in einem neuzeitlich arbeitenden Laboratorium verwendeten Nährböden — auch die für die praktische Typenbestimmung der Typhus-Paratyphus-Enteritis-Gruppe erforderlichen — hergestellt werden können. Das gleiche gilt für die *Farbstoffe*, die als Trockenfarbstoffe und in Lösung vorgesehen sind. Sämtliche Färbemethoden, auch die der Virusfärbung mit Viktoriablau, können ausgeführt werden. Die Chemikalien und Farbstoffe befinden sich in viereckigen braunen Glasflaschen, deren Größe nach dem zu erwartenden Verbrauch berechnet ist. Säuren, Laugen und Jod sind besonders isoliert untergebracht.

Für die gelegentlich, z. B. bei plötzlicher Verlegung notwendig werdende Aufbewahrung von fertigen Nährflüssigkeiten sowie zur Verwendung als Entnahmegefäße für Wasseruntersuchungen wurden Flaschen aus Jenaer Glas mit Raupert-Verschluß zu 100 und 500 ccm eingeführt, nachdem durch eingehende Versuche bewiesen war, daß sich Nährflüssigkeiten in solchen Flaschen auch bei häufigem Schütteln, z. B. auf Transporten, mindestens 6 Wochen hindurch steril hielten.

Die *Testkulturen* sind in 2 besonderen Kästchen in vernickelten Messinghülsen bruchsicher untergebracht. Jedes Kästchen enthält 16 Hülsen.

An Nährböden stehen für den 1. Tag die in einer halben Stunde gebrauchsfertig zu machenden Konservennährböden nach UHLENHUTH und MESSERSCHMIDT zur Verfügung, für den 2. und 3. Tag die Trockennährböden nach DOERR. Bis dahin kann die Herstellung von Nährböden aus den Rohstoffen und ihre fraktionierte Sterilisation beendet sein. 12mal 500 g Agar und 4mal 500 g Gelatine werden in pulverisierter Form mitgeführt, außerdem 2mal 500 g Pepton und 12mal 100 g Fleischextrakt.

Für die p_H-Bestimmung ist ein HELLIGE-Komparator vorgesehen mit Bromthymolblau als Indicator.

In besonderen, an der Längswand aufklappbaren Metallbüchsen sind die *Kulturschalen* enthalten. In jeder Büchse befinden sich 10 Schalen, jede in einem besonderen Fach. Die Schalen werden durch eine Feder gegen den Boden des Faches gedrückt, damit sie beim Transport festliegen.

2 *Tierkäfige* aus gelochtem Aluminiumblech mit Aluminiumrosten am Boden sind für die Tierversuche vorhanden.

Als *Zentrifuge* wurde das Heeresmodell für vier Röhrchen, eine Handzentrifuge, gewählt. Sie hat sich als nicht ausreichend erwiesen, deshalb soll zusätzlich eine elektrische Zentrifuge beigegeben werden.

Als *Meßpipetten* sind Auslaufpipetten in den Größen 1, 2, 5 und 10 ccm in ausreichender Anzahl vorhanden.

Ein zusammenklappbarer *Laboratoriumstisch* von der Plattengröße 153 × 59,5 cm und zwei Laboratoriumsschemel gestatten ein bequemes Mikroskopieren.

Das *optische Gerät* besteht aus einem Arbeitsmikroskop vom Typ des beim Heer eingeführten Einheitsmikroskops mit Hell- und Dunkelfeldkondensor und entsprechendem Blendenobjektiv, außerdem aus einem binokularen Forschungsmikroskop mit monokularem Reservetubus sowie einem Agglutinoskop nach KUHN-WOITHE (neues Modell), das von mir, um die Verpackung zu erleichtern, etwas abgeändert wurde.

Drei Möglichkeiten der *künstlichen Beleuchtung* sind vorhanden: Kerzenlicht, Carbidlicht und elektrisches Licht. Als Arbeitsplatzbeleuchtung sowie auch als Mikroskopierleuchte dient einmal die Einheitslaterne des Heeres, eine sehr lichtstarke Carbidlaterne, die für diesen besonderen Zweck Mattscheiben erhielt. Sie kann auch als Kerzenlaterne verwendet werden. Als elektrische Mikroskopierleuchte dient eine von mir angegebene Spiegelleuchte, welche ein tageslichtähnliches Spektrum gibt. Sie kann nach Austausch der am vorderen Pol verspiegelten Spezialglühbirne mit einer gewöhnlichen Glühbirne auch als Schreibtischlampe verwendet werden. Außerdem ist für die Dunkelfelduntersuchung die LEITZ-Spezialniedervoltlampe mit regulierbarer Helligkeit vorhanden.

Auf die von dem Laboratorium mitgeführten Testsera, Bakterienkulturen und Kulturkonserven kann ich hier im einzelnen nicht eingehen. Entsprechend der weitgehenden Ausstattung mit Chemikalien für die Herstellung von Differentialnährböden sind neben allen bei dem besonderen Zweck des Laboratoriums und nach dem gegenwärtigen Stand der Bakteriologie zu erwartenden Aufgaben auch die zur praktischen Typenbestimmung der Bakterien der Typhus-Paratyphus-Enteritis-Gruppe erforderlichen Testsera und Kulturen berücksichtigt. Ebenso sind die Reagenzien für die Serodiagnose der Lues in Form der WASSERMANNschen und einer Flockungsreaktion sowie die Testsera für die Blutgruppenbestimmung vorgesehen. Für diese sind auch die von mir angegebenen Spezialobjektträger beigegeben.

Der 85-l-*Kühlschrank* wird mit Propangas betrieben. Die Temperatur von — 1⁰ C wird bei einer Außentemperatur von + 20⁰ C in etwa 6 Stunden erreicht. Der Apparat des Kühlschrankes ist luftgekühlt. Der Schrank muß lot- und waagerecht aufgestellt werden, damit die warmen Kühlrippen des Apparates ihre Wärme ungehindert an die Luft abgeben können. Besondere Vorsicht ist beim Entweichen von Propangas geboten, da ein Gas-Luft-Gemisch von 2,5—9% explosiv ist. Der Kühlschrank darf deshalb auch nicht in Kellerräumen aufgestellt werden.

Die *gesamte Ausrüstung* verteilt sich folgendermaßen auf die einzelnen Kästen:

Kasten 1 enthält die vollständige Ausstattung eines Arbeitsplatzes und sämtliches kleine Gerät in einem Schrankaufsatz mit Schubfächern.

Kasten 2 enthält das Gerät und die Vorräte zur Nährbodenherstellung, den Dampftopf und die Büchsen mit den Kulturschalen (100 PETRI-Schalen und 40 DRIGALSKI-Schalen).

In Kasten 3 befindet sich der Brutschrank mit Zubehör.

In Kasten 4 sind die Gestelle mit den Flaschen für die Chemikalien und das Wasserbad mit Zubehör untergebracht.

In Kasten 5 befindet sich der Heißluftsterilisator mit Zubehör sowie das Handwerkszeug.

Kasten 6 enthält den Laboratoriumstisch und die Mikroskopierschemel sowie sämtliches optische Gerät.

In Kasten 7 ist der Kühlschrank mit Zubehör, jedoch ohne die Propangasflaschen, untergebracht.

Der z. Z. in Entwicklung befindliche Kasten 8 wird neben einer elektrischen Zentrifuge und verschiedenen Ersatzteilen, darunter Glasgegenständen, einen kleinen Destillierapparat enthalten.

Das Gesamtgewicht des „Bakteriologischen Feldlaboratoriums" (Kasten 1—7) beträgt 800 kg. Eine Packordnung mit Betriebsanleitung ist jedem Satz des Feldlaboratoriums beigegeben, ferner die Bücher: Zeiss-Rodenwaldt: Einführung in die Hygiene und Seuchenlehre, Enke, Stuttgart; Ruge-Mühlens-Zur Verth: Krankheiten und Hygiene der warmen Länder, Georg Thieme, Leipzig; Böcker-Kauffmann: Bakteriologische Diagnostik, Springer, Berlin; Kahlfeld: Bakteriologische Nährbodentechnik, Georg Thieme, Leipzig; Mrugowski: Untersuchung und Beurteilung von Wasser und Brunnen, Urban & Schwarzenberg, Berlin; Habs: Bakteriologisches Taschenbuch, Joh. Ambr. Barth, Leipzig.

Von allen Feldlaboratorien, welche nach dem ersten Weltkrieg bei der deutschen Wehrmacht entwickelt wurden, war das „Bakteriologische" das erste. Infolgedessen diente sein System auch den für andere Zwecke bestimmten Laboratorien als Muster.

Neue Wege hinsichtlich der Verpackung des Gerätes ging man dann aber bei der Entwicklung des *Kampfstofflaboratoriums*, indem bei diesem die Kästen als Schränke eingerichtet und mit abnehmbaren Deckeln versehen wurden. Aufgestellt bilden 2 solcher Schränke und ein Deckel zusammen einen regelrechten Laboratoriumstisch. Diese Entwicklung bedeutet einen erheblichen Schritt nach vorwärts, und es ist sehr zu erwägen, ob man nicht bei künftigen Fertigungen des „Bakteriologischen Feldlaboratoriums" doch besser die Schrankform an Stelle der Kastenform wählt.

Das „Bakteriologische Feldlaboratorium" wurde von *Kriegsmarine, Luftwaffe, Waffen-*⧸⧸ und vom *Roten Kreuz* übernommen. Für einzelne Sätze wurde dabei die Verpackung in Kästen aus Aluminiumblech statt aus Holz gewählt. Bei der Kriegsmarine wurde das Laboratorium auch in einigen Lazarettschiffen als stationäres Laboratorium eingebaut.

Oesterle, der längere Zeit mit dem Laboratorium gearbeitet hat, berichtet, daß die Transportfähigkeit der gesamten Einrichtung während der Feldzüge in *Polen* und *Frankreich* keine Schwierigkeiten bereitet habe. Auf einem mittleren Lkw. konnten die Kästen gut untergebracht und überall mitgeführt werden. Im Bedarfsfalle fanden sich leicht die örtlichen Bedingungen zur Aufstellung der gesamten Geräte. Man hatte bei der Auswahl des Einsatzortes hauptsächlich auf die Anwesenheit von Wasser und möglicherweise Elektrizität zu achten. Die Gasversorgung — vom Propangas abgesehen — war in der Zeit der Kampfhandlungen und einige Wochen danach meist unterbrochen.

Nach der Verteilung der zur Verfügung stehenden Räume wurde die Nährbodenküche (Kasten 2) als erstes eingerichtet und mit der Sterilisierung, dem Geräteaufbau und der Herstellung der Nährböden bzw. dem Ausgießen der Nährbodenkonserven begonnen. Auf diese Weise war das Laboratorium in wenigen Stunden voll arbeitsfähig.

In einem *ruhr*gefährdeten Gebiet eingesetzt, hatte ein Laboratorium in der ersten Woche 419, in der zweiten 954, in den weiteren Wochen 1200—2000 Untersuchungen, die sich während des halbjährigen Einsatzes auf dieser wöchentlichen Höhe hielten. Der Nachschub von Konservennährböden durch den Armeesanitätspark verlief reibungslos. Als einziger Mangel zeigte sich, daß der Brutschrank sich bei stärkerem Anfall von Untersuchungen als zu klein erwies. Für diesen Fall ist von vornherein der Einsatz eines zweiten „Bakteriologischen Feldlaboratoriums" am gleichen Ort wie das erste vorgesehen. Im allgemeinen kann nach den bisherigen, doch schon recht großen Kriegserfahrungen auf diesem Gebiet gesagt werden, daß innerhalb weniger Stunden 80—100 Proben des eingesandten Materials verarbeitet werden können.

Auch im Sowjetfeldzug hat sich das Laboratorium recht gut bewährt.

Das „Kleine bakteriologische Laboratorium".

Das Gerät wurde 1940 von Sartorius und Clauberg entwickelt. Die beiden Kästen haben die Außenmaße 84 × 56 × 51 cm. Kasten 1 wiegt 75, Kasten 2 85 kg.

Das Laboratorium ist zur Mitführung auf mittlerem Kraftwagen oder kleinem Kraftwagenanhänger geeignet, in wenigen Minuten arbeitsfähig herrichtbar und ebenso schnell wieder abzubauen. Die Unterbringung der einzelnen Teile in übersichtlichen Fächern sowie die Beschriftung aller Einzelteile gestattet es jedem

Fachkenner, mit diesem Laboratorium ohne besondere Unterweisung zu arbeiten (Abb. 4).

SARTORIUS und CLAUBERG schreiben darüber: Die Ausstattung ist so bemessen, daß bei üblicher Inanspruchnahme etwa 2—3 Wochen auf Materialnachschub verzichtet werden kann.

Für den *Sofortgebrauch* stehen fertige Konservennährböden — Agar, Endoagar, DRIGALSKI-Agar — in Büchsen zur Verfügung. Zu deren Einsparung ist baldmögliche Umstellung auf alle wichtigen flüssigen wie festen Grund- und Spezialnährböden, die als fertige Nährböden in Trockenform beigegeben sind, gewährleistet. Somit bleibt auch bei plötzlichem Stellungswechsel, Neueinsatz oder dgl. — wobei übrigens bereits gebrauchsfertig hergerichtete Nährböden praktisch untergebracht und bequem mitgeführt werden können — der Zweck des Laboratoriums voll gewahrt.

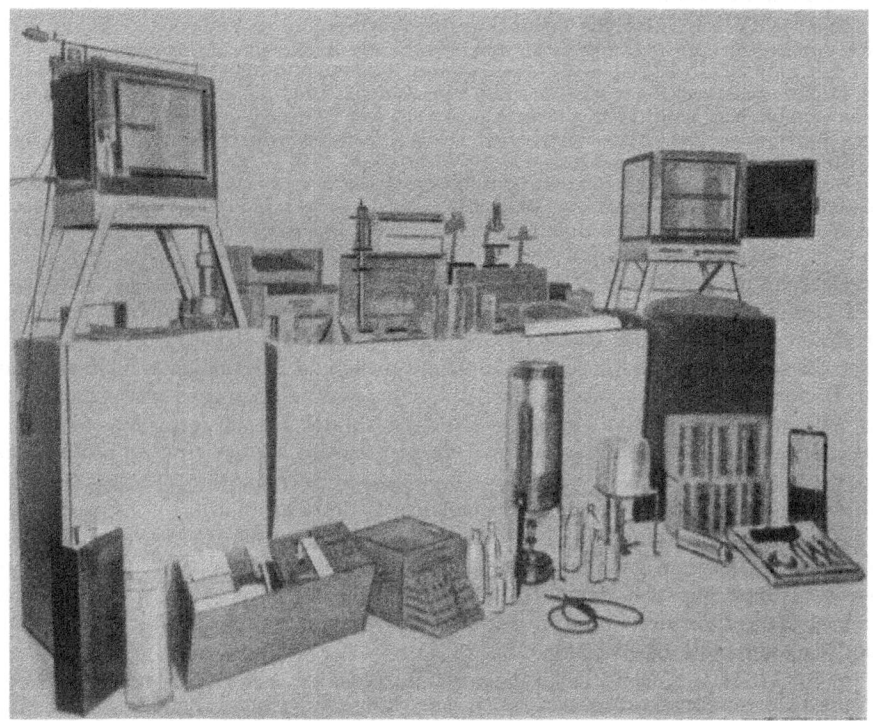

Abb. 4. Kleines bakteriologisches Feldlaboratorium. Das gesamte Gerät betriebsfertig aufgestellt.
Aus: Der Deutsche Militärarzt 1941, H. 1.

Trotz der Raumbeschränkung ist auf Ausstattung mit allen wichtigen, zur bakteriologischen Typdiagnose erforderlichen Testseren Bedacht genommen. Die notwendigen Testkulturen stehen ebenfalls zur Verfügung. Daneben sind noch für sofort durchzuführende GRUBER-WIDAL-Reaktionen Bakterienaufschwemmungen beigegeben. Zur serologischen Fleckfieberdiagnose liegt, um ein Sonderbeispiel herauszugreifen, außer einer Stichkultur von Bact. proteus X 19 dieser Keim für den Sofortgebrauch noch in besonders präparierter Trockenform vor. Selbst Flockungsreaktionen auf Lues und — sofern Hammelblut beschaffbar ist — auch WASSERMANN-Reaktionen sind durchführbar.

Alle wichtigen bakteriologischen Spezialfärbungen können vorgenommen werden. Die entsprechenden Farbreagenzien sind sowohl gebrauchsfertig in Tropfflaschen als auch in Substanz zur Reserve vorhanden. Den individuellen Gepflogenheiten der einzelnen Sachbearbeiter bei der Anwendung verschiedenster Spezialreagenzien für die bakteriologische Differentialdiagnose — z. B. Oxydasereagens zur Identifizierung von Meningokokken — ist weitgehend Rechnung getragen.

Als optische Hilfsmittel stehen eine Lupe, ein Agglutinoskop sowie insbesondere ein komplettes Mikroskop mit Hell- und Dunkelfeldeinrichtung zur Verfügung. Eine elektrische Mikroskopierlampe mit Widerstand für verschiedene Voltstärken ist gleichfalls vorhanden.

Brutschrank, Dampftopf und Trockensterilisator sowie die verschiedenen Brenner sind entsprechend kleiner als im „Bakteriologischen Feldlaboratorium", aber in gleicher Weise eingerichtet als bei diesem. Eine Packordnung mit Betriebsanleitung ist beigegeben, ferner die Bücher: Kahlfeld: Bakteriologische Nährbodentechnik, Georg Thieme, Leipzig; Habs: Bakteriologisches Taschenbuch, Joh. Ambr. Barth, Leipzig.

Oesterle schreibt, daß dieses alle für erstes bakteriologisches Arbeiten notwendigen Geräte artmäßig in ausreichender Menge enthaltende Laboratorium als Feldgerät gute Dienste geleistet hat.

Der Einsatz mehrerer „Kleiner bakteriologischer Feldlaboratorien" zusammen ist nicht vorgesehen, es kommt immer nur als Einzelgerät für den „Einsatz an Ort und Stelle" in Betracht.

Für die einzelnen Armeen sind je 3 „große" und je 1 „kleines" bakteriologisches Feldlaboratorium vorgesehen. Bei Bedarf — die Notwendigkeit hat sich im Kriege mehrfach erwiesen — können den Armeen weitere Feldlaboratorien zugewiesen werden. Sinngemäß gilt das auch für die besetzten Gebiete, für welche die zur Verfügung stehende Zahl von Feldlaboratorien von der Belegungsstärke der Truppen, der Ausdehnung des zu versorgenden Raumes und seiner Seuchenlage abhängig ist.

Die drei großen Feldlaboratorien der Armeen können je nach Bedarf einzeln oder zusammen an einem Ort eingesetzt werden. Die Beförderungsart auf gewöhnlichen Lastkraftwagen war bei den Entwicklungsarbeiten von vornherein vorgeschrieben, die Einführung von Kraftwagenlaboratorien, also von Spezialfahrzeugen, wurde zunächst nicht in Erwägung gezogen.

Die Kriegserfahrungen haben hier einen gewissen Wandel der Auffassungen herbeigeführt, und das deutsche Heer verfügt jetzt über eine Anzahl von *Kraftwagenlaboratorien*, die aus Omnibussen bestehen, hinsichtlich der Laboratoriumseinrichtungen aber immer mit dem großen oder dem kleinen Feldlaboratorium ausgestattet sind. Auch bei dieser hauptsächlich von Transport- und Unterkunftsfragen beeinflußten Entwicklung ist also der ursprüngliche Typ des Feldlaboratoriums unverändert beibehalten worden.

Motorisierte Feldlaboratorien.

Die Transport- und Unterkunftsfragen bieten im Kriege auch für das Feldlaboratorium nicht selten erhebliche Schwierigkeiten. Ganz besonders ist das der Fall, wenn es sich um dünn besiedelte und weit ausgedehnte Operationsgebiete mit entsprechend schlechten Wegen handelt oder wenn weitgehende Zerstörungen von Städten und Dörfern stattgefunden haben. Dann gewähren geländegängige Kraftwagenlaboratorien, bei denen man um die Beförderungsmöglichkeit nicht so leicht in Verlegenheit kommen und in denen nach Ankunft am Bestimmungsort unverzüglich mit der Arbeit begonnen werden kann, sehr viele Vorteile. Die nicht zu unterschätzenden Nachteile liegen allerdings darin, daß bei Motorschäden — wenn Motorwagen und nicht Anhänger gewählt werden — die gesamte Einrichtung still liegt oder gar, z. B. bei Bränden, völlig verloren ist.

Kraftwagenlaboratorien wurden während dieses Krieges unter Benutzung großer Autoomnibusse von Tietz und Basten entwickelt. Tietz ging vom Großen bakteriologischen Feldlaboratorium aus und baute die Geräte in geschickter Form und unter größter Raumausnutzung in den Omnibus ein. Die leeren Kästen befördert er in einem zweiachsigen Anhänger. Damit bei Ausfall des Kraftwagens oder, wenn infolge schlechter Wege der Omnibus nicht benutzbar ist, immer die Möglichkeit, das Laboratoriumsgerät wieder in der ursprünglichen Form zu verpacken und auf geländegängigen Kraftwagen der Armee-Sanitäts-Abteilung mitzuführen. Die Unterbringung in einem großen Omnibus gestattet die Mitnahme weiteren Gerätes und arbeitserleichternder Einrichtungen, so eines größeren Autoklaven und schließlich den Einbau eines Waschbeckens mit fließendem Wasser.

Von ähnlichen Forderungen wie Tietz ging auch Basten bei der Entwicklung seines Laboratoriumskraftwagens aus.

Andere Wege gingen Wohlfeil und Freytag, die ihre Laboratoriumseinrichtung in

einen zweiachsigen gummibereiften Anhängewagen einbauten. Als Zugkraft dient ein 3-t-Last-
kraftwagen oder ein Schlepper. Der 5,35 m lange Wagen ist in 2 Teile geteilt, der hintere
Wagenteil enthält das eigentliche Laboratorium. Die Einrichtung ist so eingebaut, daß im
Wagen selbst gearbeitet werden kann. Falls nötig, kann die gesamte Einrichtung in kürzester
Zeit herausgenommen und in einem Haus untergebracht werden.

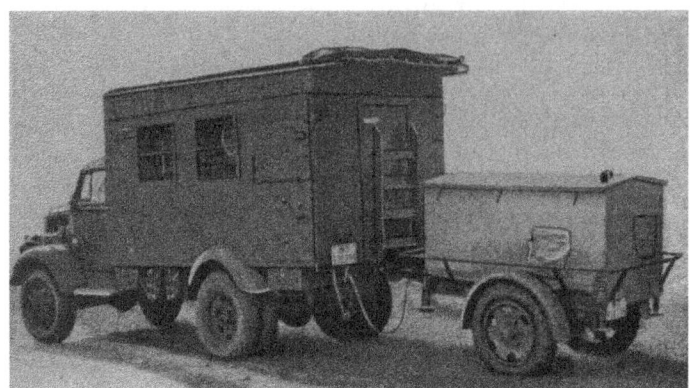

Abb. 5. Der „Leichte Feldlaborwagen“ mit Anhänger für das Stromaggregat.

Voraussetzung für die Brauchbarkeit aller Kraftwagenlaboratorien ist, daß
sie in geländegängigen Fahrzeugen eingebaut und mit Motoren ausgestattet
sind, die auch auf schlechten Wegen
durchziehen.

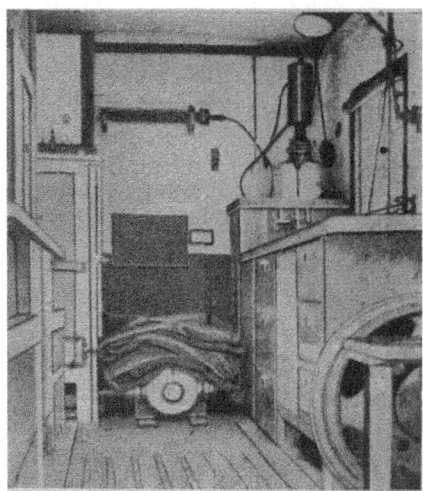

Abb. 6. Leichter Feldlaborwagen, Innenansicht.

Im Auftrage der Heeres-Sanitätsinspektion wurde 1941 infolge der
vorher beschriebenen Einrichtung der
„Leichte Feldlaborwagen“ auf mittlerem Lkw. 3-t-Opel-Allradantrieb-
Fahrgestell fertiggestellt (Abb. 5).
Das Fahrzeug soll der Beweglich-
machung und dem schnellen Einsatz
von Feldlaboratorien verschiedener
Art bei Sonderformationen für unterschiedliche Aufgaben dienen. Dieser
Laboratoriumswagen wird für bakteriologische Zwecke mit dem „Kleinen bakteriologischen Feldlaboratorium“ ausgestattet, für andere Aufgaben, z.B. kampfstoffchemische oder
Wasseruntersuchungen kann er mit
den entsprechenden Feldlaboratorien,
z. B. dem Gasschutzlaboratorium
oder dem großen Reagenzienkasten bzw. dem Wasseruntersuchungsgerät (in
heißen Ländern) ausgestattet werden.

Der Eingang in den Laboratoriumswagen befindet sich an der Hinterseite. Die Länge
des Arbeitsraumes beträgt 3,30, die Breite 1,90 und die Höhe 1,82 m. Der durchgehende
78 cm breite Mittelgang gibt 3 Personen feste Arbeitsplätze. Diese haben eine Tiefe von
55 cm, der rechte ist 172, der linke 258 cm breit. Zum Heizbetrieb dient Propangas, die elektrische Energie wird durch ein in einem Anhänger untergebrachtes 2½-t-Aggregat (Phae-
nomen) geliefert. Im Innern des Wagens befindet sich ein Wasserbecken mit 3 Wasserhähnen.

Daneben ist der 60 l fassende Wassertank angebracht, der mit Hilfe einer elektrisch betriebenen Pumpe gefüllt wird (Abb. 6). Ein mit Propangas betriebener Kühlschrank, ein zusammenlegbarer Abzug für chemische Arbeiten, ein großer elektrischer Ventilator und elektrischer Heizkörper vervollständigen die Ausstattung und machen das an seinen Außenwänden gut isolierte Fahrzeug geeignet für die Verwendung sowohl im heißen wie auch im kalten Klima. Die rein laboratoriumsmäßige Ausstattung ergibt sich aus der Zusammensetzung des „Kleinen bakteriologischen Feldlaboratoriums". Während der Sommeroffensive 1942 wurde auf den oft äußerst schlechten Straßen Sowjetrußlands mit angehängtem Aggregat eine Transportgeschwindigkeit von 30—40 Stundenkilometern erreicht. Der „Leichte Feldlaborwagen" hat sich in jeder Hinsicht sehr bewährt und infolge der geschickten und übersichtlichen Raumverteilung als vorteilhaft erwiesen.

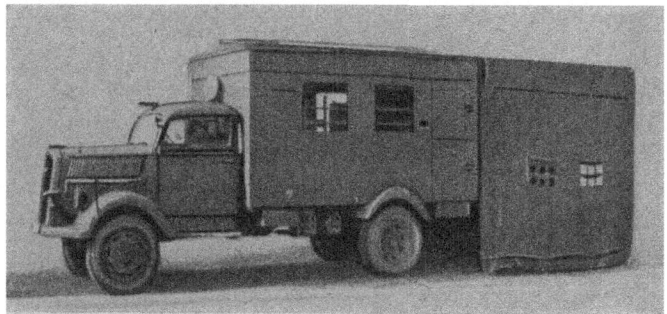

Abb. 7. Der „Leichte Feldlaborwagen" mit Zeltvorbau.

Für die Motorisierung des Großen bakteriologischen Feldlaboratoriums ist der 30 sitzige Wehrmachtomnibus als „*Schwerer Feldlaborwagen*" vorgesehen. Auch dieses Fahrzeug kann verschiedenen Zwecken dienen, z. B. als motorisiertes chemisches Feldlaboratorium bei entsprechender Ausstattung. Für Aufgaben nahrungsmittelchemischer und klinischer Art ist das Fahrzeug durch Ausstattung mit den entsprechenden Feldlaboratorien leicht herzurichten. Für die Erweiterung der Arbeitsräume sind, sofern geeignete Gebäude nicht zur Verfügung stehen, Vorbauzelte vorgesehen (Abb. 7). Auch bei diesem Fahrzeug wird die für den Laboratoriumsbetrieb benötigte elektrische Energie durch ein Stromaggregat geliefert, das in einem einachsigen Anhänger untergebracht ist.

Der Eisenbahn-Laborzug des Oberkommandos des Heeres.

Die Ausdehnung des Krieges auf im *Südosten und Osten* Europas gelegene Kriegsschauplätze und Länder mit *anderem Klima* als dem Mitteleuropas machte besondere Vorkehrungen für die Bekämpfung der in warmen Ländern endemischen Seuchen erforderlich. Im Zusammenhang damit ergab sich die Notwendigkeit der Bereitstellung eines großen beweglichen, schnell arbeitsfähigen Laboratoriums, wie es zweckmäßig nur in einem Eisenbahnzug untergebracht werden konnte. Auf Grund solcher Erwägungen wurde im Auftrage des Heeres-Sanitätsinspekteurs von Rodenwaldt in Zusammenarbeit mit Martini und Ronnefeldt im Frühjahr 1941 der Eisenbahn-Laborzug des Oberkommandos des Heeres geschaffen.

Der Zug besteht aus 4 Laboratoriums- und 2 Mannschaftswagen, einer davon mit Duschraum, ferner aus je 1 Schlaf-, Küchen-, Motoren- und Vorratswagen. Ein Rungenwagen dient der Beförderung der zwei mittleren Personen- und eines 3-t-Lastkraftwagens, außerdem wird ein Beiwagenkrad mitgeführt (Abb. 8).

Neben einer umfangreichen bakteriologischen aus zwei großen und zwei kleinen Feldlaboratorien bestehenden Ausrüstung ist eine umfassende entomologische Ausstattung vor-

Infektionskrankheiten.

handen, die im zweiten Laboratoriumswagen untergebracht ist. Außerdem führt der Zug
eine vollständige Ausrüstung für meteorologisch-klimatologische Beobachtungen mit.

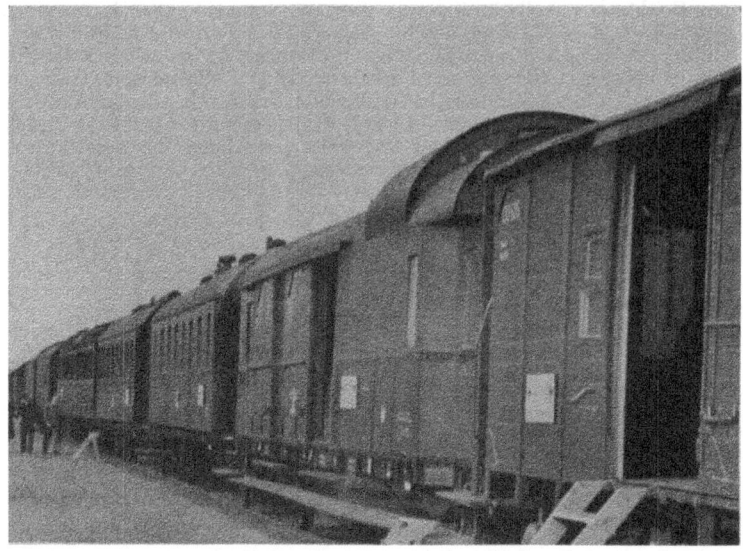

Abb. 8. Eisenbahn-Laborzug des OKH. Gesamtansicht.

Alle Aufgaben, die zur Malariabekämpfung und zur technischen Vorbereitung der Ge-
ländeassanierung notwendig sind, können vom Laborzug geleistet werden. Daneben kann der

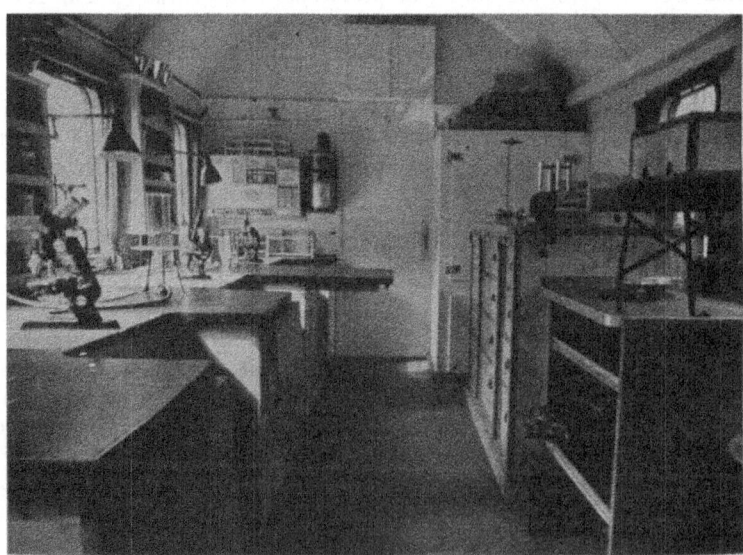

Abb. 9. Eisenbahn-Laborzug des OKH. Laboratoriumswagen mit bakteriologischem Feldlaboratorium.

Zug jederzeit zur Cholera- und Pestbekämpfung, wie überhaupt zu jeder Seuchenbekämpfung
im großen eingesetzt werden. Einrichtungen für die Herstellung von Impfstoffen aus epidemie-
eigenen Stämmen sind vorhanden. Chemische und bakteriologische Wasseruntersuchun-

gen, alle zoologischen Untersuchungen und solche auf Wurmerkrankungen, ferner alle entomologischen Untersuchungen können jederzeit durchgeführt werden. Gerät zur Leichenöffnung und Asservierung ist vorhanden (Abb. 9).

Besonderer Wert wurde bei der Zusammenstellung der Ausrüstung des Zuges darauf gelegt, daß sie ausreichte, um mit den beim Zuge eingesetzten 4 San.-Offizieren und dem Entomologen in den Operationsgebieten überall, wo es nötig ist, Malarialehrgänge für San.-Offiziere, -Unteroffiziere und -Mannschaften abzuhalten.

Zu den verschiedenen Aufgaben der Malariabekämpfung und nebenher zur Abhaltung von Ausbildungskursen war der Zug bisher mit bestem Erfolg in Rumänien, Griechenland und Südrußland eingesetzt. Um die unbedingte Bindung an den Schienenstrang zu vermeiden, sind die Kraftwagen beigegeben, die bei Notwendigkeit den Einsatz der Laboratorien an Orten ermöglichen, die nicht an der Bahnstrecke liegen.

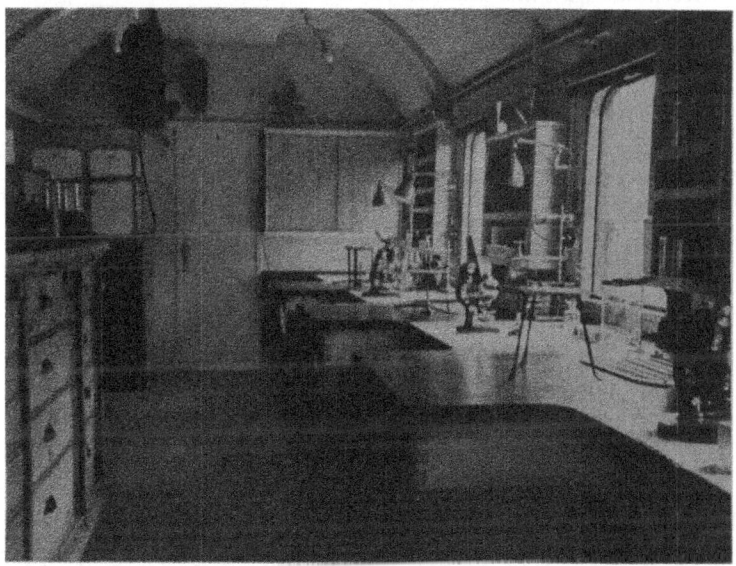

Abb. 10. Eisenbahn-Laborzug des OKH. Laboratoriumswagen mit bakteriologischem Feldlaboratorium.

Durch den beim Zuge vorhandenen Techniker sind in Zusammenarbeit mit den Tropenhygienikern zahlreiche äußerst wertvolle und grundlegende Arbeiten auf dem Gebiete der Truppenunterbringung in warmen Ländern bzw. Malariagebieten geleistet worden. Militärisch ganz besonders wertvolle Erfolge hat der Laborzug zu verzeichnen auf Grund seiner Arbeiten über die Sanierung der durch *Malariagebiete* führenden Bahnstrecken, soweit sie für Truppentransporte von Bedeutung sind. Den dort beförderten Truppen drohten vorher schwere gesundheitliche Gefahren. Auf dem Gebiet der Geländeerkundung für die Malariaassanierung überhaupt wurden auf verschiedenen Kriegsschauplätzen sehr umfangreiche Arbeiten geleistet. Eine große Reihe von *geomedizinischen* und *medizinisch-geographischen Karten* sind die Ergebnisse der verschiedenen Einsätze des Zuges (Abb. 10). Tausende von Milz- und Parasitenindices mußten dazu bei Schulkindern, viele Geländefahrten zur Feststellung von Brutplätzen sowie für geomorphologische und entomologische Beobachtungen durchgeführt werden.

Durch den Einsatz der *beiden Typen des deutschen bakteriologischen Feldlaboratoriums* bei den Armeen *auf allen Kriegsschauplätzen* in Europa, Afrika und Asien haben das Gerät sowie die Art seiner Zusammenstellung und Verpakkung volle und dauerhafte Leistungsfähigkeit bewiesen und sich stärkster Beanspruchung sowie auch den Anforderungen, welche die Seuchenbekämpfung in heißen oder kalten Klimaten stellen kann, jederzeit gewachsen gezeigt.

Schrifttum.

BASTEN: Münch. med. Wschr. Feldärztl. Beil. 1915 I, 531. — BENTMANN: Das bewegliche Seuchenlaboratorium für Anatolien. Vor 20 Jahren. 2. Folge. Von den Dardanellen zum Suez. Leipzig 1935. — BISCHOFF: Allgemeine Prophylaxe der Infektionskrankheiten. Lehrbuch der Militärhygiene Bd. 4. Berlin 1912. — BOECKER: Zbl. Bakter. Orig. **137**, 321 (1936). — DOERR: Mobile bakt. Laboratorien. Handbuch der pathogenen Mikroorganismen Bd. 10. Jena u. Berlin u. Wien 1930. — FELIX: Lancet **1930** I, 505. — GILDEMEISTER: Allgemeine, besondere und differentialdiagnostische Nährböden, einschließlich Trocken- und Konservennährböden. Handbuch der pathogenen Mikroorganismen Bd. 9. 1929. — HAENDEL: Einrichtung von Instituten und Laboratorien. Handbuch der pathogenen Mikroorganismen Bd. 10. 1930. — HERZBERG: Zbl. Bakter. Orig. **131**, 358 (1934). — KOCH u. GAFFKY: Bericht über die Tätigkeit der zur Erforschung der Cholera im Jahre 1883 nach Ägypten und Indien entsandten Kommission. Arbeiten aus dem Kaiserlichen Gesundheitsamt Bd. 3. Berlin 1887. — Kriegssanitätsordnung Anl. X u. XII. Berlin 1907. — Münchener bakteriologisches Feldlaboratorium nach R. RIMPAU, als Manuskript gedruckt. — OESTERLE: Dtsch. Mil.arzt 1941, 697. — SARTORIUS u. CLAUBERG: Dtsch. Mil.arzt 1941, 35. — SCHREIBER: Münch. med. Wschr. **1935** II, 1407; Dtsch. Mil.arzt **1936**, 97; **1938**, 67; Zbl. Bakter. Ref. **1938**, 239. — UHLENHUTH u. MESSERSCHMIDT: Dtsch. med. Wschr. **1915** I, 279.

F. Die chemischen Untersuchungsgeräte in der Feldsanitätsausrüstung.

Von W. KNOLL-Berlin.

Mit 2 Abbildungen.

Der *erste Weltkrieg* und der bisherige Verlauf *dieses Krieges* haben gezeigt, wie wichtig und richtunggebend *chemische* und *physikalische Erkenntnisse* für alle Zweige und Sonderlaufbahnen der *Wehrmacht* sind. Die Auswertung lebensmittelchemischer, pharmazeutischer, toxikologischer, chemisch-physiologischer, chemisch-technischer Untersuchungen und besonders auch der Kampfstoffuntersuchungen gibt Truppenführern, Ingenieuren, Ärzten, Verwaltungsbeamten und Veterinären die Möglichkeit, geeignete Maßnahmen zu ergreifen, um den Kampfwert der Truppe zu steigern und zu erhalten sowie Gesundheitsschädigungen von Mensch und Tier und Materialverluste zu vermeiden.

Der Beschaffung von Lebens-, Arznei- und Verbandmitteln, Gebrauchsgegenständen, Rohstoffen, Metallen, Farben, Uniformstoffen usw. geht bei der Wehrmacht eine *chemische Untersuchung und Stoffprüfung* voraus. Dazu wurden ortsfeste Chemische Untersuchungsstellen im Heimatgebiet und in den besetzten Gebieten errichtet. Für die beweglichen chemischen Untersuchungsstellen des Feldheeres wurden transportable Chemische Feldlaboratorien und Geräte speziell für *Kampfstoff-* und *Wasseruntersuchungen* sowie für *physiologisch-chemische Untersuchungen* entwickelt.

Alle diese Geräte mußten leicht transportabel und so zweckmäßig eingerichtet hergestellt werden, daß die *Wehrmachtapotheker* damit für Feldverhältnisse hinreichend genau und schnell alle erforderlichen chemischen Untersuchungen möglichst an Ort und Stelle ausführen konnten.

Nicht nur aktive Wehrmachtapotheker, sondern auch viele Wehrmachtapotheker des Beurlaubtenstandes sind gleichzeitig *Lebensmittelchemiker*. Sie sind auf Grund ihrer vielseitigen chemischen Ausbildung in der Lage, alle in der Wehrmacht anfallenden chemischen Untersuchungen auszuführen und deshalb nach den einschlägigen Vorschriften auch damit beauftragt. Insbesondere führen die Wehrmachtapotheker chemische Untersuchungen von Kampfstoffen, Lebensmitteln, Trink-, Gebrauchs- und Abwässern, Gebrauchs- und technischen Gegenständen, Arznei- und Verbandmitteln, von vergiftetem Material sowie von Harn, Stuhl, Blut, Mageninhalt usw. durch.

Folgende chemische Geräte stehen dafür zur Verfügung:

1. Chemisches Feldlaboratorium,
2. großer Reagenzienkasten,
3. Wasseruntersuchungsgerät,
4. Physiologisch-chemisches Untersuchungsgerät,
5. kleiner Reagenzienkasten,
6. Gasschutzfeldlaboratorium,
7. Prüfgerät für chemische Kampfstoffe.

1. Das Chemische Feldlaboratorium wird von einem Wehrmachtapotheker, der zugleich *Lebensmittelchemiker* ist, geleitet und vom Armeearzt auf Vorschlag

des Armeeapothekers so eingesetzt, daß die Zusammenarbeit mit der Hygienisch-bakteriologischen Untersuchungsstelle gewährleistet ist. Entsprechend den vielseitigen Anforderungen, die an die Chemische Untersuchungsstelle gestellt werden, ist das Chemische Feldlaboratorium so ausgestattet, daß praktisch alle Untersuchungen von Lebensmitteln, Arzneimitteln und Rohstoffen damit durchgeführt werden können. Im Bedarfsfalle kann es wirksam ergänzt werden durch das

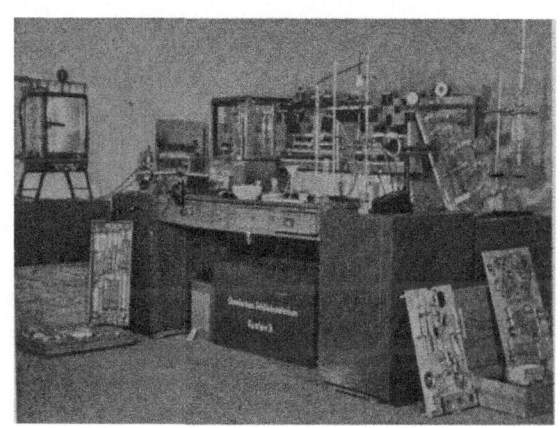

Abb. 1. Chemisches Feldlaboratorium.

Physiologisch-chemische Untersuchungsgerät und das Gasschutzfeldlaboratorium.

Das Chemische Feldlaboratorium besteht aus 8 ungefähr gleich großen Kästen, die in Fächern und Einsätzen chemische Geräte und Reagenzien enthalten. Gesamtgewicht ca. 800 kg.

Im *Kasten 1* befindet sich eine zusammengeklappte Tischplatte, die durch Haken zwischen den Kästen 1 und 2 so befestigt wird, daß ein Laboratoriumstisch mit zwei seitlichen Schränken entsteht (Abb. 1).

Kasten 2 enthält Polarisationsapparat, Refraktometer, Mikroskop, Spektroskop, Colorimeter, Thermometer, Barometer, Hygrometer, Aräometer, Pyknometer und einen Pehavi zur elektrischen p_H-Messung sowie Analysen-Handwaagen usw.

In den *Kästen 3 und 4* sind in stufenförmig angeordneten Einsätzen Reagenzien und Normallösungen sowie Kjeldahl-Apparatur, Destillationsvorrichtungen und viele kleine Geräte untergebracht.

Kasten 5 enthält vorwiegend Kolben, Schalen, Trichter, Nutsche und sonstige Glasgeräte. Die beiden Platten der Einsatzkästen sind als Ablaufbrett hergerichtet.

Kasten 6 enthält Filtrationsvorrichtungen mit Zubehör, Wasserstrahlpumpen, Bechergläser, 1 vollständiges Milch- und 1 Harnuntersuchungsgerät mit Reagenzien sowie eine für Feldverhältnisse ausreichende Handbücherei.

Kasten 7 enthält Stative, Dreifüße, Klammern, Brenner, Wasserhähne, Behelfswerkzeugkästen sowie 1 Trockenschrank.

Kasten 8, der so eingerichtet ist, daß er auch ohne die Kästen 1—7 die Durchführung von chemischen Untersuchungen gestattet, wird großer Reagenzienkasten bezeichnet und unter dieser Bezeichnung weiter unten näher beschrieben.

Die im Chemischen Feldlaboratorium enthaltenen Geräte werden möglichst in handelsüblicher genormter Form verwendet, um Ergänzung und Nachschub zu erleichtern.

Wie die Erfahrungsberichte zeigen, sind alle Geräte und Reagenzien so untergebracht, daß auch bei längerem Transport des Chemischen Feldlaboratoriums durch Lkw. oder Bahn keine Bruchschäden auftreten. Sorgfältige Verpackung vor jedem Transport ist dabei Voraussetzung.

Da mit dem weiter unten zu beschreibenden *Gasschutzfeldlaboratorium* in Schrankform gute Erfahrungen gemacht worden sind, wird das Chemische Feldlaboratorium künftig in Schrankform gebaut werden, wobei der Kasten 6 als Abzug verwendet wird. Weiter ist es beabsichtigt, das Chemische Feldlaboratorium und damit auch die anderen Untersuchungsgeräte noch beweglicher zu machen, indem man sie in 3-t-Lkw. einbaut. Z. Z. befinden sich mehrere dieser Wagen zur Erprobung an der Ostfront. Die Wagen sind so eingerichtet, daß darin gearbeitet werden kann und sie entweder mit chemischen oder hygienisch-bakteriolo-

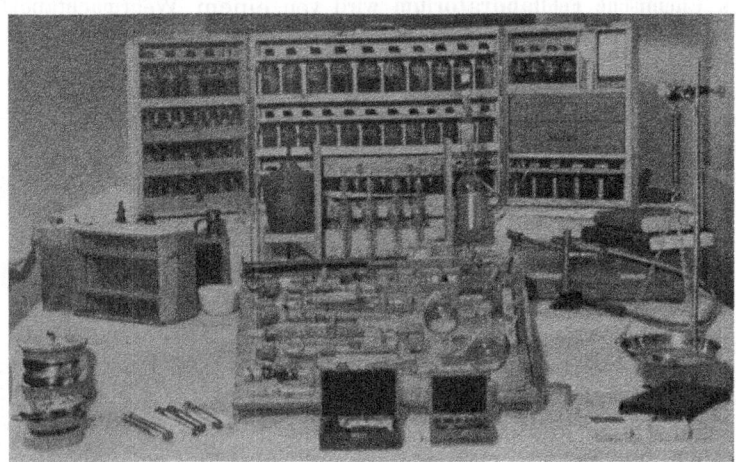

Abb. 2. Der große Reagenzienkasten.

gischen Untersuchungsgeräten ausgestattet werden können. Die Geräte sind dabei so angeordnet, daß sie schnell aus dem Wagen herausgenommen werden können, wenn vorübergehend eine ortsfeste Chemische Untersuchungsstelle eingerichtet werden soll. Ebenfalls können sie auch bei Ausfall des Fahrzeuges auf einem anderen Wagen untergebracht werden.

2. Der große Reagenzienkasten (Abb. 2) (Kasten 8 des Chemischen Feldlaboratoriums) gehört wie auch das Gasschutzfeldlaboratorium zur Ausrüstung des Korpsapothekers und ermöglicht die Durchführung der vordringlichsten chemischen Arbeiten im Felde, insbesondere *Wasseruntersuchungen, pharmazeutische* und *einfache nahrungsmittelchemische* Untersuchungen.

Er enthält in 7 Einsätzen die dazu erforderlichen Apparate, Reagenzien und Literatur. Da es sich als zweckmäßig erwiesen hat, ein besonderes Spezialgerät für Wasseruntersuchungen zu schaffen, ist ein *neues Wasseruntersuchungsgerät*, Kasten 8a, b und c, entwickelt worden.

3. Das Wasseruntersuchungsgerät, Kasten 8a, b und c, ist das *Spezialgerät* für die Untersuchung von *Trink-, Gebrauchs-* und *Abwässern* aller Art.

Es besteht aus 3 in jedem Pkw. mitzuführenden Kästen und enthält alle erforderlichen Geräte und Reagenzien sowohl zur Untersuchung des Wassers an Ort und Stelle als auch für eingehendere Untersuchungen. Es ist insbesondere für Wehrmachtapotheker bei den Generalkommandos, Feldlazaretten und Sanitätskompanien in wasserungünstigen Gebieten bestimmt. Neben allen zur eingehenden Wasseruntersuchung erforderlichen Reagenzien und Geräten enthält es auch die zur Entnahme und zum Transport des Wassers erforderlichen Geräte. Zusätzlich sind einige Geräte und Reagenzien zur chemischen allgemein orientierenden Untersuchung beigefügt.

4. Das Physiologisch-chemische Untersuchungsgerät dient zur Ergänzung des Chemischen Feldlaboratoriums zur Ausführung *physiologisch-chemischer* Untersuchungen und ermöglicht auf Grund der darin vorhandenen Geräte und Reagenzien Untersuchungen von *Harn, Stuhl, Blut* und *Mageninhalt.* Gesondert kann das Physiologisch-chemische Untersuchungsgerät mit Vorteil bei Kriegslazaretten oder sonstigen Lazarettbasen eingesetzt werden. Neuerdings ist es wesentlich erweitert worden, so daß sich damit fast alle im Kriegslazarett anfallenden physiologisch-chemischen Untersuchungen ausführen lassen.

5. Der kleine Reagenzienkasten ermöglicht dem Heeresapotheker bei den Sanitätskompanien, Feld- und Kriegslazaretten ohne großen Zeitaufwand in kurzem eine für Feldverhältnisse ausreichende Beurteilung des *Wassers* auf Trinkbarkeit.

6. Das Gasschutzfeldlaboratorium besteht aus 3 ca. 1 m hohen Schrankkisten und 1 Kasten mit Zubehör.

Die Kästen sind durch abnehmbare Türen verschlossen, die zwischen den Kästen eingesetzt werden, so daß ein zusammenhängender Laboratoriumstisch entsteht. Geräte und Chemikalien sind in den Kästen so untergebracht, daß 2 Chemiker gleichzeitig arbeiten können.

Aufgabe des Gasschutzfeldlaboratoriums ist besonders die Untersuchung von Boden-, Gestein-, Gras-, Blätterproben oder Sprengstücken sowie von Lebens- und Futtermitteln, Trinkwasser usw., bei denen *Verdacht auf Vergiftung durch Kampfstoff* besteht.

Die Einrichtung dieses Laboratoriums ermöglicht die Durchführung von Kampfstoffuntersuchungen nach mehreren Verfahren, deren Aufzählung den Rahmen dieses Buches überschreiten würde. Insbesondere dient es eingehenderen chemischen Untersuchungen, die mit den einfacheren Gaserkennungsgeräten nicht durchgeführt werden können.

7. Das Prüfgerät für chemische Kampfstoffe enthält u. a. den Gasanzeiger mit auf *verschiedene Kampfstoffe* ansprechenden *Prüfröhrchen* und *Reagenzien,* um auch bei kleineren Einheiten bereits Kampfstoffuntersuchungen durchführen zu können.

Die chemischen Untersuchungsgeräte sind so ausgestattet, daß sie sich bisher *auf allen Kriegsschauplätzen bewährt* haben, sie werden laufend dem neuesten Stand der chemischen Laboratoriumstechnik angepaßt, indem Geräte und Reagenzien für neue Untersuchungsmethoden aufgenommen und dafür andere, in der Zwischenzeit überholte, entfernt werden.

Grundsatz ist hierbei, alle chemischen Untersuchungsgeräte in für Feldverhältnisse brauchbarster Ausstattung zu halten, so daß sie überall allen Anforderungen der Truppe entsprechen.

G. Die wichtigsten Infektionskrankheiten, ihre Verhütung und Bekämpfung.

1. Typhus abdominalis.

Von H. Habs-Berlin.

Der Bauchtyphus, der im *Frieden* wie im *Kriege* besondere Beachtung verdient, gehört als Seuche zu den infektiösen Darmerkrankungen, da die Ausscheidung des Erregers mit dem Kot von entscheidender Bedeutung für die Verbreitung ist. Klinisch ist dagegen der Typhus als eine Sepsis anzusehen, deren Herd im Lymphgefäßsystem der Abdominalorgane zu suchen ist. Das pathologisch-anatomische Kennzeichen dieser Sepsis ist die Bildung von Typhusgranulomen in mesenterialen Lymphknoten, Leber, Milz und Knochenmark.

Der **Erreger**, das *Bact. typhi* (EBERTH-GAFFKY), ein sporenloses, bewegliches, gramnegatives Kurzstäbchen, gehört seinem Antigenaufbau nach in die Gruppe der Paratyphus-Enteritis-Bakterien *(Salmonella-Gruppe)*. Er besitzt ein thermostabiles Körperantigen (O-Antigen), das er mit der Salmonella-D-Gruppe gemeinsam hat; dieses ist als eiweißfreies Glukolipoid bestimmt worden, welches identisch mit dem Endotoxin sein dürfte. Ein weiteres Körperantigen, das Virulenz- oder Vi-Antigen, besitzt ebenfalls Endotoxincharakter, es ist wahrscheinlich ein nucleoproteinhaltiges Glukolipoid, dem besondere Bedeutung für die Pathogenität zugeschrieben wurde. Der Anteil an O- und Vi-Antigen ist auch bei dem einzelnen Stamm nicht konstant. Das Geißel-(H-)Antigen des Typhusbacteriums, das auch bei einigen anderen Typen der Salmonella-Gruppe vorkommt, besitzt Eiweißcharakter. Es ist für die Pathogenese und für die Immunität ohne wesentliche Bedeutung. Das Vorhandensein eines besonderen Ektotoxins mit Proteineigenschaften ist nicht sichergestellt (vgl. bei H. SCHMIDT).

Aus dem klinischen Verlauf ist folgendes hervorzuheben:

Die *Inkubationszeit* ist nicht normiert, sie wird mit 1—2—3 Wochen angegeben, und beträgt am häufigsten 12—15 Tage. Inkubationszeiten von nur wenigen Tagen werden vor allem nach massiven Infektionen beobachtet. In diesen Fällen kann die Erkrankung akut mit Durchfällen einsetzen. In der Regel sind aber die Darmsymptome wenig ausgeprägt — das Krankheitsbild wird beherrscht von dem septischen Vorgang. Mit dem Einsetzen des fieberhaften Stadiums werden von dem Sepsisherd aus ständig Bakterien in die Blutbahn eingeschwemmt; sie sind während der ganzen Dauer dieses Stadiums im Blute nachweisbar. Die Ausscheidung der Bakterien in den Darmkanal erfolgt zum Teil über die Gallenwege, zum Teil von den Darmgeschwüren aus. Die Bakterien können ferner im Urin und bei den nicht seltenen bronchopneumonischen Prozessen im Sputum nachweisbar sein. — In jeder Epidemie sind neben voll ausgeprägten Krankheitsbildern auch atypische, leichte und leichteste Erkrankungen zu beobachten, die ohne epidemiologische Verdachtsgründe der klinischen Diagnose entgehen würden. Die *Letalität* beträgt 5—20%, kann bei Kindern wesentlich geringer sein. Die Krankheit hinterläßt eine Immunität, die viele Jahre anzuhalten pflegt.

Die *Bakterienausscheidung* mit Stuhl und Urin überdauert meist die Entfieberung um einige Wochen. Nach etwa einem Monat ist die Mehrzahl der Erkrankten bakterienfrei; besteht die Ausscheidung länger als 10 Wochen, so sind die Betroffenen als *Dauerausscheider* zu bezeichnen. Ein Teil von diesen bleibt über Jahre, und dann meist für das ganze Leben, Ausscheider. Die Ausscheidung kann aber intermittierend sein, so daß die Erreger nicht ständig im Kot erscheinen. Dauerausscheider können beschwerdefrei und voll arbeitsfähig sein. Die Typhusbakterien halten sich aber in ihrem Körper keineswegs nur als Epiphyten auf, die in der Galle oder im Darminhalt wuchern, sondern sie bedingen morphologisch faßbare entzündliche Veränderungen, also einen krankhaften Zustand. In der Regel ist eine chronische Entzündung der Gallenwege, insbesondere der Gallenblase, nachweisbar. Dementsprechende Beschwerden lassen sich feststellen, vor allem, wenn die Entzündung mit Steinbildung einhergeht. Neuere Befunde weisen darauf hin, daß die krankhaften Veränderungen nicht auf die Gallenwege beschränkt zu sein brauchen, sondern daß das Dauerausscheidertum als chronische Sepsis aufgefaßt werden kann. Längere Zeit anhaltende Ausscheidung mit dem Urin ist ausgesprochen selten. — Man rechnet im allgemeinen damit, daß 2—5% der Erkrankten zu Dauerausscheidern werden. Da sich aber unter den Dauerausscheidern zu ungefähr 80% Frauen befinden, so ist die Wahrscheinlichkeit für Wehrmachtangehörige geringer. Von Kriegsanfang bis Ende 1916 wurden 1,4% der in den Heimatlazaretten behandelten Typhuskranken zu Dauerausscheidern.

Im Schrifttum findet sich für Typhusbakterienausscheider, die gelegentlich von Umgebungsuntersuchungen festgestellt werden, ohne daß bei ihnen eine überstandene typhöse Erkrankung nachweisbar ist, noch die Bezeichnung Bacillenträger. Da aber bei diesen eine wenn auch nicht als Typhus diagnostizierte Infektion vorangegangen sein muß, besteht weder pathogenetisch noch epidemiologisch das Bedürfnis nach einer besonderen Benennung. Eine Sonderstellung nehmen dagegen diejenigen Personen ein, die vorübergehend, ohne manifest zu erkranken, Bakterien ausscheiden (alimentäre Ausscheidung). Dauerausscheider sind bei der Musterung als w. u. 52 zu beurteilen.

Die **ätiologische Klärung** einer typhösen Erkrankung soll durch den *Nachweis der Erreger* erfolgen. Dieser ist während der ganzen Dauer des Fieberstadiums im *Blut* möglich; das Anlegen von Blutkulturen ist deshalb die wichtigste diagnostische Maßnahme.

Es sind 5—10 ccm Blut in Rindergalle, Natr.-taurocholicum-Lösung oder Liquoidlösung aufzufangen; es genügt aber auch die Einsendung von steril entnommenem Blut, von dem im Laboratorium der Blutkuchen zur kulturellen Untersuchung verwendet wird. Ein positives Ergebnis ist in der Regel nach 2—3 Tagen zu erwarten. Bei spärlichem Bakteriengehalt werden diese erst nach längerer Bebrütung nachweisbar, so daß die Untersuchungsstellen das negative Ergebnis nicht vor etwa 7 Tagen abgeben. Die größtmögliche Ausbeute wird erreicht, wenn an drei aufeinanderfolgenden Tagen Blut zur Kultur entnommen wird, ohne das Ergebnis der vorhergehenden Untersuchung abzuwarten. Auf die Einsendung von Stuhl und Urin kann dann zunächst verzichtet werden. Diese kommt zur diagnostischen Klärung in Betracht, wenn ein Kranker erst im Stadium der Entfieberung zur klinischen Beobachtung eingeliefert wird.

Die *serologische Krankheitsdiagnose* mittels der *Agglutinations-Reaktion* (Gruber-Widal) besitzt gegenüber dem Erregernachweis den Vorteil, daß ihr Ergebnis innerhalb weniger Stunden vorliegt. Sie stellt aber nur eine indirekte Methode dar und kann niemals etwas darüber aussagen, ob die nachgewiesenen Agglutinine auf die augenblickliche Erkrankung zu beziehen sind. Besondere Schwierigkeiten liegen dann vor, wenn — wie das bei der Wehrmacht die Regel ist — die Erkrankten einer Schutzimpfung unterzogen waren. Die Agglutinations-Reaktion ist bei Schutzgeimpften überhaupt nur zu bewerten, wenn sie getrennt nach H- und O-Agglutination abgelesen wird. Schutzgeimpfte bilden vorwiegend die gegen die Bakteriengeißeln gerichteten *H-Agglutinine*, diese aber in einem Ausmaß, daß die Titerhöhe eine Abgrenzung gegen die Widal-Reaktion bei Erkrankten nicht gestattet (nach eigenen Untersuchungen betrug der Titer bei 17% der Schutzgeimpften über 1:250; 5% wiesen noch bei 1:500 Agglutinine auf, 1% bei 1:1000, 0,1% bei 1:10000). Auch ein Anstieg des Titers im Verlauf einer Erkrankung ist nicht ohne weiteres beweisend für das Vorliegen eines Typhus. Denn auch bei den Schutzgeimpften schwankt der Agglutiningehalt des Serums, wobei der Einfluß unspezifischer Erkrankungen von Bedeutung sein kann, da ferner der Ausfall der Reaktion weitgehend von der Empfindlichkeit der verwendeten Stämme und von der Versuchstechnik abhängig ist, so daß insbesondere die Ergebnisse verschiedener Laboratorien nur bedingt miteinander vergleichbar sind. — Die gegen die Bakterienkörper gerichteten *O-Agglutinine* kommen in geringem Ausmaß schon in Normalseren vor. Entgegen früheren Anschauungen ist darauf hinzuweisen, daß der Gehalt des Serums an O-Agglutininen auch durch die Schutzimpfung gesteigert werden kann. Immerhin wird in der Regel eine komplette O-Agglutination von 1:200 und darüber auf eine typhöse Erkrankung zurückzuführen sein, wobei eine Differentialdiagnose zwischen Typhus und Paratyphus nicht gestellt werden kann. Ein derartiger Titer wird kaum vor dem Ende der zweiten Krankheitswoche erreicht und tritt keineswegs bei allen Erkrankten auf. Auch der Nachweis von *Vi-Agglutininen*, die nur in geringer Menge gebildet werden, kann nicht über die Frage Schutzimpfung oder Erkrankung entscheiden. — Unter diesen Umständen kommt die serologische Untersuchung bei Schutzgeimpften für die Frühdiagnose nicht in Betracht; es ist zugunsten der Blutkultur auf ihre Ausführung zu verzichten. Die Agglutinations-Reaktion behält dagegen einen gewissen Wert zur nachträglichen Klärung solcher Erkrankungen, bei denen aus äußeren Gründen die Züchtung der Erreger nicht möglich war. Entscheidend ist dann der Nachweis eines hohen O-Titers.

Die **Behandlung** des Typhus durch *aktive Immunisierung* (Vaccinetherapie) verspricht keinen Erfolg und wird von den meisten Klinikern als kontraindiziert betrachtet. Frühere Versuche mit spezifischem Serum führten ebenfalls nicht zu eindeutigen Erfolgen. Nach der Entdeckung des Vi-Antigens erschien die Wiederaufnahme der Serumtherapie mit entsprechend gewonnenen Seren angezeigt; die bisherigen Beobachtungen berechtigen aber noch nicht zu einer allgemeinen Anwendung. Auch die Therapie mit spezifischen Bakteriophagen hat sich in Deutschland nicht durchsetzen können. Ebenfalls liegen noch keine Erfahrungen vor, die erwarten ließen, daß die Chemotherapie mit Sulfonamiden zu einer grundsätzlichen Umstellung der Typhusbehandlung führen würde. — Vergleichende Untersuchungen werden zeigen müssen, ob für Behandlung von Dauerausscheidern die neuen Präparate einen Fortschritt bringen werden, nachdem alle früheren Versuche sowohl mit Chemotherapeuticis wie mit Mitteln zur Umstimmung der Darmflora als gescheitert anzusehen sind. — Wenn die Infektion bei Dauerausscheidern auf die Gallenblase beschränkt ist, so kann deren Exstirpation zum Erfolg führen. Sie ist nur dann zu empfehlen, wenn die cholecystischen Veränderungen auch vom ärztlichen Standpunkt aus eine Indikation für den Eingriff abgeben.

Epidemiologie: Der Typhus abdominalis ist eine *kosmopolitische Erkrankung,* die eine Bindung an bestimmte klimatische Zonen nicht erkennen läßt. Sie kann durch den menschlichen Verkehr verschleppt werden; sie tritt aber niemals als Wanderseuche auf, die weite Landstrecken überflutet, sondern zeigt ausgesprochene *Bodenständigkeit.* Die Intensität des Befalles einer Landschaft ist in erster Linie von den Erscheinungsformen menschlichen Zusammenlebens abhängig. Dort, wo sich große Menschenmengen bei ungenügender Beseitigung der Abfallstoffe zusammenballen, findet der Typhus günstigste Bedingungen vor. Er gewann deshalb besondere Bedeutung für die emporschießenden Städte des vorigen Jahrhunderts und befiel andererseits zusammen mit der Ruhr als *„Lagerseuche"* die kämpfenden Heere. Das Ausmaß der Verseuchung ist in zweiter Linie bedingt durch Bodenverhältnisse.

Nicht alle Städte des Zeitalters der Industrialisierung waren gleich stark befallen; offensichtlich wurden diejenigen bevorzugt, bei denen ein poröser, von Wasser und Luft durchdrungener Baugrund die Verunreinigungen aufnahm. Und ebenso waren es in den Kriegen bestimmte *Landschaften, die die Truppen besonders gefährdeten.* Im *Weltkrieg* 1914—1918 wurde die in der Champagne und dem nördlichen Lothringen kämpfende deutsche 5. Armee den Typhus trotz aller Schutzmaßnahmen ebensowenig los wie die ihr gegenüberliegende französische 3. Armee, während die Seuche in den nördlich und südlich gelegenen Frontabschnitten nach Durchführung der Schutzimpfung ihre Bedeutung einbüßte. Daß der Einfluß des Untergrundes nur sekundär ist, geht daraus hervor, daß eine Landschaft sich vom Typhus reinigt, wenn die Typhus tragenden Menschenmassen sie verlassen[1].

Der Typhus abdominalis hat seinen Höhepunkt im Europa der Neuzeit in der Mitte des 19. Jahrhunderts gehabt. Mit zunehmender Sanierung der Städte verlor er in diesen an Boden. Heute sind die Großstädte weniger gefährdet als das Land. Aber auch hier war der Rückgang so stark, daß in den letzten Jahrzehnten immer mehr Bezirke Deutschlands als praktisch typhusfrei angesehen werden konnten. Die Sterblichkeit an Abdominaltyphus sank in Preußen von 57,6 Todesfällen (bezogen auf 100000 Lebende) in den Jahren 1876—1880 auf 0,61 im Jahre 1938, also auf den hundertsten Teil. Die Erkrankungshäufigkeit betrug in Deutschland im Jahr 1939 nur noch 0,38 auf 10000 der Bevölkerung. — Die Unterschiede, die heute noch in der Typhusverseuchung zwischen den verschiedenen Staaten bestehen, sind ein Ausdruck für die Unterschiede des allgemeinen kulturellen und zivilisatorischen Niveaus.

Die *Infektkette* des Typhus ist homogen. Der Typhus ist ausschließlich eine Erkrankung des Menschen; er kommt als selbständige Erkrankung bei Tieren nicht vor. Ansteckungsquelle ist dementsprechend letzten Endes immer der *bakterienausscheidende Mensch,* und zwar der Kranke und Rekonvaleszent einerseits, der latent infizierte oder alimentär ausscheidende Gesunde andererseits, und schließlich der Dauerausscheider.

Nur im Menschen erfolgt eine so starke Vermehrung der Bakterien, daß ausreichend Infektionsmaterial für die Erhaltung der Seuche reproduziert wird. Die Erreger halten sich aber längere Zeit in der Außenwelt, z. B. mehrere Wochen in Abwasser und Seewasser. Die

---

[1] Vgl. auch STICKER und ZEISS.

Ansteckung ist deshalb nicht nur unmittelbar von Mensch zu Mensch möglich, sondern auch unter Zwischenschaltung von infizierten Gegenständen. Sind dieses *Lebensmittel*, so können sie unter Umständen einen geeigneten Nährboden für die Typhusbakterien abgeben (z. B. Milch) und insbesondere dann, wenn die Lebensmittel zur Versorgung vieler Personen dienen, zu plötzlich auftretenden Gruppen- oder sogar Massenerkrankungen führen. Gefürchtet wird insbesondere die *Verunreinigung zentraler Wasserversorgungsanlagen.*

Die größten Epidemien der letzten Jahrzehnte in Deutschland (Pforzheim 1919 mit 3692 Erkrankungen, Hannover 1926 mit 2423 Erkrankungen) werden von der Mehrzahl der Hygieniker als Wasserepidemien gedeutet. Als Vorläufer größerer Epidemien treten oft als „Wasserkrankheit" bezeichnete Diarrhöen auf, deren Ätiologie noch ungeklärt ist.

Die Infektion von *Lebensmitteln* kann unmittelbar durch den bakterienausscheidenden Menschen erfolgen; die Vermittlung zwischen Abfallstoffen und Nahrung kann aber ebenso wie bei der Ruhr auch durch *Fliegen* übernommen werden. Eine Sonderrolle spielen Austern und Muscheln, die von Bänken im Bereich der Abwässer menschlicher Siedlungen gewonnen werden. Der Typhus mancher Küstenstädte wird im wesentlichen von dieser Infektionsquelle gespeist. — Infolge der verschiedenen Übertragungsmöglichkeiten von den verschiedenartigsten Infektionsquellen aus und infolge der verhältnismäßig langen Inkubationszeit ist der Übertragungsweg keineswegs immer in die Augen springend. Vor noch nicht allzulanger Zeit — so noch im Sanitätsbericht 1870/71 — konnte die Kontagiosität des Typhus überhaupt bestritten werden.

Der Abdominaltyphus zeigt eine ausgesprochene Abhängigkeit von der *Jahreszeit.*

In jedem Hochsommer beginnen die Erkrankungsziffern zu steigen, um im Winter wieder abzunehmen. In diesem Rhythmus schwankt sowohl die Zahl der Einzelfälle wie die Zahl der Gruppenerkrankungen. Auch die meisten der großen Epidemien pflegen in den Spätsommer und Herbst zu fallen. Man hat zur Erklärung der Saisongebundenheit die verschiedensten Ursachen herangezogen. Sowohl Schwankungen in der Virulenz der Erreger wie in der Empfänglichkeit des Menschen, vermehrte Ausscheidung durch die Dauerausscheider, Öffnung neuer Infektionswege durch Obst- und Gemüseverzehr, vermehrter Verbrauch von Wasser zweifelhafter Herkunft, Maximum der Fliegenplage werden beschuldigt. Ein eindeutiger Beweis für die ausschlaggebende Bedeutung eines dieser einzelnen Faktoren konnte aber noch nicht erbracht werden.

Die **Bekämpfung** des Bauchtyphus im großen und auf lange Sicht ist identisch mit der *Sanierung* der menschlichen Siedlungen im Sinne von Pettenkofer, insbesondere mit der Schaffung einwandfreier Abwasserbeseitigung und Wasserversorgung. Die Bekämpfung im kleinen und in der täglichen Praxis besteht in der Verhütung der vom Kranken und Dauerausscheider ausgehenden *Infektketten.* Dort aber, wo die ersteren Maßnahmen noch nicht ausreichend durchgeführt worden sind, die anderen auf Grund äußerer Umstände nur einen Teilerfolg erwarten lassen, wo aber eine Personengruppe gegen die endemische Verseuchung eines Landes geschützt werden muß, kann ein Schutz dadurch angestrebt werden, daß bei Bestehenbleiben der Infektionsgefahr die Empfänglichkeit des einzelnen herabgesetzt wird. Diese Voraussetzung trifft für jede kriegführende Wehrmacht zu. Deshalb steht wehrhygienisch die *aktive Immunisierung*, die *Schutzimpfung* mit abgetöteten Erregern, wie sie von Wright und von Pfeiffer und Kolle eingeführt worden ist, im Vordergrund der Abwehrmaßnahmen.

Auf deutscher Seite ist die *Schutzimpfung* erstmalig gelegentlich des *Hererofeldzugs in D.S.W.A. 1904—07* durchgeführt worden. Es erkrankten von 10935 Ungeimpften 2133 (19,5%), von 7981 Geimpften 1013 (14,1%). Von den erkrankten Nichtgeimpften starben 12,4%, von den Geimpften 5,5%.

1914 war die Typhusschutzimpfung für den *Kriegsfall* vorbereitet worden; die deutschen Armeen zogen jedoch zunächst ungeimpft ins Feld. Bereits während der ersten Monate des Bewegungskrieges gingen die Typhuserkrankungen, vor allem auf dem westlichen Kriegsschauplatz, steil in die Höhe:

Westlicher Kriegsschauplatz: August 1914 . . . . 14 Erkrankungen
September 1914 . . . . 320 „
Oktober 1914. . . . . 4335 „
November 1914. . . . . 6820 „

Im Oktober 1914 wurde vom Feldsanitätschef veranlaßt, daß der für das Feld bestimmte Ersatz geimpft wurde. Es folgte anschließend die Durchimpfung der vor dem Feind stehenden Armeen, die im Westen seit Oktober 1914 bis Januar 1915, im Osten im Januar und Februar 1915 durchgeführt wurde. Die Typhuserkrankungen sanken vom Höchststand im November 1914 mit 6960 Erkrankungen (alle Armeen) auf 962 im Mai 1915. Der jahreszeitliche Gipfel ging im zweiten Kriegsjahr nur bis 2379 Erkrankungen (September 1915), im dritten Kriegsjahr bis 1361 Erkrankungen (Oktober 1916) und im vierten Kriegsjahr bis 3201 Erkrankungen (Oktober 1917).

Der Gesamtzugang an Typhuskranken betrug nach den Monatskrankenrapporten der Lazarette bei dem Feld- und Besatzungsheer:

Kriegsjahr	bei dem Feldheer	°/₀₀ K.	bei dem Besatzungsheer	°/₀₀ K.	bei dem Feld- und Besatzungsheer	°/₀₀ K.
1914—15	31 783	12,3	9 626	5,2	41 409	9,3
1915—16	14 335	3,5	3 576	1,4	17 911	2,7
1916—17	9 118	1,8	1 004	0,4	10 122	1,4
1917—18	15 150	3,0	1 621	0,8	16 771	2,4
1914—18	70 386	16,8	15 827	7,2	86 213	13,5
Nach Ausgleich der Verlegungen	77 437	18,5	39 044	17,8	116 481	18,3
Jahresdurchschnitt von den 4 Kriegsjahren .	19 359	4,6	9 761	4,5	29 120	4,6

Es sind in der *Nachkriegszeit* Einwände dagegen erhoben worden, das Absinken des Typhus auf die Schutzimpfung zurückzuführen. Es wurde betont, daß auch im Krieg 1870/71 der Höchststand im Oktober 1870 erreicht wurde, dem der Jahreszeit entsprechend ein Abfall folgte, ohne daß im folgenden Jahr ein wesentlicher Anstieg auftrat. Ein derartiges Verhalten, das auch in anderen früheren Kriegen beobachtet wurde, kann darauf zurückgeführt werden, daß eine Immunität infolge der sichtbaren und unsichtbaren Durchseuchung der Truppe auftritt. Für das Heer von 1870/71 hat diese Annahme ihre Berechtigung. Die Truppe stammte aus einer noch schwer verseuchten Bevölkerung, 9% des Feldheeres machte während des Krieges einen Typhus durch, die niedrigste Morbidität von 1870/71 liegt noch über der höchsten von 1914—18. Die Truppen vom zweiten Kriegsjahr des Weltkrieges an, aus einer fast typhusfreien Bevölkerung stammend, hatten nur zu einem kleinen Teil an den Herbstfeldzügen von 1914 teilgenommen. Es ist unter diesen Umständen willkürlich, eine immunisierende Wirkung einer nicht nachweisbaren latenten Verseuchung anzunehmen und die der Schutzimpfung zu leugnen. Zweifellos waren die allgemeinhygienischen Bedingungen 1914—18 günstiger als diejenigen von 1870/71. Aber auch hierauf kann die Abnahme nicht zurückgeführt werden, da die andere infektiöse Darmseuche, die Ruhr, keine Abnahme während des Weltkrieges zeigte, sondern eine Zunahme bis zum Kriegsende.

Daß überhaupt nach dem Weltkrieg die Diskussion über den Wert der Schutzimpfung aufleben konnte, obwohl der unmittelbare Eindruck für ihn gesprochen hatte, liegt im wesentlichen daran, daß sich der Wert einer Schutzimpfung statistisch unangreifbar nur aus einem auslesefreien Zahlenmaterial beweisen ließe, das zu annähernd gleichen Teilen aus Geimpften und Ungeimpften besteht, die demselben Infektionsrisiko ausgesetzt sind. Ein derartiger Vergleichsversuch ist aber vom militärischen Standpunkt aus nicht zu verantworten, wenn die Wirksamkeit einer prophylaktischen Maßnahme bereits offenkundig ist. Es ist heute nicht mehr erforderlich, auf die Frage der Wirksamkeit der Schutzimpfung im Weltkrieg 1914—18 noch einmal ausführlich einzugehen (s. auch PFEIFFER und BAERTHLEIN), da der Verlauf des *zweiten Weltkrieges* neue Beweise für den Wert der Impfung gebracht hat.

Auf Grund der Erfahrungen von *1914* war im Jahr 1939 die Typhusschutzimpfung die erste wesentliche vorbeugende Maßnahme bei Kriegsbeginn gewesen. Die Truppen traten bereits geimpft zum *Polenfeldzug* an. Und obwohl dieser in der Typhusjahreszeit stattfand, obwohl er sich in einem stark endemisch verseuchten Gebiet abspielte, obwohl alle äußeren Begebenheiten für das Zustandekommen der Darmerkrankungen gegeben waren, obwohl sich die Ruhr wieder bemerkbar machte, blieb der Typhusanstieg aus. *Auch die weiteren Kriegsjahre* haben bisher gezeigt, daß der Typhus aus der Zahl der wesentlichen Kriegsseuchen ausgeschaltet blieb.

Zahlenmäßige Unterlagen liegen bereits für das *französische Heer* vor. In den Monaten September 1914 bis Mai 1915 wurden 65748 typhöse Erkrankungen mit rund 11000 Todesfällen gezählt, in der gleichen Zeit 1939/40 144 typhöse Erkrankungen (davon 52 Erkrankungen an Typhus abdominalis) mit 5 Todesfällen.

Auch wenn die militärische Lage auf dem westlichen Kriegsschauplatz durch das Fehlen größerer Kampfhandlungen im Herbst 1939 nicht unmittelbar mit der von 1914 verglichen werden kann, so war doch durch die Zusammenballung großer Menschenmassen die Gefahr der Typhusausbreitung gegeben; die Gegenüberstellung der Zahlen spricht für die Wirksamkeit der Schutzimpfung.

Es ist bekannt, daß die aktive Immunisierung keineswegs einen absoluten Schutz für den einzelnen gewährt. Es darf aber auch nicht übersehen werden, daß sie nicht die volle Sicherheit dafür bietet, daß Gruppenerkrankungen vermieden werden. Im Kriegssanitätsbericht 1914—18 sind Beispiele dafür angeführt worden, und auch im jetzigen Krieg sind einzelne derartige Vorkommnisse aufgetreten.

DONLE und WEILAND berichten über eine Gruppenerkrankung in einem Bataillon, die sie auf einen verunreinigten Brunnen zurückführen. Von 166 exponierten Personen, die alle ausreichend schutzgeimpft waren, erkrankten 107 (69%). DÖTZER beschreibt eine Gruppenerkrankung von 164 Mann unter 519 Exponierten, die auf Kontakt mit endemisch verseuchter Zivilbevölkerung zurückgeführt wird. Von der Einheit waren 81 Personen nicht schutzgeimpft; es erkrankten von diesen 49 (60,5% ± 5,3%). Von den 438 Geimpften erkrankten 115 (28,5% ± 2,1%). Die Wirksamkeit der Impfung wird aus diesen Zahlen deutlich, aber auch die Grenzen des Impfschutzes.

Daß nicht nur bei einer einmaligen, offensichtlich massiven Infektion der Impfschutz durchbrochen werden kann, sondern daß der Schutz gegenüber der ständig drohenden Gefahr in einem hochendemischen Gebiet nur relativ ist, dafür ist das obengenannte Beispiel des Typhusvorkommens bei der 5. Armee 1914—18 lehrreich.

Trotz gleichen Impfschutzes betrug die Morbidität fortlaufend das Mehrfache derjenigen der übrigen Armeen auf dem westlichen Kriegsschauplatz. Ebenso war die Krankheitsziffer auf dem Balkan und auf dem türkischen Kriegsschauplatz mit ihrer starken Verseuchung wesentlich höher (Krankheitsziffer in ⁰/₀₀ der Kopfstärke).

	Feldheer	Westl. Kriegsschauplatz	5. Armee	Balkan- türk. Kriegsschauplatz	
1. Kriegsjahr . . .	12,3	13,7	30,4	—	—
2. Kriegsjahr . . .	3,5	3,2	9,0	9,9	—
3. Kriegsjahr . . .	1,8	1,9	10,7	12,2	26,2
4. Kriegsjahr . . .	3,0	2,2	11,4	39,5	37,1

Die Aufstellung zeigt gleichzeitig, daß mit der Kriegsdauer die Gefahr der Typhuserkrankungen entsprechend der Verschlechterung der allgemeinhygienischen Lage und der Ernährungsverhältnisse zunahm.

Es ist ein weitverbreiteter Eindruck, daß die Erkrankungen bei Schutzgeimpften im Durchschnitt *leichter* verlaufen als bei der ungeimpften Bevölkerung. Ein zurückhaltender Standpunkt ist in dieser Frage jedoch angebracht, da bei der Wehrmacht auch die leichteren Erkrankungen wesentlich vollständiger erfaßt werden als bei der Zivilbevölkerung. Gesichert ist der Einfluß auf die *Letalität*. Bei 23348 Soldaten von Kriegsbeginn 1914 bis Ende 1916, deren Impfzustand bekannt war, wurden folgende Zahlen erhoben: Von 20546 Geimpften starben 1337 (6,5%), von 2802 Nichtgeimpften starben 287 (10,2%). Im gleichen Zeitraum betrug die Letalität bei geimpften Kriegsgefangenen 7,9%, bei nichtgeimpften 13,8%.

Dötzer errechnet für die von ihm beschriebene Gruppenerkrankung bei den Geimpften eine Letalität von 7,8 ± 2,5%, bei den Nichtgeimpften eine solche von 28,5 ± 1,5%.

Bei der Besprechung der Wirksamkeit der Schutzimpfung ist zu berücksichtigen, daß die experimentelle Prüfung von Impfstoffen schwierig ist, da beim Versuchstier eine der menschlichen Erkrankung vergleichbare typhöse Erkrankung nicht gesetzt werden kann. Die neueren Erkenntnisse über den Antigenaufbau der Typhusbakterien zeigen, daß verschiedene Stämme verschiedene immunisatorische Eigenschaften besitzen können. Auch die Art der Abtötung bzw. der Aufschließung der Bakterien ist für die Wirksamkeit des Impfstoffes von Bedeutung. Eine weitere Verbesserung der Typhusvaccine liegt damit im Bereich des Möglichen (vgl. bei Wohlfeil und Maass). — Es hat sich als zweckmäßig erwiesen, dem Typhusimpfstoff einen Paratyphus-B- und einen Paratyphus-A-Anteil zuzufügen. Auch eine Kombination mit Choleraimpfstoff ist möglich (Tetravaccine). Dagegen wird die in Frankreich übliche Simultanimpfung mit Diphtherie- und Tetanustoxoid in Deutschland abgelehnt. Die Impfung soll subcutan erfolgen (nicht intramuskulär!). Eine orale Immunisierung ist möglich, verspricht aber nicht den gleichen Erfolg wie die subcutane; sie kommt für die Wehrmacht nicht in Betracht.

Wenn wir heute den *Wert der Typhusschutzimpfung* unbedingt *bejahen*, so sind wir uns doch dessen bewußt, daß sie nicht unsere einzige Waffe im Kampf gegen die Seuche bleiben darf. Sie muß ergänzt werden durch alle die vorbeugenden Maßnahmen der Hygiene des Dienstes und des täglichen Lebens, insbesondere derjenigen der Nahrungsmittel, der Wasserversorgung, der Abfallstoffbeseitigung und der Fliegenbekämpfung, die an dieser Stelle nicht im einzelnen zu erörtern sind. Es kommen hinzu die spezifischen Verhütungsmaßnahmen durch ärztliche Überwachung des Küchenpersonals sowie des Personals der Lebensmittelbetriebe und der Wasserwerke, wobei besonderes Augenmerk auf die Erfassung und Ausschaltung der Dauerausscheider zu richten ist.

Tritt in der Truppe eine typhöse Erkrankung auf, so ist alles daran zu setzen, um weitere Erkrankungen zu verhindern. Frühdiagnose und rechtzeitige Verlegung in das Lazarett verhindern Kontaktinfektionen. Überwachung der Ansteckungsgefährdeten erreicht deren rechtzeitige Isolierung. Ausreichende Nachuntersuchungen der Genesenden sorgen dafür, daß der Erkrankte nicht eher zur Truppe zurückkommt, als er erregerfrei ist. Vorgeschrieben ist die Einsendung von drei Stuhl- und Urinproben, im Abstand von je einer Woche, beginnend nach der Entfieberung. Wünschenswert ist die Untersuchung des Duodenalsaftes vor der Entlassung aus dem Lazarett. Zweckmäßig ist die Wiederholung der Stuhl- und Urinuntersuchungen während des ersten Jahres nach der Erkrankung, um intermittierende Ausscheidungen nicht zu übersehen.

Die *Aufklärung* des ersten Krankheitsfalles ist zur Vorbeugung weiterer erforderlich. Die epidemiologische Anamnese hat nach allen Änderungen der Lebensumstände des Erkrankten während der Inkubationszeit zu fragen, insbesondere nach solchen, die ihn mit ihm bis dahin fremden Personen in Berührung gebracht haben. Stößt man hierbei nicht auf einen Kranken, so ist nach einem Dauerausscheider zu fahnden. Hierzu genügt nicht die schematische Anordnung von bakteriologischen Umgebungsuntersuchungen, der Arzt hat vielmehr selbst bei allen in Betracht Kommenden Anamnese und Befund zu erheben. — Bei *Gruppenerkrankungen* ist grundsätzlich ebenso zu verfahren. Es ist nachzuforschen, was die Erkrankten in der Anamnese gemeinsam haben und worin sie sich von den Nichtbefallenen unterscheiden. Dabei ist nicht etwa voreilig, ein Nahrungsmittel oder einen Brunnen zu beschuldigen, und auch dann, wenn sich für dessen Rolle ein Indizienbeweis erbringen läßt, so ist doch das Typhusauftreten noch nicht erklärt, da damit erst der Infektionsweg, aber noch nicht die Infektionsquelle gefunden ist, die letzten Endes immer in einem erregerausscheidenden Menschen zu suchen ist.

Hat sich der Typhus in einer Truppe eingenistet, so wird er nicht nur durch manifeste, sondern auch durch unterschwellige Erkrankungen weitergegeben. Herausziehen der Truppe aus dem Einsatz, fortlaufende klinische Durchuntersuchungen mit täglicher Temperaturkontrolle, gleichzeitig wiederholte bakteriologische Untersuchungen und endlich Isolierung aller Kranken, Verdächtigen und Ausscheider beseitigen am schnellsten den Seuchenherd. Notwendig ist Kontrolle des Impfzustandes und Wiederholung der Schutzimpfung, falls diese länger als drei Monate zurückliegt. Die früher geäußerten Bedenken gegen eine Impfung während der Epidemie auf Grund der theoretischen Vorstellung einer negativen Phase sind nicht berechtigt.

Die Typhusbekämpfung durch Aufklärung der Infektketten und durch Aufdeckung und Ausschaltung der Infektionsquellen unter besonderer Berücksichtigung der Dauerausscheider ist durch Robert Koch 1904 für den Südwesten des Reiches inauguriert worden und hat in intensiver Kleinarbeit die Sanierung eines endemisch verseuchten Gebietes erreicht. Dieses Vorgehen muß zum Vorbild für die Typhusbekämpfung in der Truppe sowohl im Frieden wie im Krieg genommen werden. Es ist die wesentliche Ergänzung der vorbeugenden Hygiene der Unterkünfte und des Bodens im Sinne von Pettenkofer.

Die Erfahrungen der letzten Jahre haben gezeigt, daß der Typhusbekämpfung der Erfolg nicht versagt geblieben ist. In die Seuchengeschichte wird der *zweite Weltkrieg* als derjenige eingehen, in dem es *zum ersten Male gelungen ist, dem Abdominaltyphus seinen Schrecken als Kriegsseuche zu nehmen.*

Schrifttum.

Sanitätsbericht über das deutsche Heer im Kriege gegen Frankreich 1870/71 Bd. VI (1886). — Sanitätsbericht der südwestafrikanischen Expedition 1905/07 Bd. II. — Sanitätsbericht über das deutsche Heer im Weltkrieg 1914/18 Bd. II (1934). — Kriegssanitätsbericht über die deutsche Marine 1914/18 Bd. III (1935). — Baerthlein: in Handbuch der pathog. Mikroorg. Bd. III, 2, S. 1175 (1928). — Boecker: in Gundel: Die ansteckenden Krankheiten. 1942. — Bürgers: Zbl. Bakter. I Orig. 140, 13 (1937). — Donle u. Weiland: Arch. Hyg. 125, 162 (1940). — Dötzer: Z. Hyg. 124, 540 (1942). — Habs: Z. Hyg. 122, 503 (1940). — Hoffmann: in Lehrbuch der Militärhygiene 1936, 465. — Liégeois, Sohier et Aujaleu: Bull. Acad. Méd. 126, 229 (1942). — Pfeiffer: in Handbuch der ärztlichen Erf. im Weltkrieg Bd. 7, S. 327 (1922). — Schmidt: Grundlagen der spezifischen Therapie. 1940. — Sticker: Die Epidemiologie des Typhus abdominalis. 1933. — Wohlfeil u. Maass: Dtsch. Mil.arzt 1940, 305. — Zeiss: Erg. Hyg. 21, 26 (1938).

2. Paratyphus und akute Gastroenteritis.

Von H. Habs-Berlin.

Die Erkrankungen an *Paratyphus* einerseits, diejenigen an akuter *Gastroenteritis* infolge von bakterieller Lebensmittelvergiftung andererseits, die *auch im Kriege* eine beachtliche Rolle spielen können, zeigen klinisch und epidemiologisch kaum Gemeinsamkeiten. Sie werden aber dadurch zusammengehalten, daß ihre Erreger zu der gleichen Bakteriengruppe gehören, in die auch das Typhusbacterium und die Erreger verschiedener Tierseuchen einzuordnen sind Diese Typhus-Paratyphus-Enteritis-Gruppe oder *Salmonella-Gruppe* besteht aus beweglichen, sporenlosen, gramnegativen Kurzstäbchen mit bestimmten kulturellen Eigenschaften; sie erhält ihr Gepräge durch den *serologischen Aufbau.*

Eine große Anzahl verschiedener Teilantigene ist derart über diese Bakteriengruppe verteilt, daß der einzelne Typ eine für ihn charakteristische Kombination einiger dieser Antigene besitzt. Ein mit einem bestimmten Stamm hergestelltes Serum agglutiniert also nicht nur den homologen Typ, sondern auch verschiedene andere, und zwar auch solche, die untereinander kein Antigen gemeinsam haben. Die Tatsache, daß bei vielen Typen der einzelne Stamm in verschiedenen serologischen „Phasen" auftreten kann, daß er also nicht immer in der gleichen Erscheinungsform vorliegt, erschwert weiter das diagnostische Arbeiten. Es ist daher nur in wenigen Speziallaboratorien möglich, einen gegebenen Stamm mit Sicherheit in einen der etwa 100 bis jetzt bekannten serologischen Typen einzureihen, und es ist deshalb richtiger, sich bei einem Befund mit der Angabe „Stamm aus der Paratyphus-Enteritis-Gruppe" zu begnügen, als eine Scheingenauigkeit vorzutäuschen. Die serologische Struktur wird in dem sog. KAUFFMANN-WHITE-Schema durch eine Antigenformel wiedergegeben. Die Formel des Paratyphus B- (SCHOTTMÜLLER-) Bacteriums lautet z. B. IV V, b—1, 2, diejenige des Enteritis-BRESLAU-Bacteriums IV V, i—1, 2, 3, wobei die römischen Ziffern die O- (Körper-) Antigene bedeuten, die übrigen Zeichen H- (Geißel-) Antigene (BOECKER). Bei einzelnen Typen bestehen kulturelle Untertypen, deren Bestimmung zum Nachweis epidemiologischer Zusammenhänge von Wert sein kann. (Erweiterte kulturelle Diagnostik vgl. bei HOHN.)

Die meisten Bakterien dieser Gruppe, und zwar die Tierseuchenerreger und die Mehrzahl der seltenen Typen, sind vom humanmedizinischen Standpunkt aus Enteritiserreger. Als Paratyphusbakterien sollten nur die Erreger typhöser Erkrankungen bezeichnet werden. Dabei ist nicht zu verkennen, daß manchen Infektionen die Einordnung in das klinische Schema schwierig ist. Die verschiedensten Typen können bei uncharakteristischen septischen Erkrankungen und bei eitrigen Organaffektionen angetroffen werden. Vor allem verlaufen Erkrankungen bei Kleinkindern oft atypisch. Da es sich hierbei aber um Einzelvorkommen handelt, so sind diese zwar vom pathogenetischen, aber nicht vom epidemiologischen Standpunkt aus wesentlich.

Paratyphus. Die wesentliche Rolle spielt in der gemäßigten Zone der *Paratyphus B* (SCHOTTMÜLLER), der in vielen Gegenden Deutschlands häufiger als der Typhus abdominalis auftritt. So wie das Krankheitsbild und der pathologisch-anatomische Befund ganz dem des Typhus entspricht, wenn auch atypische Formen — z. B. Einsetzen unter gastroenteritischen Erscheinungen — vielleicht etwas häufiger sind, so zeigt auch das *epidemiologische Bild* die gleichen Züge.

Die Infektkette geht von Mensch zu Mensch. Dauerausscheider und latent Infizierte bzw. alimentäre Ausscheider spielen für die Verbreitung eine besondere Rolle. Neben unmittelbarem Kontakt können Nahrungsmittel und Wasser die Seuche verbreiten.

Die *Bekämpfung* des Paratyphus fällt mit derjenigen des Typhus zusammen; *im Gegensatz zum ersten Weltkrieg*, in dem ausschließlich gegen Typhus schutzgeimpft wurde, enthält der *Schutzimpfstoff heute auch einen Paratyphusanteil.*

Die *Diagnose* erfolgt grundsätzlich wie beim Typhus unter Bevorzugung der kulturellen Methoden.

Da bei Schutzgeimpften im allgemeinen nur wenig Paratyphusagglutine gebildet werden, spricht ein hoher Titer gegen Paratyphusbakterien bei der Agglutinations-Reaktion (GRUBER-WIDAL) für das Vorliegen einer entsprechenden Erkrankung, auch wenn es sich nur um H-Agglutinine handelt. Vorsicht bei der Beurteilung ist allerdings am Platz, da auch bei mit T.A.B.-Vaccine geimpften eine isolierte Paratyphusagglutination auftreten kann.

Grundsätzlich das gleiche gilt für den *Paratyphus A*, der bei identischem Krankheitsbild ebenfalls an den Menschen gebunden ist.

Sein Verbreitungsgebiet sind vorwiegend die warmen Länder. In Europa ist er nur im Mittelmeer- und im Schwarzmeergebiet zu erwarten. In Deutschland hat er trotz gelegentlicher Einschleppung nie auf die Dauer Fuß gefaßt.

Als *Paratyphus C* werden typhös verlaufende Erkrankungen durch Erreger aus der Suipestifergruppe bezeichnet. Die Erkrankung verläuft typhös, doch scheinen die charakteristischen Darmveränderungen zu fehlen. Über die Epidemiologie ist wenig bekannt. Während der eine Typ (ERZINDIAN-Bakterien) bisher nur bei Menschen gefunden wurde, kommt der andere Typ (KUNZENDORF-Bakterien) in erster Linie beim Schwein vor. Die Erreger dieser Form des Paratyphus C sind nicht von denen zu unterscheiden, die gelegentlich Gruppenerkrankungen an akuter Gastroenteritis hervorrufen. Der Paratyphus C ist in der Alten Welt auf den vorderen Orient beschränkt und spielt auch hier zahlenmäßig keine große Rolle (vgl. HABS und BADER). — In Europa noch nicht beobachtet ist der aus Japan beschriebene *Paratyphus K* (Erreger: Bact. sendai).

Akute Gastroenteritis: Die menschlichen Enteritiserkrankungen durch Salmonellabakterien sind Ausläufer von *Tierseuchen.*

Wohl bei allen Säugetieren und Vögeln kommen Infektionen durch Salmonellabakterien vor; eine wesentliche Bedeutung gewinnen sie aber erst bei den Haustieren, bei denen sie insbesondere als Aufzuchtkrankheiten und als Enteritiden der erwachsenen Tiere in Erscheinung treten. Einige Typen sind an bestimmte Wirte angepaßt und rufen festumrissene Krankheitsbilder hervor, so den Ferkeltyphus (Bact. suipestifer VOLDAGSEN), das seuchenhafte Verwerfen der Stuten (Bact. abortus equi) u. a. Diese Typen kommen als Krankheitserreger beim Menschen praktisch nicht in Betracht. Andere Arten dagegen haben ein breites Infektionsspektrum.

Als Enteritiserreger beim Menschen steht an erster Stelle das *Bact. enteritidis* BRESLAU, ein Keim, der sowohl bei Mäusen und anderen Nagern wie beim Geflügel (insbesondere Enten und Tauben) und bei Rind, Schwein und Schaf vorkommt.

Die Infektion der Großtiere tritt im allgemeinen nicht als Seuche in Erscheinung, sondern in Form sporadischer Erkrankungen, die auf dem Boden der latenten Verseuchung eines Bestandes sich beim Einzeltier nach einer primären Schädigung unspezifischer Natur in septischen Erkrankungen manifestieren.

Ähnlich verhält sich der zweithäufigste Fleischvergifter, das *Bact. enteritidis* GÄRTNER, das in verschiedenen Typen vorliegt, die zum Teil etwas schärfer umrissene Tierkrankheiten bedingen (Kälbertyphus, Enteritis des Rindes).

Auf das Schwein als Infektionsquelle weist das *Bact. suipestifer* KUNZENDORF hin, das einerseits als Begleitkeim der Virusschweinepest, andererseits als selbständiger Erreger eines Schweineparatyphus auftritt. Von den zahlreichen sonstigen Salmonellatypen, die gelegentlich beim Menschen gefunden werden — am häufigsten noch die Typen newport, bovis morbificans, reading, THOMPSON —, läßt sich Näheres über die Verbreitung beim Tier nicht aussagen.

Der *Verdacht* auf eine Infektion mit Enteritisbakterien wird in erster Linie bei Gruppen- oder Massenerkrankungen auftreten, die alarmierend mit Erbrechen, heftigen Durchfällen und hohem Fieber einsetzen, in der Mehrzahl der Fälle schnell abklingen, gelegentlich jedoch unter einem choleraähnlichen Bild tödlich enden. Die Krankheitserscheinungen sind im wesentlichen durch Toxine bedingt; die Infektion wird dann begünstigt, wenn infizierte Lebensmittel nach Art der Zubereitung und Dauer der Aufbewahrung vor dem Verbrauch den Bakterien Gelegenheit zur ausgiebigen Vermehrung und Giftbildung gegeben haben (Hackfleisch! Pudding!).

Zur *Diagnose* führt die Untersuchung von Stuhlproben. Bei schweren Erkrankungen kann der Erreger auch im Blut nachweisbar sein. Nach Ablauf der Erkrankung ist eine retrospektive Diagnose durch den Nachweis von Agglutininen im Blut möglich. Wegen der Antigenbeziehungen der verschiedenen Typen untereinander läßt sich aber aus der einfachen Agglutinationsreaktion ein sicherer Schluß auf einen bestimmten Erreger nicht ziehen. Differentialdiagnostisch kommen außer Vergiftungen (z. B. Zinkvergiftung) auch die Infektion mit E-Ruhrbakterien, die bei Erwachsenen als Gastroenteritis verlaufen kann, sowie mit Proteusbakterien und anderen Saprophyten, hämolysierenden Colibakterien und hämolysierenden Staphylokokken in Betracht. Eine ursächliche Bedeutung derartiger Keime kann nur angenommen werden, wenn ihr Nachweis auch in dem verdächtigen Nahrungsmittel gelingt.

Die **Aufklärung** der Erkrankungen hat mit der Feststellung zu beginnen, welche Nahrungsmittel die Betroffenen innerhalb der letzten 24 Stunden gemeinsam genossen haben. Aufschlußreich ist das Freibleiben einzelner, die an einer bestimmten Mahlzeit nicht teilgenommen haben, und der Befall von Personen, die an sich nicht zur Verpflegungseinheit gehören, aber ein in Betracht kommendes Gericht mitverzehrt haben. Alle Nahrungsreste sind der bakteriologischen Untersuchung zuzuführen. — Mit dem Nachweis des Erregers in einer Speise

(z. B. Fleischsalat) ist das Auftreten der Erkrankung noch nicht geklärt, da die Erreger auf verschiedene Art hineingelangt sein können. Die größte Infektionsgefahr geht vom *Fleisch* aus.

Dies ist in der Regel bereits *intravital* infiziert gewesen, stammt also von einem kranken Tier oder einem Dauerausscheider, weshalb die Mehrzahl der Fleischvergiftungen auch nach Notschlachtungen beobachtet wird.

Die Infektion kann aber auch *postmortal* erfolgen: In der Fleischerei können die Werkzeuge von früheren Schlachtungen her infiziert gewesen sein. Das gleiche kann für die Küchengerätschaften zutreffen. Ratten oder Mäuse können die fertigen Speisen verunreinigt haben. Da auch der Mensch vorübergehend Ausscheider sein kann, wird die Infektion auch durch das *Küchenpersonal* an das Essen gelangt sein können. Neben den Schlachtprodukten kommen als primär infiziert *Eier* (vor allem Enteneier und Taubeneier, während Hühnereier als ungefährlich angesehen werden können) in Betracht, gelegentlich auch *Milch*. Die genaue Feststellung des Erregertyps kann Hinweise auf die Infektionsquelle geben. Bei der Aufklärung von bakteriellen Lebensmittelvergiftungen ist enge Zusammenarbeit mit den Veterinärdienststellen erforderlich.

Die **Verhütung** beruht in erster Linie auf der Überwachung der *tierischen Lebensmittel* und ihrer Gewinnung, ist also Angelegenheit der Veterinärdienststellen.

Da die intravitale Infektion der Tiere ohne augenfällige Veränderungen erfolgen kann und eine allgemeine bakteriologische Fleischbeschau nicht durchführbar ist, werden sich die Erkrankungen nie völlig vermeiden lassen.

Das Verbot des Verbrauches von Hackfleisch, Einschränkung des Genusses ungenügend erhitzter tierischer Speisen (insbesondere Enteneier), Vermeiden der zu frühen Herstellung der besonders gefährdeten halbfesten und flüssigen Speisen (Kartoffelsalate, Mayonnaisen, Pudding) vor dem Verbrauch, strengste Überwachung der Sauberkeit und Hygiene der Lebensmittel- und Küchenbetriebe können jedoch die Gefahr wesentlich herabsetzen.

Schrifttum.

Boecker: Veröff. Volksgesh.dienst **55**, 283 (1941); Zbl. Bakter. **133**, 358. — Habs u. Bader: Z. Hyg. **124**, 638. — Hohn: Zbl. Bakter. **140**, 153; **145**, 209. — Hübener: in Handbuch der ärztlichen Erfahrungen im Weltkrieg Bd. 7, S. 349. — Standfuss u. Zahn: in Gundel: Die ansteckenden Krankheiten, 2. Aufl., S. 143 (1942).

3. Bakterienruhr.

Von C. Hegler-Hamburg.

Die bakterielle Ruhr ist *die* Kriegsseuche, welche *in fast allen Kriegen* an *Wichtigkeit* weitaus überwiegt. Dabei sind die in Sanitätsberichten und Statistiken aufgeführten Zahlen durchaus Minimalzahlen, da erfahrungsgemäß nur die schweren in Lazarettbehandlung kommenden Fälle registriert, die leichteren bei der Truppe verbleibenden vielfach nicht erkannt oder nicht als Ruhr gemeldet werden.

Das trifft auch für den *Kriegssanitätsbericht 1914—18* zu, wonach im deutschen Heer 155376 Mann in den Lazaretten behandelt wurden, von denen 8646 = 5,6% starben. Die so berechnete Letalität gibt ein viel zu schweres Bild von der Ruhr im Felde, die in Wirklichkeit, wie sich auch in den verflossenen 3 Kriegsjahren wieder zeigte, weitaus häufiger in ganz milder Form zu verlaufen pflegt. In den *Lazaretten* und Krankenhäusern sammeln sich die schweren Verlaufsformen, welche dann die Grundlage für die Beschreibung der Ruhr in den Lehrbüchern abgeben. Daß sich im Anschluß an gehäufte Ruhrerkrankungen im Felde bei der bürgerlichen Bevölkerung die Ruhr weiter ausbreitet, ist eine alte Erfahrung, die sich im Weltkrieg z. B. in Preußen deutlich zeigte: 1914 gab es in Preußen nach Boehnke rund 5000 Ruhrerkrankungen mit knapp 150 Todesfällen; 1917 kam es zu einer ausgedehnten Ruhrepidemie mit 70000 Erkrankungen und mehr als 7000 Todesfällen.

Kleinere Epidemien von Ruhr wurden vor dem jetzigen Kriege verschiedentlich beob-
achtet, z. B. in Mecklenburg im Herbst 1938. Seit Kriegsbeginn haben zahlreiche Beobachter
über Ruhrepidemien vor allem auf den östlichen Kriegsschauplätzen berichtet: Holler über
Ruhr im Polenfeldzug 1939 und im Generalgouvernement 1940, Gantenberg, Kalk, Wurm,
Buch und Schlierbach über kleine und größere Epidemien an der Ostfront, Otto über
Flexner-Ruhr in der Bretagne Herbst 1940 (Zusammenstellung bei Hegler).

Nach dem Paratyphus B-Bacillus, welcher im deutschen Reichsgebiet der
verbreitetste pathogene Darmkeim ist, folgt in sehr geringem Abstand der Erreger der Sonne-Kruse (E)-Ruhr.

Es entfielen (Friedensstatistik) von 7071 Ruhrinfektionen rund 86% auf E-Ruhr, 13,2%
auf Flexner- und kaum 1% auf Kruse-Shiga-Ruhr.

Aus dem Gesagten erhellt schon, daß nach bakteriologischen Gesichtspunkten
der **Erreger** der Ruhr in verschiedenen Typen auftritt. Über die Abgrenzung
derselben wie über ihre Benennung ist noch keine restlose Übereinstimmung erzielt.

Sicher ist, daß sich der Kruse-Shiga-Bacillus durch besondere Giftbildung wie auch bio-
chemisch und serologisch abtrennen läßt, und daß unter den übrigen sog. giftarmen Ruhrbacillen die Typen Schmitz und Kruse-Sonne (E) ebenfalls mit Sicherheit abtrennen lassen.
Von echten und unechten (Pseudo-) Ruhrbacillen zu sprechen, ist nicht richtig. Der Shiga-Bacil-
lus bildet vor allem ein Ektotoxin, die Keime der Flexner-Gruppe sowie die E-Bacillen hauptsächlich Endotoxine, die letzteren sind thermostabil und enterotrop, die Ektotoxine thermo-
labil und neurotrop. Für die serologische Typendifferenzierung sollen nur frisch aus dem ruhrkranken menschlichen Körper isolierte S-Formen verwendet werden (Clauberg). Die Ruhrbacillen sind unbewegliche, plumpe, gramnegative Stäbchen, welche Traubenzucker ohne
Gasbildung vergären, Gelatine nicht verflüssigen. Neben ihrem verschiedenen Verhalten
auf Nährböden (Zuckerverwendungsstoffwechsel) lassen sich die einzelnen Typen durch
agglutinierende Sera abtrennen.

Der *Nachweis der Ruhrbacillen* im Stuhl des Ruhrkranken gelingt am leichtesten in den ersten Krankheitstagen. Die Ruhrkeime, besonders Shiga-Kruse,
sind aber wenig widerstandsfähig, so daß sie beim Versand von Stuhlproben
z. B. leicht durch Temperatureinflüsse, Überwuchern von Bacterium coli, durch
osmotische Vorgänge und Phagenwirkung abgetötet werden.

Es muß am besten eine Schleimflocke, aus dem soeben entleerten Stuhl herausgefischt,
in Kochsalzlösung abgewaschen und auf Nährboden übertragen, die Kultur sofort in den Brutschrank gebracht werden. Solche günstigen Bedingungen liegen natürlich meist nicht vor;
wenn, dann lassen sich bis zu 75% positive Resultate erzielen. Im übrigen schwankt die Zahl
der „Treffer" zwischen 8% (Gaensslen), 10% (Gutzeit), 25—40% (Sartorius) und 75%
(Gantenberg, Holler).
Die von Haag angegebene Methode hat sich mir gut bewährt: der Stuhl wird mittels
Glasröhrchen direkt aus dem Darm entnommen und in Reagensgläser ausgeschüttelt, welche
Traubenzuckerbouillon mit Zusatz einer Messerspitze Calciumcarbonats enthalten. Darin
bleiben die Ruhrerreger tagelang am Leben und vertragen auch längeren Transport. Manchmal sind beim gleichen Patienten mehrere Erreger teils gleichzeitig, teils in Abständen nach-
zuweisen.

Im Blutserum des Ruhrkranken treten in der zweiten Krankheitswoche
agglutinierende Stoffe auf. Für die Frühdiagnose ist also der „*Ruhrwidal*" nicht
zu verwenden, auch ist die Agglutination nicht absolut sicher, sie kann als unspezifische Agglutination z. B. in Gegenden auftreten, in welchen häufig Ruhr
herrscht (Steuer, Kathe).
Die Ruhragglutination klingt meist rasch ab, kann aber durch unspezifische Erkrankungen
wieder hoch getrieben werden. Häufig kommt es zur Mitagglutination anderer Typen, so daß
zur praktischen Verwertung die Titergrenze bestimmt werden muß. Ein Titerwert von 1 : 100,
besser 1 : 200, darf diagnostisch verwertet werden. Holler hatte z. B. in 85% seiner Fälle
im Polenfeldzug positive Agglutination auf Shiga-Kruse. Anstieg des Titers im Verlaufe
einer Erkrankung spricht für Ruhr. Zur Agglutination sollen möglichst immer frische Stämme
verwendet werden. Zum Nachweis, daß eine überstandene Darmkrankheit tatsächlich durch
Ruhrbacillen bedingt war, läßt sich unter gewissem Vorbehalt die Agglutination verwerten,
nicht aber zur Frühdiagnose und nicht zum Nachweis von Bacillenträgern.

Die **Übertragung** der Ruhr erfolgt überwiegend durch direkten Kontakt vom Ruhrkranken, seltener vom Dauerausscheider oder vom gesunden Bacillenträger. Indirekte Übertragung geschieht durch Personen (auch Pflegepersonen!), Wäsche, Gebrauchsgegenstände und auch Nahrungsmittel. Eine wichtige Rolle spielen hierbei die *Fliegen* als Überträger der Keime von den Stuhlgängen auf Nahrungsmittel. Wer einmal die ungeheure Fliegenplage in den Sommermonaten besonders in Ruhrlazaretten und in Truppenlagern selbst erlebte, wird von der Wichtigkeit dieser Übertragung überzeugt sein.

Eine *Nahrungsmittelepidemie* durch FLEXNER-Ruhr in einem Lager der Ostfront beschrieben kürzlich DÖTZER und SCHÜLLER: Als Infektionsquelle war ein Kartoffelsalat zu betrachten, der am Vortage von einem an leichten Durchfällen erkrankten Koch zubereitet worden war. Es erkrankten explosionsartig rund 20% der Belegschaft, nach Ablauf einer Woche waren 30% befallen. Es handelte sich um FLEXNER-Ruhr, deren Krankheitsablauf in bezug auf Schwere, Dauer und Ausprägung der Erscheinungen größte Verschiedenheiten, alle Übergänge zwischen leichter Unpäßlichkeit mit weichem Stuhl bis zu schwer toxischen Fällen zeigte. Die Inkubationszeit betrug 3—6 Tage, die Erkrankungsdauer 2—3 Wochen, die Letalität 3‰. Von 2354 untersuchten Stuhlproben war in 167 FLEXNER-Bacillus nachzuweisen, von 831 untersuchten Kranken, Genesenden und klinisch Gesunden zeigten 111 Bacillenbefund (13,4%).

Für die Entwicklung der Ruhr von besonderer Bedeutung sind die *prädysenterischen Darmkatarrhe*, welche die Disposition zur Ruhr bei der Truppe wesentlich erhöhen. GUTZEIT hat auf diese Erscheinungen kürzlich wieder hingewiesen, nach ihm ist die Unterscheidung von harmlosen Darmkatarrhen, prädysenterischen Diarrhöen und beginnender Ruhrerkrankung kaum möglich. Allzu leicht werden solche Sommerdiarrhöen durch Genuß unreifen Obstes erklärt und bagatellisiert; meist meldet sich der Betreffende nicht einmal krank, bis plötzlich aus den Sommerdiarrhöen eine schwere Kriegsruhr geworden ist. Daher die immer wiederholte Mahnung: „Jeder Soldat, der blutig-schleimigen Durchfall hat, soll sich melden" — bei Häufung solcher Fälle muß der Truppenarzt sofort an Ruhr denken. Begünstigende Momente für den Ausbruch der Ruhr sind Verdauungsstörungen jeder Art, Herabsetzung der persönlichen Widerstandskraft durch unzweckmäßige Ernährung, Überanstrengung, Erkältung. Auch das Wetter spielt eine Rolle, immer wieder zeigt sich die Häufung der Ruhrfälle im Juli bis September, vor allem bei stärkerer Hitze. Einzelne Ruhr-E-Epidemien sind allerdings auch im Winter beobachtet worden.

Die **Pathogenese** der Bacillenruhr ist noch umstritten. Die in den Magen-Darmkanal gelangten Ruhrkeime siedeln sich hauptsächlich im Dickdarm an, vielleicht entsteht zunächst eine Schädigung der Magen- und Dünndarmschleimhaut. BRAUER nimmt an, daß im Dünndarm durch Bakteriolyse aus den Ruhrkeimen Toxine frei werden, zur Resorption kommen und durch den Dickdarm wieder ausgeschieden werden. Hierbei wird die Schleimhaut des letzteren geschädigt, und auf dieser nun erkrankten Dickdarmschleimhaut siedeln sich die der Bakteriolyse im Dünndarm entgangenen Ruhrbacillen an. Danach wäre also die Ruhr eine Ausscheidungskrankheit des Dickdarms, das Ruhrtoxin Wegbereiter für den Erreger. Tatsächlich können toxische Ruhrfälle tödlich enden, bevor es überhaupt zu einer Colitis gekommen ist.

Das **klinische Bild** der Ruhr soll hier nicht im einzelnen beschrieben werden. Unbedingt festzuhalten ist daran, daß *Ruhr eine klinische Diagnose ist* und *nicht eine bakteriologische Klassifikation*. Die Diagnose Ruhr muß der *Truppenarzt* von sich aus, der behandelnde Arzt am Krankenbett stellen; die bakteriologische Untersuchung darf nur die Bestätigung bzw. genauere Klassifizierung bedeuten.

Natürlich ist auch sie von größter Wichtigkeit — aus epidemiologischen und therapeutischen Gründen. Die Schwere der Erkrankung ist nicht ohne weiteres abhängig von der Art des Erregers, wiewohl ganz allgemein die durch SHIGA-KRUSE bedingten Krankheitsfälle einen schwereren Verlauf aufweisen. Dazwischen aber sieht man auch bei SHIGA-Epidemien zahlreiche Fälle mit ganz leichten Symptomen und andererseits bei Erkrankungen durch „giftarme" Typen, selbst durch Ruhr-E-Bacillen schweren Verlauf. Immer wieder erlebt man, daß aus einer scheinbar harmlosen Darmstörung sich über Nacht das Bild der schweren toxischen Ruhr entwickelt! Die Höhe des Fiebers geht nicht parallel mit der Schwere des Verlaufs.

Als *Inkubationszeit* werden meist 2—7 Tage angegeben. Bei einer Epidemie durch Kartoffelsalat wurden 3—6 Tage errechnet; oftmals ist die Inkubationszeit wahrscheinlich erheblich länger und läßt sich in vielen Fällen überhaupt kaum berechnen. Besonders in Gegenden, die mit Ruhr verseucht sind, bildet „das Keimträgertum die Regel, die Erkrankung die Ausnahme" (CLAUBERG). In solchen Fällen bedarf es nur eines äußeren Anlasses, etwa Erkältung oder Darmschädigung, schwerer körperlicher Beanspruchung, Störung im Verpflegungsnachschub, um aus dem gesunden Keimträger plötzlich einen schwer Ruhrkranken werden zu lassen. Neben der Störung des Kreislaufs, der toxischen Wirkung auf das periphere wie zentrale Nervensystem spielt in der Pathogenese der klinischen Erscheinungen eine wichtige Rolle die *Austrocknung*.

Diese Frage ist in manchen Beobachtungen der letzten 3 Kriegsjahre lebhaft diskutiert worden. Insbesondere hat RETZLAFF die Ansicht vertreten, daß die Austrocknung an sich nicht zum Wesen der Ruhr gehöre und auch die Faltenbildung der Haut kein Beweis für Austrocknung, sondern vielleicht ein Zeichen des Schwundes von Unterhautzellgewebe bzw. eine Umwandlung in seröses Fettgewebe sei. Er bezweifelt auch, daß stets eine Eindickung des Blutes, etwa wie bei Cholera erfolge; der Wassergehalt des Blutes wurde von ihm, direkt analytisch bestimmt, als normal gefunden (zwischen 79 und 83%). Er führt auch die mehrfach bestätigte Angabe der Pathologen an, wonach der Wassergehalt der Organe bei der Sektion nicht wesentlich herabgesetzt ist, jedenfalls keine erhebliche Austrocknung besteht.

Bei der Ruhr in Polen sind vielfach cerebrale Erscheinungen besonders hervorgetreten. Das Blutbild weist bei den schweren Ruhrfällen meist ausgesprochene Leukocytose (bis 20000 Leukocyten und darüber) mit starker Linksverschiebung auf.

Von den **Komplikationen und Nachkrankheiten** ist der Ruhrrheumatismus zweifellos die häufigste, er kann geradezu als typische Nachkrankheit der Ruhr bezeichnet werden.

Nach WALTHER ist der *Ruhrrheumatismus* ebenso wie das Nachfieber und die gelegentlich gesehene Urticaria als ein zweites Kranksein wie beim Scharlach aufzufassen, hervorgerufen wahrscheinlich durch allergische Vorgänge. Als Allergene kämen in Frage die Toxine der Ruhrkeime, aber auch ihre Zelleiweißkörper sowie die anderer Darmbakterien und körperfremde Nahrungs- und Sekreteiweiße des Darminhalts. Störungen im Mineral- und Wasserhaushalt spielen neben der Austrocknung eine wesentliche Rolle und sind auch (Hypochlorämie mit tetanischen Zuständen) für die Therapie wichtig. HOLLER, der im Polenfeldzug 1939 bei 13% der beobachteten Fälle Komplikationen beobachtete, unterscheidet Früh- und Spätkomplikationen, die ersteren sind leichter zu beheben. Auffällig ist die Tatsache, daß der Ruhrrheumatismus gerade nach leichter verlaufenden Ruhrfällen häufiger auftritt.

In etwa 5% kommt es zu einer *chronischen Form* der Ruhr, die scheinbar auch als solche gleich einsetzen kann: fast stets Fälle, bei welchen der Beginn übersehen wurde. Meist verlaufen dieselben unter dem Bild einer chronischen Dyspepsie mit Achylie und oft erheblicher Kachexie; 1939 und 1940 waren die Fälle offenbar seltener als im Weltkrieg. Überstehen der Ruhr verleiht im allgemeinen eine spezifische *Immunität* gegen den betreffenden Typ des Ruhrbacillus, aber wohl nur ausnahmsweise keine Kreuzimmunität gegen die anderen Typen.

Die Dauer der erworbenen Immunität wird verschieden angegeben; HOLLER sah 1939 unter einem großen Krankenmaterial nur 5 Fälle von SHIGA-Ruhr, 1 Fall von FLEXNER-Ruhr und 3 Fälle mit bakteriologisch negativem Befund, die nach ihrer Angabe im Weltkrieg schwere Ruhr überstanden hatten und 1939 einen leichten oder mittelschweren Verlauf der zweiten Erkrankung zeigten.

Die **Letalität** schwankt bei den einzelnen Epidemien und auch innerhalb dieser in weiten Maßen, etwa zwischen 3 und 20% (SCHLIERBACH).

Im Weltkrieg wurde für das deutsche Heer eine Letalität von 5,6% berechnet. HOLLER hatte 1939 im Polenfeldzug 10%, 1940 im Generalgouvernement nur 0,33% Letalität.

Die **Vorbeugung** erfordert in allererster Linie frühmöglichste Erkennung des einzelnen Ruhrfalles. Im Feld muß der Truppenarzt bei plötzlicher Vermehrung

der Darmkranken an Ruhr denken und die notwendigen Maßregeln ergreifen:
Herausziehung der Erkrankten und Verdächtigen aus dem Truppenteil, Einrichtung von Darmkrankenstuben, fortdauernde Kontrolle der Latrinen, Belehrung der Offiziere und Mannschaften, Kampf gegen Fliegen und anderes Ungeziefer, gegen Verschmutzung des Bodens, Sorge für entsprechende Ernährung
und Trinkwasser, Vermeidung unnötiger Durchkältung der Soldaten (Leibbinde!).
Die von den Kranken benutzten Gegenstände sind ebenso wie die Stuhlentleerungen laufend zu desinfizieren; im Lazarett müssen die Schwerkranken sich
des Steckbeckens bedienen, dessen Inhalt ebenfalls mit Kresol oder Kalkmilch
etwa 2 Stunden lang zu versetzen ist. Der Ruhrkranke soll möglichst warm gehalten und vor allem nicht unnötig transportiert werden — „er stirbt oft mehr
am Transport als an seiner Ruhr".

Ruhrgenesende sollen möglichst erst entlassen werden, wenn ihre Ausscheidungen bei dreimaliger Untersuchung bacillenfrei waren. Bacillenträger
sieht man in wechselnder Häufigkeit, am reichlichsten bei der Ruhr E, deren
Keime, wie schon erwähnt, sehr viel widerstandsfähiger sind als die übrigen
Typen.

Zur Bekämpfung der Ruhrausbreitung steht die Schutzimpfung zur Verfügung: *passiv* mit polyvalentem Ruhrserum (10 ccm), dieser Impfschutz dauert
etwa 10 Tage. Oder die *aktive Schutzimpfung*, die in Epidemiezeiten für Massen-
impfungen allein in Frage kommt. PRIGGE hat sich in zahlreichen Arbeiten ver-
dienstvoll mit der Herstellung solcher Impfstoffe befaßt. Das Anhaltische Seruminstitut bringt nach seinen Angaben eine kombinierte Vaccine heraus, welche
als „Eta"-Impfstoff *E*ndotoxin + *T*oxin + *A*ntitoxin, als „Etal"-Impfstoff dasselbe an *Al*uminium adsorbiert enthält. Die Behring-Werke stellen einen Impfstoff „Aldystox" her, an Aluminiumhydroxyd gebundenes Dysenterie-SHIGA-
Toxoid + Endotoxine; Anwendung 1 ccm subcutan, nach 4 Wochen wiederholt.
Auch der in großem Umfang angewandte Impfstoff „*Zeiss*" muß hier genannt
werden. Eine sichere Beurteilung des Wertes der aktiven Ruhrschutzimpfung ist
z. Z. noch nicht möglich, HOLLER sah einen Unterschied zwischen Geimpften und
Nichtgeimpften weder im klinischen Verlauf noch in der Zahl der Todesfälle.
Dagegen beobachtete er, daß bei 48 Fällen die Ruhrerkrankung unmittelbar
nach Schutzimpfung zum Ausbruch kam; bei einer Großzahl der Fälle trat ein
schweres Krankheitsbild auf, 2 Fälle sind gestorben. Er rät deshalb, zur Ruhr-
zeit in einer Ruhrgegend nicht schutzzuimpfen. Bei den mit Aldystox schutzgeimpften Soldaten traten oft starke Reaktionen, langdauernde Infiltrate auf.
Orale Zufuhr von Impfstoff ist wahrscheinlich weniger wirksam und vorläufig
noch nicht genügend erprobt. RODENWALDT sah in Niederländisch-Indien mit
der Schutzimpfung sehr gutes Ergebnis und keine Impfschäden.

Auch mit *Bakteriophagen* wurde versucht, die Ruhrausbreitung zu verhüten.

KLIEWE und HELMREICH verabreichten an 113 Soldaten ruhrgefährdeter Truppenteile
an 3 Morgen nüchtern eine Messerspitze Natr. bicarbon. und sodann je 10 ccm eines hochwertigen, möglichst aus endemieeigenen Stämmen hergestellten Phagengemisches. Innerhalb
8 Wochen erkrankte keiner dieser 113 an Ruhr- bzw. Darmstörungen, während von 250 zur
Kontrolle unbehandelten Soldaten 10 an Dysenterie erkrankten. Sie glauben, daß man durch
einen prophylaktischen Phagenstoß die Ausbreitung der Ruhr innerhalb einer Formation
in kürzester Zeit unterbinden könne. Nach SEIFFERT nahm bei 72 mitbehandelten Bacillenträgern die Zahl der Ausscheider sehr schnell ab, während sie bei den Nichtbehandelten noch
lange Zeit bestehen blieb. Die Dauer des durch Phagen erzielten Ruhrschutzes ist verhältnismäßig kurz und soll kaum länger als etwa 1 Woche vorhalten.

Behandlung. Das Schicksal des Ruhrkranken hängt in der Hauptsache davon ab, daß er so schnell wie möglich in geeignete Pflege, am besten eines Lazaretts, kommt.

„Meistens war das Schicksal unserer Kranken schon z. Z. der Lazarettaufnahme entschieden", schreibt Hoff auf Grund seiner Erfahrungen in Polen. Neben Bettwärme, entsprechender Ernährung, Verabreichung von Apfeldiät (in den ersten Tagen), der noch umstrittenen medikamentösen Behandlung (Abführmittel, Adsorbentien) hat sich immer wieder in den drei letzten Kriegsjahren im Osten die Zufuhr von physiologischer Kochsalzlösung subcutan oder intravenös, von hypertonischer Kochsalzlösung (20 ccm 20proz.) bei Kochsalzmangel als wirksam erwiesen. Ganz besonders aber wird die Bluttransfusion (mittlere Mengen, 1- bis 2mal wiederholt) als außerordentlich günstig empfohlen.

Die Wirkung des spezifischen *Ruhrserums* wird sehr verschieden beurteilt.

Otto hatte bei Flexner-Ruhr in der Bretagne keinen wesentlichen Erfolg, dagegen sehr häufig heftige Serumexantheme und andere Serumschäden. Meyeringh sah unter Serumbehandlung bei 300 Kranken mit Y-Flexner-Ruhr, von welchen die Hälfte mit Serum behandelt wurde, eine wesentliche Milderung des klinischen Verlaufs. Für mittelschwere Fälle empfiehlt er an drei aufeinanderfolgenden Tagen je 8000 Antitoxin-Einheiten (= 20 ccm des 400fachen Serums), schwere Fälle brauchten als optimale Dosis 2 × 12000 und 1 × 8000 Antitoxineeinheiten. Auch er hatte in 33 % leichte Serumerkrankung zu verzeichnen. Die Wirksamkeit des Serums ist begrenzt auf die ersten Krankheitstage. Bei von vornherein schwerem Verlauf, insbesondere während einer Shiga-Kruse-Epidemie, empfiehlt sich jedenfalls ein Versuch mit der Serumtherapie — aber frühzeitig und in genügender Menge! Auch noch andere Beispiele über die spezifische Serumtherapie (Shiga-Serum) und polyvalente Sera könnten hier genannt werden.

Auch die Bakteriophagen sind zur Behandlung herangezogen worden.

Kliewe und Helmreich hatten bei leichten und mittelschweren Flexner-Y-Fällen meist gute Wirkung von hochwertigen endemieeigenen Phagengemischen. Bei schwerem Verlauf, insbesondere bei Shiga-Kruse, erfolgt statt der erwarteten Besserung nicht selten Verschlechterung — diese Fälle scheiden für die Phagenbehandlung aus! Auch Gantenberg sah vermehrte durchfällige Stühle mit Wiederauftreten von Blut und Fieberanstieg nach Verwendung von Polyfagin, den Mischbakteriophagen der Behring-Werke, erzielte aber schließlich doch unter gleichzeitiger Bluttransfusion Heilung.

Neuerdings haben sich die *Sulfonamide* als außerordentlich wirksames Mittel zur Ruhrbehandlung erwiesen. Ebenso wie Niekusch, Eickhoff und Stürmer sah ich in zahlreichen Fällen auch bei Schwer- und Schwerstkranken nach etwa viertägiger Verabreichung von 3—4mal täglich 2 Tabletten Eubasin überraschende Heilung: meist schon 24 Stunden nach Einsetzen der Chemotherapie erfolgt Fieberabfall, die blutig-schleimigen Stühle hören auf, es tritt rasch subjektive und objektive Heilung ein. Zahlreiche persönliche Mitteilungen aus der Ostfront, aus Kreta und Griechenland bestätigen diese Erfahrung. Auffälligerweise wird das Eubasinum gerade von Ruhrkranken peroral erstaunlich gut vertragen. Ebenso günstig scheint Sulfothiazol (Cibazol, Eleudron) zu wirken. Die Hauptsache ist frühmöglichst kräftige Stoßbehandlung.

Schrifttum.

Clauberg: in Gundels Ansteckende Krankheiten, 2. Aufl. 1942, S. 162 bis 176. — Gantenberg: Vorträge aus der praktischen Medizin, H. 6. Stuttgart 1940. — Gutzeit: Ther. Gegenw. 1940, 161. — Hegler: Med. Welt 1939, 1427. — Jkurse ärztl. Fortbildg. Oktober 1942; derselbe in Domagk-Hegler: Chemother. bakt. Inf., 2. Aufl. Leipzig 1942. — Hoff: Dtsch. Mil.arzt 1940, 186, 189. — Holler: Erfahrungen über Bacillenruhr. Berlin—Wien 1941. — Kliewe u. Helmreich: Münch. med. Wschr. 1941, 617. — Klose u. Schröer: Dtsch. Mil.arzt 1941, 265. — Krieger: Münch. med. Wschr. 1941 II, 1125, 1149, 1171. — Meyeringh: Dtsch. Mil.arzt 1941, 358. — Niekusch: Dtsch. Mil.arzt 1941, 361. — Otto: Klin.Wschr. 1940, 241, 273; Dtsch.med.Wschr. 1941, Nr 8 u. 9. — Prigge: Verh.dtsch.Ges.inn. Med. 1940, 139. — Retzlaff: Med. Klin. 1942, 700. — Rodenwaldt: Sitzgsber. Heidelberg. Akad. Wiss., Math.-naturwiss. Kl., Febr. 1939. — Sartorius: Ther. Gegenw. 1940, 179. — Schlierbach: Dtsch. Mil.arzt 1941, 268. — Seiffert: Münch. med. Wschr. 1941 I, 641. — Zeiss u. Rodenwaldt: Einführung in die Hygiene und Seuchenlehre, 5. Aufl. Stuttgart 1943.

4. Amöbenruhr.

Von A. HAUER-Berlin.

Amöbenruhr (A.-R.) und Wehrmacht. Bei *kriegerischen Unternehmungen* in *tropischen* und *subtropischen* Gebieten hat die A.-R. begreiflicherweise immer eine bedeutsame Rolle gespielt. Dies zeigt die Geschichte der Kolonialkriege. Für die Zeit vor der Entdeckung der Ruhramöbe (R.-A.) vermögen wir nur aus der Häufigkeit des tropischen *Leberabscesses* entsprechende Rückschlüsse zu ziehen. Dieser ist z. B. während des napoleonischen Feldzuges in Ägypten, wo das Auftreten von Leberabscessen von jeher gefürchtet war, oft vorgekommen. Mit dem Bekanntwerden ihrer Epidemiologie, der Einführung spezifischer Heilmittel und sinngemäßer hygienischer Maßnahmen sind wir der A.-R. militärärztlich weitgehend gewachsen. Im *Lettowschen Feldzug*, währenddessen das *Emetin* eingeführt und daselbst erprobt wurde, dagegen ein dem *Yatren* ebenbürtiges Heilmittel noch fehlte, war die A.-R. unter den weißen und farbigen Angehörigen der Truppe weitverbreitet, der Leberabsceß in der ersten Kriegszeit noch ziemlich häufig; später wurde die Seuche durch die eiserne hygienische Disziplin sowie u. a. durch die richtige Anwendung des Emetins sehr niedergehalten und verlor dann für die Truppe weitgehend ihren Schrecken.

Während des *jetzigen Krieges* sind Ansteckungen in allen berührten Mittelmeerländern vorgekommen. In Nordafrika (Lybien) erweist sich die R.-A. in der Truppe weitverbreitet. Die A.-R. tritt dort klinisch meistens unter einem leichten, atypischen Symptomenbild auf, zeigt aber hinsichtlich der Komplikationen oft einen heimtückischen Charakter.

Verbreitung. Die Amöbenruhr ist zwar vornehmlich eine endemische Krankheit der *Tropen* und *Subtropen*, aber kosmopolitisch verbreitet und kommt auch vereinzelt in den *gemäßigten Zonen* vor. Sie ist z. B. in Nordeuropa (Nachkriegszeit!) ziemlich verbreitet, wenngleich das Befallensein mit R.-A. dort nur ausnahmsweise zum Ausbruch einer klinischen A.-R. führt. In Südosteuropa, besonders in Südrußland (Kaukasus) kommt sie bereits häufiger und auch schon mit Leberabsceß kompliziert vor. Ungemein verbreitet ist die A.-R. in ganz Südostasien, in Äquatorialafrika, in bestimmten Teilen Nordafrikas sowie in Mittel- und Südamerika.

Krankheitsverlauf. Die A.-R. beginnt schleichend und neigt ungemein zu chronischem Verlauf. Das ausgebildete Krankheitsbild zeigt eine charakteristische Trias: Leibschmerzen, häufige, durchfallähnliche Entleerungen von schleimig-blutigem Stuhl und Stuhlzwang. Temperaturerhöhungen fehlen meistens. Die Haut ist blaß, der Leib eingezogen; es besteht Unruhe. Beginn und Verlauf der Krankheit wechseln oft regional sehr. Es gibt bösartige und stürmisch ablaufende Fälle und andere, die sich hinter einem anscheinend einfachen Darmkatarrh verbergen. Der Übergang zu normalem Stuhl sowie die Rückfälle können plötzlich erfolgen. Besserungen und Verschlechterungen wechseln einander u. U. jahrelang ab. Die Krankheit kann so Jahre und Jahrzehnte bestehen.

Die häufigste *Komplikation* ist der *Leberabsceß*, der sogar bei klinisch leichteren bzw. unerkennbaren A.-R.-Fällen plötzlich auftreten kann. Auch kommen Nieren- und Gehirnabscesse vor, letztere meistens im Anschluß an Leberabscesse. Darmgeschwüre und Darmabscesse — beim Befallen des Wurmfortsatzes kann Appendicitis vorgetäuscht werden (Blutbild!) — sowie Darmperforationen sind seltener.

Geschichtliches. LAMBL entdeckte 1860 die Amöben schlechthin. LÖSCH vermutete 1875 erstmalig einen ursächlichen Zusammenhang zwischen ihnen und einer chronischen, u. U. tödlich ausgehenden Ruhr. R. KOCH fand 1883 Amöben in der Darmwand eines Ruhrkranken und 1887 neben KARTULIS einen Leberabsceß. Klarheit brachte aber erst die grundlegende Arbeit von SCHAUDINN, der die Entamoeba histolytica als die einzige für den Menschen pathogene Amöbenart genau definierte und sie von der E. coli trennte. VIERECK legte dann 1905 den Entwicklungsgang der von ihm E. tetragena genannten R.-A. dar. Auf diesen Entdeckungen bauen sich die neueren Forschungsergebnisse auf.

Erreger der A.-R. ist die Entamoeba histolytica, ein kugelförmiges, hyalines Protozoon, dessen wechselnde Gestalt dadurch bedingt ist, daß immer neue Pseudopodien vorgestülpt und wieder eingezogen werden. Die Anschauung, daß es sich um mehrere, morphologisch gleiche oder ähnliche, aber in bezug auf die Pathogenität verschiedene Arten handele (BRUMPTS E. dispar), ließ sich nicht halten. Das Cytoplasma der E. hist. ist auch in ruhendem Zustand in zwei bei der lebenden Amöbe deutlich unterscheidbare Schichten geteilt: das äußere, zähflüssige, hyaline, stark lichtbrechende Ektoplasma und das innere, granulierte Entoplasma. Die Pseudopodien bilden sich plötzlich, ruckartig und sind bruchsackförmig. Ihr Bild erinnert mitunter an das einer vorgestreckten Hundezunge. In den vorgestoßenen breiten Ektodermazapfen strömt das körnige Entoplasma mit dem gesamten Inhalt nach, ohne aber das klare Ektoplasma je ganz auszufüllen. Der runde, kleine (4—8 μ), meist peripher gelegene, hyaline Kern ist im frischen Zustand selten sichtbar; durch Färbung deutlich gemacht, zeigt er viel Chromatin und nur ein, meist charakteristisch zentral gelegenes, von einem hellen Hof umgebenes Karyosom. Als Nebenbefund kann man im A.-R.-Stuhl, anscheinend mit regional bedingter Häufigkeit, CHARCOT-LEYDENsche Kristalle antreffen. Bei Betrachtung im lebenden Zustand wird die E. hist. ehestens mit der gleichfalls im Dickdarmlumen lebenden, unschädlichen, von Speiseresten, Lamblien und deren Cysten sich nährenden E. coli verwechselt. Die Bewegungen der letzteren sind aber weit langsamer. Ihr Ektoplasma ist wenig vom Entoplasma unterschieden und weniger lichtbrechend. Ihre Pseudopodien bilden sich langsamer. Der Kern ist weniger zentral gelegen, fast immer im lebend-frischen Zustand sichtbar und enthält mitunter im Inneren zusammengeballte Chromatinkörnchen. Das Karyosom liegt exzentrisch.

Sehr viele Infektionen mit E. hist. führen nicht zu einer A.-R. Die normale Daseinsform der R.-A. ist nämlich die nichtvirulente sog. Minutaform, eine stets kleine (9—20 μ), im Dickdarmlumen, d. h. an der Darmwand oder im Darminhalt lebende, schwach bewegliche Amöbe mit einer dünnen, weichen Kernmembran. Die Minutaform enthält niemals Erythrocyten. Wir finden sie bei Gesunden sowie bei A.-R.-Genesenden. Nur die Minutaform bildet, besonders bei Verschlechterungen der Lebensbedingungen, die Dauerform oder Cyste. Nach Verkleinerung der Amöbe auf 12—14 μ, nach Aufhebung der Trennung von Entoplasma und Ektoplasma sowie nach Ausstoßung aller festen Bestandteile teilt sich der Kern in 2 Tochterkerne, diese teilen sich dann in 2 neue Kerne; so entsteht die reife, charakteristisch 4kernige Cyste. Der Kern behält dabei seine typische Struktur. Neben ihm befinden sich anfangs noch die im Fischpräparat hell erscheinenden, wetzsteinförmigen Chromidialkörper. Bei der Cystenbildung spielen die Begleitbakterien eine beeinflussende Rolle; in einem sterilen Medium entwickeln sie sich nicht.

Den Befall mit der Minutaform (und Cysten) bezeichnen wir als avirulente oder symptomlose Darmlumeninfektion. Der Ausbruch einer (akuten) Amöbenruhr hat die virulente Aktivierung der R.-A. zur Voraussetzung, entweder durch äußere (heißes Klima) oder durch innere Einflüsse (bakterielle Darmerkrankung, Alkoholexzesse, grobe Diätfehler, Abkühlung der Bauchorgane u. a. m.). Die erstere Form nennt man die eigentliche oder reine (Schleim leukocytenfrei), die zweite die gemischte A.-R. (Schleim leukocytenhaltig). Jene hat eine 3—4wöchige, diese eine kürzere Inkubationszeit. Die R.-A. wird nun zum echten Gewebsparasiten, vergrößert sich fast um das Doppelte (20—30, in gestrecktem Zustand bis 70 μ), dringt in die Darmwand ein und verursacht durch proteolytische Fermentwirkung Gewebsschädigungen und typische Geschwüre. Unter gewissen Umständen ergeben die Gewebswieder Minutaformen und verwandeln sich dann allmählich in 4kernige Cysten. So kehrt die anormale, virulente Form wieder in den normalen und avirulenten Zyklus zurück.

Nachweismethoden der E. hist. Es soll zur Untersuchung möglichst nur warmer, frisch entleerter Stuhl verwendet werden, weil die Protozoen dann länger beweglich und erkennbar bleiben; notfalls hält man den höchstens 1—2 Stunden alten Stuhl im Thermostaten warm. Das Vermengen von Urin mit dem Stuhl ist zu vermeiden, da ersterer die Amöben verzerrt. Am ehesten finden sich, mitunter nesterweise, die Amöben im blutigen Schleim oder in den glashellen Schleimklümpchen, die oft dem festen Stuhl beigemengt sind. Eine kleine Flocke wird, evtl. mit einem angewärmten Tropfen physiologischer NaCl-Lösung, zwischen Objektträger und Deckglas gebracht und zunächst bei mittlerer Vergrößerung, dann mit Ölimmersion untersucht (heizbarer Objekttisch). Wenn der betr. Patient keinen dysenterischen (blutigschleimigen) Stuhl hat, so ist Provokation mit Karlsbader Salz auf nüchternen Magen und dann Untersuchung des flüssigen Stuhls erforderlich. Die abgestorbene Amöbe nimmt Kugelgestalt an, der Unterschied zwischen Ento- und Ektoplasma verschwindet, im gefärbten Präparat erscheint sie nun als strukturlose Scheibe. Die sichere Identifizierung der E. hist. im gefärbten Präparat stützt sich, abgesehen vom Nachweis von phagocytierten Erythrocyten, besonders auf die typische Kernstruktur. Die besten Bilder liefert die HEIDENHAINsche Hämatoxylinfärbung.

Nachweis der Cysten. Da die Ausscheidung der letzteren nicht gleichmäßig, sondern oft schubweise erfolgt, hat sich eine dreimalige Wiederholung der Untersuchung mit einem jeweils siebentägigen Abstand bewährt. Die Minutaformen und Cysten finden sich im kotigen Teil des Darminhaltes. Deutlichmachen mit 2proz. wäßriger Eosinlösung, indem 1 Tropfen derselben mit wenig Stuhl vermischt wird. Oder Zusatz eines Tropfens LUGOLscher Lösung.

Die Cysten der E. hist. haben eine dünne Schale, enthalten im reifen Zustand 4 Kerne und oft Chromidialkörper, diejenigen der E. coli sind größer, meistens 8kernig und enthalten gewöhnlich keine Chromidialkörper.

Im Kulturverfahren lassen sich Kulturen nicht nur aus den beweglichen Amöben, sondern auch mit Cysten erzielen. Es werden die Nährböden von DOBELL-LAIDLAW (koaguliertes Pferdeserum, RINGERsche Lösung; Reisstärke) sowie jene nach DOBELL-DRBOHLAW (Agar-Dextrin) verwendet.

Epidemiologie. Die A.-R. nimmt gegen Ende der Trockenzeit in manchen tropischen Gegenden zu (Verschlechterung der Trinkwasserverhältnisse). Sie tritt im Gegensatz zur Bacillenruhr gewöhnlich sporadisch auf. Epidemien sind selten und kommen nur bei ungünstigsten äußeren Verhältnissen zustande. Die Einschleppung erfolgt hauptsächlich durch Amöbenträger, eine für den engen Verband einer Truppe bedeutsame Tatsache. Eingeborene sind in normalen Zeiten ungleich häufiger befallen als Weiße, erleiden aber viel weniger Komplikationen.

Die Cysten vermitteln die Weiterverbreitung der Infektion. Die *Übertragung* auf den Menschen erfolgt durch cystenverseuchtes Trinkwasser und Lebensmittel (Früchte, Salate usw.), ferner durch Speisen, die durch Fliegen infiziert sind — letztere bleiben 24 Stunden nach Aufnahme von Cysten infiziös —, weiterhin durch Kontakt (Familien- und Hausinfektionen). Die Träger der avirulenten Darmlumeninfektion sind besonders für die Verbreitung der Seuche verantwortlich. Während die vegetativen Formen außerhalb des menschlichen Darmes sich gewöhnlich nur wenige Stunden halten, bleiben die Cysten bei genügender Feuchtigkeit und Kälte monatelang entwicklungsfähig. Die Bewohner der gemäßigten Zonen sind bis 15% und mehr, die Einheimischen der tropischen Länder bis über 50% mit den Formen des apathogenen Zyklus befallen.

Pathologische Anatomie. Die entzündlichen Veränderungen finden sich hauptsächlich im Dickdarm, wo Coecum und Appendix bevorzugt sind. Indessen wird der untere Teil des Ileums nicht selten befallen, es sind sogar Geschwüre oberhalb der BAUHINschen Klappe festgestellt worden. In scharf umschriebenen Schleimhautbezirken entstehen zunächst stecknadelkopfgroße Flecken mit gelblichem Zentrum. Aus ihnen bilden sich dann Geschwüre von Hemdknopf- bis Talergröße. Dieselben haben unterminierte Ränder und gehen im Gegensatz zur Bacillenruhr in die Tiefe, können die Serosa durchbrechen und zu Darmperforationen führen. Über die Pfortadervenen können sie in die Leber gelangen und dort Ursache von Abszeßbildung werden. Andere Komplikationen sind Gehirnabscesse, Milz-, Nieren- und Leberinfarkte sowie Venenentzündungen. **Zur mikroskopischen Diagnose.** Bei Vorhandensein von großen Gewebsformen mit phagoc. Erythrocyten genügt der Nachweis im Frischpräparat. In allen unklaren Fällen empfiehlt sich außerdem die Untersuchung mit LUGOLscher oder Eosinlösung sowie die Verwendung von gefärbten Präparaten. Der Tierversuch (junge Katzen) wird nur in ganz besonders gelagerten Fällen herangezogen.

Behandlung. Auf Einzelheiten kann hier nicht eingegangen werden. Im Vordergrund der bewährten spezifischen Heilmittel stehen das Yatren, das Rivanol (als Rivanoletten per os und per clysmam) sowie gleichsinnige Präparate, z. B. das Entero-Vioform, und das Emetin, das Mittel der Wahl bei allen Komplikationen, weit im Vordergrund. Yatren und Rivanoletten kombiniert sind bei akuten und chronischen Fällen angezeigt. Sie werden gleichzeitig oral und rectal angewandt, Emetin parenteral. Bei Komplikationen (Leberabsceß usw.) erfolgt eine kombinierte Anwendung beider Mittel. Yatren wirkt auch auf die Minutaformen und Cysten ein, Emetin dagegen nur auf die im Gewebe befindlichen Amöben. Andere spezifische Heilmittel sind: Stovarsol u. a. m.

Vorbeugung und Bekämpfung. Leitend ist die Tatsache, daß nur Cysten die Infektion direkt vermitteln können. Diese sterben bei Austrocknung binnen wenigen Minuten ab. In 50proz. Alkohollösung sowie in kochendem Wasser werden sie sofort getötet. Sublimatlösung 1 : 100 vernichtet sie erst nach 4 Stunden. Notwendigkeit genauester Durchführung jeder einzelnen Heilbehandlung, grundsätzlich wiederholte mikroskopische Stuhlkontrollen sowohl der Rekonvaleszenten wie auch der in einem endemischen Amöbenruhrbezirk operierenden Truppenverbände. Wahrscheinlich wird daneben eine systematische medikamentöse Prophylaxe mit Yatren o. ä. laufen müssen; diesbezügliche Großversuche sind z. Z. noch im Gange. Genaueste Kontrolle der lokalen Trinkwasserverhältnisse, planmäßige gesundheitliche Überwachung der Eingeborenen (Amöbenträger!), namentlich der Lieferanten von Lebensmitteln (Gemüse, Früchte, Milch, Käse usw.). Übergießen roher Gemüse und Früchte sowie u. U. des Eßgeschirrs (Lettowscher Feldzug) mit kochendem Wasser. Hygienische Erziehung der Eingeborenen (Propaganda). Einwandfreie Abortanlagen (Rauchaborte), nur im Notfall Spatengang. Sichere Vernichtung (Vergraben, Verbrennen) aller Abfälle und menschlichen Dejekte. Möglichst fliegensichere Verwahrung der Küchenvorräte. Energische Fliegenbekämpfung!

Schrifttum.

Brumpt u. Neveu-Lemaire: Leitfaden der Parasitologie des Menschen. Berlin 1942. — Göttsche: Dtsch. Trop.-Z. 1942, H. 14. — Hauer: Dtsch. Mil.arzt 1942, H. 7. — Mansons' Tropical Diseases. Cassell & Comp. Ltd. 1935. — Mense: Handbuch der Tropenkrankheiten. Leipzig 1916. — Ruge-Mühlens-zur Verth: Krankheiten und Hygiene der warmen Länder. Leipzig 1942. — Sieyro: Dtsch. Trop.-Z. 1942, H. 14. — Westphal: Arch. Schiffs- u. Tropenhyg. 1937, H. 2; 1938, H. 8; 1938, H. 10. — Dtsch. Trop.-Z. 1942, H. 10.

5. Cholera asiatica.
Von W. Hoffmann-Berlin.

Bisher sind in dem *jetzigen Krieg*, im Gegensatz zu dem 1. Weltkrieg, Erkrankungen an *Cholera* nur an einigen wenigen Orten unter der russischen Bevölkerung bekannt geworden. Man weiß aber, daß diese früher so gefürchtete *Kriegsseuche* (v. Niedner) auch zur Zeit in ihrer eigentlichen Heimat Britisch-Indien in stärkerem Maße endemisch herrscht. Von dort aus kann die Cholera z. B. durch britische Truppen auch nach europäischen Kriegsschauplätzen verschleppt werden. Seit 1937 ist die Cholera, die häufig den Linien *menschlichen Verkehrs* folgt, besonders den Flußläufen, den Eisenbahnen, auch bereits den Fluglinien, auf einer neuen Wanderung nach Indochina, China, Afghanistan, Iran und Irak begriffen. Erfahrungen mit der Cholerabekämpfung hat man im *Weltkrieg* gesammelt: alles ist hiernach gut vorbereitet. Ausschlaggebend ist: die *Wege der Übertragung* der Cholera zu kennen, die *ersten Fälle schnell* festzustellen und die *erforderlichen Schutzmaßnahmen rechtzeitig* zu ergreifen.

Die **Übertragung** erfolgt meist durch persönliche Berührung von Mensch zu Mensch (Kontaktinfektion) oder durch nicht gekochte Nahrungsmittel oder Getränke (Wasser, Obst, Milch u. a.), welche durch Cholerakranke oder gesunde Choleravibrionenträger oder durch Fliegen infiziert worden sind. Diese Kriegsseuche kann auch epidemisch auftreten, wenn die Krankheitserreger in eine Trinkwasserversorgung oder Molkereizentrale gelangen und die Vorbeugungsmaßnahmen nicht rechtzeitig getroffen sind. Die Übertragung der Choleraerreger erfolgt meist schnell und in größerem Ausmaß, weil der Cholerakranke die Choleravibrionen massenhaft durch seine Entleerungen und Erbrochenes auf die nächste Umgebung überträgt, von wo sie — auch z. B. durch Schuhe, Fliegen u. a. — besonders bei Menschenanhäufungen (Truppe, Gefangenenlager u. a.) weiterverbreitet werden. Die Choleraerreger sind nicht besonders widerstandsfähig.

Krankheitszeichen. Man darf sich, nach meinen Erfahrungen im 1. Weltkrieg, besonders bei den ersten Verdachtsfällen nicht zu sehr auf die zahlreichen „reiswasserähnlichen" Darmentleerungen ohne Blutbeimengungen verlassen, sondern man muß auch besonders auf das häufig typische Aussehen der Cholerakranken selbst wie tiefliegende, blau umrandete Augen, spitze Nase, durch den hohen Wasserverlust bedingte trockene, faltige Haut, Tenesmen, heisere Stimme u. a. mit raschem Körperverfall und niedriger Körpertemperatur achten. Liegt aber überhaupt allgemein der Verdacht auf Auftreten von Cholera vor, so darf man auch auf diese Zeichen allein nicht warten, zumal bei der manchmal *kurzen Inkubations-*

dauer von einigen Stunden bis zu 3 oder 4 Tagen. Hier muß schon bei den ersten Verdachtsfällen eine *schnelle und sichere bakteriologische Diagnose* den Verdacht sichern.

Sollte der Tod — vielfach innerhalb von 24 Stunden, Sterblichkeit 10—15% — inzwischen eingetreten sein, so müssen alsbald eine Bauchsektion vorgenommen und 3 doppelt unterbundene Dünndarmschlingen, eine auch mit der Ileocöcalklappe zusammen, so schnell wie möglich zum *kulturellen* Nachweis der Choleravibrionen in eine bakteriologische Untersuchungsstelle eingesandt werden. Hierfür und für die erforderlichen Umgebungsuntersuchungen (Vibrionenträger) kommen in erster Linie die *motorisierten Laboratorien der Wehrmacht*[1] in Betracht. Nimmt die Cholera einen größeren Umfang an, so muß rechtzeitig für eine größere Zahl von *Bakteriologen und technischen Assistentinnen* gesorgt werden. Der *mikroskopische* Nachweis der Choleraerreger im Ausstrichpräparat von Schleimflocken der Darmentleerungen, wo sie meist sehr reichlich vorhanden sind und sich vielfach — aber durchaus nicht immer — in fischzugartiger Anordnung vorfinden, genügt entgegen früher vertretener Auffassung durchaus nicht allein — wenigstens nicht bei den ersten Verdachtsfällen.

Das neuerdings von dem Reichsgesundheitsamt herausgegebene *Choleramerkblatt*[2] mit „Ratschlägen an Ärzte zur Bekämpfung der Cholera", welche auch für die Untersuchungen auf *Vibrionenträger* gelten, enthält folgende Vorschriften:

Etwa 50 ccm der Ausleerungen[3] werden ohne Zusatz eines Desinfektionsmittels oder auch nur von Wasser aufgefangen. Ferner wird auf eine Anzahl Deckgläschen — von jeder Probe 6 — je ein kleines Tröpfchen der Ausleerungen, womöglich ein Schleimflöckchen, gebracht, mit einer Skalpellspitze fein verteilt und dann mit der bestrichenen Seite nach oben zum Trocknen hingelegt. Endlich empfiehlt es sich, gleich an Ort und Stelle drei schräg erstarrte Agarröhrchen (ein Original und zwei Verdünnungen) mit einer Öse des Darminhalts oberflächlich zu impfen und mitzusenden. Die hierzu erforderlichen Agarröhrchen sind von der nächsten Untersuchungsstelle zu beziehen. Frisch mit Ausleerung beschmutzte Wäschestücke werden wie Proben von Ausleerungen behandelt.

Handelt es sich um nachträgliche Feststellung eines abgelaufenen choleraverdächtigen Falles, so kann diese Untersuchung einer Blutprobe vermittels des Pfeifferschen Versuchs und der Agglutinationsprobe (Gruber-Widal) geschehen. Man entnimmt mindestens 3 ccm Blut durch Venenpunktion am Vorderarm und sendet es in einem keimfreien zugeschmolzenen Reagensglas ein. Scheidet sich das Serum rasch ab, so kann zur besseren Haltbarmachung Phenol im Verhältnisse von 1 : 200 hinzugesetzt werden: z. B. 0,1 ccm einer 5proz. Lösung von Carbolsäure auf 0,9 ccm Serum.

Es ist selbstverständlich, daß Cholerakranke ebenso wie Choleraverdächtige strengstens *isoliert* und ihre Unterkünfte (einschließlich Wäsche) sowie Abgänge gewissenhaft *desinfiziert* werden müssen[4].

Verhütung der weiteren Ausbreitung. Da man besonders im Kriege nicht sogleich die auslösenden Ursachen der aufgetretenen Choleraerkrankungen erkennen und überblicken kann, hat man neben dem *Verbot des Genusses nichtgekochter Nahrungsmittel und Getränke* in der *rechtzeitig* und *ausnahmslos* durchgeführten *Choleraschutzimpfung* der in cholerabedrohten Gegenden einrückenden Truppe die beste Waffe gegen das gefahrvolle Auftreten der Seuche. Die Choleraschutzimpfung hat, wie W. Hoffmann u. a. *im 1. Weltkrieg* nachgewiesen, sich durchaus *erfolgreich* erwiesen. Die entsprechenden Verfügungen sind auch in dem *jetzigen Kriege* erlassen und die *Vorbereitungen* getroffen.

In dem jetzigen Kriege war die Schutzimpfung gegen Cholera bei dem Feldheer zunächst nur für das Ostheer, die Truppen auf dem Balkan und die Panzerarmee Afrika vorgesehen. Seit dem Jahre 1943 wird auch das gesamte Ersatzheer gegen Cholera schutzgeimpft. Der Tag der Schutzimpfung und die Menge des verabfolgten Impfstoffes sind im Soldbuch Seite 9 Spalte a einzutragen. Die Termine für Erstimpfungen wie Wiederholungsimpfungen sind stets so zu legen, daß die Truppe am Tage nach der Impfung aller Voraussicht nach Ruhe hat.

---

[1] Siehe S. 11 und Abschnitt XI. F. 1.   [2] Reichsgesdh.bl. **1942**, 124.

[3] Ist keine freiwillige Stuhlentleerung zu erhalten, so gelingt es in der Regel, sie durch Einführung von Glycerin zu bewirken.

[4] Siehe Kapitel „Desinfektion" in diesem Abschnitt.

Während der Operationen sind Schutzimpfungen nur in dringenden Notfällen, z. B. zur Abwehr einer drohenden Choleraseuche, durchzuführen. Alle Impfungen und Wiederimpfungen beim Feldheere werden auf Vorschlag des Heeresarztes besonders befohlen.

Die Choleraschutzimpfung erfolgt durch subcutane Injektion unter die Brusthaut, links und rechts abwechselnd. Bei der Erstimpfung werden in Abständen von 6—7 Tagen 0,5 ccm, 1,0 ccm und 1,0 ccm injiziert.

Die Wiederholungsimpfung soll erst jeweils 8 Monate nach Beendigung der letzten Impfung vorgenommen werden, und zwar mit 1,0 ccm Choleraimpfstoff subcutan. Die Zeiten für die Durchführung der Wiederholungsimpfungen können je nach der militärischen Lage um ein Geringes früher oder später gelegt werden. In Choleragebieten kann öftere Impfung notwendig werden, die dann befohlen wird. Die Choleraschutzimpfung soll frühestens 6 bis 7 Tage nach Abschluß der vorhergehenden, z. B. Ruhrschutzimpfung, vorgenommen werden, deren Reaktionen abgeklungen sein müssen.

Der *Choleraimpfstoff* stellt eine auf Sterilität geprüfte Aufschwemmung abgetöteter Choleravibrionen in physiologischer Kochsalzlösung unter Zusatz von 0,5% Phenol dar. Er enthält in 1 ccm 2 Ösen 24 stündiger Agarkultur.

Unmittelbar vor dem Gebrauch ist der Impfstoff gut umzuschütteln, damit die zu Boden gesunkenen Bakterienkörper sich wieder gleichmäßig in der Flüssigkeit verteilen.

Der Impfstoff ist nach Öffnen des Fläschchens unverzüglich zu verbrauchen. Nicht alsbald verbrauchte Reste sind fortzuschütten.

Die *Schlagkraft der Truppe* wird durch die Choleraschutzimpfung nicht beeinträchtigt, wenn auch vereinzelt geringfügige vorübergehende Reaktionen auftreten können.

Zum Herbst 1943 soll bei der deutschen Wehrmacht ein Impfstoff eingeführt werden, der als *Tetravaccine* neben Typhus, Paratyphus A und B auch gegen Cholera schützt.

Schrifttum.

W. HOFFMANN: „Cholera" im Lehrbuch der Militärhygiene WALDMANN/HOFFMANN. Berlin 1936. Dort genauere Schrifttumsangaben. — W. HOFFMANN: Die deutschen Ärzte im Weltkrieg. Berlin 1920. — KOLLE-HETSCH: Bakteriologie und Infektionskrankheiten. Berlin 1942. — NIEDNER: Die Kriegsepidemien des 19. Jahrhunderts. Berlin 1903. — v. SCHJERNING: Handbuch der ärztlichen Kriegserfahrungen 1914—1918, Bd. VII. Herausgegeben von W. HOFFMANN. Leipzig 1922. — ZEISS u. RODENWALDT: Einführung in die Hygiene und Seuchenlehre, 5. Aufl. Stuttgart 1943.

6. Fleckfieber.

Von H. EYER-Krakau.

Das Fleckfieber[1], auch Fleck-, Kriegs-, Hunger- oder Lagertyphus genannt, hat auch *in diesem Krieg* wieder eine große *Bedeutung* erlangt. Es ist eine septicämisch verlaufende schwere Infektionskrankheit mit charakteristischer Erregerlokalisation im Endothel der Blutcapillaren.

Wie kaum eine zweite Seuche ist das Fleckfieber eine Krankheit der Unhygiene. Elend, Hungersnot und Verwahrlosung haben ihr von jeher den Boden bereitet und durch die sich steigernde Ungezieferplage ihr epidemisches Auftreten begünstigt.

Die *Geschichte* kennt zahlreiche Beispiele, die diese Zusammenhänge unterstreichen: Der 30 jährige Krieg, Napoleons Rußlandfeldzug, der Krim- sowie der Russisch-Türkische Krieg sind vom Fleckfieber nicht unbeeinflußt geblieben.

Aber *auch in Friedenszeiten* vermögen Armut und Not die Grundlage von Fleckfieberepidemien zu geben: Der Hungertyphus in Irland mit seinen fast 400 000 Fällen, die in Schlesien und Polen in der Mitte des vergangenen Jahrhunderts, und schließlich die nach dem *Weltkrieg* in Rußland bzw. Polen beobachteten Seuchenausbrüche, die Millionen von Opfern gefordert haben, sind nur zu deutliche Belege.

---

[1] Poln.: Typhus plamisty; russ.: Petnistij tif; frz.: typhus oder typhus exanthématique; engl.: typhus; ital.: tifo essantematico.

Vorkommen. Als ältester Seuchenherd gilt der zentralasiatische Raum, aus dem das Fleckfieber, den alten Karawanen- und Heerstraßen folgend, nach Osten in die Mandschurei und Nordchina, nach Westen in die weiten russischen Ebenen vorgedrungen ist.

Von hier aus hat es seinen Weg in die eigentliche Alte Welt genommen, wo kaum ein Land von der verheerenden Seuche verschont geblieben ist. Der in den letzten 50 Jahren sich stetig hebende Wohlstand und das zunehmende Verständnis für die Bedeutung hygienischer Maßnahmen haben dem Fleckfieber mehr und mehr den Boden entzogen, so daß heute die Seuche im *mitteleuropäischen* Raum ihre *Bedeutung* fast völlig *verloren* hat, während sie im *Osten* jenseits der Weichsel noch immer ein bedrohliches Gefahrenmoment bildet. Im *Westen*, besonders in Irland, Spanien und Südfrankreich, treten von Zeit zu Zeit *kleine Epidemien* auf, die jedoch nur örtlichen Charakter tragen. Auch in den *Balkanländern*, wo das Fleckfieber während des Weltkrieges noch schwere Opfer gefordert hat, sind die Seuchenherde stark geschrumpft. Der jetzige *Ostfeldzug* hat in den meisten früheren Endemiegebieten, wie nicht anders zu erwarten, zu einem erneuten Aufflackern der alten Fleckfieberherde geführt.

Außer in den genannten Ländern gibt es Fleckfieber in *Nordafrika*, in den ostafrikanischen Hochländern, an zahlreichen Stellen des amerikanischen Kontinents, ferner in Japan und Malaia (Typhus murin, Fièvre boutonneuse, Rocky mountain spotted fever, Tick bite fever, Tsutsugamushi, Scrub typhus u. a.).

Entstehung und Ausbreitung. Es ist kennzeichnend für alle Fleckfieberarten, daß sie stets durch blutsaugende Insekten auf den Menschen übertragen werden.

Während die Mehrzahl der außereuropäischen Fleckfieber, die in ihrem Erscheinungsbild dem altweltlichen in vielen Punkten ähneln, durch Flöhe, Zecken oder Milben Verbreitung finden, wird das sog. historische oder epidemische Fleckfieber ausschließlich durch *Kleiderläuse* übertragen; Flöhe, Wanzen und andere blutsaugende Insekten kommen hier als Vektoren praktisch nicht in Frage.

Die Bedeutung der Kleiderlaus scheint in Rußland schon recht früh bekannt gewesen zu sein; die sog. „Läusemasern" als Kinderkrankheit sind der einheimischen Bevölkerung seit langem geläufig. OTTO hat schon 1909 die Laus als Überträgerin des Fleckfiebers vermutet; NICOLLE und seine Schule haben 1910 den experimentellen Nachweis dafür erbracht. Die zahlreichen Untersuchungen aus der Zeit des 1. Weltkriegs, die an die Namen von v. PROWAZEK, ROCHA-LIMA, OTTO, DIETRICH, TÖPFER, WEIGL u. v. a. geknüpft sind, haben die Lösung des Fleckfieberproblems in außerordentlicher Weise gefördert; in den Nachkriegsjahren haben besonders WEIGL und seine Schüler, MOOSER u. a. weitere wertvolle Beiträge zur Erforschung des Läusefleckfiebers geliefert.

Die Übertragung des Fleckfiebers von der Laus auf den Menschen erfolgt nur ausnahmsweise durch den Stich des Insekts.

Im Gegensatz zum Anophelenstich bei der Malariaübertragung, wo sporozoitenhaltiger Speichel durch das Stilett des Insekts in den Blutkreislauf des Menschen injiziert wird, ist der Lausestich für die direkte Fleckfieberübertragung bedeutungslos, weil die *Speicheldrüsen der Laus den Fleckfiebererreger nicht beherbergen.*

Dieser ist ein Parasit, der sich ausschließlich im Epithelbelag der oberen *Darmabschnitte* der Kleiderlaus entwickeln kann. Dorthin gelangt er beim Blutsaugen des Insekts am fleckfieberkranken Menschen, in dessen Blut er während des Fiebers kreist. Im einschichtigen Darmepithel der Laus vermehrt er sich massenhaft unter Auftreibung der Wirtszellen um ein Vielfaches ihres früheren Umfanges. Die überdehnten Zellen platzen schließlich und entleeren Milliarden von Erregern in das freie Darmlumen, in dem sie sich mit verdauten Blutresten vermengen. Der infizierte Läusedarm bzw. der von ihm ausgeschiedene *Läusekot* bilden sonach die eigentliche Quelle, von der aus die Fleckfiebererkrankung ihren Ausgang nimmt. Durch Kratzen und Reiben an der Stichstelle oder durch anderweitige Verschleppung des Erregers, z. B. in die Schleimhäute des Auges, gelangt dieser in die Blutbahn. Seine Beständigkeit in kotumhülltem Zustand erlaubt andererseits auch die Aufnahme in Staubform, z. B. durch die Atmungsorgane.

Das sind die Wege, durch die das *infizierte Insekt* und der von ihm frisch abgesetzte *Kot* oder aber angetrocknete und vor Licht und höheren Wärmegraden geschützte Bestandteile infizierter Läuse zum Ausgangspunkt der menschlichen Fleckfieberinfektion werden.

Während die Rolle der *lebenden Laus* für die Fleckfieberverbreitung keinerlei Unterstreichung mehr bedarf, wird der *Läusekot* in seiner epidemiologischen Bedeutung für die Verbreitung des Fleckfiebers noch vielfach unterschätzt. Wenn auch die von dieser Seite drohende Gefahr (Kotstaub!) zahlenmäßig nur schwer erfaßt werden kann, so ist doch sicher, daß auf dem Umweg, z. B. über den Kleiderhandel, der in östlichen Ländern in geradezu verhängnisvoller Weise für die Erhaltung der Infektkette sorgt, in verlauster Umgebung gar manche in ihrer Genese zunächst ungeklärte Epidemie entstanden ist.

Für die *Kleiderlaus* ist das *Fleckfieber* häufig eine tödlich verlaufende *Darmkrankheit*. Das *infizierte Insekt* spielt in vieler Hinsicht eine dem *Bacillenträger* ähnliche Rolle.

Damit finden auch die immer wieder beschriebenen Fälle ihre Klärung, wo eine *Verlausung* mit Sicherheit *verneint* wird und *dennoch* eine *Fleckfiebererkrankung* erfolgt ist: hier hat schon der *bloße Kontakt* mit irgendwelchem durch infizierte Läuse verunreinigtem Material genügt, um eine *Infektion* herbeizuführen.

Das *Klima* ist für die Entstehung und weitere Ausbreitung des altweltlichen Fleckfiebers insofern von Bedeutung, als die zur Verbreitung erforderliche Kleiderlaus bevorzugt in gemäßigten und kalten Klimaten vorkommt. Die Endemiegebiete in ausgesprochen warmen Ländern, wie z. B. in Mexiko, Abessinien u. a., erklären sich aus der kühler temperierten Höhenlage dieser Herde.

Hohe *Feuchtigkeit* scheint die *Erregerentwicklung* in der Laus zu begünstigen. In den östlichen Endemiegebieten gilt als Regel, daß trockene und heiße Sommer der Entwicklung von Fleckfieberepidemien abträglich sind.

Charakteristisch ist das *jahreszeitliche Verhalten* des Fleckfiebers.

Das Maximum der Erkrankungsfälle trifft auf die Zeit zwischen Spätwinter und Frühlingsanfang, das Minimum fällt in die Hochsommermonate. Diese Eigentümlichkeit kann wenigstens z. T. auf die in den Wintermonaten besonders starke Zusammendrängung der Menschen auf engem Raum und die damit zwangsläufig verknüpfte Zunahme der Verlausung zurückgeführt werden. Es scheinen aber auch noch andere Gründe, die mit Besonderheiten in der Biologie der Kleiderlaus zusammenhängen, dabei mitzuspielen. Der Mangel an Wasch- und Säuberungsmitteln sowie die in allen Endemiegebieten ohnehin geringe Neigung zur Reinlichkeit tun im Winter das ihrige, um der Seuchenausbreitung und der Entwicklung des Erregers zu besonderer Bösartigkeit Vorschub zu leisten. Die in sehr kalten und schneereichen Wintern häufig beobachtete Abnahme der Fleckfieberhäufigkeit hängt mit der Erschwerung des Verkehrs von Ort zu Ort zusammen.

Der unterschiedliche Seuchenbefall *in Stadt und Land* ist ein getreues Spiegelbild der dort jeweils herrschenden hygienischen Zustände.

Das Erlöschen oder Neuentstehen von Epidemien in den *Städten* des Ostens steht in ziemlicher Parallele zur Entwicklung der Gettoverhältnisse. Die Gettos sind schon in Friedenszeiten fast immer der Ausgangspunkt von Epidemien gewesen, während des Krieges stellen sie das Hauptkontingent an Fleckfieberfällen überhaupt.

In den *ländlichen* Endemiegebieten, in denen die Seuche seit Jahrzehnten nicht getilgt werden konnte, ist der Hauptgrund für die Erhaltung des Virusreservoirs in der bei der Landbevölkerung stets besonders primitiven Lebensführung zu suchen.

Man hat auch versucht, das Moment der *rassischen Disposition* in diesem Zusammenhang in die Debatte zu werfen. Nach bisheriger Erfahrung erklärt sich die unterschiedliche Fleckfieberanfälligkeit hinreichend mit der wechselnden Grundimmunität, die in Fleckfieberländern, noch mehr aber in Endemiegebieten in viel höherem Maße besteht als bei einer seit Jahrzehnten vom Fleckfieber verschonten Bevölkerung.

In Fleckfieberländern ist der Typhus exanthematicus eine *Kinderkrankheit*, deren epidemiologische Bedeutung man mit Recht den Masern vergleichend zur Seite stellt. In endemischen Gebieten trifft die Hälfte aller Fleckfiebererkrankungen auf die Zeit vor dem 14. Lebensjahr; die Schulinfektion ist hier die Regel.

Während das *Geschlecht* ohne sichtbaren spezifischen Einfluß auf die Erkrankungshäufigkeit zu sein scheint, kommt der *Altersstufe* eine durchaus nennenswerte Bedeutung zu, die sich in einer rapid zunehmenden Gefährdung der Überdreißigjährigen äußert.

Auch der *Beruf* wirkt sich auf Häufigkeit und Schwere der Fälle in charakteristischer Weise aus. Bäuerliche Bevölkerung und Handarbeiter erkranken seltener und überstehen die Krankheit leichter als Geistesarbeiter, unter denen die Ärzte besonders anfällig sind (stärker ausgeprägte Differenzierung des Nervensystems u. a.).

Der *Ernährungszustand* hat zu allen Zeiten einen bedeutenden Einfluß auf die Empfänglichkeit bzw. Widerstandsfähigkeit Fleckfiebergefährdeter ausgeübt. *Körperlich reduzierte* Menschen sind von einer bezeichnenden Anfälligkeit, wobei allerdings nicht immer mit Sicherheit zu sagen ist, ob nun mehr die „*calorische Not*" oder die drückenden *Nahrungssorgen* den entscheidenden Ausschlag geben.

Gerade die schweren Strapazen und Entbehrungen der *kämpfenden Truppe* haben gezeigt, daß sich die Fleckfieberanfälligkeit kaum erhöht, solange die Truppe *psychisch intakt* bleibt. In gleichem Sinn, aber mit umgekehrtem Effekt, wirkt sich die zum Teil sehr ausgesprochene *psychische Depression der Feindbevölkerung* im Osten aus, wo bei ebenfalls bestehender materieller Not die antiinfektiöse Widerstandskraft sichtlich nachgelassen hat. Dasselbe beobachtet man immer wieder bei Fleckfieberkranken, deren psychische Verfassung durch plötzliche zusätzliche Belastungen (Todesfälle in der Familie u. ä.) derartig erschüttert wird, daß sich die Heilungsaussichten in besorgniserregender Weise verschlechtern.

Von Interesse ist auch das Verhalten des *Fleckfiebererregers im Kreislauf des Kranken.* Durch zahlreiche Experimente ist erwiesen, daß die Verweildauer des Erregers im Blut ebenso wie seine Anreicherung weitgehend von der Massivität der gesetzten Infektion bestimmt wird.

Schwere Fleckfieberfälle sind für ihre Umgebung *besonders gefährlich*, weil ihr Blut für Läuse schon sehr *früh, lange Zeit* und außerdem sehr *stark infektiös* ist. Daß gerade bei solchen Kranken Schmierinfektionen — z. B. bei Blutentnahmen — leicht erfolgen können, bedarf keiner weiteren Erwähnung.

Anders liegen die Dinge bei den *leichten* oder *abortiv* verlaufenden Fleckfieberfällen, bei denen sich nur *an wenigen Tagen* — und auch da nur in einem gewissen Prozentsatz — Läuse zu infizieren vermögen. Bei der sog. „*inapparenten*" *Infektion*, wie sie in Endemiegebieten und bei Jugendlichen nicht selten ist, scheint das Krankenblut für Läuse praktisch nicht infektiös zu sein. Die inapparent Infizierten gefährden aber aus anderen Gründen ihre Umgebung, zumal dann, wenn sie als Vagabunden und Bettler, Flüchtlinge oder Juden durch das Land ziehen. Als Fleckfieberimmune verbreiten sie irgendwo aufgelesene Fleckfieberläuse oft auf weite Strecken, ohne daß ihre unheilvolle Tätigkeit zunächst erkannt wird. Im Osten gibt es vielfältige Beispiele für plötzlich entstandene Epidemien, die ihren Ursprung auf diese Weise genommen haben.

Ein *chronisches Fleckfieber* gibt es nicht, ebensowenig wie die lang gesuchten „*Bacillenträger*", bei denen entweder dauernd oder zeitweise der Erreger im strömenden Blut kreisen müßte. Alle bisherigen Erfahrungen sprechen dafür, daß als *Reservoir des Fleckfiebererregers nur die Laus* und der von ihr stammende Läusekot in Betracht kommt.

Der Erreger des Fleckfiebers ist die 1915 von ROCHA-LIMA entdeckte *Rickettsia Prowazeki*, ein Kleinlebewesen, das sich von den gewöhnlichen Bakterienarten durch seine Nichtzüchtbarkeit auf künstlichen Nährböden unterscheidet.

Als nichtfiltrierbare Erreger nehmen die Rickettsien eine Zwischenstellung zwischen den kleinsten Bakterien und den Virusarten ein. Die Rickettsia Prowazeki (R.P.) stellt ein recht vielgestaltiges, mehr längliches als rundes Gebilde von etwa 200 mμ Durchmesser dar. Je nach der angewandten Färbung erinnert das Bild an winzige Pneumokokken oder auch an sehr verkleinerte Pestbacillen. Die auf dem Dottersack des Hühnchens gezüchteten Rickettsien erscheinen häufig als lange Scheinfäden. Am charakteristischsten ist das Verhalten des Erregers im Läusedarm, wo das intracelluläre Wachstum besonders gut zu sehen ist und die Rickettsien — vor allem im Negativbild eines Cyanochinpräparates — in ihrer eigentlichen Form erkannt werden können.

Die färberische Darstellung erfolgt am besten nach GIEMSA. Weitere Färbungen haben CASTANEDA, MACHIAVELLO und neuerdings auch GRACIAN angegeben. Nach GRAM lassen sich Rickettsien *nicht* färben.

Die *Züchtung des Erregers* gelingt außer im Läusedarm auch in der Gewebekultur, wenngleich auch die R.P. im Vergleich zu anderen R.-Arten eine gewisse Gewöhnung an das Milieu voraussetzt. Zur Gewinnung großer Mengen virulenter R. ist die Züchtung im Läusedarm am ergiebigsten. Aber auch auf dem Dottersack des Hühnchens sowie auf der Mäuse- bzw. Kaninchenlunge erhält man befriedigende Resultate.

R. sind gegen äußere, vor allem *chemische* Einflüsse *wenig widerstandsfähig.* Alle üblichen *Desinfektionsmittel* sind zur Abtötung der Erreger geeignet. Auch gegen Wärme sind R. sehr empfindlich, sofern die Temperaturen 60⁰ überschreiten. Tiefe Kältegrade sind ohne Einfluß. Eine eigenartige Widerstandsfähigkeit zeigen R., wenn sie in verdaute Blutreste eingeschlossen sind, wie dies z. B. beim Läusekot der Fall ist; in diesem Zustand kann der Erreger, vor Licht und höherer Temperatureinwirkung geschützt, bis zu Monaten überdauern und seine volle Infektionstüchtigkeit behalten. Die Einwirkung von 90gradiger Heißluft während 1—2 Stunden bewirkt aber auch hier eine sichere Abtötung. Im übrigen s. die Ausführungen über Bekämpfung S. 54.

Der *Nachweis der R.P.* im Blut des Fleckfieberkranken ist oft versucht worden. So richtig es ist, daß — zumal bei Untersuchungen der sog. „Speckhaut" — Rickettsien auch färberisch nachgewiesen werden können, so wenig eignet sich das in der Blutdiagnostik sonst übliche Verfahren des „Dicken-Tropfen"-Präparates zur Diagnosenstellung. Sollen R. aus Fleckfieberkrankenblut nachgewiesen oder isoliert werden, dann ist entweder der Läuse- oder der Meerschweinchenversuch anzustellen, der allein die zum Nachweis erforderliche Erregeranreicherung ermöglicht. Im ersten Fall ist der Erreger im Darm zu finden, im zweiten gibt er sich durch die meist typische Fieberkurve zu erkennen.

WEIGL hat die R.P. *in allen Sekreten und Exkreten nachgewiesen,* ausgenommen in der Tränenflüssigkeit. Eine epidemiologische Bedeutung scheint diesen immerhin seltenen Befunden aber nicht zuzukommen.

Die bei der *Serodiagnostik des Fleckfiebers* gebräuchlichen *Proteus OX 19*-Bacillen, die ursprünglich aus dem Harn von Fleckfieberkranken gezüchtet wurden, haben mit der Ätiologie des Fleckfiebers nach allem, was bisher darüber bekannt ist, nichts zu tun. Die häufigen Erörterungen über verwandtschaftliche Beziehungen zwischen dem Proteus OX 19 und der R.P., die einen wechselseitigen Übergang der Erreger ineinander vorsehen, entbehren jeglicher reproduzierbaren experimentellen Unterlage.

Der Fleckfiebererreger läßt sich auf Affen und Meerschweinchen übertragen, die beide an typischem Fieber erkranken; Kaninchen, Ratten und Mäuse sind ebenfalls fleckfieberempfänglich.

Krankheitsbild. Nach einer Inkubationszeit von 6—21, meist 10—12 Tagen beginnt die Krankheit entweder plötzlich oder nach einem kurz dauernden Prodromalstadium mit grippeartigen Symptomen. In den ersten Tagen stehen ungewöhnlich starke Kopfschmerzen, Schwindelgefühl, Schmerzen in den Muskeln, Knochen und Gelenken im Vordergrund. Bald gesellen sich schwere Erscheinungen von seiten des *Zentralnervensystems* hinzu, die sich durch zunehmende Benommenheit und Niedergeschlagenheit ankündigen. Im Verlauf der ersten Krankheitswoche, meist um den 4. und 5. Tag, kommt es zum Ausbruch des mehr oder minder charakteristischen *Exanthems;* in der Regel befällt es den Stamm, die Extremitäten sowie Hand und Fußflächen; das Gesicht bleibt meist frei. Form und Aussehen der Flecken können nach den verschiedensten Richtungen hin variieren, so daß die Diagnose auch für den Geübten nicht selten schwierig ist. Die Schnelligkeit und Intensität, mit der das Exanthem auftritt, steht im allgemeinen in Parallele zur Schwere des Krankheitsbildes. Fälle ohne Exanthem sind selten; oft ist es nur von kurzer Dauer und wird dadurch leicht übersehen.

Charakteristisch für Fleckfieber sind die *Blutdrucksenkung,* die *Darmträgheit,* die *muskuläre Adynamie* sowie *Hör-, Sprach-* und vor allem *Bewußtseinsstörungen,* die sich aus dem bevorzugten Befall des Zwischenhirns, des Bulbus und des extrapyramidalen Systems herleiten.

Katarrhalische Erscheinungen seitens der Augenbindehaut sowie der oberen Luftwege sind häufig. Die Zunge ist bei typischen Fällen borkig belegt und entzündlich gerötet. Das *Blutbild* ist uncharakteristisch. Der *Urinbefund* zeigt eine febrile Albuminurie sowie fast stets und frühzeitig eine positive Diazoreaktion.

Die *Krankheitsdauer* ist wechselnd:

Das fieberhafte Stadium umfaßt in der Regel 14—16 Tage. Ein kritischer Punkt ist der 10. Krankheitstag. Der Fieberabfall erfolgt lytisch oder kritisch, nicht selten mit vorausgehender Pseudokrise. Der hohe Gewichtsverlust ist die Folge einer starken Entwässerung. Der Ausgang der Erkrankung ist in hohem Maß vom Lebensalter abhängig, in zweiter Linie von der Güte der Pflege. Bei über 50jährigen ist die Prognose stets infaust. Die Sterblichkeit schwankt in der Altersstufe der 18—30jährigen zwischen 5 und 25%.

Die *pathologische Anatomie* des Fleckfiebers ist charakterisiert durch eine über alle Organe disseminierte kleinzellige Infiltration im Bereich der Capillaren. Bei sorgfältiger Durchmusterung der einzelnen Organe können die sog. *Fleck-fieberknötchen* regelmäßig und an allen Stellen des Körpers gefunden werden. Die deletäre Auswirkung dieser Veränderungen erklärt sich aus dem Funktions-ausfall wichtiger Gebiete im Zentralnervensystem. Der stärkere Befall der einen oder anderen Stelle bestimmt die wechselnde Symptomatik.

Unter den Begleitkrankheiten des Fleckfiebers verdient vor allem die *Nephritis* Er-wähnung, die die Prognose quoad vitam in erschreckender Weise verschlechtert. Differential-diagnostisch von Bedeutung sind Bauchtyphus, Grippe, Meningitis und Bronchopneumonie.

Ein wichtiges *diagnostisches Hilfsmittel* ist in der *serologischen Untersuchung des Blutserums* gegeben; zwei Methoden stehen im Vordergrund: Die *Proteus OX 19-Agglutination* (P.A.), die vom 6. Krankheitstag ab in der Mehrzahl der Fälle positive Agglutinintiter (1 : 200 und darüber) ergibt, sowie die *Rickett-sien-Agglutination* (R.A.)[1], die schon etwa 2 Tage früher und mit höherer Spezifi-tät positive Werte (1 : 160 und mehr) liefert.

Ein von zahlreichen Untersuchern angestrebter *Schnelltest* ist in einem von EYER und BRIX zusammengefaßten Verfahren (Fleckfieber-Folien-Test) verwirklicht, das schon *in Frontnähe* die Diagnosenstellung ermöglicht. Für die sichere und einwandfreie Serumtitration unter Feldverhältnissen haben EYER und ROHRMANN ein *Trockendiagnosticum* entwickelt, das sich gut bewährt hat.

Behandlung. Die *Therapie des Fleckfiebers* deckt sich mit der bei schweren Infektionskrankheiten üblichen Allgemeinbehandlung. Die Zahl der in Einzel-fällen angeblich erfolgreich geübten Medikationen ist groß. *Im Vordergrund jeglicher Fleckfieberbehandlung steht die aufs sorgfältigste durchgeführte Kranken-pflege und Diätetik.* Beide entscheiden über den Ausgang des Einzelfalles mehr als alle Medikamente.

Von großer Bedeutung ist die Befriedigung des *Flüssigkeitsbedürfnisses* des Fleckfieber-kranken. Wichtig ist ferner eine regelmäßige Hautpflege, der bei der hohen *Decubitusgefahr* besonderes Augenmerk zu schenken ist. Die medikamentöse Behandlung sollte sich auf eine richtig ausgewählte und rechtzeitige Anwendung bewährter Kreislauf- bzw. Herzmittel be-schränken. Sulfonamidpräparate sind in ihrer Wirkung ebenso unsicher wie die bei Protozoen-erkrankungen gebräuchlichen Mittel der Arsen-, Antimon- oder Acridingruppe.

Das *Rekonvaleszentenserum* scheint sich bei frühzeitiger und reichlicher An-wendung bei älteren Fleckfieberkranken zu bewähren. Ein Versuch ist in jedem Fall angezeigt.

Der genesende Fleckfieberkranke bedarf noch für Wochen einer sorgfältigen *Herz- und Kreislaufkontrolle.* Bei geeigneter Schonung hinterläßt das Fleckfieber bei ursprünglich Gesunden nur selten bleibende Schäden.

Die durch Überstehen der Krankheit erworbene *Immunität* ist solid, keines-falls aber absolut. Zweiterkrankungen, sogar mit tödlichem Ausgang, sind bekannt.

Verhütung und Bekämpfung. *A. Allgemeine Maßnahmen. Eine wirksame Be-kämpfung des Fleckfiebers ist gleichbedeutend mit der Vernichtung der Kleiderlaus einschließlich der von ihr beherbergten bzw. ausgeschiedenen Erreger.*

Ohne Läuse kein Läusekot, ohne Läusekot kein Fleckfieber. Entlaust werden müssen demnach Fleckfieberkranke bzw. -verdächtige, ebenso wie die mit ihnen in Berührung gekommenen Personen und Gegenstände.

---

[1] Durchführung z. Z. in den Laboratorien des Instituts für Fleckfieber- und Virus-forschung des Oberkommandos des Heeres in Krakau und Lemberg.

Entlausungen ohne Maßnahmen, die einer alsbaldigen Wiederverlausung ent-gegenwirken, verfehlen ihren Zweck.

In *fleckfiebergefährdeten Gebieten* führt nur die *systematische*, mit *rücksichts-loser Strenge* und *ausnahmslos* durchgeführte Entlausung zum Ziel. Je nach Um-fang der Verlausung müssen die getroffenen Maßnahmen in 2—3 wöchentlichem Intervall wiederholt werden.

Entlausungsanzüge für das im Entlausungsdienst eingesetzte Personal sind dort, wo die dazu notwendigen glatten Stoffe beschafft werden können, von Vorteil. Die aus einem Stück gefertigten Monteuranzüge eignen sich hierzu besonders. Die oft empfohlene Abdichtung der Hals- und Armöffnungen durch Leukoplaststreifen wird öfter gefordert als wirklich durch-geführt. Das Tragen glatter langer Stiefel ist in jedem Fall zweckmäßig.

Die *Entlausung* selbst kann *chemisch* oder *physikalisch*[1] durchgeführt werden. Die Anzahl der in der letzten Zeit empfohlenen chemischen Mittel ist groß. Die einen bauen sich auf der *Blausäure* und ihren Abkömmlingen, die anderen auf den *Senfölen* und eine weitere große Gruppe auf *halogenierten Kohlenwasser-stoffen* auf. Mit den meisten der im Handel befindlichen Präparate kann man Läuse und ihre Brut mit Sicherheit vernichten, wenn man die Konzentration des Mittels genügend hoch und seine Einwirkungsdauer entsprechend lang hält. Beides ist praktisch nicht immer möglich.

Das *wirksamste Läusevertilgungsmittel* ist die *Blausäure*, deren Anwendung jedoch geschultes Personal und einwandfrei abdichtbare Räume voraussetzt. Ein entscheidender *Nachteil der Blausäure*, aber auch aller sonstigen verdampf-baren Entlausungsmittel ist ihre *fehlende bzw. ungenügende desinfizierende Kraft*. In den gebräuchlichen Entlausungszeiten sind diese Stoffe ohne Wirkung auf den Fleckfiebererreger. Dennoch wird man dort, wo entsprechende Einrich-tungen vorhanden sind, auf die Anwendung der Blausäure nicht verzichten, da sie durch die sichere Abtötung der Läuse und Nisse die Seuchenausbreitung in hohem Maß beeinträchtigt. Bei geringgradiger Fleckfieberverseuchung der Läuse ist das Verfahren vertretbar, bei stärkerer Verseuchung müssen physikalische Methoden angewendet werden. Die *schweflige Säure*, gleichgültig in welcher Form entwickelt, ist in den praktisch erreichbaren Konzentrationen ebenfalls von fragwürdiger Wirksamkeit. *Formalin* wirkt auf Läuse überhaupt nicht. *Kresol-präparate* eignen sich zur Scheuerdesinfektion verlauster oder fleckfieberver-seuchter Quartiere gut und sind zur Zeit durch keine besser wirkenden Mittel zu ersetzen.

Die Entlausung mit *physikalischen Methoden* hat den Vorzug allgemeiner Verwendbarkeit. Grundprinzip ist in jedem Fall die Anwendung von Wärme entweder in Form des *heißen Wassers*, des *Wasserdampfes* oder der *heißen Luft*. Die Truppe hat stets die Möglichkeit, das eine oder andere Mittel in mehr oder minder improvisierter Form einzusetzen. Zur „Einmannentlausung" hat sich auch im 2. Weltkrieg das *Bügeleisen* hervorragend bewährt. Die Anwendung von heißem Wasser oder Dampf erfährt eine Einschränkung durch die Empfindlich-keit zahlreicher Bekleidungsgegenstände, unter denen die aus Leder gefertigten obenan stehen. Bei *loser Packung* läßt sich die *Heißdampfentlausung* jedoch auch bei Wollstoffen und Kunstgespinsten anwenden, wenn nicht zu lang und bei nicht zu hoher Temperatur entlaust wird. Viel *schonender* ist die Anwendung der *heißen Luft*, die *bei 90°* und *1½—2 stündiger* Einwirkung sowie bei *lockerer Pak-kung* des Entlausungsgutes *Läuse* und *Nisse* mit Sicherheit vernichtet.

Der grundsätzliche *Vorzug der Hitzeentlausung* gegenüber der mit chemischen Mitteln ist darin zu sehen, daß *gleichzeitig* mit Läusen und Nissen *auch der Fleck-fiebererreger*, gleich in welcher Form er vorliegt, vernichtet wird.

---

[1] S. auch Kapitel H in diesem Abschnitt: *Desinfektion, Entwesung und Sterilisation.*

Lederzeug kann, sofern es *trocken* ist, ebenfalls mit heißer Luft entlaust werden; zweckmäßiger ist jedoch die Anwendung flüssiger Kresolpräparate. Wertlose Gegenstände werden am besten verbrannt[1].

B. Spezielle Prophylaxe. Die *vorbeugende Fleckfieberbekämpfung* kann auf zweierlei Weise erfolgen: Einmal durch Maßnahmen zur *Verhütung der Verlausung,* andererseits durch *Vorkehrungen,* die sich *gegen die Infektionsmöglichkeiten* richten. Ein *Vorbeugungsmittel gegen die Gefahr der Verlausung* trifft das Übel zweifellos an der Wurzel. Es müßte die Eigenschaft haben, auf Wäsche und Kleidung bzw. auf die menschliche Haut gebracht, insektentötend, mindestens aber insektenabweisend zu wirken, ohne zu belästigen oder den Organismus zu schädigen. Die schon im Weltkrieg 1914/18 empfohlenen Mittel, wie Nelkenöl, Kresolpuder u. ä., sind wirkungslos. Dagegen sind in allerletzter Zeit Substanzen gefunden worden, die nach bisher vorliegenden Berichten den an sie gestellten Anforderungen bereits in hohem Maß genügen.

Das Präparat „*Lauseto*" der I.G. Farbenindustrie ist eine Flüssigkeit, die, mit Wasser vermengt, eine milchige Emulsion bildet, mit der die Wäsche und Kleidungsstücke imprägniert und dadurch für etwa 3 Monate läusesicher gemacht werden können. Übliches Waschen der imprägnierten Stücke in handwarmem Wasser beeinträchtigt die läuseabweisende Wirkung nicht, wohl dagegen Kochen sowie Temperaturen über 80⁰ C. — Ein anderes in Pulverform hergestelltes Imprägnierungsmittel ist das „*Delicia-Läusepräparat*" der Chem. Fabrik Delitia. Das in zwei getrennten Teilen gelieferte Mittel bildet nach der Auflösung der beiden Pulver in Wasser ebenfalls eine Emulsion, die allen damit imprägnierten Gegenständen für die Dauer von etwa 3 Wochen eine gute läuseabweisende Wirkung verleiht. Waschen sowie Temperaturen über 30⁰ zerstören bzw. beeinträchtigen die Wirksamkeit des im übrigen auf empfindlicher Haut nicht ganz reizlosen Präparates.

Vorbeugende Maßnahmen, die auf einen Schutz gegen schwer bzw. tödlich verlaufende Infektionen abzielen, haben sich im 2. Weltkrieg bereits in hohem Maß erfolgreich durchführen lassen.

Unter den beiden Möglichkeiten der *passiven* bzw. *aktiven Immunisierung* hat ausschließlich die letztere zu Erfolgen geführt. Die Frage, ob toter oder lebender Impfstoff, muß für europäische Verhältnisse zugunsten der toten Impfstoffe entschieden werden.

Unter den z. Z. bekannten Impfstoffgewinnungsmethoden haben die Verfahren von WEIGL (Läusedarmimpfstoff), von COX, OTTO und GILDEMEISTER (Dottersackimpfstoff) sowie von DURAND und GIROUD (Mäuselungen- bzw. Kaninchenlungen-Impfstoff) bereits praktische Bedeutung gewonnen. Die *Läusevaccine* nach WEIGL wird im großen Maßstab in den Laboratorien des Instituts für Fleckfieber- und Virusforschung des Oberkommandos des Heeres in Krakau und Lemberg hergestellt. Das bereits im Massenversuch erprobte Verfahren hat befriedigende Ergebnisse gezeigt und vermag sowohl die Schwere der Erkrankung zu mindern als auch die Todesrate auf ein — wohl unvermeidliches — Minimum abzusenken. Die *Dottersackvaccine* hat sich ebenso wie der *Mäuselungen-Impfstoff* erfolgreich erwiesen, so daß ihre Anwendung empfohlen werden kann. Die bisher vorliegenden Ergebnisse lassen jedoch ein abschließendes Urteil noch nicht zu.

Die *Dauer des Impfschutzes* bei Anwendung von Läusevaccine kann mit einem Jahr angenommen werden. Wiederholungsimpfungen empfehlen sich 10—12 Monate nach der Erstimpfung. Impfungen während der Inkubation haben sich bewährt, wenn sie spätestens im Lauf der ersten Woche nach erfolgter Infektion durchgeführt werden; danach sind sie wertlos, vielleicht sogar schädlich.

Eine Verbesserung der Impfstoffe, im besonderen zur Verringerung der Impfreaktionen, liegt im Bereich der Möglichkeit.

Das ebenfalls durch Läuse übertragbare und durch Rickettsien hervorgerufene „*Wolhynische oder Fünftagefieber*" steht mit dem Fleckfieber in keinerlei engerer Bindung. Serologische Zusammenhänge bestehen nur angedeutet. Fleckfieberimpfstoffe schützen *nicht* gegen das Wolhynische Fieber.

---

[1] Einzelheiten über die Entlausung siehe HDv. 209/II, HDv. 194 und Merkblätter.

Schrifttum.

BOGENDÖRFER: Dtsch. Mil.arzt 7, 455 (1942). — COMBIESCO, ZOTTA, MANCIULESCU, POP u. TASCAU: Z. Hyg. 123, 612 (1942). — COX u. BELL: Publ. Health Rep. 55, 110 (1940). — DURAND u. SPARROW: Arch. Inst. Pasteur Tunis 29, 1 (1940). — EYER: Med. Welt 1940, 261; Öff. Gesdh.dienst (Teil B) 7, 97 (1941); Prakt. Desinf. 5 (1941); Dtsch. Mil.arzt 7, 333 (1942); Hippokrates (i. Druck). — EYER u. BRIX: Dtsch. Mil.arzt 8, 193 (1943). — EYER u. DILLENBERG: Z. Hyg. (im Druck). — EYER u. ROHRMANN: Z. Hyg. 122, 584 (1940). — FANTA: Dtsch. Mil.arzt 8, 20 (1943). — GILDEMEISTER u. HAAGEN: Zbl. Bakter. Orig. 148, 257 (1942). — HALLERVORDEN: Dtsch. Mil.arzt 8, 26 (1943). — HALLMANN: Dtsch. Mil.arzt 7, 196 (1942). — HERZIG: Press.méd.1939,571. — KLOSE: Klin.Wschr. 21, 498 (1942). — MOOSER: Schweiz. Z. Path. Bakter. 4, 1 (1941). — MOOSER u. LEEMANN: Ibid. 4, 412 (1941). — MOSING u. RADLO: Bull. mens. Off. Intern. d'Hyg. publ. 30, 1715 (1938). — OTTO u. BICKHARDT: Z. Hyg. 123, 717 (1942). — OTTO u. WOHLRAB: Arb. Inst. exper. Therap. 1940, H. 40. — TIETZ u. CARLÉ: Ibid. 7, 399 (1942). — WEBER u. HASE: Veröff. Volksges.dienst 55, 747 (1941).

7. Fünftagefieber oder Wolhynisches Fieber.

Von H. RUGE-Kiel.

Mit 2 Abbildungen.

Nach WERNER ist das Fünftagefieber bereits im Altertum und Mittelalter bekannt gewesen. Dann geriet die Erkrankung in Vergessenheit und wurde erst 1916 während des *1. Weltkrieges* von HIS und WERNER wieder beschrieben.

Offenbar handelt es sich bei diesem Fieber um eine *fast ausschließlich im Kriege* und *vorzugsweise im Osten* vorkommende Erkrankung, deren Verbreitung durch die *massenhafte Anhäufung von Menschen* begünstigt wird.

Der **Erreger** ist die Rickettsia quintana, die auf den Epithelzellen des Läusemagens sitzt. Das Virus kann von Mensch zu Mensch und auf die Laus (Darm) übertragen werden (Abb. 1).

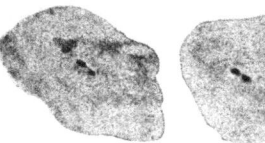

Abb. 1. Rickettsia quintana auf Epithelzellen aus dem Läusemagen gelagert.

Das Krankheitsbild ist nicht einheitlich. Die Inkubationszeit ist unbekannt; im Menschversuch drei Wochen. Das Kennzeichnende sind in vielen Fällen die meist einige Stunden dauernden Fieberanfälle, die etwa alle 4—6 Tage auftreten und mit einem Schüttelfrost beginnen. Bei manchen Kranken schließt sich indessen ein längeres subfebriles Stadium an. Es besteht ein allgemeines Krankheitsgefühl, ohne daß zunächst außer dem Fieber besondere Abweichungen zu erkennen wären. Sehr häufig wird über ziehende Schmerzen in den Unterschenkeln (Schienbein und Wade) geklagt (Knochenhautentzündungen). Dazu gesellen sich Muskelschmerzen in wechselnder Stärke — als besonders druckempfindlich werden Zwischenrippen und Lendenmuskulatur angegeben. Manchmal finden sich leichte Lähmungen, Schmerzhaftigkeit an den Nervenaustrittsstellen und leichte Störungen der Gefäßnerven. Pulsbeschleuni-

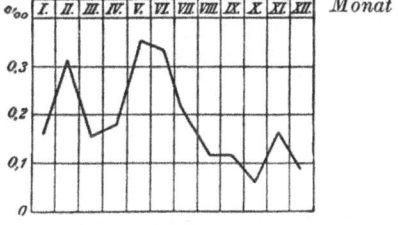

Abb. 2. Jahreszeitlicher Verlauf des Fünftagefiebers.

gung. An den Lungen treten katarrhalische Geräusche und gelegentlich krampfartiger Husten auf. Die Milz ist meist vergrößert, die Leber dagegen unverändert. Darmerscheinungen fehlen. Nur ausnahmsweise sieht man eine Nephrose im Gefolge des Fünftagefiebers, wohl aber die durch Fieber bedingte Eiweißausscheidung. Roseolen sind nur ganz vereinzelt beobachtet. Während der Anfälle sieht man manchmal eine Vermehrung der weißen Blutkörperchen bis zu 30000. Die Segmentkernigen sind im Anfall vermehrt, später kommt es zu einem Überwiegen der Lymphocyten. Im Laufe der Anfälle kann sich eine gewisse Blutarmut entwickeln. Keine Agglutination auf WEIL-FELIX. Rheumatoide und nervöse Nachkrankheiten sind nicht selten.

Verwechslungen mit *Rückfallfieber* und *Malaria* lassen sich durch den *mikroskopischen Befund* ausschließen, *Typhus* und *Maltafieber* durch den WIDAL.

Grippe pflegt meist in anderen Jahreszeiten aufzutreten (Abb. 2). Im dicken Tropfen und in Blutausstrichen lassen sich manchmal spärliche Rickettsien nachweisen. Der Krankheitsverlauf ist stets günstig. Bei der *Behandlung* empfiehlt sich neben den üblichen symptomatischen Mitteln ein Versuch mit Eubasin u. a.

Zur **Bekämpfung** und **Verhütung** ist Vernichtung der Kleiderläuse und ihrer Brut notwendig.

Schrifttum.

Werner: Handb. d. Viruskrankheiten von Gildemeister, Haagen und Waldmann Bd. 2 (1939) S. 598; Dtsch. med. Wschr. 1939, 174. — Ogata: Zbl. Bakter. I Ref. 120, 446 (1936). — Bernsdorf: Dtsch. Mil.arzt 8, 254(1943). — Kibler: Dtsch. Mil.arzt 8, 100 (1943).

8. Leptospiren-Infektionen.

Von G. Rose-Berlin.

Unter dem Namen ihrer **Erreger** wird eine größere Gruppe fieberhafter Erkrankungen als *Leptospirosen* zusammengefaßt, die insgesamt über die ganze Erde verbreitet, in ihren einzelnen Vertretern jedoch räumlich oft eng begrenzt sind.

Die *Leptospiren* sind Spirochäten von durchschnittlich 8—24 μ, manchmal bis 40 μ Länge, mit dickerem Mittelstück mit feinen, kaum sichtbaren Windungen und hakenförmigen Enden mit Endknopf, S-Form, Kleiderbügelform. Sie lassen sich in verdünntem Kaninchenserum am besten bei Temperaturen von 26—30° C züchten. Manche Arten sind pathogen für das Meerschweinchen als Versuchstier.

Wehrmedizinisch wichtige Leptospirosen sind der *Icterus infectiosus*[1], hervorgerufen durch die Leptospira icterohaemorrhagiae (L. ih.), und das *Feldfieber* (Ernte-, Schlamm- oder Wasserfieber), hervorgerufen durch die Leptospira grippotyphosa (L. gt.).

Die Bezeichnung „Icterus infectiosus" (früher auch Weilsche Krankheit genannt) ist sprachlich unglücklich, da ein großer Teil der durch L. ih. hervorgerufenen Erkrankungen ohne Gelbsucht verläuft, da zweitens eine Ansteckung von Mensch zu Mensch praktisch nicht vorkommt, sondern die Infektionsquelle für den Menschen das Tier unmittelbar oder mittelbar ist und da schließlich die Bezeichnung häufig zu Verwechslungen mit der Hepatitis epidemica[2] führt, mit der die Leptospireninfektionen weder ätiologisch noch epidemiologisch etwas gemein haben. Der Klarheit halber ist es zweckmäßiger, die Krankheit nach ihrem Erreger zu bezeichnen.

Innerhalb der Infektionen durch L. ih. wird von manchen Forschern (Schüffner) die *Leptospira canicola* als serologisch, epidemiologisch und klinisch selbständige Art abgegrenzt, während andere sie nur als Variante der L. ih. betrachten. Die Auffassung, daß die Leptospira grippotyphosa nur eine Variante der L. ih. mit geringerer Virulenz für den Menschen und fehlender Hepatropie sei, ist bei den klaren serologischen und epidemiologischen Unterschieden der beiden Erkrankungen abzulehnen.

Sonstige Leptospirenerkrankungen: Japanisches 7-Tage-Fieber (Leptospira hebdomadis), Herbstfieber (Leptospira autumnalis), Reisfeldleptospirosen sowie die nach ihren Erregern benannten Leptospireninfektionen, z. B. Salinem, Swart v. Tienen, Sejrö u. a. Wenn auch diese ganze Gruppe *wehrhygienisch* zur Zeit keine Rolle spielt, ist die Kenntnis dieser Vielheit von Erregern und Krankheiten innerhalb der Gruppe deshalb wichtig, weil nach den bisherigen Erfahrungen damit zu rechnen ist, daß in medizinisch und bakteriologisch weniger erschlossenen Gebieten verwandte Erreger und Krankheitsbilder vorkommen und plötzlich durch epidemisches Auftreten für die Truppe erhebliche Bedeutung gewinnen können. Insbesondere in warmen Ländern ist mit dieser Möglichkeit zu rechnen.

Die verschiedenen Leptospirosen unterscheiden sich nicht nur durch serologische Besonderheiten der Erreger, sondern auch durch epidemiologische und klinische Eigentümlichkeiten sowie ihre Virulenz für den Menschen.

---

[1] „Ansteckende Gelbsucht" der Wehrmachtsdienstvorschriften.
[2] Siehe Kapitel 10 in diesem Abschnitt.

Übertragung. Allen Leptospirosen gemeinsam ist, daß sie nur ausnahmsweise von Mensch zu Mensch, in der Regel aber vom leptospirenkranken oder leptospirentragenden Tier direkt oder durch Wasser, Schlamm oder sonst verunreinigtes Material, auch Nahrungsmittel, auf den Menschen übertragen werden. Epidemisches Vorkommen bei der Truppe ist nie auf gegenseitige Ansteckung, sondern auf die gemeinsame Infektionsquelle in der Außenwelt zurückzuführen.

In Wasser und Schlamm finden sich auch für den Menschen apathogene Leptospiren, z. B. die Leptospira biflexa, die zwar nicht morphologisch, aber serologisch von den pathogenen Arten eindeutig zu unterscheiden ist. Auch die pathogenen Arten vermögen in reinem oder verunreinigtem, nicht sauerem Wasser längere Zeit zu leben.

Natürliche Infektionen mit Leptospiren werden vor allem bei Ratten, Hunden, Mäusen, Katzen, Silberfüchsen, Schweinen beobachtet. Diese Infektionen der Tiere können klinisch manifest verlaufen, z. B. bei Hunden: Stuttgarter Hundeseuche gleich Hundetyphus, hervorgerufen durch L. ih. Sie können aber auch klinisch latent bleiben wie die Katzenleptospirose und Leptospireninfektion der Wildratten. Latent infizierte Ratten und Feldmäuse scheiden die Erreger zeitlebens mit ihrem Urin aus (Leptospirenträger). Bei Ratten bereits intrauterine Infektion.

Die Leptospiren vermögen *durch die unverletzte Haut und Schleimhaut* einzudringen. *Infektion* mit L. ih.: beim Baden, Arbeiten in sumpfigem Boden, in *Abwasseranlagen*, bei Sturz in infizierte Gewässer, auf Reisfeldern, aber auch gewöhnlichen Ackerböden, beim Arbeiten in rattenverseuchten Ställen, Schlächtereien und Lebensmittelgeschäften. Gehäuftes Auftreten bei der Truppe als *Badeepidemie*, im Stellungskrieg bei starker Rattenverseuchung der Stellungen, Pionierarbeiten.

Unmittelbare Übertragung vom Tier auf den Menschen wird vor allem bei der Leptospireninfektion des Hundes und der Katze beobachtet, ebenso Laboratoriumsinfektionen bei Arbeiten mit Ratten.

Epidemiologische Besonderheiten der Infektionen mit L. gt.: Auftreten oft räumlich begrenzt, dort aber in zahlenmäßig großen Epidemien, die trotz fast fehlender Letalität einsatzmäßig erhebliche Ausfälle verursachen können. Berufsinfektionen der Landwirtschaft, auch Badeepidemien. Begünstigt durch warme Niederschläge und Überschwemmungen bei hohen Außentemperaturen. Daneben auch Einzelerkrankungen.

Herde sind in Schlesien, Elbgebiet, Bayern, Rußland, im Krieg auch in Frankreich beobachtet. Wahrscheinlich sind sie noch weiter verbreitet, ohne richtig erkannt zu werden. Seit Schüffner bei Feldmäusen und Rimpau bei Feld-, Rötel- und Waldmäusen in erheblichem Umfang die Verseuchung mit L. gt. nachgewiesen haben, ist die Infektionsquelle aufgeklärt. Das Entstehen der Epidemien beim Menschen bietet trotzdem viele unbeantwortete Fragen, die Kathe mit der Annahme der Vermehrung der Erreger im Boden unter dem Einfluß noch unbekannter Ursachen zu erklären versucht.

Krankheitsbild bei Infektion mit L. ih. Plötzlicher Beginn mit Schüttelfrost, Rücken- und Gliederschmerzen, insbesondere Wadenschmerzen, Conjunctivitis, regelmäßig Nierenreizung mit Eiweiß und Cylindern im Harn, Auftreten von Gelbsucht in verschiedenen Epidemien wechselnd in einem Drittel bis der Hälfte der Fälle.

Häufige Komplikationen: Myokardschäden, Kreislaufstörungen, Iritis. In manchen Epidemien gehäuft meningitische Erscheinungen bei Fehlen des Ikterus. Remittierender Fieberverlauf. Erster Fieberabschnitt etwa einwöchige Dauer, Rückfall mit unregelmäßigem Verlauf.

L.-ih.-Infektionen ohne Gelbsucht gehen meist in Heilung über. Sonst Sterblichkeit um 10%, in einzelnen Epidemien bis zu 25%. Wiederherstellung der vollen körperlichen Leistungsfähigkeit läßt lange auf sich warten.

Krankheitsbild bei Infektion mit L. gt.: Beginn mit Schüttelfrost, starkem Krankheitsgefühl; kontinuierlicher Fieberverlauf, conjunctivale Reizung, Magen-Darm-Störungen, Lymphdrüsenschwellung. Nierenbefund wesentlich seltener als bei L. ih. Vom 3. Fiebertag ab häufig, jedoch nicht regelmäßig, flüchtige Hautausschläge, die zu differentialdiagnostischen Erwägungen gegenüber Masern und Fleckfieber führen. Häufigkeit wechselt in einzelnen Epidemien.

Komplikationen: Iritis, Glaskörpertrübungen, Sehnerventzündungen. Auch bei Feldfieber läßt sich durch klinische Untersuchung meist eine Leberschädigung feststellen, aus der sich jedoch nur ausnahmsweise eine Gelbsucht entwickelt. Jedoch schließt Gelbsucht nicht mit Sicherheit Feldfieber aus. Auch meningitische Reizungen kommen vereinzelt vor, jedoch seltener als bei L. ih. Die Prognose bei Feldfieber ist ausgesprochen günstig. Die meisten Epidemien verlaufen, auch wenn sie ernstliche Dienstausfälle verursachen, ohne Todesfälle, jedoch schließen einzelne Todesfälle die Diagnose Feldfieber nicht aus.

Die *Inkubationszeit* beträgt bei den Leptospirosen in der Regel 8—10 Tage, bei L. ih. 4—19, bei L. gt. 2—10. Überstehen der Infektion mit L. ih. und L. gt. hinterläßt langdauernde *Immunität*.

Diagnose. Einzelerkrankungen werden oft verkannt. Differentialdiagnose bei L. ih. vor allem gegen Hepatitis epidemica (wichtig ist der Nierenbefund); in Gelbfieberländern gegen Gelbfieber. Außerdem Verwechslung mit Malaria und Rückfallfieber, insbesondere seiner biliösen Form (mikroskopische Blutuntersuchung im dicken Tropfen auf Plasmodien und Recurrenssspirochäten), Genickstarre (Lumbalpunktat auf Meningokokken), sowie Pappatacifieber, Dengue, Brucellosen, Grippe, Typhus-Paratyphus, Sepsis möglich.

Die *klinische Erkennung* von Einzelerkrankungen, insbesondere von L.-ih.-Infektionen ohne Gelbsucht, ist schwer und scheitert meist daran, daß der Arzt nicht an die Möglichkeit denkt. Bei sachgemäßer Laboratoriumsuntersuchung ist die Erkennung leicht und sicher. In den ersten 2—3 Krankheitstagen gelingt der Nachweis der Erreger durch *Blutkultur* bei Anwendung der Spezialverfahren mit Sicherheit, bei L.-ih.-Infektionen auch Tierversuch. Von der zweiten Woche ab *serologische Untersuchungen*, die für die Leptospirendiagnose von grundlegender Bedeutung sind. Komplementbindung, Agglutination und Lyse sind gleichwertig. Die Reaktionen sind empfindlich und spezifisch, sie müssen jedoch stets mit einer Reihe verschiedener Leptospirenstämme durchgeführt werden. Es empfehlen sich wiederholte Einsendungen im Abstand von mehreren Tagen zur Feststellung von Titersteigerungen. Die serologischen Proben können Monate nach Überstehen der Krankheit positiv ausfallen, also zur nachträglichen Klärung benutzt werden. Ebenso ist aber daran zu denken, daß eine positive Reaktion auch von einer bereits länger zurückliegenden Erkrankung herrühren kann. Also sorgfältige Anamnese. Der Nachweis der Leptospiren selbst ist dagegen stets beweisend.

Die serologischen Untersuchungen auf Leptospiren werden noch nicht von allen Untersuchungsstellen durchgeführt, daher im Notfall Einsendung an das Institut für allgemeine und Wehrhygiene der Militärärztlichen Akademie, Berlin NW 40.

Bei L. ih. werden die Leptospiren von der 2. Krankheitswoche ab durch die Niere ausgeschieden und sind im Harn, mitunter noch lange nach Ablauf der Erkrankung, nachweisbar. L. gt. ist im allgemeinen im Harn nicht nachweisbar.

Zum *mikroskopischen Nachweis* der Leptospiren und auch bei der serologischen Untersuchung ist das Dunkelfeld vorzuziehen. Bei Laboratoriumsarbeiten mit Leptospiren Schutzbrille und Gummihandschuhe!

Zur *Diagnose des Schlammfiebers* ist mit Erfolg auch die Intracutanreaktion herangezogen worden.

Behandlung: Obwohl Übertragungen von Mensch zu Mensch bisher nicht sicher nachgewiesen sind, werden Leptospirosekranke nach den für die Pflege ansteckender Kranker gültigen Regeln behandelt. Insbesondere ist bei L.-ih.-Infektionen die Ausscheidung der Leptospiren mit dem Harn zu berücksichtigen. Entlassung erst, wenn der Harn leptospirenfrei ist.

Bei L.-ih.-Infektionen steht die Behandlung mit 30—60 ccm *spezifischem Immunserum* (Kaninchenserum) in den ersten 4 Tagen im Vordergrund. Auch Rekonvaleszentenserum oder

Transfusion von Rekonvaleszentenblut ist nützlich. Die sonstige Behandlung berücksichtigt die Nieren-, Leber- und Kreislaufschädigung.

Zu *warnen* ist vor der Anwendung der bei anderen Spirochäteninfektionen bewährten *Arsenpräparate*, die bei Leptospirosen den Krankheitsverlauf verhängnisvoll beeinflussen können. Versuche mit Sulfonamiden waren wirkungslos.

Auch bei *Feldfieber* ist eine Serumbehandlung möglich, im allgemeinen aber überflüssig.

Bekämpfung. Für die Bekämpfungsmaßnahmen sind eindeutige Feststellungen über die Infektionsquelle wesentlich, vgl. Epidemiologie. Es ist an Ratte, Hund und andere Tiere sowie an die direkte und indirekte Übertragung zu denken. *Hinsichtlich* der Rattenbekämpfung vergleiche den Beitrag über ,,Pest'', hinsichtlich der Hundefragen den Beitrag über ,,Tollwut'' in diesem Abschnitt.

Vorbeugung. Schutzimpfung gegen L. ih. ist mit Erfolg bei besonders gefährdeten Arbeitern (Abwasserbetriebe, in Japan Bergleute) angewandt worden. Für die deutsche Wehrmacht hat sie sich bisher noch nicht als notwendig erwiesen. Vorsicht bei der Auswahl von Badeplätzen. Rattenbesetzte offene Gewässer sind zu vermeiden. Rattensicherung von Küchen und Speichern, Einschränkung der Hundehaltung bei der Truppe auf die dienstlich notwendigen Hunde.

Schrifttum.

Kathe: Erg. Hyg. **24**, 159 (1941). — Rimpau: Zbl. Bakter. I Orig. **150**, 136 (1943). — Rimpau-Schlossberger-Kathe: Zbl. Bakter. I Orig. **141** (1938). — Uhlenhuth u. Fromme: Weilsche Krankheit in Kolle-Kraus-Uhlenhuth: Handbuch der pathogenen Mikroorganismen VII. 1, 487 (1936), 3. Aufl. — Wehrmachtvorschriften: HDv. 209, LDv. 800, MDv. 284 S. 193—199.

9. Rückfallfieber.

Von H. Ruge-Kiel.

Polen, *Serbien* und *Rumänien* wurden während des vorigen Krieges, *Rußland* vor allem in der Revolution von verheerenden Seuchenzügen des Rückfallfiebers (Recurrens) heimgesucht. Von außereuropäischen Ländern hat *Afrika* (Kongo, französischer Sudan, Westafrika) besonders in dem letzten Jahrzehnt unter schweren Ausbrüchen zu leiden gehabt.

Rückfallfieber ist als *Kriegs-* und *Hungerseuche* gefürchtet.

Die **Erreger** sind Spirochäten. Die einzelnen Arten lassen sich nur durch Immunitätsversuche unterscheiden. An Läuse angepaßte Spirochäten kann man nicht durch Zecken übertragen oder umgekehrt. Züchtung und Tierversuch (Affe, weiße Maus) sind erfolgreich.

Überträger sind Kleiderläuse und Zecken vom Genus Ornithodorus. Beide bleiben während des ganzen Lebens übertragungsfähig. Bei den Zecken dringen die Spirochäten auch in die Eierstöcke ein und infizieren damit die nächste Generation.

Krankheitsbild. Nach einer Inkubationszeit von 3—7 Tagen kommt es unter Schüttelfrost ohne sonstige Vorläufer zu einem steilen Fieberanstieg. Das Fieber bleibt im ersten Anfall meist 3—4 Tage unter geringem (0,5—1°) morgendlichem Rückgang auf der gleichen Höhe, um dann unter Schweißausbruch bis unter die Norm abzufallen. Nach einer fieberfreien Pause von 4—6 Tagen folgt wieder ein kürzerer Anfall. Im weiteren Verlauf werden im allgemeinen die fieberfreien Zwischenräume immer länger und die Anfälle immer milder, so daß es schließlich durch die im Körper unterdessen gebildeten Abwehrstoffe zum Erlöschen der Krankheit kommt. Das Rückfallfieber kann in der Art seiner Anfälle außerordentlich wechselnd sein. An Komplikationen finden sich Gesichtsnervenlähmungen, Regenbogenhaut- und Rippenfellentzündungen, Gelenkerkrankungen u. a. Nicht selten sind Mischinfektionen mit Malaria, Fleckfieber oder Typhus. Hier wird meist die eine Erkrankung bis zum Ablauf der anderen zurückgedrängt. Eine sehr bösartige Form ist das sogenannte

„biliöse Typhoid", d. h. eine Erkrankung mit sofortiger stärkster Beteiligung der Leber (Gelbsucht, Leberschwellung), die fast ausnahmslos zum Tode führt. Im Blutbild leichte Vermehrung der weißen Blutkörperchen mit geringer Linksverschiebung. Nach dem Anfall Lymphocytose und Vermehrung der Einkernigen. Die Immunität ist ziemlich kurzdauernd, immerhin verlaufen etwa später auftretende Erkrankungen milder.

Erkennung. Verwechslungen mit Maltafieber bzw. HODGKINscher Krankheit sind kaum möglich, eher mit Malaria oder Grippe. Das *Blutpräparat* (dicker Tropfen) schafft hier meist Klarheit. In manchen Fällen lassen sich im ersten Anfall nur schwer oder gar nicht Spirochäten nachweisen. Daher Blutuntersuchungen wiederholen. Der Erreger findet sich auf der Höhe der Fieberanfälle, in der fieberfreien Zwischenzeit erhält man im allgemeinen nur durch den Tierversuch ein positives Ergebnis.

Die Behandlung erfolgt am besten auf der Höhe des Fieberanfalls mit 0,45—0,6 g Neosalvarsan i.v. Das biliöse Typhoid ist durch Salvarsan kaum zu beeinflussen. Nicht in der fieberfreien Zeit Salvarsan spritzen! Versuch auch mit Solganal oder Genesenenserum, Gabe 10—20 ccm.

Sektion. Die kapselverdickte Milz und Leber sind geschwollen, bei dem biliösen Typhoid sind diese Erscheinungen noch stärker ausgesprochen. Hinzutreten eine allgemeine schwere Gelbsucht, Blutungen auf dem Herzbeutel, in den Darm u. a. Mikroskopisch diffus entzündliche Veränderungen in Herz, Milz und vorzugsweise in der Leber mit gelegentlichen Nekrosen, fettiger Entartung, Blutaustritten und Schwund der Lipoide. In den Gefäßlichtungen von Leber, Milz, Niere und im Knochenmark lassen sich Spirochäten nachweisen.

Zur **Bekämpfung** und **Verhütung** sind die Unterkünfte und Kleider auf Ungeziefer nachzusehen und zu entwesen. Vermeidung von Übernachtungshütten.

Schrifttum.

MÜHLENS: in RUGE, MÜHLENS u. ZUR VERTH: Krankheiten und Hygiene der warmen Länder, 4. Aufl. S. 202. Leipzig 1938. — KOLLE-HETSCH: Bakteriologie und Infektionskrankheiten, 9. Aufl. S. 490. Berlin-Wien 1942.

10. Hepatitis contagiosa (epidemica).

Von K. GUTZEIT-Breslau.

Mit 1 Abbildung.

Alle *Kriege* haben epidemische Häufungen an infektiöser Gelbsucht mit sich gebracht.

Die Hepatitis contagiosa ist eine von Mensch zu Mensch durch Kontakt übertragbare, sporadisch oder gehäuft, endemisch, epidemisch und pandemisch auftretende Infektionskrankheit. Sie beginnt als Allgemeinerkrankung und führt zu einer Leberparenchymschädigung, die als auffälligstes Symptom einen Ikterus zur Folge haben kann, aber nicht zu haben braucht.

Im amerikanischen Freiheitskriege (1861/62) erkrankten ca. 40000 Menschen bei einer Truppenstärke von 2,2 Millionen. Auch aus dem Französisch-Italienischen Kriege (1866/67), dem Deutsch-Französischen Kriege (1870/71), dem Zulukriege, dem Amerikanisch-Spanischen Kriege (1898), dem Burenkriege (1899/1902) und dem *ersten Weltkriege* (1914/18) sind erhebliche Krankheitshäufungen bekannt geworden, bis schließlich auch seit 1939 im *derzeitigen Kriege* nach kleineren Krankheitswellen im Herbst 1939 und 1940, im Herbst 1941 auf allen Kriegsschauplätzen Europas und seiner Nachbarschaft eine *allgemeine epidemische Ausbreitung* in Erscheinung trat, die sich im Herbst 1942 wiederholte.

Epidemien sind seit 200 Jahren bekannt. Die erste Gelbsuchtepidemie ist von HENRI DE BEER 1629 in Spaa beobachtet worden. 1890 hat HENNIG aus dem Schrifttum 80 europäische und 6 außereuropäische Epidemien zusammengestellt. Kleinere Epidemien wurden oft beobachtet. Zwischen 1880—90 ist zum erstenmal eine pandemische Ausbreitung in Europa, USA. und Kanada, um die Zeit des 1. Weltkrieges sind zwei pandemische Wellen von 1909—23 und von 1930 bis zum zweiten Weltkrieg erkennbar (v. BORMANN).

Die *Abgrenzung* der Hepatitis contagiosa (epidemica) von anderen infektiös-toxischen Leberparenchymschädigungen[1] ist erforderlich, wenn auch nicht immer leicht.

Die Krankheit hat ätiologisch mit den Leptospirosen, der WEILschen *Krankheit* (Icterus infectiosus) und dem *Schlamm- und Feldfieber* (RIMPAU, KATHE, SCHLOSSBERGER) ebensowenig zu tun wie mit den infektiös-toxischen Ikteren bei und nach Infektionskrankheiten (Pneumonie, Sepsis, Erysipel, Ruhr, Grippe, Lues, Typhus, Paratyphus, Recurrens). Sie ist eine spezifische Infektionskrankheit und kann sich besonders in Epidemiezeiten mit anderen Krankheiten mannigfach kombinieren. Die in ihrem Gefolge auftretende Leberschädigung kann auch durch andere Noxen (Infektionen, Intoxikationen, wie z. B. Salvarsan) verstärkt werden und zum Ikterus führen. Solche Mischinfektionen und Leberkombinationsschäden treten vor allem in Epidemiezeiten nicht selten in Erscheinung. Ihre ätiologische Aufgliederung muß durch bakteriologisch-serologische und anamnestische Erhebungen angestrebt werden.

Eine Unterscheidung vom sporadisch auftretenden „sog. katarrhalischen Ikterus" (EPPINGER) ist weder klinisch noch epidemiologisch möglich, wenn man wie BRUGSCH, EPPINGER und M. BÜRGER an dessen hypothetischer enterotoxischer bzw. gastrointestinaler (HOLLER) Ätiologie festhält. Weder ein gastrointestinales Vorstadium noch ein fieberhafter Beginn der Erkrankung können zur Abgrenzung herangezogen werden, weil solche Initial-symptome sowohl dem Icterus catarrhalis als auch der Hepatitis contagiosa (epidemica) eigentümlich sind. RUGE, v. BORMANN, GUTZEIT u. a. neigen dazu, Einzelerkrankungen von Icterus catarrhalis für sporadische Fälle der Hepatitis contagiosa anzusehen. Für die von 1900—26 in Schweden abgelaufene Epidemie hat WALLGREN die Parallelität der Morbiditätskurven von sporadischem und epidemischem Ikterus nachgewiesen. Für die Zeit vom 1. 7. 1939 bis 30. 6. 1940 hat GUTZEIT den gleichzeitigen Krankheitsanstieg und -abfall (Gipfel im Oktober-November 1939) sporadischer und gehäuft auftretender Ikteruserkrankungen in der *Wehr-*

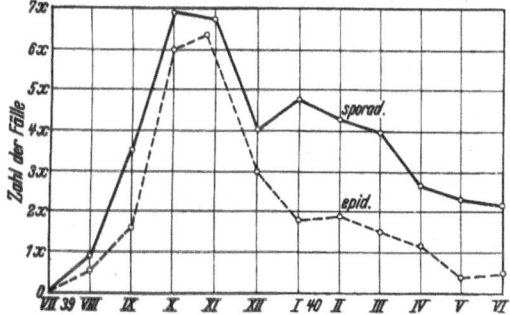

Abb. 1. Häufigkeit des sporadischen und epidemischen Ikterus in der Wehrmacht (1. 7. 1939—30. 6. 1940).

macht aufzeigen können (I. D. NEUMANN und I. D. MERTENS Berlin 1942).

Damit gewinnt die Annahme, daß der größte Teil der „sog. Icterus-catarrhalis"-Erkrankungen im Krankheitsgeschehen der Hepatitis contagiosa (epidemica) aufgeht, sehr an Wahrscheinlichkeit. Die von den Anhängern der gastrointestinalen Genese des Icterus catarrhalis postulierte enterotoxische Noxe ist zudem noch niemals objektiv nachgewiesen worden und kann oft nicht einmal anamnestisch wahrscheinlich gemacht, geschweige denn sichergestellt werden. Die Krankheitshäufung der Hepatitis contagiosa hingegen sowie die Übertragung dieser Krankheit von Mensch zu Mensch durch *Kontakt* ist durch zahlreiche *Bei-spiele früherer Epidemien* sowie bei den *Krankheitshäufungen in diesem Kriege* (STUHLFAUTH, GUTZEIT, MEYTHALER u. a.) eindeutig nachgewiesen worden.

Die heute gebräuchlichste *Krankheitsbezeichnung*: Hepatitis epidemica wurde 1919 von LINDSTEDT geprägt. Dem nur fakultativen, nicht nur vom spezifischen Kontagium, sondern von vielen anderen Faktoren abhängigen epidemischen Auftreten stehen zwei obligatorische und konstante Eigenschaften der Krankheit gegenüber: die *Leberparenchymschädigung* und die *Kontagiosität*, eine Tatsache, aus der sich die Krankheitsbezeichnung: Hepatitis contagiosa rechtfertigt.

Der **Erreger** der Hepatitis contagiosa ist wahrscheinlich ein bisher noch unbekanntes Virus ubiquitären Vorkommens. Züchtungsversuche auf Nährböden und Übertragungen durch menschliche Se- und Exkrete (Blut, Serum, Stuhl, Urin, Mundschleim und Duodenalsaft) auf Versuchstiere (Affen, Meerschweinchen, Kaninchen, Mäuse, Ratten, Schweine, Hunde und Katzen) sind bisher mißlungen (v. BORMANN u. a.). Auch *in diesem Kriege* sind zahlreiche Tierübertragungen ohne Erfolg versucht worden.

---

[1] Über die *nichtinfektiösen* Leber- sowie die *nichtinfektiösen* Magendarmerkrankungen, die in dem 2. Weltkrieg auch in größerem Umfange auftreten, siehe die Ausführungen im Vorwort.

Nach Verabreichung von Blut, Duodenalsaft u. a. Material Hepatitiskranker an gesunde Menschen und im Selbstversuch hat VOEGT im Gegensatz zu CORELLI und LAINER Leberparenchymschädigungen (pos. TAKATA-ARA-Reaktion, Galaktoseintoleranz) z. T. mit Subikterus erzeugen können. Nach Masernrekonvaleszentenseruminjektion (PROPERT, MC NALTY), nach Verabreichung von Menschenserum enthaltender Gelbfiebervaccine (FINDLAY), nach Pockenvaccinierung gehäuft aufgetretene Gelbsuchtserkrankungen legen den Gedanken einer Virusinfektion sehr nahe. Die Annahme hingegen, daß Typhus-, Paratyphuskeime oder ein modifizierter Paratyphus-B-Bacillus mit ikterogenen Eigenschaften (CANTACUZÈNE) als Erreger der Hepatitis contagiosa eine ursächliche Rolle spielen, ist nach den zahllosen *vergeblichen Bemühungen um den Nachweis solcher Erreger bei Hepatitiskranken auch in diesem Kriege* selbst dann unwahrscheinlich, wenn gelegentlich solche Keime aufgefunden oder verdächtige Agglutinationstiter im Serum Hepatitiskranker nachweisbar werden (RUGE u. a.). Es handelt sich im letzteren Falle offenbar um Mischinfektionen, zumal Hepatitis-contagiosa-Kranke für andere Infekte sehr empfänglich sind.

Klinisches Bild. In typischen Fällen sind drei Krankheitsphasen zu erkennen: ein febrilgastrointestinales Initialstadium wird durch eine Periode relativen Wohlbefindens vom eigentlichen ikterischen Krankheitsstadium getrennt. Das Anfangsstadium wird wie eine „Grippe" oder ein „Magendarmkatarrh" von Fieber, Kopf- und Gliederschmerzen sowie dyspeptischen Erscheinungen (Appetitlosigkeit, Durchfällen, Obstipation, Übelkeit, Erbrechen, Drücken im Oberbauch) eingeleitet, auch katarrhalische Erscheinungen von seiten des Nasenrachenraumes und der Conjunctiven werden gelegentlich beobachtet. Weiche Drüsenschwellungen können hinzutreten. Nach 1—3 Tagen, gelegentlich auch erst nach 1—2 Wochen kann unter Rückgang aller Symptome Heilung eintreten, ohne daß ein Ikterus in Erscheinung tritt. In solchen Fällen bleibt die Krankheit meist unerkannt. Bei genauerer Beobachtung lassen aber ein Hellerwerden des Stuhles, das Auftreten einer Urobilinurie, die Druckschmerzhaftigkeit der Leber und ein Milztumor, sowie ansteigende Hbg- und Erythrocytenwerte (Eindickungspolyglobulie) und eine relative Mono-Lymphocytose bei normalen oder hochnormalen Gesamtleukocyten die Diagnose der *präikterischen* bzw. *anikterischen Vorperiode* der Hepatitis contagiosa stellen. Das ikterische Stadium beginnt im Anschluß an ein solches anikterisches Vorstadium, manchmal auch ohne ein solches meist nach oder unter Schwinden der subjektiven Beschwerden, nur selten mit leichter Exacerbation derselben. Der Ikterus ist meist leicht, von graugelber bis kanariengelber, selten rötlicher oder gar grünlicher Färbung und dauert durchschnittlich 2—4 Wochen an. Bei den seltenen schweren Erkrankungen kann er Monate anhalten, in das Krankheitsbild der akuten gelben Leberatrophie übergehen oder allmählich zur Lebercirrhose führen. Urobilinurie, Bilirubinurie, Bilirubinämie, Hypocholie, nur selten Acholie des Stuhls sind Ausdruck der Leberparenchymschädigung, in 10—20% der Fälle Albuminurie, Erythrurie und Zylindrurie auf, Leber- und Milzschwellung verstärken sich oder werden erst im ikterischen Stadium erkennbar. Im Blutbild ist in diesem Stadium eine Leukopenie mit relativer Lympho-Monocytose, gelegentlich auch mit Eosinophilie charakteristisch. Hautjucken, seltener auch urticarielle, vereinzelt auch morbilliforme Exantheme und Nasenbluten kommen vor. Die Blutkörperchensenkung ist anfangs normal oder gar verlangsamt, sie steigt bis zur 3. Woche zu mittleren Werten an, um bis zur 5. Woche meist wieder zur Norm abzusinken. Bradykardie kann, braucht aber nicht vorhanden zu sein, sonst ist der Kreislauf im Gegensatz zur WEILschen Erkrankung unbeteiligt. Die TAKATA-ARA-Reaktion ist ebenso wie die MILLONsche Reaktion im Harn oft positiv. Bei Galaktose- und Lävulosebelastungen findet sich nicht selten eine Toleranzverminderung.

In der *Rekonvaleszenz* besteht eine Neigung zur Resistenzverminderung gegenüber Sekundärinfektionen (Anginen, Pyodermien, Bronchitiden, Pneumonien, Otitiden, Scharlach, Diphtherie, Tuberkulose, Dysenterie, Typhus, Paratyphus u. a.).

Die **Prognose** ist quod vitam et sanationem gut. Ausheilung erfolgt meist im Laufe von 3—6 Wochen ohne Restzustände. In Einzelfällen bleiben Leberschädigungen zurück. Ausgänge nach der Richtung einer Lebercirrhose bzw. einer akuten gelben Leberatrophie werden beobachtet. Die Letalität beträgt 0,2—0,4% (SELANDER), 0,13% (RUGE), in einzelnen Epidemien kamen jedoch 6,6% (EHRSTRÖM), 10,8% (BLUMER), ja bis zu 50% (TILLGREN) Todesfälle vor. Erkrankungen bei älteren Menschen verlaufen im allgemeinen schwerer als solche im jugendlichen Alter.

Die **Inkubation** wird auf durchschnittlich 3—5 Wochen berechnet. Von einzelnen Autoren wurden auch kürzere (3—15 Tage), von anderen Autoren auch längere (4—8 Monate) Inkubationszeiten beobachtet. Deutungsfehler liegen bei der erwiesenen Ansteckungsfähigkeit gesunder Zwischenträger bzw. anikterisch Erkrankter jedoch im Bereich der Möglichkeit.

Die militärärztliche Bedeutung liegt im gehäuften Auftreten der Krankheit, besonders in Kasernen, Lagern und anderen engen Wohngemeinschaften, sowie im Kriege und in der Bevorzugung des jugendlichen Lebensalters (Wehrdienstalters). Diese Eigentümlichkeiten haben der Hepatitis contagiosa die Namen: Militär-, Soldaten-, Kasernenkrankheit bzw. jaunisse des champs eingetragen und beruhen darauf, daß Kontaktinfektionen überall dort leicht zustande kommen, wo Menschen bei aufgelockerter Hygiene dicht gedrängt zusammenwohnen.

Wenn auch die Morbidität nach BERGSTRÖM nur 1,9—3,5%, nach HOLM 2—11%, nach RUGE 5—13% beträgt, so kann sie doch bis zu 40% (SELANDER) ansteigen und somit bei der Truppe erhebliche Ausfälle bedingen. Der Grad der Übertragbarkeit ist bei unmittelbar Exponierten sehr hoch, er beträgt durchschnittlich 39,2%, kann aber bis zu 50 und 60% ansteigen (WICKSTROEM).

Außer durch direkten Kontakt von Mensch zu Mensch (Tröpfchen- bzw. Schmierinfektion) kann die Krankheit auch durch verunreinigte Gegenstände, Wasser und Nahrungsmittel weiterverbreitet werden. Sehr häufig scheint dieser letztere Übertragungsmodus durch unbelebte Gegenstände aber nicht zu sein. Die Krankheit ist in diesem *Kriege* unter völlig *unterschiedlichen Wasser- und Ernährungsverhältnissen* in weit *auseinanderliegenden Einsatzgebieten* unserer Truppen *gleichzeitig* aufgetreten. Der Genuß von Fleisch, Fett, Konserven, Käse u. a. ist deshalb auch sehr zu Unrecht für die Krankheitshäufung verantwortlich gemacht worden. Ebensowenig haben klimatische Faktoren (Kälte, Hitze, Feuchtigkeit), Bodenbedingungen (Sand-, Lehm-, Sumpfgelände, Höhen und Niederungsgebiete) und belebte Zwischenträger (Mücken, Fliegen, Zecken, Läuse, Flöhe, Wanzen u. a.) für Beginn und Ausbreitung der Hepatitis contagiosa in diesem Kriege eine irgendwie bedeutsame Rolle gespielt.

Die einmal überstandene Krankheit hinterläßt eine langdauernde, vielleicht lebenslängliche *Immunität*. Deshalb erkranken bei Epidemien, die mehrere Jahre hindurch über den gleichen Ort ablaufen, nie die gleichen Menschen (KELCH, v. BORMANN). Die Zahl der Zweiterkrankungen bei Hepatitis contagiosa ist außerordentlich gering. Der *Durchseuchungsgrad* ist bei der deutschen sowie bei der *west- und nordeuropäischen Bevölkerung gering*, in den *ost- und südosteuropäischen Staaten* hingegen *groß*, so daß in diesem Kriege deutsche, französische, englische Truppen gehäuft erkrankt sind, während Angehörige der Truppen und Zivilbevölkerung Polens, Rußlands und des Balkans nicht in auffälligem Maße von der Erkrankung befallen waren. In diesen Ländern wird die Erkrankung vielmehr im frühen Kindesalter durchgemacht (GUTZEIT, MEYTHALER), so daß Erwachsene immunisiert sind. Auch in den wenig durchseuchten Ländern Mittel-, Nord- und Westeuropas läuft die Hepatitis contagiosa im Frieden unter geeigneten Bedingungen nicht selten als Kinderkrankheit ab.

Rezidive müssen von Zweiterkrankungen (Neuinfektionen) unterschieden werden. Sie sind ebenso wie Sekundärinfektionen (s. o.) infolge allgemeiner Resistenzschwächung beim Abklingen von Epidemien häufiger als bei deren Beginn, wo überhaupt die leichten Erkrankungen vorherrschen.

Rezidive treten wenige Wochen oder Monate nach der Erkrankung auf. Sie sollen bei früheren Epidemien recht selten (WILLKOX, LESLIE, CANTACUZÈNE u. a.) gewesen sein, wurden *in diesem Kriege aber doch häufiger* beobachtet. *Zweiterkrankungen* erscheinen erst bei der nächsten epidemischen Welle, frühestens nach etwa einem Jahr. Mehrfach sich wiederholende Gelbsuchtsschübe sind auf eine unspezifische rezidivierende Hepatitis bzw. Cholangitis bei zurückgebliebener Leberschädigung (Lebercirrhose) verdächtig, sie können auch ein Zeichen einer individuellen Immunisierungsunfähigkeit sein, eine Erscheinung, die bei jeder Infektionskrankheit gelegentlich beobachtet wird.

Über die Bedeutung *resistenzschwächender*, den Krankheitsausbruch begünstigender *Faktoren* ist noch nichts Abschließendes zu sagen. Die einmal erworbene spezifische Immunität bleibt offenbar unbeeinflußt (Fehlen der Erkrankung bei polnischen und russischen Kriegsgefangenen). Herabgesetzter Ernährungs- und Kräftezustand sowie allgemeine körperliche Schwächung durch andere Krankheiten (Dysenterie, Katarrhinfektionen, Magen-Darm-Katarrhe, Malaria u. a.) scheinen jedoch das Angehen der Infektion zu begünstigen (GUTZEIT, STUHLFAUTH u. a.), ebenso wie Blei und andere leberschädigende Schwermetalle (HOLM), Lues und Diabetes die Disposition zur Erkrankung fördern sollen.

In Zeiten, in denen Gelbsuchtepidemien ablaufen, muß aber auch mit einer Resistenzschwächung der Leber als Folge von Hepatitis contag.-Erkrankungen gegenüber anderen Belastungen gerechnet werden. Salvarsan- und andere Arzneimittelschädigungen sind eher zu befürchten als außerhalb von Epidemiezeiten, akute gelbe Leberatrophien treten auch ohne ersichtliche unmittelbare Ursache häufiger hervor, Lebensmittelvergiftungen nehmen einen ungünstigen Verlauf u. a. mehr.

Die **Behandlung** der Hepatitis contagiosa ist symptomatisch. Bettruhe, Wärme sowie eine kohlehydratreiche, eiweißarme, fettfreie, obst-, salat- und gemüsereiche Leberschonkost genügt in der Mehrzahl der Fälle zur Heilung. Milde, besonders salinische Abführmittel sind nützlich. In schwereren und hartnäckigeren Fällen sind Traubenzucker per os (täglich 20—50 bis 100 g) oder noch besser in hypertonischer Lösung intravenös (1—2mal täglich 20—60 ccm 20—40 proz. Lösung), evtl. auch in Verbindung mit kleinen Insulindosen (2—3mal täglich 5 E. s. c.), sowie Duodenalspülungen mit 5—10 % Magnesiumsulfatlösung (300 ccm alle 2—4 Tage) angezeigt. Bei langdauerndem Ikterus führen oft noch hohe Darmeinläufe, tägliche stomachale Tropfklysmen mit 3—5 Liter einer 5—8 proz. Traubenzuckerlösung, durch eine im Magen liegende Duodenalsonde und schließlich Vitamin B_1- und B_2-, evtl. in Verbindung mit Nebennierenrindenhormonpräparaten, einen plötzlichen Umschwung herbei. Atophan, Barbitursäure u. a. leberbelastende Medikamente müssen auf das unbedingt notwendige Mindestmaß eingeschränkt werden. Gallentreibende Medikamente (Decholin) sind erst in späteren Stadien indiziert.

Militärärztliche Beurteilung. Da jeder Hepatitis contagiosa pathologischanatomisch eine organische Leberparenchymschädigung mit Dissoziation der Leberzellbalken zugrunde liegt, muß eine gewissenhafte *Behandlung im Lazarett* durchgeführt werden. Erst bei abklingendem Ikterus darf die Bettruhe aufgehoben und die Diät gelockert werden. In der Mehrzahl der Fälle wird das nach ca. 2—3 Wochen der Fall sein. Meist erfolgt dann bei dosierter diätetischer und körperlicher Belastung schnelle Erholung am besten in einem Leichtkrankenbzw. Genesendenlazarett. Dienstfähigkeit wird häufig nach 3—6 Wochen erreicht. Sie ist anzunehmen, wenn nach Wiederherstellung der Kräfte und Ausgleich der oft starken Gewichtsabnahme bei Vollkost und körperlicher Dauerbelastung Urobilinurie und Blutkörperchensenkungsbeschleunigung zur Norm zurückgekehrt sind und bleiben. Länger anhaltender Ikterus deutet auf schwerere Leberschädigungen und erfordert u. U. monatelange Behandlung bis zur Erreichung der Dienstfähigkeit. Leberfunktionsprüfungen (Galaktose-, Lävulose-, Bilirubinbelastung) sowie Verhalten von Leber und Milz geben ein abschließendes Bild über zurückgebliebene Restzustände (Lebercirrhose!).

Vorbeugung. Die Hepatitis contagiosa ist im unerkannt bleibenden anikterischen Prodromalstadium bereits übertragbar. Die meisten Kontaktinfektionen kommen in diesem Frühstadium vor und sind bereits erfolgt, wenn der Kranke ins Lazarett gelangt. Im Ikterusstadium sowie in der Rekonvaleszenz erfolgte Übertragungen sind bekannt, aber doch selten. Ansteckungen des Pflegepersonals werden nur ausnahmsweise beobachtet. So ist zu weitgehenden Absperrmaßnahmen der Kranken von den Gesunden kein Anlaß, zumal die Prognose überwiegend günstig ist. Verbesserung der allgemeinen und persönlichen Hygiene (Auflockerung der Wohnweise, Verringerung des persönlichen Kontaktes, Versammlungsverbot, Reiseverbot!), sowie Bekämpfung und Behandlung anderer resistenzmindernder Erkrankungen (Katarrhinfekte, Diarrhöen u. a.) versprechen noch am ehesten bei ansteigenden Epidemien deren Niederhaltung.

Schrifttum.

BEYREIS: Münch. med. Wschr. **1922**, 1045. — v. BORMANN: Zbl. Bakter. I Orig. **147**, 382; Erg. inn. Med. **58**, 201 (1940). — BRUGSCH: Münch. med. Wschr. **19**, 717 (1933). — CANTACUZÈNE: Presse méd. **27**, 541 (1918). — CORELLI: Z. Rheumaforschg **4**, 544 (1941). — EPPINGER: Spezielle Pathologie und Therapie innerer Krankheiten **6**, 2 (1923); N. D. Klin. **5**, 274 ff. (1930); Leberkrankheiten. Berlin 1937; Die akuten Leberparenchymerkrankungen. Querschnitt durch die neueste Medizin. Jena 1940. — FINDLAY u. a.: Trans. roy. Soc. trop. Med. London 25. 7. 1931. — v. HOESSLIN: Dtsch. med. Wschr. **39**, 1060 (1941).

— Holler: Z. Verd. u. Stoffw.-Krkh. 5. 6. 1942, S. 257. — Holm: Arbeitsmedizin H. 8. Leipzig 1939. — Kathe: Zbl. Bakter. I Orig. 144, 89 (1939). — Lainer: Wien. klin. Wschr. 30, 601 (1940). — Lindstedt: Münch. med. Wschr. 6, 171 (1923). — Meythaler: Klin. Wschr. 1942, 31, 32. — Ruge: Erg. inn. Med. 41, 1 (1931). — Selander: Epidem. und sporad. Ikterus. Upsala 1937. Act. paediatr. 23 Suppl. IV. Kinderärztl. Praxis VIII 1937, 202. — Stöckinger: Med. Klin. 1938, 64. — Stroebe: Handbuch innere Med. 3, 2 (1938); 3. Aufl. S. 1269. — Stuhlfauth: Dtsch. Mil.arzt 6, 591 (1941). — Wallgren: Med. Welt 1932, Nr 1, S. 3. — Wickström: Acta paediatr. 28, 4, 985.

11. Grippe.

Von B. Schmidt-Berlin.

Mit 1 Abbildung.

Die Grippe oder Influenza ist eine akute Erkrankung des Respirationstraktus, gekennzeichnet durch außerordentlich rasche und weite Verbreitung und hohe Ansteckungsfähigkeit. Sie verlangt daher auch in der *Wehrmacht* volle Beachtung. Die Grippe zieht, wie dies in den letzten Jahrzehnten mehrfach geschah, von Zeit zu Zeit in großen Pandemien durch die Länder, um dann in ihrer pandemischen Form wieder für lange Jahre zu verschwinden.

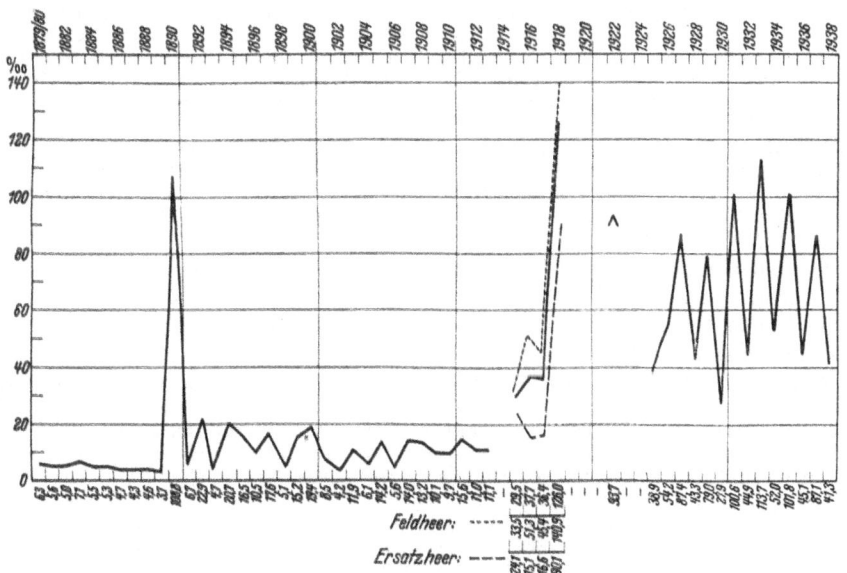

Abb. 1. Jährliche Zugänge an Grippe im deutschen Heer in den Jahren 1879 bis 1938 in Tausend der Kopfstärke.

Ob diese einzelnen großen Seuchenzüge zusammengehören, ob ferner die fieberhaftkatarrhalischen Krankheitszustände, die sich fast jedes Jahr in den Frühjahrs- und Wintermonaten in Form örtlich umschriebener Epidemien einstellen, und ob die „grippalen Infekte" der Säuglinge und Kleinkinder, die heute sämtlich mit dem Sammelbegriff „Grippe" bezeichnet werden, in ursächlichem Zusammenhange mit der *echten, pandemisch auftretenden Grippe* stehen, ist umstritten.

Auch in vorstehender Kurve (Abb. 1)[1], die die jährlichen Zugänge an Grippe im deutschen Heere seit dem Jahre 1879 in Tausend der Kopfstärke wiedergibt, findet man die *Grippewellen*, die unter der Zivilbevölkerung wüteten, wieder.

---

[1] Die neuen, noch nicht veröffentlichten Unterlagen stellte Herr Generalarzt Prof. Dr. Jungbluth (Zentralarchiv für Wehrmedizin) freundlicherweise zur Verfügung, wofür auch an dieser Stelle ergebener Dank ausgesprochen sei.

Zur **Statistik** selbst ist zu bemerken, daß bis zum Jahre 1895—96 in den Sanitätsberichten 2 Rapportspalten, „katarrhalisches" und „rheumatisches Fieber", bestanden. Sie dürften unter ihren Zugangszahlen zum größten Teil die später unter „Grippe" aufgeführten enthalten und wurden daher als „Grippe" zusammengefaßt. Während in den Jahren 1879—89 der jährliche Krankenzugang zwischen 3,7 und 7,1 % schwankte, schnellte er zur Zeit der großen Grippeepidemie 1890 auf 108,8 % in die Höhe. Die *bayrische* Armee hatte im Jahre 1889—90 sogar 208,7 % Grippekranke. In den folgenden Jahren bis zum Jahre 1913 schwankte der Zugang zwischen 4,2 und 22,9 % Kopfstärke (K.), wobei jeweils jedes 2. Jahr eine Grippe-zacke zeigt. Im 1. Weltkrieg stiegen die Grippezahlen dann wieder an, bis schließlich im Jahre 1918 wieder eine gewaltige Pandemie ausbrach. Es kamen beim deutschen Heere in Zugang:

Beim Feldheer		Beim Besatzungsheer
1914—15	33,5 % K.	24,1 % K.
1915—16	51,3 % K.	15,8 % K.
1916—17	45,4 % K.	16,6 % K.
1917—18	140,9 % K.	90,1 % K.

Die Epidemie des Jahres 1918 zeigte zwei Schübe. Der erste Schub (Ende Juni bis Ende Juli 1918) verlief leicht und führte nicht zu einer wesentlichen Schwächung der Kampfkraft der Truppe. Die zweite Epidemie ab Ende September 1918 griff zwar weniger um sich, zeigte jedoch bedeutend schwereren Charakter, die Todeszahlen stiegen erheblich an. Am schwersten erkrankten junge, kräftige Männer unter 30 Jahren, viele von ihnen fielen der Seuche zum Opfer. In allen Lazaretten des Feld- und Besatzungsheeres starben von sämtlichen behandelten Grippekranken 1914—15: 0,20%, 1915—16: 0,11%, 1916—17: 0,14%, 1917—18 aber 0,47%. Auch das amerikanische Heer in Europa und die französische Armee wurden schwer heimgesucht. Höhere Grippezahlen brachten auch die Jahre 1922 und ab 1927 jeder zweite Winter. Doch verliefen diese Grippeepidemien im allgemeinen leicht, so daß sie, auch im 2. Weltkriege, bisher keine militärische Bedeutung erlangten.

In allen diesen Berichten wird immer wieder die Schnelligkeit, mit der sich die Seuche ausbreitete, besonders hervorgehoben.

Die Grippe zählt, wie in den meisten Ländern, auch im Deutschen Reich nicht zu den sanitätspolizeilich anzeigepflichtigen Krankheiten. Doch wird sie seit dem Jahre 1905 in der deutschen Todesursachenstatistik geführt, so daß seit dieser Zeit die Sterbefälle an Grippe und somit auch das Auftreten und die Ausbreitung dieser Krankheit an Hand der Todesursachenstatistik verfolgt werden können.

Krankheitsverlauf. Unter der echten Grippe oder Influenza versteht man eine Erkrankung, die nach einer *Inkubationszeit* von 1—3 Tagen mit plötzlichem hohem Fieber, Schüttelfrost, Erbrechen, starkem Kopfschmerz, Gliederschmerzen und allgemeiner Mattigkeit beginnt.

Nach Fieberanstieg oder schon vorher zeigen sich katarrhalische Erscheinungen der Schleimhäute des Respirationstraktus, Schnupfen, Conjunctivitis, Laryngitis, Angina, bald auch Bronchitis und schließlich pneumonische Prozesse. Bei Herzkranken und Phthisikern führt die Pneumonie oft schnell zum Tode. Das Sputum ist anfangs glasig-schleimig, später rein eitrig. Myelitiden, Neuritiden, Neuralgien, Meningitis, Nervenlähmungen, Myositiden, Erkrankungen des Mittelohres, Endo- und Perikarditis, Psychosen, Brady- und Tachykardie können, ebenso wie Exantheme, wohl als Ausdruck einer starken Giftwirkung der Grippe-erreger, auftreten. Der Gradmesser für die Schwere einer Grippeepidemie ist stets die *Grippepneumonie*. Ob die Grippeencephalitis mit der echten epidemischen Encephalitis zusammenhängt, steht noch nicht endgültig fest. Wahrscheinlich handelt es sich um zwei ätiologisch verschiedene, klinisch aber oft nur schwer voneinander zu trennende Krankheitsbilder.

Die Ätiologie der Grippe ist noch nicht endgültig geklärt, doch sprechen die Ergebnisse der Forschungen der letzten Jahre für ein filtrierbares Virus als eigentlichen Erreger.

Man hat bei den Epidemien in den verschiedensten Teilen der Welt aus den bakterienfreien Filtraten des Sputums und des Gurgelwassers Grippekranker ein Virus isolieren können, das auf Frettchen und auch auf weiße Mäuse übertragen werden kann. HAAGEN und seinen Mitarbeitern gelang schließlich unmittelbare Übertragung von Menschen auf die weiße Maus und die Isolierung hochvirulenter Grippevirusstämme. Auch Rückübertragungen des Virus von der Maus auf den Menschen sind beschrieben. Die Größe des Virus wird mit 80—120 mμ angegeben. Färbbare Elementarkörperchen oder Einschlußkörperchen sind nicht bekannt. Die Züchtung des Virus gelingt auf Nährböden mit lebendem Hühnerembryonalgewebe und auf dem bebrüteten Hühnerei (amerikanische Autoren, BIELING).

Das Grippevirus ist meistens nur in den ersten Krankheitstagen nachweisbar, und zwar bei allen Erscheinungsformen der echten Grippe. Durch die Wirkung dieses Virus allein läßt sich jedoch das Krankheitsbild und epidemiologische Geschehen der Grippe beim Menschen nicht erklären. Offenbar bedarf es zum Zustandekommen der Erkrankung beim Menschen noch gewisser anderer Faktoren.

So spielen Disposition und Schädigung des menschlichen Organismus durch Witterungs-einflüsse eine große Rolle. Aber auch die geographische Lage des Ortes, vor allem die Bodengestalt, scheint für die verschieden starke Intensität des Seuchenausbruches in den einzelnen Orten von Bedeutung zu sein. So fanden ECKARDT, FLOHN und JUSATZ bei der Untersuchung des Grippeverlaufes in Deutschland im Jahre 1933 keine Ausbreitung der Epidemie längs der Verkehrswege mit der Schnelligkeit des Verkehrs, sondern eine eigentümliche Begrenzung der Städte, die in großen Grabensenken liegen, wie z. B. in der Kölner Bucht, der oberrheinischen Tiefebene, im Leinetal und in der hessischen Senke. JÄSCHOCK konnte diese Beobachtungen für das Auftreten der Grippe der Jahre 1932—33 und 1936—37 für den niederschlesischen Lebensraum bestätigen. Die Klärung dieser auffallenden Befunde muß weiteren geomedizinischen Forschungen vorbehalten bleiben.

Neben diesen Einflüssen ist aber auch die Mitwirkung von Bakterien beim Zustandekommen der Grippe beim Menschen von Bedeutung, wie das Beispiel der Schweineinfluenza, einer der menschlichen Grippe ähnlichen Erkrankung, zeigt. Hier wie da spielt offenbar das von PFEIFFER 1891 aus dem Sputum von Kranken gezüchtete *Influenzabakterium*, ein 0,2 bis 0,5 μ großes Stäbchen, eine wesentliche Rolle, wenn es auch nach der heutigen Ansicht wohl nicht der eigentliche Grippeerreger sein kann; denn nach den Forschungsergebnissen der letzten Jahre gelingt es selbst in Epidemiezeiten oft *nicht, das Influenzabakterium (I.-B.)* nachzuweisen, *wohl aber das Virus.*

Das menschliche Virus wie auch das beim Menschen vorkommende I.-B. zeigen mit den beim Schwein auftretenden entsprechenden Mikroorganismen weitgehende Übereinstimmung oder sind sogar identisch. Zur Erkrankung des Menschen genügt allerdings die alleinige Anwesenheit des Virus, so daß man annehmen kann, daß das I.-B. wie auch andere Bakterien den Organismus oder das Lungengewebe durch ihre toxische Wirkung für das Virus besonders empfänglich machen und dadurch das Zustandekommen der Erkrankung begünstigen (GUNDEL, KAIRIES, P. SCHMIDT). So findet man bei Grippepneumonien und anderen schweren Komplikationen das Grippevirus zusammen mit PFEIFFERSCHEN Bacillen, Pneumokokken oder Streptokokken in den Lungen und anderen Organen auftreten. Daher spricht man auch von einem *komplexen Virus der Grippe* und nimmt z. T. an, daß die Wandlung des klinischen Bildes der Grippe bei einer Epidemie mit Wandlungen der begleitenden Bakterienflora zusammenhängt, je nachdem ob Streptokokken, Pneumokokken oder Staphylokokken neben dem PFEIFFERSCHEN Influenzabacillus dominieren.

Das Überstehen der Grippe erzeugt eine meist nur kurz dauernde *Immunität.* So wurden wiederholte *Neuerkrankungen während derselben Epidemie* beobachtet.

Im Serum des Menschen oder Tieres, das eine Grippe überstanden hat, lassen sich etwa 6—8 Monate lang spezifische Antikörper gegen das Grippevirus nachweisen. Auch das Serum gesunder Menschen enthält häufig spezifisch neutralisierende Antikörper. Man kann mit Hilfe eines das lebende Virus enthaltenden Impfstoffes auch eine *aktive Immunität* gegen die Grippe hervorrufen (BIELING), wenn sie nach den vorher erwähnten Erfahrungen wohl auch kaum von langer Dauer sein dürfte. Die Bestimmung der Schutzwirkung des Patienten- oder Rekonvaleszentenserums gegen eine Infektion der Maus mit einem bekannten Grippevirus kann man zum Nachweis des Vorliegens einer Grippeepidemie benutzen. Durch mehrfache Behandlung von Pferden und Hammeln, die an sich für die Krankheit unempfindlich sind, mit Grippevirus lassen sich künstliche Immunsera zur passiven Immunisierung des Menschen gewinnen. Sie sollen sich zum Schutz gegen akute Bedrohung und zu Heilzwecken eignen. Eindeutige Erfolge wurden hiermit zwar noch nicht erzielt, doch ermutigen die bisherigen Ergebnisse zu weiteren Versuchen (BIELING).

Nach EATON und RICKARD ist die *Komplementbindungsreaktion* mit einem aus infektiösen Mäuselungen hergestellten Grippeantigen charakteristisch für *epidemische Grippe.*

Die **Übertragung** der Grippe von Mensch zu Mensch geschieht hauptsächlich durch Tröpfcheninfektion beim Sprechen, Niesen, Husten usw. Aber auch durch

infizierte Hände oder Wäsche, durch Benutzung gemeinsamer Eß- und Trink-
gefäße u. dgl. ist Übertragung möglich. Die gefährlichsten Verbreiter der Krankheit sind, wie bei vielen Infektionskrankheiten, die *Leichtkranken*, die ihrer
Arbeit nachgehen und dabei in ihrer Umgebung die Erreger verstreuen, ferner
spielen *gesunde Träger der Grippeerreger* für die Verbreitung eine Rolle. Beim
Ausbruch einer Epidemie bleiben oft nur solche Menschen verschont, die von
der Umwelt streng abgeschlossen sind, wie z. B. Insassen von Heimen, Gefängnissen u. dgl.

Ein besonders eindrucksvolles Beispiel für die große Bedeutung der Kontaktinfektion
bei Grippe enthält folgende Schilderung (aus JAKOB BAUER „Grippe und Wetter"): Als im
Jahre 1918 die große Pandemie die Welt durchseuchte, herrschte auch im Mai und Juni die
sog. Spanische Grippe in Bayern und auch in Garmisch. Prof. HUBER war zu dieser Zeit
vertretungsweise Beobachter auf der Zugspitze. Er hörte durch das Telephon vom Wüten
der „Spanischen Krankheit" im Tal und freute sich mit noch zwei weiteren Personen seiner
Gesundheit. Die Verbindung mit den Menschen war hauptsächlich auch wegen schlechten
Wetters abgeschnitten. Am 1. 6. wurde es endlich schön. Da traf eine Filmgesellschaft am
Gipfelhaus ein. Nach Angabe von Prof. HUBER soll ein Packträger kurz vorher die Spanische
Krankheit durchgemacht haben. 2 Tage später erkrankten Prof. HUBER und die beiden
übrigen Personen plötzlich mit hohem Fieber und allen damals üblichen Symptomen der
schweren Grippe. Diese urplötzliche Erkrankung von 3 Personen, die vorher nie krank waren,
bietet einen treffenden Beweis für die große Bedeutung der Kontaktinfektion bei der Grippe,
zumal sie sich in extrem reiner Höhenluft abspielte.

Das plötzliche Aufflackern von Grippeepidemien kann man sich dadurch erklären, daß
in epidemiefreien Zeiten manche Menschen das Virus beherbergen, ohne selbst krank zu sein.
Durch bisher unbekannte Einwirkungen, vielleicht durch allmähliches Nachlassen der erworbenen Immunität bei diesen Menschen oder auch durch klimatische Einflüsse, tritt mit
der Zeit eine Erhöhung der Pathogenität des Virus ein, die dann, gesteigert durch weitere
Menschenpassagen, schließlich zum Ausbruch einer Epidemie führt. Das Virus selbst scheint
jedenfalls an den Menschen gebunden zu sein.

Die *ersten Grippefälle sollten rechtzeitig erfaßt und isoliert* werden, was aber
in der Praxis kaum durchführbar ist.

Gewisse Zusammenhänge bestehen zwischen dem *atmosphärischen Geschehen*
und den *Grippeepidemien* (J. BAUER).

Nach dieser Auffassung lassen sich u. U. gewisse Voraussagen über das epidemiologische
Geschehen aufbauen, die für die Gesundheitsführung, besonders im *Kriege*, von Bedeutung
sein können.

Die *Unterscheidung* der echten epidemischen Grippe von den zahlreichen unter ähnlichem
klinischen Bilde auftretenden unspezifischen Erkrankungen der Luftwege ist oft nicht leicht.
Im allgemeinen stehen in der Klinik der Grippe die Allgemeinerscheinungen, bei den fieberhaften unspezifischen Erkrankungen der Luftwege mehr die örtlichen Prozesse im Vordergrund, wie dies aus folgender Gegenüberstellung von STUART-HARRIS (aus M. GUNDEL)
hervorgeht.

Differentialdiagnose zwischen epidemischer Influenza und fieberhaftem Katarrh.

	Epidemische Influenza	Fieberhafter Katarrh
Beginn	Plötzlich	Schleichend
Symptome . . .	Allgemeinsymptome überwiegen	Symptome der Atmungswege über- wiegen
Husten	Kurz und trocken	Krampfartiger, schmerzhafter Reiz- husten, häufig Auswurf
Stimme	Rauh	Heiser
Hals	Pharingitis posterior, kein Auswurf	Tonsillitis und Pharyngitis, gewöhn- lich mit Auswurf
Fieber	Öfter diaphasisch	Nur selten diaphasisch
Komplikationen .	Bronchiolitis und Pneumonie	Bronchitis oder Bronchopneumonie
Epidemie . . .	Kurzdauernd, schnell ihren Höhe- punkt erreichend	Langdauernd und „grundlinig"
Erreger	Influenzavirus aus dem Pharynx nachweisbar	Influenzavirus nicht beteiligt

Die **Bekämpfung** der Grippe ist in Epidemiezeiten außerordentlich schwierig, denn das Virus ist dann so gut wie überall verbreitet. Sie besteht im wesentlichen in der Beachtung allgemeiner hygienischer Maßnahmen. Wenn möglich sollen die *ersten Grippefälle sofort isoliert* werden, *Kranke und Krankheitsverdächtige* vom *Besuch von Menschenansammlungen* aller Art *ferngehalten* werden. Gerade die *Leichtkranken*, die ihrer Beschäftigung nachgehen, sind die *Hauptverbreiter* der Epidemie.

Belehrung über Hustendisziplin und andere Vorbeugungsmaßnahmen durch Presse und Rundfunk sind am Platze. Wichtig sind ferner Vermeidung von Erkältungen, ausreichende, vitamin-C-reiche Ernährung, ferner frühzeitige Abhärtung des Körpers von Jugend an, wie sie in den Jugendorganisationen der NSDAP. unter ärztlicher Aufsicht zielbewußt durchgeführt wird.

Die *Chininprophylaxe* mit kleinen Dosen hat bisher nicht zu überzeugenden Erfolgen geführt. So fand z. B. Althoff bei vergleichenden Untersuchungen, daß 0,05 g Chinin täglich, die meist empfohlene Menge, nicht ausreicht. Das gleiche negative Ergebnis hatte Wiese mit einer täglichen Gabe von 0,03 g Chinin. Eindeutige vergleichende Untersuchungen bei echten Grippepandemien stehen allerdings noch aus. Wegen der Unsicherheit der Schutzwirkung, da ferner Chinin auch zur Prophylaxe und Therapie anderer Krankheiten dringender benötigt wird, wurde durch den *Reichsgesundheitsführer*[1] die Grippeprophylaxe mit Chinin allgemein untersagt. Auch bei der *Wehrmacht* wird in gleichem Sinne verfahren. Neuerdings berichtet Vl. Duančić über Erfolge mit der Atebrinbehandlung einiger Viruskrankheiten, auch grippöser Erkrankungen, die der Nachprüfung wert zu sein scheinen.

Ein *wirksamer Schutz* gegen die Grippe könnte *nur durch eine aktive Immunisierung* erreicht werden, wenn es gelänge, frühzeitig vor Beginn einer Grippeepidemie eine allgemeine Schutzimpfung durchzuführen. Allerdings wird man hierdurch keine länger dauernde Immunität erwarten dürfen, schützt doch nicht einmal das natürliche Überstehen der Krankheit sicher vor neuer Infektion. Über die praktische Anwendung der aktiven Schutzimpfung gegen Grippe liegen bisher noch nicht genügend Erfahrungen vor.

Grippe und Wehrmacht. Das enge Zusammenleben der Soldaten in und außerhalb des Dienstes bringt eine erhöhte Infektionsmöglichkeit mit sich. So können sich auch Grippeerkrankungen schnell bei der Truppe ausbreiten und u. U. ihre Einsatzfähigkeit schwer beeinträchtigen. Die hierbei zu treffenden *Maßnahmen* unterscheiden sich nicht wesentlich von dem bereits Gesagten. Grippekranke gehören grundsätzlich in ärztliche Behandlung. Eine Isolierung ist nur bei Einzelfällen möglich, dann aber sofort und streng durchzuführen. Bei epidemischem Auftreten der Grippe wird Unterbringung der Leichtkranken in besonderen *Grippekrankenstuben*, wie sie in jeder Kaserne aus Mannschaftsstuben eingerichtet werden können, notwendig. Abtrennung von den Unterkünften der Gesunden ist notwendig. Die Truppe ist gerade in solchen Zeiten besonders vor *Erkältungen* zu schützen.

Lange unnütze Aufenthalte auf zugigen Korridoren und auf Kasernenhöfen beim Antreten, Erhitzungen und plötzliche Abkühlungen sind zu vermeiden. Nach dem Verlassen der Exerzierhalle oder der Reitbahn sowie nach dem Sport sind Mäntel umzulegen. *Durchnässungen* sind möglichst zu vermeiden, zum mindesten ist sofortiger Kleiderwechsel, auch der Strümpfe, anzuordnen. Möglichkeit zum Trocknen der durchnäßten Kleidungsstücke ist zu schaffen (nicht in den Stuben!). Menschenansammlungen jeglicher Art sind zu vermeiden, wie z. B. Appelle und Unterricht in geschlossenen Räumen, Besuch von Kinos, Theatervorstellungen. Urlaubs- und Besuchsverbote können notwendig werden. Wesentlich ist eine eingehende Aufklärung, am besten in Form von Flugblättern (in Grippezeiten nicht durch Unterricht vor der Kompanie!) über persönliche Hygiene und Vermeidung der Übertragung von Krankheitskeimen von einem zum anderen durch Niesen, Husten und Schmierinfektion. Im Winter ist durch vermehrte Kohlenzuteilung für *genügende Durchwärmung der Unterkünfte* zu sorgen. Aber auch das Überhitzen der Räume ist schädlich. Zusätzliche Ausgabe wollener Decken und Leibbinden kann notwendig werden. Häufige Verabreichung warmer Abendkost (auch Tee, warme Suppen) wie überhaupt reichhaltige vitamin-C-reiche Ernährung helfen mit zur Bekämpfung der Grippe. Die gemeinsame Benutzung von Eß- und Trinkgefäßen wie die Unsitte, auf den Boden zu spucken, sind energisch zu bekämpfen. Gurgeln mit Wasserstoff-

[1] Anordnung vom 23. 12. 41 (Reichsgesdh.bl. **1942** Nr 11 S. 214).

superoxyd oder Chinosollösung, u. a. auch Ausgabe von Paraform-Pfefferminz-Tabletten sind zu empfehlen.

In Epidemiezeiten sind die Unterkünfte besonders häufig feucht zu reinigen. Stuben, in denen Grippekranke gelegen haben, sind einer Scheuerdesinfektion zu unterziehen. Nach den bisherigen Erfahrungen mit der Anwendung der Desinfektionsmittel in Tröpfchen- und Nebelform dürfte sich eine *zusätzliche laufende Desinfektion der Luft* solcher Räume mit *Desinfektionsaërosolen* bei Anwesenheit der Bewohner empfehlen.

Alle diese Maßnahmen sind nur bei engster verständnisvoller Zusammenarbeit der ärztlichen und militärischen Führung mit Erfolg durchführbar.

Schrifttum.

ALTHOFF: Dtsch. Mil.arzt **1941** H. 10 S. 588—590. — BAUER: Arch. Kinderheilk. **111** II, 8—23 (1937). — BIELING: Viruskrankheiten. Leipzig 1941. — BRUGSCH: Münch. med. Wschr. **1935** I, 851—852. — DUANČIĆ: Wien. klin. Wschr. **1942**, Nr 31, S. 608—609. — EATON u. RICKARD: Amer. Hyg. **33**, Sect. B, 25—35 (1941), ref. Zbl. Hyg. **48**, 585 (1941). — ECKARDT, FLOHN u. JUSATZ: Z. Hyg. **118**, 64—91 (1936). — GUNDEL: Ansteckende Krankheiten. Leipzig 1942. — HEGLER: Praktikum der wichtigsten Infektionskrankheiten, 2. Aufl. Leipzig 1939. — JÄSCHOCK: Z. Hyg. **121**, 276—297 (1938). — KAIRIES, A.: Zbl. Bakter. I Orig. **137**, 9 (1936). — KLIEWE: Zbl. Bakter. I Orig. **148**, 388—395 (1942). — KOLLE u. HETSCH: Experimentelle Bakteriologie und Infektionskrankheiten. Berlin u. Wien 1938. — KÜHN: Zbl. Bakter. I Orig. **131**, 181—193 (1934). — MÜLLER: Krankenstatistik in WALDMANN u. HOFFMANN: Lehrbuch der Militärhygiene. Berlin 1936. — PEYRER: Arch. Kinderheilk. **111** II, 8—23 (1937). — SCHMIDT, P., u. KAIRIES, A.: Neue Studien zum Problem der Influenza bei Mensch und Tier. Stuttgart 1936; Münch. med. Wschr. **86** (1938). — SCHREIBER: Grippe, in WALDMANN u. HOFFMANN: Lehrbuch der Militärhygiene. Berlin 1936. — ZEISS: Die Geomedizin des Ostraumes. Grenzmärkische Forschungen I, 42—57. Leipzig 1939. — Anordnung des Reichsgesundheitsführers betr. Grippeprophylaxe und chininhaltige Arzneimittel v. 23. 12. 41. Reichsgesdh.bl. **1942**, Nr 11 S. 214. — Die Grippeepidemie im Winter 1928/29, bearb. im Reichsgesundheitsamt. Reichsgesdh.bl. **1929**, H. 27 S. 505—519. — Gesundheitsstatistisches Auskunftsbuch für das Deutsche Reich, Ausg. 1936. Veröff. Med.verw. **46**, H. 4. Berlin 1936. — Hauptergebnisse der Todesursachenstatistik im Deutschen Reich für das Jahr 1938. Reichsgesdh.bl. **1942**, Nr 33 v. 19. 8. 42. — Sanitätsbericht über das deutsche Heer (Deutsches Feld- und Besatzungsheer) im Weltkriege 1914/18. **3**. Berlin 1934. — Sanitätsbericht über das Reichsheer für die Jahre 1921 bis 1924. Berlin 1926. — Sanitätsbericht über die Deutsche Kriegsmarine für den Zeitraum vom 1. Januar bis 31. Dezember 1937. Berlin 1941.

12. Diphtherie.

Von B. SCHMIDT-Berlin.

Mit 1 Abbildung.

Entsprechend der geringeren Empfänglichkeit Erwachsener für Diphtherie hat diese Krankheit für die *Wehrmacht* eine weit geringere epidemiologische Bedeutung als für .die *Zivilbevölkerung*. Größere Epidemien traten beim *Heere* in früherer wie auch in neuerer Zeit nicht auf.

So erkrankten im preußischen Heere in der Zeit von 1879 bis 1913 nur zwischen 1,61 und 0,36‰ der Kopfstärke (K.) an Diphtherie. Die höchsten Todeszahlen haben die Jahre 1893 und 1894 mit 6,1 und 5,8 Todesfällen auf 100 an Diphtherie Behandelten. Wie die Kurve (Abb. 1)[1] zeigt, hatte die Diphtherie auch als Kriegsseuche im *ersten Weltkriege* keine Bedeutung. So erkrankten in den Jahren 1914—18 durchschnittlich 0,77‰ K. der Soldaten des deutschen Feldheeres und, wegen stärkeren Kontaktes mit der Zivilbevölkerung, 3,0‰ K. des deutschen Besatzungsheeres an Diphtherie. 3% der Erkrankten starben. Im *Reichsheer*

---

[1] Die neuen, noch nicht veröffentlichten statistischen Unterlagen stellte Herr Generalarzt Prof. Dr. JUNGBLUTH, Zentralarchiv für Wehrmedizin, freundlicherweise zur Verfügung, wofür auch an dieser Stelle ergebener Dank ausgesprochen sei.

erkrankten in den Jahren 1922—32 durchschnittlich jährlich 0,21 °/₀₀ K. Vom Jahre 1934 ab stiegen die Zahlen in fast gerader Linie, wie das auch bei der Zivilbevölkerung zu beobachten war, an und erreichten im Jahre 1938 0,59 °/₀₀ K.

Wenn es sich hierbei auch nur um eng begrenzte Epidemien handelt, so ist doch zu erwarten, daß die Diphtherie mit ihrer weiteren Ausbreitung in der Zivilbevölkerung auch für die Wehrmacht gelegentlich eine größere epidemiologische Bedeutung erlangen kann.

Seit dem Jahre 1934 wird in Deutschland eine *starke Zunahme* der Diphtherieerkrankungsfälle beobachtet. Nach der amtlichen Statistik kamen auf 10000 Lebende folgende Erkrankungsfälle:

1926: 4,8	1934: 17,4	1936: 22,27	1938: 23,02
1933: 11,7	1935: 19,98	1937: 21,71	

Im Jahre 1940 erkrankten in Großdeutschland rund 176000 Personen an Diphtherie, darunter nahezu 138000 Kinder unter 15 Jahren. Etwa 9000 Diphtheriefälle (5% der Diphtherieerkrankungen) endeten tödlich.

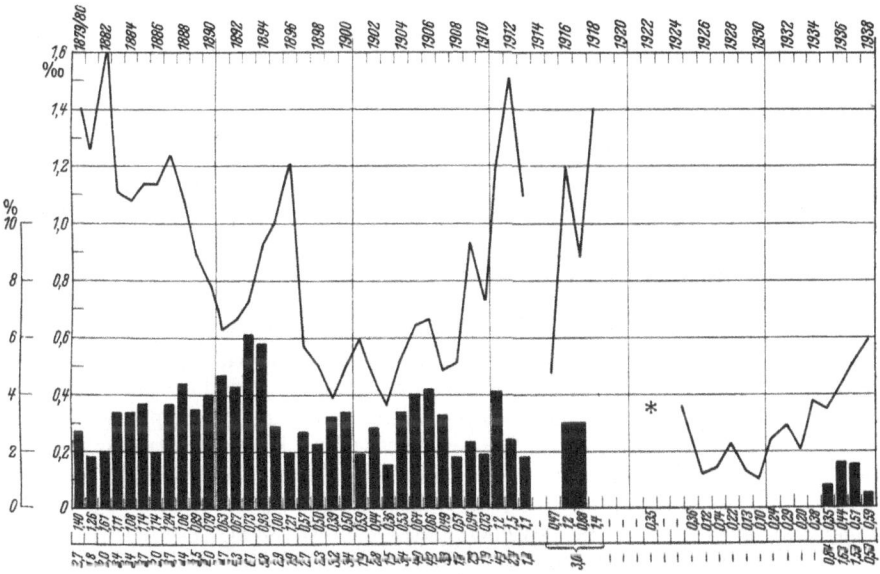

Abb. 1. Jährliche Zugänge an Diphtherie im deutschen Heere in den Jahren 1879 bis 1938 in Tausend der Kopfstärke.

Krankheitsverlauf. Die Diphtherie ist eine gefährliche Nasen-Rachen-Erkrankung vorwiegend der Kinder und Jugendlichen, aber gelegentlich auch Erwachsener. Sie tritt ferner auch als Wund- und Hauterkrankung, selten als Erkrankung der Augenbindehäute, der äußeren Genitalien und des Mittelohres auf. Mit der Erkrankung geht eine Vergiftung des Körpers mit dem Toxin des Diphtheriebacillus einher.

Die *Diphtherieerkrankungskurve* verläuft in gewissen, jahreszeitlich bedingten Rhythmen. So steigt die Diphtheriemorbidität im Herbst, um im folgenden Frühjahr wieder abzusinken. Außer diesen jahreszeitlichen Schwankungen beobachtet man aber noch sogenannte säkulare Wellen, die Jahrzehnte umfassen und einen gewissen Wechsel im Charakter der Krankheit darstellen. Die letzte große Diphtheriewelle in Europa begann um die Mitte des vorigen Jahrhunderts. Sie erreichte ihren Höhepunkt um 1880 und ging gegen Ende des Jahrhunderts zurück, gerade zur Zeit der Einführung des Diphtherieheilserums durch E. v. Behring. Seit dem Jahre 1926 sehen wir eine neue Diphtheriewelle mit bisher stetig ansteigender Erkrankungsziffer. Die descendierende Croupform der Diphtherie wird immer seltener beobachtet. Wir finden dafür ein gänzlich anders geartetes toxisches, malignes Krankheitsbild, das oft nur schwer durch die spezifische Serumtherapie zu beeinflussen ist. Im Vordergrund steht eine schwere Kreislaufstörung. Worauf die Änderung des Charakters der Krankheit zurückzuführen ist, ist z. Z. noch unbekannt.

Der Wert der Einteilung der **Erreger** für die Praxis in einen Typ gravis bei vorwiegend schweren Krankheitsfällen, in einen Typ mitis bei Leichterkrankten und einen Typ intermedius ist umstritten, da beim Menschen zahlenmäßig die Intermedius- bzw. Gravisinfektion erheblich überwiegt (GUNDEL).

Nach CLAUBERG sind gesunde Diphtheriebacillenträger häufig Mitisträger. Zur Klärung der epidemiologischen Zusammenhänge kann die Typendiagnose mit Hilfe der CLAUBERG-Spezialnährböden von großem Nutzen sein. Die Wuchsformen der 3 Typen sind konstant, die bisherigen Beobachtungen von GUNDEL und ERZIN scheinen dafür zu sprechen, daß sie ein einheitliches Toxin bilden. Nach Untersuchungen von CLAUBERG gibt es aber Neutralisationsunterschiede quantitativer Art zwischen Gravis- und Mitistoxinen gegenüber Standardantitoxin. Es ist zu hoffen, daß mit Hilfe der Adsorptionsspektroskopie und Untersuchung des Fluorescenzspektrums im Ultraviolettlicht die Toxinbildung der verschiedenen Typen in der Bouillonkultur noch weiter geklärt werden können.

Die *Empfänglichkeit* für Diphtherie ist je nach dem Lebensalter sehr verschieden. Einen gewissen Anhaltspunkt hierfür gibt die von SCHICK angegebene Hautprobe: Die SCHICK-Prüfungsdosis (0,1 oder 0,2 ccm je nach Angabe) wird intracutan am Arm oder Rücken injiziert. Kontrolle: 10 Minuten auf 75°C erhitztes Toxin wird in gleicher Weise an der anatomisch symmetrischen Stelle injiziert. Auftreten einer umschriebenen Rötung 24—36 Stunden nach der Injektion, „positiver SCHICK", spricht für Fehlen von Antikörpern, also für Diphtherieempfänglichkeit[1].

Das Überstehen der Diphtherie erzeugt keine Dauerimmunität.

So ist es durchaus nicht selten, daß Kinder mehrmals an echter Diphtherie erkranken, daß sogar ein an echter Rachendiphtherie erkranktes Kind noch während desselben Krankenhausaufenthaltes eine zweite Rachendiphtherie oder gelegentlich einen Croup als Zweiterkrankung bekommt. Vom Kliniker werden diese Fälle in der Mehrzahl, wie auch beim Scharlach, als Neuinfektionen aufgefaßt, wenngleich das Vorkommen echter Rezidive nicht bestritten wird (ZISCHINSKY).

Übertragung. Die *Ansteckung* von Mensch zu Mensch geschieht durch Tröpfcheninfektion, wobei der Luftinfektion durch Rachenbacillenträger besondere Bedeutung zukommt. So wiesen HERMANN und PÜTZ auf die Rolle des flugfähigen, bakterienbeladenen Staubes bei der Übertragung der Diphtherie durch die Luft in Krankenräumen hin. Mit der Belegzahl an Diphtheriekranken nimmt nach diesen Untersuchungen der Gehalt der Luft an Diphtheriekeimen zu. Doch bedarf es einer bestimmten Zeit, bis die Luft nachweislich von Diphtheriekeimen durchsetzt ist. Weit seltener sind Schmutz- oder Schmierinfektionen (gemeinsame Benutzung von Eß- und Trinkgeschirren) oder Übertragungen durch Nahrungsmittel (Milch).

Nach der Ansteckung mit Diphtheriebakterien kann entweder ein infektiöser Prozeß oder eine typische Infektionskrankheit zustande kommen. Bei einem infektiösen Prozeß breitet sich der Infekt durch toxische Nekrose des umgebenden, besonders peritonsillären Gewebes aus. Das Toxin des Diphtheriekeimes gelangt auf Lymphbahnen in die nähere oder weitere Umgebung, wobei es eine besondere Affinität zu bestimmten Organen, speziell dem Nervensystem, dem Herzmuskel und der Nebenniere zeigt. Die Diphtheriebakterien können wahrscheinlich aber auch über Lymphbahnen in das Blut gelangen (H. SCHMIDT).

So wurden u. a. von EHLER im 2. Weltkrieg (nicht veröffentlichter Bericht) bei einer schweren eitrigen Meningitis nach Rachendiphtherie und Granatsplitterverletzung aus dem Meningitiseiter echte Diphtheriebakterien gezüchtet, desgleichen aus dem Abstrich einer Milz und der Wundmuskulatur einer Kriegsverletzung und in einem anderen Falle aus einer Lungenabsceßhöhle nach Rippenresektion infolge abscedierender Wunde (s. bei H. SCHMIDT). Systematische Untersuchungen, ob im Beginn einer Diphtherie eine Bacillämie überhaupt die Regel ist, fehlen bisher noch. Aber auch die von CLAUBERG und PLENGE mittels besonderer Technik gefundenen Bacillenhäufungen in inneren Organen von an Diphtherie Verstorbenen zeigen, daß die Diphtherie mehr als bisher vermutet eine *bakterielle Allgemeinerkrankung* sein kann.

Der *Infektionsmodus* ist noch nicht restlos geklärt.

Nach Tierversuchen ist zu schließen, daß die Diphtherieerkrankung nur dann zum Haften kommt, wenn gleichzeitig mit der Infektion eine mechanische Verletzung der Schleimhaut

---

[1] Ausführliche Anweisung zum Ablesen des Ergebnisses siehe u. a. bei H. SCHMIDT.

gesetzt wird oder die Epithelzellen durch eine in dem ansteckenden Tröpfchen bereits vorhandene oder von den Diphtheriebakterien sofort gebildete genügend große Menge Gift geschädigt werden.

Für die *Empfänglichkeit* spielen Virulenz und Menge der Erreger, Eintrittspforte, Lebensalter des Menschen, aber auch eine Reihe anderer äußerer Einflüsse wie Ernährungs- und Kräftezustand, vor allem Schwächung des Körpers durch vorangegangene Erkrankungen oder besondere Beanspruchung der Körperkräfte eine wesentliche Rolle. So treten gelegentlich Diphtheriefälle gehäuft auf im Anschluß an schwere *Kampfhandlungen*, an *längere Transporte* unter ungünstigen äußeren Umständen, an Erkrankungen wie Erkältungen, fieberhafte Grippe, akute Darmerkrankungen mit Durchfällen. Meist tödlich verläuft eine gleichzeitige Erkrankung an Diphtherie und *Fleckfieber*. *Kältegeschädigte* sind besonders anfällig für Diphtherie. Besonders in Epidemiezeiten wird der *Truppenarzt* daher dafür zu sorgen haben, daß die Truppe so weit wie möglich vor schädigenden äußeren Einflüssen geschützt wird. — Im Anschluß an schwere *Schußverletzungen*, auch an *Amputationsstümpfen*, tritt besonders im Kriege *auch ohne Nasen- oder Rachenbeteiligung Wunddiphtherie* auf. In Kriegszeiten ist daher stets an diese Komplikation zu denken.

Der **Erreger** der Diphtherie, das im Jahre 1884 von Löffler entdeckte Corynebact. diphtheriae, ist durch seine Fähigkeit, an der Eintrittspforte in den menschlichen Körper und auf künstlichen Nährböden *Gift* zu bilden, gekennzeichnet. Ohne Giftbildung sind Diphtheriebakterien harmlose Saprophyten.

Die Unterscheidung zwischen echten Diphtheriebakterien und sog. Pseudodiphtheriebakterien geschieht auf Grund ihres Verhaltens auf künstlichen Nährböden sowie auf Grund ihrer Tierpathogenität. Um Verwechslungen mit hyperaciden Pseudodiphtheriebakterien zu vermeiden, werden neuerdings die *modifizierte* Clauberg-*Platte* mit Serum oder Ascites an Stelle von Blut und mit Saccharose an Stelle von Dextrose (Burtscher, Bürgers) und der Harnstoffnährböden (Kleinsorgen und Commichau, Weigmann) empfohlen. Dies gilt vor allem bei Verdacht auf Nasen- und Wunddiphtherie. Eine Typendiagnose ist in solchen Fällen stets angezeigt.

Das *Krankheitsbild* der Diphtherie hat sich gegenüber vergangenen Zeiten verändert.

Während man früher die pseudomembranösen Krankheitsbilder im wesentlichen bei der Nasen-, Kehlkopf- und Luftröhrendiphtherie des Kindes beobachtete, treten jetzt auch beim Erwachsenen vielfach an Stelle der Rachendiphtherie schwere Formen mit ausgedehnten Pseudomembranen im Kehlkopf und in der Trachea auf, die bis tief in die Bronchien hineinreichen. Riesenemphyseme der Lungen werden beobachtet. Diese *maligne Form* macht oft zunächst einen „harmlosen" Eindruck, um sich dann schnell zu einem schwer toxischen Krankheitsbild zu entwickeln. Im Gegensatz hierzu gibt es die primär toxischen Formen, die gleich von Anfang an schwerste Vergiftungserscheinungen zeigen und innerhalb 24 Stunden zum Tode führen können. Auch überraschende Todesfälle infolge Versagens des Herzmuskels als typische Diphtherieschäden und postdiphtherische Polyneuritiden sind nicht selten. Bei jeder Polyneuritis ist daher Fahndung auf Diphtherie zweckmäßig. Bei chirurgisch Kranken, z. B. unter *Kriegsverhältnissen*, kann eine Diphtherie leicht übersehen werden, wenn der Zustand einer infizierten Wunde den schlechten Allgemeinzustand und eine erhöhte Körpertemperatur genügend zu erklären scheinen.

Die von Bard 1771 zuerst beobachtete und von Conrad Brunner 1893 neu beschriebene *Wunddiphtherie* hat offenbar in früheren Zeiten eine größere Rolle gespielt als heute. Zwar wurde am Ende des ersten Weltkrieges wie auch heute von chirurgischer wie auch bakteriologischer Seite über ihr gehäuftes Auftreten berichtet.

Infiziert werden vor allem Wunden mit *gestörter Durchblutung*, u. a. auch *Erfrierungen*. Auch bei sezernierenden Fällen von Otitis media ist an Wunddiphtherie zu denken. Die zahlenmäßigen Angaben schwanken bedeutend. Neuerdings durchgeführte Nachuntersuchungen von Bürgers wie auch von Weigmann u. a. beweisen jedoch, daß es sich in den meisten Fällen gar nicht um echte Diphtheriebakterien, sondern um Verwechslungen mit hyperaciden Pseudodiphtheriebakterien handelt. Als echte Wunddiphtherie sollten jedoch nur solche Krankheitsfälle bezeichnet werden, die sowohl klinisch als auch bakteriologisch als echte Diphtherie befunden werden, wobei der Nachdruck auf dem klinischen Bilde zu liegen hat.

Für die *Kriegschirurgie* ist nach dem Vorschlage von BÜRGERS folgende Einteilung als zweckmäßig anzusehen:

1. Echte Wunddiphtherie: Plötzliche Verschlechterung des Aussehens der Wunde, schlaffe Granulation, Ulcusbildung mit Pseudomembranen, gezackte unterminierte Wundränder, starke Rötung der Umgebung, schlechte Heilungstendenz, meist kein Fieber, echte Diphtheriebakterien in Reinkultur oder in Mischkultur mit Enterokokken, Staphylokokken, Streptokokken, Pyocyaneus, Proteus.

2. Klinisch verdächtige Wunddiphtherie von ähnlichem Aussehen oder mit schmierigen Belägen, schlechter Heilungstendenz, häufig mit Fieber, bakteriologisch alle möglichen Erreger, aber keine echten Diphtheriebakterien: keine echte Wunddiphtherie.

3. Normal aussehende Wunden mit bakteriologisch nachgewiesenen echten Diphtheriebakterien entweder in Reinkultur oder mit anderen Eitererregern zusammen, im allgemeinen ohne Fieber. Derartige Fälle sind nicht als Wunddiphtherie, sondern als Diphtheriekeimträger anzusehen.

Beim Auftreten von Wunddiphtherie auf chirurgischen Abteilungen, zumal bei gleichzeitig klinisch echter Rachendiphtherie, ist daher das gesamte Personal auf Keimträger zu untersuchen. Lähmungen kommen nach Form 1, wenn auch selten, vor. Auch in diesem Kriege wurden über einige derartige Fälle, sogar mit tödlichem Ausgang, berichtet. Nach Form 3 sind Lähmungserscheinungen kaum zu erwarten.

Die *Diagnose* der Wund- wie auch der Nasen-Rachen-Kehlkopf-Diphtherie ist stets klinisch zu stellen. Sie wird durch das Ergebnis der bakteriologischen Untersuchung des Abstriches des Krankheitsherdes lediglich gesichert.

Bei der *Entnahme des Untersuchungsmaterials* ist besonders darauf zu achten, daß der Abstrich tatsächlich vom Krankheitsherd, z. B. von den Tonsillen und nicht vom Zungengrund entnommen wird. Der Arzt hat daher den Abstrich zweckmäßig selbst zu entnehmen. Vormittags entnommene Abstriche ergaben bis zu 50% mehr positive Ergebnisse als abends entnommene! In Zweifelsfällen ist zweistündliche Entnahme angezeigt. Von Nase und Tonsillen sind grundsätzlich getrennte Abstriche zuzufertigen. Keinesfalls kann auf Grund eines negativen bakteriologischen Befundes eine Diphtherie ausgeschaltet werden, wenn der klinische Befund für Diphtherie spricht. Besonders bei *Wunddiphtherie* ist der bakteriologische Befund häufig wechselnd positiv und negativ, so daß auch hierbei mehrmalige Untersuchung am Platze ist. In den seltensten Fällen ist die bakteriologische Diagnose auf Grund des mikroskopischen Bildes des gefärbten Originalausstriches am gleichen Tage zu erwarten. Meist ist eine kulturelle Verarbeitung des eingesandten Materials nötig, die unter günstigen Umständen — Erkennen der Diphtheriekolonien an den typischen Wuchsformen auf den CLAUBERGschen Tellurnährböden — nach 8—12 Stunden, oft aber erst nach 24 bis 48 Stunden ein einwandfreies Ergebnis zeigt. Vor allem ist zum Ausschluß einer Diphtherie meist eine 48stündige Bebrütung notwendig. Bei negativem bakteriologischem Befund und Fortbestehen des klinischen Verdachtes ist wiederholt Material einzusenden. Bei Masseneinsendungen ist vorherige fernmündliche Benachrichtigung der hygienischen Untersuchungsstelle zweckmäßig, damit eine genügende Anzahl von Kulturplatten bereitgestellt werden kann.

Die spezifische **Therapie** der Nasen-Rachen-Kehlkopf-Diphtherie besteht in der frühzeitigen Einspritzung genügend großer Mengen Diphtherieserum sowie in der Beseitigung pathologisch-anatomischer Veränderungen. Das enthaltene Diphtherieantitoxin ist das einzige bisher bekannte Mittel im Diphtherieserum, das imstande ist, das im erkrankten Organismus gebildete Gift zu neutralisieren. Es vermag jedoch nicht auf das bereits im Körper verankerte Gift einzuwirken.

Ein „Heil"serum im strengen Sinne ist daher das Diphtherieserum nicht. Die erste Diphtherieserumbehandlung erfolgte 1891 in der v. BERGMANNschen Chirurgischen Universitätsklinik. Über den Wert der Methode läßt sich heute nicht mehr streiten, wenn auch die Zeit der Einführung des Serums gerade mit einem Wellental der Diphtherie zusammenfiel und so damals vielleicht etwas zu günstige Heilerfolge vortäuschte. Eingehende statistische Erhebungen haben ergeben, daß die Sterblichkeit in dem Maße zunimmt, wie mit der Serumtherapie gezögert wird (SPRANGER, SCHELLHORN u. a.). Da das Antitoxin nur das im Organismus noch nicht gebundene Gift angreifen kann, muß die Injektion erfolgen, solange der örtliche Prozeß noch nicht weit fortgeschritten ist und solange es noch nicht zu einer wesentlichen Allgemeinvergiftung des Organismus gekommen ist. Schon bei *Verdacht* auf Diphtherie, zugleich also mit der Entnahme des Untersuchungsmaterials, ist Diphtherieheilserum zu geben. *Es ist ein Kunstfehler, wenn der Arzt die Einspritzung des antitoxischen Serums von dem Ergebnis der bakteriologischen Diagnose abhängig macht.* Die therapeutischen Maßnahmen haben sich allein nach dem klinischen Befunde zu richten.

Das Diphtherieantitoxin wurde im Jahre 1890 von Behring[1] entdeckt. Behring stellte im Zuge dieser Erkenntnis das Diphtherieheilserum her, das jetzt als staatlich geprüftes antitoxisches Pferde-, Rind- oder Hammelserum geliefert wird. Das gewöhnliche Diphtherieserum vom Pferd enthält 400, 500, 2000 oder 4000 AE je 1 ccm und wird in Ampullen oder Serülen geliefert. Außerdem ist noch ein antitoxisches, fermentativ gereinigtes Pferdeserum (Fermoserum) mit 1000 AE je 1 ccm im Handel.

Man gibt nach Bessau u. a. 500 AE je 1 kg Körpergewicht i.m., bei toxischer Diphtherie wenigstens einen Teil intravenös. Ströder fordert 1000 AE so lange i.m., bis unverkennbare Demarkationserscheinungen an den Tonsillen festzustellen sind. Höhere Dosierungen kommen, wenn überhaupt, nur in ganz schweren toxischen Fällen in Betracht. Erscheint die Dosierung zu klein, so kann sie unbedenklich in den nächsten Tagen wiederholt werden. Überempfindlichkeitsreaktionen sind frühestens nach 6 Tagen zu erwarten. Ist nach längerer Zeit nochmalige Seruminjektion erforderlich, so gibt man zunächst 1 ccm, nach 2 Stunden wiederum 1 ccm und nach weiteren 2 Stunden die volle Dosis i.m., niemals i.v.! Zweckmäßig verwendet man in solchen Fällen Serum vom Hammel oder Rind. Bei maligner Diphtherie hat sich nach Behr folgendes Schema, das am 1. und 2. Tag je nach Schwere des Zustandes besonders bei Erwachsenen abgeändert werden kann, besonders bewährt:

	Kinder unter 6 Jahre	*über 6 Jahre und Erwachsene*
1. Behandlungstag	3000 AE i.v. und 6000 AE i.m.	6000 AE i.v. und 10000—20000 AE i.m.
2. ,,	6000 AE i.m.	10000 AE i.m.
3. ,,	2 ccm Omnadin i.m.	2 ccm Omnadin i.m.
4. ,,	3000 AE i.m.	6000 AE i.m.
5. ,,	2 ccm Omnadin i.m.	2 ccm Omnadin i.m.

Zur Serumbehandlung kommt eine genauestens überwachte Herz-Kreislauf-Therapie.

Beachtliche Erfolge konnten in der Pfaundlerschen Klinik mit *Rekonvaleszentenserum* erzielt werden (Zoelch). In der Kleinschmidtschen Klinik gab man zusätzlich zum Heilserum Bluttransfusionen und konnte damit die Letalität der malignen Diphtherie fast auf die Hälfte vermindern (H. Schmidt). Von überraschend guten Erfolgen mit Vitamin-E-Gaben bei postdiphtherischen Lähmungen und Herzerscheinungen berichtete kürzlich Butturini (täglich 30—100 mg Ephynal oder auch natürliches Vitamin E, Weizenkeimöl).

Die Erkrankten selbst sind abzusondern, Gebrauchsgegenstände, Auswurf usw. und Unterkunft sind nach den seuchenpolizeilichen Vorschriften zu desinfizieren.

Auch bei den toxischen Symptomen einer *Wund- und Hautdiphtherie* (Form 1 der Einteilung nach Bürgers) ist die spezifische Serumtherapie am Platze, wenn hierdurch auch die Wundheilung kaum beeinflußt wird. Der Wert der örtlichen Anwendung des Heilserums ist umstritten. Bei frischen Fällen können immerhin feuchte Verbände mit Diphtherieserum versucht werden. Bei Form 3 (S. 76) erscheint jedoch die lokale Serumbehandlung überflüssig. Im übrigen hat die Behandlung im wesentlichen örtlich chemotherapeutisch zu erfolgen, z. B. mit Chinosollösung 1 : 1000—1 : 2000, abwechselnd mit Marfanilpuder, Rivanol 1 : 1000, Globucidpulver, Surfen 2%. Besonders mit Sulfoliquid wurde verhältnismäßig schnelle Wundbesserung erzielt. Bei fortschreitender Infektion wird auch oberflächliche Kauterisation empfohlen. Bei Vorliegen einer Wunddiphtherie sind stets auch Nasen- und Rachenabstriche bakteriologisch zu untersuchen. Werden auch hier Diphtheriebakterien nachgewiesen, so ist auch der Nasen-Rachen-Raum örtlich zu behandeln, z. B. durch nasale Anwendung von 1% Targesinlösung im Liegen. Auch *Wundinfizierte sind zu isolieren*, sofern es sich um echte Wunddiphtherie (Form 1) handelt. Unter Feldverhältnissen wird sich diese Forderung allerdings nicht immer erfüllen lassen.

Der Diphtheriekeimträger ist die wichtigste Quelle der Diphtherieausbreitung. Die durchschnittliche Dauer des Keimträgertums beträgt etwa 10 Tage; sie kann sich aber auch über Monate und Jahre erstrecken. *Diphtheriekranke sind nach 25 Tagen etwa zu 80%, nach 30 Tagen etwa zu 90% keimfrei.* Die Entkeimung ist deutlich von der Schwere der Erkrankung abhängig.

---

[1] Er gehörte bis zum Jahre 1888 dem preußischen Heere als Stabsarzt an.

Das Problem der *Keimträger* spielt daher bei der Bekämpfung der Diphtherie eine wesentliche Rolle.

Nach GUNDEL unterscheidet man zweckmäßig drei Gruppen von Keimträgern:

1. Menschen, die nach überstandener Diphtherieerkrankung Keime beherbergen und ausscheiden: *Dauerausscheider* oder auch *Rekonvaleszentenkeimträger*.

2. Menschen, die, ohne erkennbar an Diphtherie erkrankt gewesen zu sein, Keime beherbergen und ausscheiden: *Kontaktkeimträger*.

3. Menschen, die sich in der Inkubationszeit befinden, die also in kurzer Zeit klinisch an Diphtherie erkranken, aber bereits Diphtheriekeime in den oberen Atmungsorganen beherbergen: *Inkubationskeimträger*.

Die Gefahr, die für die Umwelt von den Dauerausscheidern oder Rekonvaleszentenkeimträgern und von den Kontaktkeimträgern ausgeht, wird mit zunehmender Dauer ihres Trägertums immer geringer. Epidemiologisch von großer Bedeutung sind jedoch die *Inkubationskeimträger*. Diese, ähnlich wie frisch Erkrankte und wie Dauerausscheider kurz nach ihrer Erkrankung, sind als besonders infektiös anzusehen.

Die Maßnahmen, die zum *Schutz der Umwelt vor Ansteckung durch Diphtheriekeimträger* oder vielleicht besser „Keimstreuer" (SCHÜTZ) in Betracht kommen, sind daher von Fall zu Fall verschieden.

Zunächst wird man versuchen, sie durch örtliche Maßnahmen wie Gurgeln mit Chinosollösungen, Pinselung der Nasen-Rachen-Schleimhaut mit 1% Targesinlösung keimfrei zu bekommen. Zur Behandlung der Nase empfiehlt KLEINSCHMIDT besondere Einträufelungen von 3% wäßriger Lösung von Pyoktanin. coeruleum, die allerdings den Nachteil haben, daß die Wäsche leicht mit dem intensiven Farbstoff (Methylviolett) beschmutzt wird. Auch Röntgenbestrahlung der Rachengegend mit 1 HED, gelegentlich auch Tonsillektomie haben zu Erfolgen geführt. Über gute Erfolge mit Pyrifer-Fieberbehandlung an einer allerdings noch kleinen Zahl von Diphtheriekranken wurde kürzlich berichtet (BÖTTNER und SCHLEGEL). Wichtig sind vor allem auch die Beseitigung pathologisch-anatomischer Veränderungen des Nasen-Rachen-Raumes einschl. der Nebenhöhlen (HERTEL), ferner reichlicher Aufenthalt im Freien, Unterbringung in laufend entseuchten Räumen (Schleusenbehandlung nach HERMANN und PÜTZ), sowie Desinfektion der Krankenräume mit Hilfe von Aërosolen nach KLIEWE.

Trotz aller Bemühungen gelingt es jedoch häufig nicht, Keimfreiheit zu erlangen. Bei der starken Verbreitung der Diphtheriekeimträger ist eine allgemeine Isolierung nicht möglich, aber auch nicht notwendig. Man nimmt heute an, daß sie nach 6—8 Wochen als ungefährlich angesehen werden können.

So verzichtet man auch heute auf die Vornahme von Diphtherieabstrichen vor Verschickung von *Kindern* in Erholungsheime, selbst wenn sie an Diphtherie erkrankt waren oder wenn in ihrer Familie Diphtherie vorgekommen ist. Der Ministerialerlaß zur Verhütung der Einschleppung übertragbarer Krankheiten in Kinderheime vom 30. 6. 1939 sieht lediglich eine zweimonatige Wartezeit nach der klinischen Genesung vor. Im Schulseuchenerlaß vom 30. 4. 42 ist festgelegt: „Liegt Dauerausscheidung von Diphtheriebakterien vor, so kann das Gesundheitsamt sich für die Zulassung zum Schulbesuch aussprechen, wenn nach erfolgter klinischer Genesung 6 Wochen verstrichen sind." Auch bei der *Wehrmacht* und anderen Organisationen ist zweckmäßig sinngemäß zu verfahren. — Zur Erkennung besonderer Infektiosität der Keimträger wird die bakteriologische Typdiagnose empfohlen. Nach CLAUBERG ist die Infektiosität des Gravis- und Intermediustyps auch beim Keimträger ganz erheblich, so daß eigentlich jeweils der Typ festgestellt werden müßte, um im Einzelfalle zu entscheiden, welche Maßnahmen zu ergreifen sind. Dies scheitert jedoch zunächst wenigstens an organisatorischen Schwierigkeiten. Keimträger in gesunder Umgebung können daher notfalls unbeachtet gelassen werden. Handelt es sich jedoch um *Pflegepersonal* in Lazaretten oder Küchenpersonal, so ist eine andere dienstliche Verwendung notwendig. Von einer Isolierung der Keimträger in besonderen Keimträgerstationen ist dringend abzuraten, da sich dort die Träger erfahrungsgemäß oft gegenseitig neu infizieren und die dispositionell Belasteten u. U. ihre Keime überhaupt nicht verlieren. In der freien Luft verschwinden die Bakterien erfahrungsgemäß am schnellsten, zum mindesten scheinen sie eine Abschwächung ihrer Virulenz zu erfahren.

Verhütungsmaßnahmen. Als wirksamster Schutz gegen die Diphtherie hat sich neben den üblichen Isolierungsmaßnahmen die *aktive Schutzimpfung* mit den staatlich geprüften *Diphtherieimpfstoffen* erwiesen. Sie vermittelt einen jahrelangen, wenn auch nicht absoluten Schutz vor Erkrankung an Diphtherie.

Zur aktiven Diphtherieschutzimpfung stehen heute in Deutschland im wesentlichen folgende hochwertigen Adsorbatimpfstoffe zur Verfügung: „Diphtherie-Toxoid Asid" (Anhaltisches Seruminstitut Dessau), „Al.F.T." (Behring-Werke Marburg), „Diphtherie-Impfstoff Dresden" (Sächsisches Serumwerk Dresden), „Diphtherie-Schutzimpfstoff des Hamburger Serum-Instituts". Sie besitzen sämtlich eine hohe antigene Konzentration und werden vom Körper nur langsam resorbiert, so daß eine besonders intensive Immunisierung des Körpers erreicht wird[1].

Um die Einführung der aktiven Diphtherieschutzimpfung in Deutschland haben sich besonders Gundel, Wohlfeil und Mitarbeiter ein unbestreitbares Verdienst erworben.

Die in Westdeutschland bereits seit dem Jahre 1934 an vielen hunderttausend Kindern durchgeführten aktiven Diphtherieschutzimpfungen haben einwandfrei gezeigt, daß nach der Impfung und nach der Ausbildung des Impfschutzes überall ein starker Abfall der Diphtherieerkrankungen und -todesfälle eintrat. So wurden z. B. im Reg.-Bezirk Düsseldorf von 1939—41 rund ³/₄ Millionen Kinder geimpft. Die Zahlen der Diphtherieerkrankungen und -todesfälle gingen darauf um mehr als 50% zurück (Sturm). Nach Mitteilung des Gesundheitsamtes ist seit der Durchführung der Schutzimpfung in München 1940 und 1941 überhaupt kein Fall an Diphtherie bei einem früher zweimal gegen Diphtherie geimpften Kind beobachtet worden (Husler). Aber auch eine wesentliche volkswirtschaftliche Seite sei hierbei erwähnt: Bei vorsichtiger Schätzung wurden bei den Impfungen im Reg.-Bezirk Düsseldorf etwa 7—10 Millionen RM. an *Krankenhaus- und Behandlungskosten* erspart (Sturm). Besondere Bedeutung hat die aktive Schutzimpfung gegen Diphtherie für Schulen, Erholungs- und Ferienheime für die Jugendorganisationen der NSDAP., für Reichsarbeitsdienst und Wehrmacht.

Für die Durchführung der Schutzimpfung wurde im Runderlaß des Reichsministers des Innern betr. Richtlinien zur aktiven Diphtherieschutzimpfung[2] genaue Bestimmungen erlassen: Der Impfstoff wird unter Beachtung besonderer Vorsichtsmaßnahmen streng subcutan verabfolgt. Die Dosierung ist abhängig von der Menge der in 1 ccm enthaltenen Schutzeinheiten nach folgender Vorschrift:

1. Von einem Diphtherieimpfstoff mit 30 und mehr Schutzeinheiten in 1 ccm erhalten: Kleinkinder 0,5 ccm, Schulkinder bis zum 12. Lebensjahr 0,3 ccm, ältere Schulkinder 0,2 ccm.

2. Von einem Impfstoff mit weniger als 30 und mehr als 10 Schutzeinheiten in 1 ccm erhalten: Kleinkinder 1,0 ccm, Schulkinder bis zum 12. Lebensjahr 0,5 ccm, ältere Schulkinder 0,3 ccm.

Frühestens 4 Wochen nach der ersten Impfung ist die Impfung mit der gleichen Impfstoffmenge zu wiederholen.

3. Enthält der Impfstoff in 1 ccm 1—10 Schutzeinheiten, so ist eine dreimalige Impfung im Abstand von 4 Wochen mit 1,0 ccm bei Kleinkindern, 0,5 ccm bei Schulkindern erforderlich. Nach Möglichkeit sollen Diphtherieimpfstoffe mit mehr als 30 Schutzeinheiten verwendet werden.

Nach den bisherigen Erfahrungen werden die Impfstoffe bei dieser Dosierung von den Kindern ohne erhebliche Beschwerden vertragen. Bei Impfungen von 100000 Kindern z. B. wurden keinerlei Schäden gemeldet (Wohlfeil). Sollte ausnahmsweise eine starke Reaktion nach der ersten Impfung auftreten, so ist von einer Wiederholungsimpfung abzusehen.

Man rechnet mit einem *Impfschutz* von mindestens 3—4 Jahren, wenn auch praktische Erfahrungen hierüber noch nicht vorliegen. Zweckmäßig werden daher alle Zweijährigen erstmalig geimpft. Es dürfte genügen, bei der *Einschulung*, während der *Zugehörigkeit zu den Jugendorganisationen* der NSDAP. sowie beim *Eintritt in den Reichsarbeitsdienst* jeweils eine Wiederholungsimpfung durchzuführen. Eine *Impfung während der Militärzeit* dürfte sich dann *im allgemeinen erübrigen*.

Bei der aktiven *Diphtherieschutzimpfung Erwachsener* mit den Toxoid-Adsorbat-Impfstoffen treten erfahrungsgemäß infolge einer mit zunehmendem Alter zunehmenden Sensibilisierung gegen den Diphtheriekeim und seine Produkte gelegentlich *erhebliche Reaktionen* auf. Um dies zu vermeiden, kann man vor der Impfung nach dem Vorschlag Claubergs die Immunitätslage mit dem Schick-Test in Verbindung mit dem Schick-Kontrolltest prüfen.

---

[1] Bezüglich näherer Einzelheiten s. die Darstellung von H. Schmidt, bez. der Wertbemessung und staatlichen Prüfung s. Prigge.

[2] Reichsgesdh.bl. 17, Nr 30 S. 560—61 (1942).

Von der Impfung sind auszuschließen: Alle „SCHICK-Negativen", ferner alle Personen, die zwar positive SCHICK-Reaktion, dabei aber einen starken Ausfall des Kontrolltestes aufweisen (d. h. maximal bereits innerhalb 24 Stunden Pseudoreaktion). Bei schwach positivem Kontrolltest und bei Personen über 35 Jahren ist nur die Hälfte der sonst verwendeten Impfstoffmenge zu geben. Auszuschließen sind ferner wegen der Gefahr einer Parergie alle Personen mit Anzeichen irgendwelcher Überempfindlichkeit (Neigung zu Asthma, Heufieber usw.), ferner alle mit Verdacht auf einen aktiv tuberkulösen Prozeß. Nach Innehaltung dieser CLAUBERGschen Forderungen wurden weitere Zwischenfälle nicht bekannt.

Nach den oben angegebenen Richtlinien des Reichsministers des Innern zur aktiven Diphtherieschutzimpfung kommt eine aktive *Massenimpfung älterer Erwachsener* im allgemeinen gegen Diphtherie *nicht* in Betracht. Wenn bei *besonderer Gefährdung* (z. B. bei Krankenpflegepersonen) eine Schutzimpfung gegen Diphtherie erforderlich ist, so soll die Impfstoffmenge im allgemeinen bei älteren Erwachsenen 0,1 ccm, bei jüngeren Personen bis zum 21. Lebensjahre nicht mehr als 0,2 ccm betragen. Die Impfungen sind unter streng aseptischen Bedingungen subcutan, keinesfalls intramuskulär (Abscesse!) durchzuführen.

Da der durch die *aktive* Immunisierung erzielte Schutz erst nach der 2. Injektion voll in Erscheinung tritt — eine *negative Phase*, ein Zustand der Schutzlosigkeit konnte von GUNDEL mittels der Morbiditätsstatistik niemals nachgewiesen werden —, genügt die aktive Schutzimpfung allein nicht zum Schutz akut gefährdeter Personen, z. B. von Familienangehörigen Erkrankter. Bisher benutzte man in solchen Fällen die *passive Schutzimpfung*, d. h. die einmalige subcutane Injektion von 500—1000 AE Diphtherieserum (zweckmäßig vom Rind oder Hammel zur Vermeidung einer Sensibilisierung gegen Pferdeeiweiß), die einen augenblicklich einsetzenden, allerdings nur 2—3, höchstens 4 Wochen anhaltenden Schutz gegen Diphtherieerkrankungen vermittelt. Auf Grund der günstigen Erfahrungen mit der aktiven Schutzimpfung kombiniert man heute beide Impfungen in der sog. *Simultanimpfung*. Der sofort eintretende Schutz durch das Serum wird hierbei durch die später einsetzende Schutzwirkung des Formoltoxoids ergänzt.

Man gibt bei *Jugendlichen* bei der 1. Impfung 500—1000 AE Diphtherieserum i.m. und zugleich 0,2 ccm Formoltoxoid subcutan, nach 4 Wochen eine 2. Impfung mit nur 0,2 ccm Formoltoxoid subcutan. Bei *Erwachsenen* über 21 Jahren ist die Dosierung des Formoltoxoids zur Verhütung starker Reaktionen auf 0,1 ccm herabzusetzen. Tritt bei der ersten Formoltoxoidimpfung eine stärkere Reaktion auf, so ist von einer Wiederholung abzusehen.

Einen wirksamen Schutz gegen die Diphtherie bildet nur die *allgemeine Einführung* der aktiven Schutzimpfung. So sind auch beim Heere die am meisten Gefährdeten im jugendlichen Alter, die *Heeresunteroffiziervorschüler* und *-schüler* allgemein aktiv gegen Diphtherie geimpft worden. Das gleiche gilt für die Angehörigen des *Reichsarbeitsdienstes*. Dies hat sich bereits bestens bewährt. In gleicher Weise werden alle jungen Soldaten und das weibliche Wehrmachtgefolge, letzteres nur, soweit es einer Ansteckungsgefahr besonders ausgesetzt ist (Krankenschwestern, Betreuungshelferinnen usw.), der aktiven Diphtherieschutzimpfung unterzogen. Bis zum 21. Lebensjahre werden 2mal 0,2 ccm, vom 22.—28. Lebensjahre 2mal 0,1 ccm Diphtherie-Formoltoxoid subcutan im Abstand von mindestens 4 Wochen gegeben. Erwachsene über 28 Jahre werden im allgemeinen nicht geimpft, ausgenommen Sanitätsoffiziere und Sanitätspersonal. Bei Impflingen mit stärkeren Reaktionen bei der ersten Diphtherieschutzimpfung wird von einer zweiten Impfung abgesehen. Es kann damit gerechnet werden, daß in Kürze auch ein gut verträglicher kombinierter Diphtherie-Scharlach-Impfstoff zur Verfügung steht, so daß dann auch gleichzeitig ein Schutz gegen Scharlach vermittelt wird. Im übrigen verfügen *die vom Reichsarbeitsdienst in die Wehrmacht eintretenden jungen Männer* infolge der beim Reichsarbeitsdienst durchgeführten Schutzimpfungen bereits über einen genügenden

Impfschutz gegen Diphtherie wie auch gegen Scharlach, so daß auch eine weitere Ausbreitung dieser Seuchen für die Wehrmacht keine wesentliche Gefahr bedeutet.

Zur Frage, wie aktiv Schutzgeimpfte bei nachträglicher Diphtherieerkrankung zu behandeln sind, sei daran erinnert, daß die neuen Impfstoffe keinerlei gegen Serum sensibilisierende Stoffe enthalten, und daß deshalb ein *anaphylaktischer Schock* bei nachträglicher Diphtherieserumbehandlung *nicht zu befürchten* ist. Erkrankte Impflinge sind deshalb wie nicht Schutzgeimpfte zu behandeln.

Zur Verminderung der Anzahl der Impftermine wurden Kombinationen von Diphtherieimpfstoffen mit anderen Antigenen, z. B. mit Typhus-Paratyphus-Impfstoffen zugleich mit Tetanusanatoxin versucht. So wurde z. B. ein *Diphtherie-Typhus-Paratyphus-Tetanus-Impfstoff im französischen Heere* als „Vaccination associée" angewandt. Über seine Wirkung liegen noch keine einwandfrei günstigen Unterlagen vor. Nach Untersuchungen von CLAUBERG und SARTORIUS muß bei derartigen Kombinationen stets geprüft werden, ob sich die Komponenten nicht gegenseitig ungünstig beeinflussen. So wurde z. B. bei der Mischung von Ruhrimpfstoffen und Tetanusanatoxin eine störende Konkurrenz der Antigene festgestellt. Auch Pockenschutzimpfung und aktive Diphtherieschutzimpfung dürfen nicht gleichzeitig durchgeführt werden.

Die Bekämpfungsmaßnahmen bei Auftreten von Diphtherieerkrankungen bei der Truppe.

Bei nur *vereinzeltem Auftreten von klinisch leichten Diphtherieerkrankungen* ist von Absperrungsmaßnahmen bei der Einheit abzusehen.

Jeder an Diphtherie oder auch nur an einer Mandelentzündung erkrankte Soldat ist jedoch sofort abzusondern (Diphtherie, Scharlach!), stets sind getrennte Abstriche von Nase und Tonsillen zur bakteriologischen Untersuchung einzusenden. Liegt klinisch Diphtherieverdacht vor, so sind noch vor Eingang des bakteriologischen Befundes der Kranke wie auch seine nähere Umgebung (Stubenkameraden, Gliednachbarn) zu isolieren und bakteriologisch zu untersuchen. Diphtheriekranke Kinder in Kasernenwohnungen sind unbedingt einem Krankenhaus oder Lazarett zu überweisen (Ergänzung zum Seuchengesetz v. 10. 8. 34), Geschwister sind vom Schulbesuch fernzuhalten. Wehrmachtangehörigen ist das Betreten der Wohnung, der Familie das Betreten der Kaserne so lange vom Dienst fernzuhalten, bis eine truppenärztliche Untersuchung sowie die bakteriologische Untersuchung von 3 in Abständen von je 6 Tagen entnommenen Rachenabstrichen ergeben haben, daß kein anderes Familienmitglied mit Diphtheriekeimen infiziert bzw. Keimträger ist. Besondere Vorsicht ist bei den Personen am Platze, die durch ihren Beruf viel mit Soldaten in nähere Berührung kommen, z. B. der Kasernenwärter oder die Familie und das Personal des Kantinenpächters. Der Raum, in dem der Kranke gewohnt hat, ist nach der Entseuchungs- und Entwesungsvorschrift, H.Dv. 194, zu entseuchen. Im allgemeinen genügt eine gründliche Scheuerdesinfektion. Die in letzter Zeit u. a. von KLIEWE empfohlene laufende Luftentseuchung der Krankenräume bei ansteckenden Krankheiten durch regelmäßige Anwendung von Desinfektionsaërosolen verspricht eine wertvolle Ergänzung der Scheuerdesinfektion zu bilden. Die Kleidung, Decken usw. des Erkrankten sind mit Dampf zu entseuchen. Gebrauchsgegenstände und Bekleidungsgegenstände, die eine solche Behandlung nicht vertragen, sind mechanisch-chemisch zu desinfizieren. Wäsche ist gründlich zu kochen, Taschentücher legt man zweckmäßig vorher für einige Stunden in eine Desinfektionslösung ein (z. B. 1% Sagrotan 5 Stunden). Besonderer Wert ist auf die *laufende Desinfektion* am Krankenbett und auf die *Schlußdesinfektion* zu legen (s. Desinfektion). Pfleger von Diphtheriekranken dürfen zur Pflege anderer Kranker nicht verwendet werden.

Wichtig ist die Erziehung des Soldaten zu hygienischem Verhalten in den Unterkünften (Hustendisziplin, Taschentuchhygiene, Händedesinfektion). Überbelegung der Unterkünfte ist möglichst zu vermeiden, Staubbildung ist durch feuchtes Aufwischen der Fußböden und langes Lüften der Räume zu verhüten. Schon WRIGHT und EMERSON konnten tiervirulente Diphtheriebakterien im Bodenkehricht und im Staub von Schuhen nachweisen.

Bei *gehäuftem Auftreten von Diphtherie in einer Truppe* ist folgendermaßen zu verfahren:

1. Maßnahmen beim Erkrankten: Grundsätzlich Lazarettaufnahme. Sofortige Injektion genügend großer Dosen Diphtherieserum neben der üblichen Therapie, bakteriologische Untersuchung der Nasen-Rachen-Abstriche, des Auswurfes, evtl. auch der Abstriche sezernierender Fälle von Otitis media, schlecht heilender Wunden und Hauterkrankungen.

2. Maßnahmen bei der Umgebung: Zweckmäßig ist es, die Einheit (bis zum 28. Lebensjahre), falls noch nicht geschehen, aktiv gegen Diphtherie durchzuimpfen. Unbedingt notwendig ist dies, wenn in stärker verseuchten Einheiten trotz durchgeführter Abwehrmaß-

nahmen immer wieder Diphtherieerkrankungen auftreten. Die *unmittelbare Umgebung* der Erkrankten (Stubengemeinschaft, in besonderen Fällen auch die Kompanie) und das Sanitätspersonal, soweit es keinen Impfschutz besitzt, wird zweckmäßig der sog. Simultanschutzimpfung unterzogen: 1000 AE Diphtherieserum i.m. + 0,2 ccm Diphtherieformoltoxoid (bei über 21 jährigen nur 0,1 ccm) subcutan, nach Ablauf von mindestens 4 Wochen Wiederholung nur der Diphtherieformoltoxoidimpfung. Durch diese aktiv-passive Schutzimpfung wird ein sofort einsetzender Schutz vermittelt. Tägliche Gesundheitsbesichtigung der Einheit (Batl. usw.). Bakteriologische Untersuchung der Nasen-Rachen-Abstriche der Belegschaft der Stuben, in denen Diphtherie aufgetreten ist, der in den letzten 6 Wochen an Angina Erkrankten, aber bereits wieder Entlassenen, der Insassen des Krankenreviers und des Sanitätspersonals, des Küchen-, Kantinen- und Friseurpersonals, Desinfektion der Unterkünfte der Erkrankten, evtl. zusätzliche Aërolisierung der Räume bei Anwesenheit der Belegschaft, sind notwendig. Wenn möglich Wechsel der Unterkunft, zum mindesten viel Dienst im Freien bei möglichster Vermeidung von Erkältungen, Auseinanderziehen der Truppe. Bei allen Quarantänemaßnahmen ist daran zu denken, daß hinsichtlich der *Unterbringung Auflockerung und nicht Zusammenballung* wichtig ist! Anläßlich von Diphtherieerkrankungen gefundene Keimträger sind zunächst zu isolieren und auf Krankheitserscheinungen zu beobachten (Inkubationskeimträger!). Nach Ablauf von spätestens 10 Tagen können gesunde Keimträger, abgesondert von den anderen, wieder Dienst tun. Sie sind möglichst im Freien zu beschäftigen. Nach 6 Wochen können sie, selbst wenn sie trotz chemo-therapeutischer Maßnahmen noch Keime beherbergen, wieder zur Truppe zurück, jedoch dürfen sie nicht in der Küche, Kantine, in der Verpflegungsausgabe, in Lazaretten oder Krankenrevieren beschäftigt werden.

Jede Erkrankung an Diphtherie und jeder Sterbefall sind an die vorgesetzte Sanitätsdienststelle, bei Auftreten von Massenerkrankungen, die die Einsatzfähigkeit der Truppe beeinträchtigen, auf dem schnellsten Wege auch an die zuständige Sanitätsinspektion zu melden. Der nächstgelegenen Dienststelle der anderen Wehrmachtteile, der Waffen-*ℳ* , des Reichsarbeitsdienstes und der Organisation Todt ist im Sinne einer wechselseitigen Benachrichtigung Mitteilung zu machen. Dem für den Aufenthaltsort des Erkrankten oder Verstorbenen zuständigen Staatlichen Gesundheitsamt ist Anzeige zu erstatten[1].

Schrifttum.

BAMBERGER: Münch. med. Wschr. **1938**, 441. — BEHR: Die maligne Diphtherie und ihre Behandlung. Vorträge aus der praktischen Medizin H. 13. Stuttgart 1942. — BÖTTNER iu. SCHLEGEL: Münch. med. Wschr. **1942** Nr 27 S. 608. — BÜRGERS: Über Wunddiphtherie in Bericht über die 2. Arbeitstagung Ost der Ber. Fachärzte v. 30. 11.—1. 12. 42 in der Militärärztlichen Akademie Berlin (nicht im Buchhandel); Dtsch. med. Wschr. **1943**, 5, 111. — BURTSCHER: Klin. Wschr. **1941**, 1201. — BUTTURINI: Klin. Wschr. **21**, 27 (1942). — CLAUBERG: Dtsch. med. Wschr. **1941** Nr 45 S. 1227; Med. Klin. **1932** Nr 24; Münch. med. Wschr. **1942**, Nr 19 S. 418—423. — CLAUBERG u. PLENGE: Klin. Wschr. **1937** I, 223—225. — GUNDEL: Ansteckende Krankheiten, 2. Aufl. Leipzig 1942. — GUNDEL u. ERZIN: Zbl. Bakter. Orig. I **136**, 24 (1936). — GUNDEL u. MÜLLER-VOIGT: Dtsch. med. Wschr. **1934**, 1663. — GUNDEL u. NIERMANN: Dtsch. med. Wschr. **1934**, 775.—HÄSSLER: Dtsch. med. Wschr. **1943**, 134—136. — HEGLER: Praktikum der wichtigsten Infektionskrankheiten. Leipzig 1936.— HERMANN u. PÜTZ: Dtsch. med. Wschr. **1942**, 1101—1104. — HERTEL: Untersuchungen zum Diphtheriebacillenträgerproblem. Hab.-Arb. Univ. Leipzig 1942. — HUSLER: Münch. med. Wschr. **1942**, 652. — JOPPICH: Dtsch. Ärztebl. **1942** H. 34 S. 379. — KATHE: Z. ärztl. Fortbildg **37**, 295—300 (1940). — KILLIAN: Klin. Wschr. **1942**, 36—37. — KLEINSCHMIDT: Münch. med. Wschr. **1942**, 431; Die Diphtherie, Spezifische Therapie, in GUNDEL: Ansteckende Krankheiten. Leipzig 1942. — KLEINSORGEN u. COMMICHAU: Zbl. Hyg. Orig. I **139**, 57—59 (1937). — KLIEWE: Zbl. Bakter. Orig. I **148**, 388—395 (1942). — MÜLLER: Krankenstatistik, in WALDMANN-HOFFMANN: Lehrbuch der Militärhygiene. Berlin 1936. — MÜLLER u. GRÜN: Dtsch. med. Wschr. **1943**, 427—429. — PRIGGE: Arb. Staatsinst. exper. Ther. Frankfurt **1935** H. 32 S. 1—50; Naturw. **1937**, 169; Z. Hyg. **119**, 186 (1937); Dtsch. med. Wschr. **1937**, 337; Klin. Wschr. **1939**, 337; Die Schutzimpfung mit hochaktiven Impfstoffen. Weichardts Erg. Hyg. **22**, 1—68 (1939). — PRINZING: Handbuch der medizinischen Statistik. Jena 1939. — SARTORIUS u. CLAUBERG: Dtsch. Mil.arzt **1941**, 90. — SATTLER u. ZECH: Med. Klin. **1941** I, 577—580. — SCHAEDE: Dtsch. öff. Gesdh.dienst **1942** H. 9 S. 157 B—160 B. — SCHÄFER: Arb. Staatsinst. exper. Ther. Frankfurt **1935** H. 32 S. 51

---

[1] Verordnung zur Bekämpfung übertragbarer Krankheiten vom 1. 12. 38. Reichsgesdh.bl. **1938** Nr 50 S. 958.

bis 112. — Schellhorn: Diss. Hamburg 1937. — Schmidt: Grundlagen der spezifischen Therapie. Berlin 1940. — Schreiber: Diphtherie, in Waldmann-Hoffmann: Lehrbuch der Militärhygiene. Berlin 1936. — Schütz: Z. ärztl. Fortbildg 1940, 659—662. — Spranger: Veröff. Med.verw. 24, H. 3 (1927). — Ströder: Z. ärztl. Fortbildg 1942 H. 14 S. 313—318. — Sturm: Dtsch. öff. Gesdh.dienst 8, 169—175 (1942). — Weigmann: Dtsch. med. Wschr. 1943, 76. — Wohlfeil: Veröff. Volksgesdh.dienst 1939 H. 7 S. 52. — Wright u. Emerson: Zbl. Bakter. I Orig. 16, 412—414 (1894). — Zischinsky: Münch. med. Wschr. 1942, 1036—1037. — Zoelch: Z. Kinderheilk. 56, 358 (1934). — Anweisung der Berufsgenossenschaft für Gesundheitsdienst und Wohlfahrtspflege (Reichsunfallversicherung) für die Durchführung der aktiven Diphtherieschutzimpfung bei Krankenpflegepersonen, Ausg. 1941. — Diphtheriemerkblatt, neu bearbeitet im Reichsgesundheitsamt, Ausg. 1942. — Bericht über die a. Arbeitstagung Ost der Beratenden Fachärzte am 18. und 19. Mai 1942 in der Militärärztlichen Akademie Berlin (1942, nicht im Buchhandel). — Runderlaß des Reichsministers des Innern betr. Vorschriften gegen die Verbreitung übertragbarer Krankheiten durch Schulen, Kinderheime und ähnliche Einrichtungen (SchulSeuchErl.) v. 30. 4. 42. Reichsgesdh.bl. 1942 Nr 23 S. 446—449. — Runderlaß des Reichsministers des Innern betr. Diphtherie-Schutzimpfung v. 26. 3. 40. Reichsgesdh.bl. 1940 Nr 23 S. 479; Dass. v. 10. 10. 41. Reichsgesdh.bl. 1941 Nr 47 S. 820. — Runderlaß v. 30. 6. 39 betr. Verhütung übertragbarer Krankheiten in Kinderheimen. RMBliV. 1939 Nr 27 S. 1387. — Runderlaß betr. Vorschriften für die staatl. Prüfung der Impfstoffe zur aktiven Schutzimpfung gegen Diphtherie v. 20. 5. 42. Reichsgesdh.bl. 1942 Nr 28 S. 527. — Anordnung des Reichsgesundheitsführers betr. Diphtherie-Schutzimpfung v. 29 7. 41. Reichsgesdh.bl. 1941 Nr 45 S. 789. — Sanitätsbericht über das deutsche Heer (deutsches Feld- und Besatzungsheer) im Weltkrieg 1914/18 Bd. 3. Berlin 1934. — Sanitätsbericht über das Reichsheer für die Jahre 1921—1924. Berlin 1926.

13. Scharlach, Masern, Röteln, Mumps (ansteckende Ohrspeicheldrüsenentzündung).

Von W. Scholz-Berlin.

Scharlach.

Die hauptsächlichen Gebiete, in denen Scharlach vorkommt, sind Länder der gemäßigten Zonen. In den *Tropen* und der Arktis ist diese Krankheit ohne Bedeutung. In *Europa* findet sich Scharlach ziemlich gleichmäßig von Westen nach Osten, die Gebirgsgegenden der Alpen sollen niedrigere, Skandinavien etwas höhere Erkrankungsziffern aufweisen.

Eine jahreszeitliche Häufung in den Winter- und Frühjahrsmonaten wird sowohl in der Zivilbevölkerung wie bei der Wehrmacht beobachtet.

Die Erkrankung tritt in den Ländern mit stärkerer Durchseuchung sporadisch-endemisch mit zeitweiliger epidemischer Häufung auf. Bei fehlender Durchseuchung kann es zu Massenerkrankungen kommen (im Jahre 1873 auf den Färöer 38,3 % der Gesamtbevölkerung).

Die Anfälligkeit für Scharlach, im allgemeinen auf 30—40 %, darüber knapp $^1/_5$ Erwachsene, geschätzt, ist aber noch von anderen Faktoren, z. B. der konstitutionellen Anlage (exsudativ-lymphatischer Diathese), abhängig. Auch spielen Umweltbedingungen eine Rolle, vielleicht auch klimatische Einflüsse.

Schon den Ärzten, die den Scharlach zuerst als selbständiges Krankheitsbild erkannten, fiel der wechselvolle Ablauf der Erkrankungen in den einzelnen Jahren auf („Genius epidemicus"). Von einer kaum mit Krankheitswert anzusprechenden Gesundheitsstörung bis zur mörderischen Epidemie wechselte das Bild oft im Laufe eines Jahrzehntes. In den letzten Jahren macht sich dementsprechend eine langsame Zunahme schwerer Scharlachformen bemerkbar, nachdem im *1. Weltkriege* und den folgenden Jahren leichte überwogen. Es muß damit gerechnet werden, daß der Höhepunkt dieser Entwicklung noch nicht erreicht ist. Die Verhältnisse gleichen denen der Diphtherie.

Zu allen Zeiten besaß der Scharlach als Infektionskrankheit eine *erhebliche wehrhygienische* Bedeutung.

Seine Verbreitung unter Soldaten entsprach in ihrem Verlaufe bis zum Weltkriege der in der Zivilbevölkerung. Im *Weltkrieg* sind Scharlachepidemien beim Heer nicht aufgetreten. Im Osten war die Erkrankung etwas häufiger als im Westen. Sie entsprach den Verhältnissen in der Zivilbevölkerung. Die Besatzungstruppen in der deutschen sowie in der französischen Armee wiesen eine höhere Beteiligung auf (stärkerer Kontakt mit der Zivilbevölkerung). Vom 2.—4. Kriegsjahr ging in Deutschland der Scharlach in der Gesamtbevölkerung (einschl. Wehrmacht) erheblich zurück.

Im einzelnen erkrankten an Scharlach im Heere:

Preußische Armee 1882—1913	. . . .	0,79⁰/₀₀ der Kopfstärke (K.)

Preußische Armee 1882—1913 . . . . 0,79 °/₀₀ der Kopfstärke (K.)
Deutsches Kriegsheer 1914—18 . . . 0,54 °/₀₀ K.
Deutsches Reichsheer 1922—23 . . . . 0,35 °/₀₀ K.
Deutsches Reichsheer 1933 . . . . . . 0,22 °/₀₀ K.
Deutsches Reichsheer 1934 . . . . . . 0,80 °/₀₀ K.
Deutsches Reichsheer 1935 . . . . . . 2,02 °/₀₀ K.

Die höheren Zahlen für 1934 und 1935 erklären sich aus den infolge Vorbereitung der allgemeinen Wehrpflicht gegenüber dem ursprünglichen 100000-Mann-Heer geänderten Verhältnissen (andere Jahresklassenverteilung, höhere Unterkunftsbelegung u. a.). Eine besondere Bevorzugung bestimmter Waffengattungen ist, abgesehen von der Sanitätstruppe, nicht zu erkennen. Bei dieser liegen die Erkrankungsziffern infolge der stärkeren Gefährdung des Pflegepersonals wesentlich über dem Durchschnitt.

Bis zum Beginn des großdeutschen Freiheitskampfes hat sich allgemein an diesen Verhältnissen nichts geändert. Während *des 2. Weltkrieges* ist es bisher ebenfalls nicht zu bedeutenden Epidemien gekommen. Die Schwere der Erkrankungen ist ungefähr gleich geblieben. Die Letalität betrug im Jahre 1935 insgesamt 0,99%; unter 28764 Scharlachfällen, aus einem bestimmten Zeitraum des jetzigen Krieges 0,94%[1].

Ätiologie. Mit Beginn der bakteriologischen Ära setzen sogleich die Versuche ein, für den Scharlach einen bestimmten Erreger zu finden. Sie haben jedoch ein allgemein anerkanntes Ergebnis bisher nicht gefunden.

Bedeutung der Streptokokken. Man findet unter Beachtung gewisser technischer Vorbedingungen (Abimpfung unmittelbar am Krankenbett) in 100% bei Scharlachkranken in den ersten Krankheitstagen hämolysierende Streptokokken an der Eingangspforte (Rachen, Wunde). Sie verdrängen in der Rachenflora die bei allen Menschen vorhandenen vergrünenden Streptokokken. Diesen Vorgang beobachtet man in gleicher Weise besonders bei der gewöhnlichen Angina, auch bei Nebenhöhlenprozessen und der Herdinfektion. Beim gesunden Menschen, der sich durch die Symbiose seiner Schleimhäute mit Streptokokken in einer Gleichgewichtslage mit diesen befindet, werden teils durch exogene Infektionen (z. B. bei Epidemien), teils durch unspezifische Resistenzherabsetzungen (Erkältungen, Ernährungsstörungen) Gleichgewichtsstörungen hervorgerufen, die als lokale Symbiosestörungen verlaufen und von hyperergischen Reaktionen begleitet sein können (Tonsillen [Höring], Nebenhöhlen, Gelenke [Veil], Lungen [Scholz]). Eine derartige lokale Störung kann auch durch andere Infektionskrankheiten, wie Diphtherie, Masern usw., ausgelöst werden. Im Gegensatz zu den Erregern der gewöhnlichen Angina produzieren die Scharlachstreptokokken ein Exotoxin. Während der bakterielle Prozeß auf bestimmte Lokalisationen beschränkt bleibt, entstehen durch die Resorption von Exotoxin Fernwirkungen, vor allem das Exanthem, aber auch Herz-, Leberschäden usw.

Es hat nicht an zahlreichen Versuchen gefehlt, einen besonderen Scharlachstreptokokkus zu isolieren. Noch in neuester Zeit wurde von R. Abderhalden ein Verfahren angegeben, durch spezifische Abwehrproteinasen im Harn der Kranken eine Typenbestimmung von Scharlachstreptokokken zu ermöglichen. Wir wissen jedoch, daß die Eigenschaft der Toxinproduktion kein konstantes Merkmal solcher Stämme ist.

Folgende *Ergebnisse hinsichtlich der Bedeutung* der *hämolysierenden Scharlachstreptokokken* sind als gesichert anzusehen:

1. Der regelmäßige Nachweis dieser Keime bei Scharlachkranken und in ihrer Umgebung.

2. Die Übertragung eines scharlachähnlichen Zustands mittels Reinkulturen auf den Gesunden.

3. Die Exotoxinbildung, auf die der Körper mit Bildung eines spezifischen Antitoxins reagiert.

---

[1] Alle Zahlenangaben für den gegenwärtigen Krieg verdanke ich Herrn Generalarzt Prof. Dr. Müller (Zentralarchiv für Wehrmedizin).

Andere Befunde. Die zu scharlachähnlichem Bilde führende Übertragung eines bakterienfreien Drüsenfiltrates auf Affen (Bernhardt) wurde auf die Wirkung eines echten Virus bezogen. Seither sind mehrfach, so von Zlatogorow, Cantacuzène u. a. virusartige Elemente als Scharlacherreger angesehen worden. Eine regelmäßige Bestätigung der Befunde durch andere Untersucher ist jedoch nicht gelungen. Ob die Heranziehung moderner Untersuchungsmethoden wie der Fluorescenzmikroskopie (Clauberg) neue Erkenntnisse vermittelt, muß abgewartet werden.

Von anderen Forschern wurden Einschlußformen in Blutkörperchen beschrieben (Mallory, Amato u. a.). Döhle beschrieb die nach ihm benannten Körperchen. Es handelt sich um Einschlüsse im Protoplasma polymorphkerniger Leukocyten, die sich bei Scharlach verhältnismäßig oft nachweisen lassen. Ihre Herkunft ist auch heute noch ungeklärt, ihr Vorkommen auch bei anderen Infektionskrankheiten beschrieben.

Bei dem derzeitigen Stande der Forschung muß hiernach den *hämolysierenden Streptokokken* eine für den Scharlach spezifische. Bedeutung zuerkannt werden.

Übertragungsart. Der hauptsächliche Ansteckungsweg geht über die Tröpfcheninfektion von Mensch zu Mensch, beim Wundscharlach als Schmierinfektion. Auch benutzte Gebrauchsgegenstände einschließlich Bücher und selbstgeschriebener Briefe vermitteln die Übertragung. Diese kommt auch durch den die Erreger enthaltenden Eiter der Scharlachkomplikationen zustande. Bei den in Deutschland beobachteten Nahrungsmittelepidemien (Pinneberg 1927 u. a.) wurden Bacillenträger als Infektionsherde ermittelt, von denen aus die Nahrungsmittel (Milch, Speiseeis) verseucht waren. Der früher oft angeschuldigten *Hautschuppung* kommt dagegen *als Übertragungsmittel keine Bedeutung* zu.

Inkubationszeit. Im Gegensatz zu vielen anderen Infektionskrankheiten, besonders den akuten Exanthemen, läßt sich beim Scharlach keine Regel angeben. Für die Praxis ist die Annahme einer Inkubationszeit von 2—8 Tagen ausreichend.

Diagnose und Verlauf. Bei ausgeprägtem Krankheitsbild (plötzlicher Beginn mit Erbrechen, Fieber, Exanthem mit Aussparung des Kinn-Mund-Dreiecks, Himbeerzunge, Leukocytose mit wechselnder Neutrophilie und Vorhandensein von Eosinophilen, Urobilinogenurie, typische Komplikationen) nicht schwierig.

Zur Stützung der Diagnose können Schultz-Charlton*sches Auslösch- und* Rumpel-Leede*sches Phänomen* angewendet werden. Auch die *Hautschrift* (weißer Dermographismus) ist oft brauchbar.

Zur Erzielung des Schultz-Charltonschen Auslöschphänomens spritzt man dem Kranken Rekonvaleszenten-, im Mangelfalle Normalserum Erwachsener intracutan als Quaddel im Bereich der stärksten Exanthemausbildung ein. Nach 4—5 Stunden zeigt sich an der Injektionsstelle eine „Auslöschung" der flammenden Exanthemröte. Die Reaktion beruht auf der antitoxischen Fähigkeit des Serums gegen das Scharlachgift, wie sie bei Rekonvaleszenten stark, bei gesunden Erwachsenen entweder nach überstandenem Scharlach oder infolge stummer Immunisierung mittelstark ausgeprägt ist.

Das Rumpel-Leedesche Zeichen kommt infolge erhöhter Capillardurchlässigkeit zustande. Eine Gummibinde oder die Manschette des Blutdruckapparates, für 10 Minuten als Stauung am Oberarm angelegt, ruft besonders in der Ellenbeuge zahlreiche punktförmige Hautblutungen hervor.

Die weiße Hautschrift läßt sich am besten am Stamm oder den Oberschenkeln, wo das Exanthem am stärksten ausgeprägt ist, prüfen. Ein positiver Ausfall kann im Zusammenhang mit anderen der beschriebenen Zeichen verwertet werden.

Die akuten Erscheinungen pflegen nach 4—10 Tagen abgeklungen zu sein. Gleichzeitig setzt eine grobe Hautschuppung ein. Im Verlauf dieses primären Scharlachkomplexes kann es in schweren Fällen zu einer Ausbreitung der Erreger im gesamten Organismus kommen (Sepsis). Eitrige Komplikationen sind Drüsenschwellungen mit Abscedierung und Otitis media. Eine typische Komplikation ist beim Scharlach das sogenannte II. Kranksein. Etwa vom 18. Tage ab entsteht eine Überempfindlichkeitsphase, die zu Fieberrückfällen, zum Rheumatoid, vor allem aber zur Scharlachnephritis führen kann. Im allgemeinen ist die Prognose der Scharlachkomplikationen günstig. Eine besondere Verlaufsform zeigen die Fälle, bei denen im Verlauf der Erkrankung das Exanthem ausbleibt (Scarlatina sine exanthemate). Ihre Erkennung wird erst durch das Auftreten der Hautschuppung möglich. Da es sich um echten ansteckungsfähigen Scharlach handelt, sind derart Kranke epidemiologisch besonders wichtig.

Bei der weitgehenden Durchseuchung der Bevölkerung zivilisierter Länder mit Streptokokken wird es immer Fälle geben, in denen der Verlauf weitgehend von der Regel abweicht. Neben leichten *abortiven* Formen sind völlig *larviert* verlaufene Fälle ohne Krankheitsgefühl und -zeichen bekannt. Sie bilden eine besondere Gefahr als Überträger, da sie sich der Feststellung ihrer Erkrankung völlig entziehen können.

Der überstandene Scharlach hinterläßt eine lebenslängliche Toxinimmunität. Eine derartige Giftfestigkeit kann auch durch wiederholte stumme Infektionen erworben werden: stille Feiung. Gegen den lokalen Streptokokkenprozeß wird keine Immunität erworben.

Behandlung. Die Grundlage bildet eine sorgfältige Pflege. Komplikationen sind gesondert zu behandeln. Einer besonderen Erwähnung bedarf die spezifische *Serumtherapie.*

Das Serum wirkt antitoxisch, d. h. auf den primären Scharlachkomplex. Seine Anwendung ist bei schweren toxisch verlaufenden Fällen stets angezeigt. Sein Erfolg wird um so augenfälliger sein, je früher die Anwendung erfolgt. Man spritzt 10 ccm des gereinigten, konzentrierten Heilserums intramuskulär. Diese Gabe kann am folgenden Tage wiederholt werden, wenn das Fieber nicht gesunken ist. Die Verabfolgung einer Einzelgabe von 20 bis 40 ccm wird in von Anfang an besonders schweren Fällen empfohlen. Bei normalem Verlauf kann die Serumbehandlung entbehrt werden. Insbesondere bietet sie keinen Schutz vor den Komplikationen des II. Krankseins. Sie bedingt für den Soldaten insofern einen Nachteil, da sie ihn gegen Pferdeserum allergisiert. Dies ist jedoch im Hinblick auf jeden später etwa notwendig werdenden Serumschutz, z. B. bei Verwundungen, unerwünscht. Mit Recht betont TIDOW, es gehöre heute mehr Verantwortungsfreude dazu, die Injektion zu unterlassen, als sie anzuwenden[1].

Verhütungsmaßnahmen. Sie haben sich allgemein auf die Behandlung der Erkältungskrankheiten bei der Truppe zu erstrecken. Daneben bietet die regelmäßig durchgeführte Gesundheitspflege (Abhärtung, Mundpflege) auch für die Verhütung des Scharlachs Vorteile.

In einer *scharlachgefährdeten Truppe* ist durch Ausführung der DICK-Probe die Feststellung der individuellen Scharlachempfänglichkeit möglich. Die DICK-Probe beruht auf der Wirkung des Scharlachgiftes (Exotoxin). Sie wird in gleicher Weise wie die SCHICK-Probe bei der Diphtherie vorgenommen. Die Feststellung, in welchem Hundertsatz hämolysierende Streptokokken in der Truppe vorhanden sind, bietet für die Verhütung von Scharlacherkrankungen keine wirksame Handhabe. Reihenuntersuchungen in der Umgebung Erkrankter oder ganzer Truppenteile sind daher unnötig.

Die *spezifische Prophylaxe* erfolgt mittels aktiver Immunisierung (Impfstoff nach GABRITSCHEWSKY; neuerdings nach FARAGÓ) oder passiv mit Serum. Bei Kindern sind mit der aktiven Immunisierung mehrfach gute Erfolge berichtet. Bei Erwachsenen traten mitunter Impfreaktionen von z. T. erheblichem Ausmaß auf. Gute Erfolge bei Wehrmachtangehörigen berichten MANN, MRUGOWSKY und KIRCHERT sowie TIDOW. Im Gegensatz zum Frieden haben die *Kriegsverhältnisse* durch die Freiwilligen und die große Zahl der Jugendlichen im *Reichsarbeitsdienst*, der *Organisation Todt* u. a. wesentlich mehr junge Jahrgänge im Rahmen der Wehrmacht zum Einsatz gebracht. Für diese ist bei wiederholtem Auftreten von Scharlach die aktive Schutzimpfung zu erwägen, zumal bei ihnen Impfreaktionen nicht zu erwarten sind. Ob man nur DICK-Positive der Impfung un-

---

[1] Eigenblut ist ungefährlicher. 30—50 ccm i.m. *frühzeitig* gegeben, wirken oft erstaunlich.

terzieht oder zwecks Ersparnis der vorherigen Bestimmung der Empfänglichkeit des einzelnen die gesamte Truppe impft, kann erst nach *Vorliegen eines größeren Erfahrungsmaterials* entschieden werden. Die Wahl des Zeitpunkts wird örtlich verschieden sein. Die passive Immunisierung mit Serum sollte bei Erwachsenen nicht in Betracht gezogen werden. Auf den Nachteil der vorzeitigen Allergisierung wurde bereits hingewiesen.

Bekämpfung bei der Truppe. Im Hinblick auf die Verhütung einer Epidemie in *Massenunterkünften* ist bei der Wehrmacht die Erkennung beginnender Scharlachfälle von entscheidender Bedeutung. Sofern daher in einem Truppenteil ein Scharlachfall vorgekommen ist, müssen nach seiner Isolierung auch alle, die in Kontakt mit dem Erkrankten getreten sind, auf die Dauer von etwa 10 Tagen abgesondert werden. Der Kreis dieser Personen wird sich bei Einzelerkrankungen auf die Stubenkameraden und Gliednachbarn des Erkrankten, gegebenenfalls auf die Mitarbeiter seiner Dienststelle erstrecken, die im gleichen Raume in ständigem Umgang mit ihm gewesen sind.

Der von dem Kranken bisher bewohnte Raum ist in vorgeschriebener Weise mit Formalin-Wasserdampf zu entseuchen und eine gründliche Scheuerdesinfektion vorzunehmen. Ihr sind auch die benutzten Gegenstände sowie Waffen, Bekleidung zu unterziehen, Bücher zu verbrennen. Sofern es sich um *verheiratete Soldaten* handelt, ist die Familie in die Untersuchung miteinzubeziehen, unabhängig davon, ob die Wohnung innerhalb des Kasernenbereichs liegt oder nicht. Schulpflichtige Geschwister oder Kinder sind für die Dauer der Isolierung vom Schulbesuch fernzuhalten. Über die Anwendung der Aërosole zur Raumentseuchung s. das Kapitel *Desinfektion* und *Entwesung*.

Tritt Scharlach in mehreren Fällen gleichzeitig oder mehrere Fälle in kurzem Abstand nacheinander auf, ist ein Infektionsherd innerhalb der Truppe wahrscheinlich. Zu seiner Erfassung muß die ganze Einheit laufend untersucht werden. Das Hauptaugenmerk ist auf Soldaten mit krankhaften Prozessen der Luftwege und der Tonsillen zu richten.

Jede Angina muß in derartiger Lage als verdächtig angesehen und sofort in stationäre Behandlung genommen werden („Scharlachäquivalent"). Aber auch einfache Rachenkatarrhe, „Grippe", Hautausschläge, Soldaten mit uncharakteristischen allgemeinen Krankheitsgefühlen sind einer fortgesetzten Beobachtung durch den Truppenarzt zu unterziehen. Diese erfolgt durch laufende Gesundheitsbesichtigung. Bei größeren Epidemien soll sie täglich 2mal abgehalten werden. Hierbei kann auch ein nur stundenweise vorhandenes Exanthem am ehesten erfaßt werden. Sofern dieses einmal gänzlich fehlen sollte, wird die Suche nach einem Exanthem auf der Mund- und Wangenschleimhaut kaum jemals im Stich lassen.

Mit diesen ärztlichen Maßnahmen gehen die organisatorischen Hand in Hand. Eine Absonderung bedingt für die Truppe manche Unbequemlichkeit. Vom Kommandeur bis zum Gruppenführer, unter Umständen bis zum einzelnen Mann, ist daher eine Aufklärung über Sinn und Zweck der beabsichtigten Maßnahmen erforderlich. Für *Küchenpersonal*, das außerhalb wohnt, ist jede Berührung mit der Truppe zu unterbinden. *Kantinen* sind nur durch bestimmte Beauftragte der einzelnen Kompanien, die Scharlach gehabt haben und für deren laufende Entseuchung gesorgt ist, zu betreten. Auflockerung, nicht Zusammenballung bei der Belegung der Unterkünfte ist wichtig. Überstark belegte Unterkünfte begünstigen die Verbreitung (Mann), die Zufuhr frischer Luft ist daher in solchen besonders wichtig. Sie ist in Kriegszeiten noch erschwert durch die Unmöglichkeit, die Fenster nachts während der Verdunklung offenzuhalten. In der kalten Jahreszeit begrenzt das verfügbare Heizmaterial allzu starkes Auskühlen der Stuben. Sinngemäß sollen daher die Soldaten tagsüber ihren Dienst viel im Freien, in frischer Luft verrichten. Nichts wäre verkehrter, als sie wie in eine Isolierzelle eingesperrt zu halten. Abgesonderte sollen auf ihren Stuben essen, dort auch Kochgeschirr und Bestecke behalten und reinigen. Zur Vornahme der regelmäßigen Mundpflege, von deren Durchführung sich der Truppenarzt öfter überzeugen muß, genügt es schon, wenn 3mal täglich mit Wasserstoffsuperoxyd gegurgelt wird. Eigene Aborte sind zu bestimmen, für die Entseuchungsmittel besonders bereitzustellen sind.

Bei Isolierung mehrerer Einzelpersonen aus verschiedenen Teilen der Unterkunft empfiehlt sich Zusammenlegung in besonderen Stuben des Krankenreviers, möglichst mit Auslauf in das Freie. Sofern Gesundheitsbesichtigungen nicht auf der Stube, sondern im Krankenrevier vorgenommen werden, sind Scharlachverdächtige von anderen Kranken getrennt in besonderen Revierstunden zu untersuchen. Lange Wartezeiten sind zu vermeiden.

Jeder Erkrankungsfall ist dem Standortarzt zu melden, der die vorgesetzte Dienststelle und das zuständige Staatliche Gesundheitsamt verständigt. Bei gehäuftem Auftreten ist im Standort ein allgemeines *Lokalverbot* zu erlassen. Über Orte mit einer Scharlachepidemie kann erforderlichenfalls eine *Urlaubssperre* verhängt werden. Gegenseitige laufende Unterrichtung der zivilen und Wehrmachtdienststellen ist für den Erfolg dieser Maßnahmen Voraussetzung.

Bekämpfung des Scharlachs im Lazarett. Die laufende Desinfektion am Krankenbett ist besonders genau durchzuführen. Exakte Mundpflege ist besonders wichtig. Die Methode, vom Kranken geschriebene Briefe durch heißes Bügeln zu desinfizieren, ist unzuverlässig. Mitteilungen an die Angehörigen erfolgen besser durch Arzt oder Pflegepersonal.

Als Pflegepersonal sind besonders Soldaten (und Schwestern) geeignet, die Scharlach selbst überstanden haben.

Die Entlassung des Kranken von einer 3mal nacheinander negativ ausgefallenen Untersuchung auf hämolysierende Streptokokken abhängig zu machen, ist zwecklos und kann sich im Einzelfalle außerordentlich hinderlich auswirken. Ein sicherer Schutz vor „*Heimkehrinfektionen*" läßt sich damit doch nicht erreichen. Wichtiger ist die Frischluftbehandlung des Rekonvaleszenten, gegebenenfalls verbunden mit Höhensonnenbestrahlung. Diese Behandlung läßt sich auch bei der Truppe fortsetzen. Um die Entstehung von Heimkehrinfektionen zu verhüten, haben POSPISCHILL, WEISS, SCHICK u. a. vorgeschlagen, die Kranken der 3. und 4. Woche sowie die Rekonvaleszenten streng voneinander und von den frischen Fällen zu trennen („fraktionierte Absonderung").

Die *Entlassung* aus dem Lazarett soll nicht vor Ablauf von 6 Wochen seit Verschwinden der akuten Erscheinungen erfolgen.

Wenn auch der Durchführung der Bekämpfungsmaßnahmen im Felde, insbesondere bei der fechtenden Truppe, oft erheblichen Schwierigkeiten begegnen dürften, so kommt als begünstigender Umstand hinzu, daß im allgemeinen die Dichte der Belegung und die Möglichkeit der Weiterverbreitung der Infektion von Mann zu Mann sowohl bei einer in Bewegung befindlichen wie im Abwehrkampf stehenden Truppe wesentlich gemindert sein wird gegenüber den der friedensmäßigen Lage sehr viel stärker angenäherten Verhältnissen des Ersatzheeres.

Ein überstandener Scharlach, an den sich ein Erholungsurlaub angeschlossen hat, gibt *keinen Hinderungsgrund, den Genesenen k. v.* zu beurteilen. Sofern Folgen von Komplikationen zurückgeblieben sind, richtet sich die Beurteilung nach diesen.

Schrifttum.

ABDERHALDEN, zit. nach CLAUBERG. — CLAUBERG: Münch. med. Wschr. 1942 Nr 40. — HÖRING: Klinische Infektionslehre. Berlin 1938. — MANN: Münch. med. Wschr. 1936, 182. — MRUGOWSKY: Med. Klin. 1941, 181—184. — MRUGOWSKY u. KIRCHERT: Dtsch. Mil.arzt 1938 H. 6. — H. SCHMIDT: Grundlagen der spezifischen Therapie, 1940. — SCHOLZ: Dtsch. med. Wschr. 1939, 822. — SCHREIBER: Lehrbuch der Militärhygiene, WALDMANN-HOFFMANN. Berlin 1936. — TIDOW: Dtsch. Mil.arzt 1941 H. 1. — VEIL: Der Rheumatismus und die streptomykotische Symbiose. Stuttgart 1941. — Sanitätsbericht über das Reichsheer für die Jahre 1933, 1934, 1935. Berlin 1940.

Masern.

Die Masern haben als Infektionskrankheit von jeher eine erhebliche Bedeutung für die *Volksgesundheit* gehabt. Da über die Hälfte aller Erkrankungen *Kinder* vor dem 7. Lebensjahre befällt, werden die Masern mit Recht als Kinderkrankheit bezeichnet. Soldaten erkranken daher nur selten, obwohl die Empfänglichkeit für Masern in allen Lebensaltern vorhanden ist. Sie ist viel höher als z. B. beim Scharlach. Der Umfang frühzeitiger Durchseuchung ganzer Bezirke hängt unter anderem von der Wohndichte und den Wohnverhältnissen ab.

In dünn besiedeltem ländlichem Gebiet ist sie infolgedessen oft gering, so daß Menschen aus derartiger Gegend, z. B. *Rekruten*, bei Übersiedlung in eine neue Umgebung sich oft rasch anstecken. Auch das eindrucksmäßig berichtete häufigere Vorkommen von sporadischen Masern in der Zivilbevölkerung der besetzten Ostgebiete könnte eine derartige Erklärung finden. Hierfür bedarf es jedoch noch einwandfreier seuchenhygienischer Unterlagen. Wie erheblich die Masern bei fehlender Durchseuchung alle Lebensalter ergreifen können, zeigt eine Masernepidemie auf den Faröer-Inseln, wo seit 1781 kein Masernfall mehr aufgetreten war und im Jahre 1846 über 75% der Bewohner erkrankten.

Der Ablauf von Masernepidemien unterliegt örtlichen und zeitlichen Schwankungen, die etwa alle 3—5 Jahre eine Häufung erkennen lassen. In Epidemiezeiten scheint auch die Kontagiosität höher zu sein. Nach Abklingen einer Epidemie bedarf es zum Ausbruch einer neuen, einer gewissen Zeit, bis wieder genügend Masernempfängliche vorhanden sind. Unter den sporadischen Fällen ist eine jahreszeitliche Häufung in den Frühjahrsmonaten erkennbar.

Im *Heere* traten Masern im allgemeinen mit günstigem Ausgang und nur vereinzelt auf:

Preußisches Heer 1882—1902 . . . . 1,01 ⁰/₀₀ der Kopfstärke (K.)
Preußisches Heer 1902—1913 . . . . 0,64 ⁰/₀₀ K.
Deutsches Kriegsheer 1914—18. . . . 0,12 ⁰/₀₀ K.
Deutsches Reichsheer 1922—32. . . . 0,21 ⁰/₀₀ K.
Deutsches Reichsheer 1933. . . . . . 0,09 ⁰/₀₀ K.
Deutsches Reichsheer 1934. . . . . . 0,16 ⁰/₀₀ K.
Deutsches Reichsheer 1935. . . . . . 0,95 ⁰/₀₀ K.
Deutsches Reichsheer 1936. . . . . . 1,00 ⁰/₀₀ K.
Deutsches Reichsheer 1937. . . . . . 0,26 ⁰/₀₀ K.
Deutsches Reichsheer 1938. . . . . . 0,21 ⁰/₀₀ K.

Die Letalität betrug im *Weltkriege* bei 4263 deutschen Masernkranken 0,56%, unter einer Zahl von 2939 Krankenblättern aus einem Berichtszeitraum in den Jahren 1940/42 0,20%. Im *amerikanischen* Heere in Frankreich betrug sie vom August 1917 bis Juli 1918 bei einer Erkrankungsziffer von 8⁰/₀₀ der Kopfstärke 2,6%. Möglicherweise sind jüngeres Durchschnittsalter und geringere Durchseuchung in der Kindheit hierfür ursächlich anzuschuldigen. Auch bei den *französischen* Truppen waren die Masern während des Weltkrieges sehr verbreitet, die Inlandtruppen hatten bei einer Erkrankungshäufigkeit von 16,8⁰/₀₀ K. eine Letalität von etwas über 2%.

Der **Erreger** der Masern gehört zu den Virusarten.

Er kommt auf den Schleimhäuten der Luftwege zur Ansiedlung und von dort in den Körper. Da auch seine Ausscheidung auf diesem Wege erfolgt, finden sich bei den Masern die bekannten katarrhalischen Erscheinungen (Schnupfen mit Conjunctivitis und Lichtscheu, Reizhusten, Bronchitis). Von der Infektion bis zum Ausbruch der Erkrankung vergehen mit großer Regelmäßigkeit 10 Tage. In diesen kann es schon zu Temperaturzacken kommen. Gegen Ende dieser Zeit ist der Erreger im Nasen-Rachen-Schleim enthalten, der Befallene ansteckungsfähig.

Die **Übertragung** erfolgt von Mensch zu Mensch (Tröpfcheninfektion). Andere Übertragung ist selten, da das Virus außerhalb des Körpers rasch seine Wirksamkeit einbüßt.

Der Eintritt der Prodrome mit leichtem Fieber und Katarrhen beendet die Inkubation, der Körper hat in dieser Zeit die spezifische Reaktionsfähigkeit hergestellt, auf deren Grundlage es zu den Krankheitserscheinungen kommt („Reaktionskrankheit" nach Moro). Am 2.—3. Tage des Prodromalstadiums bilden sich Exanthem und die Koplikschen Flecke aus, die für die Diagnose beweisend sind. Ein bis zwei Tage später erfolgt der Ausbruch des Exanthems unter oft stürmischen Allgemeinerscheinungen. Nach wenigen, meistens 4 Tagen erlischt bei häufig kritischem Fieberabfall mit abblassendem Exanthem die Ansteckungsfähigkeit, die Rekonvaleszenz beginnt. Sofern keine Komplikationen (Capillarbronchitis, Bronchopneumonie, Meningitis serosa, Encephalitis) auftreten, umfaßt der Krankheitsablauf vom Beginn des Prodromalstadiums ab etwa 2 Wochen.

Die **Diagnose** macht bei *Kindern* besonders im Frühjahr oder in Epidemiezeiten keine allzu großen Schwierigkeiten. Beim *Erwachsenen* kann das Bild im Anfang Ähnlichkeit mit verschiedenen anderen Infektionskrankheiten aufweisen. Hier steht in Kriegszeiten an erster Stelle die Unterscheidung vom Fleckfieber. Sie kann bei diffuser Schwellung des Gesichts und der Lider sowie Benommenheit und hohem Fieber schwierig sein.

Der bei Fleckfieber vorhandene Milztumor, das fehlende Exanthem, die bald auftretenden typischen Roseolen mit petechialer Umwandlung, schließlich der Ausfall der spezifischen Agglutinationsproben im Serum bringen die Klärung.

Bei knötchenförmigem Exanthem des Gesichts kann der Eindruck einer *Pockenerkrankung* entstehen. Auftreten masernähnlicher Exantheme ist ferner möglich bei *Schlammfieber* bzw. Icterus infectiosus, der aber außer der Gelbfärbung meist noch eine Nephritis im Gefolge hat, sowie bei epidemischer Genickstarre, Paratyphus A und B, Trichinose, Denguefieber u. a.

Zur Abtrennung kann außer dem Verlauf das Masernblutbild mit mäßiger Leukocytose und Linksverschiebung sowie vorübergehendem Absinken der Eosinophilen herangezogen werden. Die positive Diazoreaktion ist einem großen Teil dieser Krankheiten zu eigen und daher nicht zu verwerten.

Die Kombination mit *Diphtherie* ist bei Masern häufiger als beim Scharlach, ihre Prognose stets ernst. Die Diagnose wird durch den bei vielen Masernfällen bestehenden Pseudocroup oft erheblich erschwert. Er tritt jedoch im Gegensatz zum Diphtheriecroup meist früh auf. Bekannt ist ferner die Aktivierung *tuber-kulöser* Prozesse durch Masern. Nicht selten schließt sich eine Miliartuberkulose an. Die vorübergehende Ausschaltung spezifischer Abwehrkräfte durch das Maserngift läßt sich aus der ausbleibenden Tuberkulinreaktion sowie dem negativen Ausfall eines vorher positiven Scharlachhauttestes (DICK-Probe) erkennen.

Überstandene Masern hinterlassen eine dauernde Immunität.

Eine allgemein verwendbare aktive *Schutzimpfung* gibt es noch nicht.

Die für Kinder von DEGKWITZ eingeführte Serumprophylaxe (passive Immunisierung) ist für Soldaten in der Regel entbehrlich.

In schweren toxisch verlaufenden Fällen ist die Übertragung von *Rekonvaleszentenblut*, gegebenenfalls Rekonvaleszentenserum als zusätzliche Behandlung angezeigt. Blutspender müssen den 23.—25. Tag post infectionem erreicht haben, damit das Serum die notwendige antitoxische Reife besitzt.

Wenn es für jugendliche Kranke im Heimatgebiet an Spendern mangelt, empfiehlt es sich, die Eltern oder andere Erwachsene, sofern sie Masern durchgemacht haben, als solche heranzuziehen.

Bekämpfungsmaßnahmen. Sporadische Fälle sind dem Lazarett zuzuführen und dort zu isolieren, bis das Exanthem erloschen ist. Ihre Stubenkameraden und Gliednachbarn sind 10 Tage lang durch den Truppenarzt *ohne* Absonderung und Fernhalten vom Dienst zu beobachten. Die frühzeitige Erfassung von Neuangesteckten kann durch regelmäßige Temperaturkontrollen gelingen. Eine besondere Raumdesinfektion in Kaserne oder Lazarett ist nicht erforderlich, wohl aber gründliche Durchlüftung. Es genügt, Gebrauchsgegenstände in Sodawasser zu waschen.

Beim Auftreten einer Masernepidemie empfiehlt sich die Durchführung der Absonderung und sonstiger Bekämpfungsmaßnahmen bei der Truppe nach den beim Scharlach gegebenen Hinweisen (s. S. 87).

Schrifttum.

HAAGEN: Viruskrankheiten des Menschen. Dresden 1941. — Sanitätsbericht über das Reichsheer für die Jahre 1933, 1934, 1935. Berlin 1940.

Röteln.

Die Röteln sind eine gutartige Infektionskrankheit. Der *Erreger* ist ein ultravisibles Virus, als dessen Eintrittspforte der Nasenrachenraum angesehen wird. Mit dem wenigstens in der Eihautkultur geglückten Nachweis dieses Erregers entfallen die Versuche, in den Röteln eine besondere Form des Scharlachs (Rubeola scarlatinosa) oder der Masern zu erblicken. Allerdings besteht insofern ein Zusammenhang zwischen diesen Krankheiten und den Röteln, als diese sich häufig als Vorläufer einer Masern- oder Scharlachepidemie einstellen bzw. im Anschluß an solche auftreten können. Im letzten Falle können die Röteln, obwohl sie eine wesensverschiedene Krankheit sind, zunächst Masern- bzw. Scharlachrezidive oder Zweiterkrankungen vortäuschen. Die *Inkubationszeit* beträgt im Durchschnitt 18 Tage. Die Übertragung erfolgt im wesentlichen durch Tröpfcheninfektion. Die Ansteckungsfähigkeit beginnt wenige Tage vor Ausbruch des Exanthems und schwindet mit diesem. Das Virus ist gegen äußere Einflüsse wenig widerstandsfähig. Epidemisches Auftreten erfolgt daher bevorzugt bei engem Kontakt, wie er in *Kasernen*, auf *Schiffen* usw. gegeben ist, auch am *Westwall* ist ein derartiges Vorkommen gesehen worden. Eine Absonderung Krankheitsverdächtiger ist nicht erforderlich, sie sind 10 Tage lang durch den Truppenarzt zu beobachten.

Das *klinische Bild* beginnt nach einem etwa zweitägigen Prodromalstadium, bei dem Mattigkeit, Kopfschmerz, Rachenkatarrh auftreten, mit einem Exanthem. Dieses bricht im Gegensatz zu den Masern gleichzeitig am unbehaarten Kopf, Hals, Gliedmaßen und Stamm oft nur spärlich aus. Es besteht aus blaßroten linsengroßen, runden, nicht konfluierenden, leicht erhabenen Einzelfleckchen. Ein Enanthem oder Kopliksche Flecke (Masern) sowie diffuse Hautröte wie beim Scharlach kommen nicht vor. Eine Schuppung findet in der Regel nicht statt. Das Auslöschphänomen fehlt. Von Otto wird auf das „verheulte" Aussehen (Kaninchenaugen) bei Erwachsenen hingewiesen. Eine eigentliche Conjunctivitis fehlt. Immer findet sich im Rahmen einer allgemeinen Lymphdrüsenschwellung eine harte, druckschmerzhafte Schwellung der erbsen- bis bohnengroßen Nackendrüsen. An sie kann sich kettenförmig links mehr als rechts die Reihe der vergrößerten Lymphdrüsen entlang des M. sternocleidomastoideus anschließen.

Die *Unterscheidung von anderen fieberhaften Exanthemen*, insbesondere den Masern, ist durch das *Blutbild* möglich.

Dies zeigt bei Röteln eine Leukopenie mit relativer Lymphocytose, stets sind Eosinophile vorhanden: „buntes Blutbild". Bei Scharlach findet sich Leukocytose mit Neutrophilie, bei Masern Leukocytose mit Neutrophilie und vorübergehendem Sinken der Eosinophilen. Im Differentialblutbild sind typische Plasmazellen vom lymphoblastischen bzw. lymphocytären Typ vorhanden. Auch die kernhaltigen roten Blutkörperchen können vermehrt sein. Ein ähnliches Blutbild und auch Exanthem ist beim Drüsenfieber (Mononucleosis infectiosa) anzutreffen.

Die Diazoreaktion im Urin ist negativ. Das Fieber steigt plötzlich, bei vielen Kranken aber nur zu subfebrilen oder mittleren Werten. Es fällt noch vor Abblassen des Exanthems, meist rasch, zur Norm ab. Im allgemeinen ist dies am 3. oder 4. Krankheitstage, unter Umständen sogar vor Ausbruch des Exanthems der Fall.

Eine besondere *Behandlung* erübrigt sich. Bei Beeinträchtigung des Allgemeinzustandes sind die Kranken im Bett zu halten (Einzelzimmer!), die oberen Luftwege sind lokal mit Gurgeln, Pinseln u. ä. zu behandeln. Die überstandenen Röteln hinterlassen eine dauernde Immunität.

In der *Sanitätsstatistik des Heeres* wird seit 1931 über Röteln berichtet. Im Jahre 1934 erkrankten 0,05⁰/₀₀ der Kopfstärke. 1935 bedingte eine Epidemie in Hamburg die Zunahme der Erkrankungen auf 2,27⁰/₀₀ der Kopfstärke. 1936 waren es 0,75⁰/₀₀, 1937: 0,17⁰/₀₀, 1938: 0,04⁰/₀₀ der Kopfstärke. Die Erkrankten wurden sämtlich dienstfähig. Unter 2828 Krankenblättern über Röteln innerhalb eines Zeitraums aus den Jahren 1940/42 ergeben sich keine grundsätzlichen Änderungen. Der Krankenzugang verteilt sich ziemlich gleichmäßig über alle Jahreszeiten.

Schrifttum.

Sanitätsbericht über das Reichsheer für die Jahre 1933, 1934, 1935. Berlin 1940.

Ansteckende Ohrspeicheldrüsenentzündung
(Parotitis epidemica — Mumps).

Die ansteckende Ohrspeicheldrüsenentzündung (Parotitis epidemica, französisch: les oreillons, englisch: Mumps) tritt als akute, zeitweilig epidemische Infektionskrankheit mit bevorzugtem Befall der *Ohrspeicheldrüse*, seltener der *Unterkiefer-* und *Zungendrüsen* auf. Sehr häufig kommt es bei Männern im geschlechtsreifen Alter noch zu einer *Hodenentzündung*, die zu Atrophie und daraus resultierender Azoospermie führen kann.

In erster Linie erkranken Kinder, Erwachsene etwa bis zum 25. Lebensjahre. Die Krankheit verläuft im allgemeinen gutartig.

Die Zugehörigkeit des *Erregers* zu den Virusarten kann als sicher angesehen werden. Die Übertragung des Virus erfolgt von Mensch zu Mensch (Tröpfcheninfektion). Bei engem Kontakt, wie er in *Kasernen, Bunkern,* auf *Schiffen* besteht, ist immer die Möglichkeit einer Übertragung gegeben. In dem Schrifttum finden sich daher auch zahlreiche Epidemien bei Soldaten beschrieben.

Die durchschnittliche Erkrankungsziffer im Heere betrug:

1897—1913	0,92 °/₀₀ der Kopfstärke (K.)
1922—1932	0,66 °/₀₀ K.
1933	0,52 °/₀₀ K.
1934	0,65 °/₀₀ K.
1935	1,24 °/₀₀ K.
1936	0,34 °/₀₀ K.
1937	0,49 °/₀₀ K.
1938	0,46 °/₀₀ K.

Alle Erkrankten wurden wieder dienstfähig.

In fremden Heeren spielt die Krankheit eine noch größere Rolle. In der *französischen* Armee stand sie vor dem Weltkriege an erster Stelle unter den Infektionskrankheiten. Ein Vergleich der Jahre 1902—1907 ergab gegenüber 2500 deutschen 40896 französische Soldaten, die erkrankt waren.

Die Zugangsbewegung zeigt entsprechend dem Auftreten in der Zivilbevölkerung eine Häufung in den Monaten Januar bis Mai. Eine Bevorzugung bestimmter Truppengattungen läßt sich seit Wiedererrichtung der Wehrhoheit nicht erkennen, auch nicht mehr bei der Sanitätstruppe.

In den Jahren 1933—1935 trat die Erkrankung bis zu 83% einseitig auf, in 11,5—13,4% trat gleichzeitig Hodenentzündung auf, je zur Hälfte ein- und doppelseitig.

Die *Kontagiosität des Erregers* ist in der Regel groß. Jedoch ist die Empfänglichkeit unterschiedlich, daher entstehen umfangreiche Epidemien nur selten, und eine allgemeine Durchseuchung bleibt aus. Ebenso wechselt bei den einzelnen Epidemien der Anteil, in dem Komplikationen, an erster Stelle die Hodenentzündung, auftreten.

Während er bei der einen Epidemie nur 10% (im Normalfall 15—20%) beträgt, kommt diese Komplikation bei anderen Epidemien in 100% vor.

Eine besondere Form zeigen die Fälle, in denen die Hodenentzündung primär auftritt und die Ohrspeicheldrüse erst einige Tage später ergriffen bzw. — in seltenen Fällen — überhaupt nicht beteiligt wird. Die Ermittlung sicherer Fälle von Parotitis epidemica, welche mit derartigen besonderen Verlaufsformen in örtliche oder zeitliche Beziehung gebracht werden können, wird die Zugehörigkeit zur gleichen Krankheit sichern.

Die *Weiterverbreitung* wird durch die oft recht lange Inkubationszeit beeinflußt, die bis zu 33 Tagen betragen kann.

Infolgedessen kann eine Epidemie sich zwar nur langsam ausbreiten, bleibt aber auch sehr lange in Gang und bedeutet für eine befallene Truppe eine ständige Gefahrenquelle. Auch die Ansteckungsfähigkeit bleibt lange bestehen, sie wurde noch 6 Wochen nach Beginn der Krankheit mit Sicherheit beobachtet. Die überstandene Parotitis epidemica hinterläßt eine zuverlässige Immunität. *Bekämpfungsmaßnahmen.* Jeder Erkrankte ist sofort abzusondern und in stationäre Behandlung zu nehmen. Der bisher von ihm bewohnte Raum ist in vorgeschriebener Weise mittels Formalin-Wasserdampf, die benutzten Gebrauchsgegenstände, Ausrüstungsstücke und Bekleidung sind mit Dampf bzw. mechanisch-chemisch zu entseuchen.

Die Absonderung Genesender muß nach Verschwinden der Krankheitserscheinungen noch 8 Tage fortgesetzt werden. Nach der Entlassung aus dem Lazarett sind die Betroffenen für die Dauer von 3 Wochen bei der Truppe gesondert unterzubringen. Die Umgebung Erkrankter ist durch den Truppenarzt 3 Wochen lang täglich zu beobachten. Jede Erkrankung an Parotitis epidemica ist zu melden.

Schrifttum.

Sanitätsbericht über das Reichsheer für die Jahre 1933, 1934, 1935. Berlin 1940.

14. Die übertragbare Genickstarre.

Von H. ZEISS-Berlin.

Nichts kennzeichnet besser Beharren und Bewegen in der Auffassung der Kenntnisse über die epidemische Genickstarre als die ihr gewidmete Darstellung durch HETSCH (1936) und die ein Vierteljahr später (1. 2. 37) im *Wiss. Senat für das Heeressanitätswesen* vorgetragenen Referate HANDLOSERS und PASSAUERS über „Die Beurteilung der D-B-Frage bei epidemischer Genickstarre". Diese Tatsachen werden seit 1940 durch die glücklichen Erfahrungen der Behandlung mit Sulfonamiden aufs beste und hoffnungsvollste ergänzt.

Die während der letzten 7 Jahre (1936—43) erschienenen Beschreibungen von übertragbarer Genickstarre in der *Wehrmacht* Deutschlands, Bulgariens, Ägyptens, Englands, Finnlands, Frankreichs, Jugoslawiens, der Schweiz und Tschechoslowakei, Ungarns und der USA. bringen keine besonders neuen Gesichtspunkte, die uns veranlassen könnten, die bisherigen Ansichten über die *Epidemiologie* und *Geomedizin* der Genickstarre bei *Zivil und Militär* zu berichtigen. Diese Berichte weisen nur mit aller Deutlichkeit auf die seither noch nicht gelösten Probleme hin, auf die wir noch keinen Einfluß haben, da wir wohl den Gang der Seuche, aber nicht ihre letzten Hintergründe, geschweige denn Gesetze, kennen. So bleibt die jahreszeitliche Bindung an die Monate März—Mai unerkannt, die in Deutschland ja genau so rauh sind wie die Monate Oktober—März, ohne daß gerade diese Spanne sich durch eine Häufung — Endemie oder Epidemie — in der Regel auszeichnet. Dabei lehren die Erfahrungen, daß die Genickstarre auch in den Wintermonaten hie und da epidemisch, unberührt von der Bindung an das Frühjahr auftreten *kann.* Es zeigt sich ferner, daß die Erkrankungshäufigkeit beim Militär durchaus nicht parallel mit einer solchen beim Zivil verlaufen muß.

Die so bequeme Anschuldigung der *engbelegten Quartiere* stimmt sehr oft auch nicht, da sie ja erst dann als ätiologischer Faktor hervorgehoben wird, sobald die Krankheit aufgetreten ist. Ist dieses nicht der Fall, bleibt es bei der engen Belegung wie bisher, ohne daß die Seuche sich bemerkbar macht, obwohl genügend Keimträger in anderen Jahreszeiten vorhanden sind. Eine Häufung ist bei der *Kriegsmarine* und bei der ihr eigenen besonders engen Unterbringung an Bord nicht nachweisbar, obwohl doch die besten Vorbedingungen gegeben sind. Dabei soll natürlich nicht eine Gefährdung durch enges Quartier nicht geleugnet werden, sie ist jedoch in gleicher Weise für jede Infektionskrankheit gegeben, die durch ein Virus aus dem Nasenrachenraum verbreitet wird, seien dies Pocken, Masern, Scharlach, Grippe, Poliomyelitis u. a. m. Eine spezifische und ihrem klinischen Bild nach typische Meningokokkenpharyngitis gibt es nicht, sondern nur eine Pharyngitis, bei der die genannten Erreger isoliert werden können, da sie zufällig und gleichzeitig im Nasenrachenraum aus uns unbekannten Gründen sich aufhalten.

Damit steht die Bedeutung der *gesunden Keimträger* in engem Zusammenhang.

Es kann nicht genug vor einer *Überschätzung* der Keimträgergefahr gewarnt werden, um auf deren Grund *falsche Sperrmaßnahmen* zu veranlassen, die niemals einer Epidemie oder Endemie Einhalt tun und daher das Ansehen des verordnenden Sanitätsoffiziers beeinträchtigen können. Gerade genaue Beobachtungen in den einzelnen Heeren haben gezeigt — die wegweisenden Untersuchungen WALDMANNs und seiner Mitarbeiter (1911) haben es erst recht erwiesen —, daß es ein ärztliches und militärisches Unding ist, gesunde Keimträger herauszufischen und sie so lange zu isolieren, bis sie keimfrei geworden sind oder bleiben. Daher ist es auch falsch, bei *Einzelerkrankungen in der Truppe* diese als einen geschlossenen Körper zu isolieren und über ihn eine wochenlange Urlaubssperre zu verhängen. Man lockert dabei am besten so stark als möglich die enge Belegung, man läßt die Kameraden aus der Umgebung eines Kranken Dienst in der freien Luft machen. Häufen sich jedoch die Erkrankungen, so zieht man je nach der Krankheitslage den gefährdeten Teil der Truppe oder die gesamte Einheit heraus, damit sie sich „von selbst saniert". Dies geschieht im Frieden am besten auf einem Truppenübungsplatz, im Kriege je nach den örtlichen Verhältnissen in einem Zeltlager oder in anderen geeigneten Unterkünften. „Dann ist meist mit einem Schlage die Epidemie vorbei" (WALDMANN).

Das rätselhafte und ungelöste *Problem der Keimträger* ist ebensowenig bei anderen Infektionskrankheiten wie bei der Genickstarre gelöst. Es sind erfahrungsgemäß bei einem Ausbruch oft 10—30mal mehr gesunde Keimträger als überhaupt Erkrankte vorhanden. Zudem wechselt diese Zahl ununterbrochen, da die Keime sich meist nur einige Tage, selten länger, im Menschen aufhalten. Umgebungsuntersuchungen auf Meningokokken bei größeren Einheiten mit Hunderten oder Tausenden von Mann haben daher keinen Sinn, sondern sind nur eine unnötige Belästigung der Truppe und der hygienischen Untersuchungsstellen. Daher sind die berechtigten Vorschläge HANDLOSERs und PASSAUERs eingeführt worden, deren Befolgung nicht genug befohlen werden kann, da sie als Grundlage für die Beurteilung der D-B-Frage dienen.

Diese Vorschläge lauten: 1. Der Nachweis einer Übertragung einer Meningitis muß und kann nicht gefordert werden, da er nicht durchführbar ist. 2. Das militärische Gemeinschaftsleben, Schwächung der Widerstandskraft, Krankheiten und Disposition, seelische Verfassung (Rekrutenzeit), Jahreszeiten, Alter, Dichte der Belegung, genügt als Tatsache zur Anerkennung der D-B bei einer Einzelerkrankung. 3. Darüber hinaus ist der Nachweis anderer einzelner Gesichtspunkte nicht mehr notwendig. 4. Das gleichzeitige Auftreten einer oder mehrerer Einzelerkrankungen bei der Zivilbevölkerung *kann* als Übertragungsnachweis durch den Dienst als unterstützend angesehen werden.

Die Vielgestaltigkeit der beginnenden Erkrankungen kann zu mannigfachen *differentialdiagnostischen* Schwierigkeiten führen.

Die *Grippe,* der *Typhus* nebst dem *Paratyphus A* und *B* haben mit der Unklarheit ihrer Symptome oft mit Recht an die epidemische Genickstarre denken lassen. Um so verzeihlicher kann die Verwechselung mit *Poliomyelitis* sein, wenn diese in der Sommer-Herbst-Zeit, an welche die Poliomyelitis jahreszeitlich gebunden ist, unter foudroyanten Erscheinungen auftritt. Dasselbe gilt für die *Encephalitis,* sei sie durch das Grippevirus oder ein anderes encephalitisches Virus hervorgerufen. Besonders sei auf das *Fleckfieber* hingewiesen, das mit gering entwickeltem flohstichähnlichem Exanthem und im Vordergrund stehenden meningitischen Reizungen zumal bei gleichzeitig in den Frühlingsmonaten herrschender Genickstarre zu unliebsamen Verwechselungen und öfters zum Übersehen geführt hat. Das gleiche gilt für die *Malaria tropica,* das *Rückfallfieber* und den *Hitzschaden* jeglicher Prägung. Nur die selbstverständliche *Blutuntersuchung jeder* fieberhaften Erkrankung im dicken Tropfen *innerhalb und außerhalb eines Fieberanfalls* bewahrt den Kranken vor Schaden. Das gleiche gilt für die Untersuchung des *Liquors* auf Erreger, nach deren Befund — Meningokokken, Tuberkelbakterien, Kokken jeglicher Art, Bakterien der Coli- und T.P.E.-Gruppe — die diagnostischen Unklarheiten sich sofort klären und zur entsprechenden Therapie führen.

Die **Behandlung** durch Sulfonamide hat die Frage nach dem Wert der alleinigen Serumbehandlung erneut aufgeworfen. Die Antwort lautete in den letzten

3 Jahrzehnten verschieden. Sie schwankt im Urteil der einzelnen Ärzte selbst mitten in derselben Epidemie. Allerdings haben die jüngsten vergleichenden Untersuchungen über zahlreiche in- und ausländische Statistiken einwandfrei gezeigt, daß die Letalität trotz gewissenhafter und ausgiebiger Serumbehandlung immer noch 50% geblieben ist.

Nach HEGLERS eigenen und nach fremden Erfahrungen ist der augenblickliche Stand folgender: Prontosil per os ist nicht besonders wirksam. Rascher Umschwung des schweren Allgemeinzustandes und schnelles Verschwinden der Erreger aus dem Liquor tritt nicht ein. Die Anwendung von Prontalbin (1162 F der Nordamerikaner und Franzosen) und von Uliron ist noch nicht empfehlenswert. Dagegen wird besonders Albucid i.v. und per os gleichzeitig mit oder ohne intralumbale Serumgabe gelobt. Die schlagartige Besserung schwerer Krankheitszustände und die Heilung verzweifelter Fälle sind einwandfrei erwiesen. Nach HEGLERS Erfahrungen ist zur Zeit das wirksamste Mittel das Sulfapyridin (M und B 693, Dagénan frz., Eubasin-Nordmark, Sulfapyridin-Bayer und Homburg). Schneller Abfall der Temperatur, schlagartige Besserung des Allgemeinbefindens. Meist sind die Meningokokken nach 24 Stunden weder mikroskopisch noch kulturell im Liquor nachzuweisen. Letalität bei 705 mit Sulfapyridin behandelten Kranken nur 5,5%! Serumbehandlung ist nicht mehr nötig, sondern nur Ablassen des infizierten Liquors, Luft- oder Narcyleneinblasung und möglichst frühzeitig Eubasin in mittleren Dosen, insgesamt 15—20—25 g per os, i.v., als Einlauf oder mit Schlundsonde in 4—5 Tagen. *Keine intralumbale Zufuhr der Sulfapyridinpräparate, da schwere Schädigungen auftreten! Gleichzeitige intralumbale Serumgabe bei Eubasinzufuhr vermeiden!*

Bei dem endgültigen Urteil über Sulfapyridine ist auf die verschiedene Empfänglichkeit der einzelnen Rassen und ihre Reaktion gegen Infektion und Therapie im allgemeinen zu achten.

Gleich wertvoll sind die Sulfathiazolpräparate Ciba 3714 und Eleudron und Cibazol. Den Sulfathiazolabkömmlingen Ultraseptyl-Chinoin und Sulfidin sowie Ronin werden die gleichen guten Wirkungen bei epidemischer Genickstarre zugeschrieben.

Die vorbeugende Behandlung gesunder Keimträger mit chemotherapeutischen Mitteln, die die Meningokokken durch Gurgeln, Aufstreuen oder Aufpinseln im Nasenrachenraum vertreiben oder abtöten sollten, hat sich nach den vergleichenden Untersuchungen, wie das Beispiel der Belgrader Militärschule zeigte, nicht im geringsten bewährt. Man soll gerade im Gegenteil die Reizung der Schleimhäute vermeiden, die ihre örtliche Immunität herabsetzt und einer Infektion Vorschub leisten kann. Ob die perorale chemotherapeutische Vorbeuge mit Sulfonamiden bei gesunden oder leicht katarrhalisch erkrankten Keimträgern auf die Dauer erfolgreich ist und die Verbreitung der Erreger und damit der Seuche verhindern kann, bleibt zweifelhaft. Wenn auch die Keime angeblich in 6 Tagen verschwinden, so wissen wir, daß dieses Verschwinden auch ohne Chemoprophylaxe, die ja eine „Chemotherapie am Gesunden" ist, geschieht, zumal ein Viertel der Behandelten nach 10 Tagen wieder rückfällig werden kann.

Solange das Problem der gesunden Keimträger bei einer Infektionskrankheit, zumal bei der übertragbaren Genickstarre, noch so fern aller Lösung wie heute ist, bleibt das Urteil über die Chemoprophylaxe genau so ungewiß und fraglich. Sollte jedoch die Feststellung SÄKERs zu Recht bestehen, daß durch die Eubasinbehandlung „jährlich fast 1000 Menschenleben in Großdeutschland erhalten bleiben, die bisher dieser Krankheit zum Opfer fielen", so beleuchtet nichts besser als dieser Satz die *wehrhygienische Bedeutung* eines guten Chemotherapeuticums.

Schrifttum.

DOMAGK u. HEGLER: Chemoth. bakt. Infekt., 2. Aufl. Leipzig 1942. — HANDLOSER u. PASSAUER: Referate in Veröff. Heeressan.wes. 1937 H. 104 S. 60—99. — HETSCH: in WALDMANN u. HOFFMANN: Lehrbuch der Militärhygiene S. 535. Berlin 1936. — SÄKER: Ther. Gegenw. 3, 116 (1941). — ZEISS u. RODENWALDT: Einführung in die Hygiene und Seuchenlehre, 5. Aufl. Stuttgart 1943.

15. Brucellosis.

(Maltafieber und BANGsche Krankheit.)

Von K. WALTHER-Leipzig.

Mit Brucellosis bezeichnet man zwei Krankheitsbilder, das Maltafieber und die BANGsche Krankheit. Das *Maltafieber* ist als menschliche Erkrankung schon 1861, die BANG*sche Krankheit* beim Menschen erst in den letzten 20 Jahren bekannt geworden.

Die **Erreger** beider Krankheiten sind verschiedene Typen einer und derselben Bakterienart, der „Brucellen"; Brucella (micrococcus) melitensis und Brucella (bacterium) abortus. Der Erreger des Maltafiebers wurde erstmalig 1887 auf Malta von BRUCE aus Milz, Leber und Nieren Verstorbener gezüchtet. 1896 wies BANG in Dänemark den Erreger des seuchenhaften Verkalbens der Tiere im Vaginalsekret, der Milch und den Foeten von Kühen nach. Das *Malta- (Mittelmeer-) Fieber* kann in allen Ländern mit tropischem und subtropischem Klima vorkommen. Einzelerkrankungen nördlich des 45. Grades nördlicher Breite beruhen in der Regel auf einer in den Tropen erworbenen Infektion. Erkrankungen des Menschen an BANG*scher Krankheit* stehen nach unseren bisherigen Kenntnissen mit dem Auftreten des *seuchenhaften Verkalbens der Rinder* in ätiologischem Zusammenhang. In Deutschland gelten dafür Schleswig-Holstein, Pommern, Schlesien und Ostpreußen als Hauptbefallsgebiete.

In der *Wehrmacht* sind bisher nur Einzelfälle echter BANG-Krankheit aufgetreten. Nach Untersuchungen von K. WALTHER kann aber angenommen werden, daß bei Ersatz aus vorwiegend ländlichen Gegenden latente BANG-Infektion besteht. Sie ist für die Dienstfähigkeit bedeutungslos. Im derzeitigen *Krieg* ist mit gelegentlichem Vorkommen echter BANG- oder Melitensisinfektion zu rechnen (Rußland, Süd- und Südosteuropa, Afrika).

Die Brucellen besitzen eine für den Menschen ganz verschiedene Infektiösität, und zwar der Bac. melitensis eine sowohl percutan als auch peroral außerordentlich hohe, während der Bac. abortus in der Regel percutan nicht immer und peroral nur nach langer Einwirkungszeit großer Mengen infektiös ist. Mund und Haut sind also die Eintrittspforten der Brucellenkrankheit, der Genuß *infizierter Milch* und die Berührung der äußeren Bedeckung mit infektiösem Material die Entstehungsquelle.

Das Maltafieber ist auch durch *Kontakt* mit kranken Menschen und deren Ausscheidungen, besonders Harn, übertragbar. Auch gesunde Bacillenausscheider sind eine Gefahrenquelle. Infolge einer erheblichen Widerstandsfähigkeit gegen Austrocknung sind die Keime auch nach langer Zeit noch wirksam und können z. B. mit dem Straßenstaub an Südfrüchten anhaftend durch Ansiedlung auf der Schleimhaut der Verdauungsorgane zur Infektion führen.

Übertragung der BANG-*Krankheit* von Mensch zu Mensch ist bisher mit Sicherheit noch nicht festgestellt worden. Man ist daher geneigt, die Erkrankung in epidemiologischer Hinsicht im allgemeinen als harmlos anzusehen, ohne indessen zu verkennen, daß eine Virulenzsteigerung des Erregers bei menschlicher Infektion jederzeit möglich ist.

Vorderhand wird nur von Einzelfällen echter Erkrankung berichtet, meist bei Personen, die beruflich mit infizierten Tieren zu tun hatten (Tierärzten, Stallpersonal usw.) oder die durch den Genuß roher Milch die Keime in sich aufgenommen haben. Die *Inkubationszeit* schwankt beim Maltafieber zwischen 5—14, bei der BANGschen Krankheit zwischen 6—20 Tagen. Das bei beiden Erkrankungen ähnliche *klinische Bild* zeigt als Hauptsymptom ein undulierendes Fieber, das bis zu 40° C ansteigen kann, mit morgendlichen, oft unter Schweißausbruch einhergehenden Remissionen. Bei BANGscher Krankheit besteht trotz des Fiebers häufig ein subjektives Wohlbefinden ohne Krankheitsgefühl, soweit nicht Nebenerkrankungen und Komplikationen auftreten. Das Blutbild weist eine Leukopenie auf mit basophiler Mononucleose und mittelstarker Lymphocytose. Die Senkungsgeschwindigkeit der roten Blutkörperchen ist beschleunigt. Zu Beginn der Erkrankung bzw. beim Fieberanstieg kann eine Hoden- und Nebenhodenentzündung auftreten. Auch arthritische Erscheinungen und Abdominalbeschwerden, die an Typhus oder Paratyphus denken lassen, werden im Verlauf der Krankheit beobachtet. Von einigen Berichterstattern wird Druckschmerz am MacBurneyschen Punkt oder in der Gallenblasengegend erwähnt. Mitunter tritt als einziges Krankheitszeichen eine Dermatitis auf, namentlich bei Kontagion mit Krankheitsstoffen, oder es entwickelt sich aus anfänglichen Eiterpusteln ein schweres, dem Erythema multiform ähnliches Krankheitsbild. Neben leichten Erkrankungen, lediglich durch das typische Fieber gekennzeichnet, werden schwerste Krankheitsbilder mit Darmblutungen, Blutbrechen, Gelbsucht beobachtet, die mitunter unter septischen Allgemeinerscheinungen zum Tode führen können. Die Dauer der Erkrankung kann zwischen 2—3 Wochen und 1$^1/_2$ Jahren schwanken. Die mittlere Dauer beträgt 3—4 Monate.

Der *Erreger* der Erkrankungen ist ein rundlich-ovales, kokkenähnliches, unbewegliches kapsel- und sporenloses, nach Gram nicht färbbares Stäbchen. Im Gegensatz zum Bact. melitense, dessen Kultur bei 37° auf dem gebräuchlichen Nährboden leicht gelingt, zeichnet sich der *Bac. abortus* Bang durch sein geringes Sauerstoffbedürfnis aus. Seine Züchtung gelingt daher am besten auf Blutagar in einer 10proz. CO_2-Atmosphäre.

Die **Diagnose** kann unter Umständen schwierig sein, da die klinischen Zeichen nicht immer vorhanden sind. Bei ätiologisch unklaren Fieberzuständen sollte man immer an eine Brucelleninfektion denken, zumal dann, wenn nach der Vorgeschichte eine solche nicht sicher auszuschließen ist.

Ein Beweis ist immer der Nachweis der Brucellabakterien durch den *Kulturversuch* oder durch *Meerschweinchenimpfung*. Mit serodiagnostischen Methoden kann zum mindesten bewiesen werden, daß eine Infektion vorgelegen hat. Hohe Titerwerte (1 : 1000 und mehr, bis 1 : 5000) sprechen für frische Infektion. Niedrige Werte deuten auf überstandene oder latente Infektion hin. Solche „ruhenden" Infektionen werden oft bei Personen aus gefährdeten Berufskreisen gefunden, die durch häufigen Kontakt mit infektiösem Material viele Antikörper besitzen. Nach den bisherigen Anschauungen gilt eine Agglutination in einer Verdünnung von mindestens 1 : 200 und eine Komplementbindung mit Hämolysehemmung in 0,02 Serum als Beweis für eine Infektion. Auch durch Flockungsreaktion ist unter Umständen eine Diagnose möglich (Meinicke). So wichtig der eindeutige Ausfall serologischer Methoden für die Bestätigung der Erkrankung und den möglichen Ausschluß anderer Infektionen auch ist, muß doch vor Überbewertung gewarnt werden. So hält z. B. Poppe eine einseitige Bewertung der serodiagnostischen Methoden ohne entsprechenden klinischen Befund nicht ausreichend für die Diagnose. Es gelingt jedoch, auch zweifelhafte latente Fälle durch kombinierte Auswertung serologischer und klinischer Untersuchungsmethoden, unter Umständen mit Hinzuziehung der Intracutanprobe zu klären (K. Walther).

Neben symptomatischer **Behandlung** mit den verschiedensten Fiebermitteln (Pyramidontherapie nach Krehl) werden chemotherapeutische Präparate (Elektrokollargol, Fulmargin, Solganal, Pyronin, Prontosil rubrum u. a.) mitunter erfolgreich gegeben, ebenso Neosalvarsan, steigend von 0,075—0,3 g (Schittenhelm). Auch Röntgenbestrahlung der Milz soll günstig wirken. Zur spezifischen Therapie werden Sera und Impfstoffe benutzt. Mit der *Serumtherapie* hat man bisher aber höchstens in Verbindung mit chemotherapeutischen Mitteln Erfolg gehabt. Dagegen scheint die *Vaccinetherapie* günstig zu sein, namentlich dann, wenn durch sie starke Allgemein- und Lokalreaktionen hervorgerufen werden können. Die einzuspritzenden Dosen sind daher verhältnismäßig hoch. Beginn zunächst intracutan mit 0,5—1 Million Keimen (Reaktionsbereitschaft!), dann Steigerung in 2—3tägigen Pausen bis zu 100—500 Millionen Keimen.

Vorbeugung: Verbot des Genusses ungekochter Milch (besonders Ziegenmilch). Südfrüchte waschen und schälen.

Schrifttum.

Gundel: Die ansteckenden Krankheiten. 1935. — Habs: Erg. inn. Med. **34** (1928); Zbl. Hyg. **28** (1933). — Kolle-Hetsch: Bakteriologie und Infektionskrankheiten. 1942. — Poppe: Handbuch der pathogenen Mikroorganismen, 3. Aufl., Bd. 6 (1929). — Schittenhelm: Bergmann-Stähelins Handbuch der inneren Medizin Bd. 1 (1934). — Walther: Dtsch. Mil.arzt **1937** H. 1. — Weiteres Schrifttum bei Habs, Poppe u. Schittenhelm.

16. Spinale Kinderlähmung (Poliomyelitis).

Von H. Zeiss-Berlin.

Die Erfahrung der deutschen, französischen und schweizerischen *Wehrmacht* während der letzten 7 Jahre bestätigen im großen und ganzen den bisherigen Eindruck, daß der Poliomyelitis (P.) eine größere Rolle als „Soldatenkrankheit" nicht zukommt. Allerdings ist, genau so wie bei der Genickstarre, die gleichzeitige Verbreitung unter der Bevölkerung und dem Militär kein besonderes Kennzeichen der P. Ihre Epidemiologie, die in ihrem klassischen Stammland Schweden

bestens erforscht wurde und dort grundlegende Kenntnisse förderte, hat einige
neue Beobachtungen gebracht, die als Mosaik für die noch zu schreibende Geomedizin der P. dienen könnten. So hat sich die *enge Quartierbelegung* und Unterbringung *keinesfalls* als *begünstigender Faktor* erwiesen. Die P. tritt bei bequemer
und weiträumiger Belegung auf, die Kasernierung allein ist nicht anzuschuldigen.
Ländliche Bezirke mit zerstreuter Bevölkerung leiden häufiger als enggepackte
Großstädte. Die Gefährlichkeit der P. liegt in den völlig uncharakteristischen
Krankheitszeichen, die sich als entzündliche Erscheinungen der Halsorgane,
allgemeine Abgeschlagenheit, Magendarmstörungen mit und ohne Temperatur
ausweisen. Gerade das *Fehlen einer Lähmung*, ebenso der angeführten und anderer
nur für P. P. gültigen Symptome veranlaßt den Arzt, nicht an P., sondern an
einen „grippalen Infekt" zu denken. Die abortiven Formen sind bei dem gegenwärtigen „Gesicht" der P. die häufigsten. Die genaue Beobachtung eines Kranken *nach* dem unspezifischen Anfangsbild, das sich nach einer kurzen Pause zum
wertbaren Befall des JNS wenden kann, *sei strengste Pflicht des Arztes!*

Besonders beeindruckt stets die *jahreszeitliche Bindung* an den Sommer, meist Spätsommer bis in den Herbst (Juli bis November einschl. auf der nördlichen Halbkugel, während für die südliche die Zeit von Januar bis April gilt). Einzelfälle treten auch im Winter
auf. Die Tatsachen genau umgrenzter *örtlicher Bindungen* sind häufig vorhanden. Sie dienten
vor allem der Wassertheorie KLINGS, die P. trete an Flüssen, Wasserläufen, Teichen und am
Meer auf, eine Behauptung, gegen die sich WERNSTEDT auf Grund gegenteiliger Beobachtung
mit dem Hinweis wendet, es könne das Wasser allein nicht die einzige Infektionsquelle sein.
Auch andere Beobachtungen sprechen gegen die Wassertheorie. Allerdings sind dies dann
keine Widerlegungen jahrzehntelanger sorgfältiger Forschungen, sondern nur Teile der
Seuchenformel der P., die in Zeit, Raum und Geschichte andere Lebensäußerungen darstellen. Zu diesen Teilen gehören auch die verschiedensten Aufzeichnungen meteorischer
Einflüsse auf das Erscheinen der Krankheit, seien es nun Kaltlufteinbrüche oder plötzliche
Zufuhr von Tropikluft. Ob die dadurch hervorgerufenen Blutdruckschwankungen und Gefäßspasmen das schlummernde Virus aktivieren, ist, wie so vieles in der Pathogenese der P.,
eine Annahme, die für jede andere Infektionskrankheit gelten kann oder tatsächlich auch gilt.

Es besteht noch keine Klarheit, ob das **Virus** auf intrastomachalem Weg
durch das *Wasser*, durch *Nahrungsmittel* wie Butter und Milch aufgenommen
wird, da es im Darmkot und in Abwässern menschlicher Herkunft nachgewiesen
werden konnte.

Für eine Ausbreitung durch eine *Trinkwasserversorgung* irgendwelcher Art ist nach dem
heutigen Stand der Forschung *kein ausreichender Grund* vorhanden. Auch ist ein Virusreservoir in *Haustieren*, wie Geflügel und bei Raubvögeln, außerdem bei Katzen und Rindern,
die an P.-ähnlichen Erscheinungen zu P.-Zeiten erkrankt sein sollten, einwandfrei nicht festgestellt. Ebenso zweifelhaft und unbewiesen ist die Übertragung durch Stechmücken.

Ob die schwarze Rasse seltener als die weiße befallen wird, scheint nach nordamerika-
nischen Mitteilungen ebenfalls noch nicht klar zu sein. Auf jeden Fall besteht eine höhere
Sterblichkeit gegenüber den Weißen. Die gelbe Rasse scheint weniger empfänglich als die
weiße zu sein, sie erkrankt aber trotzdem. Besonders auffällig ist unter der weißen Rasse die
hohe Empfänglichkeit und Sterblichkeit der nordischen Völker und des Ostseebeckens und
ihrer Rassegenossen in Nordamerika, Kanada, Neuseeland und Australien. Die geringere
Ausbreitung unter romanischen und slawischen Völkern ist nicht zu erklären.

Die **Vorbeuge** durch die Wehrmacht hat dieselben Maßnahmen wie bei der
epidemischen Genickstarre zu ergreifen. Tritt diese und die P. irgendwie einmal in militärischen Einheiten auf, so ist kein Entrinnen möglich. Die beste
Prophylaxe bei der Truppe ist stets die Hebung der allgemeinen Gesundheitspflege des einzelnen Mannes wie der Gesamtheit (Ernährung, Dienst in frischer
Luft und Schonung vor Überanstrengung, soweit es die militärische Lage erlaubt).
Daher ist die Immunitätslage einer Truppe maßgebend für die weitere Ausbreitung. Desinfektion des Nasen-Rachen-Raumes durch Gurgeln, Pinselungen mit
desinfizierenden Flüssigkeiten u. dgl. mehr haben zu unterbleiben! Die *Behandlung* und *Prophylaxe* mit *Rekonvaleszentenserum* ist durchaus problematisch und

hat sich trotz eifrigen Studiums bisher als nutzlos erwiesen. Die Sulfonamidtherapie ist wirkungslos.

Der *jährliche Ausfall für die Wehrkraft* eines Volkes von 500—800 „Krüppeln" nach überstandener P. *bei der Musterung* zeigt die wehrhygienische Bedeutung dieser Krankheit zumal im vormilitärischen Alter.

Schrifttum.

FANCONI u. ZELLWEGER: Schweiz. med. Wschr. **72**, 1025 (1942). — GUTZEIT: Taschenbuch der ansteckenden Krankheiten mit besonderer Berücksichtigung der Kriegserfahrungen. Berlin u. Wien 1943. — HETSCH: in WALDMANN u. HOFFMANN: Lehrbuch der Militärhygiene S. 537. Berlin 1936. — PETTE: Die akut-entzündlichen Erkrankungen des Nervensystems. Leipzig 1942. — POHLE: Dtsch. Mil.arzt **4**, 418 (1939). — SCHUETZ: Dtsch. Mil.arzt **4**, 244 (1939). — WINDORFER: Erg. inn. Med. **61**, 308 (1942).

17. Trachom.

Von W. ROHRSCHNEIDER-Königsberg i. Pr.

Wesen der Krankheit und klinisches Bild. Das Trachom — auch noch heute für die *Wehrmacht* von Bedeutung — ist eine *übertragbare Krankheit* der Augenbindehaut mit überaus chronischem Verlauf.

Die Krankheit beginnt mit einer *Inkubationszeit* von 8—10 Tagen[1], in den typischen Fällen unmerklich zunächst unter dem Bilde einer gewöhnlichen Bindehautentzündung. Nach Verlauf einiger Wochen treten in der geröteten und geschwollenen Bindehaut eigentümlich blaßrot gefärbte, unter der Epithelschicht gelegene, aus Anhäufungen von Zellen bestehende *Körner* auf, ein bezeichnender Befund beim beginnenden Trachom (Körnerkrankheit, Conjunctivitis granulosa, Granulose). In diesem Entwicklungsstadium der Krankheit ist eine Verwechselung mit dem harmlosen Follikularkatarrh möglich und in der Praxis häufig. Im weiteren Verlauf tritt Erweichung der Trachomkörner und ihre Umwandlung in Narbengewebe ein. Überhaupt zeigen die trachomatös erkrankte Bindehaut und der meist gleichzeitig befallene Tarsus eine große Neigung zur Vernarbung, wodurch es schließlich zur Schrumpfung des Bindehautsackes und zur Tarsusverkrümmung mit ihren Folgen (Einwärtswendung des Lidrandes, Scheuern der Wimpern auf dem Augapfel) kommt. Beim fortschreitenden Trachom beteiligt sich die Hornhaut am krankhaften Prozeß in Form des *Pannus trachomatosus*, einer aus Bindegewebe und Gefäßen bestehenden flächenhaften Trübung, die sich von oben her unter dem Epithel in die Hornhaut vorschiebt und, wenn sie das Pupillargebiet erreicht, zu erheblicher Sehstörung, oft zu praktischer Blindheit führt. Der Endzustand ist hochgradige Schrumpfung des Bindehautsackes mit völliger Trübung der Hornhaut, er wird meist erst nach jahrzehntelangem Verlauf der Krankheit erreicht, wenn das Trachom nicht vorher mit oder ohne Behandlung abheilt.

Verbreitung. Das Trachom kommt in Einzelfällen überall vor. In bestimmten Gebieten ist es stärker verbreitet, so daß man von *endemischem Auftreten* sprechen kann. Zwei *Hauptverbreitungsgebiete* lassen sich unterscheiden.

Das eine erstreckt sich von *Ostasien* bis in den *Osten Europas* und in die *Balkanländer*. Seine westliche Grenze liegt in *Finnland*, den *Ostseerandstaaten*, *Polen*, *Slowakei*, *Rumänien*, die letzten Ausläufer reichen bis nach *Ostpreußen* und *Schlesien*. Ein zweites Trachomgebiet bilden die an das Mittelmeer grenzenden Länder: *Nordafrika*, *Kleinasien*, *Griechenland*, *Süditalien*, *Spanien*. In den genannten Trachomländern sind 2—50% der Einwohner von der Krankheit befallen. Demgegenüber ist die *Häufigkeit in Deutschland* (*Altreich*) *nur gering*: selbst in *Ostpreußen* beträgt sie nur 0,1% der Einwohner. Außer in Ostpreußen und Schlesien gibt es in Deutschland noch einige von jeher bekannte „Trachomherde", die aber zahlenmäßig eine noch geringere Rolle spielen, nämlich in *Hessen* und in der *Oberpfalz*. Stärkere Beachtung, besonders bei *Musterungsuntersuchungen*, verdient das Trachom in den unter deutsche Zivilverwaltung genommenen Ostgebieten und bei einer bestimmten Bevölkerungsgruppe, den *volksdeutschen Umsiedlern* aus Osteuropa.

---

[1] Durchschnittszahl bei experimenteller Übertragung auf den Menschen nach einer Zusammenstellung von JULIANELLE. Kürzeste Inkubationszeit 3 Tage, längste 27 Tage.

Ätiologie. „Mikroorganismen aus der Gruppe der Bakterien sind sicher nicht die Ursache des Trachoms." Dieser von Axenfeld schon 1914 ausgesprochene Satz hat auch heute noch volle Gültigkeit. Neuere Forschungen (Julianelle) haben ergeben, daß das Trachom wahrscheinlich auf eine Virusinfektion zurückzuführen ist. Bemerkenswert ist die geringe Widerstandsfähigkeit des Trachomerregers gegenüber äußeren Schädigungen. So vermindert z. B. schon das Eintrocknen die Infektiosität des Trachomsekrets. Auch andere physikalische und chemische Wirkungen, die zahlreiche andere Virusarten unbeeinflußt lassen, zerstören seine Infektiosität.

Die **Übertragung** des Trachoms erfolgt durch *Kontaktinfektion*. Träger des infektiösen Stoffes ist das Sekret der erkrankten Bindehaut. Meist wird das infektiöse Sekret durch die Finger oder durch Vermittlung von Gebrauchsgegenständen, insbesondere von Waschgeräten, Handtüchern, Bettwäsche auf die Conjunctiva eines gesunden Auges gebracht.

Experimentelle Untersuchungen und klinische Erfahrungen haben ergeben, daß die Infektion durch Übertragung von Sekret nicht unter allen Umständen angeht, sondern daß zum Haften des Infektionsträgers eine gewisse *Vorbereitung* der Bindehaut notwendig ist. Beim Tierversuch wird dieses durch Scarifikation oder sonstige mechanische Schädigung der Bindehaut erreicht. Unter natürlichen Verhältnissen beim Menschen sind banale Entzündungen der Bindehaut, die zu einer Auflockerung der Schleimhaut führen, sowie mechanische Schädigung der Schleimhaut durch Staub die Wegbereiter der Infektion. Unter diesen Umständen ist es verständlich, daß die Voraussetzungen für *Einzelinfektionen* jederzeit erfüllt sein können, daß jedoch das *epidemische Auftreten* der Krankheit an die Bedingung einer häufigen Gelegenheit zur Infektion geknüpft ist, weil nur dann zu erwarten ist, daß einmal wenigstens die Übertragung zu einem Zeitpunkt stattfindet, an dem die Bindehaut für die Infektion empfänglich ist. Daher verbreitet sich das Trachom vorwiegend innerhalb einer Wohngemeinschaft, in der Kranke und Gesunde in häufige enge Berührung kommen. In erster Linie ist die Familie der Ausbreitungsherd für die Krankheit, in zweiter Linie kommen andere Wohngemeinschaften wie *Kasernen, Lager* usw. in Betracht.

Trachom als Kriegsseuche. Die Bezeichnung „*ägyptische Augenentzündung*" für Trachom tritt nach 1800 auf, als die Soldaten des aus Ägypten zurückkehrenden Expeditionsheeres Bonapartes eine schwere ansteckende Augenkrankheit mitbrachten, die unter den Truppen große Ausfälle hervorrief und bei vielen Soldaten sogar zu dauernder Blindheit führte. Diese „kontagiöse Augenentzündung" oder „Ophthalmia militaris" breitete sich auch unter der Zivilbevölkerung der von den Truppen durchzogenen Gebiete aus.

Die früher vertretene Ansicht, daß die „*ägyptische Augenentzündung*", die Anfang des 19. Jahrhunderts in den *europäischen Heeren* wütete, mit dem Trachom identisch ist und daß auf diesem Wege das Trachom nach Deutschland eingeschleppt sei, kann heute *nicht mehr als richtig* anerkannt werden. Richtig ist allerdings, daß in Ägypten heute — wie wahrscheinlich auch zu Napoleons Zeiten — das Trachom sehr stark verbreitet ist. Die aus den Erfahrungen des ägyptischen Feldzuges Bonapartes entstandene Befürchtung, daß militärische Operationen in einem stark von Trachom durchseuchten Gebiet unbedingt zu einer epidemischen Ausbreitung der Krankheit unter den Soldaten führen müßten, sind unbegründet. Sie sind auch durch die Tatsachen widerlegt, welche sich durch die Erfahrungen des ersten *Weltkrieges* wie auch des jetzigen Krieges ergeben haben. Der Grund dafür, daß das Trachom für die kämpfende Truppe im allgemeinen keine Gefahr bedeutet, auch wenn die Krankheit unter der ansässigen Zivilbevölkerung des Kampf- und Etappengebietes häufig vorkommt, liegt darin, daß der Soldat gewöhnlich nicht in engste Berührung mit der Zivilbevölkerung kommt. Wenn dieses aus besonderem Anlaß vorübergehend doch einmal geschieht, so wird sich der deutsche Soldat durch die ihm anerzogene Sauberkeit und Körperpflege vor der Infektion schützen. In Einzelfällen kann es natürlich zur Ansteckung kommen, weshalb eine eingehende ärztliche Belehrung der Soldaten in den gefährdeten Gebieten notwendig ist[1].

Von größerer praktischer Bedeutung als die Verhütung der epidemischen Ausbreitung des Trachoms in einem Kampfgebiet ist die Frage, welche **Maßnahmen** zu ergreifen sind, wenn ein *Trachomfall* in einer Truppe festgestellt wird.

---

[1] H.Dv. 209, M.Dv. 284, L.Dv. 800 (Trachommerkblatt).

Meist handelt es sich dabei um Kranke, die das Trachom *schon vor der Einstellung* hatten. Nach den Anweisungen für die ärztliche Beurteilung der Tauglichkeit[1] macht Trachom zum Wehrdienst zeitlich untauglich. Solche Wehrpflichtige, die durch Trachom bleibende schwere Veränderungen der Bindehaut davongetragen haben, sind für den Wehrdienst ungeeignet. Dennoch können gelegentlich Erkrankungen an Trachom in der Truppe auftreten, wenn ein Trachomkranker bei der Musterung und Einstellungsuntersuchung übersehen wurde oder wenn ein Soldat, bei dem ein abgeheiltes Trachom angenommen wurde, einen Rückfall seiner Krankheit bekommt, oder wenn der seltene Fall einer Neuansteckung vorkommt.

Die sich aus der angeführten H.Dv.[1] ergebende Vorschrift, alle Trachomkranken, bei denen der Verdacht besteht, daß die Krankheit ansteckungsfähig ist, vom Wehrdienst auszuschließen, kann im Hinblick auf die Verhütung von Infektionen als zweckmäßig bezeichnet werden. Unter einem anderen Gesichtspunkt jedoch erscheint diese Maßnahme, wenn man ihre Wirkung auf die Wehrkraft bestimmter Bevölkerungsteile betrachtet. Bis 1939 war die Zahl der wegen Trachom als wehrdienstuntauglich Befundenen bei der deutschen Wehrmacht sehr gering. Sie betrug im Wehrkreis I, dessen Rekruten wohl die größte Zahl von Trachomkranken stellten, im Jahre 1937 nur 19 Fälle. Ist die Umsiedlung der Volksdeutschen aus Osteuropa abgeschlossen, dann ist jedoch unter den Wehrpflichtigen dieser Bevölkerungsgruppe eine große Anzahl von Trachomkranken zu erwarten, da die Häufigkeit des Trachoms bei den umgesiedelten Volksdeutschen je nach ihrer Herkunft zwischen 2% und 10% schwankt.

In der Wehrmacht *anderer Länder* sah man sich schon früher vor die Entscheidung gestellt, ob man auf die trachomkranken Wehrpflichtigen, die ja abgesehen von ihrer Augenkrankheit vollkommen gesund sein können, verzichten solle, insbesondere wenn ihre Zahl einen merklichen Teil aller Wehrpflichtigen ausmacht. In manchen Ländern hat man sich daher besonders in Kriegszeiten (während des Weltkrieges z. B. auch in Österreich-Ungarn) zur Aufstellung *besonderer Einheiten* entschlossen, die *nur aus Trachomkranken* bestanden. Die Errichtung derartiger Trachomkompanien und -regimenter soll sich bewährt haben. Während des Friedens wurde aber meist eine solche Maßnahme für unnötig gehalten, z. B. auch in dem stark von Trachom verseuchten Polen.

Im Falle einer Neuerkrankung oder eines Rückfalls von Trachom ist der Kranke einem *Lazarett mit Augenabteilung* zu überweisen. Dort erfolgt die Behandlung nach fachärztlichen Grundsätzen.

Durch die Veröffentlichungen von Hanke und Lindner ist in Deutschland besonders das *Albucid* als Mittel zur Behandlung des Trachoms bekannt geworden, aber auch andere Mittel aus der Sulfonamidgruppe sind wirksam. Dosierung des Albucid nach Hanke: 3mal tägl. 3 Tabletten eine Woche lang, dann mindestens eine Woche Behandlungspause und Wiederholung des „Albucidstoßes". Nötigenfalls wird noch ein dritter Stoß verabfolgt. Kontrolle des Allgemeinbefindens (Kopfschmerzen, Magenbeschwerden, Albuminurie) ist notwendig. Beim Auftreten von Störungen ist die Sulfonamidbehandlung zu unterbrechen.

Ist die Einweisung in ein Lazarett z. B. bei der kämpfenden Truppe nicht möglich, so kann nach eingehender *Belehrung des Kranken und seiner Umgebung über die Ansteckungsfähigkeit* der Krankheit und die *zur Verhütung der Übertragung notwendigen Maßnahmen* (eigene Waschgeräte, abgesonderter Schlafplatz) zunächst eine Behandlung durch den Truppenarzt durch Einträufelung von $^1/_4$% Zinc. sulfur. oder 3—5% Targesin bzw. Protargol stattfinden.

Jeder Fall von Trachom ist dem für den Aufenthaltsort des Kranken zuständigen Gesundheitsamt anzuzeigen.

Schrifttum.

Axenfeld: Die Ätiologie des Trachoms. Jena 1914. — Boldt: Das Trachom als Volks- und Heereskrankheit. Berlin 1903. — Hanke: Dtsch. Mil.arzt **6**, 142 (1941). — Heymann u. Rohrschneider: Handbuch der pathogenen Mikroorganismen, 3. Aufl. 8, 997 (1930). — Julianelle: The etiology of trachoma. New York-London 1938. — Lindner: Münch. med. Wschr. **1**, 543 (1941). — Peters: Das Trachom. Berlin 1933; Ergänz.-Bd. Basel 1938 (enthält ausführliches Schrifttumverzeichnis). — Rohrschneider: Z. Augenheilk. **86**, 263 (1934).

---

[1] H.Dv. 252/1; M.Dv. 248/1; L.Dv. 399/1.

18. Tuberkulose.

Von H. Deist-Berlin.

Mit 1 Abbildung.

Die Tuberkulose, die unter den menschlichen Seuchen unstrittig in den Kulturstaaten sowohl hinsichtlich der Zahl der von ihr Befallenen als auch der Todesgefahr die erste Stelle einnimmt, ist auf Grund der Besserung der allgemeinen hygienischen Verhältnisse, der Heilstätten- und Tuberkulosefürsorgestellenbewegung, der Fortschritte der Heilkunde und der den breitesten Volksschichten gewährten verbesserten Behandlungsmöglichkeit in den letzten Jahrzehnten allgemein stark zurückgegangen.

Auf 10000 Lebende berechnet zählte man in der Zeit der Entdeckung des Tbc.-Bacillus etwas mehr als 30, 1914 etwa 14 Todesfälle an Tuberkulose. Dieser günstige Verlauf der Kurve wird durch 2 neue Anstiege während des *1. Weltkrieges* (1918: 23 Todesfälle) und z. Z. der größten wirtschaftlichen Not *nach dem Kriege* (1923: 17 Todesfälle) unterbrochen. Dann erst fällt die Kurve weiter ab und hält sich in den letzten Jahren um 5—7 Todesfälle auf 10000 Lebende (1938: 5,3; 1939: 5,2; 1940: 5,9; 1941: 6,9) (s. Abb. 1).

Im Jahre 1939 wurden 41990, im Jahre 1940 wurden 47857, im Jahre 1941 wurden 55289 Todesfälle an Tuberkulose (Lungen- und extrapulmonale Tbc.) im Deutschen Reich gezählt.

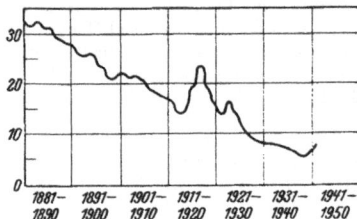

Abb. 1. Tuberkulosemortalitätskurve (auf 10000 Lebende berechnet).

Diese Sterblichkeitszahlen stellen einen genügend kontrollierbaren Faktor dar. Anders ist es mit den Erkrankungsziffern. Man kann annehmen, daß die Zahl der Todesfälle mit 4,8 multipliziert die Zahl der lebenden Offentuberkulösen ergibt. Das würde bedeuten, daß wir bei 55289 Todesfällen im Jahre 1941 im Reichsgebiet mit 250000 offenen Tuberkulosen rechnen müssen. Ähnliche Zahlen erhält man, wenn zu den bei den Tuberkulosefürsorgestellen bekannten ansteckungsfähigen Tuberkulosen noch diejenigen hinzugerechnet werden, die auf Grund der Ergebnisse der *Schirmbilduntersuchung* (1—2°/₀₀ offene Tuberkulosen) als bisher unerkannt noch erwartet werden müssen. Im übrigen schwanken diese Zahlen in der Höhe. Breu z. B. rechnet für 1940 mit 400000 Offentuberkulösen.

Aus der Verteilung der Tuberkulosetodesfälle auf die Geschlechter geht hervor, daß abgesehen von den ersten 5 Lebensjahren bis zum 30. Lebensjahr das weibliche Geschlecht, vom 30. an das männliche bevorzugt ist.

Auf dem Gebiet der **Tbc.-Bekämpfung** ist Deutschland — die Entdeckung des Erregers der Krankheit erfolgte schon durch einen Deutschen, R. Koch — seit vielen Jahren führend. Die Behandlung der Tuberkulose in klimatisch günstiger Lage, in sogenannten Lungenheilstätten oder Tuberkulosekrankenhäusern ist von Deutschland ausgegangen. In den Jahren vor Beginn des 2. Weltkrieges wurde versucht, durch Einrichtung eines Volks-Röntgen-Katasters die Bekämpfung der Tuberkulose als Volkskrankheit auf eine besonders gute Grundlage zu stellen.

Ganze Gaue und Städte wurden mit Röntgenstrahlen untersucht. So fand man z. B. in Mecklenburg bei 1 Mill. Untersuchter 1,5% behandlungsbedürftige Tuberkulosen. Über die diagnostische Abgrenzung dieser Tuberkulosen ist nichts Näheres gesagt. Die Ergebnisse dieser Schirmbilduntersuchungen erlauben wichtige Rückschlüsse auf die Häufigkeit der Tuberkulose. Schwierigkeiten bestehen naturgemäß — während des Krieges im vermehrten Maße — in der Frage der *Unterbringung* der neu herausgefundenen Kranken.

Die gesetzlichen Grundlagen der *Tuberkulosebekämpfung* beruhen auf der Reichsverordnung zur Bekämpfung übertragbarer Krankheiten vom 1. 9. 38.

Nach diesem Reichsgesetz — Länderverordnungen haben keine Gültigkeit mehr — sind meldepflichtig: alle Todesfälle an Tuberkulose, alle ansteckungsfähigen Formen der Lungentuberkulose, alle Erkrankungen an extrapulmonaler Tuberkulose und jeder Verdacht auf ansteckungsfähige Lungentuberkulose.

In den *Armeen* der zivilisierten Völker ist der Hundertsatz der Erkrankungen an Tuberkulose durchweg geringer als in der *Zivilbevölkerung*, der die Rekruten entstammen, da naturgemäß *bei der Musterung* ein großer Teil der Tuberkulosekandidaten vor Eintritt in das Heer ausgeschaltet wird.

Die niedrigsten Zahlen der *Tuberkulosemorbidität* wiesen vor 1939 die Engländer auf, es folgen Amerikaner und Deutsche, schließlich die Franzosen. Im einzelnen liegen beim deutschen *Heer* die Zugangszahlen an Tuberkulose — auf ⁰/₀₀ der Kopfstärke berechnet — 1912—13 bei 1,8⁰/₀₀; 1918 bei 5,6⁰/₀₀; 1925—28 bei 2,6⁰/₀₀; 1931 bei 3,0⁰/₀₀, um dann bis 1935 allmählich auf 1,35⁰/₀₀ abzufallen.

Die entsprechenden *Sterblichkeitszahlen* waren 1908—13 0,19⁰/₀₀; 1909—10 0,11⁰/₀₀; 1918 1,1⁰/₀₀; 1921—26 0,35⁰/₀₀; 1926—30 0,18⁰/₀₀; 1931—35 0,13⁰/₀₀. Die *Steigerung* der Tbc.-Häufigkeit *während des 1. Weltkrieges* beträgt mehr als 200%, wenn man die Zahlen der Jahre 1912—13 und 1918 einander gegenüberstellt. Vergleicht man bei der Tbc.-Mortalität während des 1. Weltkrieges den *Volksdurchschnitt* und *das deutsche Heer*, so ergibt sich folgendes Bild: Im Volksdurchschnitt starben an Tuberkulose 1918 etwa doppelt soviel als 1914. Beim Heer betragen die Zahlen jedoch das 10fache. Wenn auch sicher im 1. Weltkrieg mit einer gewissen Steigerung der Bösartigkeit der Tuberkulose gerechnet werden muß, zeigen diese Zahlen doch vor allem, daß Menschen in das Heer eingestellt wurden, die schon anbrüchig oder krank waren und eigentlich nicht hätten eingestellt werden dürfen.

Es muß also damit gerechnet werden, daß immer noch eine nicht kleine Zahl Männer *in das Heer eingestellt* wird, die *früher oder später an Tuberkulose* erkranken. Diese Tuberkulosekandidaten *rechtzeitig aufzufinden*, ist eine wichtige Aufgabe.

Welche Möglichkeiten sind in dieser Richtung vorhanden? Bei **Musterung** und **Einstellung** ist eine richtige, vom Arzt selbst aufgenommene und nicht nur auf ernstere Krankheiten beschränkte Anamnese und vor allem die Erkennung und richtige Einschätzung aller Krankheiten, die in irgendeinem auch losen Zusammenhang mit der Tuberkulose stehen, von großem, oft entscheidendem Wert.

Hier steht die Pleuritis exsudativa im Vordergrund. Sie stellt häufig das Initialsymptom einer noch nicht manifesten Tuberkulose dar, ist also dann tuberkulosespezifisch. Es ist erwiesen, daß im Exsudat dieser Pleuritiden bei noch nicht manifester Lungentuberkulose je nach dem Alter des Kranken in 77—87% der Nachweis der Tuberkulose gelingt, wenn mit allen Mitteln nach dem Erreger gefahndet wird. Auch die genaueste körperliche Untersuchung ohne Anwendung von Röntgenstrahlen wird manche Formen von Tuberkulose nicht entdecken lassen, es sei nur an die Tuberkulose inappercepta Braeunings erinnert. Es muß daher *grundsätzlich das Röntgenverfahren* herangezogen werden. Aus diesem Grunde sind schon 1930—31 im *100000-Mann-Heer die Reihenröntgenuntersuchungen* diagnostisch herangezogen worden und haben dann bei der *Wehrmacht* und überhaupt bei der Durchmusterung militärischer und nationaler Verbände eine überragende Bedeutung gewonnen. Bei der Durchleuchtung von 1000 Rekruten findet man gewöhnlich 4—5 aktive Lungentuberkulosen, darunter 1—2 offene, außerdem etwa 30 inaktive, aber überwachungsbedürftige Lungentuberkulosen. Im einzelnen sind folgende Ergebnisse bekannt:

Bei den *in sämtlichen Wehrkreisen* vom 1. 10. 37 bis 31. 3. 38 vorgenommenen *Reihenröntgendurchleuchtungen* wurden im Durchschnitt 2,69⁰/₀₀ Tuberkulosen und 0,79⁰/₀₀ offene gefunden. Im ⸹⸹-Lager des Reichsparteitages 1938 fand Holfelder mit der Röntgenschirmbildmethode 8% aktive Tuberkulosen. Die meisten Angaben können nicht miteinander verglichen und damit nicht ausgewertet werden, weil die Qualität der gefundenen Tuberkulosen nicht einwandfrei umschrieben ist. Bei den Untersuchungen des *100000-Mann-Heeres* stellte sich übrigens heraus, daß die Erkrankungshäufigkeit der Soldaten nicht in den ersten 4 Dienstjahren — wie erwartet werden könnte — am höchsten ist, sondern im 5.—9. Dienstjahr. Damit entfällt die Annahme, daß die Tuberkulose nur Soldaten betrifft, deren Erkrankung bereits bei der Einstellung bestanden hatte und durch den Militärdienst aufflackerte. Für die Ergebnisse der Reihenröntgenuntersuchungen empfiehlt sich folgende Einteilung der erhobenen Befunde: ohne Befund, aktiv offen, aktiv geschlossen, inaktiv — überwachungsbedürftig, inaktiv — nicht überwachungsbedürftig.

Die beiden Methoden der Reihenröntgenuntersuchung: das Schirmbildphoto und die Reihendurchleuchtung sollen sich ergänzen. Im Vordergrund steht das Schirmbild. Die Schirmbilduntersuchung soll im Frieden bei *Musterung* und

Einstellung, im 2. Dienstjahr und bei der *Entlassung* Anwendung finden. Bei *Langdienern* finden in jedem Jahr Kontrollen statt. Bei den Reihenröntgenuntersuchungen muß neben der im Vordergrund stehenden Tuberkulose auch an andere Befunde gedacht werden (Pleura, Herz, Luftwege, Schilddrüse).

Die Prüfung der *Tuberkulinhautempfindlichkeit* verdient *in der Wehrmacht* besondere Beachtung.

Die Tuberkulosedurchseuchung des Volkes ist erheblich geringer geworden, z. Z. treten nur etwa 50% aller Menschen mit Tuberkulose infiziert in das Berufsleben ein. Diese Prozentzahl steigert sich bis zum vollendeten 21. Lebensjahr auf etwa 85%, um im 25.—30. Lebensjahr 100% zu erreichen. Es kommen damit Soldaten tuberkulin-negativ ins Heer und können eine Erstinfektion beim Heer unter dem Bild eines schnellen Verlaufes erleben. Brecke fand 1938 bei Rekruten durch Prüfung mit der Mantouxreaktion 45,5% positiv, den Rest negativ. Nach 6monatiger Dienstzeit hatte sich die Zahl der Tuberkulin-positiven erhöht. Es hatte damit die Erstinfektion — allerdings ohne Krankheitswert — stattgefunden.

Zur Behandlung stehen bei der Wehrmacht Lungenheilstätten zur Verfügung, die teilweise im Sinne von Arbeitsheilstätten zur Umschulung von Versehrten und Unterbringung im Beruf ausgebaut sind.

Die Frage der *Wiedererlangung der Dienstfähigkeit* bei Tuberkulose muß sehr gewissenhaft erwogen werden. Wenn auch nicht verkannt werden kann, daß unter bestimmten Voraussetzungen langdienende Soldaten auch nach schwerer Tuberkuloseerkrankung noch wertvolle Dienste leisten, muß doch daran festgehalten werden, daß eine *schwere offene Tuberkulose* für die Regel *Dienstunfähigkeit* bedingt. Man darf aber ebensowenig ausnahmslos jede früher offene Tuberkulose als dienstunfähig entlassen, zumal dann, wenn der Erkrankte bacillenfrei geworden ist. In der ärztlichen Anweisung zur Beurteilung der Kriegsbrauchbarkeit und dazu von der Heeres-Sanitätsinspektion gegebenen besonderen Erläuterungen ist niedergelegt, wie die Tuberkulose hinsichtlich der *Kriegsbrauchbarkeit* einzuschätzen ist. Es kann dabei kein starres Schema gegeben werden. Es muß bei den verschiedenen Formen der Tuberkulose, die ja sowieso ein so außerordentlich vielgestaltiges Bild darstellt, ein gewisser Spielraum gelassen werden.

Wie groß die Bedeutung der Tuberkulose für die Wehrmacht ist, beweist die *Wehrdienstbeschädigungsfrage.* Der Dienst in der Wehrmacht ist unter bestimmten Voraussetzungen, die je nach Krieg oder Frieden verschieden behandelt werden müssen, geeignet, bisher unerkannte Tuberkulosen zu *aktivieren* oder früher vorhandene zu *verschlimmern.* Es kann also Wehrdienstbeschädigung bei Tuberkulose im Sinne der Entstehung bzw. Auslösung und im Sinne der Verschlimmerung angenommen werden, im letzteren Fall nur dann, wenn ein sicherer Anhaltspunkt für eine früher schon vorhandene Lungentuberkulose besteht. Im allgemeinen wird man eine Auslösung der Tuberkulose annehmen, von einer Entstehung der Tuberkulose könnte nur dann gesprochen werden, wenn sich gleichzeitig mit der Wehrdienstbeschädigung die Erstinfektion nachweisen läßt. Beim *Einsatz im Kriegsgebiet* kann für die Dauer des Krieges der zeitliche Zusammenhang dem ursächlichen gleichgesetzt werden. Im übrigen ist aber unter allen Umständen die Zusammenhangsfrage zwischen dem Auftreten der Tuberkulose und der angeschuldigten dienstlichen Ursache in jedem Fall mit überzeugenden ärztlich-wissenschaftlichen Grundlagen zu belegen. Die dem Wehrdienst eigentümlichen Verhältnisse sind dabei besonders zu berücksichtigen. Der Zusammenhang muß erwiesen oder zum mindesten wahrscheinlich sein.

Vergleicht man die Leiden der Wehrdienstbeschädigten der gesamten deutschen Wehrmacht nach dem Stand vom 1. 7. 38, so sieht man, daß hier die Krankheiten der Lunge und des Brustfells — also im Vordergrund die Lungentuberkulose — an erster Stelle stehen, und zwar mit 28,3%, die nächsthäufige Wehrdienstbeschädigungsursache — jedoch nur $1/_3$ der erstgenannten — nehmen die Krankheiten der Gelenke der oberen Gliedmaßen ein: nämlich 9,9%. Die große Bedeutung der Tuberkulose als Dienstbeschädigungsleiden geht auch daraus hervor, daß auf 1000 in den Jahren 1925—1930 wegen Tuberkulose behandelter Soldaten 320 bis 542 (je nach den verschiedenen Jahren) als d. u. entlassen werden mußten. Dieselben Erfahrungen liegen auch bei den anderen Militärmächten vor. Die Schweiz hat sich besonders mit der Frage der geldlichen Belastung durch die Wehrdienstbeschädigung beschäftigt.

Im *jetzigen Kriege* behalten diese Zahlen — hochprozentige Beteiligung der Tuberkulose an den Wehrdienstbeschädigungsleiden — ihre volle Bedeutung.

Schrifttum.

DEIST: Dtsch. Tbk.bl. **1938**, H. 6; **1939**, H. 11. — Praxis der Tuberkulosekrankheit. Leipzig 1938. — Beiträge zur Klinik der Tuberkulose **93**, H. 4 (1939). — MÖLLERS: Tuberkulose im Lehrbuch der Militärhygiene, WALDMANN-HOFFMANN. Berlin 1936. — SCHEDTLER: Med. Klin. **1939**, Nr 43 u. 49. — STEINMEYER: Praktische Tuberkulosebücherei **1940**, H. 25. — Dtsch. med. Wschr. **1941**, H. 11. — Verhandlungsbericht der Deutschen Tuberkulosetagung in Graz vom 2.—3. Juni 1939. Berlin.

19. Lepra.

Von J. ZSCHUCKE-Berlin.

Mit 2 Abbildungen.

Die mit dem alttestamentarischen *Aussatz nicht identische Lepra* hatte sich, vom *Fernen Osten* ausgehend, wo sie bereits drei Jahrtausende heimisch war, im Mittelalter und in der Neuzeit fast über die ganze bewohnte Erde ausgebreitet; gegenwärtig sind nur noch bestimmte *subtropische* Länder in mäßigem und verschiedene *tropische* in hohem Grade verseucht, beispielsweise das Kongobecken, in dem bis zu *10% und mehr der Bevölkerung befallen* sind. Da die Krankheit fast stets ein *qualvolles Siechtum* mit *tödlichem Ausgang* nach sich zieht und nach vorsichtiger Schätzung z. Z. etwa 7 Millionen Menschen erfaßt hat, ist die Frage ihrer Bekämpfung noch immer aktuell.

Als **Erreger** ist das von HANSEN 1873 entdeckte Mycobacterium Leprae allgemein anerkannt; es ist morphologisch und färberisch vom Tuberkelbacillus nicht mit Sicherheit zu unterscheiden, kann aber auf künstlichem Nährboden nicht gezüchtet und auf Versuchstiere nur ausnahmsweise oder nach besonderer Vorbehandlung übertragen werden.

Die einzige *Ansteckungsquelle* ist der leprakranke Mensch. Einzelheiten des Übertragungsmodus sind aber bisher nicht bekannt.

Einerseits wird vermutet, daß ein langdauernder und intensiver körperlicher Kontakt erforderlich ist, andererseits ist aber eine Übertragung durch stechende Insekten zwar noch nicht bewiesen, aber auch nicht mit Sicherheit auszuschließen. Offensichtlich haftet die Infektion nur bei besonders empfänglichen Individuen; die neueste Lepraforschung bemüht sich, den Nachweis zu führen, daß der prädisponierende Faktor in einer chronischen Vergiftung mit Sapotoxinen zu suchen ist und in den Tropen durch den Genuß von Taroknollen und -blättern (Colocasia-Arten), in der gemäßigten Zone durch den Genuß kornradehaltigen (Agrostemma Githago) Brotes erworben wird[1].

Die *Inkubation* schwankt zwischen $1/_2$ und 30 Jahren bei einem Durchschnitt von 2—8 Jahren.

Ob die erste Ansiedlung der Bacillen in der Nase stattfindet, wie früher vermutet wurde, ist fraglich, richtig dagegen, daß man sie *im Nasensekret* relativ *oft* (bis zu 80% der Fälle) und frühzeitig nachweisen kann. Sonst finden sich die Erreger in der erkrankten *Haut*, auch

---

[1] Als zusätzliche Vorbedingung für eine Ansteckung mit Lepra kommt weiterhin eine angeborene Nebennierenrindenschwäche in Frage, die den Steroidstoffwechsel und damit die Bindung der Sapotoxine beeinträchtigen und so ihre Resorption erleichtern würde.

im *Blut* und bei fortgeschrittenen Fällen praktisch in allen Organen; klinische Bedeutung haben aber nur die Ansiedlungen in der *Haut* und in den *Nerven*, in geringerem Grade auch die in den oberen Atemwegen und Geschlechtsdrüsen.

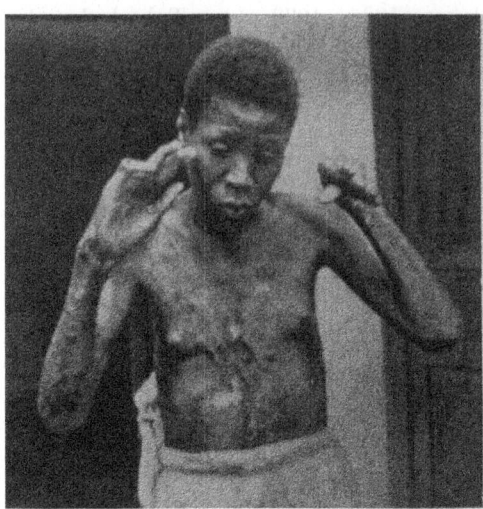

Die bisher in neurale (N), cutane (C) und gemischte (NC) eingeteilten, grundsätzlich verschiedenen Verlaufsformen der Lepra werden in Anlehnung an die Beschlüsse des letzten *internationalen Leprakongresses* (Kairo 1938) zweckmäßiger in benigne, bacillenarme und maligne, bacillenreiche Typen geschieden, wobei die Chiffre N für die erstere aus Traditionsgründen beibehalten und für die letztere die Chiffre L (lepromatös) eingeführt, Anzahl und Ausdehnung der Läsionen im Einzelfalle durch die Zahl 1—3 markiert werden (s. Abbildungen).

Krankheitsverlauf. Klinisch ist der N-Typ durch das Auftreten „echter Flecke" gekennzeichnet, d. h. im Hautniveau liegender, mehr oder minder scharf begrenzter, hypopigmentierter und gefühlloser Flächen sowie größerer und kleinerer Hautgeschwülste (Tuberkuloide), anatomisch durch eine dem Fremdkörpertuberkuloid ähnliche Gewebs-

Abb. 1. Lepromatöse Erkrankung der Haut und Nerven, mit Lähmungen, Muskelatrophien und Krallenhandbildung.

reaktion, die Epitheloidzellen, Riesenzellen und käsige Nekrose aufweist. Die vielgestaltige lepromatöse Form äußert sich klinisch durch Bildung von Hautinfiltraten und

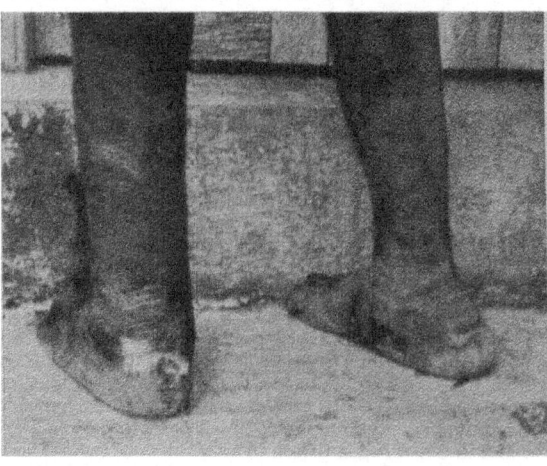

-knoten, die, häufig an den Augen beginnend (Ausfall der Brauen), Ohrläppchen und Gesicht bevorzugend, von Hirsekorn- bis zur Handtellergröße anwachsen, konfluieren (Facies leonina), vereitern oder vernarben und auch die oberen Luftwege und die Geschlechtsdrüsen des Mannes in Mitleidenschaft ziehen können. Anatomisch sind alle lepromatösen Bildungen durch ihren *großen Bacillenreichtum* und das konstante Vorkommen der von Danielsen entdeckten *Leprazellen* charakterisiert, Makrocyten mit zerdrücktem Kern und bacillengefüllten Vakuolen.

Beide Formen der Lepra verlaufen in Schüben, wobei Fieberperioden, erhebliche Beeinträchtigung des Allgemeinzustandes und Neuralgien mit Ruhestadien und relativem

Abb. 2.
Pachydermieartige Veränderungen und sekundäre Geschwüre am Unterschenkel, symmetrisch, anästhetisch, Elephantiasis graecorum.

Wohlbefinden abwechseln, nur mit dem Unterschied, daß erstere bei der lepromatösen Form häufiger und heftiger sind als bei der bacillenarmen Lepra. Klinisch wichtig ist weiterhin die Affinität zum *Nervensystem*, die sich beim N-Typ im Befall sowohl der kleinsten Nervenendigungen (Temperaturempfindung) als der großen peripheren Nervenstämme (ulnaris, medianus, peroneus), beim L-Typ nur in letzterer Form äußert. Es resultieren im ersteren Falle besonders knotenförmige käsige Abscesse, im letzteren strangförmige Verdickungen, beide tastbar und diagnostisch wichtig. Letzten Endes führen diese Nervenerkrankungen zu

Gefühlsstörungen, Lähmungen, Atrophien, Verstümmelungen und Geschwürsbildungen, die der Krankheit den abstoßenden Charakter chronischen Siechtums verleihen und bei Sekundärinfektion in durchschnittlich 10 Jahren wenigstens indirekt zum Tode führen.

Die **Diagnose** wird in erster Linie auf Grund des klinischen Bildes gestellt und erfordert praktische Erfahrungen; sie wird gesichert durch den *mikroskopischen Nachweis der Erreger* im Nasenschleim und Gewebssaft aus dem Ohrläppchen und aus Hautefflorescenzen (Färbung nach ZIEHL-NEELSEN, besser durch Fluorescenz-Mikroskopie).

Beschleunigung der Blutsenkung, Agglutinosedimentation formolisierter Hammelblutkörperchen (Rubinoreaktion) und Empfindlichkeit gegen NaJ sind gute Hilfsmittel zur Erkennung von Frühfällen, die Leprolinreaktion (Empfindlichkeit bei intracutaner Injektion von Lepromextrakten) zur Scheidung zwischen dem N- und L-Typ und damit zur Stellung einer Prognose.

Behandlung. Spezifische *Heilmittel* mit auch nur einigermaßen sicherer Wirkung gibt es nicht, doch darf man im Einzelfall hoffen, durch rechtzeitige konsequente Anwendung von Chaulmograölen die beim N-Typ vorhandene Neigung zur Spontanheilung zu begünstigen, während alle übrigen Mittel einschließlich der Farbstoffe versagt haben oder wenigstens stark umstritten sind. Gelobt wird nur noch Vitamin B_1 und chirurgische Behandlung bei Nervenerkrankung.

Die **Bekämpfung** stößt in zivilisierten Ländern nicht auf besondere Schwierigkeiten und ist für das Gebiet des Deutschen Reiches durch das Reichsseuchengesetz vom 30. 6. 00 im Sinne *rigoroser Absonderung* der Kranken geregelt; in den *Tropen* ist sie eine vielumstrittene, praktisch oft kaum lösbare und wenig dankbare Aufgabe.

Lösungsversuche müssen sich den örtlichen Verhältnissen anpassen und häufig damit begnügen, unter Verzicht auf drakonische Maßnahmen, durch propagandistische Beeinflussung der Kranken und ihrer Umgebung eine allmähliche Isolierung ersterer in Asylen oder Kolonien anzustreben, in denen der Lepröse ärztlich betreut und ihm als Entschädigung für seinen Ausschluß aus der Stammesgemeinschaft und von der Fortpflanzung eine Heimat und eine Lebensform geboten werden, die seinem früheren Standard entsprechen und einen möglichst zweckmäßigen Einsatz der ihm verbliebenen, meist recht beträchtlichen Arbeitskraft ermöglichen (Arbeitslager usw.). Die Entscheidung darüber, ob diese primitiven Bekämpfungsmethoden später durch rationellere ersetzt werden können — beispielsweise durch Ausschaltung etwaiger zur Erkrankung prädisponierender Faktoren (giftige Nahrungsmittel) oder durch eine wirksamere Behandlungstechnik (neue Medikamente) —, muß der Zukunft überlassen bleiben.

Vorbeugung bei der Truppe: Oberstes Gesetz in warmen Ländern muß bleiben: Möglichst geringe Berührung mit den Eingeborenen. Lagerplätze sind weitab von Siedlungen der Landeseinwohner zu suchen.

Schrifttum.

KLINGMÜLLER: Die Lepra. Bd. V des Handbuches der Haut- und Geschlechtskrankheiten, herausgegeben von JADASSOHN. Berlin 1930; Zbl. Hautkrkh. 57, 321 (1937). — KEDROWSKI: Internationaler Leprakongreß. Kairo 1938. — OBERDÖRFFER: Über Leprabekämpfung. Leipzig 1941; Lepra als tropenhygienisches Problem. Tropenhygienische Schriftenreihe H. 2 S. 30—66. Stuttgart 1941.

20. Staphylo-, Strepto- und Pneumokokkenerkrankungen.

Von K. W. CLAUBERG-Berlin.

Die Staphylo-, Strepto- und Pneumokokkenerkrankungen spielen unter *Friedens-* wie *Kriegsverhältnissen* eine *wehrhygienisch besonders bedeutsame Rolle.* Dies erklärt sich einmal aus der Tatsache, daß ihre Erreger zu den meistverbreiteten, praktisch ubiquitären unter den menschenpathogenen Keimen zählen, zum anderen aus dem engen ursächlichen *Zusammenhange mit dem militärischen Dienst* und den dabei nötigen Verrichtungen, die oft unter ungünstigen, die Krankheitsdisposition fördernden Bedingungen oder großen Anstrengungen zu leisten sind.

So ermöglichen bei den *Staphylomykosen,* deren Erreger sich regelmäßig auf der Haut des Menschen befinden, schon geringfügige Hautverletzungen, wie sie beispielsweise bereits beim Scheuern durch schlechtsitzende Kleidungsstücke (*Halsbinde, Marschstiefel* usw.) oder durch anhaltenden Druck (*Durchreiten, Wundlaufen* usw.) zustande kommen können, ein Eindringen dieser Keime direkt ins Zellgewebe bzw. in die Schweiß- und Talgdrüsen oder in die Haarbälge. Der Krankheitsprozeß erscheint als natürliche Folge. Im Kriege schaffen zusätzlich *Verwundungen,* sodann *Erfrierungen* und *Verbrennungen* günstige Bedingungen für massive Infektionen. Bei den *Streptomykosen,* deren Erreger auch fast regelmäßig auf der menschlichen Haut und Schleimhaut anzutreffen sind, liegen ähnliche Verhältnisse vor, d. h. es bahnen die im Dienst häufiger vorkommenden Hautabschürfungen beim Griffeüben, Geschützexerzieren usw., ferner Einreißen von Splittern, im Kriege wiederum Verwundungen usw., den Hautkeimen den Weg in die Tiefe und schaffen damit ebenso die Voraussetzung zur Erkrankung, wie Kälteschäden eine Infektionsauswirkung der auf den Schleimhäuten wuchernden Erreger begünstigen. Für die *Pneumokokkenerkrankungen* bedingen die im Dienst, zumal im Frontkriegseinsatz oft unvermeidlichen *Durchnässungen* und *Verkühlungen* die nötige Krankheitsbereitschaft, auf deren Boden die durchweg bei allen Menschen in der Mundhöhle sowie in den oberen Luftwegen vorhandenen Pneumokokken zur pathogenen Entfaltung gelangen können.

Die Wechselwirkung zwischen *Anstrengung im Dienst* und *Resistenzminderung* gegenüber den verschiedenen *Kokkeninfekten* findet darin ihren Ausdruck, daß der junge, noch nicht genügend abgehärtete und unter den besonderen Mühen der Ausbildung stehende Soldat in höherem Maße erkrankt als der ältere, wobei die *Infanterie* mit ihren großen körperlichen Strapazen vielfach *stärker beteiligt* ist als die anderen Truppengattungen.

Über die **Verbreitung der hier zu erörternden Krankheiten im deutschen Heere** lassen sich für längere Zeiträume leider mangels gleichmäßiger statistischer Unterlagen keine einheitlichen Angaben machen.

Folgende Jahresdurchschnittszahlen, d. h. *Promillesätze der Iststärke* mögen als Hinweise für *Friedensverhältnisse* dienen: Furunkel 68,3; Zellgewebsentzündung 43,3; Panaritien 7,3; Mandelentzündung 74,28; Wundrose 0,40; septico-pyämische Prozesse 0,14; Pneumonien 2,0. Aus *Kriegszeiten* liegen folgende Vergleichswerte vor: Zellgewebsentzündungen, Panaritien, Furunkel usw. 106,06; Erysipel, Sepsis usw. als Folge von Feindeinwirkung bzw. Unfall 0,01; Angina 56,33; Pneumonie 2,92.

Diese Zahlen zeigen übereinstimmend die Hauteiterungen und Mandelentzündungen als Massenerscheinung, die Pneumonien als häufige Erkrankung, die ernsteren Wundinfektionen als glücklicherweise selteneres Vorkommnis.

Bei der großen praktischen Bedeutung dieser Krankheiten erscheint verständlich, daß *ihre* **Erreger** Gegenstand eingehender Untersuchungen wurden. Gleichwohl erweist sich unsere einschlägige Kenntnis mit steigender Erforschung zunehmend lückenhaft, einmal wegen der ständig wachsenden Zahl verschiedener, nach wechselnden Gesichtspunkten und meist recht uneinheitlich differenzierter, oft schwer identifizierbarer Erregertypen, zum anderen wegen der außerordentlichen Kompliziertheit ihres biologischen Wirkungsmechanismus.

Die *Staphylokokken* werden in ihren verschiedenen Gruppen und Typen mannigfach nach Pigmentbildung (aureus, citreus, albus), Kulturmorphologie, Verwendungsstoffwechsel, serologischem Verhalten bzw. biologischer Wirkung unterschieden. Die pathogenen Arten produzieren ein komplexes Toxin, das unter geeigneten Bedingungen Versuchstiere nach intravenöser Injektion in wenigen Stunden tötet, bei fortgesetzter Einwirkung kleinerer Mengen Marasmus sowie amyloide Entartung verursacht. Dieses Toxin bildet mit Formalin antigenes Toxoid. Es vermag Gastroenteritis zu erzeugen, als Leukozidin, Hämolysin, Plasmakoagulans, schließlich als Fibrinolysin zu wirken, besitzt endlich negativ chemotaktische, d. h. phagocytosehemmende und — als Dermotoxin — nekrotisierende Eigenschaften.

Die *Streptokokken* bilden z. Z. noch einen völligen Wirrwarr von Varietäten, deren Systematik fast als unlösbare Aufgabe erscheint, so sehr sich auch die verschiedensten Forscher bemüht haben, eine Einteilung in Gruppen sowie Typen zu treffen, und zwar nach Hämolyse, Hämolyseart, Vergrünung (Viridans), Leukozidie, Fibrinolyse, Kulturmorphologie, Verwendungsstoffwechsel, Anaerobiose, Immunbiologie, Organspezifität bzw. Fundort

(Enterokokken), ferner nach besonderen erythrogenen bzw. nekrotisierenden Toxinen oder schließlich nach spezifischer Leibessubstanz. Der Einteilung in Gruppen (A—L) nach letztgenanntem Kriterium dürfte für die zukünftige Forschung besondere Bedeutung beizumessen sein, da sie weitgehend dem unterschiedlichen natürlichen Vorkommen der Streptokokken zu entsprechen scheint. Die meisten menschenpathogenen hämolytischen Streptokokken gehören offenbar zur Gruppe A, welche bisher nicht weniger als rd. 30 serologisch verschiedene Typen erkennen ließ, deren unterschiedliche ätiologische Bedeutung noch unklar ist. Zur Gruppe B zählen hauptsächlich die auch beim Menschen gefundenen Erreger des gelben Galts der Kuheuter, zur Gruppe C neben einem menschenpathogenen Typ u. a. der für Pferde pyogene Druse-Streptokokkus, zur Gruppe D die Enterokokken neben den Milchsäure-Streptokokken. Für den Menschen weniger wichtig erscheinen einstweilen die Gruppen E—L.

Die *Pneumokokken* — den Streptokokken verwandt, von diesen aber durch fehlende Galle- und Optochinresistenz unterschieden — bilden meist Diploverbände von Keimen mit Lanzettform sowie Kapselbildungsvermögen. Sie zerfallen ebenfalls in zahlreiche Arten, die sich immunbiologisch als Typ I, II, III sowie als umfassende Gruppe X unterscheiden lassen. Die Neufeldsche Quellungsreaktion mit typenspezifischen Kaninchenseren gestattet eine Schnellbestimmung im Ausgangsmaterial auf dem Objektträger. Mehr als bei den anderen Kokkenarten hat bei den Pneumokokken die Typentrennung pathogenetische und epidemiologische Zusammenhänge erkennen lassen, wenngleich restlose Klärung auch hier noch aussteht. Immerhin existieren bei Gesunden grundlegende Unterschiede in der Häufigkeit des Vorkommens der einzelnen Typen (vgl. unten).

Der Vielheit der Typen innerhalb der aufgeführten Kokkengruppen entspricht die Mannigfaltigkeit der von ihnen auslösbaren *Krankheitsbilder*. Dabei lassen sich nicht schlechthin bestimmte Krankheitsformen gewissen Typen gesetzmäßig zuordnen, vielmehr ist, zumal bei den Staphylo- und Streptokokken — gemeinsam oft als *Eitererreger* bezeichnet — ein Übergreifen nicht nur innerhalb der Gruppe, sondern auch von Gruppe zu Gruppe zu beobachten, häufig sogar als *Mischinfektion*.

Für die infektiöse *Auswirkung der Erreger* ist neben der Typzugehörigkeit die Virulenz, für die *Pathogenese* neben der Invasion die Disposition des Betroffenen entscheidend. Die Virulenz schwankt und kann bei Manifestwerden von spezifischen Erkrankungen durch Keimpassage von Mensch zu Mensch erheblich ansteigen, weswegen Kontaktinfekten vorgebeugt werden muß. Wenn auch meist das Infektionsgeschehen lokal bleibt, so besteht doch die Möglichkeit zur Metastasierung und Generalisierung.

Als charakteristische **Staphylokokkenerkrankungen** sind anzusehen: Furunkel, Karbunkel, ferner Onychie und Paronychie, Sykosis und Acne (Mischinfektion mit Acnebacillen), sodann Panaritien, Phlegmonen und Wundinfektionen. Einbruch der Erreger in Blut- und Lymphbahn mit Drüseneiterung, Abscedierung, eitrigen Sekundärherden in Nieren, Prostata, Muskeln, Lungen, Gehirn, Knochen (Osteomyelitis) usw., schließlich mit nachfolgender Sepsis ist möglich.

Sämtliche aufgezählten Formen begegnen uns beim Soldaten. Auf die besonderen *ursächlichen Beziehungen zum militärischen Dienst* wurde schon eingangs hingewiesen. Der überdurchschnittliche Befall der berittenen Truppe mit *Furunkeln* am Gesäß und an der Oberschenkelbeuge darf als Spezialbeispiel gelten. Daß Ekzem, Scabies und Pediculosis infolge der oft mit ihnen verbundenen Kratzeffekte Staphylomykosen begünstigen, sei hervorgehoben. Fingerversteifungen und Handverstümmelungen als verhängnisvolle Folgen vernachlässigter *Panaritien* sind leider immer wieder anzutreffen und mahnen an die Notwendigkeit frühzeitiger sachgemäßer Behandlung. Pyodermien trotzen oft jeder Behandlung und können nicht selten die Sanitätseinheiten stark belasten. Die Erfahrungen des *1. Weltkrieges*, wonach die Staphylokokken als *Wundinfektionserreger* in Schußwunden eine beachtliche Rolle spielen, bei unversorgten Granatsplitterverletzungen so gut wie immer zu Eiterungen führen, haben auch im *gegenwärtigen Völkerringen* volle Geltung behalten. Zahlreichen bakteriologischen Untersuchungen zufolge sind praktisch alle Verletzungswunden vom Augenblick der Entstehung an als bakterienhaltig zu betrachten. Wenige Stunden später ist bereits *Keimvermehrung im Wundgewebe* nachweisbar, gewöhnlich von *Stoffasern* ausgehend, von Geschossen oder Granatsplittern in die Tiefe verschleppt wurden. Dabei wird die Bedeutung der Staphylokokken für die Wundinfektion nicht durch den Umstand geschmälert, daß diese Keime, ebenso wie übrigens auch die Streptokokken, erst später als die Anaerobier hervortreten können. Latente, u. U. jahrelang dauernde Persistenz von Staphylokokken im Körper mit gelegentlichem Aufflackern von Krankheitsprozessen wie *Späteiterung*, zumal *nach Kriegsverletzungen*, kommt vor. Als immer wieder bestätigte kriegschirurgische Erfahrung gilt, daß der Zustand im Gewebe nach Verletzung von ausschlaggebendem Einfluß für die Staphylokokkensiedlung in der Wunde ist. Quetschung, Zertrümmerung oder Zerreißung schafft günstigen Boden für den Infekt. Die Staphylokokkenansiedlung wiederum leistet auch anderen Wundinfektionserregern Vorschub. Im derzeitigen *Ostfeldzug* zeigte sich, daß Wundeiterungen stellenweise, hauptsächlich in den Wintermonaten, wesentlich bösartiger verliefen als früher. Neben der Schwere der Einzelinfektionen fiel auf, daß gegenüber den Sommermonaten auch die Zahl der Verwundeten, bei denen es zu besonders schweren Infektionen kam, anstieg. Das gleiche gilt von der Zahl der Todesfälle. Äußere Einflüsse, wie *Kälte* und *Strapazen*, dürften als ursächliche Momente dafür mit in Frage kommen.

Nach *Erfrierungen*, besonders solchen höheren Grades, kommt es häufiger zu Kokkenbefall, in dessen Folge Lymphangitis, Thrombophlebitis, ferner lebensgefährliche metastasierende Allgemeininfektion mit Abscessen, Kniegelenksempyem, Milz- und Lungeninfarkten usw. auftreten können. Der *Winterfeldzug 1941/42* in Rußland mit seinen extremen Kältegraden hat dies wiederum erkennen lassen. Stärkere *Verbrennungen*, wie sie im jetzigen Kriege vorwiegend durch Brandbomben, Flammenwerfer und Treibstoffexplosionen auftreten, bringen ebenfalls die Gefahr sekundärer Eiterung mit ihren u. U. verhängnisvollen Folgen.

Was die Aussicht anbelangt, an Staphylomykosen zu erkranken, so ist noch zu erwähnen, daß mit ständig vorhandenen „hauteigenen" und ungewöhnlichen „hautfremden" Staphylokokkenarten gerechnet werden muß, von denen die letztgenannten häufiger zu den pathogenen, erstere durchweg zu den apathogenen Typen gehören und möglicherweise „physiologische" Aufgaben haben, etwa als Vitaminspender oder Regler der Hautepithelabstoßung. Daß die Träger der pathogenen Typen nicht nur sich selbst, sondern auch — zumal als *Operateure* bzw. *ärztliche Hilfspersonen* — andere gefährden, ist eine zunehmend gewürdigte Tatsache. Beispiel: Zeitweilige Häufung postoperativer Eiterungen unter den Patienten gewisser Operateure; Wegfall nach deren Sanierung durch „Selbstreinigung", antiketogene Diät, Ultraviolettbestrahlung usw.

Wundinfektion, Panaritium, Lymphangitis und Lymphadenitis, Phlegmone, Erysipel, Angina, Otitis media, Meningitis und Sepsis stehen im Vordergrunde der **Streptokokkenerkrankungen.**

Bei *Wundinfektionen* spielen in etwa 20—60% der Fälle Streptokokken (in etwa 80 bis 85% der Fälle Staphylokokken) eine pathogene Rolle. *Erysipel*, dem von manchen Autoren ein spezifischer Streptokokkentyp als Erreger zugeschrieben wird, tritt zuweilen epidemisch auf und gefährdet dabei ganze Lazaretteinheiten. Es kann übrigens auch von anderen Bakterien, wie Staphylokokken oder Pneumokokken, verursacht werden und mit Angina koordiniert vorkommen, so daß es manchmal hämatogen bedingt erscheint. Bemerkenswert ist, daß Erysipel 1914/18 ebenso wie im *gegenwärtigen Kriege* bei Verletzungen als frühe Wundkomplikation trotz Streptokokkenanwesenheit relativ selten vorkam, im späteren Wundverlauf häufiger in Erscheinung trat und bei Soldaten, die sehr erschöpft oder durch Infektionskrankheiten geschwächt waren, besonders schwer verlief, zu Nekrosen führte oder zur tödlichen Komplikation wurde. Durchweg bestätigte sich für die Truppe die allgemeine Erfahrung, wonach Erysipel in überwiegender Mehrzahl, nämlich zu 75 bis 90% der Fälle, an der Kopfhaut vorkommt, durch Kratzwunden — besonders an der Nase — begünstigt wird und nicht selten mit Katarrhen der Nase, des Tränensackes oder des Mittelohres in Verbindung steht. Das katarrhalische Sekret bewirkt offenbar durch seinen macerierenden Einfluß die Kontinuitätstrennung der Haut und damit die Eintrittspforte für die Erreger.

Mandelentzündungen, deren Infektiosität ebenfalls in regelrechten Epidemien zum Ausdruck kommen kann, sind nicht selten Auftakt von Scharlacherkrankungen, bei denen besondere Streptokokkentoxine eine ätiologisch bedeutsame Rolle spielen (s. Scharlach). Nach langen Märschen auf staubigen Landstraßen bei großer Hitze treten Anginen in der Truppe öfters gehäuft auf. Als Folge von Angina wird Otitis, Nephritis, Infektarthritis, Endokarditis usw., auch Sepsis beobachtet.

Aus der *Statistik des alten Reichsheeres* ist z. B. zu entnehmen, daß sich im Anschluß an Angina neben peritonsillären Abscessen (11%) Nierenschädigungen in etwa 2%, Herzerkrankungen, Gelenkrheumatismus und Sepsis glücklicherweise in weniger als 0,1% der Fälle einstellten. (Es möge dabei unerörtert bleiben, inwieweit für Gelenkrheuma ein spezifischer Erreger etwa in Gestalt der noch nicht näher charakterisierbaren sog. L-Formen in Frage kommt.) Die im *Weltkrieg* vielfach vertretene Annahme, daß für die *Feld- bzw. Kriegsnephritis* Anginen oder andere infektiöse Herde eine fördernde Rolle spielen sollen, wird zunehmend unwahrscheinlich.

Ein besonderes, meist tödlich endendes, septiformes Krankheitsbild mit *Endocarditis lenta* bewirkt der Streptokokkentyp Viridans. Metastasen können von Streptokokkenherden in Zahngranulomen (dentalen Foci) ausgehen. Besondere Bösartigkeit zeichnen öfter die von anaeroben Streptokokken ausgelösten Krankheitsherde z. B. an Tonsillen und Mittelohr aus. Darmstreptokokken verursachen mannigfache Krankheitsprozesse wie Enteritis, Appendicitis, ferner Infektionen der Gallenwege, des Peritoneums, schließlich solche der Harnwege wie Pyelitis und Cystitis. Ergänzend sei auf die wiederholt beobachtete Häufung chirurgischer Streptokokkenerkrankungen durch Tröpfcheninfektion mit virulenten Keimen aus dem Nasen-Rachen-Raum des Operateurs oder seiner Helfer hingewiesen und zugleich die Notwendigkeit „stummen" Operierens mit genügend dichter Maske betont.

Hervorhebung verdient noch der verhältnismäßig hohe Zugang an teilweise schwer verlaufenden Streptokokkeninfektionen bei Ärzten und Sanitätspersonal nach Ansteckung an Kranken und damit die Mahnung zu vorsichtigem Hantieren bei Versorgung von Streptomykosen.

Die Bakteriologie *eiternder Schußwunden* hat die Häufigkeit von *Mischinfektionen durch Staphylo- und Streptokokken* aufgedeckt. Auch geschlossene Eiterungen, wie Abscesse, infizierte Blutergüsse und Gelenkinfekte, enthalten nicht selten beide Erregerarten nebeneinander.

Was die **Pneumokokkenerkrankungen** anbetrifft, so wird die genuine Lobärpneumonie mit ihrer Letalität bis zu 30% ganz überwiegend durch Pneumokokken der Typen I und II bedingt, während Gruppe X hauptsächlich als Erreger der katarrhalischen Bronchopneumonien zu gelten hat. Hieraus ist im Verein mit der unterschiedlichen Typenverteilung — bei Gesunden 80—90% Gruppe X, gegenüber höchstens 1—2% Typ I und II — und der Möglichkeit gehäuften Vorkommens von Lobärpneumonien gefolgert worden, daß die genuine Pneumonie wie eine übertragbare Krankheit zu werten sei. Bekannt sind jedenfalls die nicht seltenen, als Ausdruck mangelnder latenter Durchseuchung zu wertenden Kontaktinfektionen in den Tropen und Subtropen.

Pneumokokkentyp III (wegen seines Schleimbildungsvermögens auch Pneumococcus mucosus genannt) löst oft akute Mittelohrentzündung aus. Von sonstigen Pneumokokkeninfektionen sind außer den die Lungenentzündung komplizierenden Pleuritiden, Empyemen, Peri- und Endokarditiden zu nennen: Meningitis, u. a. nach schweren Kopftraumen vorkommend, ferner Peritonitiden (vorwiegend durch Typ I), Conjunctivitiden, Keratitiden (Ulcus serpens, dominierend durch Gruppe X) und Pneumokokkensepsis.

Im *gegenwärtigen Kriege* hat sich die alte Erfahrung bestätigt, wonach Lungenentzündungen in strapazenreichen Einsätzen bei mangelhaften Quartieren, zumal unter den noch nicht genügend abgehärteten Truppen, auffallend gehäuft sind und öfters ernstere Komplikationen unter Einschluß von Pneumokokkenmeningitis sowie Pneumokokkensepsis darbieten. Dabei scheinen sich *längere Krankentransporte* besonders nachteilig auszuwirken.

Im *Ostfeldzug* kamen während *Zeiten größter Anstrengungen* stellenweise fast nur *Herdpneumonien* vor, während *nach Beruhigung* der Front die *Lappenpneumonien* überwogen. Man ist geneigt, diese Beobachtung in Verbindung zu bringen mit den neueren Lehren über die Pathogenese der Pneumonien, wonach Lungenentzündungen eine Funktion der Abwehrbereitschaft sind: Im unempfindlichen Organismus soll es bei intakter Schleimhaut überhaupt nicht zu Lungenerkrankungen kommen, nach Schädigung der Tracheal- und Bronchialschleimhaut hingegen zu fortschreitender Infektion des Lymphsystems mit nachfolgendem Einbruch der Erreger in die Blutbahn. Eine regelrechte pneumonische Reaktion soll nur das — spezifisch oder parergisch — *sensibilisierte* Lungengewebe geben. Mit steigender Reaktionsfähigkeit denkt man sich zunehmend die Voraussetzungen für disseminierte bis konfluierende Herdpneumonien geschaffen. Bei der lobären Pneumonie soll das sofort einsetzende Lungeninfiltrat Ausdruck vollentwickelter Allergie sein, welche eine Lokalisation des Prozesses erzwingt. Je schneller und energischer die Abwehr erfolgt, um so geringer wird die Ausdehnung des Prozesses (z. B. Eintagspneumonien). Verminderung der Widerstandsfähigkeit etwa durch Strapazen, Verwundungen, andere Krankheiten usw. mit Hypo- bis Anergie müßte dann folgerichtig vermehrt Herdpneumonien auftreten lassen. Möglicherweise entspricht dieser Auffassung auch das nicht seltene Vorkommen von *Bronchopneumonien* beispielsweise bei *Verwundeten* oder bei den zur Anergie neigenden Fleckfieberkranken.

Die *Pneumokokkenconjunctivitis* tritt zuweilen, namentlich im Frühjahr, epidemisch auf. Sie schließt sich meist einem Schnupfen an, so daß zunächst der Eindruck einer Erkältungskrankheit entsteht. Den Ablauf aller Pneumokokkeninfektionen können *Mischinfektionserreger* der verschiedensten Art, besonders Streptokokken, ungünstig beeinflussen.

Die **spezifische Diagnose** der Kokkenerkrankungen, sei es im Nativpräparat, sei es im Kulturverfahren, ist meist nicht schwierig und selbst unter einfachsten

Feldlaboratoriumsverhältnissen durchführbar. Falls genauere Typendifferenzierung angestrebt wird, komplizieren sich allerdings die Methoden erheblich und machen besondere spezialistische Erfahrung nötig.

Die schnelle Typdifferenzierung bei den Pneumokokken ist für die Serumauswahl bei der spezifischen Therapie der Lappenpneumonie erforderlich und kann für den Erfolg ausschlaggebend sein. Bei vielen einschlägigen Krankheitsprozessen ist die — u. U. mehrfach wiederholte — Blutkultur unumgänglich, tunlichst als Schüttelkultur bzw. aus Liquoidvenüle oder aus defibriniertem Blut, notfalls auch aus Citratblut (1,5 ccm einer 3,8 proz. Natriumcitratlösung auf 10 ccm Blut). Für Kulturverfahren an Blut, Sekret usw. von Patienten, die mit Sulfonamiden behandelt wurden (vgl. unten), ist dem Nährboden zweckmäßig auf je 100 ccm 5 mg p-Aminobenzoesäure zur Ausschaltung einer Wachstumshemmung durch das Chemotherapeuticum zuzusetzen. Okkulte Staphylo- und Streptokokkenerkrankungen lassen sich durch spezifische Antihämolysinreaktion diagnostizieren (quantitative Auswertung im Patientenserum gegenüber normalen Kontrollen). Bei Endocarditis lenta vermag die KÜRTENsche Reaktion weiter zu helfen: Trübung und Gelbildung in 2—120 Minuten nach Zusatz von 2 Tropfen 30 proz. neutralem Formalin zu 1 ccm Patientenserum.

Die Frage der **Immunität** gegen Kokkenerkrankungen ist noch nicht restlos beantwortet. Bei den *Staphylomykosen* sollen hauptsächlich die gegen verschiedene Toxinkomponenten gerichteten Antikörper für die Krankheitsabwehr entscheidend sein. Die isolierten Formen wie Furunkel usw. werden neuerlich von manchen Autoren als Reaktionen des bereits durch frühere Infektionen allergisierten Organismus gedeutet. Bei den *Streptokokkenerkrankungen* wird die langdauernde antitoxische von der kurzfristigen antiinfektiösen Immunität geschieden. Hierbei kann offenbar durch weniger virulente Keime eine „depressive Immunität" gegen nachfolgende Infektion mit hochvirulenten Erregern derart zustande kommen, daß letztgenannte zu chronischer Erkrankung führen. Für die *Pneumokokkenimmunität* scheinen die im Blute von Rekonvaleszenten nachweisbaren spezifischen Antikörper wie Agglutinine, Präcipitine und Bakteriotropine wichtig. Die Allergie in ihrer Beziehung zu den Pneumonieformen findet zunehmend Beachtung (vgl. oben).

Was die **Behandlung** der in Rede stehenden Kokkenkrankheiten anbelangt, so können hier sinngemäß nur die hauptsächlichsten chemo- und spezifisch-therapeutischen Verfahren erörtert werden, ohne daß damit die Bedeutung anderer Maßnahmen, etwa chirurgischer Eingriffe bei Wundinfektionen, geschmälert werden soll.

Die praktisch erst seit einem Jahrzehnt spruchreife, auf den **Sulfonamiden** beruhende *Chemotherapie* bakterieller Infektionen zeitigte ihre ersten überzeugenden Erfolge bei schweren Streptokokkeninfektionen. Mit den neuen, zuerst von MIETZSCH und KLARER synthetisierten, von DOMAGK in ihrer Wirkung erkannten und experimentell ausgewerteten Heilmitteln gelang es, Wundrose, Phlegmonen, komplizierte infizierte Knochenbrüche, Mittelohrentzündungen, Anginen usw. weitgehend zu heilen und die Mortalität früher fast ausnahmslos tödlich verlaufender Erkrankungen, wie Streptokokkensepsis oder Streptokokkenmeningitis, wesentlich herabzusetzen. Diese überraschenden, offenbar wesentlich auf Hemmung der Bakterienvermehrung (infolge Ausschaltung von Wuchsstoffen nach Art der p-Aminobenzoesäure?) und anschließender Bakterienvernichtung durch die natürlichen Abwehrkräfte des befallenen Organismus (wie Phagocytose usw.) beruhenden Erfolge riefen die Forschung auf den Plan. So entstanden nach dem ersten Heilmittel dieser Grundlage, dem Prontosil, zahlreiche verwandte Präparate, von denen sich bei Streptokokkenerkrankungen Prontalbin und Tibatin, bei Staphylokokkeninfektionen Sulfathiazol (= Eleudron = Cibazol) und Uliron C, bei Pneumokokkenerkrankungen Sulfapyridin (= Eubasin) sowie Eleudron besonders bewährten und Aufnahme in den Arzneischatz des Truppenarztes fanden. Die erstaunlichen Heilungen, welche mit diesen Sulfonamiden beispielsweise bei Staphylokokkensepsis und otogener Staphylokokkenmeningitis erzielt werden konnten, bedeuten einen ebenso gewaltigen ärztlichen Fortschritt wie die Tatsache, daß sich die Letalität der Lappenpneumonien durch die hierher gehörenden Präparate stellenweise auf ein Fünftel senken ließ.

Anwendungsweise im einzelnen — oral, parenteral, lokal; Stoßtherapie oder Daueranwendung —, Versagermöglichkeiten, Nebenwirkungen und ihre Bekämpfung usw. können hier nur angedeutet werden. Auf das (abgeänderte) Merkblatt der Heeres-Sanitätsinspektion für die Anwendung der Sulfonamidpräparate sei verwiesen. Als Anhalt möge dienen: *Prontosil rubrum* bzw. *album* (= *Prontalbin*) — je nach Schwere des Krankheitsbildes — per os täglich 3—10mal 2 Tabletten zu je 0,5 g (Höchstmenge meist Stoßdosis des 1. Behandlungstages, etwa bei Sepsis und Meningitis), Gesamtdosis bis 30 g; bei Unverträglichkeitserscheinungen seitens des Magens rectal 3—6 g täglich als Klysma in 50—80 ccm Reisschleim; *Prontosil solubile* (5 proz. Lösung in Ampullen zu 5 ccm) täglich 10—20 ccm i.m. *Tibatin* (20 proz. Lösung in Ampullen zu 5 ccm) täglich 3—6mal 1 Ampulle i.v., i.m. oder s.c. *Uliron C* Behandlungsstöße von insgesamt 12 g innerhalb 4 Tagen, nicht mehr als 3 Stöße, Behandlungspause 1 Woche, für äußerliche Anwendung 5 proz. Ulironsalbe. *Sulfathiazol*-Tabletten und -Ampullen (für schnellsten Wirkungseintritt) ähnlich wie bei Prontosil, Gesamtdosis bis 20 g. *Sulfapyridin*-Tabletten und -Ampullen wie bei Sulfathiazol, auch intravenöse Anwendung, Gesamtdosis bis 25 g; bei lobärer Pneumonie einmalige Anfangsgabe von 4—8 Tabletten, dann alle 4—6 Stunden (auch nachts) 2 Tabletten, 2 Tage nach Entfieberung kleinere Dosen weitergeben (2—3 g täglich). Von der intralumbalen Anwendung der Sulfonamide, z. B. bei Meningitiden, ist man im allgemeinen wieder abgekommen wegen der Gefahr irreparabler Lähmungen. Insbesondere muß endolumbale Behandlung mit Eubasin, das wegen unstabiler Lösungsform im Liquor nach kurzer Zeit kristallin ausfällt und dadurch Gewebsschädigungen mit reaktiven Entzündungen hervorruft, als *Kunstfehler* gelten.

Zu beachten ist noch: Jede Sulfonamidbehandlung soll möglichst frühzeitig und tunlichst bei Bettruhe erfolgen; von Therapiebeginn an sind hohe Dosen empfehlenswert, da einmal ausreichende Konzentration im Organismus nötig ist, da zum andern im Laufe der Behandlung mit zunehmender Sulfonamidresistenz, d. h. mit steigender Wirkungseinbuße zu rechnen ist; die verordneten Mengen sind zweckmäßig unter Aufsicht nach dem Essen zu nehmen, Tabletten mit Wasser bei reichlicher täglicher Flüssigkeitsbemessung zwecks Unterbindung von Ablagerungen ausgeschiedener Sulfonamide in den ableitenden Harnwegen und damit zur Verhütung von Hämaturie; gleichzeitige Anwendung von Schwefelpräparaten einschließlich sulfathaltige Wässer oder stark schwefelhaltige Speisen, wie Eier und Zwiebeln, sind kontraindiziert wegen Sulfhämoglobinämiegefahr; im Hinblick auf mögliche Photosensibilisierung durch Sulfonamide sind die mit diesen behandelten Patienten vor stärkerer Besonnung und Ultraviolettstrahlung zu schützen; der Antisulfonamideffekt durch p-Aminobenzoesäure und ihre Ester, wie z. B. Novocain, ist zu berücksichtigen; nach Entfieberung soll die Behandlung nicht gleich ausgesetzt werden; zwecks Vermeidung von unerwünschten Nebenwirkungen — wie Kopfschmerzen, Übelkeit, Arzneifieber, Exantheme, Leber- und Nierenschädigungen, neuritische Beschwerden, bläuliche Hautverfärbung (durch Methämoglobin oder Verdohämochromogen), Blutschädigungen wie Agranulocytose oder akute hämolytische Anämie — ist strenge ärztliche Überwachung der Kur erforderlich, notfalls unter Blutbildkontrolle; bei Auftreten der genannten Nebenerscheinungen sofortiges Absetzen des Mittels, nach Erholung Fortsetzung der Therapie mit geringeren Dosen oder mit einem anderen Präparat oder unter Wechsel der Anwendungsart. Heilungsprognose durch frühzeitige Chemoresistenzbestimmung an Erregern der mit Sulfonamiden behandelten Kranken erscheint in gewissem Umfange möglich: Bei Pneumokokken konnten z. B. an mehr als 30% darauf geprüfter Stämme verschiedene Grade von Sulfonamidresistenz erkannt werden, womit zugleich eine mögliche Ursache von Versagern der Sulfonamidtherapie aufgedeckt ist.

Dem erwähnten doppelten Wirkungsmechanismus der Sulfonamidtherapie entspricht es, daß die Behandlungserfolge bei Erschöpften, beispielsweise in strapaziösem Kriegseinsatz stehenden Soldaten, schlechter zu sein pflegen als sonst, da bei diesen die körperlichen Abwehrreaktionen nach der bakterienhemmenden Wirkung des Mittels nicht voll in Funktion treten können.

Einer besonderen Hervorhebung bedarf die im gegenwärtigen Kriege eifrig diskutierte Frage der *Sulfonamidwirksamkeit bei eitrigen Wundinfektionen*. Die kriegschirurgischen Erfahrungen erscheinen noch uneinheitlich. Sie mahnen vorläufig zu kritischer Einstellung und legen Bemühungen zur Schaffung geeigneter Präparate nahe.

Andererseits kann an Beobachtungen günstigen Wundheilungsverlaufes durch örtliche Behandlung mit dem Marfanil-Prontalbin-Mischpuder nicht vorbeigegangen werden. Verminderung der Eiterbildung, rasche Säuberung und gute Wundheilung — zumal bei infektiösen Frühfällen — sind von berufenen Seiten beschrieben worden, wobei freilich Einmütigkeit darüber besteht, daß die operative Wundversorgung nach wie vor unentbehrlich bleibt.

Auch als *Prophylakticum* wurden die Sulfonamide empfohlen, beispielsweise zur Verhütung der postoperativen Pneumonien, ferner bei Verletzungen und Verwundungen sowie bei Verbrennungen bzw. Erfrierungen höheren Grades.

Neben der Chemotherapie hat die **spezifische Therapie** ihre bewährte Stellung behauptet, ja ihren Anwendungsbereich erweitern können.

Bei *Staphylokokkenerkrankungen* spielen in erster Linie, speziell bei Furunkulose, Hautstaphylomykose und Schweißdrüsenabsceß Vaccinen, besonders *Autovaccinen*, eine Rolle (steigende Dosen in 2—4tägigem Abstand s.c., beginnend etwa mit 25 Millionen Keimen, wobei die individuelle Verträglichkeit nach Lokal- und Allgemeinreaktion zu berücksichtigen ist), sodann frühzeitig verabfolgtes antitoxisches Immun- und Rekonvaleszentenserum (1C—50 ccm s.c., i.m. oder i.v.), vor allen Dingen bei toxämischen Allgemeinerscheinungen, neuerdings steigend auch bei Osteomyelitis. Daneben sollte die im Auslande zunehmend angewandte und günstig beurteilte Anatoxintherapie (3 Injektionen von $\frac{1}{2}$, 1 und 2 ccm Formoltoxoid s.c. in wöchentlichem Abstande) berücksichtigt werden, ferner die Bakteriophagentherapie, am besten mit Eigenphagen.

Bei *Streptokokkenerkrankungen* ist für örtliche Prozesse wiederum eine Vaccinebehandlung (wie oben) empfehlenswert, bei Generalisation dagegen Immunotransfusion — nach vorheriger Vaccineimmunisierung des Blutspenders — oder Serumtherapie (z. B. mit Streptoserin — polyvalentes, antitoxisches und antiinfektiöses Pferdeserum — 25—50 ccm i.m. oder i.v., evtl. mehrmals).

Versager dieser Serumtherapie infolge unzureichender Typenerfassung erscheinen allerdings noch unvermeidlich.

Bei Mischinfektionen mit Streptokokken haben sich Mischseren mit Anteilen gegen Streptokokken, beispielsweise bei postappendicitischen Peritonitiden Peritonitisseren mit Enterokokkenantikörpern bewährt.

Bei den *Pneumokokkenerkrankungen*, d. h. bei den lobären Pneumonieformen der Typen I und II, hat die unverzügliche Verabfolgung typenspezifischer Seren, notfalls von Mischseren I und II — in Dosen von etwa 25 ccm i.m. oder i.v. je nach Schwere des Falles täglich —, immer mehr Anhänger gewonnen und sollte insbesondere bei Patienten mit schlechter, reaktionsarmer Körperverfassung nicht unversucht gelassen werden. Für diese Serumtherapie gilt, ebenso wie für jede, zumal für intravenös durchgeführte Einverleibung von tierischem Immunserum, die Notwendigkeit, zuvor die Frage der Überempfindlichkeit des Patienten zu klären und notfalls zunächst zu desensibilisieren. Für Pneumoniefälle der Typen III und X konnte eine sichere Serumwirkung bisher nicht festgestellt werden. Zur Behandlung chronischer Pneumokokkeninfektionen kommen Vaccinen in Frage (10—50 Millionen Keime s.c. oder i.m. in Abständen von 2—3 Tagen).

Inwieweit die neuerlich angestrebte *Kombination von Chemo- und Serotherapie* bei Kokkenerkrankungen die Behandlungserfolge zu steigern vermag, bedarf noch eingehender Prüfung

Spezifische Prophylaxe gegen Kokkenerkrankungen ist in nennenswertem Ausmaße — wenn man von der aktiven Scharlachschutzimpfung mit Vaccinen bzw. Toxinen von Scharlachstreptokokken absieht — nur mit polyvalenten Pneumokokkenvaccinen durchgeführt worden. Die Erfolge sollen, zumal auf Truppenübungsplätzen und in Truppenlagern, nach amerikanischen wie englischen Veröffentlichungen gut gewesen sein.

Die **Bekämpfung** der Kokkeninfektionen — wegen der allgemeinen Verbreitung der Erreger schwierig — hat sinngemäß nach den bei anderen Infektionskrankheiten bewährten Grundsätzen zu erfolgen: Desinfektion der infektiösen Ausscheidungen und infizierten Gegenstände unter Berücksichtigung der hohen Resistenz von Staphylokokken (bei Furunkulose oft vernachlässigt). Bei Erysipel, Angina und Lobärpneumonie Isolierung der Erkrankten. Allgemeine *Belehrung der Truppe* über Notwendigkeit der Abhärtung gegen Erkältungen, der allgemeinen Sauberkeit und guten Hautpflege sowie des häufigen Wäschewechsels, ferner über die Gefahren der Wundinfektion selbst bei unscheinbaren Hautverletzungen. Vorbildliche *Lazarett- und Operationssaalhygiene* hinsichtlich Waschgerät, Sterilisiereinrichtung, Schulung des Pflegepersonals (keine Verfehlung beim Verbandwechsel) usw. Im *Kriege* müssen geeignete Wundversorgung, Asepsis und Antisepsis zur Abwehr von Wundinfektionen mit Beginn des militärischen Einsatzes von der ersten Hilfe an über den Truppenverbandplatz bis zum Heimatlazarett in allen wesentlichen Punkten lückenlos gewährleistet sein. Mangelnde Rücksicht auf körperliche Verfassung und seelische Beanspruchung Verwundeter kann sich bei der Wundinfektionsbekämpfung ebenso nachteilig auswirken wie der Einfluß von Kälte- und Transportschäden.

Schrifttum.

Eine Übersicht über die hauptsächlichsten einschlägigen Arbeiten vermittelt W. Schreiber in: Waldmann-Hoffmann: Lehrbuch der Militärhygiene. Berlin 1936. — Schmidt in: Die Grundlagen der spezifischen Therapie und Prophylaxe bakterieller Infektionskrankheiten. Berlin-Grunewald 1940; sowie Gundel in: Die ansteckenden Krankheiten, 2. Aufl. Leipzig 1942.

21. Tetanus.

Von F. Klose-Kiel.

In *fast allen Kriegen* hat der *Tetanus* eine mehr oder minder große Rolle als *Wundkrankheit* gespielt.

So erkrankten im *Weltkrieg 1914—18* 4500 Personen an Wundstarrkrampf, was 0,8—0,9‰ aller in ärztliche Behandlung gelangten Verwundeten ausmacht. Die zahlreichsten Erkrankungen entfallen in die ersten Kriegsmonate auf dem westlichen Kriegsschauplatz. Die dort von August bis Dezember 1914 aufgetretenen 1656 Erkrankungen machen bei 431726 Verwundungen dieser Zeit 3,8‰ aus. Setzt man aber nach strikter Durchführung der Serumprophylaxe alle in den beiden letzten Kriegsjahren in den Lazaretten im Felde und in der Heimat gezählten Wundstarrkrampfkranken in Beziehung zu der Zahl der Verwundungen dieser beiden Jahre, so ergeben sich für das deutsche Heer rund je 0,4‰, d. i. der zehnte Teil gegenüber den ersten Kriegsmonaten im Westen ohne obligate Serumprophylaxe. Das erst in den letzten Kriegsjahren eingesetzte amerikanische Expeditionskorps hatte bei gut durchgeführter Serumprophylaxe und bei 176132 Verwundeten gar nur 36 = 0,014‰ Tetanuserkrankungen.

Obwohl umfassende zahlenmäßige Angaben über das Auftreten von Tetanuserkrankungen in dem *jetzigen Krieg* naturgemäß noch nicht vorliegen, darf aber doch festgestellt werden, daß die in der deutschen Wehrmacht *obligat durchgeführte passive Tetanusschutzimpfung sich voll bewährt hat.*

So gibt Wildegans an, daß er im polnischen Feldzug bei einer Armee unter den deutschen Verwundeten in 0,036%, unter den polnischen Verwundeten in 0,66% Tetanuserkrankungen beobachten konnte.

Als **Erreger** des Wundstarrkrampfes ist im Jahre 1885 von Nicolaier im Wundeiter der mit Erdproben geimpften, an Tetanus verstorbenen Versuchstieren der schlanke 2—4 μ lange und 0,3—0,5 μ breite begeißelte, häufig mit einer endständigen ring- oder knopfförmigen, äußerst hitze- und austrocknungsbeständigen Spore versehene Tetanusbacillus entdeckt worden, der 1887 von Kitasato in Reinkultur gezüchtet worden ist — er konnte später im Straßenstaub, im gedüngten Ackerboden, in den Darmausscheidungen unserer größeren Haustiere, besonders der Pferde, und auch der Menschen, vor allem bei Chinesen, nachgewiesen werden.

Der Tetanusbacillus gehört zu den obligaten, in Reinkultur nur unter Sauerstoffabschluß wachsenden Anaerobiern. Der Gramschen Färbung gegenüber verhält er sich ungleichmäßig. In Bouillon bildet er im Verlauf von etwa 10 Tagen, besonders unter Zuckerzusatz, ein verschieden stark wirksames, thermolabiles, gegen Licht und Luftsauerstoff recht empfindliches Toxin, von dem durchschnittlich 0,000002—0,000005 ccm eine Maus von 15 g tötet. Daneben scheinen allerdings auch apathogene Stämme ohne Giftbildungsvermögen vorzukommen. Die Symptome der Toxinwirkung entsprechen beim Versuchstier dem durch lebende Keime erzeugten Krankheitsbild, bei dem die Keime auf die Wunde oder Impfstelle lokal beschränkt bleiben. Ohne Rücksicht auf die Art der Einverleibung dringt das Toxin vermutlich einmal durch die Lymphbahnen und das Blut zu den Endapparaten aller anderen motorischen Nerven und das andere Mal entlang den perineuralen Lymphbahnen zum Gehirn und Rückenmark, wo durch Bindung des Giftes die klinischen Symptome zur Auslösung gelangen.

Abgesehen von den seltenen Fällen des sog. *lokalen Tetanus*, bei dem sich die meist ohne Fieber und Schmerzen auftretenden Krämpfe oder nur Muskelstarre auf die Umgebung der Eintrittspforte oder eine Extremität beschränken, ist in der überwiegend größten Zahl der Erkrankungsfälle das erste Anzeichen eines ausbrechenden *allgemeinen Tetanus* beim Menschen die durch einen tonischen Krampf der Kaumuskulatur hervorgerufene Kieferklemme (Trismus), mit der zumeist eine ausgesprochene Nackensteifigkeit mit Opisthotonus einhergeht.

Durch die krankhaften Veränderungen der Gesichtsmuskulatur tritt ein ungemein charakteristischer, einem schmerzlichen Lächeln ähnlicher Gesichtsausdruck, „Risus sardonicus" bezeichnet, auf. Allmählich bildet sich im weiteren Verlauf eine allgemein tonische Körperstarre aus, die ein Aufsetzen des Kranken ganz unmöglich macht und die ruckweise durch äußerst schmerzhafte, bis zu 40 in einer Stunde auftretende tonisch-klonische Krampfanfälle, die schon durch die leiseste Erschütterung ausgelöst werden, unterbrochen wird. Dabei bleibt das Bewußtsein des Kranken vollständig ungetrübt. Die Krämpfe der Zungen- und Schlundmuskulatur, insbesondere aber der Atemmuskulatur und des Zwerchfells bilden für den Kranken die größte Gefahr für das Leben. Der Tod erfolgt am 2. oder 4. Krankheitstage an Erschöpfung und Herzschwäche, meist auf der Höhe eines schweren Atmungskrampfes. Außer diesem *akut* verlaufenden Krankheitsbild gelangt beim Menschen auch ein *chronischer*, meist gutartiger Krankheitsverlauf mit einer mehr als Wochen betragenden Inkubationszeit und mit sich langsam im Verlauf von Wochen oder Monaten entwickelnden und hinziehenden Krämpfen und Spasmen in einzelnen Muskelgebieten zur Beobachtung. Neben diesem das geschilderte Krankheitsbild auslösenden Toxin „*Tetanospasmin*" enthält das Bouillonfiltrat noch ein weiteres Gift: das hämolytisch wirkende „*Tetanolysin*", welches für die Praxis keine Rolle spielt. Gegen beide Gifte lassen sich durch entsprechende Vorbehandlung von Tieren verschiedene Antitoxine gewinnen. Zur Herstellung eines wirksamen Antitoxins gegen das Tetanospasmin wird nach dem Vorgehen von Behring und Kitasato in erster Linie das gegen Tetanus außerordentlich empfindliche Pferd benutzt, aber auch von Rindern, Ziegen und Schafen kann ein wirksames Schutzserum gewonnen werden. Die Immunisierung erfolgt durch subcutane Einverleibung vorsichtig dosierter, zuerst abgeschwächter Giftdosen (Toxoid) im Verlauf von ca. 8 Wochen. Die Wertbestimmung des antitoxischen Tetanusserums erfolgt im Tierversuch durch Feststellung der Neutralisierungskraft im Vergleich mit einem im Institut für experimentelle Therapie in Frankfurt a. M. aufbewahrten getrockneten Tetanustestserum. Die Wertigkeit wird in internationalen Antitoxineinheiten ausgedrückt.

Als *Eintrittspforte* in den Organismus kommt stets eine *Verletzung* in Frage. Wenn auch Tetanusbacillen in jedem Kulturboden vorkommen können, so haben doch die praktischen Erfahrungen des Krieges von 1870—71 und besonders des 1. Weltkrieges gezeigt, daß in der geographischen Verbreitung des Tetanusbacillus wohl Unterschiede bestehen müssen.

Zeissler und Rassfeld wiesen bei der Untersuchung von 200 Erdproben der europäischen Kriegsschauplätze des Weltkrieges, die im Gasödemlaboratorium der Kaiser-Wilhelm-Akademie im Jahre 1917 gesammelt worden waren, in 52 Erden = 26% Tetanusbacillen nach, ohne daß sich allerdings daraus eine ausgesprochene regionale Verteilung in dem Vorkommen des Tetanusbacillus ableiten läßt, wenn auch ein Überwiegen des Tetanusbacillus in den Erdproben des westlichen Kriegsschauplatzes nach diesen Untersuchungen in Bestätigung der praktischen Erfahrung wahrscheinlich erscheint.

Man wird für die Praxis, besonders des Krieges, unbedingt daran festhalten müssen, daß die wichtigste Infektionsquelle für den Tetanus die Erde, besonders gedüngte, ist und daß man demnach jede mit Erde mittelbar oder unmittelbar infizierte Wunde als tetanusverdächtig anzusprechen hat. Ein Einfluß der Jahreszeiten auf die Erkrankungshäufigkeit ließ sich bisher nicht eindeutig feststellen.

Die *Inkubationszeit* des Tetanus schwankt zwischen einigen Tagen und mehreren Wochen, in der Regel bricht er nach 4—21 Tagen aus. Im Krieg 1914—18 entstanden die meisten Tetanusfälle in der Zeit nach dem 7.—10. Tage.

Prophylaxe. Da der Tetanus des Menschen zwar im Frieden eine seltene, aber um so qualvollere Erkrankung darstellt, die sich *im Krieg* zu einer Geißel auswirkt, so ist es deshalb nur zu natürlich, daß frühzeitig, schon vor dem Weltkrieg, die größte Aufmerksamkeit der Prophylaxe des Tetanus zugewandt wurde.

An erster Stelle steht die *primäre chirurgische Wundversorgung* jeder tetanusverdächtigen Wunde, die sich zum Ziel zu setzen hat, glatte, übersichtliche Wundverhältnisse zu schaffen, um damit dem Tetanusbacillus und anderen pathogenen Anaerobiern den Boden für ein Wachstum und die Toxinbildung zu entziehen. Als tetanusverdächtig muß nach den Erfahrungen des ersten Weltkrieges grundsätzlich jede Kriegsverletzung angesprochen werden. So waren nach Madelungs Zusammenstellung von 160 Tetanusfällen 80mal Gewehr-, 53mal Granat- und 27mal Schrapnellverletzungen die auslösende Ursache. Darüber hinaus müssen aber *auch Erfrierungen* und *Verbrennungen III. Grades* (Fasal), falls äußere Umstände dies wahrscheinlich machen, für das therapeutische Handeln als mit Tetanusbacillen infiziert angesehen, also auch prophylaktisch mit Tetanusantitoxin versorgt werden.

Gleich wichtig ist deshalb die rechtzeitige, d. h. möglichst in den ersten 12 Stunden nach der Verletzung vorzunehmende *Schutzimpfung mit Tetanusantitoxin* durch eine einmalige subcutane Injektion von 3000 internationalen Antitoxineinheiten, die bei einem 600fachen Serum in 5 ccm enthalten sind. Da diese Schutzimpfung infolge des allmählichen Verschwindens des Tetanusantitoxins aus dem Blut zeitlich auf ungefähr 7—10 Tage beschränkt ist, muß die subcutane Schutzimpfung entsprechend dem Vorschlag von Kümmel bei ausgedehnten Verletzungen mit starker Gewebsschädigung zur Verlängerung des Serumschutzes vor Ablauf von 8 Tagen wiederholt werden. Dabei sind im Krieg im Gegensatz zu den Friedensverhältnissen Ausnahmen von einer Schutzimpfung nicht erlaubt.

Nachdem im ersten *Weltkrieg* der Feldsanitätschef bereits am 4. Oktober 1914 empfohlen hatte, „zur Verhütung des Wundstarrkrampfes allgemein zur vorbeugenden Einspritzung von Tetanusantitoxin überzugehen", wurde die frühzeitige vorbeugende Einspritzung von Tetanusserum „allgemein, soweit als irgend ausführbar, grundsätzlich bei sämtlichen Verwundeten" Mitte April 1915 endgültig anbefohlen. Dieser Anordnung folgte am 27. Juli 1916 eine ergänzende, noch heute zu Recht bestehende Verfügung, in der an der möglichst frühzeitigen Vornahme der Schutzimpfung festgehalten wurde, darüber hinaus ihre *Wiederholung am 7. Tage* nach der ersten Schutzimpfung, gegebenenfalls *auch eine dritte Einspritzung* nach weiteren 8 Tagen, ebenso bei Vornahme eingreifender Verbandwechsel oder Operationen anempfohlen wurde, wobei vor einer intravenösen Anwendung im Hinblick auf die *Anaphylaxiegefahr* ausdrücklich gewarnt wurde.

Seit dieser Zeit ist in der deutschen Wehrmacht die Tetanusschutzimpfung bei jeder verschmutzten Wunde im Krieg wie im Frieden obligat vorgeschrieben.

In neuerer Zeit ist von Ramon und Zöllner für die Tetanusschutzimpfung ein aktives, das Auftreten einer Serumkrankheit ausschließendes Immunisierungsverfahren mit *Tetanusanatoxin*, richtiger als *Tetanustoxoid* bezeichnet, einem durch Formoleinwirkung ungiftig gewordenen, aber noch immunisatorische Eigenschaft besitzenden Tetanustoxin ausgearbeitet worden. Nach demselben Prinzip wird von den Behringwerken das Tetanol und von dem Asid-Serum-Institut das Tetatoxoid-Asid als Aluminium-Adsorbat-Impfstoff hergestellt. 2 subcutane Einspritzungen zu je 1 ccm im Abstand von 8—12 Wochen reichen zur aktiven

Immunisierung aus, die nach den bisherigen Erfahrungen mindestens 3 Jahre andauern soll. Nach dieser Zeit ist eine einzige nochmalige Toxoidinjektion, z. B. bei Eintritt einer tetanusverdächtigen Verletzung, imstande, den Antitoxintiter des betreffenden Menschen wieder schnell auf die erforderliche Höhe zu bringen, um einen sicheren Schutz zu gewähren (SACQUÉPÉE, WOLTERS und DEHMEL). Bei den mit Toxoid immunisierten Schwangeren soll die so erworbene Immunität auf das Neugeborene übergehen, das dadurch nach LEACH und LIM ca. 4 Monate gegen Tetanus und damit gegen das Auftreten von Nabeltetanus geschützt sein soll. Während MONNIER und LEBASQUE sowie RAMON über sehr günstige Ergebnisse dieser in der französischen Armee bei Pferden durchgeführten Schutzimpfung mit Anatoxin berichten, liegen bisher aus dem Feldzug von 1940 keine eindeutigen Erfahrungen über die Bewährung der teilweise im französischen Heer nach dem Verfahren von RAMON durchgeführten aktiven Tetanusschutzimpfung vor, so daß die Frage, ob hierdurch ein neuer aussichtsreicher Weg zur Immunisierung größerer Menschenmassen gegeben ist, zur Zeit unentschieden bleiben muß, obwohl sich in letzter Zeit auch WOLTERS und DEHMEL, KESTERMANN und VOGT sowie PRIGGE dafür lebhaft eingesetzt haben. Nach RAMON soll weiter die gleichzeitig mit der aktiven Tetanusimpfung durchgeführte Schutzimpfung gegen Diphtherie oder Typhus den Grad der Tetanusimmunität steigern.

Auch eine *kombinierte aktive und passive Schutzimpfung* mit Tetanusanatoxin und Antitoxin ist von RAMON und ZÖLLER empfohlen worden, wenn bereits eine tetanusverdächtige Verletzung vorliegt. Es sollen dann 3000 AE Tetanusserum und gleichzeitig 1 ccm Anatoxin und nach 15 bzw. 30 Tagen je 2 ccm Anatoxin verabfolgt werden. Dieses Verfahren wird in der deutschen Wehrmacht nicht angewandt; es soll nach WOLTERS aber in Italien, Frankreich und England eingeführt sein.

Behandlung. Zur therapeutischen Verwertung ist bei jedem ausgebrochenen Wundstarrkrampf eine intensive *Serumbehandlung* mit hohen, öfters wiederholten Dosen von mindestens 60000 AE bis zu Gesamtmengen von 170000 AE und darüber zur Überwindung der Blut-Hirnschranke angezeigt, die nicht nur lokal als subcutane Einspritzung in die Nachbarschaft der excidierten Wunde, insbesondere um die Nervenscheide, sondern auch intralumbal und intravenös angewendet werden sollte. Dadurch kann aber nur das im Zentralnervensystem und in den großen Nervenstämmen noch nicht gebundene, noch in der Blut- und Lymphbahn kreisende Toxin beeinflußt und unschädlich gemacht werden.

Daneben muß eine *sorgsame Wundtoilette* und eine symptomatische Allgemeinbehandlung einhergehen, in deren Vordergrund heute der von LÄWEN empfohlene, für Atemzentrum und Herz weniger schädliche *Avertinrectaldauerschlaf* oder mehrfach wiederholte intramuskuläre Einspritzungen von *Pernocton* stehen.

Auch von einer leichten Chloroformnarkose, der subcutanen, intramuskulären, intravenösen und intralumbalen Anwendung von Magnesium sulfuric. sowie von der Verabreichung von Morphium, Chloralhydrat und Luminal-Evipan werden günstige Erfolge berichtet.

Trotzdem bleibt die Behandlung eines Tetanuskranken auch heute eine sehr ernste Angelegenheit und verlangt die Beherrschung des gesamten therapeutischen Rüstzeugs.

Die Gefahr des *Auftretens einer Serumkrankheit* oder eines akuten *Serumschocks* darf von der Verwendung des Tetanusserums für die Prophylaxe und Therapie nicht abhalten, da das Auftreten wirklich bedrohlicher Symptome sehr selten ist und somit in keinem Verhältnis zu dem erzielten Nutzen steht. Auch ist es möglich, bei bestehender Überempfindlichkeit gegen Pferdeserum den akuten Schock durch Verabreichung von Rinderheilserum und durch fraktioniertes Einspritzen oder Beigabe von Calcium zu verhindern.

Schrifttum.

BEHRING, v.: Das Tetanusheilserum. Leipzig 1911. — BROMEIS: Dtsch. Z. Chir. **93** (1939). — BUZELLO: Der Wundstarrkrampf beim Menschen. Stuttgart 1929; Ther. Gegenw. **1940**. — FASAL: Wien. klin. Wschr. **1935**. — GALAMBOS: Kriegsepidemiologische Erfahrungen. Wien u. Leipzig 1917. — GOTTESBÜREN: Arch. klin. Chir. **195** (1939). — HEMPEL: Dtsch. Z. Chir. **247** (1936). — HETZAR: Zbl. Chir. **67** (1940). — IRELAND: The Medical Departement of the United States Army in the World War Bd. 11: Surgery. Washington 1927. — JUNGHANNS:

Dtsch. Mil.arzt **1939.** — Kaspar: Bruns' Beitr. **164** (1936). — Kestermann: Zbl. inn. Med. **61** (1940), — Kestermann u. Vogt: Klin. Wschr. **1940.** — Kestermann, Schleining u. Vogt: Klin. Wschr. **1939.** — Kunz: Wien. med. Wschr. **1935.** — Leach and Lim: Amer. J. Hyg. **24** (1936). — Magnus: Dtsch. med. 'Wschr. **1940.** — Meignon: La service de Santé Bd. 4. — Monnier et Lebasque: Rev. Immunol. 4 (1938). — Nager: Veröff. Heeressan.wes. **105** (1938). — Otto: Z. ärztl. Fortbildg **1934.** — Prigge: Z. ärztl. Fortbildg **1940.** — Ramon: Bull. Acad. Méd. **121** (1939); Ann. Méd. **42** (1937); Presse méd. **1939**; Rev. Immunol. 5 (1939). — Ramon et Zöller: De la valeur antigène de l'anatoxine Tétanique chez l'homme. C. r. Acad. Sci. Paris **182** (1926). — Rost: Med. Klin. **1934.** — Sacquépée: C. r. Soc. Biol. **125** (1937). — Sanitätsbericht über das deutsche Heer im Weltkrieg 1914/18 Bd. 3. Berlin 1934. — Schmidt, H.: Grundlagen der spezifischen Therapie. Berlin 1940. — Spaeth: Amer. J. Dis. Childr. **60** (1940). — Wildehans: Dtsch. med. Wschr. **1940.** — Wolters u. Dehmel: Zbl. Bakter. I. Orig. **140** (1937); Z. Hyg. **122** (1940). — Zeissler u. Rassfeld: Die anaerobe Sporenflora der europäischen Kriegsschauplätze 1917. Jena 1928.

22. Gasödem.

Von F. Klose-Kiel.

Für das Krankheitsbild der anaeroben Wundinfektion, der namentlich in einem *Krieg besondere Bedeutung* zukommt, hat Aschoff die treffende Bezeichnung „*Gasödeme*" geprägt, da sowohl klinisch als auch pathologisch-anatomisch fließende Übergänge zwischen solchen Fällen bestehen, bei denen das Ödem das ganze Bild beherrscht, und solchen, bei denen die Gasentwicklung sich überall in den Vordergrund drängt.

Wenn dafür Aschoff — beeindruckt von der Anschauung Conradis und Bielings über die Einheit des nach ihrer Ansicht verschiedene Entwicklungsstufen aufweisenden Erregers, der auch er mit seinen Mitarbeitern zuneigte — den Virulenzgrad des Infektionserregers ausschlaggebend verantwortlich macht, so scheint demgegenüber für die Verschiedenheit der Krankheitserscheinungen die Tatsache eine Erklärung zu geben, daß in dem Wundmaterial *in der Mehrzahl der Fälle nicht nur ein, sondern mehrere Anaerobenarten* aufgefunden werden konnten, deren spezifische Einwirkung auf den Organismus zwanglos die klinische und pathologisch-anatomische Verschiedenheit des Krankheitsbildes verständlich macht. Daneben findet sich häufig noch eine Reihe aerober Keime, von denen hier nur Streptokokken Bac. coli und Bac. proteus erwähnt seien.

Schon Ranke und Pirogoff beobachteten im *Krimkrieg* dem Rauschbrand der Rinder ähnliche Gasgangrän bei Soldaten und durch die Mitteilungen von Thomas Kirkland, von Fränkel, v. Hibler u. a. waren verschiedene durch anaerobe Erdbakterien verursachte Krankheitsbilder, wie Gasbrand, Gasgangrän, malignes Ödem u. a., schon in Friedenszeiten bekannt geworden.

Besonders häufig war das Auftreten der Gasödeme in der ersten Kriegshälfte des *1. Weltkrieges* an der Westfront, wo die Zahl der daran erkrankten Verwundeten von Busch mit 1,2%, von Franz mit 2%, von Rumpel mit 2,8% und zur Zeit einer Offensive sogar mit 7% angegeben wird. Im Weltkrieg 1914—18 wurden im deutschen Heer an der Westfront im Januar, Februar, März 1917 516 = 0,6% Erkrankungsfälle bei allen Verwundeten mit einer Mortalität von 35,8% festgestellt, während in der 11. Armee (Balkan) in der Zeit vom 1. 4. bis 31. 5. 1917 eine Erkrankungsziffer von 5,9% der den Lazaretten zugegangenen Verwundeten beobachtet werden konnte. Ähnlich hoch waren die Zahlen im französischen Heer, die von Ivens mit 6,3%, von Chalier mit 5,4% und Ombérdanne mit 13% angegeben werden. Auf 12% wurden die Gasödemerkrankungen 1914 während der Marneschlacht und im Ypernbogen im englischen Heer geschätzt, während 1915 im Abschnitt von Béthune 5% und im Frühjahr und Sommer 1918 nur 1% gezählt wurden. Auch in dem jetzigen Krieg gelangten gleichfalls auf allen Kriegsschauplätzen Gasödemerkrankungen in wechselnder Zahl zur Beobachtung. Im *Frieden* sind Gasödeme von den verschiedensten Autoren nach Straßenbahn-, Auto-, Eisenbahn-, Maschinenunfällen, Schußverletzungen, aber auch im Anschluß an Kochsalzinfusionen und Einspritzungen von Arzneimitteln beobachtet worden. Zahlreich sind die Mitteilungen über von den weiblichen Genitalorganen ausgehenden Gasödembacilleninfektionen, meist im Anschluß an Abtreibungsversuche.

Als **Erreger** der Gasödeme kommt nicht ein Anaerobier, sondern *eine Gruppe* derselben, die *Gasödembacillen*, in Frage, die, ebenso wie der Tetanusbacillus, den

Erdbakterien angehören, an sich saprophytär sind und sich erst dann pathogen auswirken, wenn sie durch Verletzungen in das Gewebe eindringen und dort die geeigneten Bedingungen zu ihrer Vermehrung unter Giftbildung finden.

Sie sind charakterisiert durch Stäbchenform, Bildung von Sporen unter geeigneten Verhältnissen und größere oder geringere Empfindlichkeit gegen Sauerstoff. Nur der FRAENKELsche Gasbrandbacillus ist unbegeißelt und daher unbeweglich, alle übrigen pathogenen Gasödembacillen tragen peritrische Geißeln und zeigen zum Teil sehr lebhafte Beweglichkeit.

Eine eingehende systematische Bearbeitung haben diese Anaerobier in der Vorkriegszeit nach morphologischen Gesichtspunkten von v. HIBLER und in der Nachkriegszeit von ZEISSLER, nach morphologischen und toxikologischen Gesichtspunkten von WEINBERG und GINSBOURG erfahren, während KLOSE bei seinen größtenteils im Feld durchgeführten Arbeiten für die Herstellung eines polyvalenten Gasödemserums ausschlaggebend die Toxin- und Antitoxinbildung berücksichtigte, um dadurch die im Weltkrieg dringendste Aufgabe der bakteriologischen Forschung: ein Schutz- oder Heilserum herzustellen, einer Lösung näherzubringen.

In der verwirrenden Nomenklatur der verschiedenen Anaerobier hat ZEISSLER versucht, Klarheit zu schaffen. Er unterscheidet als pathogene Vertreter der Gasödembacillen:

a) den FRAENKELschen Gasbrandbacillus (B. Welchii), (Bac. aerogenes, Bac. enteritides sporogenes, Bac. perfringens, Bac. saccharobutyricus immobilis);

b) den NOVYschen Bacillus des malignen Ödems (Bac. oedematicus), (Bac. oedematicus maligni II, Bac. oedematicus);

c) den Pararauschbrandbacillus (V. septique) (Vibrio septique, Bac. oedematicus maligni, Bac. septicus, Bradsotbacillus, GHAN-SACHSscher Bacillus, Bacillus des malignen Ödems, KITTscher Rauschbrandbacillus, Pararauschbrandbacillus);

d) den Rauschbrandbacillus (Bac. Chauvoei) (Bac. sarcophysematos, FOTHscher Rauschbrandbacillus);

e) den Bacillus hystolyticus (WEINBERG und SÉGUIN); diesen pathogenen Gasödembacillen hat in neuester Zeit ZEISSLER noch den Bacillus gigas (Bac. haemolyticus) hinzugefügt, über den aber weitere Mitteilungen als Erreger menschlicher Gasödeme abgewartet werden müssen. Bei Kriegsverletzten ist dieser Keim bisher nicht aufgefunden worden;

f) den Bacillus gigas (Bac. haemolyticus) (ZEISSLER u. RASSFELD);

g) den Bac. sporogenes (SORDELLI).

Von den pathogenen Gasödembacillen ist bisher allerdings eine Menschenpathogenität des FOTHschen Rauschbrandbacillus nicht erwiesen.

Was das *Vorkommen* der pathogenen Gasödembacillen *in der Erde* anbetrifft, so konnte KLOSE 1917 bei der Untersuchung von *12 Erdproben verschiedener Frontabschnitte* des Westens und Ostens, die einer in den Kampfzonen der europäischen Kriegsschauplätze von den Truppenärzten durchgeführten und dem Gasödemlaboratorium der K. W. A. zugeleiteten Sammlung von 200 Erdproben entstammten, den Nachweis erbringen, daß in allen Erdproben der FRAENKELsche Gasbrandbacillus vergesellschaftet mit einem oder zwei anderen pathogenen Gasödembacillen vorhanden war. Diese Ubiquität des FRAENKELschen Gasbrandbacillus wurde von ZEISSLER und RASSFELD durch die nach dem Krieg erfolgte eingehende Bearbeitung dieser Erdproben sowie von KRANEVELD und DJAENOEDIN bei der Untersuchung von 50 auf Java entnommenen Erd- und Staubproben und von BESSENAUS und MONTENY bei der Untersuchung von 23 belgischen Erdproben in vollem Umfang bestätigt. Auch KEMKES fand neuerdings in kleinen Staubmengen verschiedener Herkunft, z. B. aus Instrumentenschränken, Operationssälen u. a., in 90% Gasödembacillen. Nächst dem FRAENKELschen Gasbrandbacillus spielt als Erreger der menschlichen Gasödemerkrankung der NOVYsche Ödembacillus die größte Rolle, der in rund 35—40% der Erkrankungen nachgewiesen werden kann. Dabei sind Reininfektionen mit nur einem Erreger die Ausnahme, vielmehr finden sich in der Mehrzahl der Krankheitsfälle mehrere Erreger gleichzeitig. Daneben werden häufig in Symbiose damit apathogene Anaerobier, von denen hier vor der Bac. putrificus verrucosus und der Bac. putrificus tenuis wegen ihrer das Wachstum der pathogenen Gasödembacillen unterstützenden Wirkung aufgeführt werden sollen, und aerobe Keime, wie Streptokokken, Coli, Pyocyaneus, Proteus u. a. angetroffen.

Analog den Verhältnissen beim Tetanus kommt als Eintrittspforte der Gasödembacillen in den Organismus nur eine Verletzung in Frage. Dabei ist für die Entstehung eines Gasödems neben der Anwesenheit von Gasödembacillen vor allem die Beschaffenheit der Wunde und ihre Umgebung (Quetschung, Gewebszerstörung) sowie daneben auch ihre Durchblutung und der Allgemeinzustand des Verwundeten ausschlaggebend. Von dem Wundgebiet aus dringen die Gasödembacillen sehr rasch unter geeigneten anaeroben Bedingungen in das umliegende, makroskopisch noch gesund aussehende Gewebe hinein, wobei das von ihnen ausgelöste fermentreiche Ödem als Wegbereiter dient.

Der Übertritt von Gasödembacillen in die Blutbahn, der für den FRAENKELschen Gasödembacillus von LEHNHARTZ, SCHOTTMÜLLER und BINGOLD bei Uterusgasbrand nachgewiesen werden konnte, wurde im Weltkrieg von PRIBRAM, KLOSE, ERNST FRÄNKEL u. a. bestätigt und dahin erweitert, daß daneben auch noch andere Arten pathogener Gasödembacillen aus dem strömenden Blut gezüchtet werden konnten und daß schon verhältnismäßig frühzeitig als Ausdruck einer Bakteriämie im Blut Gasödembacillen aufgefunden werden konnten. Dadurch finden die bei Gasödemerkrankungen von den verschiedensten Autoren beobachteten Metastasen an der Einstichstelle von Kochsalzinfusionen und an Stellen dauernden Druckes und mangelhafter Durchblutung, z. B. der Gesäß- und Schulterblattgegend ihre Erklärung. Die geringste Neigung zum Übergang in die Blutwege zeigt der NOVYsche Ödembacillus.

Wenn im *1. Weltkrieg* in der Häufigkeit des Auftretens von Gasödemerkrankungen *jahreszeitliche Schwankungen* im Sinne einer Abnahme der Krankheitsfälle in den Wintermonaten beobachtet werden konnten, so erklärt sich dies wohl zwanglos aus der zu Frostzeiten gegenüber Regenperioden geringeren Verschmutzung der Bekleidungsstücke. Außerdem spielen eine ausschlaggebende Rolle für die Entstehung eines Gasödems außer der Störung der Blutzirkulation die Schnelligkeit und die Sorgfalt der *ersten Wundversorgung* und der schnelle und reibungslose *Abtransport*. Die *Inkubationszeit* schwankt nach den Kriegserfahrungen zwischen wenigen Stunden und 8—10 Tagen, doch sind auch Späterkrankungen nach Monaten, ausgehend von eingeheilten, lebensfähige Erreger enthaltenden Fremdkörpern, besonders im Anschluß an Spätoperationen, zur Beobachtung gelangt.

Alle pathogenen Gasödembacillen bilden im Organismus und in Bouillonkulturen *Toxine* verschiedener Stärken, deren Nachweis von einzelnen oder mehreren Stämmen verschiedener Arten durch GRASSBERGER und SCHATTENFROH, KLOSE, FICKER, SACQUÉPÉE u. a. erbracht wurde und auf deren Bildung ihre Pathogenität beruht.

Besonders kompliziert ist das Toxin des FRAENKELschen Gasbrandbacillus aufgebaut, das nach den Untersuchungen von WILSDON, BARR, PRIGGE u. a. sich aus mehreren Giftkomponenten zusammensetzt, die man als Alpha-, Beta-, Gamma-, Delta-, Epsilon- und Zetatoxin bezeichnet hat.

Den *Toxinen aller Gasödembacillen* ist bei subcutaner und intramuskulärer Einverleibung gemeinsam als Folge einer Capillarschädigung die Bildung eines verschieden stark ausgeprägten *Ödems*, das von dem FRAENKELschen Gasbrandbacillus, dem Pararauschbrandbacillus und gelegentlich von dem NOVYschen Ödembacillus infolge der gleichzeitig gebildeten Hämotoxine einen mehr oder minder blutig gefärbten Charakter aufweisen kann. Diese Hämotoxine sind als Ursache der von verschiedenen Forschern bei Gasödemerkrankten beobachteten Hämoglobinämie, Methämoglobinämie, Hämatinämie und in deren Folge Hämoglobinurie und Methämoglobinurie anzusprechen. Außer der Ödembildung — der einzigen Gewebsveränderung des Toxins des NOVYschen Ödembacillus — verursacht vor allem der FRAENKELsche Gasbrandbacillus durch Bildung proteolytischer Fermente noch eine ausgesprochene nekrotisierende Wirkung auf die Muskulatur, die unter seinem Einfluß schließlich in einen flüssigen Brei verwandelt wird. Der als Begleitinfekt relativ seltene Bacillus histolyticus vermag nach WEINBERG und SÉGUIN infolge proteolytischer Fermente in noch höherem Maße alle Gewebe bis auf die Knochen rasch aufzulösen. Auch der Pararauschbrandbacillus kann, wenn auch sehr selten, infolge Bildung einer Proteinase einen zundrigen Zerfall der Muskeln, wenn auch in wesentlich geringerem Ausmaß, herbeiführen. Die bei Gasödemkranken besonders sinnfällige Veränderung der Atmung, die ungewöhnlich tief, langgezogen, mühsam wird und schließlich mit Zuhilfenahme sämtlicher Hilfsmuskeln geschieht, muß nach den Ergebnissen der Versuche an den mit Toxin behandelten Tieren als Gifteinfluß auf das Atemzentrum angesehen werden. Dazu tritt als weitere Toxinwirkung eine Kollapstemperatur auf, die auch bei schweren menschlichen Gasödemfällen zusammen mit einer starken Pulsbeschleunigung anzutreffen ist. Des weiteren entfalten die Stoffwechselprodukte der Gasödembacillen eine, wenn auch verschieden starke, negativ chemotaktische Wirkung auf die Leukocyten, worauf das Fehlen jeder Eiterung und damit Phagocytose bei reiner Gasödembacilleninfektion zurückzuführen ist. Finden also eingedrungene Gasödembacillen keine zur Vermehrung und damit zur Toxinbildung geeigneten Bedingungen, so werden sie durch Phagocytose vernichtet. Das Toxin des Pararauschbrandbacillus zeigt weiter nach STRAUB-LAUTENSCHLÄGER eine digitalisähnliche Wirkung auf das Herz und den biochemischen Adrenalinchemismus, d. h. die Wirkung hängt ab von der Konzentration im Blut, da ein beständiger Zerstörungsprozeß entgegenarbeitet. Bei intravenöser Injektion treten oft nach wenigen Minuten beim Versuchstier allgemein Krämpfe ein, die Extremitäten sind paretisch, bald tritt unter Krämpfen und Atemstörung der Tod ein. Im übrigen wird die Toxinwirkung der Gasödembacillen von der Anwesenheit von Begleitbakterien in der Wunde teils hemmend, teils fördernd beeinflußt.

Eine zweckentsprechende Einteilung der verschiedenen klinischen Krankheitsformen des Gasödems hat COENEN gegeben:

1. Die *lokale Gasphlegmone.* Sie ist gutartig und hat keine Neigung zu schrankenloser Ausbreitung, sondern lokalisiert sich oder betrifft nur einzelne Muskelbäuche.

2. Die *fortschreitende Gasphlegmone.* Sie ist bösartig, indem sie sich von der Muskelwunde fortschreitend auf einen ganzen Körperteil verbreitet und meist als Gasbrand endet.

3. Die *Anaerobensepsis.* Sie führt schnell unter schrankenloser Ausbreitung und schweren Allgemeinerscheinungen zum Tode.

Dabei muß man sich aber bewußt bleiben, daß man nicht erwarten kann, daß dieses Schema allen Krankheitsfällen gerecht wird, sondern daß zwischen diesen Gruppen wechselseitige Übergänge der Krankheitsbilder auftreten.

Die lokalen Erscheinungen eines beginnenden Gasödems sind charakterisiert durch eine dunkle, grauschwarze Farbe und eine weiche Konsistenz der die Wunde begrenzenden Muskulatur, die zumeist infolge der Gasbildung beim Druck oder zwischen den Schenkeln einer Pinzette knistert.

Die sich an die schwärzlichen Muskelteile anschließenden Bündel sehen wegen der ödematösen Durchtränkung glasig aus. Gasblasen perlen aus dem Wundfleisch. Die Hautränder werden oft nekrotisch, die Umgebung gibt Schachtelton. Entzündungsröte und Hitze, bei reiner Infektion mit Gasödembacillen mit Eiterung, fehlen, dagegen ist eine meist plötzlich distal der Wunde auftretende Schmerz- und Wundschwellung von weißer Farbe infolge des Fehlens der entzündlichen Erscheinungen und des regelmäßig auftretenden kollateralen Ödems vorhanden. Die Bildung von Gas und Ödem sind die eigenartigsten und charakteristischen Symptome des Gasödems, dabei überwiegt in dem einen Fall die vor allem in den Muskeln auftretende Gasbildung, bald das vorwiegend im Bindegewebe des Unterhautzellgewebes, der Muskelinterstitien und Gefäßscheiden lokalisierte, oft sulzige, gelblich oder fleischwasserfarbene Ödem, das bei starker Blutbeimischung bierbraune Färbung annehmen kann. Die wichtigste Lokalerscheinung des Gasödems ist die vom Muskel ausgehende, im weiteren Verlauf auf die äußere Haut übergreifende Gangrän, die in peripherer Richtung schneller als in zentraler fortschreitet und ausgelöst wird durch eine Thrombose oder andere für den ungehinderten Blutumlauf ungünstige Momente. Die das Gasödem begleitenden Allgemeinerscheinungen entsprechen ganz dem klinischen Bilde einer schweren Vergiftung. Dabei bleibt in den meisten Fällen das Bewußtsein völlig klar erhalten. Die Atmung ist ungewöhnlich tief, mühsam und erfolgt schließlich nur noch unter Mitbenutzung der Hilfsmuskulatur. Von übler Vorbedeutung ist ein gelegentlich mit Erbrechen und Singultus verbundener Ikterus. Der Tod ist in weitaus den meisten Fällen ein Herztod, wie FRANZ und BEITZKE richtig betonen.

Prophylaxe und Behandlung. Bei Ausbruch des Krieges 1914—18 stand ein *Schutz- oder Heilserum* gegen die Gasödemerkrankung keinem der kriegführenden Heere zur Verfügung.

HEDDAEUS verwandte zuerst im deutschen Heer im September 1916 ein von KLOSE hergestelltes, gegen den FRAENKELschen Gasbrandbacillus wirksames, monovalentes Serum, dem bald darauf eine Quote gegen den Pararauschbrandbacillus und 1917 eine solche gegen den Novyschen Ödembacillus hinzugefügt wurde. Die fabrikmäßige Darstellung dieses polyvalenten antitoxisch-antibakteriellen Gasödemserums wurde von den Höchster Farbwerken, den Behringwerken und der Firma Gans-Oberursel übernommen. Die Anwendung des Gasödemserums geschah einmal als Schutzserum in der Dosis von 20 ccm, wobei eine Wiederholung der Einspritzung von 10—20 ccm bei Transporten oder weiteren operativen Eingriffen vorgesehen war. Andererseits wurde es auch therapeutisch mit intravenösen Gaben von 20—60 ccm und örtlich als Umspritzung um den Erkrankungsherd in Höhe von 150 ccm nach erfolgter Operation angewandt.

Im *französischen Heer* wurde zur Bekämpfung des Gasödems zunächst bei Kriegsbeginn — ebenso wie im deutschen Heer — ein nur gegen den Pararauschbrand schützendes Serum verwandt. LECLAINCHE und VALLÉE fügten bald diesem Serum eine Quote gegen den FRAENKELschen Gasbrandbacillus hinzu. SACQUÉPÉE stellte dann 1917 ein Serum gegen den Novyschen Ödembacillus dar. Nachdem gegen Ende des Krieges noch WEINBERG und SÉGUIN ein wirksames Serum gegen den Bac. histolyticus gewonnen hatten, wurde im französischen Heer ein Mischserum in Anwendung gebracht, das gegen den Fraenkelschen Gasbrandbacillus, gegen den Novyschen Bacillus des malignen Ödems, gegen den Pararauschbrandbacillus, gegen den Bac. histolyticus Schutzstoffe enthielt.

Für das *englische* Heer bemühte sich das Medical Research Committee um die Herstellung eines Gasödemserums, wobei von Anfang an der Gedanke leitend war, diesem Serum auch einen prophylaktisch wirksamen Anteil Tetanusserum beizufügen. Ein solches T.-V.-W.-E.-Serum mit einer Quote gegen den Tetanusbacillus, den Pararauschbrandbacillus, den Fraenkelschen Gasbrandbacillus und den Novyschen Bacillus des malignen Ödems war aber erst im November 1918 verfügbar. Bis zu dieser Zeit wurde seit Anfang 1918 ein Serum gegen den Fraenkelschen Gasbrandbacillus und den Pararauschbrandbacillus und im Juni 1918 ein Mischserum von Tetanus- und Fraenkel-Serum angewandt.

Nach dem Kriege ist das deutsche Gasödemserum in seiner Wirksamkeit wesentlich durch Demnitz verbessert worden.

Es enthält auch jetzt noch wie das zuletzt im ersten Weltkrieg verwandte Gasödemserum wirksame Quoten gegen den Fraenkelschen Gasbrandbacillus, und zwar gegen das Alpha-Hämatoxin und das Zeta-Toxin, den Pararauschbrandbacillus und den Novyschen Ödembacillus, denen noch eine Quote gegen den Bacillus histolyticus hinzugefügt wurde und von denen die Quoten gegen den Fraenkelschen Gasbrandbacillus und den Pararauschbrandbacillus der staatlichen Prüfung unterliegen. Von den Behringwerken wird heute ein Gasödemserum als Mischserum hergestellt, das in 8 ccm für die *Frühprophylaxe* (in den ersten 4 Stunden nach der Verletzung)

3200 int. AE gegen Fraenkelschen Gasbrandbacillus,
2000 „ „ „ Pararauschbrandbacillus,
2400 „ „ „ Novyschen Ödembacillus,
160 „ „ „ Bacillus histolyticus

und in 50 ccm für die *Spätprophylaxe* bzw. für die Therapie

20000 int. AE gegen Fraenkelschen Gasbrandbacillus,
12500 „ „ „ Pararauschbrandbacillus,
15000 „ „ „ Novyschen Ödembacillus,
1000 „ „ „ Bacillus histolyticus

enthält. Die Anwendung der Schutzdosis von 8 ccm soll *subcutan*, der therapeutischen Dosis von 50 ccm *intravenös* erfolgen, wobei bei festgestelltem Gasödem eine tägliche 2malige Wiederholung der Serumgabe bis zu einer Gesamtmenge von 400 ccm vorteilhaft ist.

Es ist Kolle und Hetsch auf Grund der vorliegenden Kriegserfahrung zuzustimmen, daß im Krieg die *Gasödemserumschutzimpfung zusammen mit der Tetanusschutzimpfung* grundsätzlich *schon auf dem Truppenverbandplatz* vorgenommen werden und daß deshalb für diesen Zweck unbedingt ein hochwertiges Gasödemserum zur Verfügung stehen muß.

Ob in Zukunft eine aktive Schutzimpfung, wie sie von Demnitz mit einem Mischimpfstoff, hergestellt aus Formoltoxoiden hochwertiger Toxine von Fraenkel-, Pararauschbrand- und Novybacillen adsorbiert an Al(OH)₁ versucht worden ist, für die Prophylaxe im Kriege in Betracht gezogen werden kann und ob eine solche Impfung möglicherweise mit der aktiven Tetanusschutzimpfung vereinigt werden kann, bedarf noch weiterer Klärung.

Auch zur Zeit gilt noch für die Anwendung des Gasödemserums, worauf schon bei Beginn der Serumbehandlung stets ausdrücklich hingewiesen worden ist, daß vor allem chirurgische Maßnahmen: eine *gründliche und peinliche Wundtoilette* im Vordergrund der Wundbehandlung zu stehen haben, und daß die *Serumverabreichung nur unterstützend* zur Entgiftung des Organismus herangezogen werden kann.

Dabei wird man für die Therapie vor der Verwendung hoher Dosen, auch intravenös, nicht zurückschrecken dürfen, da im Gegensatz zur Tetanusinfektion die Anreicherung und Toxinbildung der Gasödembacillen stürmisch schon wenige Stunden nach der Infektion unter für ihre Entwicklung günstigen Wundverhältnissen beginnen kann, bevor das subcutan oder intramuskulär zugeführte Antitoxin seine volle Wirksamkeit entfalten kann. Zweckmäßig erfolgt die intravenöse Darreichung größerer Serumdosen in Narkose oder in der Form von Kochsalz- oder Tutofusin-Infusionen, denen Sympatol mit Erfolg zugesetzt wird.

Naturgemäß muß die gleichzeitige Vornahme aktivster chirurgischer Maßnahmen mit rücksichtsloser breiter Freilegung die Beurteilung der Serumwirksamkeit beeinträchtigen, ganz besonders dann, wenn die Serumprophylaxe nicht generell durchgeführt wird. Des weiteren wird vielfach übersehen, daß bei dem Gasödem wesentlich andere Verhältnisse wie beim Tetanus vorliegen. Während sich beim Gasödem am Ort der Infektion unter geeigneten Bedingungen in wenigen Stunden nach der kurzen Auskeimungszeit der Sporen eine gewaltige Bacillenmenge entwickelt, die ohne Hindernisse von dort in den Organismus gelangt und ihn mit Toxin überschwemmt, bleiben die Tetanusbacillen in der Regel am Ort der Infektion mit nur geringer Vermehrungstendenz liegen, und das Gift wirkt sich erst nach seinem Weg bis zum Zentralnervensystem aus. Was sich also bei der Tetanusinfektion in Tagen abspielt, verläuft beim Gasödem in Stunden. Deshalb muß die Serumprophylaxe eine ungleich schwierigere Aufgabe erfüllen. Dazu kommt noch, daß nicht selten bei dem Gasödem des Krieges *Mischinfektionen*, vor allem auch mit Streptokokken, zur Beobachtung gelangen, in denen nicht die Gasödemerkrankung, sondern die durch diese Keime bedingte Sepsis die Todesursache bildet.

Über günstige Erfahrungen mit der Serumbehandlung haben aus dem *Weltkrieg* von 1914—18 Heddaeus, Rumpel, Aschoff u. a. berichtet, die auch im *spanischen Bürgerkrieg* (1936—39) bestätigt werden konnten. Aus der *Friedenschirurgie* haben Löhr, Konietzny, Beyer u. a. günstige Ergebnisse der Serumtherapie mitgeteilt. Besonders wurde dabei darauf hingewiesen, daß die trotz Serumgabe auftretenden Gasödeme einen milderen Verlauf zu nehmen pflegen, besonders dann, wenn konsequent weiter Serum verabreicht wurde. Man wird auch nicht übersehen dürfen, daß eine Stunde nach der Verletzung verabfolgte Serumeinspritzung bei der oft stürmischen Entwicklung des Gasödems kaum noch als eine prophylaktische, vielmehr bereits schon als therapeutische Maßnahme angesprochen werden muß. Prophylaxe und Therapie gehen fließend ineinander über.

Schon im *1. Weltkrieg* wurden *chemo-therapeutische Versuche zur Verhütung und Heilung der Gasödemerkrankung unternommen.*

Es sei nur erinnert an die Versuche von Morgenroth und Bieling mit Chininderivaten, von Feldt und Spiess mit Goldpräparaten, von Klose mit Vuzin und vor allem von englischen und französischen Autoren mit der Dakinlösung. In jüngster Zeit haben Domagk und Hegler sowie Schreuss und seine Mitarbeiter über eine bemerkenswerte prophylaktische und therapeutische Beeinflußbarkeit der Anaerobierinfektion durch die perorale Verabreichung von Sulfonamidverbindungen berichtet. Bei gasödemgefährdeten Verletzungen sollen bereits auf dem Truppenverbandplatz 2 Tabletten = 1 g Marfanil oder Eubasin bzw. Globucid verabreicht und diese Dosis nach 8 Stunden und gegebenenfalls nach weiterer 8 Stunden noch mal wiederholt werden, während bei ausgebrochenem Gasödem die Verabreichung einer einmaligen Gabe von 2—3 g des Sulfonamids empfohlen wird. Die Dauer der ersten Behandlung soll längstens 6—8 Tage dauern. Diese Angaben konnten von Klose und Schröer im Tierversuch nicht in vollem Umfang bestätigt werden. Wenn auch die geprüften Sulfonamidverbindungen Marfanil (Mesudin) und Globucid bei Mäusen eine gewisse schwache Wirksamkeit gegenüber der Pararauschbrandbacillen- und Fraenkelschen Gasbrandbacilleninfektion entfalteten, so wurde diese Wirkung bei Meerschweinchen jedoch vermißt. Dagegen erwies sich bei allen Versuchen mit Mäusen und Meerschweinchen das monovalente wie polyvalente Gasödemserum der Behringwerke prophylaktisch wie therapeutisch durchaus überlegen und voll wirksam, so daß kein Zweifel darüber bestehen kann, daß nächst einer sorgfältigen Wundversorgung das Gasödemserum an die Spitze der Prophylaxe und Therapie gehört. Zu demselben Ergebnis gelangten unabhängig davon Longaere und Honold sowie Gordon und Leod.

Ob durch das Einstreuen der Sulfonamide in Pulverform in die Wunden, wie es von Domagk für das Marfanil und von Schreuss für das Globucid empfohlen wird, die Entstehung einer Gasödemerkrankung tatsächlich verhindert werden kann, muß vorläufig noch dahingestellt bleiben, bis der experimentelle Beweis dafür erbracht wird, daß eine direkte eindeutige Einwirkung der Sulfonamide auf die Gasödembacillen stattfindet. Eher ist es wahrscheinlich, daß durch ein solches Vorgehen die häufig mit den Gasödembacillen in Symbiose lebenden Erreger der putriden Wundinfektion ausgeschaltet werden, besonders nachdem Kuhn zeigen konnte, daß die Sulfonamide die para-Amino-Benzoesäure verdrängen und dadurch die Lebensfähigkeit bestimmter Kokken beeinträchtigen und sie für die natürlichen Abwehrgänge des Körpers (Phagocytose) angreifbar machen.

Vorerst können *Serum* und *Chemotherapie chirurgische Maßnahmen* bei der Verhütung und Bekämpfung des Gasödems *nicht überflüssig* machen. Auch letztere allein können den Ausbruch eines Gasödems nicht mit Sicherheit verhindern, da der Operateur bei der Wundexcision nicht einwandfrei beurteilen kann, ob er damit auch alle in der Wunde vorhandenen pathogenen Gasödembacillen bei ihrer so ungeheuer raschen Vermehrung und schnellen Ausbreitungstendenz entfernt hat, zumal makroskopisch der Bacillenbefund des Gewebes nicht festgestellt werden kann. Deshalb müssen sich *bei der Bekämpfung des Gasödems alle Maßnahmen harmonisch ergänzen,* nur so wird es gelingen, dieser schweren Wundinfektion ihren Schrecken zu nehmen.

Schrifttum.

BEYER: Münch. med. Wschr. **1941**. — CONRADI u. BIELING: Berl. klin. Wschr. **1917** I. — DOMAGK u. HEGLER: Chemotherapie bakterieller Infektionen, 2. Aufl. Leipzig 1942. — GULECKE: Dtsch. med. Wschr. **1940**. — HENDERSON and GORER: J. Hyg. **40** (1940). — HERTEL: Bruns' Beitr. **163** (1936). — IRELAND: The Medical Departement of the United States Army in the World War Bd. 11/12. Washington 1929. — JENKEL: Bruns' Beitr. **161** (1935). — KEMKES: Med. Welt **1939**. — KLOSE: Münch. med. Wschr. **1919** I; Med. Klin. **1918** I; Bruns' Beitr.**113**(1918); Veröff.Mil.san.wes. **1918** H. 68 u. 71. — KLOSE u. SCHRÖER: Zbl. Bakter. **149** (1942).— KNORR: Zbl. Hyg. **4** (1923). — KOLLE u. HETSCH: Münch. med. Wschr. **1934** II. — KONJETZNY: Klin. Wschr. **1934**; Med. Welt **1940**. — KRANEVELD u. DJAENOEDEN: Nederl.-Ind. Blad. Diagniesk **46** (1934). — LIPPELT: Dtsch. Mil.arzt **1941**. — LONGAERE and HONOLD: Proc. Soc. exper. Biol. a. Med. **46** (1940). — PRIGGE: Dtsch. med. Wschr. **1937**. — v. SCHJERNINGS Handbuch der ärztl. Erfahrungen im Weltkrieg 1914 bis 1918. Hygiene Bd. 7. Leipzig 1922. — SCHLOSSBERGER u. STARLINGA: Z. ärztl. Fortbildg **1940** — SCHMIDT, H.: Grundlagen der spezifischen Therapie. Berlin 1940. — SCHMIDT-LANGE: Arch. Hyg. **126** (1941). — SCHÖNE: Ther. Gegenw. **1940**. — SCHREUS: Klin. Wschr. **1942**; Dtsch. med. Wschr. **1940**; Klin. Wschr. **1941**. — SCHREUS u. PELTZER: Klin. Wschr. **1941**. — WACHSMUTH: Münch. med. Wschr. **1940**. — ZEISSLER: Dtsch. med. Wschr. **1940**. — ZEISSLER u. RASSFELD: Die anaerobe Sporenflora der europäischen Kriegsschauplätze 1917. Jena 1928.

23. Milzbrand.

Von K. WALTHER-Leipzig.

Der Milzbrand (Anthrax), der für die *Wehrmacht* so gut wie keine Bedeutung hat, tritt unter dem Vieh vereinzelt und als Seuche auf. Epidemien ganzer Länder sind mehrfach beschrieben worden. Die ziemlich *seltenen menschlichen* Milzbranderkrankungen treten in der Regel als Berufskrankheit bei Personen auf, die mit kranken Tieren oder ihren Abfallstoffen in Berührung kommen (Stallpersonal, Fleischer usw.). Übertragung von Mensch zu Mensch oder durch mit Milzbrand infizierte Insekten kann vorkommen.

Die Krankheit hat drei *Erscheinungsformen:* Haut-, Lungen- und Darmmilzbrand. Am häufigsten ist die Erkrankung der *Haut* (Milzbrandkarbunkel, Milzbrandödem). Der Milzbrandkarbunkel erscheint nach einer Inkubationszeit von 2—3 Tagen (mitunter auch schon nach einigen Stunden) als kleine Papel mit einem zunächst serös, später blutig-wässerig gefüllten Bläschen, das allmählich zu schwarzem Schorf eintrocknet. Am Rand bilden sich kranzartig neue Bläschen, die wiederum blauschwarz verschorfen. Der Schorf dehnt sich in die Tiefe und Breite aus, die Umgebung fühlt sich derb an. Nach 8—10 Tagen stößt sich der Schorf ab und hinterläßt ein Geschwür, das unter Granulation abheilt. Bei schweren ausgedehnten Fällen, bei denen das Lymphgefäßsystem mitbeteiligt ist, kann es zur Bacillenaussaat ins Blut kommen. Die leichteren Fälle verlaufen meist ohne Fieber und subjektive Beschwerden. Der Milzbrandkarbunkel kann, namentlich im Gesicht und an den Schleimhäuten, ohne scharfe Grenze in ein teigig-weiches, hell- oder dunkelrotes, bisweilen auch weißliches Ödem übergehen. *Lungen-* und *Darmmilzbrand* sind schwere Allgemeinerkrankungen. Beim Lungenmilzbrand kommt es nach Kopfschmerzen, Mattigkeit und Schüttelfrost unter hohem Fieber rasch zu einer pneumonischen Infiltration mit Atemnot, Husten und schaumigem (blutigem) Auswurf (mitunter bacillenhaltig), die rasch zum Tode führt. Auch der *Darmmilzbrand,* gekennzeichnet durch völlige Appetitlosigkeit, heftiges Erbrechen, serös-blutige Entleerungen, Meteorismus u. a., endet meist tödlich (Perforationsperitonitis, toxischer Kollaps).

Die **Diagnose** läßt sich unter Zuhilfenahme der Vorgeschichte beim Hautmilzbrand oft schon aus dem typischen Aussehen ermitteln. Sicherheit bringt in allen Fällen der Nachweis der **Erreger.**

Diese, zuerst 1849 von Pollender im Blut milzkranker Tiere gefunden, von R. Koch als Ursache der Erkrankung 1876 nachgewiesen, wachsen auf den üblichen Nährböden. Die großen unbeweglichen Stäbchen mit abgerundeten Ecken sind nach Gram färbbar. Nach Färbung mit sog. rotstichigem Methylenblau ist um den blaugefärbten Bakterienleib eine rote Kapsel zu erkennen. Eigentümlich ist die Bildung langer Fäden, die aus vielen, bambusstockartig aneinandergelegten Bacillen bestehen. Außerhalb des Tierkörpers verwandeln sich die Milzbrandbacillen in Dauerformen (Sporen), die sehr hitzebeständig und gegenüber chemischen Entseuchungsmitteln außerordentlich widerstandsfähig sind. Zum mikroskopischen Nachweis ist Blut, Gewebesaft, Pustelinhalt, bei Sektionen Organmaterial einzusenden.

Milzbrandähnliche Bacillen können unter Umständen ein dem Hautmilzbrand ähnliches Krankheitsbild hervorrufen (Richter und Walther).

Bei der **Behandlung** steht die *Serumanwendung* an erster Stelle. Die Serumtherapie, die beim Hautmilzbrand die Infektionsausbreitung verhindert, ist beim Lungen- und Darmmilzbrand und bei der Milzbrandsepsis das wirksamste Heilverfahren, vorausgesetzt, daß sie in den ersten Krankheitstagen und in großen Dosen (50—200 ccm, unter Umständen wiederholt) intravenös oder intramuskulär angewandt wird. Auch zur örtlichen Behandlung der Milzbrandkarbunkel (Umspritzung, feuchte Serumverbände) ist das Serum mit Erfolg angewandt worden. Becker empfiehlt intravenös Neosalvarsan 3 × 0,6 g in zweitägigen Zwischenräumen, Bierbaum eine kombinierte Serum-Salvarsan-Behandlung.

Die *Bekämpfung* des Milzbrandes erfordert einwandfreie Vernichtung jeglichen Krankheitsmaterials unter peinlicher persönlicher Vorsicht und Sauberkeit, weitgehende gesetzliche Sicherheitsmaßnahmen bei der Einfuhr tierischer Rohstoffe, strenge gewerbehygienische Vorschriften in den mit tierischem Material arbeitenden Betrieben. Erkrankungen an Milzbrand sind meldepflichtig.

Schrifttum.

Bergmann-v. Staehelin: Handbuch der inneren Medizin, 3. Aufl. 1. — Bierbaum: Dtsch. med. Wschr. 1912 II. — Kolle-Kraus-Uhlenhuth: Handbuch der pathogenen Mikroorganismen, 3. Aufl. 1930. Weiteres Schrifttum siehe daselbst. — Richter u. Walther: Dtsch. med. Wschr. 1929 I.

24. Rotz.

Von H. Hetsch-Homburg v. d. H.

Der Rotz (Malleus) ist eine auf den Menschen übertragbare tierische Infektionskrankheit, von der in erster Linie Pferde und Maultiere, gelegentlich auch Ziegen und Katzen u. a. befallen werden. In den meisten europäischen Kulturstaaten ist der Rotz der Tiere durch planmäßige Bekämpfungsmaßnahmen allmählich stark zurückgegangen, zum Teil ganz erloschen; nur *Rußland* ist noch stark verseucht. *Deutschland* ist seit 1926 so gut wie rotzfrei.

Der **Erreger** der Krankheit, der 1886 von Löffler und Schütz entdeckte Rotzbacillus, ist ein unbewegliches, sporenfreies Stäbchen, das in der Regel Polfärbung und stark färbbare Körnchen im Innern des Bacillenleibes zeigt. Die Kultur bietet in den ersten Passagen oft Schwierigkeiten. Von Versuchstieren sind besonders Meerschweinchen hochempfänglich. Die Resistenz der Bacillen gegen Erhitzung und Desinfektionsmittel ist gering.

Eine **Übertragung** des Rotzes auf den Menschen ist verhältnismäßig selten und erfolgt fast stets durch direkten Kontakt mit kranken Tieren (Pferdepfleger, Tierärzte usw.). Als Infektionsquellen sind am gefährlichsten die leicht und chronisch verlaufenden Rotzfälle bei Pferden, die als solche *nicht erkannt* werden.

Die *Inkubationsdauer* beträgt gewöhnlich 3—5 Tage. Die Eintrittspforten der Erreger bilden in den weitaus meisten Fällen kleine Wunden der Haut oder der Schleimhäute. Oft ist die Infektionsstelle beim Ausbruch der *Krankheitserscheinungen* nicht mehr feststellbar, manchmal sind Pusteln auf der Haut, an den Nasenöffnungen oder auf der Bindehaut als Primäraffekte erkennbar. Die Regel bildet die akut einsetzende und nach kurzer Zeit unter Ausbildung eines allgemeinen pustelförmigen Exanthems zur Allgemeininfektion führende Rotzinfektion, die in vielen Fällen unter toxischen Diarrhöen und allgemeinem Kräfteverfall zum Tode führt. In der Haut und den Muskeln entstehen kleine teigige Rotzknoten, die meist rasch vereitern. Der akute Nasenrotz führt zu Pusteln und Geschwüren der Nasenschleimhaut und geht oft auf Gaumen usw. über. Wenn auch die Lungen mitergriffen werden, entwickeln sich unter dem Bild bronchopneumonischer Herde eitrige Infarkte. Prädilektionsstellen für die sekundäre Ansiedlung der Erreger bilden auch die Gelenke und Sehnenscheiden. Der chronische Rotz, bei dem wiederum in der Regel die Nase vorwiegend beteiligt ist, ist im allgemeinen gutartiger als die akute Infektion und kann sich über Jahre hinziehen. In seltenen Fällen sind die Respirationsschleimhäute Sitz der Primärinfektion (Stäubcheninfektion), ausnahmsweise vielleicht auch der Magen-Darmkanal (Genuß rohen Fleisches von rotzkranken Tieren). Im allgemeinen sind Ansteckungen von rotzkranken Menschen aus trotz der oft recht späten Erkennung des Leidens und des späten Einsetzens von Verhütungsmaßnahmen sehr selten.

Die **Diagnose** erfordert unter allen Umständen den Nachweis der Rotzbacillen. Der Inhalt frischer Hautpusteln und der Punktionssaft geschwollener Drüsen ist von vornherein auch kulturell und im Tierversuch zu untersuchen. Gebräuchlich ist die intraperitoneale Infektion männlicher Meerschweinchen, bei der sich in charakteristischer Weise ein entzündlicher Prozeß in der Tunica vaginalis der Hoden (Strausssche Reaktion) entwickelt.

Die **Therapie** des Rotzes ist vorwiegend chirurgisch. Eine wirksame Serum- oder Chemotherapie gibt es nicht. Aussichtsvoll ist die Vaccinetherapie, besonders die Injektion von Autovaccinen.

Die **Bekämpfung** der Seuche ist in erster Linie Aufgabe der Veterinärbehörden (Reichs-Viehseuchengesetz). Bei Erkrankungen des Menschen sind Meldepflicht, Isolierung und die erforderlichen Desinfektionsmaßnahmen vorgeschrieben. Beim Umgang mit rotzkranken und -verdächtigen Tieren ist größte Vorsicht geboten, besonders Händedesinfektion und sorgsamste Abdeckung etwaiger Wunden und Schrunden. Für experimentelles Arbeiten mit Rotzerregern, das nur bestimmten Laboratorien vorbehalten ist, bestehen strenge Sondervorschriften.

Schrifttum.

Kolle-Hetsch: Experimentelle Bakteriologie und Infektionskrankheiten, 9. Aufl. Berlin 1942.

25. Tularämie.
Von C. Hegler-Hamburg.

Die *bisher in Deutschland kaum beobachtete* Erkrankung ist durch den *Krieg an der Ostfront* für uns *wichtig* geworden. Über Vorkommen von *Tularämie erkrankungen an der Ostfront* ist in jüngster Zeit mehrfach berichtet worden, z. B. von Bogendörfer, Saleck und Kairies, ebenso von Gaede und Kairies und von Landsiedl.

1912 hat McCoy im kalifornischen Bezirk Tulare bei einer pestartigen endemischen Krankheit der Erdhörnchen den **Erreger,** das Bacterium tularense, isoliert, einen kleinen pleomorphen, gramnegativen unbeweglichen Bacillus, der keine Sporen trägt, auf bluthaltigen Nährböden ohne Schwierigkeiten wächst und durch Erhitzung wie durch Desinfektionsmittel leicht abzutöten ist. Francis wies 1919 denselben Erreger beim „Hirschfliegenfieber" des Menschen nach; 1925 berichtete Ohara über eine in Japan bei Wildkaninchen vorkommende, gelegentlich auch auf den Menschen übergehende Seuche. Aus *Rußland* wurden seit 1926 hohe Erkrankungszahlen bekannt, weiterhin auch aus Norwegen, Schweden, Türkei, der Westslowakei und Niederösterreich 1936/37.

Die Tularämie ist an sich eine Tierkrankheit, die wie die Pest vor allem bei verschiedenen Nagetieren (Erdhörnchen, Kaninchen, Hasen, Hamster), aber auch beim Wildgeflügel sowie bei Füchsen, Präriehunden und Schafen vorkommt. Die **Übertragung** auf den Menschen kann erfolgen durch direkte Berührung der Hände oder des Bindehautsackes mit Blut oder Organen *infizierter Tiere;* gefährdet sind daher vor allem solche Menschen, die mit dem Abbalgen und Zerlegen von Hasen, Wildkaninchen und Wildgeflügel zu tun haben. Nicht selten aber erfolgt die Übertragung durch blutsaugende *Insekten*, vor allem die Pferdefliege, die Stallfliege und Zecken, seltener wohl Wanzen und Läuse. Auch der Kot infizierter Zecken kann durch die Haut und Bindehaut eine Infektion übertragen; direkte Übertragung vom Tularämiekranken auf gesunde Menschen ist bisher m. W. nicht beobachtet worden, dagegen eine große Anzahl von Laboratoriumsinfektionen. Auch der Genuß von Fleisch infizierter Hasen kann eine Infektion herbeiführen, sofern dasselbe nicht genügend erhitzt war.

Experimentelle Infektion gelingt bei Meerschweinchen, Kaninchen, Katzen durch Impfung wie durch Fütterung und durch infizierte blutsaugende Insekten (POPPE).

Das *Bacterium tularense* kreist bei der Krankheit des Menschen von Mitte der ersten bis Ende der zweiten Woche im Blut, läßt sich aber nicht aus diesem direkt herauszüchten, sondern nur auf dem Umweg einer Infektion von Meerschweinchen u. a. nachweisen. Erkrankte Hasen benehmen sich auffallend furchtlos, machen eigentümliche Sprünge, sind leicht zu fangen; oft zeigt sich eine Schwellung der Lymphknoten und Knötchenbildung in verschiedenen Organen. Das *klinische Bild* der Tularämie des Menschen verläuft unter verschiedenen Formen. Meist tritt nach etwa viertägiger Inkubationszeit Fieber, Kopfschmerz, leichte Benommenheit und Erbrechen auf, an der Stelle der Infektion entwickelt sich eine Papel, späterhin Lymphangitis und Lymphadenitis (ulcero-glanduläre Form). Häufig sitzt der Infekt auf der Augenbindehaut (oculo-glandulärer Typ); besonders bei Laboratoriumsinfektionen entsteht ein hochfieberhaftes Krankheitsbild ähnlich einem Typhus oder einer Grippe (typhoide Form). Von der zweiten Woche an treten im Serum Agglutinine auf, die allmählich von einem Titer 1:40 auf 1:400 und darüber ansteigen. Mitagglutination von Bacterium Bang wird in fast 25% beobachtet. Mit Hilfe einer Hautprobe durch Tularin (ähnlich dem Tuberkulin) läßt sich schon etwa vom 5. Tage an eine Diagnose stellen (0,1 ccm Tularin streng intracutan in die Haut des Unterarms injiziert, nach 12—24 Stunden deutliche Rötung und Schwellung). Die Agglutinine des Serums sind noch jahrelang nach der Infektion nachzuweisen, ebenso die Überempfindlichkeit gegen Tularin. Gelegentlich treten auch Lungenerscheinungen, Pneumonie, Pleuritis auf. Im allgemeinen dauert das Fieber 2—3 Wochen, die ganze Erkrankung 2—3 Monate, da sich die Genesung oft stark in die Länge zieht. Manchmal beginnt die Erkrankung mit einer Art von Halsentzündung und gleichzeitiger Schwellung der Unterkieferwinkeldrüsen. Gelegentlich ist das Fieber der einzige objektive Befund. Das Sensorium pflegt auch bei den typhösen Formen frei zu bleiben; Blutbild und Urin ergeben keine Veränderung. LANDSIEDL sah in einer Seuchendurchgangsstation im Osten 1941 neben 179 Fleckfieberfällen 47 durch positive Agglutination als Tularämie festgestellte Fälle; die Mehrzahl derselben hatte einen sehr leichten oder ganz symptomlosen Verlauf hinter sich. Viele Infektionen bleiben deshalb unerkannt.

Überstehen der Tularämie hinterläßt eine *dauernde Immunität*. Die *Prognose* ist im allgemeinen günstig, die *Letalität* wird auf etwa 4% veranschlagt (FRANCIS).

Die **Diagnose** ergibt sich meist schon aus der Anamnese. Bei einem mehrwöchigen Fieber mit Nachweis eines Primäraffektes auf Haut oder Bindehaut und Schwellung der benachbarten Lymphknoten soll an Tularämie gedacht werden, ebenso bei Feststellung eines *stärkeren Nagetiersterbens* oder bei erheblicher Belästigung von Soldaten beispielsweise in Unterkünften durch Wasserratten (Frühjahrserkrankung) oder Feldmäusen (Herbst und Winter). Gesichert wird die Diagnose durch Nachweis des Erregers mittels Tierversuch, Agglutination oder Hautprobe.

Differentialdiagnostisch kommt in Frage: Grippe, Malaria, Typhus, BANGsche Krankheit, Wolhynisches Fieber, gelegentlich auch Syphilis oder Pest, Sodoku, Sporotrichose und Lymphogranulomatose.

Die *Behandlung* ist bisher rein symptomatisch. FUSS (Wien) sah weder von

Trypaflavin noch von Sulfonamidverbindungen einen merklichen therapeutischen Einfluß.

Für die **Prophylaxe** ist vor allem die Aufklärung aller Wehrmachtangehörigen, die irgendwie mit infizierten Tieren in Berührung kommen können, wichtig; ebenso des Laboratoriumspersonals und der Soldaten in rattenreichen Unterkünften. Lebensmittel dürfen in Unterständen wegen der Gefahr der Infektion durch Kot und Urin tularämiekranker Nagetiere nicht unbedeckt stehenbleiben. Vorsicht ist geboten beim Absammeln von Zecken bei Kaninchen, ebenso beim Zerwirken von spontan verendeten Hasen und Kaninchen. Gut gekochtes oder gebratenes Fleisch infizierter Winterkaninchen dürfte unbedenklich sein.

Schrifttum.

Bogendörfer, Saleck u. Kairies: Dtsch. Mil.arzt **1942**, 669. — Francis: Handbuch pathogener Mikroorganismen Bd. 6, 3. Aufl., 207 (1929). — Fuss: Ther. Gegenw. **1941**, 1. — Gaede u. Kairies: Dtsch. Mil.arzt **1941**, 30. — Hegler: Tularämie in Handb. inn. Med. Bd. 1, 3. Aufl., 1251 (1934). — Landsiedl: Dtsch. Mil.arzt **1942**, 644. — Poppe: in Gundel: Ansteckende Krankheiten, 2. Aufl. 1942, 388. — Sonnenschein: Neue dtsch. Klin., Erg.-Bd. 1 (1933). — Wohlfeil u. Becker: Veröff. Volksgesdh.dienst **50**, H. 3, 35 (1937).

26. Pest.

Von C. Hegler-Hamburg.

Die *in Europa selten* gewordene Pest ist eigentlich eine Erkrankung bestimmter Nagetiere (*Ratten*), die nur gelegentlich auf den Menschen übertragen wird. Sie tritt hauptsächlich in zwei Formen auf, als *Beulenpest* und als *Lungenpest*.

Der **Erreger**, 1894 von Yersin und Kitasato entdeckt, ist ein vielgestaltiges, kurzes, plumpes Stäbchen mit abgerundeten Enden, unbeweglich, ohne Geißeln und gramnegativ. Er färbt sich leicht mit allen Anilinfarbstoffen, wobei die einzelnen Stäbchen Polfärbung aufweisen. Häufig finden sich mannigfache Involutionsformen. Der Erreger wächst auf alkalischen Nährböden, am besten bei 25—30° C unter Luftzutritt, er bildet kein Gas, kein Indol und ist gegen Sonnenlicht und Austrocknung ziemlich empfindlich. Aus den Organen von Pestkranken und -leichen ist er unschwer rein zu züchten und auf Meerschweinchen und Ratten zu übertragen. Dieselben erliegen bei jeder Art der Infektion innerhalb weniger Tage einer Pestsepticämie; in ihren Organen lassen sich sehr reichliche Pestbacillen nachweisen. Der Pestbacillus liefert ein Toxin, er ist nahe verwandt mit den tierpathogenen Bacillen der hämorrhagischen Septicämien, besonders der Pseudotuberculosis rodentium, der Pasteurellagruppe und dem Erreger der Tularämie.

Epidemiologie. Die häufigste Form, die Beulenpest, wird von den erkrankten *Ratten* direkt oder durch *Rattenflöhe* auf den Menschen übertragen. Es entsteht eine Epidemie von Beulenpest, die sich allmählich weiter ausbreitet, während die Lungenpest ganz plötzlich, oft besonders in der kühlen Jahreszeit auftritt und von Mensch zu Mensch durch Tröpfcheninfektion übertragen wird. Meist treten im Verlauf einer Beulenpestepidemie vereinzelte Fälle von Lungenpest auf; dagegen war die Pestepidemie 1911 in der Mandschurei fast eine reine Lungenpestepidemie.

Dem Ausbruch einer Epidemie von Beulenpest beim Menschen geht vielfach eine große spontane *Sterblichkeit unter den Ratten* voran. Die erkrankten Tiere verlieren ihre Scheu vor dem Menschen, dringen in Häuser und Zimmer ein, die auf ihnen schmarotzenden Flöhe verlassen die toten Tiere und siedeln auf andere gesunde Ratten oder den Menschen über. Von den 34 Floharten, die bis jetzt auf Ratten gefunden wurden, ist bei 10 bewiesen, daß sie den Menschen beißen, 9 sind als Überträger von Pestbacillen bekannt, der wichtigste ist die Xenopsylla cheopis. Von den einzelnen Rattenarten kommt vor allem die schwarze Ratte in Betracht, sodann Mus alexandrinus. Außer Ratten können auch andere Nagetiere an Pest erkranken: Murmeltiere, Zieselmäuse, Wiesel, Erdhörnchen, Springmäuse. Für die

Verbreitung der Lungenpest spielten in der Mandschurei und den asiatischen Hochgebirgen die pesterkrankten Tarbagane die Hauptrolle. Im infizierten Floh vermehren sich die Pestbacillen außerordentlich stark und bleiben über 2 Wochen virulent. Beim Biß des Flohes kommt Magen-Darm-Inhalt in die Bißwunde; auch der Kot der infizierten Flöhe enthält die Pesterreger. Durch andere Hautschmarotzer, Läuse oder Wanzen, wird nur selten eine Pestinfektion übertragen.

Krankheitsbild. 2—5 Tage nach dem Biß des infektiösen Rattenflohs oder nach Einreibung pestinfizierten Materials kommt es zu Fieber, oft mit Schüttelfrost und frühzeitiger Beteiligung von Kreislauf und Hirn. An der Eintrittsstelle ist meist nichts zu bemerken, auch keine stärkere Lymphangitis, und nun bildet sich eine schmerzhafte Schwellung der Lymphknoten in der Leistenbeuge, in der Achsel oder am Hals. Bei schwerem Verlauf tritt rasch Benommenheit und Herzkreislaufschwäche ein. Es kommt zu Lungenödem, am dritten oder vierten Tag stirbt der Kranke. In leichteren Fällen fällt die Temperatur nach etwa einer Woche ab, die Drüsenschwellung kann resorbiert werden, oft kommt es zur sekundären Vereiterung des Bubo. Bei der Pestsepticämie ist überhaupt keine Drüsenschwellung nachweisbar, die Bacillen vermehren sich im Blut, der Tod tritt am zweiten oder dritten Tag ein. Häufig zeigen sich dabei Blutungen in Haut und Schleimhäuten. Als Pestis siderans wird ein besonders akuter Verlauf der Pestinfektion bezeichnet, wobei die Befallenen scheinbar aus voller Gesundheit heraus tot hinstürzen. Andererseits treten in jeder Epidemie auch leichte Fälle auf, nur mit Drüsenschwellung oder in Form der primären Hautpest als kleines Bläschen an der Stelle der Infektion. Im Blutbild besteht meist erhebliche Leukocytose mit relativer Lymphocytose. Die Blutkultur ergibt meist Pestbacillen.

Bei der primären Lungenpest entwickelt sich unter Schüttelfrost, ähnlich wie bei der Beulenpest, ein hochfieberhaftes Krankheitsbild mit starker Unruhe, oft Wandertrieb, Durchfällen. Bald hustet der Kranke blutiges Sputum aus, in welchem die Erreger leicht aufzufinden sind. Physikalisch lassen sich bronchopneumonische Herde nachweisen, das Sensorium bleibt oft auffallend lange frei; unter plötzlichem Kreislaufkollaps und Dyspnoe stirbt der Kranke am zweiten oder dritten Tag.

Diagnose. Im Verlauf einer Epidemie spricht Auftreten von Drüsenschwellungen unter hohem Fieber, geröteten Augen, Störung des Sensoriums und Pulsbeschleunigung meist ohne weiteres für Pest, doch sollte die Diagnose durch bakteriologischen Nachweis der Erreger, am besten durch Probepunktion eines Bubo, gesichert werden. Auch aus Hautpusteln und dem blutigen Auswurf bei Lungenpest lassen sich schon im Ausstrich die polgefärbten Pestbacillen mit Wahrscheinlichkeit, in der Kultur mit Sicherheit feststellen. Das Arbeiten mit Pestbacillen darf nur in eigens dafür bestimmten, besonders eingerichteten Laboratorien vorgenommen werden! Das Untersuchungsmaterial muß besonders sorgfältig verpackt werden. Agglutination und Komplementbindung sind für die Diagnose praktisch wenig bedeutungsvoll, die Agglutination wird schon in geringer Verdünnung 1 : 10 als beweisend angesehen. *Differentialdiagnostisch* kommen in Frage: schwere Malariaformen, Typhus, gelegentlich auch syphilitische Bubonen. Blutiges Sputum mit schweren Allgemeinsymptomen sieht man auch bei Rotz, Milzbrand sowie gelegentlich bei der Psittacose. Manche Fälle von Tularämie (mit Conjunctivitis, Halsdrüsenschwellungen und Fieber) zeigen im Beginn oft erhebliche Ähnlichkeit mit der Beulenpest (s. Tularämie).

Die **Prognose** ist bei den einzelnen Epidemien und innerhalb dieser selbst recht verschieden. Für die Bubonenpest wird die Letalität im Beginn der Epidemie, wo sich septicämische Fälle häufiger als später einstellen, auf 30—90% veranschlagt, für die Lungenpest rechnet man fast 100% Letalität. Jedenfalls kommt eine Heilung von Lungenpest nur ausnahmsweise vor, während die primäre Hautpest oftmals eine relativ günstigere Prognose gibt. Weniger als durch das Alter und die Temperatur wird die Prognose beeinflußt durch die soziale Lage und das Verhalten des Kreislaufs.

Die **Prophylaxe** erfordert Isolierung der Erkrankten und Krankheitsverdächtigen, Überwachung der Schiffe, Kampf gegen die Ratten zu Land und an Bord. Genauere Anweisung über die Rattenbekämpfung[1] findet sich auch bei KISTER und WEGNER sowie SONNENSCHEIN. Die persönliche Prophylaxe verlangt Vermeidung der Ansteckung durch Ratten oder deren Flöhe, die sich auch an den vom Menschen verlassenen Orten noch längere Zeit infektionstüchtig halten können. Beim Umgang mit Pestkranken muß Schutzkleidung getragen werden, ganz besonders bei der Pflege von Lungenpestkranken Gesichtsmasken. Gefährdete Personen in der Umgebung von Pestkranken können für einige Wochen rasch *immunisiert* werden durch subcutane Einspritzung von 10—20 ccm *Pestserum* (Pariser, Schweizer, Behring-Werke). Eine aktive Immunisierung durch abgetötete Pestbacillen (2 Injektionen von je 0,5 ccm im Abstand von 8 Tagen) verleiht einen Impfschutz für etwa 6 Monate. Auch eine Immunisierung mit lebenden, aber abgeschwächten Pestbacillen ist empfohlen worden (KOLLE, HETSCH, STRONG).

Überstehen der Pest ergibt keine langdauernde Immunität. Pest und Pestverdacht ist meldepflichtig!

Die **Therapie** richtet sich in erster Linie gegen den Kreislaufkollaps. Eine frühzeitige Incision der Pestbubonen, wie sie TERNI empfahl, ist im allgemeinen nicht zu empfehlen; wenn Fluktuation im Bubo aufgetreten ist, muß natürlich incidiert werden. Von manchen Seiten wird vorgeschlagen, Pestbubonen zu punktieren, gegebenenfalls nach vorhergehendem Erweichen der Bubonen durch Umschläge. Das Pariser Serum soll, frühzeitig angewandt, den Verlauf günstig beeinflussen, es wird am besten intravenös zugeführt, täglich 60—100 ccm. Bei der letzten Epidemie in Paris 1920 wurde damit eine Sterblichkeit von nur 34% erreicht. Bei *Lungenpest versagt auch die Serumbehandlung*.

Über die *Chemotherapie* der Pest liegt eine experimentelle Begründung durch SOKHEY und DIKSHIT vor; GIRARD fand bei Meerschweinchen Sulfapyridin am wirksamsten, es soll sogar die pulmonale Form der Pestinfektion beeinflußt haben. Nach GIRARD ist durch Kombination von Prontalbin mit Pestserum vielleicht eine Senkung der Letalitätsziffern zu erzielen; die pulmonalen und septicämischen Pestformen beim Menschen werden praktisch immer kaum noch beeinflußbar sein (DOMAGK und HEGLER).

Schrifttum.

DOMAGK u. HEGLER: Chemotherapie bakterieller Infektionen, 2. Aufl. Leipzig 1942. — HEGLER: Pest in v. BERGMANN u. STAEHELIN: Handbuch f. innere Medizin, 3. Aufl., Bd. 1 S. 1231. Berlin 1934. — HETSCH: Neue dtsch. Klin. 8, 765 (1931). — KISTER u. WEGNER: Seuchenbekämpfung 1928, Nr 1 u. 2. — SONNENSCHEIN: in GUNDEL: Ansteckende Krankheiten, 2. Aufl., S. 194 (1942). — STICKER: Die Pestgefahr, Rückblick u. Ausblick. Med. Welt 1937, 33, 66. — WU, LIEN-THE u. Mitarb.: Plague. Mercury Press (Shanghai) 1936. — ZEISS u. RODENWALDT: Einführung in die Hygiene und Seuchenlehre, 5. Aufl. Stuttgart 1943.

27. Tollwut (Lyssa, Rabies).

Von G. Rose-Berlin.

Die Tollwut ist in *Friedenszeiten* bei der deutschen Wehrmacht sehr selten, wird aber *bei Kriegführung* in Tollwutgebieten *häufiger* beobachtet.

Der **Erreger** der Tollwut ist ein filtrierbares Virus, Größe 100—150 mμ. Das Virus ist im Hühnerei und der Gewebekultur züchtbar, es hält sich in Gehirnmaterial bei niedriger Temperatur gut in Glycerin.

---

[1] Siehe Abschnitt „Desinfektion, Sterilisation, Entwesung".

Die Tollwut ist ursprünglich eine *Tierseuche,* vor allem der Hunde, dann der Wölfe, Füchse, Dachse, Schakale und Hyänen, von denen aus eine Übertragung auch auf Katzen, Rinder, Pferde, Schweine, Schafe, Ziegen, Eichhörnchen erfolgen kann. All diese Tiere können Infektionsquelle für den Menschen sein, auf den die Übertragung so gut wie ausschließlich durch das tollwutkranke Tier erfolgt. Epidemiologische Besonderheiten der Tollwut sind ihre Verbreitung unter dem Vieh durch blutsaugende Fledermäuse in Südamerika und durch kleine Raubtiere in Südafrika ohne Beteiligung von Hunden. Die Verbreitung der Hundetollwut, der für den Menschen wesentlichsten Infektionsquelle, ist sehr verschieden; in Osteuropa, auf dem Balkan, im Mittelmeerraum weit stärker als im Heimatgebiet.

Die **Inkubationszeit** schwankt beim Menschen von 8 Tagen bis zu 2 Jahren. Dauer der Inkubationszeit in gewissem Grade nicht von der Schwere, sondern vom Sitz der Verletzung und ihrer Entfernung vom Gehirn abhängig. Bei Bissen an Kopf und Hals, auch an Armen kürzer als an unteren Extremitäten. Verhältnis der innerhalb der ersten 33 Tage nach dem Biß erkrankten und verstorbenen Personen zu denen, die nach diesem Termin erkrankten und starben, war nach einer Aufstellung von BOECKER bei Unbehandelten 1 : 5,4. Andere europäische Statistiken geben das Verhältnis mit 1 : 4,8 und 1 : 6,0 an. Die Inkubationszeit ist bei Tollwut von besonderer Bedeutung, weil sie die Möglichkeit zu einer Schutzbehandlung bietet. Die Schutzbehandlung ist ein Wettlauf zwischen Immunisierung und Ausbruch der Erkrankung. Das Virus wandert auf den Nervenbahnen in das Zentralnervensystem ein. Die Gefahr eines Haftens der Tollwutinfektion wird durch sofortige energische Behandlung der Wunde, Ausschneiden, Ausbrennen, Ätzen vermindert.

Das **Krankheitsbild beim Hund** hat zwei Formen, das der rasenden und der stillen Wut. Besonders die letztere wird oft verkannt. Krankheitszeichen: Freßunlust, Stimmungsänderung, Verschlingen von Unverdaulichem, Unruhe, planloses Umherirren, Schlingkrämpfe, blinde Beißsucht; später Lähmungen der Hinterbeine und der Kinnmuskeln; bei der stillen Wut überwiegen Lähmungen. Die Übertragung erfolgt auf den Menschen überwiegend durch den Speichel des wutkranken Tieres. Eintrittsstelle Bißverletzungen, aber auch geringfügige Haut- und Schleimhautverletzungen, sogar die unversehrte Augenbindehaut. Infektion auch durch Belecken möglich, gelegentlich durch Krallenverletzungen (Katzen).

Krankheitsbild beim Menschen. Nach einer Inkubationszeit folgt kurzes Prodromalstadium, dann Erregungszustand, Lähmungszustand, Tod durch Atemlähmung. Es ist das Bild einer Encephalitis, deren Besonderheit Schluckbeschwerden, reflektorische Schluckkrämpfe und Speichelfluß sind, verbunden mit Angstzuständen. Die ausgebrochene Erkrankung verläuft beim Menschen immer tödlich, nur bei Geimpften werden selten abortive Formen gesehen, die in Heilung übergehen können.

Die **Diagnose** beim Menschen stützt sich auf die Vorgeschichte, Kontakt mit tollwütigen Tieren. Die klinische Diagnose ist nicht zuverlässig, sie muß postmortal durch mikroskopische Untersuchung des Zentralnervensystems und Tierversuch gesichert werden. Die Erkrankung wird mitunter durch eine hysterische Reaktion vorgetäuscht.

Eine wirksame **Behandlung** der ausgebrochenen Erkrankung ist nicht bekannt, symptomatische Erleichterung der Beschwerden durch Narkotica. Der Kranke soll grundsätzlich im Krankenhaus behandelt werden. Obwohl Übertragungen von Mensch zu Mensch praktisch nicht vorkommen, sind bei der Pflege die Grundsätze der Behandlung von Infektionskranken zu beachten. Infektiosität des Speichels. Besonders ist Erregungszuständen Rechnung zu tragen. Transport mit Krankenfahrzeug, nicht in öffentlichen Verkehrsmitteln, dabei ausreichend Narkotica.

Die *Wahrscheinlichkeit der Erkrankung* nach Bißverletzungen durch ein tollwütiges Tier ist beim Menschen ohne Schutzbehandlung 10—16%. In der überwiegenden Mehrzahl der Fälle bleibt also trotz Infektion die Erkrankung auch ohne Behandlung aus. Mit Schutzbehandlung sinkt die Wahrscheinlichkeit der Erkrankung aber unter 1%. *Wolfsbisse* sind besonders gefährlich und können trotz eingeleiteter Impfung zum Tode führen.

Zur **Verhütung** *der Erkrankung* des Menschen erfolgt nach Infektion oder bei Infektionsverdacht *Schutzbehandlung durch Tollwutschutzimpfung.* Sie ist ohne jeden Verzug einzuleiten, da die Schutzwirkung erst nach Ablauf einer gewissen Frist eintritt. Völlige Auswirkung des Impfschutzes etwa 4 Wochen nach Beginn der Impfung. Impfung nach Auftreten klinischer Erscheinungen ist zwecklos. Mit Beginn der Impfung darf nicht auf das Ergebnis der eingeleiteten Untersuchung gewartet werden. Ergibt diese nachträglich Tollwutfreiheit, so ist die begonnene Impfung abzubrechen.

Tollwutschutzimpfstoffe werden aus lebendem, für den Menschen mit verschiedenen Verfahren abgeschwächtem Virus, aber auch aus abgetötetem Virus hergestellt (Phenolimpfstoffe).

Beide Impfstoffe bestehen aus Ausschwemmungen virushaltiger Substanz von Kaninchenzentralnervensystem. Abgetötete und abgeschwächte lebende Impfstoffe gelten als gleichwertig hinsichtlich der Schutzwirkung. Vorteil des abgetöteten Impfstoffes sind Haltbarkeit innerhalb gewisser Grenzen (4 Monate bei dem Tollwutimpfstoff des IFV/OKH), Versandfähigkeit, damit Möglichkeit dezentralisierter Behandlung, sowie sofortigen Beginns der Behandlung mit Vorratimpfstoff schon auf dem Weg zur Wutschutzabteilung. Nachteile der dezentralisierten Impfung: Mängel in der Indikationsstellung zur Impfung durch unerfahrene Ärzte. Vorsicht bei Verwendung von erbeuteten oder örtlich beschafften Tollwutimpfstoffen fremder Herkunft. Nachprüfungen in Ländern, in denen Privatfirmen Phenoltollwutimpfstoffe erzeugen, haben im Tierversuch gelegentlich die Unwirksamkeit von Handelsproben ergeben. Durch Einfrieren wird Tollwutimpfstoff zwar nicht sofort unwirksam, aber abgeschwächt; Frostschutz, Schutz gegen Temperaturen über 10° sowie vor Licht bei Aufbewahrung und Versand daher notwendig.

Der normale Impfstoff wird aus Virus hergestellt, das durch fortlaufende Übertragung auf Kaninchen in seiner Virulenz für dieses Tier gesteigert, für den Menschen abgeschwächt ist (Impfvirus). Bei fehlender Verbindung mit der Außenwelt sind mit Erfolg Impfungen mit einem phenolisierten und erhitzten Impfstoff aus Gehirn des tollwütigen Hundes, der die Bißverletzung verursacht hatte, also mit Straßenvirus durchgeführt worden.

Die *Impfung* erfordert zahlreiche Einspritzungen. Dauer der Behandlung je nach der Lage des Falls 14 Tage bis 4 Wochen. Im Laufe der Wutschutzbehandlung werden in sehr seltenen Fällen Impfschäden beobachtet, z. B. Aufflackern von Tuberkulose, aber auch spezifische Lähmungen und Encephalitiden. Durchführung der Behandlung im Reichsgebiet in den Wutschutzabteilungen Berlin, Breslau und Wien, im Bereich des Feldheeres in den mit Wutschutzstationen versehenen Lazaretten. Jedenfalls stets am zweckmäßigsten in den besonderen Wutschutzdienststellen, da diese in Indikationsstellung und Auswahl des nach Art der Verletzung wechselnden Impfverfahrens größere Erfahrung haben. Wenn versandfähiger Impfstoff an Ort und Stelle vorhanden, kann mit ihm, um Zeitverlust zu vermeiden, die Behandlung begonnen werden. Überweisung an Wutschutzabteilung, bei langem Anmarsch unter Fortsetzung der Behandlung unterwegs, trotzdem zweckmäßiger.

Richtlinien für Wutschutzbehandlung sind ausführlich in den „Ratschlägen an Ärzte zur Bekämpfung der Tollwut", bearbeitet vom Reichsgesundheitsamt und vom Robert Koch-Institut, zusammengestellt. Kurz gefaßt ist Wutschutzbehandlung indiziert bei Verletzungen (Biß, Krallenverletzung) durch tollwutkranke, tollwutverdächtige, sowie von tollwütigen Tieren gebissene Tiere, sowie bei Verletzungen an den Zähnen tollwutkranker oder -verdächtiger Tiere, sowie an Gegenständen, die mit Material von diesen Tieren (Blut, Speichel, Hirnmasse) verunreinigt sind. Bei der Entscheidung über die Notwendigkeit einer Schutzbehandlung bei Verletzungen durch unbekannte entkommene Tiere ist den äußeren Umständen der Verletzung, der Wahrscheinlichkeit des Vorkommens der Tollwut in der fraglichen Gegend Rechnung zu tragen. Grundlegend ist die Entscheidung, ob Tollwut oder Tollwutverdacht besteht. Sie ist vom Veterinäroffizier zu treffen, nur wenn dieser nicht erreichbar ist, vom Sanitätsoffizier. Die Entscheidung „kein Tollwutverdacht" darf nur bei klarer Sachlage im vollen Bewußtsein der damit übernommenen Verantwortung ausgesprochen werden.

Unter *Friedensverhältnissen* gilt als erste Regel: Keine vorzeitige Tötung, sondern sachkundige *Beobachtung* des verdächtigen Tieres durch den Tierarzt, da auf diese Weise oft allein durch klinische Beobachtung Tollwut ausgeschlossen werden kann und weil weiter bei längerem Verlauf der Krankheit die für die mikroskopische Diagnose entscheidenden Veränderungen im Gehirn in leichter nachweisbarer Zahl und Größe auftreten, so daß bereits die mikroskopische Untersuchung ohne den zeitraubenden Tierversuch Klarheit ergibt. Unter *Feldverhältnissen* ist diese Regel oft nicht durchführbar, da Beobachtungsgelegenheit fehlt und die Gefährdung weiterer Menschen durch unzweckmäßig gehaltene oder transportierte tollwutverdächtige Tiere größer als der Nutzen der schnellen Diagnose ist. Wenn beobachtet wird, darf es unter keinen Umständen zu weiteren Verletzungen kommen. Ist Beobachtung des verdächtigen Tieres ohne Gefahr nicht möglich, so ist das Tier ohne Verletzung des Schädels und des verlängerten Markes zu töten. Gehirn und verlängertes Mark sind, wenn einwandfreie Entnahme unter sterilen Verhältnissen nicht möglich ist, durch Abtrennung des Kopfes und Halses auszulösen und gut verpackt der zuständigen Untersuchungsstelle zu übersenden. Tollwutverdächtiges Gehirnmaterial wird in der kalten Jahreszeit in frischem Zustand, in der warmen Jahreszeit unter Zusatz 50proz. wäßriger Glycerinlösung unter den für infektiöses Material geltenden Vorsichtsmaßnahmen versandt. Besondere Vorsicht bei Sektion und Verarbeitung von Material tollwutverdächtiger Menschen und Tiere. Die Eröffnung von Hundeschädeln und anderen Tierschädeln mit Behelfsmitteln ist für den Ungeübten schwierig und führt leicht zu Verletzungen, auch zu Verspritzen des Materials ins Auge mit Gefahr der Bindehautinfektion. Daher erfolgt *Einsendung des Tierkopfes* und *Entnahme des Materials* ebenfalls durch den zuständigen Veterinäroffizier und nur, wenn er nicht erreichbar ist, durch den Sanitätsoffizier.

Laboratoriumsdiagnose der Tollwut ist mikroskopisch und durch Tierversuch möglich, jedoch nur in den Händen des Erfahrenen zuverlässig. *Mikroskopisch* durch den Nachweis charakteristischer Zellveränderungen im Zentralnervensystem, der intracellulär gelegenen NEGRISchen Körperchen, besonders häufig im Ammonshorn. Nachweis im Ausstrich oder Schnittpräparat. Außerdem charakteristische Veränderungen im Ganglion nodosum des Vagus, die noch nachweisbar sein können, wenn Veränderungen im Gehirn wegen Fäulnis nicht mehr erkennbar sind. *Tierversuch* durch subdurale oder intracerebrale Verimpfung auf Kaninchen, Ratte oder weiße Maus. Meerschweinchen ungeeignet. Bei fauligem Material auch intramuskuläre Verimpfung möglich. Positives Ergebnis des Tierversuchs frühestens in der dritten Woche, Beobachtung der Versuchstiere bis zu 3 Monaten erforderlich, wenn auch nach 2 Monaten so gut wie negativ.

Bekämpfung. Ausrottung der mit tollen Tieren in Berührung gekommenen Hunde, rücksichtslose und restlose Vernichtung der frei umherstreifenden Hunde. In Friedensverhältnissen ist bei lückenloser Durchführung der unter dem Namen „Hundesperre" zusammengefaßten Maßnahmen während dreier Monate die Tollwut rasch zum Erlöschen zu bringen. Leinen-, Ketten-, Maulkorb-, Einsperrzwang bei den Hunden der Bevölkerung. Der Arzt muß die veterinärpolizeilichen Maßnahmen zur Bekämpfung der Tollwut in jeder Hinsicht unterstützen.

Vorbeugung. Die leitenden Sanitätsdienststellen haben stets ein Verbot jeder *unnötigen Tierhaltung bei der Truppe*, insbesondere die Beseitigung aller nicht dienstlich notwendigen Hunde zu erwirken. Der Truppenarzt muß durch Belehrung, vor allem auch durch eigenes Beispiel, die Beachtung erlassener Verbote durchsetzen. Die Unterdrückung der unnötigen Hundehaltung bei der Truppe vermindert nicht nur die Tollwutgefahr, sondern auch die Gefährdung durch andere *im Auslandeinsatz drohende, durch Hunde übertragbare Krankheiten*, z.B. KalaAzar, Hautleishmaniose, Leptospiren-Infektion, Echinococcus, Hundehakenwurm u. ä.

Schrifttum.

BOECKER: Abschnitt „Tollwut" in: GILDEMEISTER-HAAGEN-WALDMANN: Handbuch der Viruskrankheiten. — BOECKER: „Tollwut". Veröff. Volksgesdh.dienst **1943**. — Wehrmachtvorschriften: H.Dv. 209, L.Dv. 800, M.Dv. 284 S. 169—172.

28. Pocken.

Von H. A. Gins-Berlin.

Die Pocken haben für die *Wehrmacht* dank der Pockenschutzimpfung an Bedeutung verloren.

Die Pockenbekämpfung ist in Europa seit der Einführung des deutschen Impfgesetzes im Jahr 1874 kein Problem mehr, sondern lediglich eine Frage *zweckmäßiger Organisation der allgemeinen Impfung.*

Das deutsche Gesetz war das Vorbild, nach welchem in fast allen europäischen Ländern ein starker Impfschutz geschaffen worden ist. Damit war eine innereuropäische Abwehr hergestellt, die sich im *ersten Weltkrieg* im allgemeinen *gut bewährt* hat. Das vorübergehende Ansteigen der Pockenerkrankungen im Deutschen Reich in den Jahren 1917—1921 war im wesentlichen durch die Unterernährung weiter Volkskreise, besonders in den Großstädten, bedingt und unterstützt durch die Verwendung eines nicht sehr kräftigen Impfstoffes in den vorhergehenden Jahrzehnten. In wie hohem Maß auch im 20. Jahrhundert Impfschutz und Pockenverbreitung in Verbindung stehen, zeigen sowohl Österreich wie auch Großbritannien, die umfangreiche Pockenausbrüche erlebt haben. Seit etwa 1925 ist der ganze westliche Kontinent von größeren Ausbrüchen verschont geblieben.

Noch immer aber blieb als unbekannter Faktor die *Pockenverseuchung im Osten.* Im zaristischen *Rußland* war die Quelle für die dauernde Pockenbedrohung Deutschlands zu sehen. Ob die günstigen Berichte über den Rückgang der Pockenverseuchung in der Sowjetunion, die vom Völkerbund veröffentlicht waren, den Tatsachen entsprachen, konnte nicht mit Sicherheit nachgeprüft werden. Tatsache war es aber, daß dort an der Verbesserung des Pockenimpfstoffes eifrig gearbeitet wurde, wobei die in Deutschland gemachten Fortschritte, besonders die neuen Methoden der Wirksamkeitsprüfung von A. Groth und von H. A. Gins, praktisch verwendet worden sind.

Der *2. Weltkrieg* hat die Möglichkeit gegeben, festzustellen, was in der *Sowjetunion* erreicht worden ist. Das Ergebnis ist für den Kenner der hygienischen Zustände in Rußland überraschend:

In dem ganzen, bisher von deutschen Truppen besetzten Gebiet sind die Pocken verschwunden. Dies wurde erreicht durch eine rücksichtslose Durchführung der allgemeinen Impfung und mehrmaliger Wiederimpfungen unter Verwendung hochwirksamer Impfstoffe. Abermals ist der einwandfreie Beweis geliefert worden, daß die systematische allgemeine Impfung und Wiederimpfung zur Überwindung der Pockenseuche führt, auch wenn die hygienischen Lebensverhältnisse nicht geändert werden.

Die *Pocken* werden zu den *akut exanthematischen Krankheiten* gerechnet. Das ist besonders bei dieser Krankheit gerechtfertigt, bei welcher die Hauterscheinungen das Krankheitsbild bestimmen und diagnostisch ausschlaggebend sind. Dies trifft allerdings nur für die Pocken zu, die in einem voll empfänglichen Körper zur Entwicklung kommen. Unter dem Einfluß der Impfung wird bekanntlich die Empfänglichkeit grundlegend geändert. Je nach der Wirksamkeit des Impfstoffes und dem Zeitabstand seit der letzten wirksamen Impfung ist sie völlig erloschen oder mehr oder weniger stark verändert. Das kommt im klinischen Verlauf zum Ausdruck. Da in einer gut geschützten Bevölkerung nur wenige Individuen voll empfänglich sind, wird das *klinische Bild stark verändert* sein. Bei gut erhaltenem Impfschutz bleibt die etwa eingetretene Infektion überhaupt unerkannt oder, jedoch nur bei massiver Infektion, kommt es zu einer *exanthemlosen* leichten Erkrankung, die ähnlich wie ein Erkältungsfieber unter dem Bild einer Pharyngitis verläuft. Diese „*Pharyngitis variolosa*" kann für die Weiterverbreitung der Pocken von Bedeutung werden.

Typische klinische Fälle können höchstens noch bei ungeimpften Säuglingen oder bei alten Leuten erwartet werden, deren Impfschutz stark vermindert ist. Die meisten etwa auftretenden Fälle werden atypisch verlaufen und um so uncharakteristischer sein, je besser der vorhandene Impfschutz ist. Die Diagnose der Pocken ist daher bei uns sehr erschwert. Um die vielleicht in einzelnen Fällen auftretenden Pocken erkennen zu können, müssen die wichtigsten Unterscheidungsmerkmale gegenüber anderen pustulösen Hautveränderungen bekannt sein. Das Verständnis für die „*Variola modificata*", d. h. für die Pocken bei Geimpften, die *Variolois*, wird erleichtert, wenn man von den bekannten Erscheinungen bei der Vaccination ausgeht. *Je besser der noch vorhandene Impfschutz ist, desto schneller läuft die Reaktion ab.* Dasselbe trifft für die Variola zu. Während bei der typischen Variola nach etwa 14tägiger Inkubation und nach drei- bis viertägigem Prodromalfieber der Pustelausschlag auftritt und etwa vier Tage bis zur vollen Entwicklung braucht, ist der Ablauf des Eruptionsstadiums bei der Variolois beschleunigt. Die normale Dauer des Exanthems, die bei der

Variola vera ungefähr 14 Tage bis zur Verschorfung beträgt, ist dann verkürzt. Demgemäß ist auch die Pustelentwicklung abgeändert, d. h. die Pusteln bleiben bei der Variolois oft kleiner. Als *wichtiges Charakteristicum* der Pockenpustel muß aber *der „dynamische" Ablauf* bewertet werden, d. h. die Pustel der Variola wie der Variolois bleibt niemals auf einem Entwicklungsstadium stehen, sie verändert sich von Tag zu Tag, von der Eruption bis zur Verschorfung gibt es keinen Stillstand. Wer dies bei der Diagnose beachtet, wird andere pustulöse Hautveränderungen, wie z. B. impetiginöse Efflorescenzen, Staphylomykosen, luetische Eruptionen usw., nicht mit Pockenpusteln verwechseln. Der „dynamische" Ablauf auch der Pockenpustel beim geimpften Menschen hat große diagnostische Bedeutung, weil das Exanthem in solchen Fällen oft die typische Verteilung vermissen läßt. Während beim typischen Variolafall die Pusteln im Gesicht am dichtesten stehen, an Rumpf und Gliedmaßen aber dünner gesät sind, kann das Exanthem bei der Variolois ganz unregelmäßig verteilt sein.

Von den *Windpocken* läßt sich die Variola meist dadurch unterscheiden, daß die Pustel der letzteren eine derbe Decke hat und tiefer in der Epidermis sitzt. Das ist besonders an Handflächen und Fußsohlen gut zu beobachten. Die abheilende Variola macht hier nicht selten Knotenbildung unter der Epidermis. Außerdem kommt das Exanthem der Varicellen meist in Schüben, die über mehrere Tage verteilt sind.

Die *Variola mitigata*, im Ausland meist als *Alastrim* bezeichnet, eine milde Form der Pocken, die durch ein abgeschwächtes, aber stabiles Variolavirus erzeugt wird, verläuft grundsätzlich wie die Variola vera, soweit es den Ablauf des Exanthems betrifft. Sie hat aber kein Eiterfieber und verläuft fast nie tödlich. Für Europa hat sie keine praktische Bedeutung, ist aber in Amerika weit verbreitet. Die Herkunft dieser Pockenform ist noch nicht bekannt. Wahrscheinlich stammt sie aus Afrika.

Die wirksame *Bekämpfung* der Pockenseuche steht und fällt neben der *Meldepflicht* mit der *strengen Durchführung der allgemeinen Impfung und Wiederimpfung.* Wenn diese mit gut wirksamem Impfstoff durchgeführt wird, schafft sie einen Impfschutz, der mehrere Jahrzehnte anhält und bei den meisten Menschen bis in das hohe Alter wirksam bleibt. Die gut durchgeimpfte Bevölkerung hat daher keine Pockenepidemie zu befürchten.

Die *Impfstoffherstellung* gewinnt so eine ausschlaggebende Bedeutung. Sie ist im Deutschen Reich den staatlichen Impfanstalten übertragen. Das *Kuhpockenvirus,* die Vaccine, wird dort durch ständigen Wirtswechsel — abwechselnde Züchtung auf Kalb und Kaninchen oder Mensch und Kalb oder Passage über andere geeignete Tiere — auf hoher Wirksamkeit gehalten. Durch bakteriologische Kontrolle der Impfstoffe und durch Wirksamkeitsprüfung am Tier (nach GROTH durch subcutane Injektion fallender Mengen in die Kaninchenhaut oder nach GINS durch Verimpfung fallender Mengen auf die Meerschweinchenhornhaut) ist die Gewähr für einwandfreie Pockenimpfstoffe gegeben. Durch die von mir eingeführte *Aufbewahrung des Roh-Impfstoffes ohne chemische Zusätze bei 15—18° Frost* können die Impfanstalten große Mengen von Impfstoff ohne Virulenzverlust für mehrere Jahre vorrätig halten. Impfstoffmangel kann daher nicht mehr eintreten.

Die *Erstimpfung* verläuft als Allgemeininfektion. Sie kann u. U. eine Resistenzverminderung gegenüber anderen Erkrankungen schaffen. Genaue Feststellung der Impffähigkeit des Impflings ist daher erforderlich. Ausschlagkranke, ungeimpfte Kinder können gefährdet werden. Sie müssen unbedingt vor der Infektion mit Vaccinevirus geschützt werden. Das ist bei der *Impfung verheirateter Wehrmachtangehöriger,* die *in ihrer Familie wohnen,* zu beachten.

Schrifttum.

GINS: Immunität bei Variola und Vaccine. Handbuch KOLLE, KRAUS, UHLENHUTH 8, 3. Aufl. Jena 1930. — Veröff. Volksgesdh.dienst **50,** H. 1. Berlin 1937. — LEHMANN: Pocken des Menschen. Handbuch der Viruskrankheiten (GILDEMEISTER, HAAGEN, WALDMANN) **1,** 259. Jena 1939. — LENTZ u. GINS: Handbuch der Pockenbekämpfung und der Impfung. Berlin 1927. — PASCHEN: Pocken. Handbuch KOLLE, KRAUS, UHLENHUTH 8, 3. Aufl. Jena 1930.

29. Malaria.

Von F. Ronnefeldt-Berlin.

Mit 4 Abbildungen.

Entstehung. Die *Malariaerreger* sind Parasiten der roten Blutkörperchen. Ihre periodische Vermehrung verursacht Fieberanfälle in einem bestimmten Rhythmus. Sie werden durch die Stechmückengattung Anopheles übertragen. Beim Stich dringen sie als Sporozoiten (Sichelkeime) aus der Speicheldrüse des infektiösen Anopheles in den Organismus ein. Nach einer Inkubationszeit von 10 bis 12 Tagen, während deren sie sich vielleicht als Gewebsparasiten vermehren, erscheinen die Erreger in den roten Blutkörperchen. Sie wachsen bis zur Teilung heran, die zeitlich mit einem Fieberanfall übereinstimmt. Die Teilstücke greifen dann neue Blutkörperchen an, die in gleicher Weise wieder wachsen und sich teilen. Bei dieser ungeschlechtlichen Vermehrung (Schizogonie) ent-

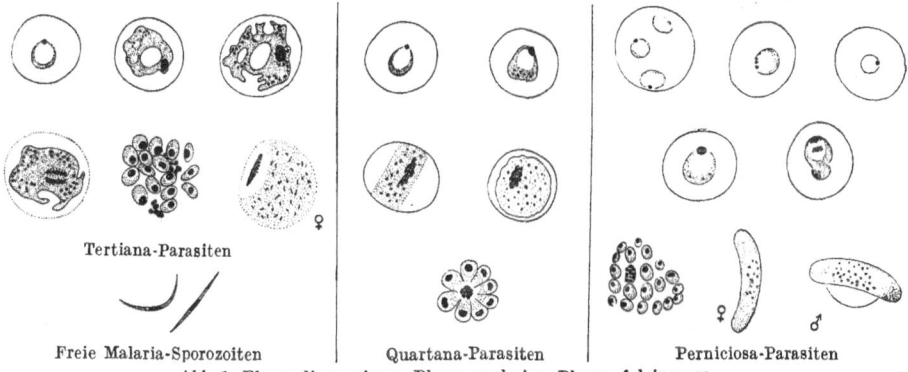

Tertiana-Parasiten

Freie Malaria-Sporozoiten | Quartana-Parasiten | Perniciosa-Parasiten
Abb. 1. Plasmodium vivax, Plasm. malariae, Plasm. falciparum.

stehen außerdem Geschlechtszellen (Gameten). Die Befruchtung und Weiterentwicklung (Gamogonie) findet erst im Mückenmagen unmittelbar nach der Blutmahlzeit statt. Der befruchtete weibliche Gamet dringt durch die Magenwand hindurch. Nach Encystierung und mehrfacher Teilung wird die Leibeshöhle der Mücke mit Sporozoiten überschwemmt, die auch in die Speicheldrüse eindringen und den Anopheles infektionstüchtig machen (Sporogonie).

Man unterscheidet *drei Arten von Malaria*, die durch verschiedene Erreger verursacht werden und auch klinisch voneinander abweichen:

Plasmodium vivax ist der Erreger der *Malaria tertiana*. Sie macht kurzdauernde Fieberanfälle, die ein um den anderen Tag auftreten, also mit einem fieberfreien Tag. Sie neigt stärker zu Rückfällen als die anderen Malariaarten. Durch große, fast gleichzeitig auftretende Ausfälle kann sie trotz ihrer günstigen Prognose militärisch sehr gefährlich werden.

Plasmodium malariae ist der Erreger der *Malaria quartana*. Sie macht kurzdauernde Fieberanfälle jeden vierten Tag, also mit zwei fieberfreien Tagen. Die Letalität der unkomplizierten Quartana ist ebenfalls gleich null, aber ihre Rückfälle zeichnen sich durch besondere Hartnäckigkeit aus. Erwähnung verdient die nicht ganz seltene Nephrose im Anschluß an Quartana.

Plasmodium falciparum ist der Erreger der *Malaria tropica*. Ihre unregelmäßigeren, an den Tertianatypus erinnernden Fieberanfälle dauern länger und können eine Kontinuakurve ergeben. Die Malariatodesfälle gehen fast alle auf Plasmodium falciparum zurück. Rapide Vermehrung der Plasmodien in den Gehirncapillaren verstopft diese und verursacht einen schweren Krankheitszustand (Malaria comatosa). Gelegentlich nimmt die Tropica die Form einer schweren Ruhr an. Obwohl gefährlicher als die anderen Malariaarten, heilt die Tropica häufiger ohne Rückfälle aus[1].

---

[1] Das als selbständige Art allgemein anerkannte *Plasmodium ovale* unterscheidet sich morphologisch und klinisch nur wenig von Pl. vivax. Es wird nur aus dem tropischen Afrika beschrieben.

Diagnose. Die klinische Diagnose wird durch die charakteristische *Fieberkurve* (alle vier Stunden messen!) und die *Milzschwellung* (nicht immer) gestellt. Sie bedarf der Bestätigung durch den Blutbefund.

Ein zahlreicher Parasitenbefund ist leicht zu erkennen in einem einwandfrei hergestellten, mit Methylalkohol fixierten und nach GIEMSA gefärbten Blutausstrich. Von noch größerer Bedeutung ist die Untersuchung im Dicken Tropfen. Der Blutstropfen wird auf gründlich entfettetem Objektträger aufgefangen und auf Pfenniggröße verrührt, getrocknet, in Aq. dest. kurz hämolysiert und *unfixiert* mit GIEMSA-Lösung 30—40 Minuten gefärbt. Die Untersuchung des Dicken Tropfens verlangt eine gewisse Übung, ist aber unentbehrlich, weil ein negativer Ausstrich nichts besagt. Der weniger Geübte wird im Ausstrich Art und Parasitenformen nach Feststellung im Dicken Tropfen in ihren Einzelheiten besser erkennen können. Zwecks einwandfreier Differenzierung muß das zur Herstellung der Farblösung verwendete destillierte Wasser auf ein p_H 6,8 eingestellt (Dibromthymol) oder gepuffert sein (Phosphatpuffer nach WEISE). Der Versand ungefärbter Dicker Tropfen ist zulässig und einer zweifelhaften Färbung vorzuziehen, jedoch muß das Hämoglobin bereits vor der Versendung ausgezogen sein, da sonst nach mehrtägiger Aufbewahrung die Färbung nicht mehr gut gelingt. In diagnostisch unklaren Fällen kann die Flockungsreaktion nach HENRY wertvolle ergänzende Aufschlüsse geben, die Herstellung eines zuverlässigen Antigens ist jedoch schwierig. Die Reaktion beruht auf Ausflockung von Retinapigment (aus dem Ochsenauge) oder Eisenalbuminat durch Malarikerserum.

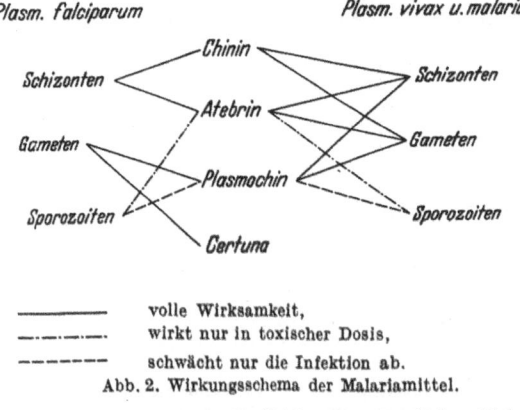

Abb. 2. Wirkungsschema der Malariamittel.

—————— volle Wirksamkeit,
—·—·—·—· wirkt nur in toxischer Dosis,
— — — — — schwächt nur die Infektion ab.

Behandlung. Wir verfügen über eine Reihe spezifischer Mittel mit differenzierter Einwirkung auf die verschiedenen Parasitenformen und -arten.

Chinin vernichtet die Schizonten sämtlicher Malariaarten und die Gameten von Pl. vivax und Pl. malariae, aber nicht die Gameten von Pl. falciparum. Therapeutische Tagesdosis 1 g Chinin hydrochloricum, 1,2 g Chinin sulfur. während der ganzen Fieberdauer und 9 Tage nach der Entfieberung. Nebenwirkungen: Ohrensausen bei längerem Gebrauch.

Atebrin ist wie Chinin ein Schizontenmittel und wirkt auf die gleichen Formen ein. Die therapeutische Tagesdosis beträgt 0,3 g und wird 5—7 Tage gegeben. Nebenwirkung: gelegentliche, belanglose Gelbfärbung der Haut ohne Leberschädigung. Magenbeschwerden treten manchmal auf nach Einnahme auf leeren Magen, seltener sonst. Sehr selten beschrieben und teilweise umstritten sind zentrale nervöse Symptome vorübergehender Natur bei normaler Antebrinbehandlung.

Plasmochin ist ein˙Gametenmittel mit einer gewissen Schizontenwirkung bei Tertiana und Quartana. Es vernichtet die Tropicagameten und hat eine deutliche rezidivverhütende Wirkung. Plasmochin ist aber in höheren Dosen toxisch durch die Bildung von Methämoglobin. Die Tagesdosis beträgt 0,03 g, sie wird drei Tage lang *anschließend* an die Atebrinkur gegeben. Bei gleichzeitiger Darreichung sind Magenschmerzen zu erwarten. Gegen gleichzeitige Verabreichung von Chinin und Plasmochin (Chinoplasmin) bestehen keine Bedenken.

Spätfolgen der Malaria: Schwere und jahrelang wiederholte Malariaanfälle (*Tropenaufenthalt*) können Myokard- und andere Schäden verursachen. Die praktisch wichtigsten Spätfolgen sind die *Rezidive.* Auch bei einwandfreier Kur und fortgesetzter Chemoprophylaxe neigen eine Anzahl Malariafälle zu Rezidiven, besonders Tertiana. Die Rezidive ereignen sich meistens im Frühjahr oder werden durch irgendeine Körperschädigung ausgelöst. Länger als 5 Jahre nach dem Verlassen des Malarialandes treten nur äußerst selten Rezidive auf, am ehesten noch bei Quartana. Zur Diagnose Malariarezidiv gehört unbedingt ein positives Blutpräparat. Der Dicke Tropfen *muß vor Einleitung einer Behandlung* entnommen worden sein. Eine im *Kriege* erworbene Malaria gilt als *Wehrdienstbeschädigung.* Eine Übertragung der Malaria auf einheimische Anopheles durch heimgekehrte

Kriegsteilnehmer ist nicht zu befürchten oder wird nur in bedeutungslosen Einzelfällen eintreten.

Immunität. Das Überstehen der Malaria verleiht eine gewisse Resistenz gegen Reinfektionen. Die Immunität ist aber nicht nur art-, sondern auch stammesspezifisch; sie schützt nur kurze Zeit und nur gegen eine Reinfektion mit dem gleichen Stamm. Nach jeder Reinfektion verstärkt sich die Widerstandsfähigkeit, es bildet sich eine sog. Prämunition (SERGENT) aus. In schwer verseuchten Malarialändern erkranken fast alle Kinder an chronischer Malaria (große Milzen, Blutparasiten auch außerhalb der Fieberanfälle). Die bis zur Pubertät entstehende Prämunition schützt weitgehend die erwachsenen Einheimischen gegen Neuerkrankungen in ihrer Heimat. Zuge-
zogene Erwachsene oder Wehrmachtangehörige während einer militärischen Unternehmung sind ebenso empfänglich wie die einheimischen Säuglinge.

Übertragung. Die allein Malaria übertragenden Anopheles sind von anderen Stechmücken (Culex, Aedes) durch ihre gerade Haltung leicht zu unterscheiden.

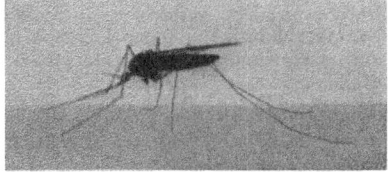

Abb. 3.

Zum Verständnis der *Epidemiologie der Malaria* und zur Einleitung geeigneter *Schutzmaßnahmen* bedarf es der Berücksichtigung einer Anzahl entomologischer und klimatischer Tatsachen, die mit der Anophelesübertragung im engen Zusammenhang stehen. Sie betreffen die mehr oder minder starke Eignung der betreffenden *Anophelesart*, die Malaria zu übertragen, die Dauer der Parasitenentwicklung in der Mücke, die Häufigkeit der Anopheles überhaupt und die Wahrscheinlichkeit, daß sie ihre Blutnahrung beim Menschen holen.

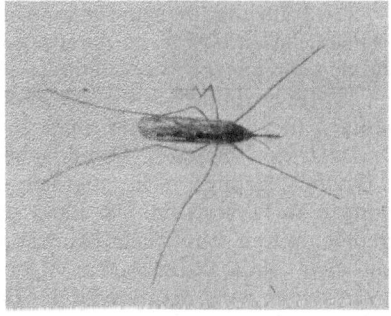

Abb. 4.
Abb. 3 und 4. Anopheles maculipennis-Weibchen. Vergr. 2 : 1 (Phot. Kantak).

Diese entomologischen Faktoren sind in hohem Grade abhängig von den örtlichen geomorphologischen und klimatischen Verhältnissen. Aus diesen Umständen ergibt sich, ob die Malaria in einem Lande so verwurzelt ist, daß die gesamte Bevölkerung im Leben mehrmals ohne Ansehen der Jahreszeit daran erkrankt (hyperendemische Gebiete in den Tropen), ob sich die Erkrankungen in gewissen Monaten häufen (endemische Gebiete mit Saisonmalaria), oder ob nur eine schwache Endemie den Ausgang für gelegentliche große Epidemien (hypendemische Malaria) gibt. Auch in endemischen und hyperendemischen Gebieten können unter Umständen schwere Epidemien auf die Endemie *aufgepfropft* werden. Immer steht die mehr oder minder häufige Übertragung unter der Abhängigkeit zahlreicher, zum großen Teil gut erforschter und beeinflußbarer Faktoren. Nur ein Teil der etwa 160 Anophelesarten eignen sich für die Malariaübertragung; einige Arten sind zu selten, bei anderen haftet die Infektion nicht, wieder bei anderen bringen ihre Lebensgewohnheiten sie nicht mit den Menschen zusammen. Die *Entwicklung der Parasiten in der Mücke* setzt eine durchschnittliche Lufttemperatur von 17° oder mehr voraus. Die Dauer der Entwicklung wird durch die Außentemperatur stark abgekürzt, für Pl. vivax im optimalen Fall von 21 Tagen bei 20° auf 10 Tage bei 25°. Die Häufigkeit der Anopheles hängt in erster Linie von den Bedingungen, unter denen sie die Eier ablegen und ihre Larven sich im Wasser entwickeln, ab. Die Ansprüche der einzelnen Anophelesarten an den Brutplatz sind außerordentlich verschieden. Die Sumpfbrüter verlangen stehende oder doch sehr langsam fließende Gewässer mit reichlicher, niederer Vegetation (A. maculipennis). Sie sind die wichtigsten Überträger der Malaria in den Niederungen und Lagunenlandschaften (*Sumpfmalaria*). Die Bachbrüter legen ihre Eier in die Randpartien stark besonnter Gebirgsflüsse und Bäche mit kiesigem

Untergrund (A. superpictus). Sie verursachen die Malaria in den höher gelegenen Landesteilen (*Bergmalaria*). Sehr oft werden durch Kunstbauten, wie Straßen- und Bahnbau, defekte Bewässerungsanlagen, schlecht eingefaßte artesische Brunnen, Ausschachtungen aller Art, günstige Brutplätze für Anopheles erst durch den Menschen geschaffen. Diese Brutplätze können äußerst ergiebig sein und vermitteln eine „Menschenhandmalaria" (RODENWALDT). Die klimatischen Jahresschwankungen erklären vielfach das mehr oder minder starke Auftreten der Anopheles und der durch sie übertragenen Malaria. Regenreiche Jahre fördern die Sumpfbrüter und hemmen die Bergmalaria; trockene Jahre fördern die Bachbrüter und hemmen die Sumpfmalaria. Es gibt aber Ausnahmen. Hohe Temperaturen beschleunigen nicht nur die Entwicklung der Parasiten in der Mücke, sondern kürzen auch ihre Entwicklung wesentlich ab. Bei 17° braucht die Anopheles 30,5 Tage zur vollen Entwicklung vom Ei bis zum geflügelten Insekt, bei 25° nur 14,5 Tage. Hohe Trockenheit beeinträchtigt außerordentlich die Lebensfähigkeit der geflügelten Mücke. Viele Anopheles saugen das Blut (das sie nur zur Eireifung brauchen, die Männchen stechen nicht) beim Vieh und ziehen Stallungen als Jagdgebiet den menschlichen Wohnungen vor. Die Viehhaltung kann daher von Einfluß auf die Verbreitung der Malaria sein. Schließlich spielt die *Empfänglichkeit* eine gewisse Rolle. Schwere Malariaepidemien kommen bei Hungersnöten und wirtschaftlichen Katastrophen vor. *Kriegshandlungen* mit starken Zerstörungen pflegen die Malariagefahr wesentlich zu erhöhen.

Malaria und Wehrmacht. In stark *endemischen Malarialändern* wird die *Wehrmacht auch in Friedenszeiten* durch die Malaria in Mitleidenschaft gezogen.

Die britischen Truppen in Indien hatten 1929 321⁰/₀₀, 1932 112⁰/₀₀ Malariazugänge. Das griechische Heer hatte von 1930—1937 durchschnittlich 123,5⁰/₀₀ Kopfstärke jährliche Malariazugänge, obwohl ein sehr großer Teil der Rekruten durch Erkrankung im Kindesalter prämuniert war.

Kriegführung in Malarialändern hat mit verstärkten Malariaausbrüchen zu rechnen, besonders wenn die Truppen nicht prämuniert sind. Mangelhafte Versorgung, Strapazen, Verwundungen erhöhen die Anfälligkeit. Ausfälle über 50% der Iststärke innerhalb weniger Wochen sind keine Seltenheit, wenn Schutzmaßnahmen unterbleiben oder nicht sachgemäß durchgeführt werden.

Malariaerkundung. Die einfache Feststellung, daß Malaria in einem Lande vorkommt, genügt nicht, um Art und Umfang der erforderlichen Schutzmaßnahmen zu bestimmen. Der Grad der Gefährdung kann unter gleichen Breitengraden und in ähnlichen Landschaften außerordentlich verschieden sein. Die amtlichen Malariastatistiken vieler Länder geben brauchbare Anhaltspunkte. Im einzelnen wird man jedoch die Lage genau erkunden müssen. In wirklich verläßlicher Weise ist dieses nur durch *Untersuchung der Bevölkerung* möglich. Die Untersuchung der *Schulkinder* auf vergrößerte Milzen (Milzindex), die am besten durch Blutuntersuchungen (Parasitenindex) zu ergänzen ist, gibt gute Auskunft über den Grad der Gefährdung durch Parasitenträger. Milzindex und Parasitenindex brauchen keineswegs einander zu entsprechen. Gewöhnlich ist der *Milzindex* wesentlich höher als der Parasitenindex, das Umgekehrte kommt aber auch vor, und zwar in erster Linie bei frischen epidemischen Ausbrüchen. Ein *Parasitenindex* über 30%, der gewöhnlich mit einem Milzindex von über 60% gepaart ist, bedeutet eine erhöhte Malariagefahr für Truppen im betreffenden Ort. Ein Milzindex von 10% und darunter ist ohne Parasitenindex kaum zu verwerten: bei lymphatischer Konstitution ist die Milz oft vergrößert: bei vielen infektiösen Kinderkrankheiten, zu denen in hygienisch unentwickelten Ländern auch der Abdominaltyphus zählt, ist sie ebenfalls geschwollen, und man weiß wenig darüber, wie lange der Tumor nach der Heilung anhält. Schließlich erlaubt die lockere Aufhängung der Milz bei Kindern oft das Fühlen völlig normaler Milzen. Die Untersuchung der Bevölkerung ist durch Erhebungen auf *entomologischem* und *geomorphologischem* Gebiet zu ergänzen. Hierdurch wird die Größe der *Übertragungsmöglichkeiten* festgestellt, während bei der Bevölkerung die *Größe des Parasitenreservoirs* bestimmt wird. Stechmücken werden in Ställen und Unterkünften gefangen und bestimmt, die Brutplätze aufgesucht. Die Be-

stimmung der Anopheles gibt wichtige Fingerzeige zur Größe der Übertragungsmöglichkeiten, weil von den wichtigsten Malariaüberträgern bekannt ist, in wieviel Prozent die experimentelle Infektion der Mücke mit Malariaplasmodien angeht (E. I. *experimenteller Infektionsindex*). Unter gewissen Voraussetzungen ist
es angebracht, die gefangenen Anopheles in großen Reihen durch spezialistisch
geschulte Kräfte sezieren zu lassen, um den *natürlichen Infektionsindex* (N. I.)
zu bestimmen. Er ist stets sehr viel niedriger als der E. I. Während der E. I. bei
guten Überträgern 40% und weit darüber betragen kann, sind 3% N. I. bereits
sehr viel und als eine akute Gefahr anzusehen.

Schutzmaßnahmen. Die Malariahygiene hat drei Angriffspunkte: die *Parasiten im Blut*, die geflügelten *Überträger* und die noch in den *Brutplätzen* befindlichen Anopheleslarven.

Erwiesene *Parasitenträger* bei der *Truppe* sind zu behandeln, auch wenn sie nicht klinisch
krank sind. Unabhängig von einer allgemeinen Malariabekämpfung und Behandlung der Bevölkerung kann es bei starker Verseuchung zum Schutze einer ortsansässigen Truppe (z. B.
Küstenbatterie) zweckmäßig sein, bestimmte Teile der *Bevölkerung* chemotherapeutisch zu
behandeln. Man verfolgt dabei in erster Linie den Zweck, die Gametenträger unschädlich zu
machen. Eine solche *Gametenprophylaxe* wird sich stets des Plasmochins bedienen, man wird
dazu aber auch ein Schizontenmittel geben, um nicht nur die erwachsenen Gameten zu treffen,
sondern außerdem ihre Entstehung zu verhindern.

Von allgemeiner Bedeutung ist die *Chemoprophylaxe bei der Truppe*. Solange
wir nicht über ein Mittel verfügen, das die Sporozoiten beim Eindringen in den
Körper vernichtet (echte Prophylaxe), müssen wir mit den Schizontenmitteln·
vorliebnehmen, die erst wirken können, nachdem die Infektion festen Fuß
gefaßt hat, und sie in vielen Fällen im Keime ersticken (klinische Prophylaxe).
Man kann die Chemoprophylaxe täglich oder stoßweise (nur an bestimmten
Wochentagen mit erhöhter Dosis)˙ betreiben lassen. Beide Methoden haben ihre
Anhänger. Bei der *Wehrmacht* werden meistens psychologische Erwägungen für
die *tägliche Prophylaxe* entscheiden lassen. Man gibt täglich 0,06 g *Atebrin* oder
0,3 g *Chinin*.

Die Chemoprophylaxe schützt nicht unbedingt gegen den Fieberausbruch. Sie hat sich
jedoch seit Jahrzehnten im Frieden und im Krieg bewährt und wesentlich dazu beigetragen,
die Zahl der Infektionen niedrig zu halten. Bei Infektion trotz Prophylaxe wird der Fieberausbruch Wochen und Monate hinausgezogen. Die Atebrinprophylaxe setzt auch dort, wo
sie versagt, die Heftigkeit der Infektion herab, wie von CIUCA u. a. in langen Versuchsreihen
mit massiven experimentellen Infektionen nachgewiesen.

Die *Mückenstiche* werden durch den sog. *mechanischen Schutz* verhindert.

Man schläft entweder unter dem Moskitonetz *oder* in Räumen, deren Fenster und Türen
mit Drahtgaze bespannt sind. Da die Anopheles nur abends stechen, ist nach Einbruch der
Dunkelheit ungeschützter Aufenthalt im Freien zu vermeiden (eingedrahtete Aufenthalts-
laube). Bei Eindrahtungen sind eine Reihe technischer Einzelheiten zu beachten (Malaria-
vorschrift). Auf gute Instandhaltung der Eindrahtung und der Moskitonetze ist größter Wert
zu legen. Die Wirkung der Eindrahtung ist durch Vernebeln mückentötender Flüssigkeiten
(z. B. Flit) in den eingedrahteten Räumen zu ergänzen. Posten und Streifen schützen sich
durch Kopfschleier und Handschuhe, evtl. durch Einreiben der Haut mit den sonst wegen
ihrer kurzen Wirkungsdauer wenig brauchbaren mückenabweisenden Mitteln (Mipax).

Geländemaßnahmen zur *Vernichtung der Mückenlarven* können *nur unter stabilen Verhältnissen* durchgeführt werden, gewinnen aber dann *auch im Kriege*
eine sehr große Bedeutung.

Zur Vernichtung der Larven in den Brutplätzen werden dieselben *petrolisiert* oder *arse-
nisiert*. Durch Vernebeln von Petroleum auf der Wasseroberfläche entsteht ein dünner Ölfilm,
der das Atemrohr der Larven verstopft. Das Arsenisieren erfolgt mit Schweinfurter Grün oder
mit Calciumarsenit, das im Verhältnis 1 : 100 mit gesiebtem Straßenstaub vermengt und auf
die Wasseroberfläche zerstäubt wird (gegebenenfalls von Flugzeugen aus oder mit Motor-
zerstäubern). Die Arsenteilchen schwimmen an der Wasseroberfläche und werden von den

Larven mit der Nahrung hereingestrudelt. Bequem in der Anwendung und angeblich ebenso zuverlässig ist das Versprühen einer wässerigen Arsen-Petroleum-Emulsion. Die Brutplätze sind je nach der Witterung alle 10—14 Tage im Turnus zu behandeln; der Erfolg ist regelmäßig zu kontrollieren. Für diese Arbeiten stehen gewöhnlich geschulte einheimische Kräfte zur Verfügung; genaue Überwachung ist aber nötig.

Kleinere *Tümpel* werden am besten durch *Zuschütten* beseitigt. Größere *Sümpfe* und versumpfte Wiesen können nur durch *Senkung des Grundwasserspiegels* saniert werden. Der Ingenieur muß entscheiden, ob Trockenlegungen im Kriege durchführbar sind. Besondere Aufmerksamkeit verdienen die Brutplätze der Menschenhandmalaria, weil sie in der Regel sehr ausgiebig sind und im Kriege durch Zerstörungen und Ausschachtungen leicht entstehen. Andererseits ist ihre Verhütung durch sachverständige Beratung bei der Planung (Malarialehrgänge für Ingenieure wie in Italien) relativ einfach, während die nachträgliche Beseitigung oft gar nicht oder nur unter unverhältnismäßig großem Aufwand an Mitteln gelingt. Gut instand gehaltene Bewässerungsanlagen sind keine Malariagefahr, Reisfelder nur zum Teil.

Das Aussetzen larvenfressender Fische in die Brutplätze (Gambusien) ist eine erfolgversprechende Methode. Allerdings muß die Maßnahme alljährlich erneuert werden, und ihr Erfolg wird erst im Laufe des Sommers bemerkbar.

Besonders gefährdet ist eine Truppe auf dem *Transport* durch ein malariaverseuchtes Land.

In Gebieten mit erwiesener erhöhter Malariagefahr sind rechtzeitig Schutzmaßnahmen vorzusehen: Bereitstellung eingedrahteter Durchgangsunterkünfte, Sperrung besonders gefährlicher Gebiete für Nachtmärsche, Larvenbekämpfung in der Nähe der Bahnhöfe, da erfahrungsgemäß Transportzüge nicht selten mehrere Nächte auf Weiterbeförderung zu warten haben. Man bedenke stets, daß die Truppe, die sich auf dem Transport oder auf dem Anmarsch infiziert hat, mit gehäuften Ausfällen beim Einsatz zu rechnen hat, da Ablauf der Inkubationszeit und vermehrte Strapazen oft zeitlich zusammentreffen.

Die *Malariavorbeuge durch mechanischen Schutz und Geländearbeiten* ist zur Ergänzung des Teilschutzes durch *Chemoprophylaxe in schwer verseuchten Malarialändern* unbedingt *notwendig*, vor allem zum Schutze von *Bereitschaftstruppen und der rückwärtigen Dienste*. Deren Gefährdung wächst mit der Dauer des Aufenthalts. Die *Malariaschutzmaßnahmen* verlangen einen *Sonderaufwand an Fachleuten und Unterpersonal, an Arbeitszeit, an Apparatur, Verbrauchsmitteln und Kraftfahrzeugen*, dessen Umfang leicht unterschätzt wird. *Eine erfolgreiche Malariavorbeuge ist aber unerläßlich für die Kriegführung in endemisch verseuchten Ländern*.

Schrifttum.

Allgemeines. Malaria: Herausgegeben von der Heeres-Sanitätsinspektion 1942 49r 35 S Jn/Wi G I Nr 1519/42; Ratschläge an Ärzte zur Bekämpfung der Malaria. Reichsgesundheitsamt 1941. — MARTINI: Lehrbuch der medizinischen Entomologie. Jena 1941. — MÜHLENS: Malaria in RUGE, MÜHLENS, ZUR VERTH: Krankheiten und Hygiene der warmen Länder. Leipzig 1938. — NOCHT u. MAYER: Die Malaria. Berlin 1936. — ZEISS-RODENWALDT: Einführung in die Hygiene und Seuchenlehre, 5. Aufl. Stuttgart 1943. — ZIEMANN: „Malaria" in Lehrbuch der Militärhygiene, WALDMANN u. HOFFMANN. Berlin 1936.

Spezielle Fragen. CASTELLANI: Lo stato sanitario delle truppe italiane nel conflitto etiopico. — CIUCA ü. Mitarbeiter: Arch. roum. Path. expér. 11, 357—401 (1941). — HÜHNE: Dtsch. Mil.arzt 1941, 364; 1943, 371. — KREHNKE: Veröff. Marinesan.wes. H. 33. Berlin 1941. — LIVADAS u. SPHANGOS: 1930—40 (englisch), 2 Bde. Athen 1941. — MARTINI: Dtsch. Mil.arzt 1941, 236. — PETER: Tropenhyg. Schriftenreihe H. 2. Stuttgart 1941. — PEUS: Die Fiebermücken des Mittelmeergebietes. Leipzig 1942. — RODENWALDT: Seuchenkämpfe. Heidelberg 1921. — ROSE: Dtsch. med. Wschr. 1941 II, 1306—1308. — Rumänische Richtlinien für die Bekämpfung der Malaria. — Rev. Ştiinţ. med. (rumän.) 30, Nr 6/7 (1941). — SLIWENSKY: Verbreitung der schweren Malariaformen in Bulgarien. Festschrift NOCHT. Hamburg 1937. — WEYER: Die Malaria-Überträger Afrikas. Leipzig 1940.

30. Pappatacifieber, Gelbfieber, Dengue.

Von H. RUGE-Kiel.

A. Pappatacifieber.

Die *österreichischen Militärärzte* DOERR, FRANZ und TAUSSIG stellten 1908 als erste dieses Krankheitsbild als eigene Erkrankung auf und trennten es von den anderen kurzfristigen Fiebern der warmen Länder ab.

Geographische Verbreitung ist die gleiche wie die der Dengue (S. 145).

Der **Erreger** ist ein filtrierbares Virus. Mit dem Blut Kranker läßt sich bei Gesunden die Erkrankung hervorrufen. *Überträger* ist Phlebotomus pappataci. In ihm macht das Virus eine bestimmte Entwicklung durch, so daß er nach dem Saugen nicht vor dem 8. Tag die Krankheit weiterverbreiten kann.

Krankheitsbild. Inkubation 3—6 Tage. Dann kommt es meist ohne deutlichen Schüttelfrost zu erhöhter Körperwärme. Die Kranken klagen über außerordentlich heftige Gelenk-, Muskel- und Augenschmerzen. Bezeichnend für die Krankheit sind die streifig geröteten Augen; auch das Gesicht ist gerötet und gedunsen. Je nach der Epidemie sieht man Verstopfung oder blutig-schleimige Durchfälle. Die Befallenen machen meist einen schwerkranken Eindruck. Schleimhautblutungen kommen vor. Das Blutbild entspricht dem der Dengue. Die Genesung ist oft verzögert. Neurasthenische Nachkrankheiten treten auf, Rückfälle sind beobachtet, die Immunität ist von kurzer Dauer.

Für die *Erkennung* kommen differentialdiagnostisch in Frage Dengue, akuter Magen- und Darmkatarrh, Malaria und Grippe. Gegenüber Dengue fehlt der Hautausschlag, auch ist die Pulsbeschleunigung bei Dengue stärker ausgesprochen. Im übrigen vergleiche „Dengue". Die *Behandlung* ist rein symptomatisch. Der *Verlauf* unbedingt günstig. Die *Letalität* ist gleich Null.

Bekämpfung und Verhütung gestalten sich sehr schwierig, da die kleinen Mücken durch die Maschen eines gewöhnlichen Mückennetzes hindurchkommen. Sprayen mit Flit oder dem GIEMSAschen Formalin-Seifengemisch ist erfolgreich. Die Vernichtung der Larven ist schwierig, da die Brutplätze sehr verersteckt liegen (Kehrichthaufen, alte Gemäuer).

B. Gelbfieber.

Von Westafrika aus ist das Gelbfieber mit dem Sklavenhandel zusammen mit der übertragenden Mücke im 16. Jahrhundert nach Westindien, Mittel- und Südamerika verschleppt worden. Dort ist es auch heute noch zu finden; beim Aufenthalt dort muß man es kennen. Von wehrhygienischer Bedeutung ist z.Z. die Verseuchung ganz Westafrikas bis tief in das Innere hinein und neuerdings im Osten Afrikas die Verseuchung des anglo-ägyptischen Sudans.

Der **Erreger** des Gelbfiebers ist ein filtrierbares, auf Affen und weiße Mäuse übertragbares und züchtbares Virus. Die Bedeutung der von TORRES bei gelbfieberinfizierten Affen regelmäßig in großer Menge gefundenen Einschlüsse in den Leberzellen ist noch nicht klar. Beim Menschen ließen sich diese Einschlüsse nur im Frühstadium nachweisen. *Überträger* ist das Weibchen der Stechmücke Aedes aegypti. Typisch ist die schwarz-weiße Fleckung der Beine („Preußenmücke") und eine lyraähnliche Zeichnung — weiß auf dunklem Grund — auf dem Rücken. Um Gelbfieber übertragen zu können, muß die Mücke während der ersten drei Krankheitstage an einem Gelbfieberkranken saugen. Denn nur während dieser Zeit kreist das Virus im peripherischen Blut. Ein Aufflackern von Seuchenherden erfolgt stets nur beim Zustrom neuer empfänglicher Menschen (militärische Expeditionen, Einwanderungen). Unter natürlichen Bedingungen erkranken Tiere anscheinend nicht an Gelbfieber.

Epidemiologisch unterscheidet man eine städtische und eine ländliche (Dschungel-) Form, beide mit gleichem Virus. Als Virusherberge dienen Urwaldaffen. Wichtig sind auch hier die Immunitätsproben mit der weißen Maus.

Krankheitsbild. Nach einer Inkubationszeit von 3—6 Tagen kommt es für 2—5 Tage zu hohem Fieber. Bei den Kranken ist außer den durch Fieber bedingten Allgemeinerscheinungen nichts Besonderes nachzuweisen. Mit Rückkehr der Körperwärme zur Norm kann auch die Erkrankung überwunden sein. Meist kommt es jedoch unter Verschlechterung des Allgemeinbefindens und unter Entwicklung einer mehr oder weniger schweren Leber- und

Nierenschädigung (stärkste Gelbsucht, Urobilin +, Verminderung der Harnmenge bis zum völligen Versiegen, Eiweiß bis 15⁰/₀₀, Zylinder, Epithelien) zu einem zweiten Fieberanstieg, dem die Kranken je nach der Schwere der Epidemie bis zu 100% erliegen können. Bei schweren Fällen stellen sich Erbrechen (Vomito negro) sowie Darm- und Hautblutungen ein. Dazu gesellt sich neben Leber- und gelegentlich Milzschwellung eine Entartung des Herzmuskels. Der Puls sinkt trotz hochbleibenden Fiebers verhältnismäßig rasch (FAGETsches Zeichen). Ebenso sinkt der Blutdruck (Nebennierenschädigung). Das Blut zeigt infolge Eindickung vermehrte Werte für Hämoglobin und rote Blutkörperchen. Das Komplement verschwindet. Die weißen Blutkörperchen nehmen unter Bildung einer deutlichen Monocytose ab. In der Rückenmarksflüssigkeit treten Eiweiß- und Zellenvermehrung und Druckerhöhung auf. Gelegentlich entwickeln sich Delirien und Erregungszustände. Diese Erkrankungen enden in der Mehrzahl zwischen dem 6.—10. Tag tödlich. Bei denjenigen, welche die Krankheit überstehen, tritt oft verhältnismäßig rasch völlige Genesung ein. Die Erkrankung hinterläßt meist dauernde Immunität.

Die **Diagnose** ausgesprochener Fälle und die Erkennung von Fällen bei einer Epidemie ist meist einfach. Dagegen kann die Diagnose von abortiven und sporadisch auftretenden Erkrankungen zunächst zu außerordentlichen Schwierigkeiten führen. Verwechslungen mit Grippe, Dengue und WEILscher Krankheit, Malaria und Schwarzwasserfieber, Arsen- oder Phosphorvergiftungen lassen sich im allgemeinen durch eine genaue Vorgeschichte ausschließen. Wichtig ist der Tierversuch.

Impft man Mäuse mit einer Mischung von Gelbfiebervirus und Serum des Kranken in die Bauchhöhle, so kommt es bei Gelbfieber durch Vorhandensein der entsprechenden Schutzkörper nicht zur Erkrankung der Maus. Auch die Komplementbindung muß herangezogen werden. Ferner läßt sich histologisch nachträglich aus den Leberveränderungen die Diagnose mit Sicherheit stellen, eine wichtige Tatsache für die Entdeckung neuer Herde.

Eine spezifische *Behandlung* des Gelbfiebers gibt es noch nicht. Vielleicht wirken große Gaben von Immunserum, wenn sie innerhalb der ersten Tage verabfolgt werden, während derer das Virus im Blut kreist. Neben Herzmitteln Traubenzuckereinläufe und Insulin. Strengste Bettruhe. Kein Morphium, kein Alkohol. Die Letalität schwankt zwischen 30 und 100%.

Pathologische Anatomie. Haut, Fettgewebe, Muskulatur und die serösen Häute sind deutlich citronengelb verfärbt. Gehirn, Herz und Lungen zeigen Blutpunkte und gelegentlich Stauung, ebenso Magen- und Darmwände und Bauchfell. Das Herz ist schlaff und brüchig. Im Magen findet sich oft schwärzlich geronnenes Blut und im Zwölffingerdarm blutig gefärbter Inhalt, der in den folgenden Abschnitten des Darms gallig durchtränkt ist. Die Leber ist meist normal groß, weich und graugelb. Ihre Schnittflächen sind trocken, brüchig und sehr stark fetthaltig. Die rosaroten Läppchen treten sehr deutlich hervor. Das Nierengewebe quillt beim Abziehen der Kapsel hervor und ist blaurot und blutreich. Die Rinde zeigt trübe Schwellungen, die Pyramiden sind dunkelrot. Im Nierenbecken kommen Blutungen und Stauungen vor, ebenso in den Nebennieren und der Gebärmutter. Mikroskopisch in der Leber neben der stets bestehenden hochgradigen Verfettung sog. „versprengte Nekrosen" (ROCHA LIMA). Meist ist das ganze Leberläppchen beteiligt, wobei die Zellen in der Umgebung der Zentralvene und am Rande häufig besser erhalten sind als die der Zwischenzone. „Eigentümlich für Gelbfieber ist die unregelmäßige, wahllose Verteilung der nekrotischen Zellen zwischen den wenigen leidlich erhaltenen und vielen entarteten und geschwollenen Leberzellen, die das Läppchen zusammensetzen" (W. H. HOFFMANN). Stellenweise kommt es zur Neubildung von Leberzellen. Das Bindegewebe bleibt gut sichtbar und zeigt gelegentlich Rundzellenanhäufungen. Bei den Nieren schwere Nephrose mit Blutstauung und unregelmäßig verteilter Verfettung und entzündlichen Herden zwischen den Harnkanälchen. In ⁹/₁₀ der Fälle Bildung von Kalkzylinder, ähnlich denen bei Sublimatvergiftung (Leberzelleinschlüsse).

Bekämpfung und Verhütung. Jede verdächtige Erkrankung ist sofort abzusondern und mückensicher unterzubringen. Ferner umfassende Schutzmaßnahmen, Vertilgung der Mücken und Ausräuchern, Vernichtung der Brutstätten, Mückennetze, Vermeidung von Eingeborenenhäusern, Moskitobrigaden und Quarantäne (Schiffe, Flugzeuge).

Richtlinien für Gelbfieberprophylaxe.

(Aufgestellt bei der 3. Arbeitstagung der Berat. San. Offz. der Wehrmacht.)

1. Bei Kriegshandlungen im afrikanischen Gelbfiebergebiet ist die Truppe überall, d. h. sowohl in Küstenstädten als auch im Innern des Landes sowie im unberührten Urwald, als gelbfiebergefährdet anzusehen.

2. Da es sich bei allen sogenannten Gelbfieberarten um das gleiche Virus und das gl
gegen jede Erkrankung an Gelbfieber zu schützen.

3. Die Methode der Wahl ist für die Wehrmacht die percutane Impfung mit cerebralem Mäusevirus mit der bei Pockenimpfung üblichen Technik. Gegen gleichzeitige Durchführung der Pockenimpfung bestehen keine Bedenken.

4. Die Impfung hat tunlichst vor Einsatz im Gelbfiebergebiet, am besten schon in der Heimat, zu erfolgen.

C. Dengue.

Etwa 1780 trat die Dengue zum erstenmal explosionsartig in Batavia auf. Von dieser Zeit an sind *in allen Erdteilen* zahlreiche Epidemien bekannt geworden. Die letzte große Massenerkrankung herrschte in *Griechenland* 1928.

Die Dengue ist auf die wärmeren Länder beschränkt (Mittelmeerstaaten, Nordafrika, subtropisches Asien, Südamerika, Australien und Pazifischer Ozean).

Der **Erreger** ist vermutlich ein filtrierbares Virus, das sich mit Blut auf den Menschen und Affen übertragen läßt. Der *Überträger* ist Aedes aegypti (s. Gelbfieber).

Infolge ihres explosivartigen Auftretens befällt die Erkrankung innerhalb kürzester Zeit den größten Teil der Bewohner, unter ihnen hauptsächlich die Zugewanderten. Das Virus kreist nur 2—3 Tage im Blut. Sterblichkeit etwa 1%.

Krankheitsbild. Inkubation 6—8 Tage. Die Erkrankung setzt plötzlich mit grippeähnlichen Erscheinungen ein. Hinzu kommen rheumatische Schmerzen besonders in den Kniegelenken, die bei den Kranken einen eigenartig steifen, gezierten Gang verursachen („Dandy Fever"). Nach 2—3 Fiebertagen fällt die Körperwärme unter Schweißausbruch für 1—2 Tage etwa zur Norm ab. In dieser Zeit tritt ein masernähnlicher Ausschlag auf, der sich vorzugsweise auf Unterarme, Brust, Rücken, Handteller und Fußsohlen erstreckt. Er verschwindet innerhalb 48 Stunden unter kleienförmiger Abschuppung. Danach erfolgt ein neuer Fieberanstieg. Die Fieberkurve bildet also eine Art Sattel („Saddelback Fever"). Einige Tage später tritt endgültige Entfieberung ein. Mit der Erkrankung können allerlei Komplikationen verbunden sein, wie Gelbsucht, Magen- und Hautblutungen, Lähmungen, Regenbogenhautund Lungenentzündung u. a. Die Haut wird gegenüber Infektionen mit Eitererregern sehr empfindlich; die Genesung ist meist langwierig. Häufig sind wochenlang dauernde nervöse Erschöpfungen, Rückfälle kommen vor. Die Immunität gewährt keinen langen Schutz. Im Blutbild Leukopenie mit verhältnismäßig viel Lympho- und Monocyten.

Die **Erkennung** kann bei vereinzelt auftretenden Fällen außerordentlich schwer sein. Verwechslung mit Grippe — hier jedoch Fehlen des Ausschlages —, Maltafieber, Malaria, Typhus, Gelenkrheumatismus, abortiven Fällen von WEILscher Krankheit und nicht zuletzt mit Pappatacifieber. Vom Gelbfieber unterscheidet sie sich durch die hohe Pulszahl. Die Auseinanderhaltung von Dengue und Pappataci — wenigstens im Mittelmeer — ist durch die Jahreszeiten gegeben. Dengue Anfang Herbst, Pappatacifieber Ende Frühjahr und im Sommer. Ferner kann Dengue verwechselt werden mit Röteln, Masern und Scharlach. Der eigenartig süßliche Mundgeruch und das Fehlen von KOPLIKschen Flecken helfen auf den richtigen Weg.

Behandlung und **Voraussage** siehe Pappatacifieber.

Der **pathologische Befund** zeigt Ähnlichkeit mit dem der Grippe. Trübe Schwellung und Hyperämie in Nieren und Leber, Blutung unter der Herzinnenhaut, Schwellung und Blutung der Hirnhäute und des Gehirns selbst. Gewöhnlich: Haargefäßblutungen in Magen und Darm, Endothelveränderungen der Haargefäße, Entartung der Ganglienzellen der grauen Substanz im Gehirn und eine Reizung des blutbildenden Systems.

Bekämpfung und **Verhütung** bestehen in Vernichtung der Mücken.

31. Trypanosomenerkrankungen.
Von H. RUGE-Kiel.
Mit 2 Abbildungen.
A. Schlafkrankheit.

Die Krankheit findet sich ausschließlich im tropischen Afrika.

Erreger. Trypanosoma gambiense (FORDE 1901). Die Parasiten vermehren sich im Blut durch Zweiteilung. Sie sind etwa 20 μ groß, haben einen spindelförmigen Protoplasmakörper, in dessen Mitte der Hauptkern und dahinter der

Geißelkern (Blepharoblast) liegt. Von diesem entspringt der Geißelfaden, dessen Rand, den Körper entlangziehend, die undulierende Membran bildet und der als freie Geißel endigt (Abb. 1). Trypanosomen lassen sich züchten. Versuchstiere sind weiße Mäuse und Affen.

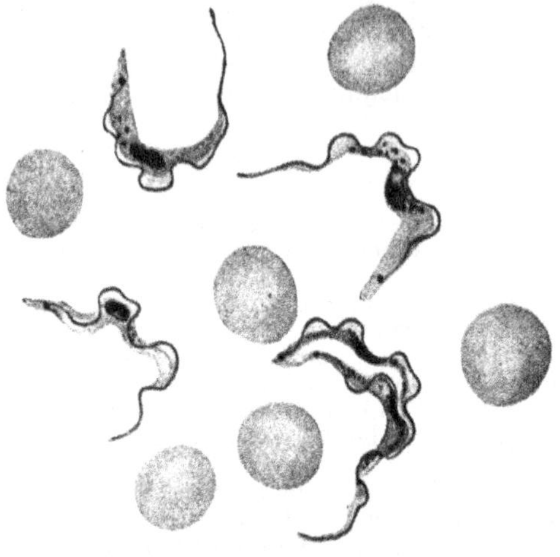

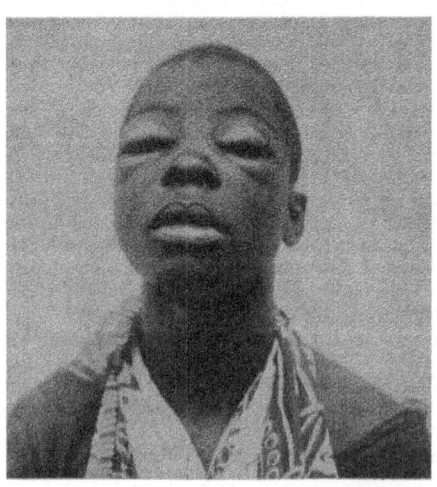

Abb. 1. Trypanosoma gambiense. (Nach HEGLER und NAUCK: Handbuch der inneren Medizin Bd. 1, 3. Aufl.)

Die **Übertragung** erfolgt durch die *Glossina* palpalis, Gl. swynnertoni und auch durch die Gl. morsitans (Tsetsefliege). Die Überträger sind etwas größer als unsere Stubenfliegen. Wahrscheinlich 2—3 Wochen nach dem Stich wird die Fliege für ihr ganzes Leben infektiös, nachdem die Trypanosomen vorher einen Entwicklungsgang in ihr durchgemacht haben. Die Fliege, deren Flug lautlos ist, sticht meist im hellen Sonnenschein. Die Gl. palpalis findet sich im Ufergebüsch von Seen und Flüssen, die Gl. morsitans in der Steppe, wo sie auch Tiertrypanosomen (Tsetse) überträgt. *Epidemiologisch* ist von Bedeutung, daß der Wirt der Trypanosomen der Kranke selbst ist. Durch das Vorhandensein der geeigneten Überträger wird die Seuche weiter verschleppt. In den neubefallenen Gebieten entwickeln sich zunächst schwere Epidemien. Allmählich flaut die Heftigkeit der Seuche ab, so daß an die Epidemie anschließend endemische Herde entstehen, von denen die Seuche weitergetragen wird.

Das **Krankheitsbild** beim Europäer beginnt schon 24 Stunden nach dem Stich mit Schüttelfrost. In der entzündeten Bißstelle lassen sich nach weiteren 24 Stunden Trypanosomen nachweisen, die nach 4 Tagen bereits im Blute kreisen. Weitere klinische Erscheinungen fehlen zunächst. Im ersten Stadium finden sich als erste sichtbare Zeichen Lymphdrüsenschwellungen, mit Bevorzugung der Nackendrüsen. Dabei herrscht völliges Wohlbefinden. Das zweite Stadium ist gekennzeichnet durch allgemeines Unwohlsein und gelegentliche Fieberschübe, die gewöhnlich unter Schweißausbruch enden, Erscheinungen, die durch Zeiten scheinbarer Gesundheit abgelöst werden. Bezeichnend ist die Selbstverklumpung der *roten Blutkörperchen.* Im weiteren Verlauf machen sich Sehstörungen aller Art bemerkbar. Es stellt sich ein all-

Abb. 2. Schwellung der Lider bei schlafkrankem Neger. Aufn. Prof. KÜLZ. Sammlung Tropeninstitut.

gemeiner Kräfteverfall ein, der zum dritten Stadium überleitet. Im Vordergrunde der Erscheinungen stehen ausschließlich der Befall des *Zentralnervensystems*, Bewegungs- und Gemütsstörungen. Die Kranken werden lässig, gleichgültig oder verfallen in epileptische oder maniakalische Zustände. Dabei schreitet der körperliche Verfall unaufhaltsam weiter. Gegen Ende geraten die Befallenen in einen *Schlafzustand*, in dem sie schließlich unter meningitischen Erscheinungen und völliger Entkräftung zugrunde gehen. Im ersten Stadium kann die Diagnose lediglich durch das Mikroskop gestellt werden. Die *Trypanosomen* finden sich nur *während der Fieberanfälle im Blut*, außerdem in den geschwollenen Lymphdrüsen und später in der auch sonst veränderten Rückenmarksflüssigkeit. Negative Untersuchungen sind mehrfach zu wiederholen! Differentialdiagnostisch kommt vor allen Dingen *Malaria* in Betracht. Drüsenschwellungen können auch durch Filarien und Lues bedingt sein.

Behandlung. Im ersten Stadium wirkt *Germanin* (Bayer 205) fast ausnahmslos heilend. Man spritzt i.v. jeden Tag 1 g, bis 3 g erreicht sind, dann am 7. und 8. Tage noch je 1 g. Im zweiten Stadium muß man neben Bayer 205 zu Antimon- und Arsenpräparaten greifen (Antimosan, Tryparsamide). Bei As Vorsicht, Erblindungen! Im dritten Stadium ist eine Heilung nur noch schwer möglich.

Die Sektion ergibt eine mehr oder weniger ausgeprägte Encephalomeningitis; dazu treten Entzündungserscheinungen in allen anderen Organen. Mikroskopisch sind sehr bezeichnend die Zellinfiltrate an den Hirnhäuten und um die Gefäßmäntel. Den entzündlichen Erscheinungen folgen Entartungen an den nervösen Zellelementen.

Die **Bekämpfung** besteht in Vernichtung der Fliegen durch Fallen, Abbrennen des Unterholzes, Sammlung sowie Behandlung der Schlafkranken in Lagern und in Sperrung der Grenzen. *Vorbeugend* gibt man den in besonders gefährdeten Gebieten Arbeitenden alle 3 Monate 1,0 Germanin i.v.

B. Chagas-Krankheit.

(Amerikanische Trypanosomenkrankheit.)

1907 entdeckte Chagas im Inneren Brasiliens zunächst den Überträger, dann den Erreger, und schließlich ließ sich der Zusammenhang mit einer unter der dortigen Bevölkerung endemisch herrschenden Erkrankung sicherstellen. Größere Herde nur im Inneren Brasiliens, ferner Nordargentinien, Venezuela, Mittelamerika.

Erreger. Schizotrypanum cruzi. Es ist nur 15 μ groß und hat einen sehr großen Blepharoblasten, der ganz am Hinterende liegt. Die Vermehrung geschieht in der Weise, daß die Erreger in die Gewebe eindringen, dort ganze Nester bilden und sich dann in leishmaniaähnliche, geißellose Gebilde umwandeln. Hier kommt es zur Teilung mit nachheriger Rückwandlung in geißeltragende Trypanosomen.

Die *Übertragung* erfolgt durch den Kot einer blutsaugenden Wanze, der beim Stich mit abgesetzt wird und durch Kratzen in die Stichwunde gelangt. Im Darm der Triatoma macht der Erreger einen ähnlichen Entwicklungsgang durch wie das Tryp. gambiense in der Glossine.

Das **Krankheitsbild** läßt eine akute und eine chronische Form erkennen. Die erste Form tritt fast nur bei kleinen Kindern auf (intrauterine Infektion?). Innerhalb von 10—30 Tagen endet in der Hälfte der Fälle die Erkrankung tödlich unter dem Bilde einer Gehirnentzündung. Auf der anderen Seite geht die Krankheit in einen chronischen Zustand über, der durch hohes anhaltendes Fieber, Milz-, Leber- und Lymphdrüsenschwellung gekennzeichnet ist. In der Fieberzeit kreist der Erreger im Blut. Sehr charakteristisch sind die Schwellung und Gedunsenheit des Gesichts, die mit myxödematösen Zuständen verbunden sind. Auch hier kann der Tod unter encephalitischen Erscheinungen eintreten.

Die **Erkennung** ist durch Blutuntersuchung, Tierversuch (Meerschweinchen) oder Xenodiagnose (Saugenlassen von reinen Triatomen an den Kranken, an denen sich diese Wanzen infizieren) oder Komplementbindung möglich. — Die Unterscheidung gegenüber Malaria, Hakenwurmkrankheit und Nierenentzündung bietet keine Schwierigkeiten.

Behandlung. Der *Verlauf* ist bei allen Fällen mit nervösen Erscheinungen schlecht. Zu einer vollständigen Selbstheilung kommt es nie. — Mazza berichtet bei Frühfällen über gute Erfolge mit dem Chinolinabkömmling Bayer 7602.

Bekämpfung und Verhütung bestehen in Vernichtung der Wanzen und Instandsetzung der Häuser. Auf Hunde und Katzen ist zu achten. Das Gürteltier, ein gefährlicher Virusträger, sollte in der Umgebung menschlicher Wohnungen ausgerottet werden.

Schrifttum.

Arch. Schiffs- u. Tropenhyg. **1930—1943.** — Beiträge zur Kriegsheilkunde aus dem Balkankrieg. Berlin 1912/13. — Bergmann-v. Staehelin: Handbuch der inneren Medizin, 3. Aufl., Bd. 1. Berlin 1934. — Kraus-Brugsch: Spezielle Pathologie und Therapie innerer Krankheiten Bd. 2/3. — Mense: Handbuch der Tropenkrankheiten. Leipzig 1924/25. — Munk: Wolhynisches Fieber. Berlin 1923. — Rotkreuz-Bericht, Balkankrieg 1912. — Ruge, Mühlens u. zur Verth: Krankheiten und Hygiene der warmen Länder. Leipzig 1942. — Sanitätsbericht des Weltkrieges Bd. 3. Berlin 1934. — v. Schjerning: Handbuch der ärztlichen Erfahrungen aus dem Weltkriege Bd. 7. Leipzig 1922. — Tropical Diseases Bulletin. London 1930/39. — Tropenhygienische Schriftenreihe H. 1—8 (1941/43).

32. Leishmaniosen.

Von G. Rose-Berlin.

In dieser Gruppe sind auf Grund der Verwandtschaft ihrer Erreger drei klinisch außerordentlich verschiedene Krankheitsbilder zusammengefaßt. 1. Die innere oder Eingeweideleishmaniose (*Kala-Azar*), 2. die Hautleishmaniose (*Orientbeule*), 3. die *amerikanische* Haut- und Schleimhautleishmaniose.

Die **Erreger** der drei Krankheiten sind morphologisch nicht voneinander unterscheidbar, weisen jedoch kulturelle und serologische Unterschiede auf. Erreger des *Kala-Azar* ist Leishmania donovani, der *Orientbeule* Leishmania tropica. Die Gattung Leishmania gehört zur Familie der Trypanosomiden in der Klasse Mastigophora der Protozoen. Im Gewebe des Menschen findet man nur die intracellulär parasitierende Leishmaniaform (Größe 2—4 μ). Darstellung durch Giemsa-Färbung; Protoplasma blaurötlich, Zellkern und Blepharoblast rot. In der Kultur (Kondenswasser von Kaninchenblutagar bei 30°) geißeltragende, lebhaft bewegliche Leptomonasform, 12—20 μ; die Leptomonasform findet man auch im Insektenzwischenwirt. Bestes Versuchstier für L. donovani ist der Hamster, für L. tropica die weiße Maus.

Verbreitung. *Kala-Azar* kommt im Mittelmeerraum, in Russisch-Zentralasien, in China und Indien vor; in den beiden letzten Räumen periodisch epidemische Häufung, die im Mittelmeerraum nicht beobachtet wurde. Einzelfälle auch in Zentralafrika, Südamerika und Südwestasien beschrieben. Verbreitung wahrscheinlich weiter als bisher bekannt. Im Mittelmeerraum werden Kinder häufiger befallen, aber auch Erwachsene. Im *Krieg 1914—18* bei der deutschen Truppe nicht festgestellt, wahrscheinlich aber nur nicht erkannt. 1939 bei der *Legion Condor* in mehreren Fällen von der Luftwaffe beobachtet. Im *2. Weltkrieg* bereits Einzelfälle aus Griechenland und Kreta.

Orientbeule im Mittelmeerraum herdweise verbreitet, oft mit Ortsnamen, z. B. Aleppobeule u. ä., versehen, häufiger in Kleinasien, Russisch-Zentralasien, aber auch in Italien, Griechenland und Kreta.

Übertragung durch Phlebotomen. Ph. sind kleine bis 3 mm große Mücken aus der Familie der Schmetterlingsmücken (Psychodidae). Gesamtkörper und die engelflügelartig gehaltenen Flügel dicht behaart. Starke Schenkelringe (Muskulatur) befähigen diese Mücken zu charakteristischen Sprüngen nach den Seiten. Die Weibchen saugen Blut, starke nächtliche Belästigung, ihre Stiche sind schmerzhaft. Fortpflanzung: Winzige Eier mit netzartiger Oberflächenstruktur. Brutplätze an feuchten Orten (verschmutzte Unterkünfte usw.). Winzige, raupenähnliche Larven mit längeren Borsten am Hinterende schlüpfen nach 6—9 Tagen aus; nach 4 Larvenstadien Verpuppung; Puppe mit letzter Larvenhaut an der Unterlage befestigt. Überträger des *Kala-Azar* im Mittelmeergebiet Ph. major, in Indien Ph. argentipes, der Orientbeule im Mittelmeergebiet Ph. perniciosus, in Kleinasien und Vorderindien Ph. sergenti, in Syrien, Irak Ph. pappatasii. Ph. lassen sich leicht am Hund, schwerer am Menschen experimentell mit Leishmanien infizieren. Die Leishmanien vermehren sich nach Übergang in die Leptomonasform reichlich in den Phlebotomen. Auch im Versuch ist die Stichinfektion durch Ph. beweisend geglückt, nachdem bis vor kurzem nur die Infektion mit auf der Haut zerquetschten Phlebotomen gelungen war. Bei Untersuchung von Phlebotomen auf menschenpathogene Leishmanien Vorsicht vor Verwechselung mit anderen Leptomonasarten. Leishmanieninfektionen erfolgen in der jeweiligen Phlebotomenflugzeit, die Erkrankungen treten infolge der langen und ungleichmäßigen Inkubationszeit, insbesondere bei Erwachsenen, unregelmäßig auf.

Bei *Orientbeule* ist Kontaktinfektion durch Geschwürsekrete möglich. Übertragung auf andere Hautstellen des Kranken und auf Gesunde. Auch bei *Kala-Azar* wird Kontaktinfektion von einzelnen Forschern angenommen, da Erreger auch im Tonsillarabstrich und anderen Ausscheidungen gelegentlich nachweisbar, jedoch ist dieser Infektionsweg nicht bewiesen. Leishmanioseverbreitung deckt sich mit Phlebotomenverbreitung, Phlebotomenvorkommen durch Höhenlage nach oben begrenzt.

Im Mittelmeerraum und China enge *epidemiologische Beziehung zwischen Kala-Azar des Menschen und Hundeleishmaniose*. Die Beziehung fehlt in Indien. Der Hund gilt im Mittelmeerraum als wesentliche Infektionsquelle für den Menschen. Mit L. donovani läßt sich beim Hund das gleiche Krankheitsbild wie bei der natürlichen Infektion mit L. canina hervorrufen. Hundeleishmaniose findet sich auch in Gebieten, in denen Leishmaniosen des Menschen noch nicht nachgewiesen wurden. Beziehungen zwischen Hund und Orientbeule sind noch wenig erforscht.

A. Kala-Azar.

Der Krankheitsbeginn ist schleichend, oft auch akut fieberhaft. Intermittierender Verlauf des Fiebers; bei vierstündlicher Temperaturmessung zwei Fieberspitzen am Tag charakteristisch. Milz- und Leberschwellung bis zu extremen Größen; Leukopenie, oft erheblich unter 3000—800, bei Monocytose schwere Anämie. In Spätstadien Dunkelfärbung der Haut, Neigung zu nomaartigen Geschwüren. Im Endstadium häufig Komplikation mit bakteriellen, septischen Prozessen und Ruhr. Bei schleichendem Verlauf, insbesondere bei Eingeborenen verseuchter Gebiete, oft auffallend geringe Störung des Allgemeinzustandes während langer Zeit. Klinisch manifester Kala-Azar endet ohne Behandlung praktisch immer tödlich. Seit Einführung der Antimonbehandlung wird bei klinisch geheilten Fällen gelegentlich eine Rezidivform beobachtet: *Hautleishmanoid*, helle Hautflecken mit Knotenbildung.

Inkubation: Selten kurzfristig, meist mehrere Monate bis zu einem Jahre.

Behandlung mit fünfwertigen Antimonpräparaten: Neostibosan, Solustibosan (hochkonzentriert und in Suspension). Dreiwertige Antimonpräparate, wie Brechweinstein, sind zwar auch wirksam, doch dauert die Behandlung länger, und Komplikationen sind häufiger. Gefahren im Lauf der Antimonbehandlung, insbesondere mit dreiwertigen Präparaten: Agranulocytose, septische Angina, Pneumonie, bösartige Fusospirillosen.

Die **Diagnose** ist in Epidemiegebieten klinisch aus Fieberkurve und Organbefund meist eindeutig. Erregernachweis trotzdem stets anzustreben. Mikroskopisch im Ausstrich von Sternalpunktaten und Leberpunktaten. Keine diagnostischen Milzpunktionen wegen Gefahr gelegentlicher Zwischenfälle! Parasiten liegen vorwiegend intracellulär. Von Punktatmaterial stets auch Kultur anlegen. Bei negativem Befund gibt mehrfache Wiederholung der Sternalpunktion schließlich doch ein Ergebnis. Unter Umständen auch Tierversuch. Mikroskopische Untersuchung des peripheren Bluts auf L. donovani ist zwecklos. Diagnostische Hilfe Formolgelprobe oder Antimonprobe mit Krankenserum. Bei Einzelfällen jedoch Vorsicht bei der Bewertung, da die Proben unspezifisch sind und auch bei Bilharziose und anderen Krankheiten positiv ausfallen. Ihren Hauptwert haben diese Proben bei Massenbehandlungen in Endemiegebieten.

Wehrmedizinisch ergibt sich aus der langen Inkubationszeit die große Gefahr der Verkennung der Krankheit bei Verlegung der Truppe in Kala-Azar-freie Räume, in denen erfahrungsgemäß oft nicht mehr an die Möglichkeit einer derartigen Erkrankung gedacht wird. Also sorgfältigste Befragung über frühere Einsatzräume.

Unter allen Umständen ist zu verhüten, daß Kala-Azar-Kranke unerkannt monatelang in Heimatlazaretten liegen und zugrunde gehen, weil Kala-Azar differentialdiagnostisch nicht erwogen wurde. Häufige *Fehldiagnosen*: Kryptogene Sepsis, Brucellose, chronische angeblich arzneiresistente Malaria.

B. Orientbeule.

Beginn mit kleinen, juckenden Stellen, Knotenbildung; allmählich größer werdendes, schmerzloses Geschwür, oft multipel. Schlechte Heilungstendenz. Ausheilung etwa erst nach einem Jahr unter Bildung strahliger, entstellender Narben. Als Sitz unbekleidete Hautstellen bevorzugt. Allgemeinzustand gewöhnlich nicht beeinträchtigt.

Diagnose für den Erfahrenen im Endemiegebiet klinisch leicht, für den weniger Erfahrenen, insbesondere bei Einzelfällen und im Stadium des chronischen Geschwürs, dagegen schwierig. Stets der Erregernachweis anzustreben, mikroskopisch intracellulär im Randgewebe des Geschwürs; auch Kultur und Tierversuch mit Geschwürmaterial. In chronischen alten Fällen mißlingt Nachweis gelegentlich selbst dem Geübten.

Behandlung. Umspritzung der Geschwüre mit Atebrinlösung im Abstand von 6 Tagen dreimal je 0,1 g; dabei einzelne Versager. Auch Vereisung mit Kohlensäureschnee, Elektrokoagulation, Ätzung mit einer Paste aus pflanzlicher Kohle in konzentrierter Schwefelsäure. Die Allgemeinbehandlung mit Antimon hat enttäuscht, bis schließlich die intraläsionale Einspritzung hochkonzentrierten Solustibosans gleichbleibende Erfolge zeigte.

Bekämpfung und Vorbeugung. Die Bekämpfung der Leishmaniosen besteht für die Truppe in erster Linie in der Beseitigung der menschlichen und tierischen Infektionsquellen unter der Eingeborenenbevölkerung durch Mitarbeit der örtlichen Zivilbehörden. In Endemiegebieten sind Massenbehandlungen durchgeführt worden. Nachsuche und Behandlung von Kranken, Belehrung der Bevölkerung.

Bei *Kala-Azar* im Mittelmeerraum richtet sich der Kampf vor allem gegen die *Hunde*. Radikale Vernichtung aller herrenlosen Hunde, systematische Kontrolle der Nutzhunde der Zivilbevölkerung unter Mitarbeit des Veterinäroffiziers, Beseitigung aller kranken Tiere, da sichere Ausheilung des Hundes nicht möglich. Klinische Diagnose beim Hund nur in schweren Fällen möglich; stets Untersuchung mit Laboratoriumsmethoden, da die meisten leishmaniakranken Hunde äußerlich gesund erscheinen. Die regelmäßigen Blutuntersuchungen sind am ergiebigsten in der Zeit zwischen Dezember und Februar. Bei der Truppe Verbot der Hundehaltung mit Ausnahme dienstlich unentbehrlicher Tiere, die letzteren regelmäßig kontrollieren. Eingeführte Hunde sind für die Infektion besonders empfänglich. Durch Hin- und Herschleppen der Hunde bei Verlegung trägt die Truppe zur Seuchenverbreitung bei.

Außerdem Schutz gegen Phlebotomen. Mechanischer Schutz durch Netze und Eindrahtung schwierig. Das normale Mückennetz mit 13 Maschen auf 20 mm schützt nicht. Phlebotomennetze mit 35 Maschen auf 20 mm sind zu dicht. Bekämpfung der Phlebotomen, die dunkle Ecken bevorzugen, in Unterkünften durch pyrethrumhaltige Spritzmittel und phenolhaltige Petroleumpräparate. Sauberhaltung von Unterkünften und Ställen, Abdichten von Rissen im Mauerwerk, Kalken der Wände, Streichen der Holzteile; gut durchlüftete und helle Unterkünfte vorziehen. Häuser, die von Unterholz umgeben sind und in deren Umgebung sich Brutplätze befinden, vermeiden. Phlebotomen sind schlechte Flieger. Das Schlafen auf Dächern von einzelstehenden Häusern bietet oft Schutz[1]. Phlebotomenlarven nähren sich von zersetztem pflanzlichem Material. Solche Abfälle soll man vernichten, verbrennen oder eingraben.

Schrifttum.

DOFLEIN-REICHENOW: Lehrbuch der Protozoenkunde, 5. Aufl. Jena 1929. — KIKUTH u. SCHMIDT: Arch. Schiffs- u. Tropenhyg. 47, 247 (1943). — MÜHLENS: Durch Leishmanien verursachte Erkrankungen, in RUGE-MÜHLENS-ZUR VERTH: Krankheiten und Hygiene der warmen Länder, 5. Aufl. Leipzig 1942 — Wehrmachtdienstvorschrift HDv. 209/2 Nr 116.

33. Die Geschlechtskrankheiten.

Von H. LÖHE-Berlin.

So alt wie die Menschheit sind auch die Geschlechtskrankheiten, wie uns aus den Aufzeichnungen der alten Ärzte und Schriftsteller bekannt ist.

Während man nach dem Einbruch der Lues in Europa Ende des 15. Jahrhunderts *Tripper* und *Syphilis* als *eine* Krankheit auffaßte, ja schließlich alle Affektionen an den Genitalorganen als syphilitisch ansah und darauf die Identitätslehre gründete, bewies RICORD 1836 auf Grund von zahlreichen Untersuchungen, daß die beiden Krankheiten zwei völlig voneinander zu trennende Seuchen seien. Aber erst das Jahr 1879, in dem A. NEISSER die Entdeckung des Trippererregers gelang (Gonokokkus [Gk.]), bedeutet einen Wendepunkt in der Pathologie der Gonorrhöe. Nachdem E. BUMM 1887 auf Placenta-Serum-Agar-Nährboden den Gonokokkus zu züchten und mit einer II. und XX. Generation die Krankheit auf einer gesunden Harnröhrenschleimhaut zu erzeugen vermochte, war die Beweiskette geschlossen. — Zwei Jahrzehnte später fällt die nicht minder bedeutsame Entdeckung des Erregers der Syphilis, als SCHAUDINN und HOFFMANN 1905 in zielbewußter Arbeit die Spirochaeta pallida zuerst in nässenden Papeln, später in allen syphilitischen Produkten der Früh- und Spätperiode fanden, METSCHNIKOFF und ROUX in Fortsetzung der experimentellen Arbeiten die Syphilis auf den Affen übertragen konnten und 1910 die Entdeckung der serologischen Blutuntersuchung, die sich an die Namen von WASSERMANN, NEISSER und BRUCK knüpft, einen weiteren Fortschritt für die Erkennung, den Verlauf und Ausgang der Syphilis

---

[1] Vgl. auch Pappatacifieber Seite 143.

brachte. — Durch die Auffindung des Streptobacillus als Erreger des weichen Schankers durch Ducrey 1889 war es möglich, das *Ulcus molle* als Krankheit sui generis von der Lues zu trennen. — Als 4. Geschlechtskrankheit bezeichnet man die unter dem Namen *Lymphogranuloma inguinale* bekannte infektiöse Erkrankung, deren Erreger 1935—36 von Miyagawa und seinen Mitarbeitern gefunden wurde.

Statistik. Was die *Häufigkeit der Geschlechtskrankheiten* anbelangt, so betrug sie *im deutschen Heer* in den Jahren 1908—13 etwa 20,4⁰/₀₀ der Kopfstärke und nahm erst im letzten Kriegsjahr 1918 beim Feldheer entsprechend dem Anstieg in der Zivilbevölkerung wesentlich zu (25,6⁰/₀₀), während in den ersten 3 Kriegsjahren die Zahlen noch unter denen der letzten Friedensjahre lagen. Das *Besatzungsheer* hatte dagegen aus leicht verständlichen Gründen höhere Erkrankungszahlen als im Frieden (27,4⁰/₀₀). Nach dem Kriege gingen mit der Rückkehr geordneter Verhältnisse auch die Geschlechtskrankheiten zahlenmäßig zurück. Von einem Höchstzugang von 78,9⁰/₀₀ 1922 ist ein gleichmäßiges Absinken zu verzeichnen, so daß *1931 der Gesamtzugang nur noch 33,9⁰/₀₀* betrug, ein Bild, wie es *auch die ausländischen Armeen* bieten.

Die Auffassung, daß die *Wehrmachtangehörigen* in besonders hohem Maße zur Verbreitung der Geschlechtskrankheiten beitrügen, ist bereits von Schwiening als irrig widerlegt worden. Durch die von der Heeres-Sanitätsinspektion erlassene Vorschrift, nach welcher jeder geschlechtskranke Wehrmachtangehörige in das Lazarett zur Behandlung aufzunehmen ist, ist die Übertragung einer venerischen Erkrankung durch einen Soldaten weitgehend eingeschränkt. Trotzdem spielen die Geschlechtskrankheiten bei der Wehrmacht eine bedeutende Rolle. Gegenüber dem Tripper und der Lues sind das Ulcus molle und das Lymphogranuloma inguinale (L. i.) nur von untergeordneter Bedeutung.

Gonorrhöe.

Der Tripper, die häufigste der Geschlechtskrankheiten, wird in der Mehrzahl der Fälle auf dem Wege des Geschlechtsverkehrs erworben und unmittelbar von Mensch zu Mensch verbreitet.

Vor allem erkranken die *Schleimhäute* der Harn- und Geschlechtsorgane in Form einer flächenhaft sich ausdehnenden Entzündung; es kann aber auch zur Entwicklung metastatischer Krankheitsherde in verschiedenen anderen Organen, ja in sehr seltenen Fällen zu einer gonorrhoischen allgemeinen Infektion kommen. Die ganz ungewöhnlichen *außergeschlechtlichen Übertragungen* entstehen dadurch, daß Terpererreger durch Gegenstände des täglichen Gebrauchs, wie Wäschestücke, Schwämme, Irrigatoransätze, ärztliche Instrumente, aber auch durch mit Eiter verunreinigte Finger nach Berührung des erkrankten eigenen Genitale, übertragen werden und eine Infektion an After, Mund, Nase und Auge herbeiführen. Die Infektion des Bindehautsacks erfolgt am häufigsten auch heute noch beim Durchtritt des Neugeborenen durch die tripperkranken Geburtswege oder auch kurz nach der Geburt beim 1. Bad durch das Hineingelangen des virulenten, dem Gesicht anhaftenden Schleims in den Conjunctivalsack.

Nach einer *Inkubationszeit* von 2—3 Tagen — längere bis zu 10 Tagen kommen ausnahmsweise vor — kommt es zur Absonderung von geringen Mengen schleimigen Sekretes, durch welche die Harnröhrenmündung verklebt ist, und einem Kitzel- oder Juckgefühl in der Harnröhre. Schnell steigern sich die Krankheitserscheinungen, indem der Ausfluß rein eitrig wird und starke brennende Schmerzen beim Wasserlassen sich einstellen. Auf dem Höhepunkt der Erkrankung, nach etwa einer Woche, fließt der gelbgrünliche Eiter in reichlicher Menge ab, das Allgemeinbefinden ist bei mäßigem Fieber gestört, Appetitlosigkeit und Abgeschlagenheit infolge der häufigen schmerzhaften Erektionen und Pollutionen herrschen vor. Hinzu gesellen sich nicht selten bei schwerer körperlicher Arbeit, durch anstrengende *Märsche* und *Reiten* eine entzündliche Phimose oder Paraphimose. In diesem Zustand bezeichnen wir die Krankheit als Gonorrhoea acuta anterior, die unter geeigneter Behandlung und zweckmäßigem Verhalten des Patienten in kurzer Zeit in Heilung übergehen kann. — Von diesem „normalen" Verlauf abweichend kommt gelegentlich ein Tripper vor, der so geringfügige Erscheinungen macht, daß er vom Patienten — hierdurch erklären sich die Angaben über ungewöhnlich lange Inkubationszeiten —, aber auch vom Arzt übersehen wird, worin sich die Gefahr für weitere Übertragungen und Komplikationen birgt. Auf vorhandene Hypo- und Epispadie achten!

Mit dem Übergang der Erkrankung auf die hintere Harnröhre, gewöhnlich Anfang der 3. Woche, ändert sich das ganze Krankheitsbild. Durch den auf der Pars post. sich bildenden in die Blase zurückfließenden Eiter wird die zweite Harnportion trübe. Immer ist die Untersuchung des *Morgenurins* nötig, da im subakuten Stadium oder bei schleichendem Verlauf der Krankheit die zweite Portion klar bleiben kann. Das Auftreten stärkerer entzündlicher Erscheinungen begünstigt die Einwanderung der Gk. in die Gewebsspalten, die Lymphbahnen und Blutgefäße. So werden die Anhangsgebilde der Harnröhre beteiligt, und es erkranken in der vorderen Harnröhre die Ausführungsgänge der LITTRÉschen und COWPERschen Drüsen. Durch die Bildung von Infiltraten wird die Entstehung von späteren *Strikturen* vorbereitet. Als häufigste, oft sehr hartnäckige Folgeerscheinung ist die Erkrankung der *Prostata* zu nennen, von der aus bei unzweckmäßiger Behandlung oder Vernachlässigung sich eine *Nebenhoden-* oder Samenblasenentzündung mit ihren Störungen in der Zeugungsfähigkeit anschließen kann. Im Falle, daß nur der eine Nebenhoden erkrankt gewesen ist, tritt vikariierend der andere in seine Funktionen ein, bei doppelseitiger Nebenhodenentzündung schließt sich zwar nicht, wie man früher annahm, in jedem Falle, jedoch in 50% aller Fälle eine Impotentia generandi an (WERNER SCHMIDT). Erkrankungen der Blase, der Harnleiter und Nieren treten seltener ein. — Bei der Frau sind es die Ausführungsgänge der BARTHOLINIschen Drüsen, die den Gk. als Schlupfwinkel dienen, auch ist bei ihnen durch das namentlich zur Zeit der Menstruation mit Recht gefürchtete Aufsteigen der Gk. in Gebärmutter und Eierstöcke die Gefahr dauernder Sterilität zu erwarten.

Der *Einbruch der Erreger in die Blutbahn* hat oft eine Erkrankung des Bewegungs- und Kreislaufapparates zur Folge. Bei ersterem sind es vor allem die großen Gelenke und Sehnenscheiden an Vorderarm und Hand, selten die Muskeln, wobei besondere konstitutionelle Verhältnisse für die Lokalisation in bestimmten Gelenken von Bedeutung sind, worauf GOTTRON und JAECKEL hingewiesen haben. Die Beteiligung des Kreislaufapparates gibt sich vornehmlich in einer Erkrankung des Endokards und Beteiligung der Herzklappen kund, die zur Bildung von Herzfehlern führt. Die von JAECKEL in den letzten Jahren häufiger gesehene Lymphangitis und Lymphadenitis dürfte mit der *Eigenart des militärischen Dienstes* zusammenhängen.

Die **Diagnose,** die sich nur auf den Gk.-Nachweis gründen darf, gelingt im akuten Stadium ohne Schwierigkeiten, wenn man nach Reinigung des Orificium externum — zur Entfernung der stets vorhandenen Mischbakterien — das auf dem Objektträger möglichst dünn ausgestrichene, lufttrockene Sekret mit LÖFFLERS Methylenblau färbt.

Bei Untersuchung mit Ölimmersion stellen sich die Erreger als Diplokokken dar, welche Semmel- oder Kaffeebohnenform aufweisen, durch einen feinen Spalt in zwei gleich große Hälften voneinander getrennt sind und durch charakteristische Lagerung, d. h. stets in Gruppen und Häufchen, nie in Kettenform, teils frei, teils auf Epithelien, überwiegend aber im Protoplasma der Eiterzellen sich finden. Zur Unterscheidung von anderen Bakterien, besonders bei Untersuchung des weiblichen Genitale, sowie in chronischen Fällen, dient die GRAMsche Färbung, bei der die Gk. sich entfärben, als gramnegativ bezeichnet werden, im Unterschied nicht nur zu Staphylo- und Streptokokken, sondern auch zu manchen anderen in der Harnröhre vorkommenden Diplokokken, sog. Pseudogonokokken. Zur Klärung schwieriger Fälle wendet man das Kulturverfahren auf Ascites-Agar- oder Blutserum-Agar-Nährböden an, welches aber nur in der Hand des erfahrenen Untersuchers zuverlässige Resultate ergibt. — Auch die immunisatorischen Vorgänge beim Tripper hat man zu seiner Erkennung herangezogen. Wenn es auch keine angeborene, auch keine erworbene Immunität gibt, so werden doch spezifische Antikörper gebildet, die sich durch die Intracutan- sowie die Komplementbildungsreaktion nachweisen lassen (besonders bei Komplikationen), deren positiver Ausfall aber nur verwertbar ist. Ein gleichmäßig während der Erkrankung zu beobachtender Abfall der Reaktionsstärke kann für die eintretende Heilung, eine Zunahme oder gleichbleibende Stärke für das Fortbestehen des Katarrhs und Rezidivgefahr gewertet werden.

Ist der Tripper in das *chronische Stadium* übergegangen, gekennzeichnet durch ganz geringfügige Sekretion am Morgen (Bonjour-Tropfen), „Tripperfäden" im Urin, so ist zur Feststellung des Sitzes des umschriebenen Krankheitsherdes in der Harnröhre oder den Anhangsgebilden die *topische Untersuchung* von ausschlaggebender Bedeutung: Nach Spülprobe Untersuchung mit Knopfsonde, Bougie, Gewinnung der getrennten Sekrete aus Urethra, Prostata, Samenblasen, genaue mikroskopische Untersuchung.

Das Ziel der **Behandlung** ist die *möglichst schnelle und restlose Abtötung der Gk.* und die dadurch herbeizuführende Heilung.

Die örtliche Behandlung, welche seit Jahrzehnten mit bakterientötenden und adstringierenden Mitteln, vor allem Silber- und Silbereiweißpräparaten in steigender Konzentration durch den Patienten selbst mit der NEISSERschen Tripperspritze, daneben durch den Arzt mit großen Spülungen der Harnröhre durchgeführt wurde, ist heute fast völlig in den Hintergrund gedrängt durch die *Chemotherapie,* die auf den bahnbrechenden Untersuchungen von MIETZSCH und KLARER sowie DOMAGK beruht, der die bakterientötende Kraft der *Sulfonamide* in experimentellen Untersuchungen erwies. Die Behandlung, welche auf den klinischen Beobachtungen von Grütz, Felke, Schreus, Löhe, von Kennel u. a. beruht, erfolgt in Form von Stößen, d. h. der Darreichung der Präparate in bestimmter Menge an mehreren Tagen hintereinander. Nach der Erprobung der Diseptale *Uliron, Neouliron, Uliron C*, des *Albucid* mit den überraschenden *Heilerfolgen bei wesentlich kürzerer Behandlungsdauer*, bei denen aber auch *Nebenerscheinungen* nicht ausblieben, ging man zur Erprobung des Sulfapyridin = *Eubasinum* über, das sich auf der einen Seite noch wirksamer erwies, aber auf der anderen Seite besonders sorgfältige Dosierung wegen der möglichen Schädigungen erforderte. Heute kann das seit dem Jahre 1942 ausgiebig im Gebrauch befindliche *Eleudron = Cibazol*, ein Sulfathiazolpräparat, als Mittel der Wahl bezeichnet werden, nicht nur wegen seiner die anderen Präparate überragenden Heilwirkung, sondern auch wegen des fast völligen Fehlens von Nebenerscheinungen. Die Heilungsresultate beziffern sich bei Verabfolgung eines Stoßes von 5×2 Tabl. à 0,5 an 2 bzw. 3 aufeinanderfolgenden Tagen auf 94, nach einem 2. Stoß auf 97—98%. Nicht nur die akute, sondern auch die chronische, die unkomplizierte und komplizierte Gonorrhöe, sowohl beim Mann wie bei der Frau, erweisen sich diesem Chemotherapeuticum durchaus zugänglich. Selbstverständlich erleben wir auch bei diesem hochwirksamen Präparat *Rezidive*, auch wenn die lege artis durchgeführte unerläßliche Provokation die Behandlung abgeschlossen hat. Gerade die Spätrückfälle, welche auch noch mehrere Wochen nach Abschluß der Behandlung auftreten können, beanspruchen daher unsere besondere Aufmerksamkeit (Löhe und Brett).

Der große Vorteil dieser Therapie liegt nicht nur in der schlagartigen Vernichtung der Gk. und der dadurch möglichen Verstopfung einer Infektionsquelle, der Vermeidung der mit Recht gefürchteten Komplikationen, insbesondere des Eintretens von Zeugungsunfähigkeit, der Ersparnis an Medikamenten und Instrumenten, sondern auch ganz besonders in der *schnellen Wiederherstellung der Wehrfähigkeit* des Erkrankten. Bedenkt man, daß *im ersten Weltkrieg* die *Behandlung* des Tripperkranken *durchschnittlich 43 Tage* betrug, heute die *Gesamtbehandlung* mit einem Lazarettaufenthalt von *12—14* Tagen abgeschlossen werden kann, so ist diese neue Therapie als größter Fortschritt auf dem Gebiet der Tripperbehandlung anzusprechen und den Erfolgen des Salvarsans in der Luesbehandlung gleichzusetzen. Dienstunfähigkeit als Folge von Tripper, die am häufigsten durch Versteifung befallener Gelenke bedingt war, oder durch besonders chronischen Verlauf an den erkrankten Anhangsgebilden, besonders der Prostata, ist kaum noch zu befürchten. Der tödliche Ausgang im Anschluß an Gk.-Sepsis, der nur ganz ausnahmsweise zur Beobachtung gelangte — in meinem großen Krankengut innerhalb von 17 Jahren bei 2 Männern und 1 Frau —, ist heute kaum noch zu erwarten.

Syphilis (Lues).

Die Krankheit, welche im Altertum und frühen Mittelalter in Europa unbekannt war, wurde Ende des 15. Jahrhunderts angeblich durch kranke Matrosen des Kolumbus auf seiner Rückreise von Amerika nach Barcelona 1495 in den Südosten von Europa eingeschleppt. In ganz besonders starkem Umfang trat sie mit dem Einbruch des *Söldnerheeres* Karls VIII. in *Italien* auf (Mal de Naples), um von hier in allen *Mittelmeerländern* mit Einschluß von *Nordafrika, Ägypten* und der *Türkei* sich auszubreiten.

Die *Syphilis*, eine Spirochätose mit chronischem Verlauf, bezeichnen wir als konstitutionelle Erkrankung, da sie stets zu einer allgemeinen Durchseuchung des Organismus durch Ansiedlung der Erreger im Gewebe, Bildung von metastatischen Krankheitsherden wechselnder Stärke führt und eine Umstimmung des Gewebes unter der Einwirkung der Infektion sowie Vorgänge immunisatorischer Art nach sich zieht.

Der **Erreger** ist die 1905 von F. Schaudinn und E. Hoffmann entdeckte Spirochaeta pallida.

Dieser Erreger ist ein sehr zartes, schwach lichtbrechendes fadenförmiges Gebilde von 12—20 μ Länge mit zahlreichen, 8—12 und mehr steilen, engen Windungen. Färberisch ist sie am besten mit Giemsa-Lösung darzustellen, wobei sie blaßrötlich erscheint im Gegensatz zu anderen saprophytisch vorkommenden Spirochäten mit stärker bläulichem Farbton; auch

mit Viktoria-Blau H.-R. sind gute Bilder nach 2—3 Minuten Färbungszeit zu erhalten. —
Die sicherste Methode des Nachweises ist jedoch die Untersuchung im Dunkelfeld, in welchem
die lebenden Spirochäten als hell aufleuchtende, feine Spiralfäden mit zahlreichen regelmäßigen engen Windungen auf schwarzem Grund erscheinen; dabei führen sie auf der Stelle
peitschende oder schnellende Bewegungen aus und drehen sich ständig um die eigene Achse
im Gegensatz zu anderen Spirochäten, die sich schleichend oder kriechend im Gesichtsfeld
bewegen. Vorsicht ist bei der Beurteilung von Präparaten aus der Mundhöhle geboten wegen
der Spir. dent., die der Pallida sehr ähnlich, aber kürzer ist. — Auch die Darstellung im
Tuschepräparat nach Burri ergibt schnell verläßliche Resultate. Zur Darstellung im Gewebe bedient man sich des von Levaditi angegebenen Verfahrens der Silberimprägnation.
    Die experimentelle Forschung knüpft an die Namen von Metschnikoff und Roux
(Übertragung der Syphilis auf Menschenaffen), Neisser, E. Hoffmann, Löhe, Mulzer,
welche das Krankheitsbild der Affensyphilis erweiterten und ergänzten. Nachdem im Kaninchen das geeignete Versuchstier gefunden war, von Bertarelli (Keratitis), Parodi (Syphi-
lom im Hoden) erzeugt war, vermochten aber erst Uhlenhuth und Mulzer durch geeignete
Impfmethoden regelmäßig das in seinem ganzen Verlauf der menschlichen Syphilis sehr ähnliche Krankheitsbild der Kaninchenlues zu erzeugen. — Diese für alle weiteren Forschungen
grundlegenden Erkenntnisse ermöglichten es P. Ehrlich, das *Salvarsan* zu entdecken.
    Eine *natürliche Immunität* gegen Syphilis gibt es *nicht*, vielmehr sind Men-
schen jeden Alters und jeder Rasse für das syphilitische Virus empfänglich. Auch
eine *erworbene Immunität* kommt bei Syphilis *nicht* vor. Die nach der Infektion
bald sich einstellende Unempfänglichkeit gegen Neuimpfungen ist nur eine
scheinbare, eine „Infektionsimmunität" (Kolle), die nur so lange bestehen
bleibt, als Spir. pall. im Körper vorhanden sind. Erst wenn diese verschwunden
sind, somit eine wirkliche Heilung vorliegt, ist eine Neuinfektion bzw. Reinfektion möglich.
    Die *klinischen Erscheinungen:* Vorbedingung für die *Infektion* ist eine, wenn auch ganz
geringe Verletzung der Haut oder Schleimhaut, in welche die Spirochäten eindringen und nach
einer ersten Inkubationszeit von 2—3 Wochen den *Initialaffekt* oder *Primäraffekt* (P.A.)
oder Schanker erzeugen, der sich als kleines derbes Infiltrat darstellt, das sich schnell vergrößert. Kurze Zeit nach seinem Auftreten stellt sich die charakteristische regionäre Lymph-
knotenschwellung ein in Form von einzelnen derben, unter der Haut verschieblichen, nicht
schmerzhaften Drüsen (indolenter Bubo). Bei extragenitalem Sitz, z. B. an den Tonsillen, Lippen, Zunge, Finger, erkranken die Lymphknoten der Kinn-, Unterkiefer-, Ohr-, Ellbogengegend
usw.; charakteristisch für den P.A. am After ist die Anschwellung der Lymphknoten unterhalb des Ligamentum Pouparti bzw. in der Fovea ovalis. Gerade die extragenitalen Schanker
sind für die Weiterverbreitung besonders gefährlich und bilden mitunter den Ausgangspunkt
für eine Gruppenerkrankung, da sie zwar oft schwierig erkennbar, noch öfters aber verkannt
werden, weil nicht an Syphilis gedacht wird. — Selten erfolgt die Übertragung durch unmittelbaren Einbruch der Spirochäten in die Blut- und Lymphbahnen (Syphilis d'emblée). Bei der
kongenitalen Lues wird die Krankheit von der Mutter auf placentarem Weg auf das Kind
übertragen. — Nach kurzem Prodromalstadium mit Kopfschmerzen, geringem Fieber erscheint durchschnittlich 9 Wochen nach der Infektion das syphilitische Exanthem auf Haut
und Schleimhaut in Form von Flecken oder Papeln mit ihren verschiedenen Entwicklungsstadien (*Sekundärstadium*), Efflorescenzen, die besonders im nässenden Stadium sehr reich
an Spirochäten und daher hochinfektiös sind. Nach dieser Zeit kann die Krankheit ausheilen
oder nach mehr oder weniger langem Latenzstadium, vor allem bei nicht oder ungenügend
behandelten Menschen in das *Tertiärstadium* übergehen, das durch knotige, zum Zerfall
neigende Granulationsgebilde (Gummi) gekennzeichnet ist, die auf Haut und Schleimhaut,
aber auch in den inneren Organen, in der Muskulatur und im Knochen vorkommen. Wenn
auch schon im Frühstadium eine Lues der Eingeweide eintreten kann (Nephrose oder Ikterus),
so werden doch Erkrankungen der inneren Organe, des Herzens und der Gefäße, auch der
Lunge (schwierige Abgrenzung gegen Tuberkulose) besonders im Spätstadium beobachtet.
Auch das Nervensystem erkrankt häufig in allen Stadien der Syphilis (L. cerebri schon mit
dem Auftreten des P.A. und im Prodromalstadium!); besonders gefürchtet sind die meta-
syphilitischen Erkrankungen *Tabes* und *Paralyse.*
    Bei der *kongenitalen Syphilis* wird die Krankheit von der Mutter auf den vom Keim aus
gesunden Fetus übertragen. Wenn auch die Infektiosität des Sperma nachgewiesen, Spirochäten auch in den Ovarien gefunden wurden, so ist doch der Beweis nicht erbracht, daß ein
infizierter mütterlicher Keim auch lebensfähig sei, weshalb auch die germinative Entstehung
abgelehnt wird. An dem Grundsatz „kein syphilitisches Kind ohne syphilitische Mutter" ist
festzuhalten. — Die kongenitale Syphilis des Kindes unterscheidet sich im allgemeinen nicht
von der erworbenen, außer daß der P.A. fehlt, die Infektion hämatogen erfolgt.

Bei der **Erkennung** der Syphilis ist oberster Grundsatz, bei allen noch so unbedeutenden, in der Entstehung nicht aufgeklärten Wunden, Geschwüren oder Einrissen, besonders an den Genitalien, stets an *Lues zu denken* und auf *Spirochäten zu untersuchen.* Jede derartige Verletzung ist so lange als verdächtig anzusehen, bis das Gegenteil bewiesen ist. Gerade bei den *reitenden Truppen* ist dies besonders zu beachten, da eine Durchscheuerung an Eichel und Vorhaut häufig vorkommt, hinter der aber gelegentlich die Eingangspforte der Lues sich verbirgt. Ausschlaggebend ist bei der frischen Erkrankung neben der Erkennung des klinischen Bildes vor allem der *Nachweis der Erreger* durch sachgemäße Entnahme und Herstellung der Abstriche, die auch aus dem Drüsenpunktat gemacht werden können. Wichtig ist, daß die *Seroreaktion* im Blut zur Zeit des Auftretens des P.A. noch negativ ist, meist erst 3 Wochen nach Erscheinen desselben positiv wird, somit — was leider zu oft nicht beachtet wird — die Wa.R. für das erste Stadium ohne jede diagnostische Bedeutung, der *Spirochätennachweis ausschlaggebend für die Diagnose* ist. Als Ergänzung der Wa.R. dienen die Trübungs-, Klärungs-, Flockungs- und Ballungsreaktionen, die in den Ergebnissen mit der Wa.R. weitgehend übereinstimmen, jedoch in vielen Fällen schneller ein positives Resultat geben und beim Umschlag in die negative Phase langsamer abfallen. Es darf nicht vergessen werden, daß bei allen Seroreaktionen unspezifische Resultate vorkommen, z. B. beim Ulcus molle, Tuberkulose, Scharlach, Malaria, anderen Krankheiten und während der Schwangerschaft. Um tunlichst Fehlerquellen auszuschließen, stellt man neben der Wa.R. noch zwei der Nebenreaktionen im allgemeinen an. Stets ist festzuhalten, daß ein *negatives Resultat durchaus nicht gegen die syphilitische Natur eines Krankheitsprozesses* spricht, während der *positive Ausfall* z. B. im Latenzstadium der Lues zumindest beweist, daß der Patient an Syphilis leidet.

Das zuverlässigste Verfahren der **Behandlung** ist nach dem heutigen Stand der Wissenschaft die kombinierte Anwendung von *Salvarsan mit Wismut oder Quecksilber,* mit welcher die primäre und mindestens auch die frühsekundäre Lues durch eine kräftige, sachgemäß durchgeführte Behandlung zu heilen ist; vor Unterdosierung des Salvarsans mit kleinen „einschleichenden" Dosen ist zu warnen. Je eher die Behandlung beginnt, um so besser sind die Aussichten auf eine schnelle Heilung der Krankheit.

Es steht fest, daß die *Frühsyphilis* durch zwei bis drei in Abständen von 4—6 Wochen durchgeführte kräftige kombinierte Kuren verhältnismäßig leicht und endgültig geheilt werden kann, während bei älteren Fällen gründliche Wiederholungskuren notwendig sind.

Eine *laufende genaue Überwachung des Kranken* (Nierenfunktion!) während der Salvarsanbehandlung ist notwendig, da nicht selten gerade *beim Soldaten* Frühschädigungen in Form von Cylindrurie, erst viel später Eiweißausscheidungen beobachtet werden, die wohl auf *stärkere körperliche Inanspruchnahme im Dienst* (Nachtmärsche, Nachtritte) zurückzuführen sind.

Der Einfluß des Salvarsans auf den rein zahlenmäßigen Rückgang der Lues ist nicht zu bestreiten, wenn man auch den epidemiologischen Schwankungen in dem Auf und Ab aller Infektionskrankheiten, insbesondere der Lues, Rechnung tragen muß. Durch die weitgehende Erfassung der Syphilis in allen europäischen Ländern war, abgesehen von einigen schwer zugänglichen endemischen Herden, auch in den *Groß- und Hafenstädten* die Krankheit wesentlich zurückgegangen. Der 2. *Weltkrieg* hat hierin wieder eine Änderung gebracht. Für den Erkrankten selbst wie für die Allgemeinheit ist in sozialhygienischer und bevölkerungspolitischer Hinsicht als wichtigstes Ergebnis zu verbuchen, daß *dank der straffen Organisation der Wehrmacht* und der *Innehaltung der von der Heeres-Sanitätsinspektion erlassenen Vorschriften,* wie auch dank der Durchführung der gesetzlichen Maßnahmen zur Bekämpfung der Geschlechtskrankheiten, die *Krankheit im Frühstadium* erfaßt und *mit einer an Sicherheit grenzenden Wahrscheinlichkeit* heute *geheilt* werden kann.

Weicher Schanker.

Ätiologie. Der weiche Schanker (Ulcus molle [U. m.]) wird durch den Streptobacillus (1889 von Ducrey entdeckt, 1892 von Unna im Gewebe nachgewiesen und genauer beschrieben) hervorgerufen und ist eine übertragbare Geschlechtskrankheit, die weder angeborene noch erworbene Immunität besitzt.

Männer erkranken bedeutend häufiger als Frauen, die sich aber oft als Trägerinnen stummer Infektionen finden, wobei es ganz besonders Personen sind, die es an der nötigen Sauberkeit fehlen lassen (minderwertige Prostituierte). Die vielfach regionär begrenzten, zu bestimmten Jahreszeiten bisweilen auftretenden akuten Ausbrüche weisen auf den epidemiologischen Charakter dieser Krankheit hin. Das U. m. ist z. Z. in Deutschland, abgesehen von kleineren örtlichen Epidemien, eine Seltenheit, während Syphilis und Tripper in großer Zahl vorkommen.

In der *Wehrmacht* hat der weiche Schanker nie eine große. Rolle gespielt. Für die Zeit von 1908—1913 betrug der Prozentsatz 8,8 des Gesamtzugangs an Geschlechtskranken, in den ersten 3 Kriegsjahren 4,5, 1921 wurden noch 9,4% gezählt. Entsprechend dem allgemeinen Rückgang schwankte er in den Jahren 1925—1930 zwischen 1,1 und 1,8, um 1931 auf 0,6% zurückzugehen.

Die Infektion erfolgt durch den Geschlechtsverkehr, und es entwickeln sich nach 2—3 Tagen rundliche, ovaläre oder längliche Geschwüre mit zackigem, unterminiertem, eiterinfiltriertem Rand, der von einem entzündlichen Saum umgeben ist. Der weiche höckerige, mit Eiter belegte, leicht blutende Grund ist schmerzhaft. Durch Zusammenfließen einzelner Geschwüre kommt es zur Ausbreitung über eine größere Fläche, da, wo Hautfalten sich berühren, zur Bildung von Abklatschgeschwüren. Mit Vorliebe sind Frenulum, Sulcus coron., Fossa navic., Präputium sowie der After befallen. Durch Autoinokulation oder auf indirektem Wege können auch extragenitale Ulcera entstehen, gar nicht selten am Finger. Neben diesen gewöhnlichen Formen kommen auch U. m. elevata vor, gekennzeichnet durch einen wuchernden Geschwürsgrund und follikuläre Geschwüre, die durch Eindringen der Erreger in die Follikel entstehen. Breiten sich die Geschwüre durch Gewebszerfall nach Fläche und Tiefe aus, so entstehen ausgedehnte, nur mit Hinterlassung großer Narben heilende Substanzverluste. Als besondere Abart ist das U.m. *serpiginosum* zu erwähnen, bei welchem in langsamer Ausdehnung der Geschwürsprozeß, ausgehend von einem durchgebrochenen Bubo, über den Unterbauch und einen größeren Teil des Stammes bzw. der Oberschenkel sich ausdehnt, in der Peripherie in bogig begrenzten Linien fortschreitet, während im Zentrum flächenhafte Vernarbung erfolgt. — Von diesen beiden letzten Formen sind wohl zu trennen *phagedänische* oder *gangränöse* Ulcerationen, die unter hohem Fieber ganz akut entstehen, mit schweren Allgemeinerscheinungen einhergehen und zu ausgedehnten Zerstörungen am Penis, Scrotum und in der Umgebung führen, bei denen es nicht gelingt, den Erreger des U. m. nachzuweisen, deren bakterieller Befund sich mit dem der fuso-spirillären Symbiose (grobe Spirochäten und fusiforme Bacillen) deckt. Die häufigste Komplikation des U. m. sind die entzündliche Phimose oder Paraphimose, besonders aber die Erkrankung der regionären Lymphknoten, der Bubo. Derselbe stellt eine meist einseitige Entzündung und schnell erfolgende Vereiterung mehrerer nebeneinanderliegender Drüsen dar, an die sich die Verschmelzung zu einem größeren Paket anschließt. Unter Rötung, Schwellung und Verlötung mit der Haut kommt es zum Durchbruch, dessen Öffnung schankrös werden kann. In den Lymphbahnen können sich knotige Erweichungsherde, besonders im dorsalen Lymphstrang, entwickeln.

Die **Feststellung** der Erkrankung erfolgt in Ausstrichen des Eiters unter dem Geschwürsrand, noch zuverlässiger in kleinen Gewebsteilchen, die unter dem Rand abgekratzt und zwischen zwei Objektträgern zerrieben werden (Intracutan-Reaktion nach Dmelcos-Vaccine).

Gefärbt wird mit Löfflers Methylenblau, Methylgrün-Pyronin oder nach Gram, wobei die Streptobacillen als feine, kurze Stäbchen erscheinen, die in Ketten oder charakteristischer fischzugartiger Anordnung zwischen den Zellen gelagert sind. Die Kultur gelingt am besten auf Blutagar, ist jedoch nicht leicht zu erzielen; die künstlich gezüchteten Erreger sind für Mensch wie Tier (Affen, Kaninchen) pathogen.

Wenn auch heute noch in manchen Fällen die alte bewährte *Behandlung* mit Acid. carbol. liq. (der Grund ist unter dem Rand mit spitzem Holzstäbchen zu ätzen!) und Bestreuen mit Jodoformpulver ausgezeichnete Resultate gibt, so wird man doch heute ein *Sulfonamid-präparat (Eleudron)* 3—4mal tgl. 2 Tabl. verabreichen, das Ulcus mit Sulfonamidpuder bestreuen, wobei die Heilung in ungleich kürzerer Zeit vor sich geht.

Lymphogranuloma inguinale.

Das Lymphogranuloma inguinale (L. i.) wurde von NICOLAS, FAVRE und DURAND 1913 als selbständige Krankheit beschrieben. Heute besteht kein Zweifel mehr darüber, daß die Krankheit hauptsächlich durch den Geschlechtsverkehr übertragen wird, was in erster Linie durch die zahlreichen beobachteten Partnerfälle erwiesen ist. Man hat daher auch das Krankheitsbild mit gewissem Recht als 4. Geschlechtskrankheit bezeichnet. Außergeschlechtliche Übertragungen sind aber auch beobachtet worden z. B. bei Ärzten, welche sich bei der Operation von Leistendrüsenschwellungen eine Verletzung an der Hand zuzogen, die von charakteristischen Lymphknotenschwellungen in der Achselhöhle gefolgt war.

Die Krankheit, welche örtlichen und zeitlichen sowie Schwankungen in der Virulenz des Erregers unterworfen ist, kommt im Frühstadium überwiegend bei Männern, etwa 8 mal häufiger als bei der Frau, im Spätstadium hauptsächlich bei Frauen vor. Allem Anschein nach ist sie über die ganze Erde ausgebreitet, aber in manchen *tropischen Gegenden* besonders gehäuft. In Europa sind es vor allem die *Großstädte* und *größeren Hafenplätze*, in welchen die Krankheit in vermehrtem Maße vorkommt. In den Berliner Krankenhäusern wurden in den Jahren 1929 bis 1938 etwa 2000 Fälle behandelt.

In den *Sanitätsberichten* der deutschen Armee in der *Vorkriegszeit* und *während des ersten Weltkrieges* wird das L. i. überhaupt nicht erwähnt, dagegen berichtete JAECKEL 1930 über 18 Fälle, die er 1928—1930 im Standortlazarett in Berlin behandelte.

Was die *Pathogenese* anbelangt, so sind in zahlreichen experimentellen Untersuchungen (HELLERSTRÖM und WASSÉN, LÖHE, SCHLOSSBERGER u. a.) durch Verimpfung sowohl von Buboneneiter wie von Primäraffekten und Esthiomènematerial bei Affen, Meerschweinchen und Mäusen die charakteristischen Erscheinungen der L. i.-Infektion hervorgerufen worden. MIYAGAWA und seine Mitarbeiter entdeckten 1935/36 in den Bubonen von L. i.-Patienten sowie in den pathologischen Produkten infizierter Tiere den **Erreger** in Form von kleinsten Elementarkörperchen, der als solcher von MULZER, NAUCK, HERZBERG bestätigt wurde.

Die *Krankheit* beginnt am Genitale als uncharakteristische *Primärläsion* (Chancre lymphogranulomateux) unter dem Bilde einer oberflächlichen Erosion, einer Ulceration, eines Einrisses, als kleine Papel oder herpetischer Affekt. Die Stellen heilen in der Regel schnell ab und werden daher vom Patienten selten beachtet, vom Arzt nicht gefunden oder übersehen. Auch unter dem Bilde einer unspezifischen Urethritis kann die Krankheit beginnen, aber auch als Mischinfektion mit Ulcus molle oder einem syphilitischen Primäraffekt. Die *Inkubationszeit*, welche zwischen einigen Tagen bis Wochen schwankt, kann aber auch nachgewiesenermaßen mehrere Monate betragen. — 2—4 Wochen nach der Infektion kommt es zu der für die Krankheit charakteristischen Schwellung der regionären, also meist Leistenlymphknoten, wobei die oberhalb oder unterhalb des Lig. Poup. gelegenen oberflächlichen Drüsen als geschwollene, wenig schmerzhafte Gebilde tastbar sind. Zunächst sind nur ein oder einzelne Lymphknoten, gewöhnlich einseitig, öfters auch beiderseitig angeschwollen. Kommt es zur Einschmelzung einer Drüse, so ist eine charakteristische napfförmige Vertiefung zu tasten; auch in diesem Zustand ist eine spontane Rückbildung noch möglich. Durch eine hinzutretende Periadenitis wird die Haut adhärent und nimmt eine düsterrote bis bläuliche Farbe an, worauf alsbald der Durchbruch unter Fistelbildung erfolgt. Der anfangs zähflüssige, gelbliche Eiter wird später dünn und mit Bröckeln durchsetzt. Von größter Bedeutung ist die Mitbeteiligung der auf der Beckenschaufel gelegenen tiefen iliacalen Lymphknoten für den Ausgang der Krankheit, die so gut wie niemals vereitern.

Als Allgemeinerscheinungen werden Kopfschmerzen und Fieber bis 39°, Gewichtsabnahme, Abgeschlagenheit und rheumatische Beschwerden beobachtet, auch mäßige Schwellung der Milz und Leber. Vielleicht als Zeichen einer hämatogenen Ausbreitung des Virus kommen auch erythematöse, urticarielle, papulöse Hautausschläge vor, besonders an den Unterschenkeln, gelegentlich von Veränderungen an der Mundschleimhaut oder Conjunctiva begleitet. Außer einer Erhöhung der Leukocytenzahl zeigt das Blutbild keine Veränderung, die Blutsenkungsgeschwindigkeit ist erhöht.

Der *Verlauf* ist individuell sehr verschieden; neben leichten Formen, welche den Kranken nicht einmal zur Aufgabe der Tätigkeit nötigen, kommen andere vor, welche durch die Schwere und den torpiden Verlauf die Kranken auf Monate ans Bett fesseln und mit Fistelbildung sich über Jahre hinziehen.

Gegenüber den akuten Erscheinungen des *Frühstadiums* bilden die *Späterscheinungen*, als genito-ano-rectales Syndrom bezeichnet, ein sehr schweres Krankheitsbild, welches viel häufiger bei der Frau als beim Manne zur Beobachtung kommt und früher unter dem Bilde der Esthiomène bzw. entzündlichen Rectumstriktur beschrieben wurde. Die sichtbaren Veränderungen beginnen in der Regel nach der klinischen Abheilung der Lymphknotenentzündung mit kleinen Geschwüren am Genitale oder After, aus denen sich schnell elephantiastische Bildungen entwickeln in Form von verdickten und harten Afterwülsten, sowie einer starken Infiltration der Mastdarmschleimhaut, die später in eine Striktur übergeht.

Die **Erkennung** des L. i. im Frühstadium ist nicht immer möglich, da der P.A. uncharakteristisch ist, der Erregernachweis auf Schwierigkeiten stößt. Die Diagnose gelingt, wenn es zur Bildung der charakteristischen knolligen Lymphknotenpakete gekommen ist, wenn die Einschmelzung einzelner Drüsen eingetreten, auf der Beckenschaufel die iliacalen Lymphknoten zu tasten sind. Weiter müssen alle mit einer ähnlichen Drüsenschwellung einhergehenden Krankheiten (Lues, Tuberkulose, Ulcus molle, Herpes genitalis und echte Lymphogranulomatose PALTAUF-STERNBERG, maligne Neubildungen) ausgeschlossen werden. Die sichere Diagnose und scharfe Abgrenzung der durch eine große Mannigfaltigkeit des Verlaufs ausgezeichneten Drüsenerkrankung, die früher meist als „strumöser Bubo" bezeichnet wurde, von anderen Affektionen ähnlicher Art wurde erst möglich, nachdem FREI im Jahre 1925 die Auffindung einer *spezifischen Hautreaktion* gelungen war. Durch die Anwendung derselben, deren Zuverlässigkeit heute absolut gesichert ist, wurde die einheitliche Ätiologie der Krankheit einwandfrei festgestellt, die Identität des L. i. mit dem klimatischen Bubo, die als Elephantiasis genito-ano-rectalis zusammengefaßte Affektion als Folgeerscheinung bzw. Spätform des L. i. erwiesen.

Bei der **Behandlung** hat sich neben allgemeinen kräftigenden Maßnahmen und örtlicher Behandlung (chirurgische Eingriffe, Röntgenbestrahlung) die *Chemotherapie* hervorragend bewährt. Zeitigten schon Injektionen von Tartarus stib., Fuadin oder Solganal B gute Erfolge, so wurden dieselben aber weit übertroffen durch die Anwendung von Prontosilum rubr., das sowohl bei den frischen (GJURIĆ) wie den alten (LÖHE) Veränderungen die besten Resultate ergab. Heute bevorzugen wir wegen der gleich guten Wirkung und der besseren Verträglichkeit das Sulfathiazol = Eleudron. Auch die lokale Sulfonamid-Anwendung als Marfanilpuder übertrifft die bisher verwandten Mittel in jeder Hinsicht.

Bekämpfung und Verhütung der Geschlechtskrankheiten.

Die Bekämpfung der Geschlechtskrankheiten gilt nicht nur dem *Einzelindividuum*, sondern in noch höherem Maße dem Volksganzen[1].

Die schädigenden Folgen für den Kranken und für die Volksgesundheit sind weit schwerer, als früher angenommen wurde und durch statistische Aufzeichnungen erfaßt werden kann. Es steht fest, daß der Tripper auch heute noch die häufigste Infektionskrankheit überhaupt ist. SPIETHOFF und GOTTSCHALK haben auf Grund der *Geschlechtskrankenzählung* im Jahre 1934 festgestellt, daß sich für Deutschland die Unfruchtbarkeit durch den Tripper bevölkerungspolitisch dahin auswirkt, daß die jährliche Verminderung der Geburtenzahl 35000—40000 beträgt. Die Folgekrankheiten der Syphilis beziffern sich in inneren Kliniken und Krankenhäusern bis zu 5% der Krankenzugänge. Bei der Annahme von nur 2% Durchseuchung der Erwachsenenbevölkerung würde dies eine Gesamtzahl von 900000 Syphiliskranken ausmachen. Allein im Jahre 1934 wurden 4000 Kinder mit angeborener Syphilis in Behandlung genommen, jedoch ist die Zahl in Wirklichkeit bedeutend größer. Der Grund für die starke Verbreitung der Geschlechtskrankheiten liegt einerseits darin, daß die Heilung dieser Krankheiten, z.B. der Lues, lange Zeit beansprucht und die Übertragbarkeit der sichtbaren Erscheinungen oft noch lange erhalten bleibt, andererseits in der Stellung der menschlichen Gesellschaft zu diesen Seuchen, deren Erwerb als schimpflich angesehen wird und daher verheimlicht werden muß; und wie häufig sehen wir auch heute noch als Folge dieser falschen Einstellung die Unterlassung jeglicher Behandlung oder verspäteten Beginn mit den ernsten, schwer gutzumachenden Schäden! Die letzte *Reichszählung* der Geschlechtskranken wurde vom 1.—30. 6. 40 veranstaltet, die sich auf die *gesamte Zivilbevölkerung und alle Wehrmachtteile* erstreckte, im Gegensatz zur

---

[1] Siehe auch Abschnitt X H.

ausführlichen Fragestellung von 1934, die nur „nach den Zugängen an frischer Erkrankung" in dem genannten Zeitraum fragte. Das Monatsergebnis, auf ein Jahr umgerechnet, ergab einen Zugang von 197000 erstmalig vom Arzt behandelten frischen Erkrankungen, und zwar 61% Männer (122000 Fälle) und 39% Frauen (75000 Fälle). Der Jahreszugang an Gonorrhöe belief sich auf 81%, an Syphilis auf 17,5%, an Ulcus molle auf 1,2%. Vergleicht man die Zahlen der Neuzugänge gerechnet auf je 10000 Einwohner von 1940 mit den von 1934, so ergab sich bei der frischen Gonorrhöe für Männer 25,1 (1940) gegenüber 36,1 (1934), für Lues I und II mit klinischen Erscheinungen 4,3 (1940) gegenüber 4,5 (1934). Bei der Beurteilung dieses erfreulichen Resultates, welches sich bei dem Vergleich der beiden Zählungen besonders für das männliche Geschlecht heraushebt, darf man nicht vergessen, daß die Zählung, welche im Monat *Juli 1940* stattfand, zeitlich zusammenfällt mit dem Beginn der *Westoffensive* und, wie Gottschalk bemerkt, in dem für die Heimat erlassenen *Tanzverbot* ein im gleichen Sinne zu wertender Faktor zu sehen ist. Es bleibt daher abzuwarten, ob das *günstige Ergebnis der Zählung auch für die weiteren Kriegsjahre* Geltung behält, da ja in jedem Krieg mit einer Zunahme der Geschlechtskrankheiten zu rechnen ist.

Es braucht kaum hervorgehoben zu werden, daß die *Wehrmacht* ein besonderes Interesse an der Verhütung bzw. Bekämpfung der Geschlechtskrankheiten hat, da durch dieselben die Schlagkraft der Truppe in entscheidendem Maße herabgesetzt werden kann.

Die *Aufgabe einer zielbewußten Gesundheitsführung in der Wehrmacht* muß dahin gehen, der *Gefahr der Ausbreitung* der Geschlechtskrankheiten energisch entgegenzutreten. Das ist heute um so eher möglich, als wir mit unserem wissenschaftlichen Rüstzeug in der Lage sind, *wirksame Maßnahmen zur Vermeidung der Ansteckung* zu treffen und auf der anderen Seite durch *schnelle und zweckmäßige Behandlung* die *Ansteckungsfähigkeit* und *Übertragungsgefährlichkeit* der Syphilis, besonders aber des Trippers, ganz wesentlich *abzukürzen*. — Die Maßnahmen, die im *Kriege* zur Bekämpfung der Geschlechtskrankheiten zu treffen sind, decken sich bei der Wehrmacht mit den *im Frieden* geübten; selbstverständlich müssen sie sich dabei jeweils den örtlichen Verhältnissen anpassen, anders *im besetzten Feindesland* gehandhabt werden, wie bei den verbündeten Staaten, die in loyaler Zusammenarbeit das gleiche Ziel erstreben.

Als wirksamste Waffe hat sich die Anordnung erwiesen, daß alle Heeresangehörigen *nach Feststellung der Erkrankung grundsätzlich ins Lazarett* aufgenommen und dort in Fachabteilungen *bis zur Heilung* bzw. *Beseitigung der ansteckenden Erscheinungen behandelt* werden. So wird nicht nur die Weiterverbreitung der Krankheiten durch die Erkrankten praktisch ausgeschlossen, sondern es werden auch die Geschlechtskranken in ihrer Gesamtheit zahlenmäßig erfaßt und laufend bis zur Heilung verfolgt oder, bei vorzeitiger Entlassung aus der Wehrmacht aus anderen Gründen, in die Fürsorge der zuständigen Gesundheitsämter überwiesen.

Die Hauptinfektionsquelle für den Soldaten ist die *geheime und die Gelegenheitsprostitution*, während die *gewerbsmäßige* die geringere Gefahr bedeutet, nur eine kleine Zahl von Infektionen durch sie erfolgt. Die wichtigste Aufgabe ist daher die Erfassung und Schließung von Infektionsquellen, die aber auf große Schwierigkeiten stößt, wenn die Infektion durch Gelegenheitsverkehr mit Personen erfolgt, die ohne Kenntnis von ihrer Erkrankung dieselbe weiterverbreiten. Zur erleichterten Auffindung solcher Partnerinnen ist die Anordnung getroffen, daß sich der *Soldat* Vor- und Zuname sowie Wohnung der Person oder besondere Kennzeichen, wie Größe, Haarfarbe, Dialekt, Ort der Bekanntschaft usw., merkt. Um die von seiten des Infizierten verständliche Zurückhaltung zu beheben und die erforderliche Auskunft zu erhalten, muß ihm klargemacht werden, daß er durch die Mithilfe an der Aufdeckung der Infektionsquelle manchen Kameraden vor dem gleichen Unglück bewahrt und damit indirekt wertvollsten Dienst am Vaterland leistet. — Durch enge *Zusammenarbeit der militärischen Dienststellen mit den zivilen Gesundheitsbehörden*, die durch ihre Beratungsstellen über das Gefahrengebiet vortrefflich unterrichtet sind, wird die Ermittlung und Unschädlichmachung erkrankter Frauen wesentlich erleichtert. — In den *besetzten Gebieten* hat sich auch während dieses Krieges die Einrichtung von öffentlichen Häusern, die nur von Wehrmachtangehörigen besucht werden dürfen (Häuser für Offiziere und Mannschaften getrennt), als notwendig erwiesen und dank der regelmäßigen ärztlichen Kontrolle der Insassinnen, der scharfen Überwachung der hygienischen Verhältnisse sehr bewährt. Dadurch, daß der Verkehr im Bordell nur mit Präservativ ausgeübt werden darf, hinterher eine Sanierung in der unmittelbar beim Bordell gelegenen Sanierstube (besetzt mit einem deutschen San.-Dienstgrad) nach den bestehenden Vorschriften vorgenommen und mit Datum sowie Zeitstempel bescheinigt wird, dürfte manche Infektion verhindert worden sein. — Für den „Selbstschutz" werden die von den San.-Dienststellen vorbereiteten *Körperschutzpackungen* ausgegeben. Empfehlenswerter ist jedoch die Abgabe von *Gummipräservativen* zu niedrigem Preis, die wohl als bester Schutz anzusehen sind, deren richtige Anwendung (sie muß gezeigt werden) erst Erfolg verspricht.

Nicht weniger wichtig wie die persönliche ist die allgemeine Prophylaxe, die sich auf die Erziehung und *Aufklärung des Soldaten* durch den Truppenarzt gründet, der in diesen wichtigen Fragen der Berater des Truppenführers und Vertrauensarzt jedes Soldaten sein muß. Die *regelmäßigen ärztlichen Untersuchungen* bieten eine willkommene Gelegenheit, in erschöpfender Weise über die Geschlechtskrankheiten, ihre Erscheinungsformen, insbesondere die ersten Anzeichen, zu sprechen, die großen Vorteile der frühzeitigen Behandlung und die mit Sicherheit zu erzielende Heilung zu betonen, gegenüber den schweren Schäden, die durch Verheimlichung, Vernachlässigung oder unsachgemäße Pfuscherei oft eintreten. Auf die Gefahren des *Alkohols*, der so häufig der Wegbereiter für die Geschlechtskrankheiten ist, muß eindringlich hingewiesen werden.

Soll all diesen Bestrebungen ein Erfolg beschieden sein, so müssen die Führer — vor allem *Kompanie- und Zugführer* — für den Kampf gewonnen werden. Mit ihnen als den berufenen Erziehern des Soldaten muß der *Truppenarzt* in Vorträgen und Aussprachen das Problem der Geschlechtskrankheiten auch vom volksbiologischen und ethischen Standpunkt aus erörtern, die Verhütungsmaßnahmen treffen, die sich nicht in letzter Linie in einer geeigneten Freizeitgestaltung (Sport, Unterhaltungsabende usw.) verwirklichen lassen.

Um das Interesse und Verständnis für diese Fragen allgemein zu erhöhen, werden *geeigneter Lesestoff den Mannschaftsbüchereien* eingegliedert, *Merkblätter* wie „Deutscher Soldat" usw., die *vom Oberkommando der Wehrmacht — Chef des Wehrmachtsanitätswesens — verfaßt* sind, zur Verteilung gebracht und deren Inhalt durch die Truppenärzte zum Gegenstand einer Besprechung gemacht. Jaeckel, der diesen Fragen seine ganz besondere Aufmerksamkeit gewidmet hat, empfiehlt die Abhaltung von *Sondersprechstunden* außerhalb des Revierdienstes, in welchen dem Soldaten Gelegenheit gegeben ist, sich mit seinen Sorgen und Nöten an den Arzt seines Vertrauens zu wenden, das zu erwerben Aufgabe jeden Truppenarztes sein muß. Hier bietet sich auch Gelegenheit, den *Ehekandidaten* zu beraten und nach den bei der Wehrmacht geltenden Grundsätzen zu untersuchen. Die Untersuchung ist anamnestisch, klinisch, mikroskopisch und serologisch durchzuführen und, falls die serologische Prüfung des Blutes positiv ausfällt, durch eine Untersuchung der Lumbalflüssigkeit zu ergänzen. In gleicher Art ist die Untersuchung der *Ehepartnerin* vorzunehmen. Die nicht so seltenen Fälle, in welchen erst durch den positiven Ausfall der Untersuchung das Bestehen einer syphilitischen Erkrankung festgestellt wird, der Ehekandidat vorher nichts von seiner Krankheit wußte, erfordern eine besonders vorsichtige und taktvolle Beratung zur Überwindung des seelischen Schocks und die unverzügliche Einleitung der Kur.

Von besonderer Wichtigkeit ist die *Erfassung aller latent syphilitischen Wehrmachtangehörigen*, die eine Angabe über die vorausgegangene Erkrankung unterlassen haben oder nichts von dem Bestehen derselben wissen. Anläßlich der Blutgruppenbestimmung ist es leicht, dieselben unauffällig herauszufinden durch Entnahme von Blut zur Trockenblutprobe nach Chediak, die ohne große Mühe und Kosten auszuführen ist und zuverlässige Resultate gibt. Das Ergebnis solcher Untersuchungen ist nicht nur von großem Wert für den einzelnen, sondern auch von hoher *bevölkerungspolitischer* Bedeutung, da die Einschleppung einer latenten oder unbekannt gebliebenen Erkrankung an Lues in die Ehe unterbleibt, die Erzeugung kranken Nachwuchses verhindert wird.

Schrifttum.

Kruspe, Boldt u. Schreus: Dtsch. Mil.arzt 1941, H. 5, 6, 8. — Heyn, Morschhäuser, Winkler u. Wagner: Dtsch. Mil.arzt **1942**, H. 5/6. — Arzt-Zieler: Die Haut- und Geschlechtskrankheiten. Berlin-Wien 1935. — v. Drigalski: Handbuch der ärztlichen Erfahrungen im Weltkrieg Bd. 7. Leipzig 1922. — Gottschalk: Reichszählung der Geschlechtskranken 1940. Soz. Hyg. d. Geschlechtskrankh. 1941, Nr 4. — Jadassohn: Handbuch der Haut- u. Geschlechtskrankh. Berlin 1934. — Jaeckel: Geschlechtskrankenfürsorge bei Soldaten. Dtsch. Mil.arzt 1940, H. 11. — Löhe u. Brett: Dtsch. med. Wschr. **1941**, 971. — Löhe u. Schlossberger: Med. Klin. **1937**, 43, 44. — Waldmann u. Hoffmann: Lehrbuch der Militärhygiene. Berlin 1936.

34. Mykosen.

Von L. Saltner-Kiel.

Während in der Vorkriegszeit *Pilzerkrankungen* kaum eine Rolle spielten, kam es im *Krieg 1914/18* zu einem *erheblichen Anstieg* in der *Wehrmacht* und in der *Zivilbevölkerung*. Besonders fällt seit Jahren die große Zahl der *oberflächlichen Pilzerkrankungen der Haut* (Epidermophytie) auf, deren vermehrte Feststellung in der fortschreitenden Erkenntnis dieses Krankheitsbildes liegt, das früher vielfach als Ekzem, Schweißekzem, Schweißfuß angesprochen wurde.

Lange Zeit gelang es nicht, den *Verbreitungsmodus* einwandfrei festzustellen; erst in jüngster Zeit ist durch *verbesserte Kulturverfahren* der *Pilznachweis* ermöglicht worden (Züchtung der Pilze aus dem Fußbodenstaub von Turnsälen, aus Badewasserrückständen, aus Fußbodenmatten in Badeanstalten, aus Schuhen, Strümpfen usw.). Das enge *Zusammenleben* von Menschen in der *Wehrmacht*, im *Arbeitsdienst* und in der *Industrie*, wo gemeinsam *gebadet* wird, begünstigt die Verbreitung dieser Erkrankungen. Daneben kann die Infektion erfolgen durch *direkte Berührung* mit erkrankten Menschen und Tieren. Die Pilze, die zunächst örtliche Krankheitserscheinungen auslösen, können auch auf dem *Blutwege* verschleppt werden, so daß es zu einer generalisierten Aussaat und damit zur Entwicklung der sog. *Mykoside* (Epidermophytide, Trichophytide, Favide) kommen kann. Diese auf allergischer Haut entstandenen Eruptionen lokalisieren sich meist an den Extremitäten und am Stamm und zeigen die verschiedensten Bilder: lichenoide oder papulo-vesiculöse Effloreszenzen, masernoder scharlachähnliche Exantheme.

Ätiologie. Die Mykosen werden durch niedere Pilze, Hyphomyceten, mycelund sporenbildende Fadenpilze hervorgerufen.

Ihre Vermehrung findet durch die Bildung langer Fäden (Hyphen) statt, die sich verzweigen, verflechten und auf diese Weise die sog. Mycelien bilden. Die Fadenpilze haben bisher einer befriedigenden botanischen Einteilung die größten Schwierigkeiten gemacht, da ihnen höhere Fortpflanzungsorgane fehlen. Auch die Einteilung nach den Kulturverfahren ist unbefriedigend. Eine auch heute noch brauchbare Einteilung gründet sich daher auf die Erscheinungen, die die verschiedenen Pilzarten beim Menschen hervorrufen. Erhärtet wird die *Diagnose* durch den Pilznachweis im Nativpräparat, indem man Abschabsel möglichst vom Rande oder einer Bläschendecke auf den Objektträger bringt, sie mit einem Tropfen 30proz. Kalilauge versetzt, leicht anwärmt (es dürfen unter keinen Umständen Blasen beim Erhitzen entstehen, da sonst als erstes die sehr empfindlichen Pilzelemente vernichtet würden) und nach 30 Min. mit Auflegen eines Deckgläschens unter denselben Bedingungen, unter denen ein Sediment untersucht wird, mikroskopiert. Färberisch können die Pilze dargestellt werden durch das Azur-Eosin-Färbeverfahren nach E. Hoffmann, indem das Abgeschabte mit einem Tropfen der Farblösung versetzt und ohne Erwärmen nach Auflegen eines Deckgläschens untersucht wird, wobei sich die Pilze blau und die übrigen Zellelemente rot färben. Neben dem Nachweis des Erregers ist die Kenntnis des klinischen Erscheinungsbildes der Pilzerkrankungen wichtig, da der Geübte aus der Lokalisation, dem Aussehen der Einzeleffloreszenzen und durch den Verlauf der Erkrankung weitgehendst Pilzerkrankungen von nichtmykotischen Dermatosen unterscheiden kann.

Die Mykosen werden unterteilt in zwei Hauptgruppen: in die *oberflächlichen* Formen und in die *tiefen* Formen der Pilzerkrankungen der Hautdecke und ihrer Anhangsorgane.

Oberflächliche Formen der Pilzerkrankungen sind: Saprophytien, Epidermophytien, oberflächliche Trichophytien, Favus, Mikrosporie und Soormykosen. Die *Saprophytien* sind dadurch gekennzeichnet, daß die Erreger nur die oberflächliche Epidermisschicht befallen und daher keine Reaktion des Gewebes hervorrufen. Wichtig ist ferner, daß die Saprophytien kaum ansteckend sind und zum Zustandekommen dieser Erkrankung eine persönliche und lokale Disposition notwendig ist, wobei besonders eine vermehrte Schweißbildung eine Rolle spielt. Aber auch Feuchtigkeit, Sekretzersetzungen oder Störungen in der Hautfettbildung begünstigen das Haften der allerwärts vorkommenden Erreger. Zu den Saprophytien zählen: das *Erythrasma*, die *Pityriasis versicolor* und die *Trichomykosen*. Das *Erythrasma* äußert sich in der Form von bräunlichen oder gelblichroten Flecken in den Genitocruralfalten; niemals bemerkt man Bläschen, wie überhaupt keine entzündliche Reaktion des betroffenen Gewebes vorliegt. Die Hautoberfläche ist eben, fein schuppend und erscheint oft durch die Entstehung zarter Falten wie kariert. Der Nachweis des Erregers, des Microsporon minutissimum, ist schwierig. Die *Pityriasis versicolor* tritt in Form ganz scharf begrenzter Flecken auf, deren

Farbe von Schmutziggelb, Fahlrot bis Dunkelbraun variiert. Die Herde schuppen etwas, sehen wie mit Mehl bestreut oder auch ganz glatt aus; ihr Hauptmerkmal besteht darin, daß die Hornschicht weniger adhärent ist als normalerweise und sie sich infolgedessen durch einen kräftigen Nagelzug als Schuppe ablösen läßt, ohne daß es blutet (Hobelspanphänomen). Prädilektionsstellen der Flecken sind die oberen Teile der Brust und des Rückens, von hier aus gehen die Flecken auf Schulter, Weichen, Abdomen, Leistenbeugen und seltener auf die Unterschenkel über. Die *Trichomykosen* sind dadurch gekennzeichnet, daß die Pilzveränderungen sich am Haarschaft und nicht am Haarfollikel oder an der Haarwurzel wie bei der Trichophytie vorfinden. Zu ihnen zählt die *Trichomycosis palmellina* und die *Piedra*. Bei der Trichomycosis palmellina findet man in den Achsel- und Schamhaaren stark schwitzender Individuen isolierte Granula und scheidenartige Auflagerungen, die ein größeres Stück des Haarschaftes überziehen können und von rotbrauner Farbe und von weicher Konsistenz sind. Die Piedra führt an den Kopf- und Barthaaren zu einer Bildung von harten Knötchen, die in unregelmäßigen Abständen voneinander am Haarschaft festsitzen und die Folge der Ansiedlung der Pilze von der Gattung Trichosporon sind. Die *Therapie* der Pityriasis versicolor muß auf die Entfernung der Hornschicht hinzielen, die allein den Parasiten beherbergt. Einpinselungen mit verdünnter Jodtinktur (1:1), schwacher Chrysarobinsalbe 1:1000, aber auch lediglich Behandlungen mit grüner Seife, 10 Min. eingerieben mit nachfolgendem Bad, genügen im allgemeinen. Empfindliche Hautstellen werden zweckmäßig mit Schwefelschüttelmixtur behandelt. Wichtig ist auch die Desinfektion der Unterwäsche. Beim Erythrasma genügen wiederholte Pinselungen mit verdünnter Jodtinktur. Zur *Behandlung* der Trichomykosen werden 5proz. Salicylalkohol, warme Seifen- und Sublimatwaschungen 1:1000 empfohlen. Nur sehr selten wird man zum Radikalmittel, zur Entfernung der Haare, schreiten müssen.

Unter den oberflächlichen Pilzerkrankungen der Haut hat sodann die *Epidermophytie* in den letzten Jahren an Bedeutung gewonnen. Zählungen bei der *Kriegsmarine*, besonders beim *Maschinenpersonal*, ergaben einen Befall von 90 % des Bestandes.

Neben dem Epidermophyton inguinale SABOURAUD ist das Epidermophyton interdigitale KAUFMANN-WOLF der häufigst vorkommende *Erreger*. Bei seiner Ansiedlung bevorzugt der Pilz Stellen, an denen die Epidermis dünn ist und die Oberfläche durch reichliche Schweißdrüsenabsonderung feucht bleibt. Solche Stellen finden sich vor allem an der Innenfläche der Oberschenkel, dort wo das Scrotum dem Oberschenkel anliegt, zwischen den Fingern und Zehen, an der Innenfläche des Handgelenkes und in der Achselhöhle. Als begünstigendes Moment tritt meist hohe Außentemperatur, verstärkte Schweißabsonderung und mechanische Reizung der Haut durch Druck oder Reibung hinzu. Durch letztere Momente, verbunden mit der Macerierung der oberflächlichsten Hautschichten durch Feuchtigkeit und Wärme, werden die obersten Epidermislagen zerstört. An den Füßen wird die Ansiedlung der Pilze besonders begünstigt durch das *Barfußgehen* auf feuchtem, infiziertem Boden, wodurch die Haut aufgeweicht und besonders empfindlich wird, oder durch das *Tragen von dicken Socken* und *schlecht passenden und schlecht ventilierten Stiefeln*. Während die Entwicklung der Krankheit durch heißes, feuchtes Klima begünstigt wird, gehen bei kühlerer Witterung in den Wintermonaten oder bei Rückkehr in gemäßigte Zonen alle Erscheinungen bis auf eine geringe Abschuppung an den betroffenen Stellen zurück. Beim Auftreten wärmerer Witterung oder bei Rückkehr in die Tropen bleiben aber trotz längerer Intervalle und bei scheinbarer Heilung die Rezidive meist nicht aus. Das Krankheitsgebiet umfaßt drei Gruppen: 1. *Epidermophytia corporis*, 2. *E. marginata* (Eczema marginatum) und 3. *E. manuum et pedum*. Die Epidermophytie des Körpers unterscheidet sich meistens nicht von den oberflächlichen Formen der Trichophytie. Man sieht kreisrunde Herde, die am Rande stärkere Rötung, Bläschen und Schuppenbildung aufweisen. Die Epidermophytia marginata, die Epidermophytie der großen Hautfalten, das alte Eczema marginatum, ist in seinen typischen Formen meist durch das Epidermophyton inguinale bedingt. Die Erkrankung befällt fast ausschließlich die großen Hautfalten, also Leisten-, Achsel- und schließlich auch die Analgegend. Von der Genitocruralfalte zieht meist beiderseitig ein kleinhandteller- bis handflächengroßer, leicht juckender Herd zum Oberschenkel herunter, der gewöhnlich rötlichbraun gefärbt ist, etwas schuppt, aber einen ziemlich scharf begrenzten, erhabenen roten Rand aufweist. Beim Betrachten mit der Lupe ist die Randerhabenheit durch kleinste Bläschen bedingt. *Die Epidermophytie der Hände und Füße* ist die wichtigste Erkrankung durch Epidermophytonpilze. Man unterscheidet vier Formen: 1. Die dyshidrosiforme Epidermophytie ist gekennzeichnet durch sagokornartige meist in Gruppen stehende Bläschen mit mehr oder weniger stark ausgebildeter entzündlicher Rötung an den Fußsohlen oder in der Gegend der Maleolen, in der Handfläche an den Fingern, besonders an den Seitenteilen. 2. Die interdigitale Epidermophytie ist an den Fingern und Zehen lokalisiert und geht meist von den Schwimmhäuten aus. An den Füßen beginnt sie mit einer harmlosen weißlichen, leicht entfernbaren Schuppung, bei der die Haut wie gekocht aussieht. Darunter wird dann eine rote, mit halskrausenartiger Randschuppe versehene Stelle sichtbar. 3. Die Epidermophytia hyperkeratotica ist gekennzeichnet durch Veränderungen an den Händen und Füßen, die mit dem hyperkeratotischen oder tylotischen Ekzem Ähnlichkeit haben. Aber herdförmige, scharf begrenzte Hornmassen, an einzelnen Stellen sichtbar werdende Bläschen, an in den Hautfalten sich vorfindende feine kleienförmige Schuppung, müssen den Verdacht einer Mykose erwecken. Während es sich bisher um die Erkrankung der Flächen und Seitenteile der Hände und Füße handelte, lokalisiert sich 4. die ekzemähnliche Epidermophytie auf dem Dorsum und an den Seitenteilen der Hände und Füße. Es sind jene Fälle, bei denen morphologisch Ekzem diagnostiziert werden muß; aber auch hier ist die relativ scharfe Begrenzung der Herde pilzverdächtig. Bei der *Behandlung* sämtlicher Formen der Epidermophytie sind vor allem desinfizierende Maßnahmen angebracht wie Einpinselungen mit 10proz. Jodtinktur oder die Verwendung von Schwefel. Da jede Maceration und Erweichung der Haut das Pilzwachstum begünstigt, empfiehlt sich die Applikation des Schwefels nicht in Salbe, sondern in Schüttelmixtur. Erwähnenswert ist bei der Behandlung der Epidermophytie der Hände und Füße neben der antimykotischen Medikation mit Jod und Schwefel die Borsäurepuderbehandlung, weil der Säuregehalt geeignet ist, das Nährsubstrat ebenfalls in einer für den Pilz ungünstigen Weise zu verändern.

Besonders wichtig sind die allgemein *hygienischen* **Vorbeugungsmaßnahmen** gegen die Epidermophytie, und da die Verbreitung vor allem dort erfolgt, wo gemeinsam gebadet und geduscht wird, haben diese hauptsächlich in den Baderäumen einzusetzen. Holzroste, Vorleger, Decken usw. sind zu entfernen, Wasch und Ankleideräume müssen asphaltierte oder mit Linoleum bedeckte Fußböden haben; diese sind täglich mit einer desinfizierenden Lösung zu schrubben. Zweckmäßig sind Schleusen und Fußtröge anzubringen, die mit desinfizierenden Flüssigkeiten gefüllt sind, durch die alle Badenden beim Betreten und Verlassen des Baderaumes hindurch müssen.

Nach dem Baden sind die Füße und besonders die Zehenzwischenräume mit einem besonderen Fußtuch gründlich abzutrocknen; letzteres darf zum Abtrocknen übriger Körperstellen nicht benutzt werden. Sodann Einpuderung der Füße und Strümpfe mit Schwefelpuder; Formalineinwirkung auf Schuhe und Strümpfe für mindestens drei Tage.

Die *Trichophytien* werden durch eine große Anzahl von Pilzerregern, den Trichophytiestämmen, hervorgerufen, wobei wir humane (Endothrix), animale (Ektothrix) und gemischte Stämme (Neo-Endothrix) unterscheiden.

Die oberflächlichen Formen werden hauptsächlich durch die menschenpathogenen Endothrixstämme verursacht. Am *behaarten Kopf* befinden sich meist mehrere scheibenförmige Herde, in deren Bereich die Haare abgebrochen sind und sich als kommaförmige Stümpfchen an der Unterseite der Schuppen vorfinden. Die Haut in diesem Bereich ist leicht gerötet und von Schüppchen bedeckt, manchmal auch stärker entzündlich verändert. An den sog. *unbehaarten Körperstellen* bilden sich scheibenförmige, scharf begrenzte Herde, auf welchen Bläschen und Krüstchen entstehen. Durch peripheres Wachstum und zentrale Abheilung sowie Rezidive im Zentrum kommt es zu den Irisformen. Diese Erkrankung wird besonders am Handrücken und Unterarm der Soldaten beobachtet, die mit Pferden und Rindern zu tun haben. Die Behandlung ist dieselbe wie die der Epidermophytie.

Der *Favus* wird durch den Achorionpilz hervorgerufen, von dem es *humane* (Achorion schönleinii) und *animale* (Achorion quinckeanum) Stämme gibt.

Die charakteristische Elementarläsion ist das Scutulum, ein näpfchenartiges Gebilde von schwefelgelber Farbe, das zentral von einem Haar durchbrochen wird. Das Haar wird später glanzlos, sieht wie bestäubt aus und fällt dann aus. Die Erkrankung führt zu Atrophie mit dauerndem Haarverlust. Häufig konfluieren benachbarte Scutula verschiedener Größe zu einer höckrigen Masse, einer Honigwabe vergleichbar; charakteristisch ist dabei der Geruch nach Mäuseurin. Der *Körperfavus* bildet nicht immer Schildchen wie der *Kopffavus*; er ähnelt mehr einer Trichophytie. Für gewöhnlich finden sich verschiedene Herde am Körper, welche mehr oder weniger scharf begrenzt und am Rande von Knötchen und Bläschen besetzt sind. Der Körperfavus heilt auch meist ohne Hinterlassung einer Atrophie ab. Allgemeinerkrankungen des Favus, die *Favide*, mit lichenoiden- oder ekzemähnlichen Exanthemen, kommen seltener vor als bei den übrigen Dermatomykosen. Therapeutisch kommt beim Favus in erster Linie *Epilation* mit Röntgenstrahlen oder mit der Pinzette in Betracht, in der Zwischenzeit täglich Pinselungen mit verdünnter Jodtinktur oder mit Carbolglycerin. Die *Mikrosporie* und die *Soormykosen* kommen hauptsächlich bei Kindern vor.

Die wichtigste Erkrankung der tiefen Mykosen ist die *tiefe Trichophytie*, deren Erreger Ektothrixformen sind, die in der Haarscheide und nicht im Inneren derselben wuchern.

Die praktisch bedeutsamste Form ist die trichophytäre *Sykosis des Bartes*, die im *Kriege 1914—18* und in den darauffolgenden Jahren eine *ungeheure Verbreitung* gefunden hat. Der Infektionsherd war meist die *Rasierstube*. Bei ihr sitzen die peripilären Pusteln am unteren Teil der Wange, am Kinn, zuweilen an den Schläfen; häufig sind sie asymmetrisch angeordnet. Charakteristisch ist das Nichtbefallensein der Schnurrbartregion. Als *Kerion Celsi* bezeichnet man sodann hochgradig entzündete tiefe Trichophytieherde, die am behaarten Kopf, wie *im Barte* und benachbarten Gegenden oder auch an irgendeiner beliebigen Stelle sitzen. Die *trichophytischen* Erkrankungen der *Nägel* werden gewöhnlich durch Trichophytonarten tierischer Herkunft verursacht. Die Veränderungen beginnen am freien Rande oder unter den Leistenrändern des Nagels in Form grauer Flecke, die sich langsam ausdehnen und unregelmäßige Ränder besitzen. Meist weist die äußere Nagelspalte Fissuren auf, zerbröckelt, läßt Erosionen erkennen, wird schwammig, faserig, höckerig und schmutzig. *Trichophytide* sind disseminierte oder regionäre Eruptionen, die gerade bei Patienten mit tiefen Hautpilzerkrankungen, vor allem mit Kerion Celsi, beobachtet werden. Die *Behandlung* der Sycosis trichophytica und des Kerion Celsi besteht in sorgfältigster Epilation des Herdes und einer ihn umgebenden, etwa 2 cm breiten Zone. Oft ist es notwendig, die etwas tiefer follikulären Abscesse mit dem Galvanokauter zu eröffnen. Schließlich pinselt man die befallenen Flecken mit verdünnter Jodtinktur. Zum Einschmelzen der Herde eignen sich vorzüglich heiße Leinsamenpackungen. Die Behandlung der Onychomykosen besteht am zweckmäßigsten in einer Entfernung des Nagels in Lokalanästhesie. Es müssen dabei aber stets noch Verbände mit LUGOL-Lösung angeschlossen werden.

Die *Sporotrichose*, deren Krankheitsbild außerordentlich polymorph und sehr syphilis- oder tuberkuloseähnlich ist, und die *Blastomykose* spielen bei uns praktisch keine Rolle.

Die *Aktinomykose* beginnt mit subcutan gelegenen Knoten, die mit den tieferen Geweben fest verwachsen sind. Sie sitzen hauptsächlich am Hals und im Gesicht. Die Knoten führen langsam zur Vereiterung und durchbrechen die Haut; aus den Fisteln entleert sich eine blutig eitrige Flüssigkeit, die gelbe Körner von undurchsichtiger und salbenartiger Konsistenz enthalten (Aktinomycesdrüsen). Die Therapie besteht innerlich in Jodkali, lokal in Röntgenbehandlung.

Schrifttum.

ARZT-ZIELER: Haut- und Geschlechtskrankheiten 1934. — BRUHNS, C., u. A. ALEXANDER: Grundriß der mykologischen Diagnostik 1932. — DARIER: Grundriß der Dermatologie 1936. — MEMMESHEIMER: Dtsch. Mil.arzt **1940**, H. 9. — NAUK: Die Dermatomykosen in den Tropen. Handbuch für Haut- und Geschlechtskrankheiten **12** (1932). — SALTNER: Dtsch. Mil.arzt **1941**, H. 7. — STEIN: Die Fadenpilzerkrankungen des Menschen 1930.

35. Wurmkrankheiten.

Von G. ROSE-Berlin.

In *Friedenszeiten* sind im Heimatgebiet Wurmkrankheiten von untergeordneter wehrhygienischer Bedeutung, wie sie auch in der allgemeinen Pathologie in Deutschland nur eine geringe Rolle spielen. Praktisch rechnet man in Friedenszeiten bei der Truppe wohl mit gelegentlichen *Einzelinfektionen* durch Ascaris, Trichuris, Oxyuren und seltener Taenia saginata. Bei *kriegsmäßigem Einsatz*, insbesondere beim Einsatz *in warmen Ländern*, können Wurmerkrankungen aber *bedeutungsvoll* werden. Sie sind dort differentialdiagnostisch, vor allem auch in der „Routine-Untersuchung" (Stuhluntersuchung), zu berücksichtigen.

Die **Erkennung** der meisten Wurminfektionen gründet sich auf den *Nachweis der Eier* im Stuhl, beziehungsweise im Harn oder Sputum. Bei manchen

Arten Larvennachweis im Blut. Allgemein diagnostisch wichtig ist die Eosinophilie, bei deren Feststellung stets auch nach Wurminfektionen zu fahnden ist.

Stuhluntersuchung auf Wurmeier erfolgt mikroskopisch im direkten Ausstrich sowie
nach Anreicherung durch das Kochsalz-Schwimm- oder das Telemann-Verfahren. Larvennachweis im Blut im Ausstrich, dicken Tropfen (frisch und gefärbt) sowie Anreicherung
durch Zentrifugieren nach Auflösung der roten Blutkörperchen durch Essigsäure. Nach
Wurmkuren bei Darmparasiten Kontrolle des Stuhls auf erwachsene Würmer durch Auswaschen und Aussieben.

Grundsätzlich wichtig bei allen Wurmerkrankungen ist, daß die Schwere
der Erkrankung von der Zahl der Würmer abhängig ist; sie wieder wird durch
die Masse der äußeren Infektion bestimmt, da eine Vermehrung der Parasiten
in ihrem Wirt wie bei Protozoen, Bakterien- und Virusinfektionen in der Regel
nicht stattfindet, sondern nur eine Produktion von Eiern oder Larven, die für
eine Entwicklung außerhalb des ersten Wirts bestimmt sind. Der Mensch ist
im allgemeinen der Wirt für die erwachsene Form der Würmer; in einigen
Fällen als Zwischenwirt Träger ihrer Larvenform.

Bilharziosen.

Erreger. Von den vier Bilharziaarten des Menschen: Bilharzia haematobia (B. h.),
B. mansoni (B. m.), B. intercalata und B. japonica sind infolge ihrer räumlichen Verbreitung nur die beiden ersten für die deutsche Wehrmacht von praktischer Bedeutung.

Die Bilharzien sind zweigeschlechtige Saugwürmer von 10—25 mm Länge. Sie leben
in den Venen der Baucheingeweide, B. h. der Harnorgane, B. m. des unteren Dickdarms.

Das Ei enthält eine bewimperte Larve (Miracidium), die bei Berührung mit Wasser die
Schale sprengt, aktiv in Wasserschnecken eindringt und sich in ihnen entwickelt. Zwischenwirtschnecke für B. h.-Arten der Gattung Bullinus und Physopsis, für B. m.-Planorbisarten
(Posthornschnecken). Während der Entwicklung in der Schnecke starke Vermehrung. Die
reifen Larvenformen (Cercarien) schwärmen aus der Schnecke aus und dringen aktiv in die
Haut des Menschen ein, wenn er mit *infiziertem Wasser* in Berührung kommt. Nach Wanderung im Organismus Ansiedlung in dem arttypischen Venengebiet, dort Eiablage, im allgemeinen frühestens sechs Wochen nach der Infektion. Die Eier eitern in das Lumen des
befallenen Hohlorgans aus und werden mit den Abgängen entleert. Beim Verbleiben im Gewebe verursachen sie örtliche Schäden.

Verbreitungsgebiet. B. h. herdweise in den meisten Teilen Afrikas, insbesondere Strom-
gebiet des Nils, Vorderasien, Südportugal. B. m. viele Teile Afrikas und Südamerikas,
kleine Herde in Vorderasien.

Schwere Verseuchung vor allem in Landesteilen mit künstlichen landwirtschaftlichen
Bewässerungssystemen, in denen die Bedingungen für Massenentwicklung des Zwischen-
wirts und Verunreinigung der Gewässer durch infizierte Dejekte des Menschen günstig sind;
aber auch natürliche Gewässer sind oft stark verseucht.

Krankheitsbild. Juckreiz und örtliche Entzündung nach Berührung mit
larvenhaltigem Wasser. Nach wechselnder Inkubationszeit mehrwöchiges fieber-
haftes Stadium mit Nesselsucht. Hochgradige Eosinophilie. Bei leichteren Infektionen kann das Fieberstadium fehlen. Nach Heranwachsen der Würmer und
Ansiedlung in ihrem typischen Venengebiet bei B. h. Harnblutungen, Blasen-
entzündung, Blasen- und Nierensteinbildung, Fistelbildungen am Damm; bei
B. m. Dickdarm- und Mastdarmentzündungen, Lebercirrhose im chronischen
Stadium, Milzvergrößerung. Bei beiden kann der chronische Gewebsreiz zu gut-
artigen und bösartigen Neubildungen in Blase bzw. Dick- und Mastdarm führen.
Beeinträchtigung der allgemeinen Leistungsfähigkeit. Bei schweren Infektionen
nach langjährigem Krankheitsverlauf Tod durch Kachexie oder sekundäre Komplikationen. Starke Infektionen im jugendlichen Alter führen zu allgemeinen
Entwicklungsstörungen.

Diagnose durch Nachweis der Eier im Stuhl und Urin. Ei von B. h. hat endständigen, von B. m. seitenständigen Stachel. Nachweis im Urinsediment, bei
Stuhl Telemann anwenden, bei geringer Eizahl Untersuchung größerer Material-

mengen mit Miracidium-Schlüpfverfahren. Zur Diagnose und zur Kontrolle des Behandlungserfolges Provokation der Eiausscheidung durch intravenöse Injektionen von Germanin zweckmäßig. Vor Cystoskopie bei Blasenbilharziose wird gewarnt.

Behandlung mit dreiwertigen Antimonpräparaten (Brechweinstein, Fuadin, Fuadinkonzentrat) und Emetin. Bei Brechweinstein nur chemisch reinste Präparate verwenden. Lösung zu jeder Injektion frisch bereiten, niemals bis zum nächsten Tage aufheben, Zersetzungs- und Vergiftungsgefahr. B. m. ist gegenüber der Behandlung hartnäckiger. Von einmaliger Fuadinkur bei B. m. kein Dauererfolg zu erwarten, daher von vornherein Verzahnung der Fuadinkur mit einer Emetinkur zu empfehlen. Die Kurven sind langdauernd und angreifend, beeinträchtigen das Allgemeinbefinden oft erheblich. Mitunter Scheinerfolge durch vorübergehendes Verschwinden der Eier, Nachkontrolle nach 2 Monaten daher stets erforderlich. Wiederholung der Kur auch mit gleichen Medikamenten möglich und aussichtsreich.

Vorbeugung. Vermeidung der Berührung mit infiziertem Wasser, regelmäßige und eindringliche Belehrung der Truppe über die Gefahren. Zulassung von Badeplätzen nur nach sorgfältiger Untersuchung der Bilharziaverhältnisse (Zwischenwirtschnecke und Infektion der Zivilbevölkerung) durch Sachverständige.

Bekämpfung. Verhinderung der Infektion der Gewässer durch menschliche Abgänge, Massenbehandlungen; unter Kriegsverhältnissen für die Truppe praktisch nicht durchführbar. Gelegentlich bei übersichtlichen Wasserverhältnissen und geringeren Wassermengen Vernichtung der Zwischenwirtschnecken durch Kupfersulfat (5 : 1 000 000) möglich.

Bade-Dermatitis.

Bilharzielleninfektion. Die *Erreger* sind die geschwänzten Larven von Bilharziella-Arten, deren natürliche Wirte Wasservögel, deren Schneckenzwischenwirte Lymnäen oder Planorben sind. Vorkommen in Teichgewässern der gemäßigten und warmen Zone. Beim Eindringen in die Haut des Menschen rufen die Cercarien eine örtliche Entzündung hervor und sterben dann ab. Eine Entwicklung zum erwachsenen Wurm erfolgt im Menschen nicht. Die Hautentzündung ist oft von einer starken eosinophilen Reaktion begleitet. Gehäuftes Auftreten bei der Truppe nach Baden in offenen Gewässern in der warmen Jahreszeit oder nach Arbeiten im Wasser.

Behandlung. Die Hauterscheinungen bilden sich in wenigen Tagen von selbst zurück.

Vorbeugung. Schutzkleidung beim Arbeiten im Wasser, Vermeidung infizierter Gewässer als Badeplätze.

Opisthorchis — Paragonimus.

Die Infektion mit diesen beiden Saugwürmern erfolgt durch den Genuß von Gerichten aus rohen Süßwasserfischen bzw. Süßwasserkrabben und -krebsen, deren Fleisch die eingekapselten Larven enthält. Die Opisthorchisarten wandern in die Leber und das Pankreas, die Paragonimusarten in die Lunge des Menschen ein und verursachen dort je nach ihrer Zahl leichtere oder schwerere Schäden.

Diagnose durch Nachweis der Eier im Stuhl bzw. Auswurf.

Behandlung ist mit unsicheren Ergebnissen mit Antimon, Emetin und Goldpräparaten versucht worden.

Vorbeugung. Vollständige Vermeidung des Genusses der gefährlichen Speisen, Belehrung der Truppe über diese Gefahren, die zwar auch im *Auslandseinsatz* nur an vereinzelten Herden drohen, trotzdem aber Anlaß sein müssen, derartige unhygienische Speisesitten der örtlichen Bevölkerung nicht zu übernehmen.

Bandwürmer.

In *Friedenszeiten* findet man in Deutschland überwiegend *Taenia saginata*, einen Bandwurm, der bis zu 8 m lang wird. Das Haftorgan hat vier starke Saugnäpfe ohne Hakenkranz. Reife Endglieder sind bis zu 2 cm lang. Der Uterus hat 20—32 Hauptäste beidseits. Infektion erfolgt durch Genuß von rohem oder ungenügend geräuchertem *Rindfleisch*, das die Larven (Cysticerken) enthält. Das Vorhandensein des Bandwurms wird meist am Abgang einzelner Glieder oder längerer Bandwurmteile erkannt.

Behandlung mit Filixextrakt (Filmaron).

Vorbeugung. Strikte Durchführung des Verbotes des Genusses roher Fleischgerichte.

Beim *Einsatz im Osten* ist in erheblichem Umfang auch mit *Taenia solium* zu rechnen, einem 2—3 m langen Bandwurm, dessen Zwischenwirt das *Schwein* ist.

Reife Endglieder werden 1 cm lang. Der Uterus hat 7—10 verzweigte Seitenäste beidseits, Scolex mit 4 Saugnäpfen und einem doppelten Hakenkranz. Die besondere Gefahr dieses Bandwurms besteht darin, daß die Eier sich auch im Menschen entwickeln und die Larven in seine Gewebe einzudringen vermögen. Es kommt dann zu einer *Cysticerkose,* die je nach ihrem Sitz stärkere Beschwerden verursachen, mitunter lebensbedrohlich werden kann. Selbstinfektion der Träger von Taenia solium mit den Eiern durch Unreinlichkeit, aber auch durch Regurgitieren des Darminhalts in den Magen. Bei der Cysticerkose ist nach dem 1. Weltkriege die Frage der Dienstbeschädigung bei ehemaligen Ostkämpfern aufgerollt worden.

Behandlung und *Vorbeugung* wie bei Taenia saginata.

Diphyllobothrium latum, längster Bandwurm des Menschen, bis 9 m. Kopf ohne Hakenkranz, Einzelglied breiter als lang. Infektion durch Genuß von rohen Fischgerichten (Leber, Rogen) ruft klinisch mitunter die Erscheinungen einer perniziösen Anämie hervor.

Diagnose und *Behandlung* wie bei Taenia saginata.

Vorbeugung wie bei Opisthorchis. D. latum ist wesentlich seltener als die beiden genannten Taenien, in seinem Vorkommen räumlich begrenzt.

Echinokokken.

Beim Menschen kommen nur die Larvenstadien in Form von Großblasen vor und verursachen bei jahrelangem Wachsen schwere Erkrankungen, die je nach ihrem Sitz auch lebensbedrohlich werden können.

Der Bandwurm selbst ist ein im Verhältnis zum Larvenstadium unscheinbarer (bis 6 mm lang), meist übersehener Parasit des Hundes. Infektion des Menschen durch nahen Umgang mit Hunden, Küssen, Mitnahme ins Bett usw., seltener durch Aufnahme von Nahrung, die von Hunden verunreinigt ist. Verbreitung kosmopolitisch, stärker in Ländern mit reicher Schafzucht.

Diagnose. Cutanreaktion, Komplementbindung, Röntgenbild.

Behandlung. Chirurgisch.

Vorbeugung. Beschränkung der Hundehaltung auf das dienstlich Notwendige. Hygienisches Verhalten im Umgang mit Hunden[1].

Trichinose.

Erreger. Die Darmtrichinen sind Rundwürmer. Männchen 1,5 mm, Weibchen bis 4 mm lang. Sie entwickeln sich aus der Larve im Dünndarm, in dessen Schleimhaut sie eindringen. Das befruchtete Weibchen bringt lebende Larven hervor, geht etwa 7 Wochen nach der Infektion zugrunde.

Die Larven dringen in die Skelettmuskulatur ein, wachsen dort zu 1 mm Länge, rollen sich auf und werden von der Umgebung abgekapselt. Entwicklungszeit 3 Wochen bis zur Infektionsreife. Die Larve kann ein hohes Alter erreichen. Weitere Entwicklung erst, wenn sie von einem neuen Wirt aufgenommen und die Kapsel im Dünndarm verdaut wird. Erst das Eindringen der Larven (Trichinellen) in das Gewebe ruft die Krankheitserscheinungen hervor.

Inkubationszeit, worunter bei Trichinose die Zeit von der infektiösen Mahlzeit bis zum Auftreten von Allgemeinerscheinungen verstanden wird, wird mit 2—3 Tagen angegeben, kann sich aber auch bis zu einem Monat hinziehen.

Infektionsquelle für den Menschen Fleisch von trichinösen Schweinen; nur selten von anderen Tierarten.

---

[1] Siehe Tollwut S. 131 und Leishmaniosen S. 148 in diesem Lehrbuch.

Die Trichinose ist primär eine Krankheit der *Ratten*, wird unter diesen durch Fressen der Kadaver von Artgenossen verbreitet, geht von der Ratte auf das *Schwein* oder auf andere Tiere, die Ratten fangen oder Rattenkadaver verzehren, über. In Schweinezuchten spielt im allgemeinen die Ratte eine geringere Rolle als Infektionsquelle, als die Fütterung mit Fleischabfällen. In den Vereinigten Staaten Trichinenverseuchung der Schweinebestände: bei Fütterung mit Schlachthausabfall 10%, bei Fütterung mit ungekochten Abfällen 4,5%, bei Fütterung mit gekochten Abfällen nur 0,5%. In Ländern wie Deutschland mit zuverlässiger Fleischbeschau treten Schlachthausabfälle als Infektionsquelle zurück gegenüber der Gelegenheitsfunktion durch Verfütterung von Fuchs- und Dachskernen. Trichinendurchseuchung der Füchse in Deutschland zwischen 4 und 17% festgestellt.

Verbreitung. Trichinose in Friedenszeiten dank Veterinärhygiene und Fleischbeschau allgemein und wehrhygienisch praktisch bedeutungslos. Bei Kriegführung in Ländern mit stärker verseuchten Schweinebeständen, insbesondere im Osten, weiter durch Verstöße gegen die Vorschriften der Fleischhygiene, Schlachtungen ohne Überwachung durch den Veterinäroffizier von größerer Bedeutung. In früheren Zeiten auch in Deutschland erhebliche Durchseuchung der Bevölkerung. In Ländern mit starkem Schweinefleischverbrauch ohne Fleischbeschau auch heute noch starke Verbreitung. In Nordamerika stellenweise bis zu 60% der menschlichen Leichen bei der Obduktion trichineninfiziert, obwohl klinisch manifeste und diagnostizierte schwere Erkrankungen auch dort selten sind.

Krankheitsbild. Die große Masse der Infektionen verläuft klinisch symptomlos oder wird wegen Geringfügigkeit der Erscheinungen als Rheumatismus verkannt. Schwere des Krankheitsbildes abhängig von der Zahl der mit der Mahlzeit aufgenommenen Larven und der zur Entwicklung und Befruchtung gelangenden Weibchen. Bei massiven Infektionen Beginn mit dem Bild eines fieberhaften Darmkatarrhs. Im allgemeinen werden die Darmerscheinungen, weil uncharakteristisch, nicht beachtet. Mit dem Einwandern der Larven in die Muskulatur typhusähnliches, aber auch uncharakteristisches Fieber, Abgeschlagenheit, Augenlidschwellungen, Kopf- und Gelenkschmerzen, Kreuz-, Nackenschmerzen, Schmerzen der Kau-, Schluck- und Wadenmuskulatur. Leukocytose, vor allem Eosinophilie, diagnostisch wichtig. Seltene Komplikation toxische Encephalitis, Psychose. In schweren Fällen Tod, oft durch Pneumonie.

Diagnose klinisch; Nachweis von Trichinen in Resten des infektiösen Fleisches. Nachweis von Trichinenlarven im Blut mit Essigsäureanreicherung gelingt nur selten. Zuverlässigkeit der Intracutanprobe wird verschieden beurteilt; sie fällt auch noch Jahre nach überstandener Krankheit positiv aus, verschwindet rascher bei subklinischer Trichinose als nach schweren Erkrankungen. Serologische Untersuchung auf Präcipitine und mit Komplementbindung, letztere auch bei einwandfreien Fällen mitunter ergebnislos.

Behandlung. Wirksamkeit der üblichen Anthelmintica gegen Darmtrichinen nicht zuverlässig erprobt. Sie sollen auch nach Auftreten von Allgemeinerscheinungen versucht werden, da nicht alle Trichinen einer infektiösen Mahlzeit gleichzeitig in die Darmwand eindringen, ein Teil also möglicherweise für das Wurmmittel noch erreichbar ist.
Spezifische Behandlung der manifesten Erkrankung mit Fuadin wird empfohlen (45 ccm intramuskulär in 9 Einspritzungen nach Bilharziaschema). Ich empfehle die Verzahnung der Fuadineinspritzungen mit Emetin, je 0,1 intravenös an den fuadinfreien Intervalltagen. Bei Auftreten von Emetinnebenwirkungen (Neuritis, Herzschäden) Emetin sofort absetzen. Erfolg der Fuadinbehandlung ist allerdings nicht unbestritten.

Vorbeugung. Friedensmäßig *Fleischbeschau.* Auf ihre Durchführung ist auch unter Kriegsverhältnissen unter allen Umständen zu dringen. Fleischbeschau sichert aber nur gegen schwere und lebensbedrohende Trichinoseerkrankungen; leichte Infektionen sind auch bei ihr möglich. Absolut sicheren Schutz gegen schwere und leichtere Infektionen bietet nur die lückenlose Beachtung des *Verbots roher Fleischgerichte,* also auch von Wurst, rohem Schinken, Räucherwaren u. ä. Auch in geräuchertem und gepökeltem Fleisch können die Trichinen am Leben bleiben. Das Fleisch muß völlig durchgekocht oder durchgebraten sein. Die Fleischstücke sind also entsprechend klein und dünn zu schneiden. Einfaches Aufkochen, Anbraten, Anräuchern genügt nicht.

Ernste Gefahren drohen erfahrungsgemäß selten von Fleisch, das der Truppe auf ordnungsmäßigem Wege unter Beachtung der Vorschriften zugeleitet wird, sondern vor allem von Schwarzschlachtungen unter Zubereitung von Räucherwaren. *Die Fleischbeschau ist Angelegenheit des Veterinäroffiziers und nicht des Sanitätsoffiziers. Vom Sanitätsoffizier soll sie nur ausgeführt werden, wenn der Veterinäroffizier nicht erreichbar ist.* Die Fleischbeschau durch den Sanitätsoffizier darf nicht Verstöße gegen die Verpflegungsvorschriften decken, die aus mißverstandenem Fürsorgebestreben der Truppe eine überplanmäßige Fleischversorgung zugänglich machen wollen. Viel aussichtsreicher als durch die Übernahme der Fleischbeschau wirkt der Sanitätsoffizier in der Trichinoseverhütung durch ständig wiederholte Belehrung der Truppe über die Gefahren des Genusses ungekochter Fleischspeisen. Massenerkrankungen bei der Truppe sind fast ausschließlich auf *Schwarzschlachtungen* zurückzuführen, ebenso wie die sehr seltenen kleinen Friedensepidemien in Deutschland. Stets ist auch die Gefährdung der Heimat durch *Versendung selbstbereiteter Würste und Räucherwaren aus Schwarzschlachtungen* zu berücksichtigen. Eine ähnliche Gefahr wie Schwarzschlachtungen bieten auch entsprechende Fleischwaren, die *von der Zivilbevölkerung trichinoseverseuchter Gebiete* erworben werden. Für die Heimat gilt allgemein die Empfehlung, Fleischwaren, die aus feindlichen Gebieten eingeführt werden, stets vor dem Genuß gründlich zu kochen.

Trichinosebekämpfung ist Angelegenheit des Veterinärdienstes. Sie zielt auf Verhinderung der Durchseuchung der Schweinebestände ab. In erster Linie durch sachgemäße Überwachung des Schweinefutters und Belehrung der Schweinemäster, weiter durch Einschränkung des Rattenvorkommens und aktive Rattenbekämpfung in Schweineställen und Schweinemästereien.

Hakenwurm.

Zwei nahe verwandte Rundwürmer von 8—13 mm Länge (Necator americanus und Ancylostoma duodenale). Die von den Weibchen gelegten Eier entwickeln sich bei Wärme in der Außenwelt, am besten bei 25—30° C, wenn ausreichende Feuchtigkeit und Schatten vorhanden sind. Die vor der zweiten Häutung infektionsreif werdenden Larven dringen in die Haut des Menschen ein, der mit larvenbesetztem Boden in Berührung kommt. Wanderung durch den Körper mit dem Blutstrom. Überwanderung aus der Lunge über den Kehldeckel in den Verdauungstrakt, Ansiedlung im Zwölffingerdarm. Übertragung durch Wasser und infizierte Nahrungsmittel ist praktisch bedeutungslos.

Die Hakenwurminfektion ist die am weitesten verbreitete und wichtigste *Wurmkrankheit der warmen Länder*, spielt bei der eingeborenen Bevölkerung, auch eingeborenen Soldaten eine große Rolle. In Deutschland friedensmäßig nur bei entsprechenden Temperaturverhältnissen, früher im Bergbau in warmen Stollen und bei Tunnelarbeiten.

Schwere der Erkrankung von der Zahl der infizierenden Würmer abhängig. Errechnung der Wurmzahl durch Eizählung im Kot mit der Zählkammer nach Zschucke. Bei schwerem Befall hochgradige Anämie, allgemeine Auszehrung, Enteritis, Ödeme, Milzvergrößerung, Eosinophilie, beschleunigte Senkungsgeschwindigkeit, allgemeine Schwäche. Tödlicher Ausgang ist möglich. Bei Infektionen von Jugendlichen allgemeine Entwicklungsstörungen.

Diagnose durch Nachweis der Eier im Stuhl. Das Kochsalzschwimmverfahren ist bei Hakenwurm besonders leistungsfähig.

Behandlung. Tetrachlorkohlenstoff, Chenopodiumöl und Hexylresorcinol. Nur reinste Präparate verwenden, sonst Gefahr von Zwischenfällen. Nach dem Wurmmittel abführen. Wirkung des Abführmittels stets überwachen. Tetrachlorkohlenstoff nicht bei Mischinfektion mit Ascaris verwenden.

Vorbeugung. Vermeidung der Berührung infizierten Bodens mit der bloßen Haut, nicht barfuß gehen, auch sonst ordnungsmäßige Bekleidung, nicht nackt auf dem Boden liegen.

Bekämpfung. Massenbehandlung der Eingeborenenbevölkerung, auch bei Eingeborenentruppen in Hakenwurmgebieten, stets in Verbindung mit Einführung und Bau einwandfreier Latrinen. Bekämpfung der allgemeinen Bodenverunreinigung. Erziehung der Bevölkerung zum Bau und zur Benutzung, Sauberhaltung und Instandsetzung der Latrinen.

Strongyloides stercoralis.

2—3 mm lange Rundwürmer. Sitz in der Schleimhaut des Dünndarms, wo die Weibchen ihre Eier ablegen. Die Larven schlüpfen in der Darmwand und erscheinen nach der ersten Häutung als Larven im Stuhl. Häufig Verwechselung zwischen Strongyloideslarven und Hakenwurmlarven, die in älteren Stuhlproben auch im geschlüpften Zustand zu finden sind. Ein Teil der Larven entwickelt sich zu einer freilebenden Wurmgeneration, von der die Neuinfektion Gesunder ausgeht. Der andere Teil der Larven ist Träger einer ständigen Autoreinfektion des Wurmträgers, bohrt sich in der Analgegend wieder in die Haut ein und macht die gleiche Wanderung wie die Hakenwurmlarven durch.

Diagnose durch Nachweis der Larven im Stuhl. Die Krankheitserscheinungen sind wenig auffällig. Bei starkem Befall Analekzeme, Durchfälle, Auszehrung, hochgradige Eosinophilie.

Vorbeugung wie beim Hakenwurm. Bei dem Wurmträger sorgfältige Analhygiene zur Vermeidung der Selbstinfektion. Latrinenhygiene trägt zur Bekämpfung bei wie bei Hakenwurm. Die Bekämpfung ist jedoch schwieriger, da zuverlässige und einfache Behandlungsverfahren nicht bekannt sind.

Spulwurm.

Der Spulwurm des Menschen, Ascaris lumbricoides, ist der häufigste kosmopolitische Rundwurm. Länge bis zu 16 cm (Männchen) und 25 cm (Weibchen).

Die Eier machen nach der Entleerung mit dem Stuhl eine Entwicklung in der Außenwelt durch, deren Dauer von der Temperatur abhängt und zu der Sauerstoff und mäßige Feuchtigkeit notwendig sind. In Deutschland Reifung etwa in 30 Tagen. Infektion mit verunreinigter Nahrung, vor allem mit Bodenfrüchten, Rohsalaten und Rohgemüsen. Die Larve schlüpft im Dünndarm, bohrt sich in die Darmwand ein und macht dann die gleiche Wanderung durch wie der Hakenwurm. Erst nach Beendigung dieser Wanderung Entwicklung im Darm zum erwachsenen Wurm.

Krankheitserscheinungen sind von der Zahl der Würmer abhängig. Mitunter Überempfindlichkeitserscheinungen schon bei einzelnen Parasiten. Sonst Komplikationen durch Knäuelbildung und Einwanderung der Würmer in enge Gänge, die mittelbar oder unmittelbar mit dem Verdauungstrakt in Verbindung stehen. Im Anfangsstadium der Infektion während der Larvenwanderung auch Wurmbronchitis und Wurmpneumonie.

Behandlung mit Chenopodiumöl, Hexylresorcinol, Helminal, Santonin.

Vorbeugung. Alle Vorbeugungsmaßnahmen, die sich gegen bakterielle Darminfektionen richten, wirken gleichzeitig auch gegen den Spulwurm, also Aborthygiene, Unterbindung der Düngung mit menschlichen Fäkalien. Die gebräuchlichen chemischen Desinfektionsmittel wirken jedoch nicht gegen Spulwurmeier. Diese werden nur durch Hitze und Sauerstoffabschluß abgetötet.

Friedensmäßig spielt der Spulwurmbefall infolge der hygienischen Überwachung von Küchen und Nahrungsmittelversorgung der Truppe keine Rolle. Beim *Einsatz in warmen Ländern*, in denen sich mangelhafte Hygiene mit günstigeren Entwicklungsbedingungen für die Wurmeier in der Außenwelt vereinigt, gewinnt auch diese Erkrankung wie alle Wurmkrankheiten eine größere Bedeutung.

Oxyuriasis.

Erreger. Madenwurm (Enterobius vermicularis). Kleiner, weißer Rundwurm, 5—12 mm lang, Sitz im unteren Dünndarm und Blinddarm. Die legereifen Weibchen legen die Eier in der Umgebung des Afters ab. Das Ei reift schnell; wird es vom Menschen aufgenommen, so schlüpft die Larve im Dünndarm. Übertragung wie beim Spulwurm, aber auch unmittelbar durch beschmutzte Finger. Umgebungsinfektion bei unreinlichen Personen.

Krankheitserscheinungen. Juckreiz der Aftergegend, Analekzeme.

Diagnose. Gewöhnlich durch Abgang der Würmer. Mikroskopischer Nachweis der Eier im Analabstrich sicherer als im Stuhl.

Behandlung. Abtreibung der Würmer mit Helminal, Butolan, Oxymors und anderen Wurmmitteln. Stets in Verbindung mit Maßnahmen gegen Autoreinfektion, Analhygiene, im Schlaf mechanischer Schutz gegen Berührung der Aftergegend mit den Fingern.

Peitschenwurm.

Trichuris trichiura (Trichocephalus dispar), 5 cm langer Rundwurm. Der fadenförmige Vorderkörper nimmt $^3/_5$ der Länge ein. Er ist in die Darmschleimhaut eingebohrt. Entwicklung der Eier in der Außenwelt wie beim Spulwurm, jedoch schneller. Aus dem mit verunreinigter Nahrung aufgenommenen Ei schlüpft im Dünndarm die Larve, macht aber keine weitere Wanderung durch. Verbreitung kosmopolitisch, wo der Mensch zu finden ist und in der Außenwelt eine Entwicklung der Eier noch möglich ist. Krankheitsbild völlig uncharakteristisch.

Diagnose. Rein parasitologisch durch Nachweis der Eier im Stuhl.

Behandlung. Undankbar. Spirocidkuren werden empfohlen. Vorbeugung und Bekämpfung wie beim Spulwurm.

Medinawurm (Guineawurm).

Dracunculus medinensis. Längster Rundwurm des Menschen. Weibchen wird bis 1 m lang, findet sich als langer Strang unter der Haut. Am Kopfende Hautgeschwür, aus dem bei Benetzung zahlreiche Larven entleert werden. Diese befallen im Wasser Flohkrebse, in denen sie sich weiterentwickeln. Infektion des Menschen durch Genuß von Wasser, das infizierte Flohkrebse enthält. Verbreitung herdweise in Südwestasien, in Westafrika, in Mittelamerika. Behandlung: chirurgische Entfernung des Wurms. Vorbeugung: lückenlose Durchführung des Verbotes des Genusses ungekochten Wassers. Bekämpfung: systematische Behandlung aller Wurmträger.

Filarien.

Eine Gruppe fadenförmiger Rundwürmer, von der beim Menschen sieben verschiedene Arten bekannt sind, die im Bindegewebe oder in den Lymphgefäßen leben. Die Weibchen gebären lebende Larven (Mikrofilarien), die im Blut zu finden sind, dort zum Teil im rhythmischen Wechsel auftreten. Übertragung mit Blut unmittelbar unmöglich, sondern nur durch blutsaugende Insekten, bestimmte Stechfliegen- und Stechmückenarten, in denen sich die Larven entwickeln. Verbreitung der einzelnen Arten ungleichmäßig in warmen Ländern, meist räumlich begrenzt. Nachweis der Mikrofilarien im Blut im dicken Tropfen, auch Anreicherung mit Essigsäure wie bei Trichinellennachweis. Vorbeugung allgemein durch Maßnahmen zur Vermeidung des Stiches blutsaugender Insekten. Bekämpfung zumeist schwierig und jedenfalls nicht von der Truppe durchführbar. Eine gegen die Würmer wirksame Behandlung ist nicht bekannt. Klinische Besonderheiten bei Filaria bancrofti Lymphsystemstörungen mit Lymphstauungserscheinungen, die im Endzustand zu Elephantiasis führen. Durch Filaria loa werden örtliche Schwellungen beim Wandern im Unterhautgewebe hervorgerufen.

Eine Sonderstellung nimmt die Filarie *Onchocerca volvulus* ein. Die Würmer sitzen in der Haut und verursachen dort Knotenbildung. Die schwereren Veränderungen werden von den Larven hervorgerufen, die nicht im Blut zu finden sind, sondern in der Haut wandern und dort chronische Dermatitiden sowie bei Einwanderung ins Auge Hornhautentzündungen und andere Störungen bis zu völliger Erblindung hervorrufen können.

Behandlung. Chirurgische Entfernung der Wurmknoten.

Schrifttum.

Gaase: Dtsch. Mil.arzt 1942, 442. — Rose: in Flügges Grundriß der Hygiene, 11. Aufl. S. 832—846. — Sprehn: Lehrbuch der Helminthologie. — Szidat u. Wigand: Leitfaden der einheimischen Wurmkrankheiten des Menschen. — Vogel: Parasitische Würmer: in Ruge-Mühlens-zur Verth: Krankheiten und Hygiene der warmen Länder, 5. Aufl. — Zschucke: Arch. Schiffs- u. Tropenkrankh. **35**, 357 (1931).

H. Desinfektion, Sterilisation, Entwesung.

Von B. Schmidt-Berlin.

Mit 12 Abbildungen.

A. Desinfektion und Sterilisation.

Desinfektion und Sterilisation haben einen wesentlichen Anteil am Erfolge neuzeitlicher Bekämpfung der Seuchen und übertragbaren Krankheiten. In engem Zusammenhang hiermit steht die Bekämpfung der Schädlinge, die in vielen Fällen Überträger menschlicher oder tierischer Krankheiten sind und überdies schweren wirtschaftlichen Schaden verursachen können.

Desinfizieren (entseuchen) heißt, einen Gegenstand in den Zustand versetzen, daß er nicht mehr infizieren kann. *Sterilisieren* (entkeimen) heißt, einen Gegenstand von allen lebenden Mikroorganismen (vegetativen und Dauerformen) befreien. Für den klinischen Sprachgebrauch gilt dies auch für den menschlichen und tierischen Körper. Die Desinfektion hat die Abtötung lediglich der pathogenen Keime zum Ziel, deren Resistenz sehr viel geringer ist als die Widerstandskraft höchst resistenter, aber nicht pathogener Keime. Neben diesen beiden Stufen stehen die Pasteurisierung, Tyndallisierung und Konservierung. *Pasteurisieren* bedeutet, Flüssigkeiten von den Wuchsformen der Krankheitserreger und den ihnen resistenzgleichen Saprophyten durch Wärme befreien, so daß sie weder Krankheiten erregen noch sich zersetzen können (z.B. Milch oder bestimmte Arzneimittel ½ Stunde bei 60—63°C oder 2 Minuten bei 85°C erhitzen). Sporen werden hierbei nicht abgetötet. Die Haltbarkeit pasteurisierter Flüssigkeiten ist daher beschränkt; sie wird z. B. durch Kühllagerung verlängert. Unter *Tyndallisieren* versteht man, eine Flüssigkeit durch fraktionierte Sterilisation keimfrei machen. Im ersten Arbeitsgang werden nur die leicht abtötbaren Wuchsformen, nicht aber die Sporen vernichtet; sind die Sporen ausgekeimt und in die Wuchsformen übergegangen, so werden sie durch die am nächsten Tage stattfindende Erhitzung abgetötet. Dieser Vorgang wird in der Regel dreimal, gelegentlich auch öfters wiederholt. Die Tyndallisierung ist nicht ganz so sicher wie die Sterilisation und hat auch nur ausreichenden Erfolg, wenn die Flüssigkeit wenigstens einen leidlichen Nährboden für Keime darstellt. *Konservieren* heißt, einen Gegenstand so behandeln, daß er „sich hält", also nicht zersetzt wird. Die Dauer der Haltbarkeit — meist handelt es sich um Nahrungsmittel — ist abhängig von der angewandten Abtötungskraft. Unbegrenzt haltbar sind nur keimfrei gemachte und luftdicht verschlossene Konserven. Dies Ziel läßt sich aber bei zahlreichen Nahrungsmitteln nicht erreichen, da sie durch die hierzu notwendige Wärmeeinwirkung unansehnlich oder ungenießbar würden. Man begnügt sich daher vielfach damit, sie von Krankheitskeimen zu befreien, möglichst keimarm zu machen und ihre Haltbarkeit durch Kühllagerung zu erhöhen. Konserven, die für den Gebrauch bei der *Wehrmacht* bestimmt sind[1], müssen nach von der Wehrmacht erlassenen Vorschriften hergestellt sein, die eine größtmögliche Haltbarkeit garantieren. In diesen Bestimmungen sind auch genaue Vorschriften über *hygienische Maßnahmen* im Herstellungsbetriebe, wie ärztliche Untersuchung und laufende Beobachtung der Gefolgschaftsmitglieder auf übertragbare Krankheiten, enthalten.

Die beschriebenen Verfahren der Keimabtötung sind nur gradmäßig verschieden. Ihre Anwendung im einzelnen hängt von dem beabsichtigten Zweck und der Resistenz der vorhandenen Keime ab. Nach Konrich unterscheidet man 3 Resistenzstufen:

Resistenzstufe 1 = schwächste Stufe; Dampfresistenz höchstens einige Sekunden,

Resistenzstufe 2 = mittlere Stufe; Dampfresistenz 6—8 Minuten,

Resistenzstufe 3 = höchste Resistenzstufe; Dampfresistenz 20 Stunden und darüber.

Die *Resistenzstufe 1* umfaßt alle nicht Sporen bildenden Keime und die Wuchsformen der Sporenbildner. Hierzu gehören die meisten eigentlichen Seuchenerreger (Cholera, Typhus, Paratyphus, Tuberkulose) und die Eitererreger. Die *Resistenzstufe 2* wird durch die Milzbrandspore dargestellt. Die *Resistenzstufe 3* besitzen die höchst resistenten Sporen von

---

[1] Siehe Abschnitt III „*Die Ernährung des Soldaten*" S. 248 in diesem Lehrbuch.

Saprophyten, die sich in gedüngter Gartenerde finden, die sog. „nativen" Sporen (im Gegensatz zu „Kultursporen"). Zur Stufe 1 und 2 gehören die Verfahren der Desinfektion, Tyndallisierung, Konservierung und Pasteurisierung, zur Stufe 3 nur die Sterilisierung.

Zur *Prüfung* dienen folgende Prüfbakterien:

Resistenzstufe 1: Staphylococcus (zweckmäßig Keimaufschwemmungen von aus Eiter gezüchteten Agarkulturen, angetrocknet an sterilen Seidenfäden oder Leinenläppchen, seltener auch in Wasser oder Bouillon aufgeschwemmt, der Wärme ausgesetzt). — Resistenzstufe 2: Milzbrandsporen oder „Hoffmann-Sporen", aus Gartenerde gezüchtete Sporen (an sterilen Seidenfäden, seltener an sterilen Leinenläppchen angetrocknete Abschwemmungen von Agarkulturen mit sterilem Wasser). Die Fäden werden z.B. in doppeltem Fließpapier eingehüllt der keimtötenden Wärme ausgesetzt. — Resistenzstufe 3: „Sporenerde" (etwa 1 g gesiebte Komposterde in Fließpapierpäckchen, geprüft auf Vorhandensein von Sporen einer Dampfresistenz von etwa 20 Stunden)[1].

Wesentlich ist stets, ob die Keime ungeschützt, z. B. in Wasser aufgeschwemmt oder in Eiweiß, Schleim, Blut usw. eingeschlossen und so geschützt dem Keimtötungsmittel ausgesetzt werden. Bei der Prüfung von Keimtötungsverfahren müssen daher die Umstände zugrunde gelegt werden, unter denen das Verfahren in der Praxis Anwendung finden soll. Bei Sterilisierversuchen ist das Gut mit nativen Erdsporen zu infizieren, um sicher zu sein, daß auch tatsächlich die Keime der Resistenzstufe 3 abgetötet werden. Die Apparate sind bei dichter, also ungünstiger Bepackung zu prüfen, ihre Betriebszeit muß unter diesen Bedingungen festgelegt werden.

Zur *Abtötung* oder auch nur zur *Entwicklungshemmung* stehen die verschiedensten *physikalischen* und *chemischen Verfahren* zur Verfügung. Ihre Wahl richtet sich nach der Art der unschädlich zu machenden Keime und nach den näheren Umständen; so muß die Schädigung der Haut, von Gewebestoffen, Instrumenten usw. vermieden werden. Auch die zur Verfügung stehende *Zeit* und die aufzubringenden *Kosten* spielen eine erhebliche Rolle.

Manche Bakterien, wie Meningokokken, Gonokokken, Ruhrbakterien u. a., sterben auch ohne Einwirkung von keimschädigenden Mitteln allein durch Belichtung, Austrocknung, Kälteeinwirkung, Schwankungen der relativen Feuchtigkeit u. a. schnell ab, sie überstehen sogar oft nur durch Anwendung besonderer Kunstgriffe den Transport vom Kranken zur Untersuchungsstelle. Die Abtötung von Sporen hingegen gelingt im allgemeinen nur mit Hilfe von physikalischen Verfahren oder durch mehrstündige Einwirkung von Chemikalien in hochkonzentrierten Lösungen. Sind die Keime in Auswurf, Stuhl, Eiter usw. eingeschlossen, so ist ihre Abtötung meist schwieriger.

Physikalische Desinfektionsmittel und Sterilisation.

Zur Abtötung von Krankheitskeimen haben Röntgen-, Kathoden-, Radium- und andere *Strahlen*, elektrische Ströme, Kurzwellen, hohe *Drucke* und *niedrige Temperaturen* keine wesentliche Bedeutung. Die keimtötende Kraft des *Sonnenlichtes* beruht neben der Wirkung der ultravioletten, violetten und ultraroten Strahlen auch auf der bei der Strahlung entstehenden Wärme und der damit verbundenen Austrocknung der Keime, ist aber nur auf der Oberfläche wirksam. Sonnenlicht steht in unseren Breiten zu wenig zur Verfügung, als daß es planmäßig in der Seuchenbekämpfung eingesetzt werden könnte. Die künstlichen Strahlen der *Quarzlampe* eignen sich zur Desinfektion der Raumluft, von Wasser und Milch.

Größte Bedeutung hat jedoch die Vernichtung der Keime durch *Wärme*. Sie kann auf trockenem oder feuchtem Wege erfolgen.

Trockene Wärme. Das einfachste Verfahren der Keimtötung ist das *Verbrennen* der mit ihnen behafteten Gegenstände. Es kommt im allgemeinen nur bei wertlosen Gegenständen, wie Papier, Spuckflaschen aus Pappe für tuberkulösen

---

[1] Nach E. Kurzweil gelingt es, mit von ihm ausgearbeiteten Methoden Kulturerdsporen von höchster Resistenz zu züchten und ihr Absterben in feuchter Hitze genau zu bestimmen, so daß an Stelle von Erde diese Keime für solche Prüfungen vielleicht verwendet werden könnten. Eine Nachprüfung wäre erwünscht. Genaue Anweisungen s. bei H. Kurzweil: Über das Verhalten von nativen und Kulturerdsporen im strömenden und gespannten Wasserdampf. Z. Hyg. **124**, 1—70 (1942).

Auswurf, Zellstoffverbänden, Bettstroh, Kehricht usw., zur Anwendung. Laboratoriumsgegenstände aus Platin kann man durch *Ausglühen* keimfrei machen. Es ist darauf zu achten, daß infizierte Teilchen nicht schon, bevor sie genügend erhitzt sind, abspringen und die Umgebung infizieren.

Heißluft besitzt viel geringere Keimtötungskraft als Heißdampf, arbeitet viel langsamer und ist in der Tiefenwirkung unsicherer als dieser. Nachteilig ist ferner, daß zur Vernichtung nativer Erdsporen (Resistenzstufe 3) ½—1 Stunde langes Einwirken von 180—200gradiger Heißluft notwendig ist, wodurch organisches Material stark beschädigt oder vernichtet wird. Heißluft eignet sich daher nur zur Sterilisation von Gegenständen aus Glas, Porzellan, Emaille, Kieselgur oder Metall, ferner von Puder (Talcum) usw. Zur Pudersterilisation eignen sich besonders Apparate mit bewegter Heißluft. Ein Spezialapparat hierfür ist z. B. die Talcumdose „Talkucert nach KNORR". In Geräten mit ruhender Heißluft muß der Puder in dünner Lage (½—1 cm) ausgebreitet werden. Gegenstände aus Achat zerspringen in Heißluft leicht. Man sterilisiert sie daher besser in gespanntem Dampf. Spritzen und Hohlnadeln werden zweckmäßig in Metallkapseln eingeschlossen mit Heißluft sterilisiert und bleiben in diesen Schutzbehältern bis zum Gebrauch. In Heißluft können nicht sterilisiert werden: Wäsche, Watte, Mull, Gummihandschuhe, elastische Katheter, Wasser und wäßrige oder alkoholische Lösungen.

Die Heißluftsterilisation hat gegenüber der Dampfsterilisation den großen Vorteil, daß das Sterilisiergut trocken bleibt und demnach sofort gebrauchsfähig ist.

Eine wesentliche Leistungssteigerung der Heißluftapparate erreicht man durch starke *Bewegung der Heißluft* (Ventilator). So sind recht brauchbare, mit Gas oder elektrisch betriebene, die Temperatur selbsttätig regelnde Apparate mit bewegter Heißluft zur Sterilisation von Instrumenten im Handel, in denen in wenigen Minuten die notwendige Temperatur von 180—200° C erreicht wird. Die Einwirkungszeit beträgt etwa 20 Minuten. Die den Apparaten beigegebenen Gebrauchsanweisungen sind genau einzuhalten.

Zweckmäßig ist die Einlage eines Papierstreifens zur Kontrolle, der nach der Sterilisation deutlich gebräunt sein muß. Die Apparate eignen sich vor allem für die Sprechstundenpraxis. Etwa alle 2 Jahre sind sie mit Hilfe nativer Erdsporen zu überprüfen.

Ruhende oder bewegte Heißluft, aber von geringerer Temperatur, wird ferner mit großem Erfolg bei der *Entlausung* (s. S. 334), bewegte Heißluft ferner zur Entseuchung von Kleidungsstücken, z. B. im ortsfesten oder beweglichen VONDRAN-*Apparat*, benutzt.

Ist beim VONDRAN-Apparat nach einer Anlaufzeit von etwa 30 Minuten eine Kammertemperatur von 100—110° C erreicht, so sind zur Abtötung der Keime 2 Stunden notwendig. Temperaturen über 110° C können die Gewebestoffe schädigen, wobei zu berücksichtigen ist, daß die Temperatur im Desinfektionsgut von der des Signalthermometers etwas abweicht. Die Kleidungsstücke sind nach der Entseuchung geruchlos und sofort gebrauchsfähig. Pelze, Plüsch, Samt, Bücher und andere empfindliche Stoffe dürfen nur auf etwa 80° C erhitzt werden. Bei dicken Büchern muß die Einwirkungszeit hierbei 24 Stunden betragen. *Lederwaren* können, vor allem wenn sie nicht gut vorgetrocknet sind, schon bei Temperaturen über 50° C Schädigungen erleiden, eignen sich daher nicht zur Behandlung mit Heißluft.

Durch 1—2 Stunden lange Einwirkung bewegter Heißluft von 80° C werden nur die vegetativen Formen der Bakterien einschließlich Tuberkelbacillen abgetötet. Bei Verdacht auf Verunreinigung durch Milzbrand-, Tetanus- oder Gasbrandsporen müssen daher Dampf oder chemische Mittel angewandt werden. Stark mit Stuhl, Eiter, Auswurf usw. beschmutzte *Wäsche* muß mit chemischen Desinfektionsmitteln vorbehandelt werden.

Feuchte Wärme. *Siedendes Wasser* (98—100° C, Kochdauer mindestens 15 Min.) dient zur Desinfektion von Gegenständen aus Metall, Glas, Porzellan und von waschbaren Kleidungsstücken, soweit sie nicht mit Blut usw. beschmutzt

sind. Kocht man derartig beschmutzte Wäsche, so entstehen infolge der Eiweiß-
gerinnung nicht mehr zu entfernende Flecken. Solche Wäsche wird daher z. B.
durch Einlegen in 5proz. Kresolseifenlösung* (s. Chemische Desinfektionsmittel)[1]
desinfiziert.

Zur Desinfektion der *Wäsche* sind in großen Krankenhäusern meist zwischen der unreinen
und reinen Seite der Desinfektionsanstalt große Wäschekocher oder -trommeln eingebaut,
die mit dem Hausdampf der Anstalt beheizt werden. Der *Transport der infizierten Wäsche*
geschieht in Beuteln, die mit einer Desinfektionsflüssigkeit getränkt sind. Darüber wird
ein trockener Beutel gezogen. Beim Sortieren und Einlegen der Wäsche ist das Tragen einer
Maske oder eines Mundtuches zweckmäßig. Über chemische Reinigung mit gleichzeitiger
Entseuchung und Entwesung (Tetrominverfahren) siehe S. 175 und 192.

Obst und *Gemüse* können durch gründliches Abwaschen in abgekochtem Wasser
und nachfolgendes 30 Sekunden langes Eintauchen in kochendes Wasser oder
30 Minuten langes Erhitzen in Wasser von 65° C von Krankheitskeimen befreit
werden.

Siedendes Wasser ist kein sicheres Sterilisierungsmittel. Spritzen und Kanülen
zur Injektion von Medikamenten können daher durch Auskochen, wie wiederholte Gasbrandinfektionen nach Gebrauch derartig vorbehandelter Instrumente
zeigten, nicht keimfrei gemacht werden (auch nicht durch nachträgliches Einlegen in Alkohol!).

Die gebräuchliche Zugabe von Soda (2—5%) erhöht die Abtötungskraft nicht, sondern
verhindert nur das Rosten der Instrumente (selbst bei 15% Sodazusatz beträgt der Siedepunkt nur 100,5° C). Zur Schonung der Messerschneiden ist, vor allem bei stark Ca- und Fe-
haltigen Wässern, die Verwendung von destilliertem oder Regenwasser zweckmäßiger.

Gründliche mechanische Vorreinigung der Instrumente ist stets notwendig.
Zuverlässige Instrumentensterilisation läßt sich nur durch Heißluft (180—200° C)
oder 120gradigen Dampf erreichen.

Dampf ist das mächtigste Keimtötungsmittel, das wir besitzen. Zur Keimtötung eignet sich jedoch nur „*gesättigter*" Dampf, d. h. Dampf, der in einem
bestimmten Volumen ohne Druckerhöhung keine Dampfteilchen mehr aufnehmen
kann.

Gesättigter Wasserdampf entsteht z. B., wenn der Dampf mit seiner Wasserquelle in
dauernder Verbindung steht und die Wärmezufuhr nur an das Wasser erfolgt. „*Ungesät-
tigter*" Wasserdampf entsteht z. B., wenn man dem Dampf selbst Wärme zuführt, ihn z. B.
über glühende Flächen leitet oder in heißen Röhren nochmals erhitzt. Sein Wasserdampf-
gehalt nimmt dann ab. Die desinfizierende Kraft des so entstandenen „ungesättigten" oder
„überhitzten" Wasserdampfes ist weit geringer als die des gesättigten Dampfes.

Durch Beimischung von Luft sinkt die Abtötungskraft des Dampfes. Zur
Keimtötung muß der Wasserdampf daher möglichst luftarm verwendet werden,
keinesfalls darf er mehr als 10—15% Luft enthalten. *Luftbeimengungen* sind
häufig die Ursachen des Versagens der Dampfdesinfektionsapparate.

Dampfdruck und Temperatur stehen in einem bestimmten Verhältnis zueinander.

Der Druck des gesättigten Wasserdampfes beträgt z. B. bei

100,0° C: 1,0 at = 0 atü	144,1° C: 4,0 at = 3,0 atü
111,8° C: 1,5 at = 0,5 atü	148,4° C: 4,5 at = 3,5 atü
120,7° C: 2,0 at = 1,0 atü	152,4° C: 5,0 at = 4,0 atü
127,9° C: 2,5 at = 1,5 atü	156,0° C: 5,5 at = 4,5 atü
134,0° C: 3,0 at = 2,0 atü	159,4° C: 6,0 at = 5,0 atü
139,3° C: 3,5 at = 2,5 atü	

Ist der Druck höher, als der betreffenden Temperatur entspricht, so kann
sich Luft im Apparat befinden. Ist die Temperatur höher, als dem betreffen-

---

[1] Mittel, die in den Sanitätsparken der Wehrmacht vorrätig gehalten werden, sind im
folgenden mit * gekennzeichnet.

den Druck entspricht, so handelt es sich um überhitzten Dampf. In beiden Fällen liegen also Fehler in der Apparatur vor, die ein Herabsinken der Keimtötungskraft zur Folge haben.

Ungespannter Dampf von 100° C, sog. *strömender Dampf* (ohne Überdruck), genügt zur Abtötung der Keime der Resistenzstufen 1 und 2, also zur Desinfektion, ferner zur Entwesung. Da es schwierig ist, beim Betriebe eine Temperatur von 100° C genau einzuhalten, benutzt man meistens einen geringen Überdruck entsprechend einer Dampftemperatur von 101—103° C. Hierdurch vermeidet man die Gefahr des Ansaugens von Luft bei plötzlichem Nachlassen des Dampfdruckes und damit das erwähnte Versagen der Apparatur infolge Luftbeimengung.

Mit derartigen *Dampfdesinfektionsapparaten* wird meist in *Desinfektions- und Krankenanstalten* gearbeitet. Sie sollen 2 Türen besitzen, von denen sich die eine nach der „unreinen" Seite zur Beladung, die andere nach der „reinen" Seite zur Entladung öffnet. Eine unmittelbare Verbindung zwischen „reiner" und „unreiner" Seite der Desinfektionsanstalt soll nicht bestehen. Auf der unreinen Seite sind Möglichkeit zum Händewaschen und -trocknen, ferner Duschgelegenheit für das Bedienungspersonal vorzusehen. Die Dampfkammer selbst muß zur Herabsetzung des Dampfverbrauches und zur Vermeidung von Kondenswasser gut isoliert sein, was vor allem bei den fahrbaren Apparaten älterer Bauart vielfach vermißt wird. Der Desinfektionserfolg ist abhängig von der möglichst weitgehenden Verdrängung der Luft durch den Dampf. Der Dampf wird von oben in den Apparat eingeleitet und „wäscht" (nach KONRICH) die Luft gleichsam aus der Apparatur und dem Desinfektionsgut heraus. Das unten angebrachte Dampf- und Luftablaßventil muß daher geöffnet bleiben, bis das hier vorhandene Thermometer 100° C anzeigt. Das Ventil wird dann gedrosselt, aber nicht vollständig geschlossen, da auch dann noch Luft aus dem Inneren des Desinfektionsgutes entweicht. Das Ventil bleibt während der ganzen Dauer des Desinfektionsvorganges etwas geöffnet, es kann und soll daher kein Überdruck entstehen. Die Einwirkungszeit vom Erreichen des 100°-Punktes im Ablaßventil ist von der Stärke der Dampfzufuhr, der Größe des Apparates, der Porosität des Desinfektionsgutes und vor allem von der Beladungsdichte abhängig und muß daher für jeden einzelnen Apparat unter ungünstigsten Bedingungen, also bei dichtester Beschickung, erprobt werden. Sie schwankt zwischen 1/4 und 1 Stunde. Wichtig ist genaueste Beachtung der Betriebsanweisung, die, in leichtverständlicher Form abgefaßt, am Apparat gut sichtbar angebracht sein muß. Das Bedienungspersonal muß über den Wirkungsmechanismus des Apparates genau unterrichtet sein. Nur dann können Bedienungsfehler vermieden und der erwartete Desinfektionserfolg erzielt werden.

Desinfektionsapparate älterer Bauart arbeiten vielfach fälschlicherweise ohne genügend weites Ventil zur Abscheidung des Dampf-Luft-Gemisches. Es entsteht dann ein Überdruck, die Desinfektionswirkung ist infolge starker Luftbeimengung ungenügend. Hier bringt man zweckmäßig nachträglich ein entsprechendes Ventil an oder läßt die Kammertür etwas offen, indem man unten ein bleistiftstarkes Holz einklemmt, so daß während der ganzen Dauer des Desinfektionsvorganges etwas Dampf-Luft-Gemisch entweichen kann. Laufende Kontrolle des Manometers derartiger Apparate, das bei richtiger Handhabung keinen Überdruck anzeigen darf, ist notwendig.

Mit ungespanntem Wasserdampf von 100° C werden die vegetativen Formen der Bakterien einschl. Hefe- und Schimmelpilze innerhalb 1 Minute, die Sporen von Milzbrandbacillen in 3—15 Minuten, von FRÄNKELschen Gasbrandbacillen in 8—90 Minuten und von B. oedematicus in etwa 60 Minuten abgetötet. Weit schneller und sicherer gehen die Dauerformen jedoch in gespanntem Dampf zugrunde.

Gespannter Dampf von 110° C tötet die hochresistenten HOFFMANN-Sporen in 120 Minuten, von 120° C schon in 6 Minuten ab. Die *Sterilisation* von Verbandstoffen und Operationswäsche hat daher im Autoklaven bei 120° C (1 atü) (wie Verbandstoffe usw. der Wehrmacht) oder 134° C (2 atü) zu erfolgen.

Zweckmäßig sind die für den Gebrauch der praktischen Ärzte bestimmten „*Kleinautoklaven*", in denen bei Verwendung von Reindampf (kein Kessel- oder Hausdampf) auseinandergenommene Spritzen, Schläuche, gewebte Katheter, Bougies usw. in 5 Minuten und Gummihandschuhe (Hochdruckqualität) in 15 Minuten sterilisiert werden können. Verbandstoffe, Tupfer, Wäsche, Kochsalzlösung, Glas- und Porzellangeräte, ferner Paraffin, einige Öle und Fette[1] (am besten nach Vermischen mit 1% Wasser) sind nach Erreichen einer Temperatur von 120° C in 45—60 Minuten zu sterilisieren. Letztere können aber auch im Heißluftschrank bei 160° C, Glycerin bei 145° C keimfrei gemacht werden. Große Vorteile bieten die neuen, mit Luftabscheider versehenen „*Blitzsterilisatoren*", die mit einem Kesseldruck von 6 at und einem Betriebsdruck zur Sterilisation von 2,5 at arbeiten, sofern sie einwandfrei bedient werden. Nach einer Anheizzeit von etwa 25 Minuten läßt sich mit ihnen eine laufende Sterilisation durchführen, wobei für den einzelnen Sterilisationsvorgang nur wenige Minuten benötigt werden. Sie haben sich bereits im Krankenhausbetrieb bestens bewährt und scheinen auch als „*Blitz-Feldsterilisiergeräte*" gut brauchbar zu sein, sofern die Geräte nicht zu schwer sind.

Zur Entseuchung im Dampfdesinfektionsapparat eignen sich: Nicht wasch- und kochbare Kleidungsstücke, Federbetten, Kissen, Steppdecken, wollene Decken, Bettvorlagen, Gardinen, Teppiche, Tischdecken, Strohsäcke, Matratzen ohne Holzrahmen, reine oder nur wenig benutzte Wäsche. — *Nicht geeignet sind:* Geleimte oder furnierte Möbel, Uniformen, Filz, Hüte, Pelze, Leder- und Gummigegenstände, beschmutzte Wäsche, Samt- oder Plüschwaren, Kleidungsstücke aus Wolle, Seide und Stoffgeweben mit Beimischung von Zellwolle, Bücher, Bilder. Vor der Desinfektion sind Geldbörse, Brieftasche, Tintenstifte, Kerzen, Tabakwaren usw. aus den Taschen zu entfernen.

Gegenstände, die in *reinem Dampf nicht desinfiziert werden können*, wie Leder- und Gummisachen, Pelzwaren, Federn, Felle, Borsten, Samt, Seide, Schwämme, Briefe, Akten, Bücher usw., können außer im Vondran-*Gerät* auch im *Dampf-Formalin-Vakuumdesinfektionsapparat* nach Rubner behandelt werden.

In diesem Apparat wird zunächst die Luft in der Vorwärmungszeit verdrängt, ein hohes Vakuum erzeugt, Dampf von 50—70° C von unten eingeleitet und gleichzeitig von oben 8proz. Formalin aus einer Trommel zugefügt. Die Apparate können auch zur reinen Dampf- oder Formalindesinfektion benutzt werden. Sie zeigen volle Tiefenwirkung bei vollständiger Schonung des Desinfektionsgutes, sind aber relativ schwer und nicht einfach im Betriebe, verbrauchen ferner nicht unbedeutende Formalinmengen. Sie finden sich im wesentlichen in großen Krankenanstalten.

Die Prüfung der Dampfdesinfektions- und Sterilisationsapparate.

Jeder Apparat ist vor der Abnahme und alle 2 Jahre einer eingehenden Prüfung zu unterziehen. Die erzielte Temperatur ist möglichst thermoelektrisch an verschiedenen Stellen zu ermitteln. Die Keimtötungskraft ist durch Einlegen von an Seidenfäden angetrockneten und in Fließpapier verpackten Milzbrand- oder Hoffmann-Sporen, bei Sterilisationsapparaten von getrockneter und gesiebter Gartenerde mit geprüfter Resistenz an verschiedenen Stellen festzustellen. Die auf Widerstandsfähigkeit gegen strömenden Wasserdampf, am besten in dem von Ohlmüller angegebenen oder gegen gespannten Wasserdampf in dem von Kurzweil konstruierten Apparat geprüften Testsporen[2] sind von den Hygienischen Untersuchungsstellen zu beziehen und werden dort nach dem Versuch auf Abtötung untersucht. Die Prüfungen sind stets bei dichtester Beladung der Kammern durchzuführen. Gleichzeitig sind zu überprüfen: Geschwindigkeit der Dampfentwicklung, angegebene Betriebszeit, Dichtigkeit von Dampfrohr und -kammer, richtiges Verhältnis von Manometer- und Thermometerstand, Innenanstrich der Kammer. — Zur laufenden Überprüfung der Apparate eignen sich am besten selbstschreibende Anzeiger des Thermometer- und Manometerstandes. Eine einfache Methode der laufenden Temperaturkontrolle besteht ferner u. a. in der Kennzeichnung der zu sterilisierenden Geräte usw. mit den von Seiffert empfohlenen Fettfarbstiften, die nach genügend langer Einwirkung einer ausreichenden Temperatur einen deutlichen Farbumschlag zeigen.

Beim deutschen Heere eingeführte Sterilisiergeräte.

1. *Feldautoklav* (Abb. 1) für Sanitätskompanien, Feld- und Kriegslazarette, arbeitend mit gespanntem Wasserdampf von 1,2 atü. Beheizung elektrisch mit zweiphasischem Wechselstrom 220 V oder durch Benzin, Gas oder offenes Feuer. Sterilisierzeit 40 Minuten bei 120° C. 2 Reservetrommeln, Benzindruckbrenner, Anschlüsse für elektrische oder Gasbeheizung.

---

[1] Bisher sind nur für einen ganz geringen Teil der Öle und Fette einwandfreie Sterilisierverfahren bekannt.

[2] Näheres über die Ohlmüllersche Methode s. bei Konrich: Die bakterielle Keimtötung durch Wärme, S. 30. Stuttgart 1938, über den Apparat nach Kurzweil bei H. Kurzweil: Über das Verhalten von nativen und Kulturerdsporen im strömenden und gespannten Wasserdampf. Z. Hyg. **124**, 1 (1942).

2. *Feldsterilisiergerät*, bestehend aus Ofen von Eisenblech, Instrumentenkocher mit Drahteinsatz und Deckel, Verbandmittelbehälter mit Drahteinsatz und 2 Deckeln, Rahmengestell mit 4 Drillichsäcken, Benzindruckbrenner und Gasheizrohr, Meßgerät für 50 g reine Soda. Beheizung mit Holz, Kohle, Benzin oder bei Anschlußmöglichkeit an Gasleitung auch mit Gas. Instrumente werden 10 Minuten gekocht, Verbandmittel 40 Minuten dem strömenden Wasserdampf ausgesetzt.

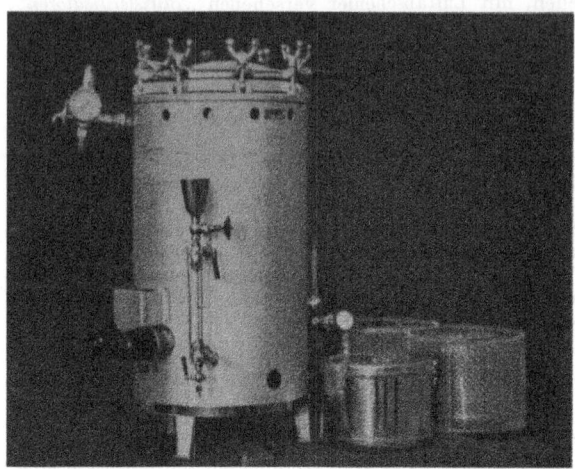

Die Bezeichnung des Gerätes als „Sterilisiergerät" ist wissenschaftlich überholt, da mit ihm lediglich eine Abtötung der meisten pathogenen Keime, aber keine Sterilisation zu erreichen ist. Das Gerät wird daher nicht mehr hergestellt, sondern laufend durch den Feldautoklaven ersetzt[1].

Chemische Desinfektionsmittel.

Abb. 1. Feldautoklav.

Von den zahlreichen keimtötend wirkenden Säuren, Basen, Salzen, Kohlenwasserstoffen, Alkoholen, Phenolen usw. hat nur eine beschränkte Anzahl praktische Bedeutung in der Seuchenbekämpfung bekommen. Bei der Beurteilung der einzelnen Präparate sind neben der keimtötenden Wirkung Fragen der Haltbarkeit der Lösungen, der Giftigkeit, Reizwirkung, Zersetzlichkeit, der schädigenden Wirkung auf Gewebe und Farben, des Geruches, ferner des Preises zu berücksichtigen. Vielfach begnügt man sich damit, die Ansteckungsfähigkeit der Keime zu beseitigen. Je nach dem beabsichtigten Zweck wählt man das geeignete Desinfektionsmittel aus. Man unterscheidet je nach der Verwendungsart *Grobdesinfektionsmittel*, z. B. zur Desinfektion größerer Räume, Höfe, Wagen, Lager, Abortanlagen, Müllhaufen u. dgl., *Raumdesinfektionsmittel* zur Entseuchung von Krankenräumen, deren Einrichtungs- und Gebrauchsgegenstände und der Ausscheidungen des Kranken, ferner *Feindesinfektionsmittel* zur Entseuchung von Händen, Körper, Instrumenten und besonders empfindlichen Bekleidungsgegenständen.

Es ist unmöglich, an dieser Stelle sämtliche brauchbaren chemischen Desinfektionsmittel zu erwähnen. Im folgenden werden daher nur die Mittel aufgeführt, die z. Z. im Vordergrund stehen und im wesentlichen auch in den vom Reichsgesundheitsamt herausgegebenen Merkblättern und Ratschlägen zur Bekämpfung der einzelnen Infektionskrankheiten genannt werden[2]. Weitere Mittel siehe Fachliteratur.

*Kalkmilch**. Zur Grobdesinfektion von Kalkwänden, Lehmschlag- und Steinfußböden und zur Desinfektion von Ausscheidungen des Kranken sowie von Abwässern, Abortgruben usw. — Gute Desinfektionskraft, schlechte sporocide Wirkung. Billig, geruchlos. Kalkstücke sind in geschlossenen Behältern aufzubewahren. Herstellung der Lösung: Frisch gebrannter Kalk (CaO) wird unzerkleinert in ein geräumiges Gefäß gebracht und mit Wasser (etwa der halben Menge des Kalkes) gleichmäßig besprengt. Vorsicht gegen Verspritzen! Unter starker Erwärmung und Aufblähen entsteht Kalkpulver. Zu je 1 l (etwa 600 g) Kalkpulver allmählich unter starkem Umrühren 3 l Wasser zusetzen (Vorsicht, Augen gegen Spritzer schützen!). Es entsteht Kalkmilch. Kalkmilch ist auch herstellbar durch Anrühren von je 1 l gelöschtem Kalk aus tieferen Schichten einer Kalkgrube mit 3 l Wasser. Vor dem Ge-

---

[1] Einzelheiten zu 1. und 2. s. WERTHMANN und WILLECKE: Das Sanitätsgerät des Feldheeres. Taschenbücher des Truppenarztes Bd. V. München-Berlin 1942.

[2] Mittel, die in den Sanitätsparken der Wehrmacht vorrätig gehalten werden, sind mit * gekennzeichnet.

brauch ist die Kalkmilch umzuschütteln oder umzurühren. Zum Kalken von Wänden zum Niederhalten der Fliegenplage ist der Kalkmilch Alaun zuzusetzen. Fliegen verlassen derartig behandelte Räume. — Kalkmilch wirkt so gut wie Chlorkalkmilch und ist billiger (s. Tabelle S. 182).

Chlorkalkmilch*. Herzustellen aus Chlorkalk (Pulver mit 30—35 Teilen wirksamem Chlor. Gut verschlossen, kalt und dunkel aufzubewahren; zum Bestreuen von Stuhl, Urin usw. zu gleichen Teilen, besser und sparsamer als Chlorkalkmilch verwendbar). Herstellung der Lösung: Zu 1 l (etwa 600 g) Chlorkalk unter stetem Rühren 5 l Wasser zugeben, stets frisch bereiten, höchstens 1 Tag haltbar. Chlorkalkmilch enthält etwa 10% Chlorkalk. Grobdesinfektionsmittel wie Kalkmilch, nicht zur Trinkwasserdesinfektion (wirksame Dosierung verleiht dem Wasser unangenehmen Geschmack). Nicht durch Vernickelung, Verchromung oder Farbanstrich geschützte Metalle werden angegriffen (s. Tabelle S. 182).

Caporit*. Grobdesinfektionsmittel wie oben, grauweißes Pulver, 65—72% wirksames Chlor enthaltend. — Zur Desinfektion von Ausscheidungen 2%, sonst 1%. Für Metalle gilt das für Chlorkalkmilch Erwähnte[1] (s. Tabelle S. 182).

Wäßrige Formaldehydlösung* (s. Tabelle S. 182). Herstellung einer 1proz. Lösung: 30 g = 2 Eßlöffel der käuflichen Formaldehydlösung (Formaldehyd solutus DAB. 6) werden mit Wasser zu 1 l Desinfektionsflüssigkeit aufgefüllt.

Kresolseifenlösung* (Lysol) zur Desinfektion von gebrauchter Wäsche, waschbaren Kleidern, Fußböden, Möbeln, Wänden, Türen, Krankenwagen, Bürsten, Pelz-, Leder- und Gummisachen, zur Desinfektion von Abortanlagen, von Ausscheidungen der Kranken. Wegen des Geruches nicht geeignet zur Desinfektion von Eßgeschirren, Milchkannen, Eisschränken usw. Auch Polstermöbel, Teppiche und andere nicht waschbare Gegenstände dürfen nicht mit Kresolwasser desinfiziert werden, da die Seife auf den Stoffen zurückbleiben würde. Auch gutes Entwesungsmittel (Fleckfieberbekämpfung!). Verwendung meist 2,5—5proz., bei Ausscheidungen 10proz.

Liquor Cresoli saponatus (DAB. 6)* (s. Tabelle S. 184) enthält 50% Cresolum crudum und 50% Sapo calinus, Aqua cresolica (DAB. 6)* 5% Cresolum crudum und 5% Sapo calinus.

Herstellung einer 2,5proz. Lösung: Man füllt entweder 50ccm Kresolseifenlösung (Liquor Cresoli saponatus) oder ½ l Kresolwasser (Aqua cresolica) mit Wasser zu 1 l Desinfektionsflüssigkeit auf und mischt gut durch. Zur Herstellung größerer Mengen Desinfektionsflüssigkeit gibt man demnach in einen Eimer (meist 10 l Inhalt) ½ l Kresolseifenlösung oder bis zur Hälfte Kresolwasser und füllt ihn mit Wasser auf.

Herstellung von Liquor Cresoli saponatus (Kresolseifenlösung) aus Schmierseife und Rohkresol: Man erhitzt in einer Porzellanschale im Wasserbad 1 kg Schmierseife (Kaliseife) und rührt in kleinen Anteilen allmählich 1 kg Rohkresol darunter, bis man eine gleichmäßige, von ungelösten Seifenbrocken freie Mischung erhalten hat.

Sagrotan*, seifenhaltige Lösung von Chlorkresol und Chlorsymxylenol mit nicht unangenehmem Geruch. In 1proz. Lösung gut zur Händedesinfektion, in 2proz. Lösung zur Desinfektion von waschbaren Kleidungsstücken, Wäsche, Wänden, Türen, Möbeln usw., Eß- und Trinkgeschirren brauchbar. Zur Desinfektion mit tuberkulösem Auswurf beschmutzter Wäsche bei 4stündiger Einwirkung in 1,5proz., bei 12stündiger Einwirkung in 0,5proz. Lösung anzuwenden. — Über „Sagrotan seifenfrei" s. Tabelle S. 184.

Zephirol* (Quartäres Ammoniumsalz): Zur Entseuchung von Körper, Händen, Wäsche, Leder, Gummi in 0,5proz. Lösung. Gute keimtötende Wirkung. Stärker verschmutzte Gegenstände müssen jedoch vorher gereinigt werden. Nicht mit Seifen oder fetthaltigen Stoffen in Berührung bringen.

Quartamon fest* und flüssig* (Quartäres Ammoniumsalz): In 1—2proz. Lösung gutes Desinfektionsmittel zur Instrumenten- und anderen Feindesinfektion unter den Voraussetzungen wie bei Zephirol. Zur Stuhl- und sonstigen Grobdesinfektion nicht geeignet.

Formaldehyd* (s. Tabelle S. 182). Raumentseuchungsmittel, z. B. zur Schlußdesinfektion.

a) Verdampfung oder Verneblung der Formaldehydlösung *mittels besonderer Geräte* (Breslauer-, Flügge-, Berolina-, Lingner-Apparate). Die Geräte entwickeln Formaldehyd-Wasserdampf in einem mit einer Spiritusflamme beheizten Kessel. Nachdem der Raum abgedichtet und zur Entseuchung hergerichtet ist (Betten auseinander nehmen, Schubladen aufziehen, Schränke öffnen usw.), wird der Apparat möglichst frei im Raum aufgestellt (Feuergefahr) und der Spiritus angezündet, darauf wird die Tür abgedichtet. Der Dampf kann auch mittels eines Rohres durch das Schlüsselloch in den Raum geleitet werden. Nach beendigter Einwirkungszeit werden zum Beseitigen des stechenden Formaldehydgeruches aus einem Am-

---

[1] Caporitlösung nicht in verschlossenen Gefäßen aufbewahren, nicht mit brennbaren Körpern wie Spiritus, Kehricht, Sägespänen u. a. in Berührung bringen! Chlorung von Schwimmbädern: 1—1½ kg Caporit auf 1000 cbm Wasser, von Trinkwasser: 1kg auf 1000 bis 5000 cbm Wasser (bakteriologische Kontrolle!).

moniakentwickler in gleicher Weise Ammoniakdämpfe in den Raum geleitet, die mit dem Formaldehyd Hexamethylentetramin, eine geruchlose Verbindung, bilden. Nach 1 Stunde können die Räume wieder betreten werden. Dosierung: 15 g Formaldehydlösung (5 g Formaldehyd) und 30 g zu verdampfendes Wasser auf 1 cbm Raum. Einwirkungsdauer mindestens 7 Stunden. Statt Formaldehydlösung können auch Pastillen verwendet werden.

Besteht nach ärztlicher Entscheidung eine besonders große Ansteckungsgefahr, so können die Räume auch ohne vorherige Abdichtung entseucht werden. Es ist dann wenigstens die 4fache Menge Formaldehydgas, die dem Rauminhalt entspricht, zu verwenden[1] und eine regelrechte Schlußdesinfektion anzuschließen.

b) Unmittelbare Verneblung im *apparatelosen* Verfahren. Der Formaldehydwasserdampf wird auf chemischem Wege mittels Kaliumpermanganat aus Formaldehydlösung und Wasser entwickelt. In ein weites und großes Gefäß aus Ton oder anderem Material (möglichst kein Eisengefäß), das ungefähr das 5fache der jeweils benötigten Flüssigkeitsmenge faßt, werden für je 1 cbm Raum 30 ccm 35proz. Formaldehydlösung, 25 ccm Wasser und 25 g Kaliumpermanganat in kleinen Kristallen gegeben. — An Stelle der Formaldehydlösung kann auch Paraform (festes Formaldehyd) verwendet werden. Zum sicheren Eintritt der Reaktion ist dann ein Sodazusatz von 1% der Paraformmenge notwendig. Man rührt zu einem Teil Paraformsodagemisch zuerst 3 Teile kaltes Wasser und gibt unter gründlichem Umrühren auf einmal 2½ Teile Kaliumpermanganat zu[2]. Die chemische Umsetzung, bei der sich Formaldehydgas und Wasserdampf entwickelt, tritt bei Anwendung von kaltem Wasser erst nach 10—15 Minuten ein. Um das Verspritzen des Gemisches zu verhüten, ist dann über das Gefäß ein Drahtnetz von etwa 1 mm Maschenweite zu decken. Man verwendet zweckmäßig möglichst weite Gefäße.

Ammoniakdämpfe entwickelt man in gleich großen Gefäßen, indem man vorsichtig zu 25 g gebranntem Kalk* 15 g Salmiak* (nicht Salmiakgeist) und 15 ccm heißes Wasser je Kubikmeter Raum gibt.

An Stelle der Formalindampf-Desinfektion ist die *Scheuerdesinfektion* mit einer 0,5proz. Lösung von *Aquazidpulver** in nicht fugenfrei abdichtbaren Räumen ausreichend, wenn sie nicht mit Möbeln überladen sind.

Tuberkelbacillen abtötende Desinfektionsmittel. Die meisten Desinfektionsmittel sind nicht imstande, die besonders widerstandsfähige Hülle des Tuberkelbacillus und das eiweißreiche Medium der Ausscheidungen, in dem er sich in der Praxis meist befindet, zu durchdringen.

Außer der Anwendung von Hitze (Auskochen, Verbrennen) eignen sich zur Desinfektion folgende Mittel:

1. Zur Entseuchung grober Verunreinigungen der *Kleidung*, des *Fußbodens*, der *Möbel* und anderer Gegenstände mit tuberkulösem Auswurf, ferner zur Desinfektion der *Aborte* (besonders der Sitzbretter), *Waschbecken, Stechbecken, Uringläser, Nachtgeschirre* bei mindestens *4stündiger Einwirkungszeit: 5proz.* Lösungen von Alkalysol*, T.B.-Bacillol*, Chloramin* oder Rohchloramin* (Chlorina, Mianin, Sputamin), Parmetol, Kresolseifenlösung* (Liquor Cresoli saponatus DAB. 6), Liquor Cresoli Grünau* (seifenfrei), Lysol*, Lysol seifenfrei*, Caporit*, Sagrotan* (geruchlos), Baktol, Baktol (seifenfrei), Baktolan (geruchlos), *3proz.* Lösungen von Sanatol (seifenfrei), Carbolsäure* oder Phenol* (Phenolum liquefactum DAB. 6), *8proz.* Lösung von Aquazid*.

2. Zur *Füllung* der *Spuckflaschen* oder Speigefäße: *5proz.* Lösungen von Alkalysol*, T.B.-Bacillol*, Chloramin* oder Rohchloramin* (Clorina, Mianin, Sputamin), Parmetol. Die Menge des Desinfektionsmittels muß etwa doppelt so groß sein als die aufzunehmende Sputummenge.

3. Die *entleerten Speigefäße* sind für *4 Stunden* in eine der unter 1. genannten Desinfektionslösungen so einzulegen, daß sie vollständig davon bedeckt sind, ohne daß sich in den Gefäßen größere Luftblasen halten können. Waren die Speigefäße ohne vorherige Füllung mit Desinfektionsmitteln benutzt worden, so dürfen sie nach Entleerung nur mit 5proz. Lösungen von Alkalysol*, T.B.-Bacillol*, Chloramin* oder Rohchloramin* (Clorina, Mianin, Sputamin) oder Parmetol desinfiziert werden. Aus Ersparnisgründen dehnt man zweckmäßig die Behandlung der Gefäße in jedem Falle auf 8 Stunden (am besten über Nacht) aus. Es genügen dann Lösungen von halb so starkem Gehalt wie angegeben.

4. *Kleidung* und *Betten* der Tuberkulösen sind so oft wie möglich zu sonnen, da das Sonnenlicht die Tuberkelbacillen in kurzer Zeit vernichtet. *Schmutzige Wäschestücke*, insbesondere Taschentücher (besser Benutzung von Papiertaschentüchern, die nach Gebrauch sofort verbrannt werden) sind ohne vorherige Durchzählung in einem Wäschesack aufzubewahren und auszukochen oder nach Gebrauch in einen Eimer mit den bei der Desinfektion entleerter

---

[1] Berechnungstabellen s. bei FLÜGGE und in H.Dv. 194.
[2] Die benötigten Mengen sind in Tabellen des einschlägigen Schrifttums, auch in H.Dv. 194 nachzulesen.

Speigefäße genannten Mitteln einzulegen. Da bei der Wäschedesinfektion im allgemeinen genügend Zeit zur Verfügung steht, ist es zweckmäßig, aus Ersparnisgründen wie auch zur Schonung der Wäschefaser alle Präparate grundsätzlich über Nacht einwirken zu lassen. Nach Schreiber genügt bei Verwendung von Sagrotan* bereits eine 0,5proz. Verdünnung bei 12stündiger Einwirkungszeit zur Wäschedesinfektion bei Tuberkulose[1].

Abwasser von Tuberkuloseheilstätten kann bei einfacher Verrieselung Infektionen bei Nutzvieh oder vielleicht auch beim Menschen setzen außer bei Untergrundrieselung. Das Abwasser ist daher entweder vollbiologisch oder auch durch Fällungsmittel zu klären (letzteres ist teurer), der Ablauf ist laufend zu entseuchen. Man verwendet hierzu am besten Chlorgas mit selbsttätiger Dosierungsvorrichtung, notfalls auch Chlorkalk, Caporit oder Chloramin (siehe auch Abschnitt „Abwasser").

Milzbrandbacillen abtötende Desinfektionsmittel[2]. Die *Absonderungen* der Kranken, und zwar bei Milzbrandkarbunkel die aus diesem austretende Wundflüssigkeit, Blut und Eiter, bei den schweren Milzbrandformen der Auswurf, die Stuhlentleerungen und der Urin, bei Sterbenden auch die aus Mund und Nase quellende Flüssigkeit, sind in Gefäßen aufzufangen, die bis zur Hälfte mit einer der unten genannten Desinfektionsflüssigkeiten gefüllt sind. Die Gemische dürfen erst nach mindestens 6stündigem Stehen beseitigt werden. Gebrauchte *Verbandstoffe* sind sofort zu verbrennen, falls dies nicht möglich ist, zu desinfizieren oder wenigstens ½ m tief zu vergraben. Bett- und Leibwäsche, Taschentücher und andere vom Kranken benutzten Wäschestücke sind so in Desinfektionsflüssigkeiten einzulegen, daß sie von diesen vollständig bedeckt sind. Sie dürfen erst nach mindestens 6stündigem Verweilen in diesen weiter gereinigt werden. Der Fußboden des *Krankenzimmers* ist täglich mindestens einmal mit einer desinfizierenden Flüssigkeit, am zweckmäßigsten mit einer Aquazid- oder Aquazidpulverlösung, aufzuwischen. Mit Ausscheidungen beschmutzte Gegenstände usw. sind ebenfalls sofort zu desinfizieren. Vom Kranken benutzte Gegenstände, z. B. *Eßgeschirre*, sind durch mindestens 30 Minuten langes Auskochen in Wasser mit Zusatz von 1—2 Eßlöffel Soda je 1 l Wasser zu entseuchen. Beim Transport des Kranken benutzte *Krankentransportwagen* sind sofort nach dem Transport entsprechend mit Desinfektionsmitteln zu behandeln. Die *Leiche* eines an Milzbrand Verstorbenen ist in mit einer desinfizierenden Flüssigkeit getränkte Tücher zu hüllen, sobald als möglich in einen Sarg zu legen, dessen Boden mit einem aufsaugenden Material bedeckt ist, und baldigst aus dem Sterbehaus zu entfernen. Ein Waschen der Leiche darf nur mit desinfizierenden Mitteln geschehen. Die Ausstellung der Leiche im offenen Sarge und eine Bewirtung im Sterbehaus ist zu unterlassen. — Art und Umfang der im einzelnen durchzuführenden Desinfektionsmaßnahmen bestimmt der mit der Desinfektion zu beauftragende *amtliche Desinfektor,* in Zweifelsfällen das Gesundheitsamt.

Als *Desinfektionsmittel* eignen sich:

1. 15proz. wäßrige Formalinlösung mit einem Gehalt von 5—6% Formaldehyd. 150 ccm Formalin (Formaldehyd solutus DAB. 6) werden mit Wasser auf 1 l verdünnt.

2. 20proz. Korsoformlösung mit einem Gehalt von etwa 5% Formaldehyd. 200 ccm Korsoform werden mit Wasser auf 1 l verdünnt.

3. 20proz. Lavagrol mit einem Gehalt von etwa 5% Formaldehyd. 200 ccm Lavagrol werden mit Wasser auf 1 l verdünnt.

4. 15proz. Aquazidlösung mit einem Gehalt von etwa 0,9% Rhodanwasserstoffsäure 150 ccm Aquazid werden mit Wasser auf 1 l verdünnt.

5. 10proz. Aquazidpulverlösung mit einem Gehalt von etwa 0,8% Rhodanwasserstoffsäure. 100 g Aquazidpulver werden mit 1 l Wasser verdünnt.

Die *Einwirkungszeit* beträgt in allen Fällen *mindestens 6 Stunden.*

Entseuchen von Gasmasken, Gasschutzhauben und Sauerstoffschutzgeräten[3].

Es werden entseucht:

1. *Gasmasken* a) durch 20 Stunden lange Einwirkung von Formaldehyddämpfen (entwickelt aus Paraformsoda und Kaliumpermanganat, siehe S. 180) in Entseuchungsschränken oder -räumen: Maskenkörper mit den eingesetzten Klarscheiben, Atemschläuche, Bereitschaftsbüchsen, Tragbüchsen, Tragtaschen, Maskentaschen.

b) durch Abwaschen und Abbürsten mit 2,5proz. Kresolwasser: Ausatemventile (Gummi- oder Glimmerventile), Gewindeteile der Filtereinsätze (nur nach Notmatmung).

---

[1] Siehe auch „Tuberkulose-Merkblatt", bearbeitet im Reichsgesundheitsamt im Benehmen mit dem Reichs-Tuberkulose-Ausschuß, Ausgabe 1942, zu beziehen durch den Reichs-Tuberkulose-Ausschuß, Berlin W 62, Einemstraße 11.

[2] Einzelheiten s. „Ratschläge an Ärzte für die Bekämpfung des Milzbrandes beim Menschen", bearbeitet im Reichsgesundheitsamt, Ausgabe 1942, zu beziehen beim Reichsverlagsamt Berlin NW 40, Scharnhorststraße 4.

[3] Nähere Anweisungen in „Gasabwehrdienst aller Waffen, Entseuchung des Gasschutzgeräts" H. 5, H.Dv. 395/5.

Chemische Des-

(Aus „Desinfektionsmerkblatt", Ausgabe 1943 Merk G 55 RVA,

Name der Mittel (Einzelheiten siehe im Wort-laut)	Bemerkungen	Wäsche		Grob- und Fussböden, Wände, Fenster, Abtritte, insbesondere Sitzbretter, Möbel, Waschbecken, Stechbecken, Uringläser, Nachtgeschirr
		nicht tuberkulös	tuberkulös	
Kalkmilch*	Bereitungsvorschrift im Text Seite 178 Unverdünnt zu verwenden	Ungeeignet	Ungeeignet	Unverdünnt Nicht geeignet für polierte oder gebeizte Möbel
Chlorkalkmilch*	Bereitungsvorschrift im Text Seite 179 Unverdünnt zu verwenden	Ungeeignet	Ungeeignet	Unverdünnt Nicht geeignet für polierte, gebeizte oder gestrichene Möbel sowie für Metallgegenstände
Caporit*		Ungeeignet	Ungeeignet	1% Ungeeignet für polierte, gebeizte oder gestrichene Möbel sowie ungeschützte metallene Gegenstände
Chloramin DAB. 6*	Zur Herstellung der Verdünnungen kann eine 10proz. Stammlösung benutzt werden, die, vor Licht geschützt, mehrere Wochen haltbar ist. Nur schwacher Geruch der gebrauchsfertigen Lösung	Geeignet; siehe jedoch das billigere Roh-Chloramin	Siehe nebenstehend	Siehe nebenstehend
Roh-Chloramin*	Unterscheidet sich vom Chloramin DAB. 6 im wesentlichen nur durch einen Kochsalzgehalt von etwa 17%, ist aber wesentlich billiger. Nur schwacher Geruch der gebrauchsfertigen Lösung	1%, E.Z. 5 Std.	3%, E.Z. 12 Std.	1%, bei tuberkulöser Verschmutzung 3%. Ungeeignet für ungeschützte metallene Gegenstände
Formaldehydlösung, wässerige (Formalin)*	Gehalt an Formaldehyd mindestens 35%; die Angaben der Verdünnungen beziehen sich auf Formalin	3% (= 1% Formaldehyd), E.Z. 2 Std.	6% (= 2,1% Formaldehyd), E.Z. 4 Std.	3% (= 1% Formaldehyd). Bei der Raumdesinfektion Geruchsbelästigung
Korsoform seifenfrei, Lavagrol	Gehalt an Formaldehyd etwa 25%	4%, E.Z. 2 Std.	8%, E.Z. 4 Std.	4% Bei der Raumdesinfektion Geruchsbelästigung
Aquazid*	Nicht gleichzeitig mit alkalischen Mitteln, wie Seife und Soda, verwenden! Greift Metalle an. Nur schwacher Geruch der gebrauchsfertigen Lösung. Begrenzte Haltbarkeit	2–3%, E.Z. 2 Std. 1%, E.Z. 4 Std.	6%, E.Z. 4 Std. 4%, E.Z. 8 Std.	2%
Aquazidpulver*	Nicht gleichzeitig mit alkalischen Mitteln, wie Seife und Soda, verwenden! Greift Metalle an. Nur schwacher eigentümlicher Geruch der gebrauchsfertigen Lösung	0,5%, E.Z. 1 Std. 0,25%, E.Z. 4 Std.	1%, E.Z. 4 Std. 0,5%, E.Z. 8 Std.	0,25%
Rhodocrema	Spezialmittel für die Händedesinfektion			

I. Phenolfreie Mittel

Die p_H-Werte beziehen sich auf die dabei angegebenen, mit Berliner Leitungswasser hergestellten Verdünnungen. — Die für Felder gekennzeichnet. — Zeichenerklärung: E.Z. = Einwirkungszeit;

[1] Die angegebenen Konzentrationen gelten *nicht* für Desinfektionsmaßnahmen bei Milzbrand und Tuberkulose. S. hierzu S. 180/81.

infektionsmittel[1].

bearbeitet im Reichsgesundheitsamt und Robert-Koch-Institut.)

Raumdesinfektion			Feindesinfektion		Entlausung (in der Fleckfieber-prophylaxe)
Stuhl, Urin, Blut, Hautschuppen, Desinfektionsmaterial mit gleicher Menge Desinfektionsmittel der angegebenen Lösungsstärke mischen E.Z. mindestens 3 Std.	Eß- und Trinkgeräte, Gegenstände verschiedener Art	Chirurgische Instrumente	Allgemeine (hygienische) Händedesinfektion E.Z. 5 Min.	Chirurgische Händedesinfektion E.Z. 5 Min.	
Unverdünnt	Ungeeignet	Ungeeignet	Ungeeignet	Ungeeignet	Ungeeignet
Unverdünnt	Ungeeignet	Ungeeignet	Ungeeignet	Ungeeignet	Ungeeignet
2%	1% Ungeeignet zur Desinfektion ungeschützter metallener Gegenstände	Ungeeignet	Ungeeignet	Ungeeignet	Ungeeignet
Siehe nebenstehend	Siehe nebenstehend	Siehe nebenstehend	0,25—0,5% $p_H \approx 8{,}1—8{,}3$	0,25—0,5% $p_H \approx 8{,}1—8{,}3$	Nicht geprüft
2%	1% Ungeeignet für ungeschützte metallene Gegenstände	1% Nur für gut vernickelte, verchromte oder versilberte Instrumente geeignet	0,25—0,5% $p_H \approx 7{,}9—8{,}1$	0,25—0,5% $p_H \approx 7{,}9—8{,}1$	Nicht geprüft
6% (= 2% Formaldehyd)	3% (= 1% Formaldehyd)	3% (= 1% Formaldehyd)	Ungeeignet	Ungeeignet	Ungeeignet
8%	4%	4%	Ungeeignet	Ungeeignet	Ungeeignet
4%	2—3% Ungeeignet zur Desinfektion metallener Gegenstände	Ungeeignet	2—4% $p_H = 2{,}2—2$	2—4% $p_H = 2{,}2—2$	Ungeeignet
0,5%	0,25% Ungeeignet zur Desinfektion metallener Gegenstände	Ungeeignet	0,5% $p_H \approx 2{,}2$	0,5% $p_H \approx 2{,}2$	Ungeeignet
			Unverdünnt $p_H = 1{,}6$	Unverdünnt $p_H = 1{,}6$	Ungeeignet

das einzelne Mittel hauptsächlich in Frage kommenden Anwendungszwecke sind durch stärkere Umrahmung der entsprechenden p_H = Wasserstoffionenkonzentration; $\approx$ = annähernd.

In den Sanitätsparken der Wehrmacht vorrätige Desinfektionsmittel sind mit * gekennzeichnet.

Chemische Des-

Name der Mittel (Einzelheiten siehe im Wortlaut)	Bemerkungen	Wäsche		Grob- und Fussböden, Wände, Fenster, Abtritte, insbesondere Sitzbretter, Möbel, Waschbecken, Stechbecken, Uringläser, Nachtgeschirr
		nicht tuberkulös	tuberkulös	
II. Phenolhaltige Mittel Kresolseifenlösung (Liquor Cresoli saponatus) D.A.B. 6*	Zur Zeit möglichst durch seifenfreie Mittel zu ersetzen	2—3%, E.Z. 2 Std. 1%, E.Z. 5 Std. Kresolgeruch	5%, E.Z. 2 Std. 3%, E.Z. 5 Std. Kresolgeruch	3—5%, bei tuberkulöser Verschmutzung 5%
Infegrol* (Liquor Cresoli „Grünau"), Kresollösung seifenfrei „Dr. Bode"	Geruch wie bei der Kresolseifenlösung	2—3%, E.Z. 2 Std. 1%, E.Z. 5 Std. Kresolgeruch	5%, E.Z. 2 Std. 3%, E.Z. 5 Std. 1%. E.Z. 12 Std. Kresolgeruch	3—5%, bei tuberkulöser Verschmutzung 5%
Lysolseifenfrei*, Bacillol seifenfrei	Geruch wie bei der Kresolseifenlösung	2—3%, E.Z. 2 Std. 1%, E.Z. 5 Std. Kresolgeruch	5%, E.Z. 2 Std. 3%, E.Z. 5 Std. 1%, E.Z. 12 Std. Kresolgeruch	3—5%, bei tuberkulöser Verschmutzung 5%
Pangrol, Sagrotan seifenfrei*, Baktol seifenfrei		2—3%, E.Z. 2 Std. 1%, E.Z. 5 Std.	Noch nicht geprüft	2—3%, bei tuberkulöser Verschmutzung 3%
Sanatol	Nicht stärkere als 2proz. Lösungen herstellen, Lösungsvorschrift beachten. Greift Kupfer oder stark kupferhaltige Metalle an	2%, E.Z. 2 Std. 1%, E.Z. 5 Std.	1—2%, E.Z. 6 Std.	2%
Siwarex E.	Stark alkalisch	Ungeeignet	Ungeeignet	3—5% Ungeeignet zur Desinfektion polierter und gebeizter Möbel

Die p_H-Werte beziehen sich auf die dabei angegebenen, mit Berliner Leitungswasser hergestellten Verdünnungen. — Die für das Felder gekennzeichnet. — Zeichenerklärung: E.Z. = Einwirkungszeit;

[1] Die angegebenen Konzentrationen gelten *nicht* für Desinfektionsmaßnahmen bei Milzbrand und Tuberkulose. S. hierzu S. 180/81.

Verseuchte vollständige Filtereinsätze und Filterbüchsen sind nach Entscheidung durch den zuständigen Sanitätsoffizier zu verbrennen oder zu vergraben. Vorratsklarscheiben, deren Verpackung geöffnet war, sind zu vernichten.

Behälter für Hautentgiftungsmittel, Tuben mit Brillenglassalbe, Klarscheibenbüchsen, die von ansteckend Kranken benutzt wurden, sind nach Anordnung des Truppenarztes zu entseuchen (z. B. Abwaschen mit verdünntem Kresolwasser). Reinigungslappen sind auszukochen, Watte für Ohrenkranke ist zu vernichten.

c) Durch Auskochen: Die Gasmaske 38 (Vollgummimaske) kann durch 15 Minuten langes Auskochen in Wasser entseucht werden. Zur Schonung des Materials ist jedoch Formaldehydentseuchung vorzuziehen.

2. *Gasschutzhauben.* Die Hauben sind in Formaldehyddämpfen zu entseuchen. Die Innenseite ist dazu nach außen umzustülpen. Ausatemventil und sämtliche Zubehörteile sind wie bei der Gasmaske zu behandeln.

3. *Sauerstoffschutzgeräte.* Atemschläuche und Atembeutel sind durch gründliches Abspülen, Durchspülen und Ausbürsten mit 2,5proz. Kresolwasser zu entseuchen und mit klarem Wasser nachzuspülen. desgl. die Zubehörteile. Zur Beseitigung des Kresolgeruches ist mit Chinosollösung (1:1000) nachzuwaschen und mit Leitungswasser nachzuspülen.

Desinfektionsmaßnahmen bei Viruserkrankungen. Temperaturen von + 50 bis + 60° C heben die Infektiosität wohl aller Virusarten in kurzer Zeit auf. Sie können daher ohne Anwendung besonderer Verfahren durch Auskochen, Wasserdampf oder Heißluft vernichtet

infektionsmittel[1] (Fortsetzung).

Raumdesinfektion			Feindesinfektion		
Stuhl, Urin, Blut, Hautschuppen, Desinfektionsmaterial mit gleicher Menge Desinfektionsmittel der angegebenen Lösungsstärke mischen E.Z. mindestens 3 Std.	Eß-undTrinkgeräte, Gegenstände verschiedener Art	Chirurgische Instrumente	Allgemeine (hygienische) Händedesinfektion E.Z. 5 Min.	Chirurgische Händedesinfektion E.Z. 5 Min.	Entlausung (in der Fleckfieberprophylaxe)
10%	3—5% Kresolgeruch	3—5%	2—3% $p_H \approx 8{,}7$ (starker Kresolgeruch)	Im Notfall brauchbar 2—3% $p_H \approx 8{,}7$ (starker Kresolgeruch)	5%, E.Z. 1 Std. 3%, E.Z. 2 Std.
10%	3—5% Kresolgeruch	3—5%, nur für gut rostgeschützte Instrumente geeignet, zweckmäßig Zusatz von etwas Soda	2—3% $p_H \approx 7{,}6$ (starker Kresolgeruch)	Im Notfall brauchbar 2—3% $p_H \approx 7{,}6$ (starker Kresolgeruch)	5%, E.Z. 1 Std. 3%, E.Z. 2 Std. Zweckmäßig Zusatz von etwas Soda
10%	3—5% Kresolgeruch	3—5%, zweckmäßig Zusatz von etwas Soda, nur für gut rostgeschützte Instrumente geeignet	2—3% $p_H \approx 7{,}5$ (starker Kresolgeruch)	Im Notfall brauchbar 2—3% $p_H \approx 7{,}5$ (starker Kresolgeruch)	5%, E.Z. 1 Std. 3%, E.Z. 2 Std. Zweckmäßig Zusatz von etwas Soda
6%	2—3%	2—3%, zweckmäßig Zusatz von etwas Soda, nur für rostgeschützte Instrumente geeignet	2% Pangrol, $p_H \approx 7{,}7$ Sagrotan, $p_H \approx 8{,}4$ Baktol seifenfrei, $p_H \approx 8{,}3$	2% p_H-Werte siehe nebenstehend	Ungeeignet
2% E.Z. mindestens 6 Std.	2%	2%, nur für gut rostgeschützte Instrumente geeignet. Kein Sodazusatz	2% $p_H \approx 8{,}3$	2% $p_H \approx 8{,}3$	Ungeeignet
10%	Ungeeignet	Ungeeignet	Ungeeignet	Ungeeignet	Noch nicht geprüft

einzelne Mittel hauptsächlich in Frage kommenden Anwendungszwecke sind durch stärkere Umrahmung der entsprechenden p_H = Wasserstoffionenkonzentration; $\approx$ = annähernd.

In den Sanitätsparken der Wehrmacht vorrätige Desinfektionsmittel sind mit * gekennzeichnet.

werden. Die technischen Schwierigkeiten bei der Untersuchung von virushaltigen Geweben und Flüssigkeiten bringen es mit sich, daß über die Wirksamkeit chemischer Desinfektionsmittel auf Vira bisher wenig bekannt ist. Doch ist zu hoffen, daß mit dem neuen Verfahren von STRUGGER, nach dem mit Hilfe der *Fluorescenzmikroskopie* und Färbung der Erreger mit Acridinorange leicht festgestellt werden kann, ob ein Keim noch lebt oder nicht, eine aussichtsreiche Methode zur Prüfung von virus- und auch bakterientötenden Desinfektionsmitteln gefunden wurde. — Manche Virusarten werden besser durch saure, andere durch alkalische Mittel vernichtet. Präparate, die sich bei der Abtötung von Bakterien bewährt haben, müssen nicht auch gegen Vira wirksam sein (GILDEMEISTER). Bei der Bekämpfung der Maul- und Klauenseuche haben sich Chlorkalk, Kresol, Phenol, Sulfoliquid und vor allem die Natronlauge und die aus ihr hergestellten Präparate bewährt (KLIEWE).

Seifenfreie Desinfektionsmittel.

In Kriegszeiten ist es selbstverständliche Pflicht, die Verwendung seifenhaltiger oder sonstwie fettverbrauchender Mittel weitestgehend einzuschränken.

Die oben stehende Tabelle enthält, abgesehen von der Kresolseifenlösung, nur *seifenfreie* Desinfektionsmittel, die zur Zeit zur Verfügung stehen.

Chemische Reinigung von Bekleidungsstücken mit gleichzeitiger Entseuchung und Entwesung. Bei der gewerblichen chemischen Reinigung mit Benzin, Trichloräthylen, Perchloräthylen (Perawin) und Tetrachlorkohlenstoff (Asordin) in geschlossenen Trommeln, wie sie jetzt in Reinigungsanstalten allgemein üblich ist, wird zwar eine insekticide, aber keine keimabtötende Wirkung erzielt. So kann man nach Vierthaler aus an den verschiedensten Stellen der geschlossenen Apparate entnommenen Proben der Waschflotten pathogene Keime züchten, die sich lange Zeit lebensfähig halten, so daß eine Infektion nicht infizierter Gegenstände durch das Waschen mit verunreinigten Waschmitteln zustande kommen kann. Dieser Befund ist nur dann unbedenklich, wenn an den Waschvorgang ein Bügelverfahren angeschlossen wird, wie das gewöhnlich üblich ist. Bei starker Überlastung der Reinigungsanstalten, z. B. im Kriege, muß aber häufig vom Bügeln abgesehen werden. Die gereinigten Kleidungsstücke werden dann nur kurz gedämpft, d. h. dabei auf eine Temperatur von etwa $+ 50°$ C erhitzt. Hierbei werden Bakterien nicht abgetötet.

Ein besonderer Vorteil ist daher in dem neuerdings entwickelten *Tetromin*verfahren nach Vierthaler und Weidner zu sehen, bei dem durch Zusatz einer Tetrominlösung (Formaldehyd in Methylacetat) zur Waschflotte neben einer sicheren Entseuchung auch gleichzeitig eine Entwesung der zur chemischen Reinigung gegebenen Bekleidungsstücke erreicht wird. Das Verfahren besteht darin, daß 2 l Tetromin mittels Ringkolbenzähler auf 100 kg Reinigungsgut zur Reinigungsflotte gegeben werden. Der Zusatz muß so erfolgen, daß eine gleichmäßige Verteilung des Tetromins in der Waschflotte zustande kommt. Die Vorteile des Verfahrens bestehen außerdem in der Erledigung aller Arbeiten in einem Arbeitsgang, in der schnelleren Instandsetzung der Bekleidung und in der Arbeits-, Material- und Transporterparnis. Eine bisher vor der Reinigung erfolgte Entwesung der Bekleidungsstücke mit Ausnahme der Bekleidung von Fleckfieberkranken findet nicht mehr statt. Bekleidungsstücke Infektionskranker gelangen dagegen erst nach vorheriger Desinfektion in die Reinigungsanstalten. Das Verfahren wird neuerdings bei der Reinigung getragener Tuchbekleidungsstücke der Wehrmacht in den chemischen Reinigungsanstalten angewendet.

Durchführung der Desinfektion.

Die Desinfektion hat den Zweck, die Verbreitung von Krankheitskeimen *vom erkrankten Menschen aus* zu verhüten. Ihr Schwerpunkt liegt daher auf der *laufenden Desinfektion am Krankenbett*, d. h. der Desinfektion aller infektiösen Ausscheidungen des Kranken und der mit ihm in Berührung gekommenen Gegenstände. Ist der Kranke genesen, ins Krankenhaus verlegt oder verstorben, so ist das Krankenzimmer einer *Schlußdesinfektion* zu unterziehen. Die größte Bedeutung kommt hierbei neben der Formalinraumdesinfektion (s. S. 179) vor allem einer gründlich durchgeführten Scheuerdesinfektion zu, insbesondere mit Aquazidpulver (s. Tabelle S. 182). In letzter Zeit wurde u. a. von Kliewe die laufende Luftentseuchung der Krankenräume durch regelmäßige Anwendung von Desinfektionsaërosolen empfohlen. Das Verfahren scheint eine wertvolle Ergänzung der Scheuerdesinfektion (kein Ersatz für diese!) zu bilden.

Die laufende Desinfektion ist vom Krankenpflegepersonal bzw. den Familienangehörigen nach Anleitung des Arztes unter Überwachung durch einen Desinfektor oder eine Fürsorgeschwester, die Schlußdesinfektion im allgemeinen von staatlich geprüften Desinfektoren durchzuführen. Im Bereiche der Wehrmacht ist die Durchführung und Überwachung der notwendigen Desinfektionsmaßnahmen Aufgabe des Sanitätspersonals unter Aufsicht der Sanitätsoffiziere. Bei gewissenhafter Durchführung der laufenden Desinfektion kann auf Anordnung des Amtsarztes bzw. Sanitätsoffiziers u. U. eine Schlußdesinfektion unterbleiben, es sei denn, daß aus psychischen Gründen auf sie nicht verzichtet werden soll. Sie ist meist als Scheuerdesinfektion durchzuführen. Die Desinfektion wird erleichtert durch einfachste Ausstattung der Krankenzimmer[1].

---

[1] Im einzelnen sei auf die vom Reichsgesundheitsamt bearbeiteten „Ratschläge an Ärzte zur Bekämpfung der einzelnen Infektionskrankheiten", auf das „Desinfektionsmerkblatt", Ausg. 1943, Merk G 55 RVA., bearbeitet im Reichsgesundheitsamt und Robert-Koch-Institut (zu beziehen durch das Reichsverlagsamt Berlin NW 40), auf die „Entseuchungs- und Entwesungsvorschrift" der Wehrmacht sowie auf die Fachliteratur, z. B. Flügges Grundriß der Hygiene, 11. Aufl., herausgegeben von Reiter und Möllers, Berlin 1940, und Kliewe in: Gundel: Ansteckende Krankheiten, Leipzig 1942, verwiesen. Die gesetzlichen Bestimmungen sind niedergelegt in: Reichsimpfgesetz vom 8. 4. 1874, Reichsgesetz betr. die Bekämpfung gemeingefährlicher Krankheiten Reichsseuchengesetz) vom 30. 6. 1900, Reichsgesetz

Entseuchen von Leichen. Leichen von Personen, die an ansteckenden Krankheiten starben, sind nach besonderer Anordnung des Arztes alsbald einzusargen. Sie werden in Tücher, am besten aus Papiergewebe, gehüllt, die mit verdünntem Kresolwasser*, 10proz. Formaldehyd-*. 1proz. Sagrotan-*, Bactol-*, Bacillollösung* u. a. getränkt sind. Die Särge müssen dicht und ihr Boden reichlich in mindestens 5 cm hoher Schicht mit Sägemehl, Holzkohlenpulver oder einem anderen aufsaugenden Stoff, der mit einem Entseuchungsmittel reichlich getränkt ist, bedeckt sein. Der Sarg ist alsbald zu verschließen und in ein Leichenhaus oder geeigneten Absonderungsraum zu überführen. Im übrigen trifft der Arzt besondere Anweisungen. Für die Beförderung auf der Eisenbahn gelten die Vorschriften der Eisenbahnverkehrsordnung.

Vernichtung von ansteckungsfähigen Kadavern und tierischen Abfällen. Ansteckungsfähige Kadaver und tierische Abfälle sind möglichst zu verbrennen. Ist dies nicht möglich, so sind sie dick mit Kalkmilch*, Chlorkalkmilch* oder anderen Desinfektionsmitteln zu begießen und zu vergraben. Milzbrandkadaver dürfen nicht aufgeschnitten werden, da sonst die Gefahr besteht, daß die in ihnen enthaltenen Milzbranderreger in die widerstandsfähige Sporenform übergehen. Die Tierkörper sind mit einer mindestens 1 m dicken Bodenschicht zu bedecken. Beschmutzten oberflächlichen Bodenschichten sind reichliche Mengen von Desinfektionsmitteln zuzusetzen.

Raumluftentseuchung durch Desinfektionsaërosole.

Bei der Anwendung des *Luftdesinfektionsmittels* „LDM"* handelt es sich um die ultrafeine Verteilung eines bestimmten Desinfektionsmittels mittels geeigneter Apparate zur Abtötung der in die Luft gelangten und in Speichel- und Auswurftröpfchen oder in Staubteilchen sitzenden Erreger übertragbarer Krankheiten wie Scharlach, Masern, Kinderlähmung, Schnupfen, Anginen, Influenza, Diphtherie, Genickstarre usw. Eine Vernichtung von an Gegenständen haftenden Keimen erfolgt nur, wenn diese in dünner Schicht die Oberflächen bedecken. Deshalb kann die Aërolisation eine Scheuerdesinfektion bei der Schlußdesinfektion nicht ersetzen, sondern nur ergänzen.

Die Teilchen des Desinfektionsmittels befinden sich im kolloiden Zustand, sind etwa 0,5—10 μ groß und können stundenlang in der Luft halten. Die starke Wirkung der Teilchen beruht vor allem auf der sehr großen Berührungsfläche zwischen den Bakterien und dem Desinfektionsaërosol. Irgendwelche Gesundheitsschäden werden durch das Aërosol, selbst bei wochenlanger, täglich 1—2 Stunden dauernder Anwendung nicht hervorgerufen.

Vor dem Aërolisieren sind Fenster, Türen, Luftschächte usw. zu schließen. Eine Abdichtung des Raumes wie bei der Formaldehyddesinfektion erübrigt sich. Eine Stunde vor und während der Verneblung darf im Raume nicht geraucht werden. Nach dem Aërolisieren ist eine Entlüftung nicht notwendig, da das Aërosol von selbst allmählich wieder verschwindet.

Die Bedienung des Apparates darf nur von einem dazu Geschulten ausgeführt werden. Es werden vernebelt:

1. Der Raum, in dem der Kranke liegt, zum Schutze des Pflegepersonals, und zwar morgens und abends je ½ Stunde während oder bald nach dem Bettenmachen.

2. Der Raum, in dem die Krankheit aufgetreten ist. Die Verneblung wird in Gegenwart der gesunden Stubengemeinschaft während 8—14 Tagen täglich morgens und abends 1 Stunde lang durchgeführt.

3. Die auf Isolier- bzw. Quarantänestationen untergebrachten Krankheitsverdächtigen oder Keimträger täglich zweimal, morgens und abends, je 1 Stunde lang.

4. Zur Verhütung von Re- und Superinfektionen oder wenn an verschiedenen Krankheiten der Luftwege Erkrankte aus Platzmangel im gleichen Raum untergebracht werden müssen. Verneblung morgens und abends je ½ Stunde nach dem Bettenmachen.

Bedienung der Vernebler. *1. Vernebler mit eingebautem Motor, Type Aëroliseur.* Der Apparat kann mit 220 Volt Gleich- oder Wechselstrom in Tätigkeit gesetzt und an jeder normalen Lichtleitung angeschlossen werden. Der Motor ist mit Spezialöl, das mitgeliefert wird, zu füllen (Einfüllschraube Oil). Über dieser Einfüllöffnung befindet sich die für etwa 100 ccm „LDM", das für 4—5 Verneblungen von je 15 Minuten Dauer ausreicht. Zur Inbetriebsetzung Stecker in die Steckdose einführen, Uhr (seitlich am Apparat) aufdrehen, bis Zeiger auf 15 steht. Kippschalter unter der Uhr einschalten. Nach 15 Minuten schaltet die

---

zur Bekämpfung der Geschlechtskrankheiten v. 18. 2. 1927, Reichsgesetz zur Bekämpfung der Papageienkrankheit (Psittacosis) und anderer übertragbarer Krankheiten vom 3. 7. 1934 nebst Ausführungsbestimmungen, Verordnung zur Bekämpfung übertragbarer Krankheiten vom 1. 12. 1938, Anweisung zur Bekämpfung des Fleckfiebers, Runderlaß des Reichsministers des Innern vom 13. 2. 1942 und Runderlaß des Reichsministers des Innern betr. Vorschriften gegen die Verbreitung übertragbarer Krankheiten durch Schulen, Kinderheime und ähnliche Einrichtungen (SchulSeuchErl.) vom 30. 4. 1942.

Uhr den Apparat automatisch aus. Soll die Verneblung länger als 15 Minuten dauern (bei größeren Räumen als 100 cbm Inhalt), so muß nach etwa 10 Minuten Ruhezeit der Apparat nochmals in Tätigkeit gesetzt werden.

2. *Freistrahlvernebler aus Glas in einem Holzkästchen.* Deckel nach vorne ziehen, Eingießen von 100 ccm „LDM" in die Öffnung, welche die Düse umgibt. Deckel offen lassen, Preßluftschlauch am Vernebler befestigen. Reduzierventil *langsam* öffnen, bis deutlicher Nebel entströmt. Nach etwa 5 Minuten ist eine für einen Raum von 100 cbm hinreichende Menge vernebelt, dann Deckel des Kastens verschließen, damit Düse nicht verunreinigt wird. Verstopfte Düse vorsichtig mit einem dünnen Mandrin reinigen. Preßluftbombe nicht freistehend aufstellen, sondern an einem Pfosten oder einem Transportmittel befestigen.

3. *Vernebler, Type Inhalationsapparat.* In den Kessel 250 ccm Wasser (am besten destilliertes) einfüllen. Diese Menge gestattet etwa 10 Verneblungen. Spiritusbrenner anzünden, große Flamme einstellen (während der Dauer der Verneblung so belassen), warten bis ein kräftiger Dampfstrahl entweicht. Dann Gummischlauch in das mit „LDM" gefüllte Glasgefäß eintauchen. Für je 100 cbm Luftraum 10 ccm „LDM" vernebeln (Dauer der Verneblung 10 Minuten). Beim Einstellen der Flüssigkeitsdüse darauf achten, daß diese etwas in den Dampfstrahl ragt (richtige Stellung ausprobieren). Nebelstrahl frei in den Raum leiten. Apparat auf eine Unterlage stellen, weil er im Anfang mitunter tropft. Falls nicht genügend „LDM" angesogen wird, Glasgefäß etwas höher stellen. Läßt der Druck der Nebelfahne nach, was auf eine vorübergehende teilweise Verstopfung der Düsenöffnung hindeutet, so genügt es meistens, mit dem Finger über die Öffnung hinwegzustreichen, um sofort die Störung zu beseitigen, sonst Düse mit Mandrin oder starker Haarborste reinigen.

Apparat nicht ohne Wasser beheizen!

Soll Wasser nachgefüllt werden, so muß man den Apparat abkühlen lassen. Vor jedem Gebrauch Sicherheitsventil prüfen. Nach jedem Gebrauch das übriggebliebene Wasser aus dem Kessel entfernen und den Apparat, insbesondere den Schlauch, mit Wasser sorgfältig reinigen. Feinpolierte und mit Schleiflack polierte Möbel müssen bei der Verwendung dieses Verneblertyps aus dem Raum entfernt werden. Helle Tapeten können einen bräunlichen Farbton annehmen.

B. Entwesung.

Unter Entwesung versteht man die Bekämpfung und Vernichtung der die Gesundheit des Menschen gefährdenden oder ihn selbst belästigenden *Kleintiere.* Man unterscheidet *hygienische Schädlinge, Lebensmittel- und Materialschädlinge* und *Pflanzenschädlinge.* Hier sollen *nur die hygienischen Schädlinge* besprochen werden.

Für die Auswahl der im einzelnen anzuwendenden Bekämpfungsarten ist die Kenntnis der *Lebens- und Vermehrungsbedingungen der Schädlinge* Voraussetzung. Um den gerade *in Kriegszeiten gesteigerten Bedarf an Schädlingsbekämpfungsmitteln* gerecht zu werden, muß aber auch jegliche Materialvergeudung vermieden werden. Besonders in solchen Zeiten dürfen die einzelnen Mittel nur unter den für sie am besten geeigneten Bedingungen eingesetzt werden.

So sind z. B. Gasverfahren nur dann anzuwenden, wenn die Räume oder Kammern einwandfrei abzudichten sind. Andernfalls sind Verneblungs- oder Sprühmittel oder die Scheuerdesinfektion am Platze. Ist mit der laufenden Wiedereinschleppung von Schädlingen zu rechnen, z. B. Verlausung von Auffanglagern für noch nicht entlauste Kriegsgefangene, so sind möglichst einfache Verfahren, aber laufend, anzuwenden, z. B. Schwefeldioxydpräparate, auch wenn mit ihnen keine vollständige Vernichtung der Schädlinge erreicht werden kann. Die hochwirksamen Mittel hingegen, vor allem soweit sie Mangelprodukte sind, sind dann zu benutzen, wenn zu erwarten ist, daß die betr. Räume usw. auch tatsächlich ungezieferfrei zu halten sind. Die vorgeschriebenen Temperaturen, Einwirkungszeiten und Konzentrationen der Entwesungsmittel sind genau einzuhalten. Pyrethrumhaltige Sprühmittel sind nicht zur Sachentlausung zu verwenden, da sie nur eine geringe Tiefenwirkung besitzen und als Mangelprodukte der Fliegen- und Mückenbekämpfung vorbehalten bleiben müssen. Formaldehyd (Formalin) ist gegen Ungeziefer unwirksam. Es ist ein Desinfektionsmittel. — Schädlingsbekämpfungsmittel, -apparate und -verfahren, die im Bereich der Wehrmacht angewandt werden sollen, müssen vor ihrer Einführung zugelassen und laufend auf ihre Wirksamkeit geprüft werden[1].

---

[1] H.V.Bl. **1941** Teil B, S. 369 Nr 574; H.V.Bl. **1942** Teil B, S. 67 Nr 96 und S. 345 Nr 562.

Im Hinblick auf die *kriegsbedingte Rohstofflage* wurden vom „Arbeitsausschuß Raumentwesungs- und Seuchenabwehrmittel im Sonderausschuß Chemische Erzeugnisse beim Reichsminister für Bewaffnung und Munition" unter Mitarbeit der Dienststellen Reichsgesundheitsführer, Reichsminister des Innern, Oberkommando der Wehrmacht und Reichsanstalt für Wasser- und Luftgüte und unter Berücksichtigung der Ergebnisse der amtlichen Prüfungen „Richtlinien für die zweckentsprechende Auswahl von Mitteln, Apparaten und Verfahren zur Entwesung" ausgearbeitet, die künftig von allen Verbrauchern zu beachten sind und *auch für die Wehrmacht* Gültigkeit besitzen. Auf diese, die auch im folgenden im wesentlichen zugrunde gelegt wurden, sei ausdrücklich verwiesen[1].

Die im folgenden genannten *gasförmig wirkenden Mittel* sind zum größten Teil auch für den Menschen giftig, ihre Einatmung ist daher *gesundheitsschädlich*. Bei ihrer Anwendung sind Gasmasken zu tragen. Trommelfellgeschädigte müssen den Gehörgang mit paraffinierter Watte gasdicht verschließen! Folgende Gasmasken bieten hinreichenden Schutz:

Ventillose Halbmaske mit Filtereinsatz A gegen Illo, Schwefelkohlenstoff (durch Verdunstung angewendet), Tetrachlorkohlenstoff, T-Gas, Tritox, Tritox-Ventox-Gemisch, Ventox.

Dieselbe Maske mit Filtereinsatz *J* gegen Zyklon-Blausäure.
Dieselbe Maske mit Filtereinsatz *E* gegen Schwefeldioxyd.
Dieselbe Maske mit Filtereinsatz *A mit Schwebstoffilter* gegen Paradichlorbenzol.
Masken und Filtereinsätze werden von den Firmen Auergesellschaft A.-G., Berlin N 65, und Drägerwerk, Lübeck, hergestellt.

Im Notfall kann auch jede Kampfstoffgasmaske (Heeres- oder S-Maske) in Verbindung mit dem zugehörigen Kampfstofffilter benutzt werden. Die obengenannten Filtereinsätze können notfalls auch in der Kampfstoffgasmaske (Heeres- oder S-Maske) verwendet werden, jedoch *nur*, wenn ihr Ausatemventil durch einen Ventilverschlußdeckel verschlossen oder durch einen Blindflansch versetzt und das Einatemventil entfernt ist.

I. Die Kleiderlaus und ihre Bekämpfung.

Die Kleiderlaus lebt in der Kleidung, legt dort ihre Eier (Nissen) besonders in Nähte, auch an Körperhaaren ab. Je nach Temperatur entwickeln sich nach 6—18 Tagen Larven, nach dreifacher Häutung entsteht das fertige Tier. Dauer des Kreislaufes: 3—4 Wochen. Larven saugen 2—3mal, geschlechtsreife Tiere 2—4mal in 24 Stunden Blut. Sie können nach Hase bei 0—6° C 10 Tage, bei 10—20° C 7 Tage, bei 25—30° C 2 Tage und bei 35—37° C 1 Tag hungern. Näheres über die Biologie der Kleiderlaus siehe das Spezialschrifttum.

Die *Bekämpfung* der Kleiderlaus, der Überträgerin des *Fleckfiebers*, hat in Kriegszeiten besondere hygienische Bedeutung (siehe auch „Fleckfieber"[2]). Wichtig ist hierbei stetige Aufmerksamkeit auf *beginnende* Verlausung, also die Vernichtung der *ersten* Läuse. Erfahrungsgemäß geht die Verlausung einer Truppe häufig immer wieder von den gleichen Leuten aus, die sich in der Körperpflege vernachlässigen oder gegen das Jucken der Läusestiche und das Krabbeln der Läuse verhältnismäßig unempfindlich sind, auch auf Grund starker körperlicher Anstrengungen und Müdigkeit keine Belästigung empfinden. Auf solche Leute muß der Truppenarzt sein besonderes Augenmerk richten.

Eine Vernichtung der Läuse ist nur durch gewissenhafte gleichzeitige Entlausung des Körpers, der gesamten Bekleidungs- und Ausrüstungsgegenstände und der Unterkunft möglich. Hierbei sind sämtliche zu einer Wohngemeinschaft gehörenden Personen, soweit sie verlaust sind, gleichzeitig zu entlausen. Unter besonders ungünstigen hygienischen Bedingungen, z. B. im Felde, in Kriegsgefangenenlagern usw., führt meist erst mehrmalige Entlausung, etwa im Abstand von 5—6 Tagen, zum Ziel. Unter die Gesamtentlausung erschwerenden Feldverhältnissen muß man sich jedoch gelegentlich mit Teilmaßnahmen begnügen, wodurch zum mindesten eine Linderung der Läuseplage erzielt wird. Eine besondere Bedeutung kommt hierbei den Vorbeugungsmaßnahmen wie regelmäßiger Körperpflege und Wäschewechsel (Unterbrechung des Entwicklungszyklus der Laus) und der Anwendung von Läusepudern zu. Die Imprägnation von Bekleidungsstücken (es genügt Imprägnieren der Unterwäsche) mit Präparaten, die Läuse abtöten und abschrecken, kann die Verlausung der Truppe praktisch verhindern bzw. beseitigen. An derartigen Präparaten stehen zur Zeit zur Verfügung und sind bei der Wehrmacht eingeführt:

---

[1] Siehe Entseuchungs- und Entwesungsvorschrift für die Wehrmacht H.Dv. 194 (M.Dv. Nr 277, L.Dv. 416) Ausg. 1943.

[2] Seite 49 dieses Lehrbuches.

1. *Delicia*-Läusepräparat der Firma Freyberg, Chemische Fabrik in Delitzsch,
2. „*Lauseto*" der I. G. Farben-Industrie A.G., Leverkusen.

Die Anwendung beider Imprägnationsmittel ist denkbar einfach und kann entweder von einzelnen Personen oder auch im großen angewendet werden. Zweckmäßig kommen die Mittel in den Truppenwäschereien, Feldwäschereien, Waschgemeinschaften usw. zum Einsatz. Beide Mittel werden in wäßriger Emulsion angewendet. Die genaue Beachtung der den Mitteln jeweils beigegebenen Anwendungsvorschriften ist zur Erreichung einer sicheren Wirkung erforderlich. Besonders ist darauf zu achten, daß die zu imprägnierenden Stücke in möglichst trockenem Zustande der Imprägnation unterzogen werden, da dadurch erst eine nachhaltige Wirkung gewährleistet ist. Die Wirkungsdauer des Delicia-Läusepräparates beträgt rund 2—3 Wochen, jedoch darf in dieser Zeit die Wäsche nicht gewaschen werden. Das Mittel der I. G. Farbenindustrie A.G. „Lauseto" verträgt dagegen einen mehrmaligen Waschprozeß und Heißlufttemperaturen von 90° in mehrstündiger Einwirkung und hat eine Wirkungsdauer von rund 3 Monaten. Bei beiden Mitteln darf die damit imprägnierte Wäsche weder gekocht noch gebügelt werden.

Neben einer abtötenden und abschreckenden Wirkung gegen Kleiderläuse besitzen beide Mittel auch die Eigenschaft, Kopfläuse, Filzläuse, Flöhe, Zecken, Milben und Wanzen abzutöten. Bei beiden Präparaten sind gesundheitliche Schädigungen durch das Tragen imprägnierter Wäsche nicht zu befürchten. Eine Schädigung der Faser des Gewebes der imprägnierten Kleidungsstücke tritt ebenfalls nicht ein. — Über Entlausung bei Fleckfieber siehe Abschnitt „Fleckfieber".

Bei der Durchführung der Entlausung unterscheidet man Körper-, Sach- und Raumentlausung.

I. Körperentlausung. Absuchen der Läuse, Auskämmen mit einem engen Kamm, z. B. Nisska-Kamm (Gefahr der Schmierinfektion bei Fleckfieber!). — Kürzen der Haare je nach Verlausungsgrad (nicht rasieren wegen Gefahr der Hautschädigung). Auffangen der Haare in 5proz. Kresolseifenlösung* (siehe [1]) od. dgl., Scherinstrumente und Scherraum nach Beendigung mit Kresolseifenlösung* usw. reinigen. Dann 15 Min. langes kräftiges Einreiben der behaarten Körperteile mit „Antiparasit W"*, „Bimssteinpulver-Petroleum-Schmierseifen-Gemisch"* (siehe [2]) (nicht bei Kopfhaar von Frauen) oder mit der in den Sanitätsparken hergestellten „Entlausungssalbe", anschließend warm waschen, Körperreinigung mit Kernseife, Schmierseife, Seifenflocken (am besten in heißem Wasser aufgelöst) oder synthetischen Seifen (siehe [3]).

Geeignete Entlausungsmittel sind ferner: Cuprex* (auch für Kopfhaar von Frauen), Delitia-Delitex*, Goldgeist (Einwirkungszeit je 1 Std.), Kopfgeist Pediculus (für Körperhaare 4 Std.), Lausex (zur behelfsmäßigen Körperentlausung, z. B. beim Fehlen von Entlausungsanstalten, wiederholt anzuwenden, da nur schwache Wirkung gegen Eier), Lauto (Kopfentlausung 3 Std.), Methylsalicylsäureester* (Körperhaare 10 Min., Geruchsbelästigung). — Schwefeldioxyd in besonderen Apparaten, stationär zur Kopfentlausung.

Puder. Gemische läuseabtötender oder abweisender Substanzen mit Streumitteln wie Talcum, Bolus alba, Kieselgur oder Holzschliffmittel, die als Kontakt- oder Atemgifte läuseabweisend, -abschreckend oder -abtötend wirken. Eine vollständige Abtötung aller Kleiderläuse ist nicht immer zu erreichen, doch handelt es sich um bewährte Linderungsmittel, deren Anwendung bei voll bekleidetem Körper besonders unter schwierigen Frontverhältnissen, wenn andere Entlausungsverfahren nicht durchführbar sind, möglich ist. Wiederholte Einstreuung der Puder ist notwendig. Bei empfindlichen Personen können gelegentlich Hautreizungen auftreten. Verwendet werden im wesentlichen Kresol-, Naphthalin-, Paradichlorbenzol-, Naphthalin-Paradichlorbenzol- und Xanthogenpuder. Als Läuse abtötender und abschreckender Puder wurde „Russla-Puder"* nach Prof. Morell beim Heer eingeführt und hat sich bewährt.

---

[1] Mittel, die in den Sanitätsparken der Wehrmacht vorrätig gehalten werden, sind mit * gekennzeichnet.

[2] Herstellung: In der Wärme wird 1 Teil Schmierseife in 2 Teilen Petroleum gelöst. Dann werden 3—6 Teile Bimssteinpulver zugefügt, bis eine pastenartige Konsistenz erreicht ist.

[3] Geeignete Seifenersatzmittel sind: 1. Schlemmkreide-Soda-Gemisch*: 4 Teile Schlemmkreide und 1 Teil Feinsoda. 2. Folgende flüssige Seifen, die zweckmäßig auf dem sehr gut befeuchteten Körper zu verreiben oder aufzuspritzen sind (Gartenspritze u. dgl.): Bedarf für ein Duschbad jeweils 15—20 g (1 reichlicher Eßlöffel voll). — Clarhand: Kann im Verhältnis 1 : 1 mit Wasser verdünnt und auf den Körper gespritzt werden. Stärkere Verdünnungen mindern die Reinigungskraft. — MS-Seife*: Löst sich in Wasser von + 60° C in 1 Minute, in kaltem Wasser nur schwer. Kann in 25proz. Lösung auf den Körper gespritzt werden. — Satina*, Praecutan*: In 25—50proz. Verdünnungen zum Verspritzen geeignet. — Hautreizungen wurden auch bei längerem Gebrauch obengenannter Seifen nicht beobachtet.

II. Sachentlausung. *1. Ausbügeln* der Kleider, besonders der Nähte, nach Auflegen eines feuchten Tuches. Bei gewissenhafter Durchführung sichere Abtötung der Läuse und Nissen. Seidene Wäsche verlaust nicht so leicht als andere, da auf ihr kaum Nissen abgelegt werden.

2. Heißluft. Sichere Abtötung von Läusen und Nissen, gleichzeitig Entseuchung (siehe Abschnitt „Fleckfieber"), wenn die Kleidung 90 Min. der Einwirkung trockener, möglichst bewegter Heißluft von + 90° C ausgesetzt war (oder 80° C 2 Std.; für Spezialapparate gelten besondere Vorschriften), vorausgesetzt, daß die Kleidungsstücke nicht zu dicht hängen. Vermeidung durch Spezialbügel, z. B. nach Konrich-Hase; Entfernung der Bügel voneinander 20 cm. Durchführung der Heißluftentlausung in ortsfesten oder beweglichen Kammern, behelfsmäßig in Backöfen usw. Laufende Temperaturkontrolle zur Vermeidung von Mißerfolgen, Schädigungen des Entwesungsgutes und zur Vermeidung von Bränden, Ausschluß von entzündbaren und explosiven Gegenständen sind notwendig (Feuerzeug, Munition usw. aus den Taschen herausnehmen!). Feuchtes Entlausungsgut muß zunächst getrocknet werden, was meist in den Kammern selbst möglich ist.

Nicht geeignet zur Heißluftentlausung sind Leder- und Gummisachen, da sie, wenn sie nicht vollkommen trocken sind, wie dies vor allem unter Feldverhältnissen meist der Fall ist, auf die Dauer Temperaturen über + 50° C nicht vertragen. Auch Pelze müssen vor der Heißluftbehandlung sorgfältig getrocknet werden. Die Trocknung derartig hitzeempfindlicher Stoffe geschieht am besten bei Temperaturen nicht über + 50° C. Nach Möglichkeit sind sie aber zur Schonung mit Scheuermitteln (Kresolseifenlösung* usw. — bei Pelzen ist gründliches Besprühen der Haarseite oder Eintauchen in das Desinfektionsmittel nötig, da sonst ohne Erfolg —), besser mit Gasen (Ventox*, Tritox* und deren Gemisch, Illo*, Blausäure*) zu entwesen. Zur Entlausung mit Heißluft werden gemauerte oder behelfsmäßig aus Holz oder Lehm errichtete Kammern verwendet, in denen das Entlausungsgut möglichst gleichmäßig auf obengenannte Temperaturen erhitzt wird, ohne es zu beschädigen. Die Erwärmung erfolgt: a) durch *ruhende Heißluft*, und zwar durch Erhitzen der Kammerböden bzw. -wände durch Heizgase (Backofenprinzip) oder behelfsmäßig durch Aufstellen des Heizofens und eines Teiles der eisernen Rauchabzugrohre in der Kammer, oder b) durch *bewegte Heißluft*, und zwar durch Einblasen von heißer Luft, die außerhalb der Kammer an Luftheizöfen, Heizschlangen (Dampfheizung) oder elektrischen Heizgeräten erhitzt und durch Ventilatoren oder Turbinen umgewälzt wird (Kreislaufprinzip). Die Zufuhr der Heißluft geschieht außer bei besonders konstruierten Geräten (z. B. System „TCP", siehe unten) zweckmäßig möglichst gleichmäßig verteilt vom Kammerboden aus, das Absaugen in gleicher Weise von der Decke aus. Wesentliche Voraussetzung für erfolgsicheres Arbeiten sind gleichmäßige Temperaturverteilung, schneller Temperaturausgleich und schnelle Temperaturregelungsmöglichkeit in der gesamten Kammer. Dies wird bei bewegter und ruhender Heißluft am sichersten bei kleinen Kammern (nicht über 1,80 m Breite, 2 m Höhe und 4 m Tiefe) erreicht, ein Prinzip, das, von Konrich seit Jahren gefordert, auf Grund erneuter Anregung meines Mitarbeiters Stabsarzt d. R. Dr. Poetschke z. B. in der unten erwähnten neuen Entlausungsanlage „Mahr" angewandt wird. — Im allgemeinen werden mit bewegter Heißluft bessere Entlausungsergebnisse erzielt als mit ruhender.

Entlausung von Gasmasken. a) Entlausung mit bewegter Heißluft bei 70—90° C 30 bis 45 Min. (im Vondran- oder ähnlichen Gerät). Voraussetzung für diese verkürzte Entlausungszeit: Masken mit Atemeinsatz gesondert von den Bereitschaftsbüchsen aufhängen. Bereitschaftsbüchse offen und waagerecht auf eine Unterlage legen. Eingesetzte und im Behälter des Deckels befindliche Klarscheiben herausnehmen, ihre Entlausung erübrigt sich.

b) Entlausung mit ruhender Heißluft führt leicht zu Beschädigungen der Masken wegen Schwierigkeiten in der Temperaturregulierung und ungleichmäßiger Wärmeverteilung in der Kammer. Daher Masken und Bekleidung nicht gleichzeitig entlausen!

c) Entlausung mit Ventox*, Ventox-Tritox*, Blausäure* in gasdichten Kammern oder Entwesungskästen. Atemeinsätze sind vorher zu entfernen.

d) Ist Entlausung mit obengenannten Mitteln nicht möglich: Gasmasken ohne Atemeinsätze und Klarscheiben mit 5proz. Liquor Cresoli „Grünau"* oder 5proz. Lysollösung „seifenfrei"* gründlich abreiben, dann zum Trocknen in einem warmen Raum aufhängen.

e) Die „Heeresgasmaske 38", eine Vollgummimaske, läßt sich durch Auskochen entlausen. Dieses Verfahren greift jedoch den Maskenkörper mehr an als die Entlausung mit insekticiden Gasen oder Flüssigkeiten und ist daher nur im Notfall (z. B. im Felde) anzuwenden.

Heißluftgerätetypen. a) Luftheizöfen (ortsfest) Systeme „Klein", „Mahr" mit Luftumwälzung zur Erzielung eines Temperaturausgleichs in den Kammern.

b) Zerlegbare Heißluftkammern, System „Poensgen" mit ruhender Heißluft.

c) Nicht zerlegbare, transportable Heißluftkammern mit bewegter Heißluft, System „Vondran".

d) Zerlegbare, transportable Heißluftkammern mit bewegter Heißluft und Zwangsführung der Luft, System „John" („TCP").

e) Fahrbare Heißluftkammern (siehe S. 174).

Besondere Beachtung verdient der unter d) genannte „JAJAG"-Entwesungsapparat System „TCP", in dem der Beschickungsraum so unterteilt ist, daß der eingeblasene Heißluftstrom gezwungen wird, einen schlangenförmigen Weg durch schmale Kammerzüge zu verfolgen. Das Entwesungsgut wird *so* schnell und gleichmäßig erhitzt. Es gelingt, die Entlausungszeit nach Erreichen der Temperatur von 90° C so auf höchstens 30 Min. zu verkürzen. Das gleiche gilt für die neue Entlausungsanlage „MAHR" (D.R.P. ang.), in der die Entlausungskammern so verteilt sind, daß tote Luftgänge zwischen den einzelnen Kleidungsstücken weitgehend vermieden werden, ein gleichmäßiger Strömungswiderstand in den einzelnen Entlausungskammern erreicht wird und dadurch die Einwirkungszeit bei lockerer Aufhängung der Kleider ebenfalls auf ½ Std. herabgesetzt werden soll.

Besonderer Vorteil des Heißluftverfahrens: Sofortige Verwendbarkeit, gleichzeitige Entseuchung und Entwesung.

3. Dampf von 100° C. Sichere Abtötung von Läusen und Nissen (siehe auch Dampfdesinfektion). Gleichzeitige Entseuchung und Entwesung. Verwendung des Dampfes von Hausleitungen, Fabrikanlagen, Lokomotiven, behelfsmäßig, z. B. unter Feldverhältnissen, über Waschkesseln, Tonnen u. dgl. — Nicht geeignet für Leder, Pelz, Gummi, blutbefleckte und beschmutzte Bekleidungstücke. Stärkere Beanspruchung der Gewebe, Schädigung, Schrumpfung zellwollhaltiger Stoffe. — Nachträgliche Trocknung ist notwendig.

4. Heißluft-Dampf-Heißluft (HDH.-Verfahren). Kombination des Heißluft- und des Dampfverfahrens, wie es z. B. bei den Entseuchungs- und Entwesungszügen, Bauart Hygiene-Institut der Waffen-// , zur Anwendung kommt. Zuverlässige Entwesung bei gleichzeitiger Entseuchung. Im Gegensatz zum reinen Dampfverfahren größere Schonung des Entwesungsgutes. Nicht geeignet für Leder, Seide und andere empfindliche Stoffe. Der nach der reinen Dampfentwesung den Kleidungstücken anhaftende unangenehme Geruch tritt bei diesem kombinierten Verfahren nicht auf. Das Entwesungsgut kommt völlig trocken aus der Kammer (s. Entseuchungs- und Entwesungszug, Bauart Hygiene-Institut der Waffen-// , S. 200, Ziffer 10).

5. Waschverfahren. Auskochen in Wasser, am besten unter Zusatz von Carbolen oder Kresolen, gleichzeitige Entwesung und Entseuchung. Nachträgliches Trocknen nötig. Nicht geeignet für Wolle, Seide, Gummi, Leder, Pelze. Über chemisches Reinigen mit gleichzeitiger Entwesung und Entseuchung (Tetrominverfahren) siehe S. 186. Unter kaltem Wasser ohne Zusatz von Chemikalien können Läuse, Nissen und Larven länger als 24 Std. am Leben bleiben.

6. Chemische Mittel. Einweichen der Bekleidungstücke in 5proz. Lösungen von Kresolseife*, Kresolnatron* (Cresol. crud. 250,0, Natr. hydrox. 75,0, Aq. 175,0), Kresol*, Liquor Cresoli „Grünau"*, Lysol „seifenfrei"*. Kräftiges Durchkneten der Kleidungstücke zur Entfernung der Luft ist notwendig (Gummihandschuhe!). Auswinden, gründliches Nachspülen mit warmem Wasser, trocknen. Aus Sparsamkeitsgründen ist stets zu versuchen, durch Erwärmen der Lösungen und Verlängern der Einweichungszeit die Konzentration der benutzten Mittel herabzusetzen, z. B.

    5proz. Lösung — Zimmertemperatur 18—20° — Einwirkungszeit 1 Std.
    3proz.   „   „   „   2 Std.

Sichere Entseuchung und Entwesung (Abtötung der Läuse *und* Nissen) wird hierdurch erreicht (HASE).

Behelfsmäßig: Ausbürsten der Bekleidungstücke (besonders der Nähte) mit den 5proz. Lösungen. Abreiben mit Petroleum, Benzin, Kraftstoff, wirksam nur bei unmittelbarem Kontakt.

Ameisensäure eignet sich in 25proz. Lösung (entsprechend der Konzentration von Formalin) bei 10 Minuten langer, in 10proz. Lösung bei 1stündiger, in 5proz. Lösung bei 2stündiger und in 3proz. Lösung bei 4stündiger Einwirkung zur Abtötung von Läusen, aber nicht von Nissen. Die Dämpfe der Ameisensäure sind in schwacher Konzentration selbst bei 2 Tage langer Einwirkung gegen Läuse und Nissen praktisch unwirksam. In starker und sehr starker Konzentration werden Läuse in etwa 3 Stunden, Nissen aber nicht abgetötet. Als Körperentlausungsmittel und Prophylakticum gegen Neuverlausung eignet sich Ameisensäure nicht, da sie in den notwendigen Konzentrationen zu Hautreizungen führt (HASE).

Essigsäure tötet in 10proz. Lösung Läuse in 4 Stunden ab. In 3proz. Lösung gehen nach 4 Stunden, in 5proz. Lösung nach 2 Stunden und in 10proz. Lösung nach 1 Stunde 40—50 % der Läuse zugrunde, der Rest stirbt aber nachträglich infolge der Nachwirkungen ab. Gegen Nissen ist auch hier kein Erfolg zu erzielen. In Dampfform ist Essigsäure bei stärkeren Konzentrationen der Ameisensäure überlegen. Anwendung als Körperentlausungsmittel oder Prophylakticum verbietet sich auch hier infolge der Hautreizungen (HASE).

7. Kälteeinwirkung. Durch Einwirken von *Dauer*temperaturen unter — 15° C (bei zuverlässiger Temperaturkontrolle) werden Läuse in etwa 24 Stunden, Nissen in etwa 48 Stunden abgetötet. Geringere Kältegrade wirken dagegen konservierend.

8. Sonnenbestrahlung. Abtötung der Läuse und Nissen durch anhaltende vielstündige Einwirkung prallen Sonnenscheins. Geringe Tiefenwirkung, Erfolg unsicher.

9. Blausäure (Zyklonblausäure*), aufgesaugt in porösen Saugstoffen, verpackt in gasdichten Blechdosen. Sicherstes Mittel zur Entwesung von Bekleidungs- und Ausrüstungsgegenständen in gasdichten Kammern oder Entwesungskästen. Besondere Vorzüge besitzt das Kreislaufverfahren, bei dem die in der Vakuumanlage verbleibenden Luftreste eine schnelle und restlose Verdampfung der Blausäure mittels Kreislauf gestatten. Hierzu wird die in der Vakuumpumpe erzeugte Kompressionswärme nutzbar gemacht. Das Verfahren ist nicht nur in der Unterdruckkammer, sondern auch in solcher mit Atmosphärendruck verwendbar. Blausäure greift weder Gegenstände noch Nahrungsmittel an, ist jedoch nicht zur Entseuchung geeignet. Mindesttemperatur $+ 10°$ C. Hochgiftig, nur anzuwenden durch Personal der staatlich zugelassenen Firmen, ferner durch ausgebildetes Personal im Bereich von Wehrmacht, Waffen-ϟϟ und Reichsarbeitsdienst, in industriellen Betrieben zur Entwesung in Begasungskammern durch ausgebildetes Personal.

10. Illo*. Mittels Luftdruck in Spezialsiphons zu versprühende Flüssigkeit mit guter Warnwirkung, keine bactericide Wirkung. Nur zur Anwendung in Entwesungskisten, -kammern, kleineren Räumen. Ausreichende Erfolgssicherheit. Mindesttemperatur $+ 15°$ C. Keine kurzfristige Einwirkung, längere Lüftungszeit.

11. Schwefelkohlenstoff. Leicht verdampfende Flüssigkeit, durch Verdunstung (nicht durch Verbrennung!) anzuwenden. Gute Wirksamkeit, keine Sachbeschädigung. Stark explosionsgefährlich, nur in Entwesungskästen unter äußerster Vorsicht von zuverlässigen Leuten anwendbar. Bei der Wehrmacht nicht eingeführt.

12. Tetrachlorkohlenstoff*. Zu verdunstende Flüssigkeit, bei längerer Einwirkung ausreichend erfolgssicher. Hohe Dosierung notwendig. Nur in Entwesungskisten und kleineren Kammern anwendbar. Ähnlich anzuwenden sind: Mutax-Fluid, Terax*.

13. Tritox*. Mit Hilfe von Verdunstern leicht zu verdampfende Flüssigkeit. Nur anwendbar von Personal staatlich zugelassener Firmen und von besonders ausgebildetem Personal der Wehrmacht, Waffen-ϟϟ und des Reichsarbeitsdienstes. Gegen Läuseeier nicht hinreichend wirksam, nur bei wiederholter Anwendung erfolgssicher. Keine Sachbeschädigung, starke Warnwirkung. Zur Begasung von Räumen über 3000 cbm Rauminhalt behördliche Sonderbewilligung erforderlich. Keine bactericide Wirkung.

14. Ventox*. Mittels Verdunster leicht zu verdampfende Flüssigkeit. Anwendungsbeschränkung wie Tritox. Hohe Erfolgssicherheit, keine Sachbeschädigung. Keine Warnwirkung, auch für Warmblüter giftig. Auch geeignet zur Anwendung in Entlausungskisten (je 1 cbm Kistenraum 50 ccm Ventox, 6 Std., Mindesttemperatur $+ 10°$ C).

15. T-V-Verfahren*. Anwendung von Tritox* und Ventox* im Volumenverhältnis 3 : 2 durch Verdunsten, Anwendungsbeschränkung wie bei den einzelnen Mitteln. In Begasungskammern bei mindestens $+ 30°$ C innerhalb einer Stunde gegen Läuse und Nissen wirksam. Gegenüber Ventox Explosionsgefährlichkeit verringert, Warnwirkung erhöht. Sonst wie bei Tritox und Ventox. Geeignet zur Entwesung hitzeempfindlichen Gutes.

16. Schwefeldioxyd. Nur zur behelfsmäßigen Entlausung bei öfterer Wiederholung. Durch Verbrennen fester Schwefelpräparate, flüssigen Schwefelkohlenstoffes (hochexplosiv!) oder Schwefelkohlenstoffpräparate. Gute Warnwirkung. Beschädigung von Textilwaren, Metallen und anderen säureempfindlichen Oberflächen (besonders bei Feuchtigkeit). Schwefelpräparate: Acantex-fest, Delitia-Wanzenkerze, Efdeli, Diametan*, Epidal-Gas, Fanal-Bombe*, Hanelyn-Gas, Zeoka. Schwefelkohlenstoffpräparate: Salfarkose, Verminal.

17. Aushungern der Läuse. Bei abgeschlossener geschützter Lagerung der Bekleidungsstücke — bei niederen Temperaturen 40 Tage, bei höheren kürzer — sicheres Absterben der Läuse und Nisse.

18. Vernichten durch Feinde. Ameisen, soweit es sich um insektenfressende oder überwiegend insektenfressende Arten handelt, fressen nicht nur Kleiderläuse aller Stadien, sondern auch bereits tote Tiere, Eier und Kot. Nach Hase trifft dies vor allem auf die rote Waldameise, ferner auf die glänzend-schwarze Holzameise und auch auf die gelbe Wiesenameise zu. Man kann diese Tatsache als *Behelfsmittel* zur Entlausung, vor allem von Decken und sonstigen Unterlagen benutzen, die sich völlig ausbreiten lassen, wodurch den Ameisen die gesamte Oberfläche zugänglich wird. Bei Kleidungsstücken mit zahlreichen Falten, Taschen usw. ist jedoch keine Gewähr dafür gegeben, daß die Ameisen überall eindringen. Man legt die Kleidungsstücke am besten ausgebreitet auf den Ameisenhaufen. Leichte Stoffe, wie Nessel, Batist, Mull u. a., also auch Hemdenstoffe, werden jedoch von den Ameisen häufig schwer beschädigt (Hase).

III. Raumentlausung (Hase). *1. Blausäure*.* Sicherstes und schonendstes Verfahren. Nur in völlig von Menschen und Nutztieren geräumten und bewachten Gebäuden durchführbar. Raumabdichtung notwendig (siehe II, 9).

2. T-Gas (9 Teile flüssiges Äthylenoxyd $+$ 1 Teil Kohlensäure). Unter geringem Druck verflüssigtes Gas, das aus Stahlflaschen abgeblasen wird. Giftigkeit etwa 10mal geringer als Blausäure, aber in bestimmtem Verhältnis mit Luft gemischt explosiv. Hohe Flüchtigkeit, gute Entwesungskraft, keine Sachbeschädigung. Nur anzuwenden durch ausgebildetes Personal staatlich zugelassener Firmen. Zur Einzelraumentwesung ohne Räumung des gesamten Gebäudes geeignet. Für Objekte über 3000 cbm behördliche Sondergenehmigung notwendig. Raumabdichtung!

3. Tritox*, Ventox*, T-V-Verfahren*. Zur Entwesung von Räumen und Gebäuden bis zu 3000 cbm. Für größere Räume ist behördliche Sondererlaubnis nötig. Raumabdichtung! (Siehe II, 15.)

4. Illo*. Entwesung kleinerer Räume. Neben der insekticiden Wirkung als Gas besteht auch hohe insekticide Kontaktwirkung auf Läuse und Eier. Diese kann behelfsmäßig angewendet werden, wenn Raumabdichtung nicht möglich, z. B. bei Eisenbahnwagen. Einstäuben der einzelnen Flächen mit Hilfe von Spritzen, ferner zur Entlausung in Kästen.

5. Schwefeldioxyd*. Zur behelfsmäßigen Raumentwesung bei öfterer Wiederholung, z. B. Eisenbahnwagen. Gefahr der Sachbeschädigung (siehe II, 16).

6. Thermodesgerät*. Zur Heißluftentlausung mit Umwälzung der Heißluft im Raum (siehe S. 200).

7. Scheuerentwesung mit heißer Kresolseifenlösung* oder Ausweichstoffen (siehe Tabelle S. 184). Starke Benetzung von Böden, Wänden und Oberflächen von Gegenständen, insekticide Flüssigkeit eintrocknen lassen. Einwirkungszeit mindestens 1—2 Stunden. Geeignet auch zur Entlausung von Fahrzeugen, Flugzeugen usw. Die Polster sind dabei auseinanderzunehmen. Hände durch Gummihandschuhe schützen!

8. Verneblung von Pyrethrum-Sprühmitteln. Einwirkung nur auf frei herumlaufende Läuse, geringe Wirkung auf ihre Eier. Daher nur im Notfall zur fraktionierten Entlausung zu verwenden. Vornehmlich zur Bekämpfung der Fliegen und Mücken, gegen Wanzen nur anzuwenden, wenn keine anderen Begasungsmittel zur Verfügung stehen oder anwendbar sind.

Entlausungsanstalten. Bei Kriegsbeginn wurden an den Grenzen des Reiches zahlreiche *Großentlausungsanstalten* errichtet. Jeder, der ins Reich einreisen will, Soldat oder Zivilist, muß durch sie hindurchgehen. Dies gilt auch für alle Lufttransporte[1]. So ist ein denkbar bester Schutz des Reiches vor Einschleppung von Fleckfieber, vor allem aus Osteuropa, geschaffen worden.

Entlausungsanstalten können mit Blausäure, Dampf oder Heißluft betrieben werden. — Die Abteilungsunterkünfte des Reichsarbeitsdienstes enthalten in den Waschbaracken je eine kleine und eine große Tritox-Ventox-Entwesungskammer. — Jede dieser Methoden verspricht, richtig angewendet, volle Erfolgssicherheit. Gut eingearbeitetes Personal, das nur in dringendsten Fällen wechseln soll, ist jedoch Vorbedingung. Zum Schutz soll es Entlausungsanzüge aus glattem Stoff tragen. Geeignet sind z. B. die aus einem Stück angefertigten Monteuranzüge, hierzu glatte, lange Stiefel. Bei Fleckfiebergefahr muß das Personal gegen Fleckfieber geimpft sein. In *Anstalten*, die mit Blausäure, Tritox oder Ventox arbeiten, darf nur besonders ausgebildetes und geprüftes Personal eingesetzt werden. Wegen des unter Feldverhältnissen nicht immer zu vermeidenden Wechsels der Bedienungsmannschaften eignen sich Blausäureanstalten aus Sicherheitsgründen daher für den Feldgebrauch im allgemeinen nicht. — *Dampf* wirkt häufig schädigend auf zellwollhaltige Stoffe. Uniformen gehen z. B., vor allem nach mehrmaliger Entlausung, ein. Wenn irgend möglich, verwendet man daher die *Heißluft* zur Entlausung, der diese Mängel nicht anhaften, benutzt zweckmäßig daher den z. B. aus Fabrikanlagen zur Verfügung stehenden Dampf nicht unmittelbar zur Entlausung, sondern zur Erhitzung der Luft. Heißluft und Dampf haben gegenüber Blausäure den Vorteil gleichzeitiger Entlausung und Entwesung, den Nachteil, daß Leder und Pelzwaren mit ihnen nicht entwest werden können. Beim Heere werden daher seit kurzem Heißluftentlausungsanstalten mit angebauter Gaskammer zur Entwesung hitzeempfindlicher Sachen gebaut. Eine derartige Anlage wird im folgenden kurz erläutert (s. nebenstehende Abb. 2)[2].

---

[1] Siehe Verfügungen des Oberkommandos der Wehrmacht Aktz. 49p 12/14 Nr 2600/42 AHA/SIn Wi G (I) vom 15. 10. 42 (H.V.Bl. 1942 B, Z. 348 u. 856, L.V.Bl. 1942 Z. 1666 u. 2248, M.V.Bl. 1942 S. 568 Nr 445, H.V.Bl. 1942 B, Z. 428 u. 881, A.H.M. Nr 1035 Z. 5).

[2] Der Plan wurde von der Amtsgruppe Bau des Heeresverwaltungsamtes überlassen, wofür auch an dieser Stelle besonderer Dank ausgesprochen sei.

Oberster Grundsatz ist strenge und klare *Trennung zwischen reiner und unreiner Seite.* Dies gilt auch für das Personal der Anstalt. *Großanlagen* baut man zweckmäßig in einzelnen Abteilungen, die jede für sich eine geschlossene Entlausungsanlage bilden, wodurch verschiedenen Beanspruchungen Rechnung getragen werden kann. Für Offiziere und weibliches Wehrmachtgefolge werden vollständig in sich abgeschlossene Kleinanlagen errichtet. Dies bewährt sich besser als die Einrichtung abgetrennter Räume in der Großanstalt selbst. Für Frauen ist weibliches Personal vorzusehen. Bewegung der Heißluft durch Einbau von Ventilatoren ist zur Erhöhung der Erfolgssicherheit und Abkürzung des Arbeitsganges notwendig (siehe die früher erwähnten verschiedenen Systeme). Im allgemeinen ist bei einer Kammertemperatur von 80° C 2 Stunden, von 90° C 1$^1/_2$ Stunden lang zu entwesen. — Die Böden und Wände sämtlicher Räume müssen mit insecticiden Lösungen abwaschbar sein.

Als *Nebenräume* sind vorzusehen: Überdachte, gegen Schneeverwehungen geschützte Hallen u. dgl. zum Abstellen der Waffen und Geräte, heizbare Aufenthaltsräume für auf Entlausung Wartende mit Abortanlage (unreine Seite), Küche, Aufenthalts- und Kantinenräume mit Abortanlage für auf Abtransport Wartende (reine Seite), erweitertes Krankenrevier (je nach Größe der Anstalt) mit Infektionsabteilung, Unterkunft für Ärzte und Personal der Anstalt, Wäscherei und Flickstube. Wäscherei und Flickstube kön-

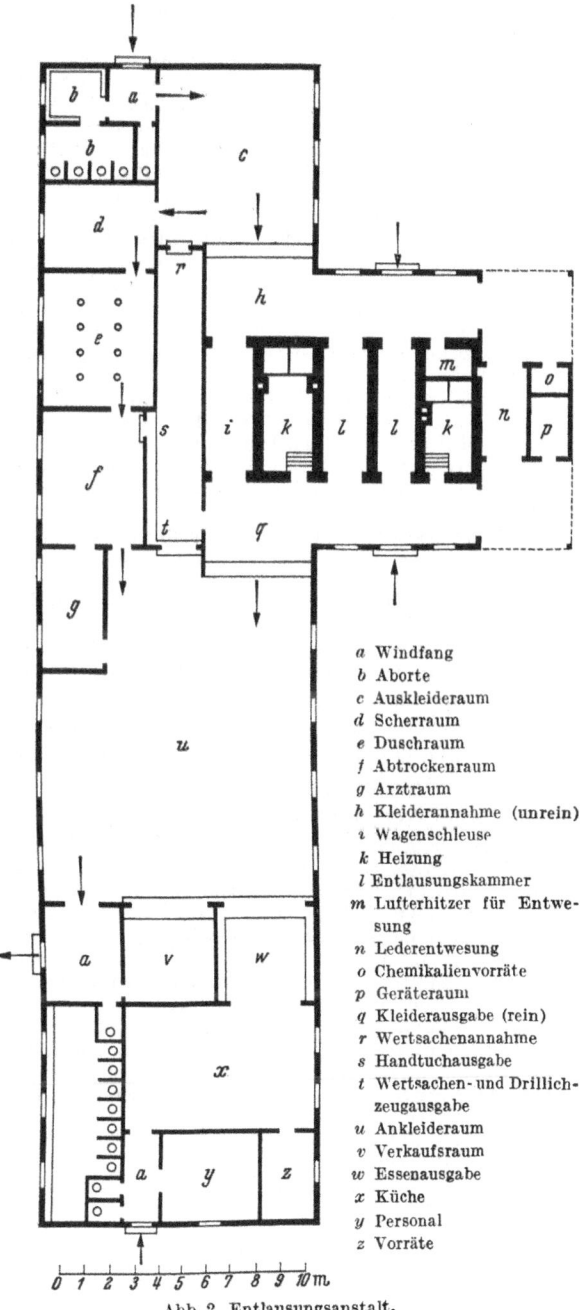

a Windfang
b Aborte
c Auskleideraum
d Scherraum
e Duschraum
f Abtrockenraum
g Arztraum
h Kleiderannahme (unrein)
i Wagenschleuse
k Heizung
l Entlausungskammer
m Lufterhitzer für Entwesung
n Lederentwesung
o Chemikalienvorräte
p Geräteraum
q Kleiderausgabe (rein)
r Wertsachenannahme
s Handtuchausgabe
t Wertsachen- und Drillichzeugausgabe
u Ankleideraum
v Verkaufsraum
w Essenausgabe
x Küche
y Personal
z Vorräte

Abb. 2. Entlausungsanstalt.

nen unter Umständen auch an einer anderen Stelle im gleichen Orte untergebracht sein. Sämtliche Räume müssen gut heizbar und zu verdunkeln sein.

In Großentlausungsanlagen werden zweckmäßig eine Lautsprecher-Kommandoanlage sowie Hausfernsprecher eingerichtet. Sie erleichtern den laufenden Entlausungsbetrieb und dienen zur Einsparung von Personal.

Einzelheiten: Auskleideraum: Genügend Bänke und Stiefelknechte vorsehen. Aufstellen einer Tonne oder dgl. zum Ablegen von Verbänden. *Haarschneideraum:* Genügend Wandstecker zum Anschluß der elektrischen Haarschneidemaschinen. Zum Sitzen dienen Schemel, die bei Vorliegen starker Verlausung zweckmäßig in mit Blech ausgeschlagene Wannen mit 5proz. Kresolseifenlösung gestellt werden. Darin 2 Holzklötze zum Aufstützen der Füße.

Duschraum: Unter einer Dusche können sich 4 Mann zu gleicher Zeit duschen. Boden am besten zementiert, eingerichtet zum Anstauen des Wassers auf etwa 20 cm zum Fußwaschen. Anbringen von Holzgeländern zum Festhalten ist zweckmäßig. Das Belegen des Bodens mit Holzrosten ist wegen der Gefahr der Übertragung von Pilzerkrankungen der Haut unzweckmäßig[1]. Der Raum muß gut zu lüften sein.

Durchgangstüren werden zweckmäßig mit einem gut federnden Türschließer zum Zuschlagen eingerichtet und dürfen nur in Richtung des Entlausungsganges eine Klinke tragen. An der Gegenseite ist ein Vierkantschlüssel für das Personal anzubringen, damit rückläufige Bewegung für Unbefugte nicht möglich ist.

Lederzeug und Pelze werden durch kräftiges Abbürsten mit 5proz. Kresolseifenlösung (durch das Personal!) — besser durch Eintauchen in die Desinfektionslösung und nachträgliches Trocknen bei höchstens + 50° C — oder sicherer mit Tritox-Ventox oder Blausäure entwest.

Für *Wertsachen und Feuerzeuge,* evtl. auch für Lederzeug, sind Beutel aus luftdurchlässigem Stoff vorzusehen. — Für die reine Seite sind *Holzpantinen* bereitzustellen, ferner alte *Drillichanzüge* für den Fall, daß Stockungen an den Entlausungskammern auftreten. *Handtücher* werden im Anschluß an das Duschen aus- und wieder abgegeben. Sie sind von der Anstalt zu stellen. — Am besten wird die Rückgabe der Wertsachen mit der Handtuchrückgabe verbunden.

Im *Ankleideraum* sind Tische, Stühle und gesondert Garderobenständer aufzustellen, damit auch hier Mahlzeiten eingenommen werden können, besonders wenn Kantinenräume nicht vorgesehen werden können.

Die *Beschickung der Entlausungskammern* erfolgt durch Wagen, die ein Gestell zum Aufhängen der Kleiderbügel tragen. Die Schalter zum Durchreichen der unreinen und reinen Bekleidung müssen genügend breit sein, damit Stockungen vermieden werden. Sie müssen niedrig liegen, da es sonst zu schwer ist, die voll behängten Kleiderbügel hindurchzureichen.

In Anstalten für *Offiziere* und *weibliches Wehrmachtgefolge* muß die *Wäsche* wie die übrigen Bekleidungsstücke behandelt werden, da eine Reinigung in kurzer Zeit nicht möglich ist. Für Mannschaften ist, wenn möglich, Wäschewechsel vorzusehen. Sämtliche Räume der Entlausungsanstalt sind mindestens 1mal täglich mit 3proz. Kresolseifenlösung zu scheuern. Das gleiche gilt für die Holzpantinen.

Gang der Entlausung: Zur Beschleunigung der Entlausung wird am besten alles, was der zu Entlausende zu tun hat, in den einzelnen Räumen an den Wänden in Bild und Schrift skizziert. Humoristische Darstellungen haben sich dabei sehr bewährt. Die zu Entlausenden haben nach Möglichkeit zunächst die Aborte der unreinen Seite zu benutzen und werden dann nach Abgabe der Waffen in den Auskleideraum *geführt.* Dort Empfang von 2—3 Kleiderbügeln[2], je 1 Beutel für Lederzeug und Wertsachen, 1 Marke zum Umhängen um den Hals. Sämtliche empfangenen Sachen tragen die gleiche Nummer. (Zur Aufbewahrung von Wertsachen eignen sich behelfsmäßig auch alte gesäuberte, mit Nummern versehene Konservendosen, auf einer Holztrage aufgestellt.)

Körperentlausung: Entkleidung, Abnahme der Verbände[3], Aufhängen sämtlicher Kleider, Decken usw. auf den Bügeln (auch Erkennungsmarke), Wäsche nur, wenn Wäschewechsel nicht möglich. Stiefel, Lederzeug, Wertsachen werden in die dafür bestimmten Beutel getan (Stiefel evtl. auch nur mit einer Marke versehen), Abgabe an den Schaltern. Marke um den Hals hängen. (Abgabe der gebrauchten Wäsche, wenn Waschanstalt vorhanden.) — Durchgang zum Einreibe- und Haarschneideraum. Gründliches 15 Minuten langes Einreiben der Achsel- und Schamhaare mit hier auszugebender Entlausungssalbe (Einwirkungsdauer je nach Salbenzusammensetzung, siehe früher). Haarschneiden bzw. Stutzen (nur wenn nötig).

---

[1] Siehe Kapitel 34 „Mykosen" S. 161 in diesem Lehrbuch.

[2] Erfahrungsgemäß werden 3 Kleiderbügel benötigt, wenn der Soldat außer seiner Bekleidung noch 2 Decken mitbringt. Bei der Entlausung der gesamten Ausrüstung einschließlich Ersatzwäsche, Wäschebeutel, Kraftfahrermantel usw., wie dies bei der Entlausung von Transporten der Fall ist, sind 5—6 Kleiderbügel notwendig.

[3] Gipsverbände und Knochen fixierende Verbände dürfen nur im Lazarett oder vom Fachchirurgen abgenommen werden.

Abnahme von Verbänden. — Durchgang zum Brauseraum. Zentrale Bedienung der Brausen zur Wasserersparung (kurze warme Brause, Anspritzen flüssiger Seife u. dgl. mit Weinberg-Spritzen u. ä., Abseifen, warme Brause, kalte Nachdusche). Handtuchempfang. — Durchgang zum Arztraum, kurze Gesundheitsbesichtigung und Nachschau bezüglich des Entlausungserfolges, Anlage neuer Verbände. — Gang zum Ankleideraum. Empfang der entlausten Bekleidung und evtl. frischer Wäsche, Wertsachen — Rückgabe gegen Handtuchabgabe —, Ankleiden. Die Wertsachen können auch mit den Waffen abgegeben und wieder empfangen werden. Gang zum Aufenthaltsraum, Einnahme von Mahlzeiten, Abtransport.

Kleiderentlausung: Aufhängen der durchgereichten Bügel mit Bekleidungsstücken auf die Wagen, Einschieben in die Kammern. Entwesen bei 90° C Kammertemperatur 90 Minuten (80° C 2 Stunden). Leder- und Pelzwaren werden in der Tritox-Ventox-Kammer bzw. Blausäurekammer entwest. Ist eine solche nicht vorhanden, so können Ledersachen auch durch kräftiges Abbürsten mit 5proz. Kresolseifenlösung oder Liquor Cresoli „Grünau" — besser

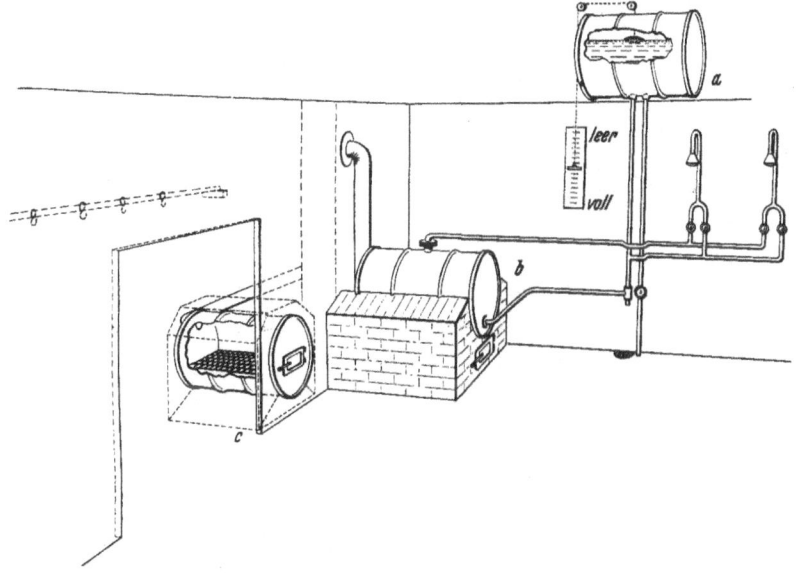

Abb. 3. Entlausungsanlage unter Verwendung alter Benzinfässer. (Aus „Truppenhygiene im Winter", Anl. 2 zur H.Dv. 1a vom 15. 7. 1942.)
a Kaltwasserbehälter, *b* Warmwasserkessel, *c* Heizkörper für Entlausungskammer.

noch durch gründliches Besprühen oder durch Eintauchen in die Lösung und nachträgliches Trocknen bei höchstens + 50° C — (durch das Personal) entlaust werden. Gelingt dies bei Pelzwaren nicht, so müssen sie besonders sorgfältig getrocknet und anschließend mit Heißluft behandelt werden, wobei genauestens zu beachten ist, daß die Kammertemperatur keinesfalls über + 90° C steigt, da sonst die Pelze beschädigt werden. Das gleiche gilt auch für absolut trockene Lederwaren. Durch *öftere* Heißluftbehandlung werden jedoch Pelz- und Lederwaren, wie die Erfahrung zeigt, beschädigt, auch wenn dies im Einzelfall nicht sofort sichtbar wird. Da Blausäure und das Tritox-Ventox-Gasgemisch hochgiftig sind und Tritox-Ventox außerdem unter gewissen Voraussetzungen explosiv ist, ist es zweckmäßig, die Entwesungskammern abseits von den Heißluftkammern anzubauen. Der Beschickungsgang wird durch Tore, die die Durchfahrt der Entlausungswagen gestatten, mit dem entsprechenden Gang der Heißluftkammern verbunden. Der Beschickungsgang erhält nur ein Dach, aber keine Wände, muß aber im Winter gegen Schneeverwehungen gesichert sein. Das Fassungsvermögen der Begasungsanlage muß der Leistung der Heißluftanlage entsprechen. Bei einer Kammerhöhe im Lichten von 2 m und voller Beschickung können je Quadratmeter Kammerraum Lederausrüstungsstücke für 7 Mann einschließlich Pelzen oder für 11—12 Mann ohne Pelze untergebracht werden. Die einzelnen Kammern sollen jedoch nicht über 10 cbm groß sein. Die Temperatur in den Kammern muß ohne Rücksicht auf die Außentemperatur mindestens 30° C betragen, soll aber nicht über 35° C steigen. Beheizung erfolgt durch Umluft (50—60malige Umwälzung je Stunde mit Ventilator). Erwärmung der Luft wegen der Explosionsgefahr des Gas-Luft-Gemisches in einem dampf- oder warmwasserbeheizten Luft-

erhitzer. Der Heizkessel ist in einem an die Entlausungsanlage angebauten Raume aufzustellen. Zum Antrieb des Ventilators muß ein Kurzschlußmotor verwendet werden, um
Funkenbildung und damit Explosionsgefahr zu vermeiden. Die Tritox- und Ventoxflüssigkeit
wird durch verschließbare Rohrleitungen von außen in die Kammern eingefüllt und auf Holz-
faserstoffscheiben (ähnlich wie Bierteller), zwischen denen die aus dem Lufterhitzer austretende Luft hindurchstreicht, verdunstet. — Bei Verwendung von Blausäure ist ein Dosen-
kippöffner einzubauen, wodurch das Öffnen des gifthaltigen Behälters von außen erfolgt
und die Begasung von außerhalb eingeleitet werden kann, wie z. B. bei der „DEGESCH-
Kreislaufanlage". Über die Durchführung der Entlausung müssen genaue Betriebsvor-
schriften, leichtverständlich abgefaßt,
gut sichtbar für das Personal der Anstalt angeschlagen werden. — Für die
Aufbewahrung der Chemikalien ist ein
besonderer Raum (Lattenverschlag) an
einer Stelle vorzusehen, an der durch
etwaige Gasreste keine Gefährdung von
Menschen zu befürchten ist[1].

Behelfsmäßige Entlausungsan-
lagen. Leistungsfähige Entlausungsanlagen können auch behelfsmäßig
von der Truppe selbst leicht hergestellt werden.

a) Heißluft-, Heißdampfanlagen: Einfache *Backöfen,* Entlausungsanlagen
unter Verwendung alter *Benzinfässer*
(Abb. 3), transportable *Entlausungs-*
kammern aus mit Blech beschlagenem
Sperrholz mit Isolierplatten (Abb. 4).
Die Entlausungskammer kann auch
auf ein offenes Feuer (in einer Erd-
grube) gestellt werden. Der Unterbau
mit der Feuerungseinrichtung kann
auf diese Weise behelfsmäßig ersetzt
werden. Die Entlausungskammer läßt
sich auch leicht ortsfest einbauen. In
dem skizzierten Ausmaß genügt sie zur
Entlausung von 10 Ausrüstungen in
einem Entlausungsgang. Die eigentliche Heizanlage besteht aus einem
Kasten (*a*) mit der Feuerung und am
Boden befestigtem Rost mit Aschen-
kasten. Anordnung der Feuerung siehe
Abbildung. Die eigentliche Entlausungskammer ist durch ein Abdeckblech und
Schutzgitter von der Feuerung getrennt.
Das Abdeckblech muß 5 cm kleiner sein

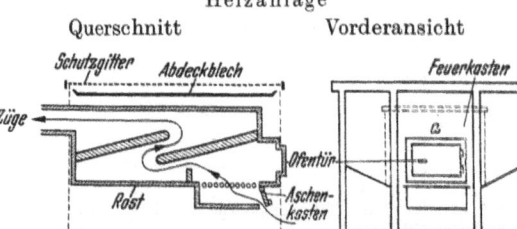

Abb. 4. Transportable Entlausungskammer aus blechbe-
schlagenem Sperrholz mit Isolierplatten. Erläuterungen
nebenstehend. (Im Ostfeldzug gut bewährt.)
(Aus „Truppenhygiene im Winter", Anl. 2 zur H.Dv. 1 a
vom 15. 7. 1942.)

als das Schutzgitter, damit die heiße Luft einströmen kann. Die Temperatur in der Entlausungskammer steigt schnell an. Achtung auf Versengen der Kleider! Einbau eines Thermo-
meters ist zweckmäßig. Abänderungsvorschläge zu obigen Skizzen, die sich bewährt haben:
Um etwa herunterfallende Kleidung gegen Versengen zu schützen, ist ein herausnehmbares
Drahtgeflecht 10 cm vom Boden entfernt im Innern der Kammer anzubringen. Zum Unter-
bringen von Wolldecken und Bettzeug werden 15 cm von der Decke der Kammer entfernt
1 cm starke Rundeisenstangen zwischen 2 Flach- oder Winkeleisen frei verschiebbar angebracht. Im Rauchabzug ist ein Gitter anzubringen, das verhindert, daß das Brennmaterial
über den Feuerungsrost hinaus in den Rauchabzug gedrückt werden kann. Das Drahtgeflecht
ist am Boden mit einer Asbestplatte zu bedecken. Auch die aus den Warmluftöffnungen russischer Öfen austretende Hitze läßt sich durch Anbau einer nach der Ofenwand zu offenen, fugendichten Kiste oder eines Schrankes nach Löschen des Feuers zur Sachentlausung verwenden.
Entlausungshütten können aus vorhandenen Blockhäusern usw. zweckmäßig in der Art von

---

[1] Nähere Anweisungen s. Verfügungen „Der Chef der Heeresrüstung und Befehlshaber des
Ersatzheeres 63h 27 VA/Ag IV/V 4 (XI) Nr 772/42 vom 9. 7. 42, Nr 969/42 vom 21. 9. 42
und Nr 16/43 vom 25. 1. 43 betr. Lederentwesung in Großentlausungsanstalten".

Bunkern zur Wärmeisolierung in die Erde hineingebaut und vom Boden her beheizt werden (Abb. 5). Auch die *Sauna* hat sich als Behelfsentlausungsanlage bewährt. Man heizt zunächst den Saunaofen etwa 2 Stunden lang kräftig, bis eine Raumtemperatur von 80° C erreicht ist. Dann entfernt man das Feuer aus dem Ofen, gießt etwas Wasser auf die erhitzten Steine und lüftet zur Entfernung der Verbrennungsgase etwa 1 Minute lang. Danach werden die zu entlausenden Kleidungsstücke an der Decke locker aufgehängt und 2 Stunden im Saunaraum belassen. Die glühenden Steine halten die Temperatur von 80° C lange. Nach Entfernung der Bekleidung Dampfbad durch langsames Begießen der erhitzten Steine mit kleinen Mengen Wasser. Die Sauna eignet sich gut als Bade- und Entlausungsanlage für eine Einheit in Bataillonsstärke.

b) Begasungsanlagen: Zu Gaskammern abgedichtete Möbel- oder Eisenbahnwagen zur Begasung mit Tritox-Ventox oder Blausäure. Die Kammern müssen jedoch jeweils vorgeheizt werden. — Entlausungskisten zur Anwendung von Tritox*, Ventox*, Zyklonblausäure* oder Illo*. Zweckmäßige Maße: Höhe und Breite je 1 m, Länge 1,80 m. Ausschlagen mit dünnem Blech oder innen und außen doppelt mit Papier auskleben. Größere Fugen verschließen mit Glaserkitt oder einem Gemisch aus Gips und zerkochtem Papier mit etwas Leimzusatz. Falls nicht vorhanden, Risse mit Holzspänen ausfüllen und überkleben. Deckel gasdicht verschließen durch jedesmaliges Verkleben mit Papierstreifen. Zur Aufnahme des Entwesungsgutes Roste aus Latten oder Drahtgeflecht in 30—40 cm Abstand anbringen oder der Länge nach in der Höhe von 40 und

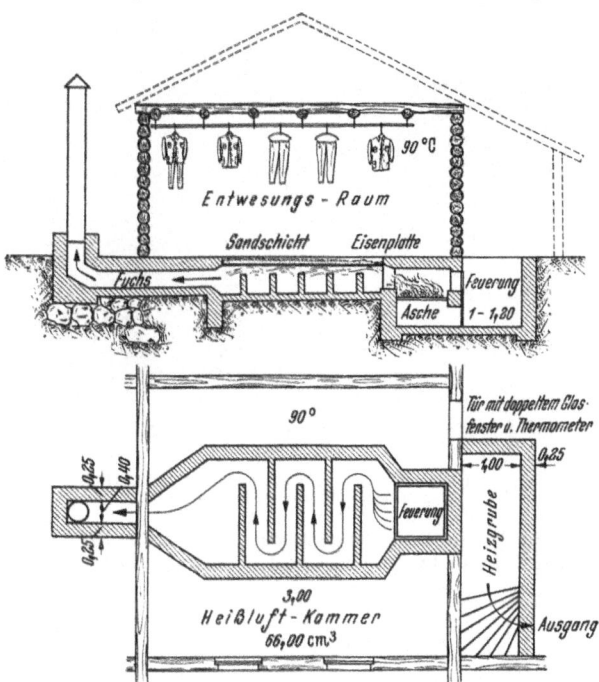

Abb. 5. Entlausungshütte mit Bodenheizung. Neubau oder unter Verwendung vorhandener Hütten und Häuser. Beheizung von einer Versenkgrube aus durch liegenden Ofen mit Zügen, 80 cm tief in das Erdreich eingelassen, oberer Rand in Fußbodenhöhe. Abdeckung mit Blecheisenplatte, die mit Sand bestreut wird (gegen Brandgefahr). Ein Baderaum läßt sich anschließen. (Aus „Truppenhygiene im Winter", H.Dv. 1a vom 15. 7. 1942.)

70 cm je 3 Stangen einlegen. Begasung nur im Freien oder in nicht bewohnten Räumen. Gasmaske! Die Einwirkungszeit darf nicht unter 2 Stunden liegen bei einer Raumtemperatur von mindestens + 10° C. Je länger die Einwirkungszeit gewählt wird, desto besser ist der Erfolg. Wenn erforderlich, läßt man die Sachen über Nacht in der Kiste liegen. — In ähnlicher Weise können auch Waschkessel, Tonnen und andere leicht abzudichtende Behälter zur Entlausung verwendet werden[1].

Bei der Wehrmacht und anderen Organisationen eingeführte Entseuchungs- und Entwesungsgeräte.

1. Illo-Gerät (Heer) zur Entwesung von Unterkünften. Mindesttemperatur + 15° C (besser 20° C). Bei einer Einwirkungsdauer von mindestens 2½ Stunden und darüber hinaus

---

[1] Behelfsmäßige Entlausungsmöglichkeiten siehe auch in „Truppenhygiene im Winter, Anlage 2 zu H.Dv. 1a", „Merkblatt für Bau und Betrieb behelfsmäßiger Entlausungsanlagen", H.Dv. 209 (M.Dv. 284, L.Dv. 800) Nr IX; „Merkblatt über Entlausungsmöglichkeiten", H.Dv. 209 (M.Dv. 284, L.Dv. 800) Nr XIX; „Behelfsmäßiges Bauen im Kriege", H.Dv. 319/2 S. 39 ff.: Entlausungsanlagen (mit Skizzen); FÜLLEBORN: Über Entlausung und Fleckfiebervorbeugung. Veröff. Heeressan.wes. **1935**, H. 99 und HASE u. REICHMUTH: Grundlagen der behelfsmäßigen Entlausungsmaßnahmen. Berlin 1942.

werden 140 ccm Illoflüssigkeit je 1 cbm Raum benötigt. Einwirkungsdauer je nach Ungezieferart bis zu 6 Stunden.

2. *Thermodes-Gerät* (Heer), ein transportables Heißluftgerät mit Rohölheizung und Luftbewegung durch elektrisch betriebenen Ventilator zur Entwesung im Heißluftstrom. Für die Entlausung eines Raumes oder Zeltes bis zu 50 cbm genügt 1 Gerät, bei 80 cbm sind 2 Geräte erforderlich. Sachkundige Bedienung des Gerätes ist erforderlich. Das Gerät hat sich auch zur Einrichtung behelfsmäßiger Entlausungszüge (abgedichtete Personen- oder Güterwagen, für jeden Wagen 2 Geräte) bewährt.

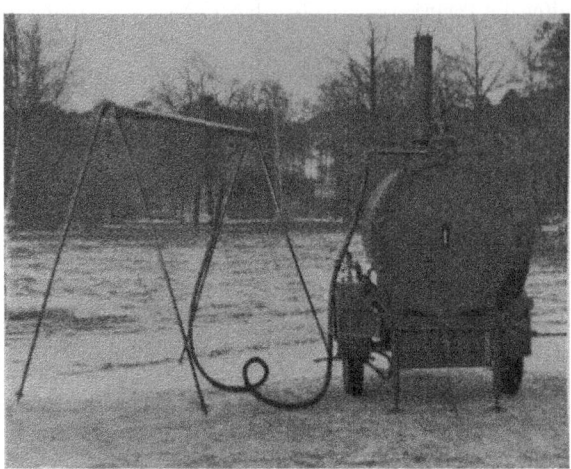

3. *Anhänger (einachsig) für Entseuchung und Entwesung mit Brauseeinrichtung (Entseuchungsanhänger)* (Heer) (Abb. 6) zur Dampfdesinfektion, Formalindesinfektion, Entlausung mit Heißluft und Warmwasserbereitung (ist jeder Sanitätseinheit zugeteilt). Leistung: 15 Garnituren/1 Std./80° C Heißluft.

Abb. 6. Anhänger für Entseuchung und Entwesung (Entseuchungsanhänger) mit Brauseeinrichtung.

4. *Entseuchungs- und Entgiftungsgerät (EE-Gerät)* (Heer) zur Entseuchung und Entwesung (neben Entgiftung) von Bekleidungsstücken durch strömende Heißluft, stationär. (Die Geräte werden nicht mehr neu angefertigt.) Leistung: 30 Garnituren/1 Std./80° C.

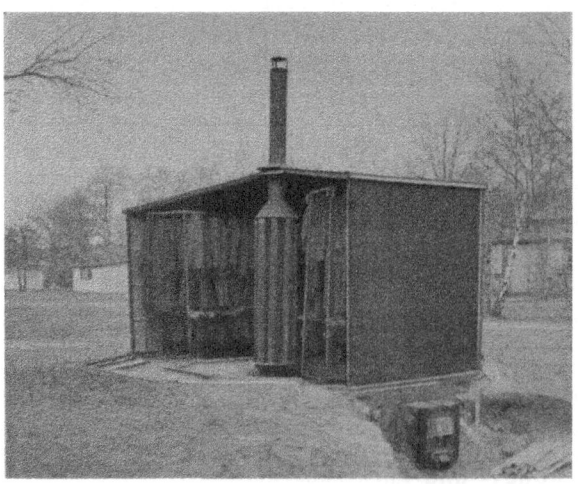

5. *Satz Entwesungsgerät 42* (Heer) (Abb. 7), eine auf Lastkraftwagen bewegliche Anlage zur Entwesung mit Heißluft, Illo, mit Warmwasser-Brauseeinrichtung in Baracken (E-Baracke 42). Die Baracken können auch mit dem Thermodes-Gerät und mit Auspuffgasen aus Verbrennungsmaschinen in Betrieb genommen werden. Das Gerät gestattet Sanitätseinheiten das ununterbrochene Entlausen einer größeren Anzahl von Ausrüstungsgegenständen mit verhältnismäßig wenig Aufwand. Zur Durchführung der Entlausung sind 1 Unteroffizier und 5 Mannschaften notwendig. Leistung einer E-Baracke 42 mit Heizofen: 25—50 Gar-

Abb. 7. Entwesungsbaracke (aus dem Satz Entwesungsgerät 42).

nituren/1 Std./80° C je nach Umfang der zu entlausenden Bekleidung und Ausrüstung des Einzelnen. Siehe hierzu Fußnote 2, S. 196.

6. *Entseuchungszug* (Heer) (Abb. 8—12), fahrbare Entseuchungs- und Entwesungsanlage, in Eisenbahnwagen eingebaut, durch strömende Heißluft entsprechend dem Verfahren des EE-Gerätes. 1. Wagen: Bade- und Reinigungsanlage. 2. Wagen: Entseuchungs- und Entwesungszelle. 3. Wagen: Aufenthaltsraum für gereinigte Mannschaften, Stromerzeugungsanlage. 4. Wagen: Aufenthalts- und Schlafraum für Begleitpersonal. 5. Wagen: Mannschafts- und Gerätewagen. Leistung: 30 Garnituren/1 Std./80° C. — Eine Reihe ähnlich eingerich-

teter Entseuchungszüge wurde von der Truppe auch behelfsmäßig mit Hilfe von Thermodes-Geräten zusammengestellt.

7. *Bekleidungsentgiftungskraftwagen (Kfz 93/1 oder 93/2) (TEK)* (Heer) der Truppen-entgiftungskompanie. Außer zum Entgiften auch mittels EE-Gerät zum Entwesen, Ent-

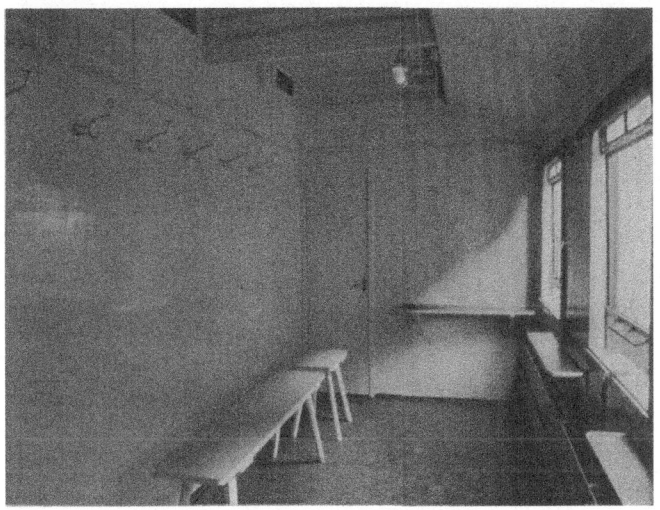

Abb. 8. Entseuchungszug (Wagen 1, Auskleideraum).

seuchen und Trocknen der Bekleidung und Ausrüstung. Leistung: 50 bzw. 40 Garnituren/1 Std./80° bzw. 80—110° C.

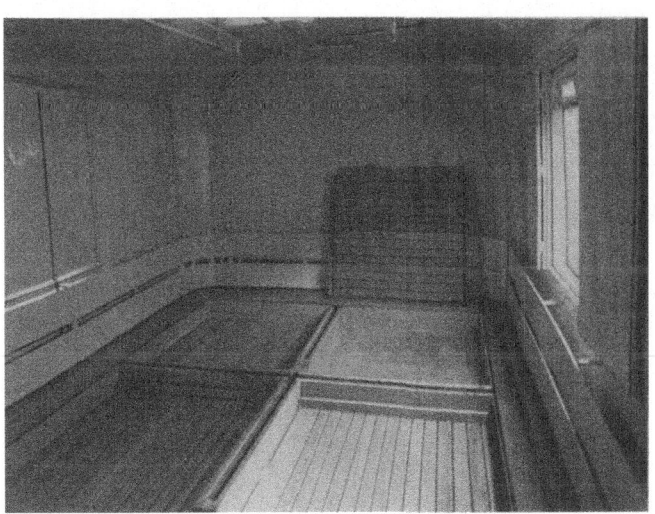

Abb. 9. Entseuchungszug (Wagen 1, Brauseraum).

8. *Tragbares Gaszelt* (Entwesungszelt) zur Anwendung von Ventox oder Zyklonblau-säure (Luftwaffe). Rauminhalt etwa 13 cbm, zur Entlausung von 30 Monturen oder 200 kg Entwesungsgut. Warmluftzuführung von einem Motoranwärmer. Besonders geeignet zur Ent-lausung in warmen Gegenden.

9. *Fahrbare Entwesungskammern des Reichsarbeitsdienstes* zur Entwesung von Bekleidung (Anzüge, Mäntel, Wäsche, Stiefel) und Ausrüstung (Decken, Bettwäsche, Tornister,
Brotbeutel, Lederzeug usw.) von 24 Mann im Zweiachseranhänger (9 cbm) bzw. von 12 Mann

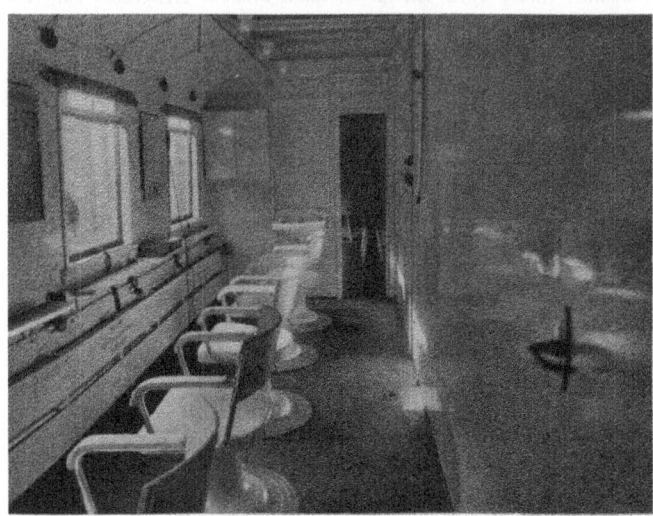

Abb. 10. Entseuchungszug (Wagen 2, Haarschneideraum).

im Einachseranhänger (4,5 cbm). Der Einachseranhänger ist für RAD.-Lazarette, der Zweiachseranhänger zum Einsatz durch Höhere RAD.-Führer bestimmt. Die Entwesung ge-

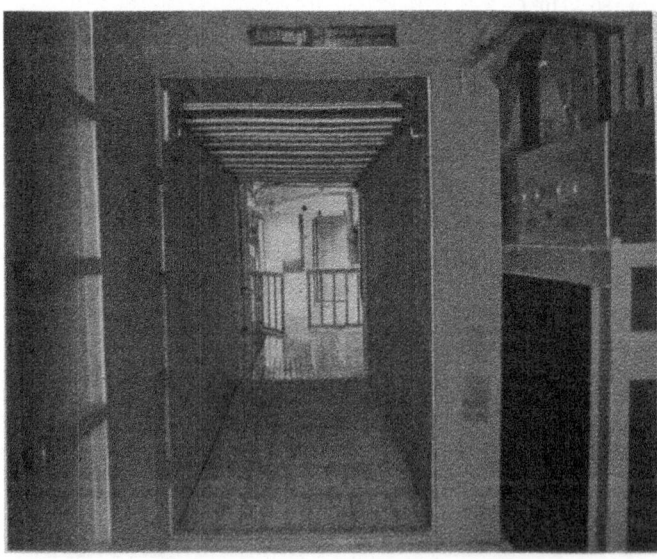

Abb. 11. Entseuchungszug (Wagen 2, Entseuchungs-Entwesungszelle).

schieht mit Ventox, die Vorheizung der Kammer mit Hilfe eines Lufterhitzers. Die notwendige Ventox-Menge wird auf eine Rinne des Wagens geschüttet, wo sie infolge der Boden-
beheizung schnell verdampft. Ist kein Lufterhitzer vorhanden, wird Ventox zerstäubt **oder**
auf Pappscheiben verdunstet.

10. Entseuchungs- und Entwesungszug Bauart Hygiene-Institut der Waffen-⚡⚡ zur Dampf-desinfektion, Formalindesinfektion. Entlausung mit Heißluft oder Dampf und Warmwasser-bereitung. Prinzip: Heißluft-Dampf-Heißluftverfahren (HDH), bei fahrbaren Anlagen hier erstmalig angewendet. Die Entseuchungs- und Entwesungskammer, ein liegender Stahlblech-zylinder von 6 cbm Inhalt, ist auf einem 3-t-Lkw. fest eingebaut. Die Wärme wird in einem vertikal liegenden, auf einem 2,5-t-Anhänger fest eingebauten Dampfkessel erzeugt und durch eine Schlauchleitung in einen Heißlufterzeuger übergeleitet. Die hierin erzeugte Heißluft wird durch einen Motorventilator in die Kammer gewirbelt und heizt diese und das Gut etwa 25 Minuten lang auf 70—80° C vor. Weniger empfindliches Gut wird in der gleichen Kammer mit strömendem Wasserdampf von 0,2—0,4 atü weiterbehandelt. Hierauf folgt Nach-trocknung mit Heißluft. Ledersachen, Seide und andere empfindliche Sachen werden in einem Sondergang nur mit bewegter Heißluft von 85° C behandelt. Durch die Vorwärmung des Entseuchungsgutes werden beim Dampfbetrieb Kondensationserscheinungen ver-mieden. Hierdurch wird äußerste Schonung des Entwesungsgutes erzielt. — Die Wärme-

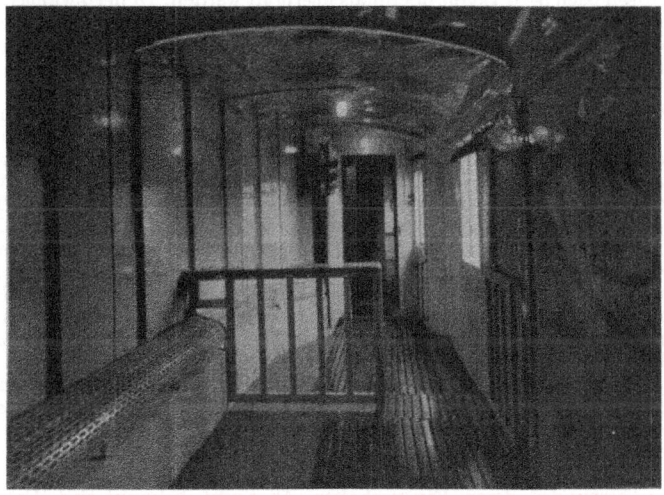

Abb. 12. Entseuchungszug (Wagen 2, Kleiderausgabe, reine Seite).

leistung des Dampfkessels ist ausreichend für die Mitbeheizung eines Warmwasserboilers für Brausezwecke. Durch Mitbenutzung eines heizbaren Tankanhängers Bauart Hygiene-In-stitut der Waffen-⚡⚡ können pro Stunde 6500 l Brausewasser von 41° C hergestellt werden. Hierfür ist eine Brauseeinrichtung eingebaut. — Die Leistung des Zuges beträgt je Stunde 90 komplette Monturen. Eine Injektionseinrichtung für Formalin oder ähnliche Desinfek-tionsmittel ist an der Kammer fest angebracht. Für Raumentwesung werden Mittel und Ap-parate auf dem Anhänger mitgeführt. Der Zug kann bei Gestellung ausreichenden und zu-verlässigen Hilfspersonals und rechtzeitigem Nachschub an Entwesungs- und Reinigungs-mitteln in einem Arbeitstag etwa 800 (die neuen größeren Züge etwa 1400) Personen, deren Wohnräume und gesamte Habe entwesen.

Erfolgskontrollen bei Entlausungsmaßnahmen. Ein fehlerhaft arbeitender Entlausungsbetrieb bedeutet nicht nur Verschwendung von Zeit, Material und Arbeitskraft, sondern kann auch Sachbeschädigung, u. U. sogar Menschenopfer zur Folge haben. Eine laufende Kontrolle der Wirksamkeit der Entlausungsmaß-nahmen ist daher notwendig.

Bei der Körperentlausung geschieht dies durch Nachkontrolle der verlausten Körper-gegenden, bei der Raum- und Sachentlausung mit Hilfe von Läusen, Larven und Nissen als Prüfobjekte, bei Heißluftentlausungsverfahren außerdem durch laufende Überwachung der Kammertemperaturen.

Am sichersten läßt sich der Erfolg einer Entlausung von Sachen oder Räumen dadurch feststellen, daß man Läuse, Larven und Nissen in kleine, etwa 2 cm breite und 3 cm lange

Stoff- oder Gazebeutelchen bringt, diese fest zubindet und sie in die vom Entlausungsmittel am schwersten zu erreichenden Stellen (zwischen Decken, in Rocktaschen usw.) steckt bzw. in Ecken und Winkeln der zu entlausenden Räume auslegt.

Die Beutelchen macht man durch numerierte Papierstreifen oder besser noch durch lange, aus den Taschen usw. herausragende farbige Bänder gut sichtbar, um sie leicht wiederfinden zu können. Zweckmäßig ist die Anfertigung einer kleinen Skizze, in die man die Nummern der einzelnen Beutel einträgt. Beiderseitig oder einseitig offene Glasröhren (3mal 5 oder 2mal 4 cm), bei denen Gazebindungen das Entweichen der Läuse verhindern, eignen sich nur bei der Nachprüfung von Verfahren, die mit geringen Temperaturerhöhungen, etwa bis zu 30° C, arbeiten. Bei höheren Temperaturen sind sie unbrauchbar, da auf die in der Glasröhre befindlichen Versuchstiere von den Wänden der Glasröhre eine größere Wärmemenge einstrahlt, als das auf die Läuse der Fall ist, die zwischen den einzelnen Stofflagen der Kleider sitzen. Bei Anwendung derartiger Behälter würde daher ein zu günstiges Ergebnis vorgetäuscht. Am Schluß der Entlausung untersucht man die Läuse auf Lebenszeichen und beobachtet sie noch 12—24 Stunden später, ob sie aus ihrer etwaigen Starre erwacht sind. Die Nissen müssen nach 5—6 Tagen nochmals überprüft werden. In der Zwischenzeit müssen die Läuse und Nissen gut gesichert bei einer Mindesttemperatur von + 25° C (im Notfall in der Hosentasche) aufbewahrt werden. Werden die Läuse wieder voll beweglich oder schlüpfen Larven aus den Eiern, so war die Entlausung ungenügend oder nur teilweise von Erfolg und muß baldigst wiederholt werden.

Bei der Auswahl der Versuchstiere ist nach HASE die verschiedene Widerstandskraft der Läuse und ihrer Entwicklungsformen äußeren Einflüssen gegenüber zu berücksichtigen. Sehr widerstandsfähig sind Männchen, Weibchen und Larven, deren Verdauung fast beendet ist, d. h. etwa 4—5 Stunden nach der letzten Blutaufnahme bei Zwischenkleidertemperatur. Weniger widerstandsfähig sind ganz frisch vollgesogene und stark ausgehungerte Tiere. Diese sind also zu Erfolgskontrollen nicht brauchbar. Tiere, die am Ende ihrer normalen Lebenszeit stehen (Männchen nach rund 20, Weibchen nach rund 30 Tagen), sind hinfälliger als jüngere Tiere. Larven sind im 3. Stadium am lebenszähesten. Kurz vor und nach der Häutung sind Larven hinfälliger als in den Zwischenzeiten. Frisch abgelegte Eier und solche, die kurz vor dem Schlüpfen der Larven stehen, sind weniger widerstandsfähig als Eier nach 3—4 Bebrütungstagen. Nach noch nicht veröffentlichten Mitteilungen von W. REICHMUTH[1] ist ferner zu berücksichtigen, daß man bei Läusen eine dunklere, sehr braune und eine weiße oder weißgrau bis gelblich gefärbte Rasse unterscheiden kann. Zwischen beiden gibt es viele Mischformen, die merklich widerstandsfähiger als die ganz weißliche oder ganz braune Rasse sind, von denen wiederum die ganz weißliche die hinfälligste ist. Die meisten der bei Verlausten gefundenen Tiere sind Mischformen.

Bei Berücksichtigung dieser Fehlerquellen ist am besten, zur Erfolgsprüfung eigene Zuchtrassen zu verwenden, deren Eigenschaften, Alter usw. bekannt sind. Unter *Feldverhältnissen* ist dies aber im allgemeinen nicht möglich. Man sammelt daher aus den Kleidern von *verschiedenen* Verlausten möglichst viel Männchen, Weibchen, Larven und Eier, um die genannten Fehlermöglichkeiten weitestgehend auszuschalten. Für jede Einzelprobe benötigt man dann mindestens 30—40 Männchen und Weibchen — Weibchen sollen zahlenmäßig überwiegen —, 50—100 Larven Stadium II und III und rund 100 Eier. Für jede Erfolgskontrolle sind mindestens 5 derartige Einzelproben, also 5 Beutel, notwendig. Nur so kann man nach HASE ein einwandfreies Ergebnis erzielen, nicht aber, wie häufig beobachtet, mit nur 10 Läusen und Eiern. Falsch ist es nach obigem auch, verlauste Sachen einige Tage herumliegen zu lassen und dann die sehr hungrigen, auf der Oberfläche der Sachen herumlaufenden Läuse sofort zu Erfolgskontrollen zu verwenden. Derartige Tiere sind gegenüber höheren Temperaturen besonders widerstandsschwach. Bei Benutzung solcher Tiere zur Prüfung von Heißluftanlagen wird ein zu günstiges Ergebnis vorgetäuscht. — Auf Reisen mitgeführtes Läusematerial muß selbstverständlich regelmäßig, in 24 Stunden mindestens 2—3mal, gefüttert werden. Auf eines sei hingewiesen: Je sorgfältiger man bei der Entlausung arbeitet, je länger man die Einwirkungszeit der Mittel wählt und je lockerer man die Entlausungskammern und -kisten bepackt, desto sicherer ist der Erfolg. Auch hierauf ist das Bedienungspersonal anläßlich der Durchführung der Erfolgskontrollen immer wieder aufmerksam zu machen[2].

Neben dieser biologischen Kontrolle, die vor Inbetriebnahme jeder Entlausungsanstalt bei normaler Beschickung durchzuführen und von Zeit zu Zeit zu wiederholen ist, ist die *Temperatur der Heißluftkammern laufend zu überwachen*.

---

[1] Mündliche Mitteilung, s. auch bei HASE.
[2] Nähere Anweisungen über die Durchführung von Erfolgskontrollen s. bei HASE: Über Erfolgskontrollen und ihre biologischen Grundlagen bei Entlausungsmaßnahmen. Z. Parasitenkde 12, 592—606 (1942).

Hierzu benutzt man meist von außen ablesbare Winkelthermometer, die möglichst mit einer Signalanlage verbunden sein sollen, die zur Verhütung von Schäden am Entlausungsgut bei Erreichen einer Kammertemperatur von + 100° C ausgelöst wird. Diese Thermometer zeigen naturgemäß nur die Temperatur in der Kammer, nicht im Entlausungsgut an. Sie müssen daher vor Inbetriebnahme der Anstalt und von Zeit zu Zeit mit Hilfe von Maximalthermometern geeicht werden, die man an den für die Wärme am schwersten zugänglichen Stellen (wie die Läuseproben) einlegt. Sind unter Feldverhältnissen keine Thermometer vorhanden, so hängt man zur Verhütung von Sachbeschädigungen, um wenigstens die Höchsttemperatur in der Kammer annähernd festzustellen, an den vermutlich *heißesten* Stellen Streifen weißen Papiers auf (z. B. in der Nähe der Heizquelle), die nach der Entlausung nicht verfärbt sein dürfen. Hiermit läßt sich allerdings nicht feststellen, ob zur Abtötung der Läuse genügend hohe Temperaturen erreicht wurden. Hierzu eignen sich u. a. zugeschmolzene Glasröhrchen mit Chemikalien, die bei Temperaturen von etwa + 90° C schmelzen, z. B. Acetamid (Schmelzpunkt + 82° C) und Meta-Dinitrobenzol (Schmelzpunkt + 91° C). Nach M. Kaiser und E. Liedl bringt man die Röhrchen am besten in einer Holzfassung ähnlich Badethermometern unter. Die Glasröhrchen selbst färbt man bis zur Hälfte, um dann feststellen zu können, ob der Inhalt des Röhrchens seinen Platz verändert hat, z. B. von der schwarzen Hälfte des Röhrchens nach der weißen geflossen ist oder umgekehrt, d. h. ob die Schmelztemperatur erreicht wurde.

II. Andere Schädlinge und ihre Bekämpfung.

Kopflaus. Lange Haare zweckmäßig schneiden und verbrennen. Gründliches Einreiben mit Petroleum, Cuprex*, Nissex, Lacito, Kopfgeist „Pediculus", Sabadillessig*, Delitia-Delitex* oder anderen Handelspräparaten. Nach dem Einreiben Haare mit Badekappe oder Kopfwickel 24 Stunden lang bedecken, dann mit warmem Seifen- oder Sodawasser waschen (bei Cuprex, Nissex u. a. bereits nach 2 Stunden) und mit engem Kamm gründlich auskämmen (Nißkakamm). Zweckmäßig ist Wiederholung nach 8 Tagen.

Nach Löffler und Mooser spielen auch die Kopfläuse bei der Übertragung des Fleckfiebers eine Rolle. Einer von ihnen konnte zu wiederholten Malen von Fleckfieberkranken infizierte Läuse ablesen.

Floh. Außer dem Menschenfloh gehen gelegentlich auch der Hundefloh, Rattenfloh, Katzenfloh, Hühner- und Taubenfloh auf den Menschen über, besonders leicht der Hunde- und Rattenfloh. Von besonderer Bedeutung sind ferner die tropischen Flöhe, der orientalische Rattenfloh als Pestüberträger (Pestfloh) und der im warmen Amerika und Afrika verbreitete Sandfloh, eine der lästigsten Plagen der Tropen. *Menschenfloh:* Lebt in Kleidung. Entwicklung abhängig von Temperatur und Feuchtigkeit. Günstigste Temperatur 18—25° C, günstigste Feuchtigkeit 80%. Eiablage in Fußbodenritzen. Larven (Maden) schlüpfen in 2—10 Tagen, fressen Kehricht usw. Verpuppung, fertiges Tier. Dauer des Kreislaufes in deutschem Sommerklima etwa 4 Wochen. Hunger wird vom geschlechtsreifen Tiere bis zu 18 Monaten ertragen. Leerstehende Unterkünfte sind daher nicht unbedingt frei von Flöhen, sondern die hungrigen Tiere können bei Neubelegung zu einer besonders empfindlichen Plage werden. Hauptzeit für den Menschenfloh und europäischen Rattenfloh in Europa ist August bis September, in Indien März bis April (Hauptpestzeit). *Hygienische Bedeutung:* Neben der Belästigung Zwischenwirt für verschiedene Bandwürmer, Filarien, vielleicht auch Verbreiter von Leishmanien, Bakterien (Typhus). Rattenflöhe: Verbreiter des murinen Fleckfiebers und der Pest. *Vorbeugung:* Hygienische Bau- und Wohnweise, Körperpflege, Beseitigung des Unrats in Haus, Hof und Stall, von Staub und Kehricht unter den Möbeln, aus Teppichen und Bodenspalten. Häufiges nasses Aufwischen. Nach den in Afrika gewonnenen Erfahrungen werden die Flohlarven durch ständige Benetzung des Fußbodens mit Meerwasser abgetötet. Umgebung der Unterkünfte nicht mit Urin verunreinigen! Urinrinnen anlegen, die den Urin in einer nach oben gut abgedeckten Grube ableiten (Hofrinne → große Konservendose mit durchlöchertem Boden → Sickergrube). Sauberkeit der Haustiere und ihrer Lagerstätten. Einreiben der Haut. Einpudern der Haut, zum Teil auch der Leib- und Bettwäsche mit Carbolsäure, Nelkenöl, Campher, Naphthalin, Menthol, Pyrethrum bringen keinen zuverlässigen oder länger anhaltenden Schutz. — *Vernichtung:* Fangen (Mensch oder Tier als Köder). Behandlung der Nistmöglichkeiten mit Kresol*, Carbol*, Petroleum*, Naphthalin*, Benzin*, Benzol*. 3—5proz. Carbol-* oder Kresolwasser*, 5proz. Kresolseifenlösung* oder Kreolinlösung, starke Seifen- oder Salzlösungen zum nassen Aufwischen der Fußböden und Bodenleisten einige Tage hintereinander. Nach der ersten Behandlung der Fußböden werden größere Ritzen der Fußböden und Fußbodenleisten zweckmäßig verkittet. Naphthalinpuder gleichmäßig auf den Boden verteilen, Zimmer für 24 Stunden abschließen. Trockenes Erhitzen der Räume bis zu 50° C (z. B. mit Thermodes-Gerät), Vergasen mit Schwefeldioxyd*, Äthylenoxyd (T-Gas), Blausäure*. Bei Pestgefahr Kampf gegen Ratten und andere Nager, deren Massensterben im allgemeinen einer Pestepidemie beim Menschen vorausgeht[1].

Bettwanze. Lebt in Ritzen, Spalten der Wohnräume, saugt nur nachts Blut, notfalls auch Tierblut. Aus Eiern 5mal sich häutende Larven. Dauer des Kreislaufs über 50 Tage. Hungern wird bis über 1 Jahr ertragen. *Hygienische Bedeutung:* Schlafstörung, Belästigung durch Blutsaugen, widerlicher Geruch, psychische Beeinflussung. Übertragung von Milzbrand, Pest, Tularämie, Staphylokokkensepticämie u. a. ist möglich. — *Vorbeugung:* Entwesung verdächtigen Umzugsgutes usw. vor Einbringen in wanzenfreie Wohnungen. Beseitigung der Schlupfwinkel, wie Ritzen, lose Tapete usw. Wirksame Abschreckungsmittel gibt es nicht. — *Vernichtung:* Begasung mit Blausäure*, T-Gas, Tritox*, Illo*. Verneblung mit Pyrethrumextrakt enthaltenden Berührungsgiften „Atota", „Detmolin"*, „Nebeltod-Konzentrat", „Parex Spezial"* mit Dampf- oder Druckluftvernebler durch fachkundiges Personal. Auf „Detmolin" wird besonders hingewiesen, da es mit Wasser 1 : 10 verdünnt wird und daher vom Transportstandpunkt aus günstig ist. — SO₂-Präparate sind weniger geeignet, da sich das Gas, $2^1/_4$ mal schwerer als Luft, in den unteren Teilen der Räume anreichert und hierdurch häufig die an den Decken sitzenden Wanzen überleben. — Scheuerentwesung mit Kresolseifenlösung, „Liquor Cresoli Grünau" oder „Lysol seifenfrei" in 3proz. Lösung. Behelfsmittel: Petroleum, starke Seifenlaugen. Eine nachhaltige Wirkung auf Wanzen hat das Fliegenschutzmittel „*Gix*" (s. unter „Fliege"). Überhitzung der Räume über 45° C[2].

Fliege. Eiablage in Dünger, faulenden Stoffen. Made — Puppe —fertiges Tier. Kreislaufdauer 3—4 Wochen. *Hygienische Bedeutung:* Belästigung, Übertragung zahlreicher Infektionskrankheiten (u. a. Ruhr, Typhus, Tuberkulose, Diphtherie, Milzbrand, Trachom, Haut- und Wurmkrankheiten). *Vorbeugung und Vernichtung:* Entzug der Brutmöglichkeiten. Dung fliegensicher abdecken, oft abfahren und unterpflügen. Regelmäßige Entleerung der Abortgruben, Vermeiden der Verunreinigung der Abortanlagen, Abdecken der Müllkästen. Im Felde (vor allem in warmen Gegenden) Stuhlgang sofort vergraben (sog. „Spatengang"). Nahrungsmittel fliegensicher abdecken, Gazefenster in Küche und Vorratsräumen anbringen, allgemeine Sauberkeit. Ställe mit Kalkmilch, dem etwas Alaun zugesetzt ist, auskalken. Räume öfters mit Stäube- und Spritzmitteln behandeln, Vernichtung der Winterfliegen mit Pyrethrumsprühmitteln: „Barbera-Insektenmord"*, „Detmol"*, „Flit"*, „Hydratox", „Panol", „Atota"*.

Neuerdings wurde von der I.G. Farbenindustrie A.G. Höchst das Fliegen- und Mückenschutzmittel „*Gix*" entwickelt und bei der Wehrmacht eingeführt, das als Sprüh-, Spritz- und Anstreichmittel für Wände oder als Imprägniermittel in wäßriger Emulsion angewendet wird und ausgezeichnet wirkt. Als Raumverneblungsmittel zur Ausrottung der Fliegen in stark befallenen Räumen sind von einer 3proz. Emulsion des Präparates pro Kubikmeter Raum 2 ccm ausreichend. Im übrigen wird diese Anwendung genau so vorgenommen wie jede andere Verneblung mit den bekannten pyrethrumhaltigen Mitteln.

Zur Imprägnation von Textilien und Zelten wird eine 20proz. wäßrige Emulsion benötigt, wobei im Eintauchverfahren mit 100 kg des Mittels und beim Anstreichverfahren (beiderseits angestrichen) mit 40 kg jeweils 1000 qm Fläche behandelt werden können. Eine besondere Eignung und Wirtschaftlichkeit kommt dem Mittel für die Anwendung als Wandanstrich bzw. Spritzmittel zur Vorbeugung gegen Fliegenbefall zu. In unseren Breiten hat sich eine 0,1proz. Gixemulsion als ausreichend erwiesen und eine Wirkungsdauer von 4 bis 6 Wochen gezeigt. Die Haftfähigkeit und wahrscheinlich auch die Wirkung des Mittels wird verbessert, wenn man der Gixemulsion gelöschten Kalk (Speckkalk) oder Kalkmilch wie zum Weißen der Wände bzw. dem Kreideanstrich zusetzt. Konzentrationen von 1,5—3proz. Emulsion haben sich für die Verwendung als Wandanstrich bzw. Spritzmittel auch in den subtropischen und tropischen Gebieten von einer nachhaltigen mehrwöchigen Wirkung erwiesen. Für das Spritzverfahren eignen sich Handspritzen, Rückenspritzen und Motorspritzen jeder Art. Es genügt auch ein gewöhnlicher Pinselanstrich der oberen Teile der Unterkünfte und Zelte.

Die Abtötung der mit diesem Präparat in Berührung kommenden Insekten geschieht in kürzester Zeit. Die Fliegen und Mücken zeigen nach einer wenige Minuten dauernden Einwirkung eine ganz charakteristische Rückenlage mit krampfartigen Abknickungen der Beine und sterben je nach der angewendeten Konzentration in wenigen Minuten bis Stunden ab. Auch dieses Präparat wirkt besonders gegen Wanzen.

Haus- und Wanderratte. Im Laufe eines Jahres kann ein Rattenpaar mit seinen Nachkommen rund 850 Junge erzeugen. Gewaltiger wirtschaftlicher Schaden. — *Hygienische*

---

[1] Weitere Einzelheiten s. unter „Pest" S. 129 und bei PEUS, WEYER u. a.

[2] Einzelheiten s. bei GEISTHARDT, HASE, KEMPER, ZUMPT u. a.

Bedeutung: Überträger von Typhus, Paratyphus, Ruhr, Cholera, Weilsche Krankheit, Rattenbißkrankheit, Maul- und Klauenseuche, Milzbrand, Rotz, Trichinose, Tularämie und mittelbar über den Floh die Pest. *Bekämpfung:* Rattensichere Aufbewahrung aller Speisen, Futtermittel, Abfälle. Regelmäßige Müllabfuhr, Beseitigung schadhafter Stellen an Silo- und Kabelanlagen. Aufstellen von Fallen. Vergasen mit Blausäure*, Verbrennen von Salforkose, Schwefelkohlenstoff, Diamethan*, Verminal, Kohlenoxyd (Generatorgas). Im Freien: Apparate, in deren Innern Schwefelpatronen angezündet werden („Hora", „Lepit", „Bimago" u. a.), Räucherpatronen („Citocid", „Delitia" u. a.). — Auslegen folgender Mittel: Pulverisierter Ätzkalk oder gebrannter Gips mit Weizenmehl, Kleie und Zucker, oder: Bariumcarbonat im Verhältnis 1:4 mit geriebenem Käse oder Bückling, Schmalz und Hafermehl oder Haferflocken zu einem teigigen Biß verarbeitet — oder: 2 Teile Bariumcarbonat, 5 Teile Mehl, 3 Teile Zucker mit Kartoffelbrei mischen oder auf Bücklinge oder Sprotten aufstreichen, oder: Arsenik mit gleichen Teilen Wasser zu Brei verrühren, Fleisch- oder Fischreste zumengen, über festgenagelte Speckschwartenstücke streichen. — Arsenikweizen oder Metallphosphatide mittels Getreideflinten in die Rattenlöcher streuen. Auslegen von Phosphorpräparaten (Latwerge, Pasten, Pillen), „Zeliopaste"*, „Zeliokörner"* (Thalliumpräparate), Meerzwiebel- oder Strychninpräparate. Beste Anlockungswirkung haben *frisch* hergerichtete Giftköder. Wichtig ist die Berücksichtigung der verschiedenen Geschmacksrichtung der Ratten im Bekämpfungsgebiet, daher gleichzeitige Verwendung verschiedenartiger Frischköder (Reibbrot, Blutwurst, steife Bratentunke, Räucherfisch u. ä. in Walnußgröße, in Papier eingewickelt). — Arsen-, Thallium-, Strychnin-, Fluorpräparate sind für Menschen und Tiere gefährlich, Meerzwiebelpräparate nicht. Bei Auslegen von Metallphosphatiden und Starkgiften ist Verwendung von Giftfutterkästen oder Backsteinen, wie sie zum Abdecken von Kanalröhren gebraucht werden, zum Schutze von Menschen und Haustieren notwendig. Die Verwendung von Giftködern in Küchen und Vorratsräumen ist verboten. Wichtig ist die Durchführung von Großbekämpfungsaktionen, die dann aber schlagartig einsetzen müssen, wie z. B. Entrattung ganzer Stadtteile oder Städte. Zur Rattenbekämpfung in Pestgegenden haben sich vor allem Blausäure abspaltende Präparate (z. B. Calcid, hochprozentiges Cyancalcium in gasdicht verschlossenen Blechdosen) bewährt[1].

Küchenschabe. Nahrungsmittelverderber, lebt in Ritzen und Spalten. Aus Eiern Larven, vielfache Häutungen bis zum fertigen Tier. Kreislaufdauer unter Umständen mehrere Jahre. *Bekämpfung:* Raumentwesung mit Blausäure*, T-Gas, Parex*. — Schweflige Säure ist nicht unbedingt zuverlässig. Notbehelf: Ausstreuen von Borax mit gemahlenem Zucker im Verhältnis 2:1.

Mücke. Eiablage in stehenden Gewässern. Nach 5 Tagen Larve — Puppe — fertiges Tier. Kreislauf etwa 28 Tage. *Bekämpfung:* Im Herbst Keller ausschwefeln, behandeln mit Parex, Zerstäuben von Flit und ähnlichen Präparaten. Stehende Gewässer werden im Sommer mit Petroleum übergossen oder mit einer Mischung von Schweinfurter Grün und Straßenstaub bestäubt. Schutz gegen Mücken: Mückenschleier und Handschuhe. Behelfsmittel: Räucherkerzen. Für kurze Zeit kann man die Mücken auch durch Einreiben der unbedeckten Körperteile mit Pechöl (1—2 Stunden) oder Mipax* (je nach Witterung höchstens ½—3 Stunden) abwehren. Bekämpfung der Stechmücken siehe Abschnitt „Malaria".

Motten. Eiablage in Kleidern, Pelzen, Leder. Made — Puppe — fertiges Tier. Lebenskreis je nach Temperatur viele Wochen.

Vorbeugung: Öfteres gründliches *Klopfen* und *Bürsten* der gefährdeten Stoffe usw. oder Reinigung mit dem *Staubsauger* zur Beseitigung der Eier. Durchführung erfolgt zweckmäßig möglichst im Freien und bei Sonnenschein, damit die Eier nicht in Fußbodenritzen gelangen und sich dort weiter entwickeln, sondern durch die Einwirkung des Sonnenlichtes geschädigt werden. Fußbodenritzen usw., besonders in Lagerhäusern, sind sorgfältig zu beseitigen. — Aufbewahren der mottenfreien Kleidungsstücke usw. in fugendichten *Mottenkisten, -schränken* und -säcken, Zellophanhüllen, evtl. nach Einstreuen mit *Naphthalin** oder *Paradichlorbenzolpuder** zur Abtötung etwa hineingebrachter Schädlinge. (Nur bei hohen Konzentrationen und langer Einwirkungszeit sicherer Erfolg.) — Die Druckerschwärze des Zeitungspapiers übt nicht, wie vielfach angenommen wird, auf Schädlinge eine abtötende oder abschreckende Wirkung aus. Wohl kann man aber den Schädlingen durch *Einwickeln der Stoffe* usw. in Zeitungspapier den Zutritt zu den Stoffen erschweren. — Zweckmäßig ist Unterbringung der Bekleidungsstücke usw. in *Kühlräumen.* Bei + 8° C und weniger hören die meisten Lebensäußerungen der Schädlinge auf. Eine Abtötung erfolgt jedoch erst bei + 8° C und weniger, vor allem aber durch *Temperaturschwankungen,* z. B. Aufbewahrung einige Tage bei — 5° C, dann Erwärmung auf + 10° C, vorübergehend wieder Abkühlung auf

---

[1] Genaue Anweisungen über **Rattenbekämpfung** s. bei Th. Saling: Die Wohnungsratten und ihre Bekämpfung. Merkbl. Nr 12 der Reichsanstalt für Wasser- und Luftgüte, Berlin-Dahlem. Rattentilgungsmittel s. das von der gleichen Reichsanstalt herausgegebene Verzeichnis „Rattenvertilgungsmittel".

—5° C, endlich Aufbewahrung bei + 4,5° C (KEMPER). — Für lange Zeit sicher „mottenecht" können Stoffe durch Behandlung schon bei der Herstellung mit *Eulan* gemacht werden. Die meisten Woll- und Pelzwaren lassen sich von fachmännischer Seite (Chemische Reinigungsanstalten usw.) noch nachträglich mit diesem Präparat vor Motten schützen. Zur Behandlung durch den Nichtfachmann eignen sich „*Morvinseife*" für waschbare Stoffe, „*Morvinsalz*" für Wollstoffe, die kein Waschen vertragen.

Abtötung: Durch hohe Temperaturen (+ 60° C, z. B. im VONDRAN-*Apparat*, auch für ganze Möbelstücke geeignet, im Backofenverfahren, im Dampfdesinfektionsapparat) — durch *Blausäure*, T-Gas, Illo-Spezial*, Parex*, Paradichlorbenzol*, Areginal*, in *Entwesungskammern* oder -*kisten*. Auch Schwefelkohlenstoff ist zum Gebrauch in Entwesungskisten geeignet, wenn jede Explosions- oder Feuergefahr mit Sicherheit ausgeschlossen werden kann. Es werden bei einer Einwirkungszeit von mindestens 12 Stunden etwa 200—300 ccm Schwefelkohlenstoff je Kubikmeter benötigt.

Die Einwirkung der Hitze und gasförmiger Mittel wird durch gleichzeitige Druckverminderung unterstützt. Evakuierung der Kammern ist daher, wo technische Einrichtungen hierzu vorhanden sind, zu empfehlen.

Zur Bekämpfung der schädlichen Mikro- und Makroorganismen stehen heute zahlreiche wirksame Mittel und Verfahren zur Verfügung. Werden sie rechtzeitig, gewissenhaft und richtig angewandt, so wird die Seuchenbekämpfung dadurch wirksam unterstützt. Gleichzeitig werden aber auch unnötige Beschädigung oder Zerstörung wertvoller Volksgüter durch unzweckmäßige Maßnahmen verhütet. Dies ist aber nur möglich, wenn nicht nur der staatlich geprüfte Desinfektor und die Kranken- oder Fürsorgeschwester, sondern *auch der Arzt die gebräuchlichen Methoden der Desinfektion, Sterilisation und Entwesung beherrscht*, um in Zweifelsfällen und bei Mißerfolgen sofort richtunggebend eingreifen zu können[1].

Schrifttum.

CLAUBERG: Dtsch. med. Wschr. 1942, Nr 36, 895. — CLAUBERG u. PFLAUM: Z. Hyg. 124, 115—124 (1942). — EYER: Prakt. Desinfektor 33. Jg., H. 5 (1941). — FÜLLEBORN: Veröff. Heeressan.wes. 99, 84—112 (1935). — GILDEMEISTER, HAGEN u. WALDMANN: Handbuch der Viruskrankheiten Bd. 1. Jena 1939. — GREIMER-MICHAEL: Handbuch des praktischen Desinfektors, 3. Aufl. Dresden-Leipzig 1937. — GREVE: Dtsch. Ärztebl. 1941, Nr 42/43. — HAILER: Desinfektion, Sterilisation und Ungezieferbekämpfung in: FLÜGGES Grundriß der Hygiene, 11. Aufl. Berlin 1940. — HASE: Siphunculata, Anoplura, Aptera, Läuse in: Biologie der Tiere Deutschlands. Herausg. Prof. Dr. P. SCHULZE, Lief. 34, Teil 30. Berlin 1931. — Beiträge zu einer Biologie der Kleiderlaus. Flugschriften der Deutschen Gesellschaft für angewandte Entomologie, Nr 1. Berlin 1915. — Z. ärztl. Fortbildg 38, 101—104 (1940). — Z. Parasitenkde 12, 592—606 (1942). — Die Kleiderlaus, der Überträger des Fleckfiebers. Merkblatt Nr 1 (Serie I) der Deutschen Gesellschaft für angewandte Entomologie E.V. Berlin 1943. — Z. Parasitenkde 12, 665—677 (1942). — HASE u. REICHMUTH: Grundlagen der behelfsmäßigen Entlausung, 4. Aufl. Berlin 1943. — Läusebekämpfung. Flugblatt Nr 15 der Preuß. Landesanstalt für Wasser-, Boden- und Lufthygiene, Zoolog. Abt. Berlin-Dahlem u. Z. hyg. Zool. 1939, H. 9/10. — KAISER u. LIEDL: Dtsch. Mil.arzt 8, 429 (1943). — KEMPER: Z. Kleintierkunde und Pelztierkunde „Kleintier und Pelztier" 11 (1—35), H. 4/5 (Ausgabe B). — KLIEWE: Leitfaden der Entseuchung und Entwesung. Stuttgart 1937. — Desinfektion, Sterilisation und Entwesung in ihrer Bedeutung für die Seuchenbekämpfung in: GUNDEL: Ansteckende Krankheiten. Leipzig 1942. — Z. Hyg. 123, 725—733 (1942). — Zbl. Bakter. I Orig. 148, 388—395 (1942). — KLIEWE u. FRÜCHTE: Z. Hyg. 124, 480—487 (1942). — KLIEWE u. SCHEUERMANN: Prakt. Desinfektor 1942, H. 2. — KONRICH: Die bakterielle Keimtötung durch Wärme. Stuttgart 1938. — Desinfektion, Sterilisation, Entwesung in: WALDMANN u. HOFFMANN: Lehrbuch der Militärhygiene. Berlin 1936. — KRAUS: Arch. f. Hyg. 128, 112—122 (1942). — KURZWEIL: Z. Hyg. 124, 1—70 (1942). — LÖFFLER u. MOOSER: Schweiz. med. Wschr. 1942, 755—761. — MARTINI u. ECKSTEIN: Läuse. Leipzig 1942. — PETERS u. WÜSTINGER: Z. hyg. Zool. 1940, H. 10/11. — PEUS: Die Flöhe. In: Hyg. Zoologie Bd. 5. Leipzig 1938. — PLOCH: Dtsch. Mil.arzt 1942, 527—528. — REICHENBACH: v. ESMARCHS Hygienisches Taschenbuch, 5. Aufl. Berlin 1930. — REICHMUTH: Entwurf einer Übersicht über die Anwendung von Mitteln, Apparaten und Verfahren zur Läusebekämpfung (Manuskript 1942). — Z. hyg. Zool. 34, H. 2/3, S. 17—34 (1942). — Z.

---

[1] Nähere Einzelheiten über die Schädlingsbekämpfung können in dem Spezialschrifttum nachgelesen werden.

hyg. Zool. H. 4, S. 65—82 (1941). — SALING, TH.: Die Wohnungsratten und ihre Bekämp-
fung. Merkbl. Nr 12 der Reichsanstalt f. Wasser- und Luftgüte, Berlin-Dahlem (1941). —
SCHREIBER: Z. Immun.forschg 74, 78—92 (1932); 80, 471—478 (1933). — SCHÜRMANN:
Die Methoden zur Prüfung und Begutachtung der Desinfektion, in GOTSCHLICH: Hand-
buch der hygienischen Untersuchungsmethoden Bd. 3, 632—633. Jena 1942. — SEIFFERT:
Münch. med. Wschr. 1941, 513; 1942 I, 209; Prakt. Desinfektor 1941, H. 8. — VIERTHALER:
Z. Hyg. 121, 447—464 (1939). — WALDHECKER: Desinfektion, Pflege Infektionskranker
und das Wesen der Infektionskrankheiten. Leipzig 1938. — WERTHMANN u. WILLECKE:
Das Sanitätsgerät des Feldheeres. München-Berlin 1942. — WEYER: Flöhe. Leipzig 1940. —
ZEISS u. RODENWALDT: Einführung in die Hygiene und Seuchenlehre, 5. Aufl. Stuttgart
1943. — ZEISSLER: Chirurg 1940, 509—514. — ZUMPT: Bettwanzen. Leipzig 1941 (dort
auch weiterer Schrifttumsnachweis).

Behelfsmäßiges Bauen im Kriege, Teil II, Ergänzungs- und Sonderbauten (Entwurf)
1941, H.Dv. 319/2 (dort auch Pläne von Entlausungsanstalten). — Bericht über die 1. Arbeits-
tagung Ost der Beratenden Fachärzte am 18. und 19. Mai 1942 in der Militärärztlichen Akademie Berlin (nicht im Buchhandel). — Desinfektionsmittel in: Reichsgesdh.bl. Nr 41,
S. 748—749 (1943). — Entseuchungs- und Entwesungsvorschrift für die Wehrmacht.
H.Dv. 194 (M.Dv. Nr 277, L.Dv. 416), Ausg. 1943. — Gasabwehrdienst aller Waffen, Heft 5,
Entseuchung des Gasschutzgeräts. H.Dv. 395/5. — Luftflottenarzt 3, Beratender Hygieniker:
Anweisungen für die Teilnahme an Entwesungslehrgängen (nicht im Buchhandel). — Des-
infektionsmerkblatt, Ausg. 1943 Merk G 55 RVA., bearbeitet im Reichsgesundheitsamt und
Robert-Koch-Institut. Reichsverlagsamt, Berlin NW 40, Scharnhorststr. 4. — Merkblätter
über ansteckende Krankheiten und Ratschläge an Ärzte für die Bekämpfung ansteckender
Krankheiten, bearbeitet im Reichsgesundheitsamt, zu beziehen vom Reichsverlagsamt, Berlin NW 40, Scharnhorststr. 4. — Richtlinien für die zweckentsprechende Auswahl von Mitteln,
Apparaten und Verfahren zur Entwesung, herausgegeben vom Arbeitsausschuß Raument-
wesungs- und Seuchenabwehrmittel im Sonderausschuß Chemische Erzeugnisse beim Reichsminister für Bewaffnung und Munition. Stuttgart 1942. — Sammelheft Merkblätter für
den Sanitätsdienst vom 1. 8. 39, H.Dv. 209, M.Dv. 284, L.Dv. 800. — Sammelheft Richtlinien und Merkblätter für den Heeressanitätsdienst vom 1. 2. 42, H.Dv. 209/2. — Truppenhygiene im Winter, Anh. 2 zur H.Dv. 1a S. 53d, lfd. Nr 59 vom 15. 7. 42 (nicht im Buchhandel).

II. Abschnitt.

Nichtinfektiöse Krankheiten
und ihre Verhütung.

A. Hitzschäden.

Von W. SCHOLZ-Berlin.

Mit 2 Abbildungen.

Hitzschlag galt in früheren Zeiten als *typische Soldatenkrankheit.* Wenn dies
heute nicht mehr zutrifft, so ist darin ein Erfolg der Bestrebungen zu erblicken,
allen Soldaten durch entsprechende *Belehrung* selbst die Möglichkeit zu geben,
der Entstehung dieser Erkrankung vorzubeugen. Es kann keine Vorbeugung
an der Forderung vorbeigehen, daß neben den Aufgaben des Arztes die Pflicht
jedes einzelnen steht, sich durch Beherrschung und Befolgung der zur Verhütung
des Hitzschlags herausgegebenen Anordnungen und Richtlinien vor Einbußen
seiner Einsatzfähigkeit zu schützen.

Beim Hitzschaden ist der *Wärmehaushalt* des Organismus[1] gestört.

Um das erforderliche Gleichgewicht im Wärmehaushalt aufrechtzuerhalten,
muß bei gesteigerter Wärmebildung mehr, bei erniedrigter weniger Wärme abgegeben werden. Bei erhöhtem Wärmeentzug muß mehr, bei geringerem weniger
Wärme gebildet werden.

---

[1] Siehe Abschnitt IX A 1. „*Allgemeines über Leistung und ihre Grenzen*" S. 379 in diesem
Lehrbuch.

Die Hitzschäden, von der leichten *Marschohnmacht* bis zum tödlich endenden *Hitzschlag* laufen als Störungen dieses Gleichgewichts, zu dessen Erhaltung sich der Körper der geschilderten Wärmeregulation bedient, ab.

Vorkommen. Besonders in der warmen Jahreszeit bei *marschierenden Truppen*, aber auch auf *Posten*, in *Kampfstellungen*, bei *Gebirgstruppen* besonders bei starker Sonnenreflexion, unter bestimmten Verhältnissen im *Flugzeug*[1]. Außerdem kann der Hitzschaden jederzeit in *Panzerkampfwagen* und anderen gepanzerten Fahrzeugen mit hoher Innenwärme und geringer Ventilation eintreten. Bei der *Kriegsmarine*[2] können ähnliche Verhältnisse in den Heizräumen kohlenbefeuerter Schiffe sowie in allen Schiffsräumen unter Deck, wenn sich dieses in den Tropen befindet, vorkommen.

Während man den Hitzschlag früher als selbständiges krankhaftes Geschehen aufzufassen pflegte, hat die neuere Forschung eine Reihe von Befunden erbracht, welche den Hitzschlag in patho-physiologische Beziehungen zum Kollaps treten lassen. Im Anschluß an die Lehre EPPINGERS vom Kollaps hat sich SCHÜRMANN mit diesen Beziehungen besonders beschäftigt und eigene Untersuchungen dazu veröffentlicht[3].

Nach SCHÜRMANN stellt der Hitzschlag das typische Bild eines Kollapses mit besonderer Beteiligung des Gehirns dar. Er ist anatomisch charakterisiert durch einen Austritt von Blutflüssigkeit und roten Blutkörperchen durch die Capillarwand; die Prädilektionsstellen sind das Gehirn und die weichen Hirnhäute, an den übrigen Organen finden sich nur in geringem Grade pathologische Veränderungen. Differentialdiagnostisch ist in Malarialändern an den Kollaps bei *Malaria tropica* zu denken. Unter einem anscheinend durch Hitzschlag entstandenen Todesfall in solchen Gegenden verbirgt sich nicht selten eine *Coma malariae* (Untersuchung des Blutes im Dicken Tropfen!).

Die folgenden Ausführungen stützen sich zum größten Teil auf SCHÜRMANNS Darstellung.

Hitzschäden kommen entweder durch äußere Einflüsse zustande oder sie sind durch innere Ursachen, die im Verhalten des Körpers begründet sind, bedingt. Die äußeren Einflüsse bestehen nicht aus einem einzigen Faktor, sondern einem Faktorenkomplex. Bei genügender Größe dieses Komplexes kommt es zur folgenschweren Wärmestauung und Überhitzung auch im gesunden Organismus. Bleibt er aber auf einer bestimmten „Grenzdosis" stehen, wird es nur dann zu Hitzschäden kommen, wenn auch die inneren Ursachen eine bestimmte Größenordnung erreicht haben. Auch sie stellen keinen Einzelfaktor, sondern einen Komplex derartiger Faktoren dar. Es kann sich bei diesen um kurzfristige (erworbene) und um langfristige (konstitutionelle Beschaffenheit) handeln.

Sehr häufig liegen sowohl äußere wie innere Erkrankungsfaktoren, gegebenenfalls nur vorübergehend, vor. Der beiderseitige Anteil kann in weitesten Grenzen schwanken. Kommt es dann im Zusammentreffen der Faktorenkomplexe zu einer bestimmten Konstellation, ist die Grundlage für die Erkrankung gegeben.

Das krankhafte Geschehen im Körper vollzieht sich etwa folgendermaßen: Der ursächliche Schaden bedingt infolge der gestörten Regulation eine Wärmestauung. Infolgedessen kommt es zu einer Erhitzung des Blutes mit einer Capillarerweiterung in den inneren Organen. Die Hautcapillaren nehmen an dieser nicht teil. Es bleibt offen, ob dies schon einen Regulierungsversuch des Körpers darstellt oder einen von vornherein gegebenen Zustand.

Im Verlaufe der Erkrankung versackt das strömende Blut immer mehr in den sich ständig erweiternden Capillaren der inneren Organe. Dieser Vorgang bildet sich mit zunehmender Abkühlung und Rückkehr der Capillaren zur Norm wieder zurück. Das Auftreten derartiger Vorgänge ist beim Kollaps bekannt. EPPINGER sieht das Wesen des Kollapses in einer Verringerung der dem Herzen von der Peripherie angebotenen Blutmenge. Dies Versagen der Peripherie führt sekundär zur Verringerung der Herzleistung; das Blut „versackt" in den inneren Organen. Diese „hämodynamischer" Typ genannte Form kann sowohl zentral wie peripher bedingt sein.

---

[1] Siehe Abschnitt XI C S. 493 u. G S. 523.   [2] Siehe Abschnitt X C S. 440 u. F S. **456**.

[3] Die Untersuchungen sind bis in die jüngste Zeit durch das Pathol.-Anat. Institut der *Militärärztlichen Akademie* fortgesetzt worden, die Ergebnisse noch in Bearbeitung.

Die zweite Möglichkeit, Blut in der Peripherie festzuhalten, ist durch Plasmaübertritt ins Gewebe gegeben, wenn die Durchlässigkeit der Capillaren erhöht ist („protoplasmatischer" Typ nach Eppinger).

Zu den klinischen Formen des Kollapses, die auf diesen Grundlagen bevorzugt auch bei Soldaten entstehen können, gehören u. a. der Kollaps nach Blutverlusten, Hyperventilation, Traumen, Operationen, Verbrühen, Verbrennung und der orthostatische Kollaps.

Betrachtet man von diesen Gesichtspunkten aus die Verhältnisse beim Hitzschaden, so ist der hämodynamische Typ mehr bei den leichten Formen, wie Marschohnmacht (auch bei nicht heißem Wetter), zu finden. Rückbildung der Erscheinungen ist in hohem Grade der Fall.

Beim ausgeprägten Hitzschlag stehen Krankheitszeichen von seiten des Gehirns im Vordergrunde des klinischen Bildes. Daß es hier infolge der erhöhten Durchlässigkeit der Capillarwandungen zu einem Plasmaübertritt ins Gewebe und daraus folgendem Hirngewebsödem mit Hirnschwellung und u. U. mit Hirndruckerscheinungen kommt, konnte Schürmann nachweisen. Entsprechende Veränderungen finden sich auch in Nieren und Nebennieren, Leber, Herzmuskel und Schlagaderwand.

Den anatomischen Veränderungen entsprechen die Befunde, welche der Arzt bei der Untersuchung erhebt: Beschleunigter, kleiner, schlecht gefüllter Puls; Atmung oberflächlich, beschleunigt, im weiteren Verlaufe unregelmäßig, Übelkeit bis zum Erbrechen, Abgeschlagenheit, Gähnen, Schweregefühl in den Gliedern; eingeschränkte, ja aufgehobene Nierensekretion. Diesen Zeichen gehen voraus Kopfschmerzen, Schwindelgefühle, Augensymptome, Fieber (dies kann jedoch auch gänzlich fehlen). Die hauptsächlichen Erscheinungen des eigentlichen „Hitz-Schlaganfalls" bestehen in Bewußtseinstrübungen bis zu vollständigem Bewußtseinsverlust, unterbrochen oder gefolgt von psychischen Begleiterscheinungen (Sprachstörungen, Lähmungen, Delirien) und Zuckungen, die in vielen Fällen das regelrechte Bild eines epileptischen Krampfes zeigen. Stuhl und Harn gehen unfreiwillig ab. Die Sehlöcher sind deutlich erweitert. Die Lippen, Hände, Ohren zeigen sich stark blau gefärbt.

Die *Untersuchung des Blutes* zeigt eine relative Vermehrung der roten Blutkörperchen und eine Verminderung des Wassergehalts im Serum als Zeichen der Bluteindickung infolge der vorausgegangenen vermehrten Schweißabsonderung und des Flüssigkeitsdurchtritts ins Gewebe. Die chemische Zusammensetzung ändert sich ebenfalls. Durch den beim Schwitzen entstehenden Salzverlust, kommt es vornehmlich zum Sinken des Chlorspiegels, begleitet von Reststickstoffvermehrung und urämischen Erscheinungen. Eine Herabsetzung tritt auch bei der Alkalireserve ein, das Verhalten des Blutzuckers schwankt.

Verlauf. Die geschilderten Krankheitszeichen können sofort auftreten oder sich erst allmählich ausbilden. Sie können u. U. erst 6 Stunden nach Fortfall der Hitzeeinwirkung, bei Aufenthalt in der Unterkunft oder bei Rast bzw. kurz nach dem Wiederantreten auftreten (Handloser). Der Schaden kann bei strahlendem Sonnenschein wie bei bedecktem, schwülem, feuchtem Wetter entstehen. Leichte Fälle erholen sich rascher, bei schweren kann die akute Lebensgefahr bis zu 10 Tagen anhalten (Transportgefährdung!). Das erste Zeichen der Besserung ist die Rückkehr des Bewußtseins, zugleich ein Merkmal, daß die Bluteindickung und -verschiebung sich zurückbildet. Dies kann sofort geschehen, oft kommt es jedoch zu Unterbrechungen mit neuerlichen Erscheinungen. In den schwersten Fällen tritt der Tod unter den Zeichen der Atemlähmung ein.

Vorbeugung und Behandlung. Es muß immer wieder betont werden, daß unter den Maßnahmen zur Verhütung der Hitzschäden an erster Stelle die *Belehrung* steht. Ihr Träger ist der Truppenarzt, der sie an die Truppenführung und das ihm unterstellte Sanitätspersonal weitergibt. Auf beiden Wegen muß sie alsdann bis zum letzten Mann jeder Einheit gelangen[1].

Verhalten des einzelnen:

Jeder einzelne *Soldat soll selbst vorbeugen* und nicht alle Fürsorge und Verantwortung dem Führer überlassen. In seinem Verhalten hat er folgende Forderungen zu erfüllen:

a) Natürliche und gesunde Lebensweise, Ausnutzung der dienstfreien Zeit zu wirklicher Erholung, regelmäßige Körperpflege, insbesondere tägliche kalte Abwaschungen mit nachfolgender Trockenreibung der Haut, Vermeidung von Ausschweifungen jeder Art. Auch der Sportsmann ist ein Feind der Ausschweifungen.

b) Vor Tagen mit Märschen und anstrengenden Übungen ausgiebige Nachtruhe, keinerlei Ausschweifungen, Unterwäsche der Witterung anpassen, Strümpfe und Schuhzeug nachsehen und bereithalten.

c) Beim Wecken sofort aufstehen, damit ohne Hast und ausgiebig gefrühstückt werden kann. Festes Frühstück mitnehmen. Feldflasche mit Kaffee oder Tee füllen.

d) Während des Marsches nur leichtverdauliche Nahrungsmittel genießen: Zukker, Schokolade, Obst. Dauerwurst, Butter und Brot erst bei größerer Rast oder nach dem Marsche zu sich nehmen.

e) Nicht zu viel Flüssigkeit auf einmal trinken, besser öfter und wenig. Wird unterwegs Trinkwasser bereitgestellt, Feldflasche nachfüllen!

f) Durch häufiges Abheben der Kleidung von der Haut, z. B. an Brust und Hosengurt, für Durchlüftung der Kleidung sorgen und damit die Schweißverdunstung fördern. Solange der Soldat bei geröteter Haut schwitzt, ist die Gefahr der Hitzeschädigung gering.

g) Den unbedeckten Kopf nicht längere Zeit der brütenden Sonne aussetzen.

h) Während anstrengender Märsche nicht rauchen, vor und während des Marsches keinen Alkohol genießen, auch abends im Quartier im Alkohol- und Nicotingenuß mäßig sein.

i) Während des Marsches auf den Nebenmann achten. Fängt er an, teilnahmslos zu werden oder gar zu taumeln, dann aufpassen. Zuspruch, geringe Erleichterung, wie Gewehrabnahme, kann schon helfen. Tritt nicht schnell Besserung ein, dann Meldung unverzüglich an den Führer.

Maßnahmen des Truppenführers:

Sie sind *nicht nur im Hinblick auf Märsche, sondern sinngemäß auf jeden Dienst zu treffen, bei dem es zu Hitzeschädigungen kommen kann.*

a) Regelmäßige Belehrung der Truppe zu Beginn der warmen Jahreszeit.

b) Planmäßige Übung im Marsch mit allmählicher Steigerung der Marschleistung. Keine Gewaltmärsche, bevor nicht Gewöhnung an Hitze und Strapazen erzielt ist.

c) Keine Kranken oder Genesenden zu anstrengenden Märschen mitnehmen. Truppenarzt anhören.

d) Die Truppe muß bei Marschbeginn ausgeruht sein. Für ausreichende Nachtruhe sorgen. Alkoholverbot am Vortage.

e) Frühzeitiges Wecken. Abmarschzeit möglichst so ansetzen, daß das Marschziel vor Eintritt der Mittagshitze erreicht wird. Truppe vor Abrücken und Wegtreten nicht unnötig herumstehen lassen.

f) Bei Ausmärschen an heißen Tagen frühzeitig Marscherleichterung anordnen: Bluse oben öffnen lassen, Halsbinde abnehmen, Hosen über den Stiefeln tragen und umschlagen, Stahlhelm abnehmen, jede mögliche Gepäckerleichterung gewähren.

g) Häufige kurze Marschpausen, von Zeit zu Zeit längere Rast im Schatten einlegen. Nach dem Mittagessen, sofern es außerhalb des Standortes eingenommen wird, stets größere Rast, damit nicht mit vollem Magen marschiert wird.

h) Abstände innerhalb der Truppe möglichst vergrößern, beide Straßenseiten benutzen.

i) Radfahrer oder Reiter voraus zur Bereitstellung eines einwandfreien Trinkwassers. Dabei Mitwirkung des Truppenarztes.

k) Stimmung und Zustand der Truppe ständig beobachten (Aufgabe aller Führer).

l) Auf weniger kräftige und kürzlich krank gewesene sowie blasse und nicht schwitzende Soldaten achten.

m) Enge Wald- und Hohlwege, Talkessel mit sandigem Boden, enge Straßen zwischen hohen Häuserreihen, Asphaltstraßen begünstigen die Entstehung des Hitzschlages und erfordern besondere Beobachtung der Leute.

n) Körperliche Höchstleistungen nicht in Augenblicken fordern, in denen mehrere gefährdende äußere Umstände zusammentreffen.

o) Soldaten mit den Anzeichen des Schlappwerdens rechtzeitig aus der Marschkolonne herausnehmen.

p) Der erste Marschausfall ist ein Alarmsignal.

---

[1] Die Grundlage des Unterrichts und der praktischen Ausbildung bilden die in der Wehrmachtvorschrift H.Dv.209/1 — M.Dv.284 — L.Dv.800 (Merkblätter für den Sanitätsdienst) enthaltenen „Richtlinien für den Unterricht bei der Truppe und für die ärztliche Behandlung der Hitze- und Kälteschäden" (Merkblatt Nr I).

Die erste Hilfeleistung hat sich auf die Beseitigung der äußeren Einflüsse, zu denen außer Hitze und Überanstrengung auch zu dicke, enge Bekleidung gehört, zu erstrecken. Die Kenntnis dieser Maßnahmen muß als bekannt vorausgesetzt werden.

Die Maßnahmen des Truppenarztes bestehen außer der bereits erwähnten Beratung und Belehrung in der Organisation des Sanitätsdienstes, der ärztlichen Überwachung der vorbeugenden und Anordnung von Sofortmaßnahmen bei Auftreten von Hitzschäden. Zu den Vorbereitungen gehört auch die Sicherstellung raschen Abtransports.

Die Behandlung soll möglichst frühzeitig einsetzen und ärztlich geleitet werden. Nur der Arzt kann Schwere und Prognose, die oft sehr zweifelhaft ist, beurteilen. Eine bestimmte Behandlung gibt es nicht. Neben den klinischen Krankheitszeichen wird die Berücksichtigung der von Fall zu Fall unterschiedlichen exogenen Faktoren ebenso wie die Beachtung konstitutioneller, individueller Eigentümlichkeiten die eine oder andere ärztliche Maßnahme zur Folge haben.

Um die Erholung eintreten zu lassen, bedarf es vollkommener körperlicher Ruhe. Stützung des Kreislaufs, Belebung der Atmung, Sauerstoffzufuhr, bei nicht unruhigen Kranken vorsichtige künstliche Atmung, sofern stärkere Blaufärbung des Gesichts vorhanden ist, sind anzuwenden.

Der Gebrauch von Morphium und seinen Abkömmlingen ist, auch bei Unruhigen, *nicht* angezeigt.

Aderlässe, die früher empfohlen wurden, unterbleiben besser. Zur Bekämpfung des Flüssigkeits- und Salzverlustes sind Einläufe oder Infusionen zu geben. Um der Gefahr weiteren Flüssigkeitsübertritts ins Gewebe (Hirnödem!) vorzubeugen, sind die auf einmal verabfolgten Mengen klein zu halten (¼ l). Zur Bekämpfung der Hypochlorämie empfiehlt sich physiologische Kochsalzlösung, der wegen der entquellenden Wirkung Traubenzucker zugesetzt wird. Bei starker Austrocknung kann die physiologische Kochsalzlösung auch subcutan zugeführt werden.

Über schlagartige Besserung durch sofortige Lumbalpunktion kombiniert mit 2mal tägl. 20 ccm 40proz. Traubenzuckerlösung intravenös ist von Westphal berichtet worden. Für eine endgültige Beurteilung der Behandlung, auch hinsichtlich der Anwendung bei der Truppe oder den vorderen Sanitätseinrichtungen im Felde, werden weitere Erfahrungen notwendig sein.

Statistisches.

Hitzschlag kam in der Zeit von 1879—1909 in durchschnittlich 0,21°/₀₀ der Kopfstärke bei einer Sterblichkeit von 5,17—8,96% vor. Über das Vorkommen im Weltkriege unterrichtet die nachstehende Tabelle.

Kriegsjahr	bei dem Feldheer				bei dem Besatzungsheer				bei dem Feld- und Besatzungsheer			
	bei der Truppe	°/₀₀ K.	in die Lazarette	°/₀₀ K.	bei der Truppe	°/₀₀ K.	in die Lazarette	°/₀₀ K.	bei der Truppe	°/₀₀ K.	in die Lazarette	°/₀₀ K.
1914/15	2928	1,1	720	0,28	945	0,51	3812	2,0	3872	0,87	4532	1,0
1915/16	809	0,20	258	0,06	337	0,13	257	0,10	1146	0,17	515	0,08
1916/17	660	0,13	360	0,07	233	0,10	162	0,07	893	0,12	522	0,07
1917/18	451	0,09	147	0,03	86	0,04	62	0,03	837	0,12	209	0,03
1914/18	4818	1,2	1485	0,36	1601	0,73	4293	2,0	6449	1,0	5778	0,91
Nach Ausgleich der Verlegungen	—	—	783	0,19	—	—	4182	1,9	—	—	4965	0,78
Jahresdurchschnitt	1212	0,29	196	0,05	400	0,18	1045	0,48	1612	0,25	1241	0,19

Von den bisher berichteten Verhältnissen weicht das 100000-Mann-Heer in den **Jahren 1922—32** infolge gänzlich verschiedener personeller Zusammensetzung und anderer Dienstverrichtung ebenso ab wie von den folgenden, so daß auf eine Wiedergabe hier verzichtet werden kann.

Über die Höhe der Zugänge und der Todesfälle in %₀ der Kopfstärke in den Jahren vor Ausbruch dieses Krieges gibt nachstehende Tabelle Auskunft.

1933	(Jan.—Dez.)	3,44	0,03
1934	(Jan.—Dez.)	3,58	0,03
1935	(Jan.—Sept.)	1,83	0,05
1935/36	(Okt.—Sept.)	0,40	0,02
1936/37	(Okt.—Sept.)	0,99	0,02
1937/38	(Okt.—Sept.)	0,465	0,01

Der *Anteil der einzelnen Waffengattungen* ergibt sich für die Jahre nach Wiedererrichtung der Wehrhoheit folgendermaßen:

	Inf.	Kav.	Art.	Pi.	Nachr.	Kf.	San.	Sonst.
1935/36	1,5	0,44	0,33	0,78	0,31	0,31	0,15	0,32
1936/37	1,53	0,44	0,05	0,73	0,24	0,19	0,32	0,04
1937/38	0,60	0,19	0,36	0,29	0,17	0,17	0,18	0,25

Es bedarf keiner besonderen Erläuterung, daß in dieser Zusammenstellung Infanterie und Pioniere an führender Stelle stehen. Die Begründung ergibt sich aus den Anforderungen des speziellen Dienstes. Schließlich sei noch eine Darstellung der zeitlichen Zugangsverteilung beigefügt. Sie erfolgt in zwei Tabellen bzw. Kurven, da im Jahre 1935 das Berichtsjahr geändert wurde.

	Jan.	Febr.	März	April	Mai	Juni	Juli	Aug.	Sept.	Okt.	Nov.	Dez.
1933	0,31	0,30	0,36	0,20	0,27	0,29	0,56	0,35	0,23	0,23	0,14	0,22
1934	0,29	0,19	0,22	0,24	0,38	0,44	0,39	0,33	0,33	0,18	0,27	0,23
1935	0,03	0,01	0,003	0,01	0,06	0,70	0,31	0,17	0,11	—	—	—
(1. 1. bis 30. 9.)												

	Okt.	Nov.	Dez.	Jan.	Febr.	März	April	Mai	Juni	Juli	Aug.	Sept.
1935/36	0,002	0,01	0,01	0,01	—	—	0,01	0,06	0,36	0,27	0,15	0,08
1936/37	0,01	0,03	0,003	0,003	0,01	0,03	0,02	0,17	0,33	0,10	0,10	0,18
1937/38	0,04	0,02	0,002	0,002	0,004	0,001	—	0,05	0,13	0,07	0,10	0,03

Aus den Kurven (Abb. 1 und 2) ergibt sich, daß nur einmal, im Jahre 1933, der Gipfel im Juli, als dem durchschnittlich heißesten Monat in Deutschland, lag. Die anderen Jahre haben eine ausgesprochene Häufung schon im Juni, der ein

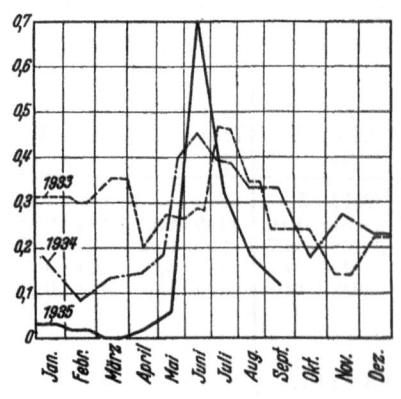

Abb. 1.

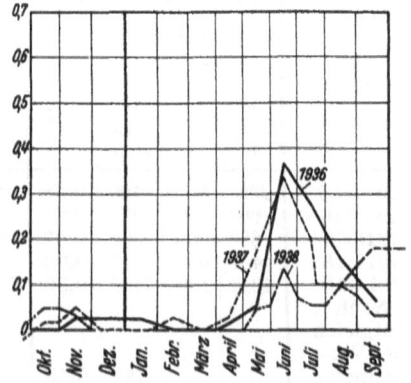

Abb. 2.

mäßiger Anstieg im Mai vorausgeht. Das Auftreten von Hitzschäden in frühen Monaten dürfte in Zusammenhang mit mangelnder Gewöhnung, im Monat September mit den zu diesem Zeitpunkt abgehaltenen großen Truppenübungen in Verbindung zu bringen sein.

Über die Verhältnisse während des *jetzigen Krieges* kann im einzelnen nur so viel gesagt werden, daß in einem bestimmten Berichtszeitraum der Kriegsjahre unter 1592 Krankenblättern von Hitzschäden 27 Todesfälle verzeichnet sind. Dies entspricht einer Letalität von 1,70%.

Schrifttum.

H.Dv.209/1. Merkblätter für den Sanitätsdienst, Nr 1: Richtlinien für den Unterricht bei der Truppe und für die ärztliche Behandlung der Hitze- und Kälteschäden. — Handloser: Der Hitzschlag. Lehrbuch der Militärhygiene, 1936. — Sanitätsbericht über das Reichsheer für die Jahre 1933—1935. Berlin 1940. — Schürmann: Der Hitzschlag im Lichte der Kollapsforschung. Veröff. Heeressan.wes. 105 (1938). — Westphal: Dienstlicher Bericht als beratender Internist einer Armee.

B. Kälteschäden.

Von W. Wachsmuth-München.

Die *physiologische Wärmeregulation*, deren Steuerung von zentraler Stelle aus erfolgt, hat die Aufgabe, den Körper möglichst in allen seinen Teilen auf einer annähernd gleichen Temperatur zu halten. Diese steht in ständiger Wechselbeziehung zur Außentemperatur. Durch das Blut werden die in den inneren Organen und den Muskeln gebildeten Wärmeenergien an die Körperschale, den Ort des Wärmeaustausches, herangetragen. Wechselnde Erweiterung und Verengung der peripheren Gefäße sorgt reflektorisch für einen dauernden Ausgleich zwischen Wärmebildung und Wärmeabgabe zur Erhaltung einer konstanten Körpertemperatur. Ist dieser Ausgleich infolge andauernder starker Kälteeinwirkung nicht mehr möglich und wird der Wärmehaushalt des Körpers gefährdet, so wird die Erhaltung der Temperatur der Körperschale vorübergehend geopfert, um die lebenswichtigen Organe im Kern desto länger auf gleichbleibender Temperatur halten zu können (König, Ranke). Dies gelingt nur durch Drosselung des Blutkreislaufes der Schale.

Die Drosselung und Erweiterung der Blutgefäße wird reflektorisch vom betroffenen Hautgebiete aus ausgelöst. Bei *allgemeiner* Kälteeinwirkung erfolgt die Drosselung der gesamten Körperschale zentral über das Vasomotorenzentrum.

In Zeiten normaler Lebensbedingungen wird diese automatische Wärmeregulation durch zusätzliche äußere Hilfsmaßnahmen des Menschen unterstützt (hygienische Wärmeregulation). Im *Kriege* mit seinen alles Gleichmaß umstürzenden äußeren Bedingungen gelingt es häufig nicht, *diese Schutzmaßnahmen* im gewohnten Umfange *bereitzustellen* und anzuwenden.

Entstehung des Kälteschadens. Es kann daher im *Winterkriege* vorkommen, daß der menschliche Körper den Witterungsunbilden mehr oder weniger schutzlos preisgegeben wird. Dadurch kann ein ungewöhnlich hoher Wärmeverlust eintreten. Der Regulationsmechanismus unternimmt in diesen Fällen alles, um wenigstens die lebenswichtigen inneren Organe auf der nötigen Temperaturhöhe zu halten. Dies ist nur durch *Drosselung der Wärmeabgabe an der Peripherie* möglich. Die Wirkung derartig hochgradiger Drosselung äußert sich in einer maximalen Kontraktion und Entblutung der peripheren Arterien und Arteriolen bei gleichzeitiger Erweiterung der Venen und Venolen. An der Peripherie entsteht eine *Blutstase mit Erstickung der Gewebe,* welche ihrerseits zu einer Verschiebung des Säure-Basen-Gleichgewichtes im Sinne der vermehrten Gewebssäuerung führt. Sichtbares äußeres Zeichen der Übersäuerung ist die Ödembildung, sie ist durch Abströmen von Flüssigkeit aus den Gefäßen in die Gewebe zu erklären. Durch fortlaufende Kälteeinwirkung auf die nervöse Versorgung der Gefäßwände selbst kommt es zu *Gefäßspasmen,* die eine zusätzliche Durchblutungsstörung bewirken. Dauerschäden der Gefäße sind die Folge. *Die Erfrierung stellt also in der Hauptsache ein Gefäßproblem dar.* Naturgemäß treten diese Vorgänge an den herzfernsten Gebieten, nämlich sämtlichen Körperspitzen, am ehesten auf. Diese sind es auch, welche dem Kälteschaden infolgedessen am meisten ausgesetzt sind.

Die Entstehung des Kälteschadens ist nicht nur vom absoluten Kältegrad, sondern wesentlich von der *Dauer der Kälteeinwirkung* und von *klimatischen Bedingungen* abhängig, welche der Verdunstungskälte Vorschub leisten. Diese steigt mit zunehmender Luftfeuchtigkeit und Luftbewegung an. Somit ist *Kälte verbunden mit Nässe und Wind* besonders gefährlich.

Disposition. Nicht zu unterschätzen für die Entstehung von Kälteschäden ist die konstitutionelle Disposition einzelner Individuen. Die Gruppe der gefäßlabilen *Vagotoniker* mit ihrer fehlerhaften Capillarsteuerung und meist vorhandenen Hautfeuchtigkeit, vor allem an Händen und Füßen, ist dem Kälteschaden besonders ausgesetzt. Ausschweifende Lebensführung und *Störungen des Allgemeinzustandes,* wie Erschöpfung, Unterernährung, kommen begünstigend hinzu. Besonders gefährdet ist der Zustand nach toxischen Infektionskrankheiten, insbesondere dem Fleckfieber.

I. Vorbeugung. Endergebnis des Kälteschadens ist der Zelltod. Die Behandlung hat nur dann Aussicht auf Erfolg, wenn sie zu einem noch günstigen Zeitpunkt die Kälteeinwirkung unterbricht, und zwar dann, wenn die Veränderungen in der Zelle noch reversibel sind. Ist dies nach dem Grad der Zellschädigung nicht mehr möglich, so ist jede Behandlung wenig erfolgreich, bestenfalls läßt sich an der Übergangszone noch Gewebe retten. Im übrigen muß sich die Behandlung auf das Symptomatische beschränken. *Das Schwergewicht der Bekämpfung des Kälteschadens kann demnach nicht bei der Behandlung liegen, sondern bei der rechtzeitigen Vorbeugung* durch *Abhärtung,* richtige Lebensführung und Körperpflege sowie durch *Vorbereitung der notwendigen äußeren Schutzmaßnahmen* gegen die Kälte. Die Erfrierungsbekämpfung ist Aufgabe der Truppenhygiene.

1. Allgemeine Lebensführung. Sowohl dem *Truppenführer* als dem *Truppenarzt* obliegt es, in den schweren Zeiten eines Winterkrieges den Soldaten durch fortlaufende *Belehrung und Erziehung* davon zu überzeugen, daß eine gesunde Lebensweise sowohl für ihn selbst als auch für die Erhaltung der Schlagkraft der Truppe förderlich ist. Dazu gehört in erster Linie eine regelmäßig betriebene Abhärtung in Zeiten der Ruhe durch *planmäßige Körperübungen* im Freien, sei es in der Form des Frühsportes, sei es in einer täglich in den Dienstplan eingeschobenen Sportstunde. Für das östliche Klima empfiehlt sich für die tägliche Körperpflege mehr als die tägliche Ganzwaschung, welche meist mit einer langsamen Auskühlung einhergeht, der Gebrauch der *Sauna.*

Infolge des extremen Temperaturwechsels, welchem der Körper während des Saunabades unterworfen ist, wird durch seinen regelmäßigen Gebrauch eine hohe Widerstandskraft der Gefäße wie des ganzen Organismus hervorgerufen (*Gefäßgymnastik*).

In Zeiten des Einsatzes werden manche dieser Maßnahmen nicht durchführbar sein; trotzdem ist auch während dieser zumindest die Fortführung laufender *Fußpflege* anzustreben. Sie besteht in täglichen kühlen Fußwaschungen, sorgfältigem Abtrocknen und Einpudern der Füße (letzteres gilt vor allem für Schweißfüße).

Eines besonderen Hinweises bedarf die Schädlichkeit des *Alkohols und Nicotins*. Ersterer gefährdet durch vermehrte Wärmeabgabe, letzteres durch seine vorläufig noch unbestimmbare, jedoch zweifellos vorhandene Gefäßwirkung den Soldaten. Unter allmählicher Steigerung der Anforderungen ist eine gleichmäßig *fortschreitende Gewöhnung* der Truppe an die Kälte zu erreichen. Der besonderen Gefährdung während des Schlafes wird durch Weckenlassen, Herumgehen, Reiben der Hände und Füße und sonstige Bewegungsübungen am ehesten vorgebeugt. Posten müssen häufig, unter Umständen $^1/_2$—1 stdl., abgelöst werden. Eine *zweckmäßige Ernährung* durch vitamin- (C) und calorien-, insbesondere fettreiche Nahrungsmittel, heiße Getränke, muß der Truppe für die Wintermonate von den zentralen Verpflegungsstellen aus sichergestellt werden.

2. Bekleidung. Hauptaugenmerk ist auf eine trockene und gut isolierende Kleidung zu richten. Trockenheit wird durch Einrichtung zweckmäßiger Trockenräume, bei welchen neben der notwendigen Beheizung auch auf gute Belüftung zu achten ist, ermöglicht. Wärmeisolierung wird am besten durch mehrschichtige, lockere Bekleidungsstücke erreicht[1]. *Größte Gefahr bedeuten sämtliche die peripheren Gliedabschnitte schnürenden Ausrüstungsgegenstände.* Zu enge Stiefel und Strümpfe, Wickelgamaschen, Strumpfbänder, Stahlhelmriemen usw. sind daher sorgfältig zu vermeiden. Man muß von vornherein berücksichtigen, daß die Füße in der Kälte anschwellen. Als äußerst zweckmäßig haben sich für die Isolierung Stroh- und Papiereinlagen als behelfsmäßiger Wärmeschutz erwiesen. Mehrere dünne Bekleidungsschichten sind im allgemeinen zweckmäßiger als wenige dicke, da zwischen ihnen mehrere Luftisolierschichten liegen. Nach den Erfahrungen der Truppe sind Flanellfußlappen den Wollsocken vorzuziehen. Die *Bewegungsfreiheit in der Winterbekleidung* spielt die größte Rolle, denn nur durch systematisch betriebene Bewegungsübungen ist es möglich, den Blutumlauf in Gang zu halten.

3. Unterkunft. Sofern für die Überwinterung keine ortsfesten Gebäude verfügbar sind, wird von der Führung für ausreichende, gut isolierte Unterkünfte[2] in Gestalt von Baracken oder Blockhäusern im Verlaufe der Herbstmonate gesorgt. Trotzdem bleibt dem Teil der Truppe, welcher auf vorgeschobenem Posten Dienst tut, auch dieser Schutz zeitweise versagt. Hier setzt die persönliche Initiative, Improvisationskunst und Erfindungsgabe der einzelnen Führer bis hinunter zum Wachhabenden ein, um sich einen wärmebietenden Unterstand zu schaffen. Seine Form hängt maßgeblich von den äußeren Bedingungen, der Geländebeschaffenheit, dem vorhandenen Material usw. ab, so daß sich keine näheren Vorschriften machen lassen. Meistenteils wird sich diese Art von Unterkünften dicht an den Boden anschmiegen bzw. in ihn hineingehen, um *Windschutz* zu bieten. Wallartige Aufschüttungen an der Wetterseite und Wandisolierungen mit Rasenstücken, Erde, Holz oder auch Schneewände bieten den besten Isolierschutz. Bei tiefem Schnee und steinhart gefrorenem Boden ist die Errichtung von Schneehütten (Iglus) der einzige Ausweg. Die Ofenbeheizung der Unterstände, wie sie im allgemeinen üblich ist, bedingt eine erhöhte *Kohlenoxydgefahr.* Auch in diesen behelfsmäßigen Unterständen ist daher der Versuch zu einer Belüftungseinrichtung zwecks Lufterneuerung, Vermeidung von Durchfeuchtung durch Wasserdampf und von Kohlenoxydschäden zu machen.

4. Der *Transport*[3] *Verwundeter bei Kälte* begünstigt die Entstehung oder Verschlimmerung bereits vorhandener Kälteschäden aufs äußerste. Daher verschiebt sich die gesamte *Transportindikation* bei strengem Frost grundlegend insofern, als die Transporte, soweit es die sanitätstaktische Lage zuläßt, auf die dringendsten Fälle beschränkt werden müssen.

---

[1] Siehe Abschnitt VII S. 341.   [2] Siehe Abschnitt V S. 305.   [3] Siehe Abschnitt VI S. 336.

Für diese Transporte[1], welche in mehreren kurzen Etappen mit zwischengeschalteten Wärme- und Kontrollstationen durchgeführt werden, ist *Begleitung* durch einen geschulten, sorgsamen Sanitätsdienstgrad unerläßlich. Die Länge der Transportetappen richtet sich nach der Güte der Transportmittel. Diese sind möglichst mit ausreichender *Beheizung*, warmen Getränken und Decken zu versehen. Offene Transportmittel, wie Wagen oder Schlitten, bedürfen einer sorgfältigen *Bodenisolierung* durch ölgetränktes Papier und Heu- oder Strohaufschüttung. Zweckmäßig ist es, auf diesen Transportmitteln mehrere Verwundete zum Zwecke gegenseitiger Erwärmung nah aneinander zu lagern und insgesamt mit reichlich Decken zuzudecken.

Jeder von Wundsekret *durchfeuchtete Verband* bedeutet eine *Gefahrvermehrung* und ist nach Möglichkeit durch einen trockenen zu ersetzen. Desgleichen soll man *Gipsverbände* erst nach völliger Trocknung transportieren. Dem Durchnässen von Verbänden infolge der vermehrten Harnsekretion ist durch entsprechende Maßnahmen vorzubeugen. Die Gabe von Narkoticis beeinträchtigt das Bewußtsein des Verwundeten und somit die Selbstkontrolle durch die Empfindung. Vor weiterziger Anwendung von narkotischen Mitteln vor dem Transport muß daher eindringlichst gewarnt werden.

II. Einteilung. Die früher übliche Unterscheidung in allgemeine und örtliche Erfrierungen ist mit Recht verlassen worden. Man spricht von der *allgemeinen Auskühlung* und den *örtlichen Kälteschäden*. Auch in letzterem Falle sollte man das Wort „Erfrierung" besser vermeiden, da die wirkliche Erfrierung des Gewebes als Endstadium nur einen ganz geringen Teil der in ärztliche Behandlung kommenden Kälteschäden ausmacht.

Die *allgemeine Auskühlung* ist gekennzeichnet durch das schwere Darniederliegen des Kreislaufes unter dem klinischen Bild des Schocks mit Blutdrucksenkung, Pulsverlangsamung und Verringerung der Atemfrequenz. Im allgemeinen besteht ausgesprochene Schlafneigung, nur in seltenen Fällen liegt Übererregbarkeit vor. Die Kälteeinwirkung auf die Nierengefäße führt zur vermehrten Harnsekretion.

Die alte Einteilung der *örtlichen* Kälteschäden in solche ersten, zweiten und dritten Grades wird auch heute noch anerkannt. Je nach Schwere des Kälteschadens bestehen die Hauptsymptome zunächst in Rötung bzw. hochgradiger Blässe und Kälte der Haut, die mitunter auch eine fleckenartige blaugraue Marmorierung aufweist. Die Weichteile nehmen gelegentlich eine wachsartige Konsistenz an. Immer neigen die örtlichen Kälteschäden zweiten und dritten Grades zu hochgradiger Ödembildung und Thrombose der Gefäße. Bei irreversiblem Zelltod entsteht eine Nekrose des gesamten von der Schädigung betroffenen peripheren Gliedabschnittes.

III. Behandlung. *1. Erste Hilfe:* Oberstes Gesetz der Behandlung aller Kälteschäden ist es, frühzeitig den *Blutumlauf* wieder in Gang zu bringen. Nur dadurch kann es gelingen, die Schädigung unter Umständen ganz oder teilweise rückgängig zu machen. Der *ersten* Hilfe des *Truppenarztes* kommt daher in der Behandlung die allergrößte Bedeutung zu. Seine Maßnahmen erstrecken sich auf allgemein erwärmende und wiederbelebende Behandlungsmethoden.

Bei *allgemeiner Auskühlung* gibt man neuerdings der *verhältnismäßig raschen Erwärmung* gegenüber der alten Methode des langsamen Erwärmens durch Abreiben mit Schnee, naßkalten Packungen usw. den Vorzug. Man beginnt heutzutage sofort damit, den Kältegeschädigten in Zimmertemperatur von ungefähr 20° C zu bringen, ihn dort in vorgewärmte Decken einzuhüllen und ihm leicht *überwärmte intravenöse Infusionen* von Traubenzucker und Klysmen von Tutofusin usw. zuzuführen. Da man bei der allgemeinen Auskühlung ebenso wie bei örtlichen Kälteschäden, besonders 3. Grades, eine Verminderung des Chlor- und Eiweißgehaltes des Blutes festgestellt hat, sind Bluttransfusionen nicht nur zur Auffüllung des Gefäßsystems, sondern auch als Eiweißsubstitution von großer Bedeutung.

---

[1] Siehe Abschnitt VI „*Hygienische Fragen des Kranken- und Verwundetentransports beim Heer*" S. 336.

Sobald die Lebenszeichen wiederkehren, erhält er zusätzlich heiße Getränke (jetzt ist Alkohol zweckmäßig!) und zunehmende trockene Erwärmung durch Heizsonne usw. Diese physikalische Behandlung wird durch eine medikamentöse mit *zentralerregenden Analepticis* (Coramin, Cormed, Cardiazol) ergänzt. Im Gegensatz zur allgemeinen Auskühlung werden bei der ersten Hilfe des *örtlichen Kälteschadens* außerdem noch örtliche Warmbäder angewandt, deren Temperatur von etwa anfänglich 25° C langsam bis auf 40° C je nach der subjektiven Verträglichkeit gesteigert werden. Die Wiedererwärmung der örtlich geschädigten Körperabschnitte hat mit besonderer Vorsicht zu geschehen. Zu plötzliches Auftauen ist wegen der Gefahr des Platzens des gefrorenen Gewebes, der Vermehrung der Stauung und der Schmerzen zu vermeiden.

2. *Spezielle Weiterbehandlung.* Sobald sich der Grad des *endgültigen Kälteschadens* abzeichnet, setzt die spezielle Weiterbehandlung ein.

Beim Kälteschaden ersten Grades, welcher sich meist in Brennen und Rötung der Haut äußert, sind Verbände mit hyperämisierenden *Salben* (Ichthyol, Camphersalben) sowie frühzeitiger Beginn mit leichter Massage, Wechselbädern und Bewegungsübungen angezeigt. Das Charakteristicum des *Kälteschadens zweiten Grades* ist die Blasenbildung und in schwereren Fällen bereits die Entstehung von Ödemen. Das Ziel der Behandlung besteht zunächst darin, die Blasen, etwa durch Pinselung mit Formalinalkohol, einzutrocknen und sodann abzutragen. Vom zweiten Grad des Kälteschadens an wird grundsätzlich *trocken* mit antiseptischen Pudern (Dermatol, Chinosol und besonders Sulfonamidpuder) behandelt. Gehen die Ödeme durch Hochlagerung und Ruhigstellung in wärmenden Schienen-Watteverbänden unter funktionell richtiger Stellung der Gelenke nicht zurück, so kann man versuchen, dem Ödem durch ausgiebige, die Fascie durchsetzende *Incisionen* Abfluß zu verschaffen. Peinlich aseptisches Vorgehen ist bei sämtlichen Maßnahmen Grundbedingung.

Die Behandlung des *Kälteschadens dritten Grades* strebt die *aseptische trockene Mumifikation* des erfrorenen Gliedabschnittes an. Wir erreichen dieses Ziel am ehesten durch *absolute Ruhigstellung* der Extremität in funktionell richtiger Lage durch einen *Gipsverband*, welcher bis an die Demarkationszone heranreicht. Das nekrotische Gewebe selbst wird vom Gips frei gelassen, mittels einer Drahtschlinge an einem mit dem Gips in Verbindung stehenden Bügel aufgehängt und lufttrocken behandelt. Das Bestreben, eine trockene Nekrose herbeizuführen, kann durch Warmluftbehandlung mit Föhn sowie durch Aufstreuen von Sulfonamidpuder gefördert werden. Alle Kälteschäden dritten Grades sind besonders tetanusgefährdet. *Tetanusprophylaxe* ist daher notwendig. Beim Deutlichwerden der *Demarkationszone* wird die Nekrose unter peinlicher Beachtung des Sparsamkeitsprinzips abgetragen. Von dem Grundsatz, die Spontanabstoßung der Nekrose abzuwarten, hat man sich nach den Erfahrungen des Winterkrieges 1941/42 in Rußland abgewendet, da dies einen unnötigen Zeitverlust bedeutet. Frühzeitig ausgeführt, etwa innerhalb der ersten 24 Stunden, können die paraarterielle Anästhesie, die Lumbalanästhesie, die Leitungsanästhesie der Nervenstämme, die periarterielle Sympathektomie oder die Unterbrechung des lumbalen Grenzstranges durch Novocainblockade bzw. Resektion unter Umständen einen Materialgewinn herbeiführen und so die Demarkationszone nach distalwärts hinausschieben. Diese Eingriffe sind jedoch in der Dauer ihrer Wirkung noch umstritten und dürfen wegen der notwendigen Asepsis und Technik nur in entsprechenden Lazaretten durchgeführt werden. Die *Komplikationen des Kälteschadens dritten Grades* liegen in der Gefahr des Übergangs der trockenen Nekrose zur feuchten Gangrän. Örtliche Gewebseiterungen, Sehnenscheideneiterungen und Phlegmonen sowie fortschreitende Thrombophlebitiden bergen die Gefahr der toxischen und bakteriellen Allgemeininfektion in sich. Außerdem kann der nekrotische Bezirk zum Ausgangspunkt von *Gasbrand* und *Spättetanus* werden. Gelingt es in diesen Fällen durch *örtliche Eingriffe* nicht, der pyogenen oder anaeroben Infektion Einhalt zu gebieten, so bleibt als einziger Ausweg nur die *Frühamputation* in sicher gesundem Gebiet unter Beachtung aller neuzeitlichen Regeln der Amputation im Felde. Wie bei ihr, wird in den meisten Fällen von Erfrierungsstümpfen eine spätere *Reamputation* notwendig. Die endgültige Stumpfbildung fällt damit ebenso wie die prothetische Versorgung in den Arbeitskreis des Heimatchirurgen.

IV. Beurteilung überstandener örtlicher Kälteschäden. Da die Kälteschädigung vorwiegend ein Gefäßproblem darstellt, sind *Dauerschäden des Gefäßsystems* nicht selten. Diese Erkenntnis ist für die Beurteilung klinisch oft wenig faßbarer Nachbeschwerden wichtig.

Nach allgemeiner Auskühlung werden über den Schienbeinen Beschwerden beobachtet, die man auf die Schädigung der Arterien zurückführt. Sie können mit subfebrilen Temperaturen und leichter Beschleunigung der Blutsenkung einhergehen. Auch sind *Nierenschädigungen* als Ausdruck der Kälteeinwirkung auf die Nierenarterien in jüngster Zeit beschrieben worden.

Nach örtlicher Kälteschädigung führen die pathologischen Veränderungen der nervösen Gefäßversorgung zu *Gefäßspasmen*, die monate- bis jahrelang bestehen und in eine Atonie übergehen können. Dies hat sich durch arteriographische Untersuchungen einwandfrei nachweisen lassen. Die gleichen Ursachen führen auch zu Umbauvorgängen am Knochen im Sinne der SUDECKschen *Knochenatrophie*. Ihre akute Phase pflegt zwischen 3 und 5 Monaten nach der Kälteeinwirkung aufzutreten und anschließend zunächst in Dystrophie, dann in die endgültige Atrophie überzugehen.

Schrifttum.

BINHOLD: Dtsch. Mil.arzt **1942**, H. 8. — CUPPINI: Giorn. Med. mil. **90**, 585—587 (1942). — FREY: Med. Klin. 1942 II, 1009—1012. — KLAPP: Zbl. Chir. **1942**, 1794—1797. — KILLIAN: Zbl. Chir. **1942**, 1763—1775 sowie Forsch. u. Fortschr. **1943**. — KÖNIG: Klin. Wschr. **1943**, H. 3. — LÄWEN: Dtsch. Mil.arzt **7**, 479—491 (1942). — LINDEMANN: Dtsch. med. Wschr. 1943 I, 154—156. — OEHLECKER: Chir. **14**, 459—472 (1942). — RANKE: Klin. Wschr. **6**, 113, 43. — SIEGMUND: Münch. med. Wschr. 1942 II, 827—832. — TANTINI u. BAGGIO: Clinica **7**, 549—565 (1941). — *Bericht über die 2. Arbeitstagung der beratenden Fachärzte 1942.*

C. Äußere Krankheiten.

Von H. WERTHMANN.

Mit 3 Abbildungen.

Die *allgemeine Hygiene* kann sich nicht nur innerhalb enger Fachgrenzen auswirken. Sie muß die Nachbargebiete, besonders auch die „*äußeren Krankheiten*"

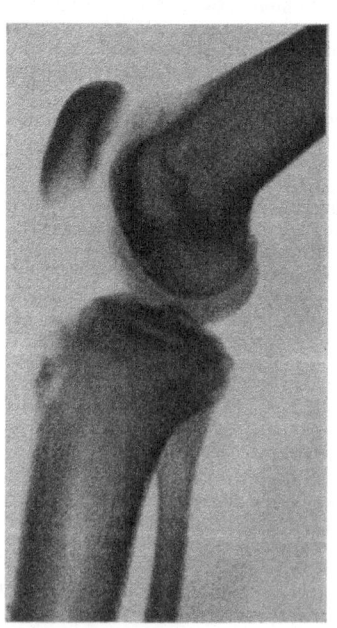 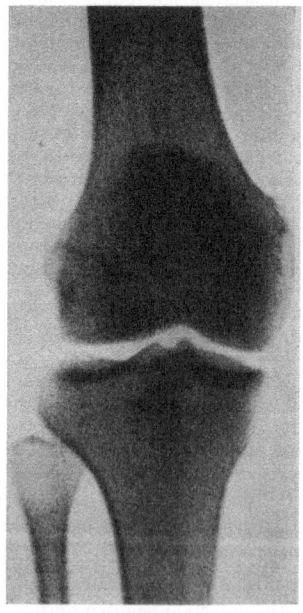

Abb. 1. Sportschaden im Bereich des Ansatzes des Lig. patellae beim Jugendlichen.

berücksichtigen, soweit sie durch *vorsorgliche Überlegungen und Maßnahmen* zur *Einschränkung der unterschiedlichsten Nachteile* führen. Die Erhaltung der *Dienstfähigkeit*, ihre Wiederherstellung oder Erweiterung ist ein besonders dankbares, verantwortungsvolles und erfolgreiches Feld militärärztlicher Tätigkeit. Infolge der Eigenart des militärischen Dienstes nehmen einige äußere Krankheiten eine besonders zu beachtende Stellung ein.

Durch die Erfahrungen im Kriege und Frieden, durch Vorschriften, Merkblätter und Erziehung sind die *Unfälle* sowohl im *Kraftfahrwesen* als auch im Sport beträchtlich eingeengt worden.

Die Ausstattung der Kraftfahrzeuge, der Sporthallen und -plätze gewährleisten überall einwandfreie hygienische Wundversorgung im Rahmen der „Ersten Hilfe" und schnelle Zuführung in endgültige ärztliche Betreuung. Die *Sportunfälle* sind beim Heer durch vorsorgliche Überwachung weitestgehend eingeschränkt.

Sportschäden lassen sich wie die Unfälle nicht restlos vermeiden. Die fortschreitenden Erkenntnisse auf den Gebieten der Physiologie, der Leistungssteigerung und -begrenzung für die Masse wie für den einzelnen sind die Voraussetzungen für eine körperliche Ertüchtigung ohne die bekannten Schäden. Diese wirken sich hauptsächlich an den Gelenken, Bändern, Sehnen und an der Muskulatur, aber auch am Herzen aus. Sportlehrer und Sportärzte haben hier ein verdienstvolles Arbeits- und Forschungsgebiet[1].

Große Beachtung verdient der *Überlastungsschaden des Skelettsystems* beim Soldaten. In zahlreichen Veröffentlichungen sind in den letzten Jahren Überlastungsschäden beschrieben worden. Die Vorgänge sind als Krankheitsbild, nach Ätiologie und Prognose geklärt. Überlastung und überstürztes Training sind, wie beim Sportschaden, die regelmäßige Ursache.

Der Wortbegriff des Überlastungsschadens ist aus der Technik übernommen, wo er als Ausdrucksform einer bestimmten Abnutzung des Materials angewandt wird.

Grundsätzlich anders müssen solche Einflüsse sich beim lebenden Gewebe auswirken, das gewohnt ist, auf Umweltsvorgänge zu reagieren. Die Reaktionen sind außerordentlich unterschiedlich, je nachdem, ob es sich um einmalige oder andauernde, sich ständig wiederholende Belastungen handelt.

Bei einmaligen Belastungen ist jedes Gewebe entweder der Einwirkungsgröße in seiner Widerstandsfähigkeit gewachsen oder nicht. Der Vorgang bedeutet einen Anreiz zur Aktivität. Diese bringt eine mehr oder weniger starke Durchblutung und damit den vermehrten Einbau von Zell- und Kittsubstanz bei gleichzeitigem Abtransport der Ermüdungsstoffe. Das Gewebe stellt somit seine Widerstandsfähigkeit zum mindesten wieder her, erhält sie oder steigert sie gar.

Ähnlich ist der Vorgang bei Dauereinwirkungen. Von diesen kann jede einzelne Phase so unendlich einwirkungsschwach sein, daß sie als solche praktisch gar keine Belastungsprobe darzustellen braucht. Trotzdem wird durch die ständige Wiederholung eine solche Steigerung der Einwirkungskräfte zustande kommen können, daß das Gewebe als das schwächere nachgibt.

Das wird immer dann der Fall sein müssen, wenn die Proportion zwischen den Einwirkungsgrößen und den Reaktions- und Ausgleichsmöglichkeiten des Gewebes sich zu dessen Ungunsten verschiebt. Es treten feinste Risse auf, die in Form von Gleitlinien weiterreißen, weil die allgemeinen oder lokalen Abwehrbedingungen nicht ausreichen oder nicht nachkommen. Das kann bereits bei kleinster Dauerbeanspruchung der Fall sein.

Wie in allen körperlich arbeitenden Berufsschichten, kommen bei *Soldaten* diese Überlastungsschäden vor und finden bei ihnen ihre typischen Lokalisationen als Ausdruck der sich täglich wiederholenden Übungen beim Marschieren, Exerzieren usw. Die körperlichen Anstrengungen des Wehrdienstes beanspruchen in erster Linie die unteren Extremitäten. Deshalb sind es ihre *Skelettanteile*, die überwiegend dies Krankheitsbild zeigen. Je weiter unten, um so häufiger sind Überlastungsschäden zu finden, je weiter oben, um so seltener treten sie auf.

Weitaus am häufigsten sind die *Mittelfußknochen* befallen, sehr viel seltener schon das Schienbein, es folgt das Wadenbein, später der Oberschenkelschaft, selten der Schenkelhals

---

[1] Siehe das Kapitel „*Der Sport*" im Abschnitt IX A 4 S. 394.

und nur ganz ausnahmsweise der Beckengürtel, der die Veränderungen meist am horizon-
talen Schambeinast aufweist.

Das *klinische Bild* ist sehr eindeutig: Immer sind diffuse Schmerzen der befallenen Gegend vorhanden, die eine umschriebene Stelle als Zentrum und Ausgangspunkt ungefähr lokalisieren lassen. Es besteht *Müdigkeit* der Extremitäten,
die sich so steigern kann, daß bald allein deswegen schon der Dienst eingestellt
werden muß. Es folgen *Ödeme* im Bereich des Schmerzzentrums mit ihren teigigen Schwellungen und eng umschriebener Druckschmerz, dessen Sitz mit den
typischen Veränderungen des Röntgenbildes übereinstimmt.

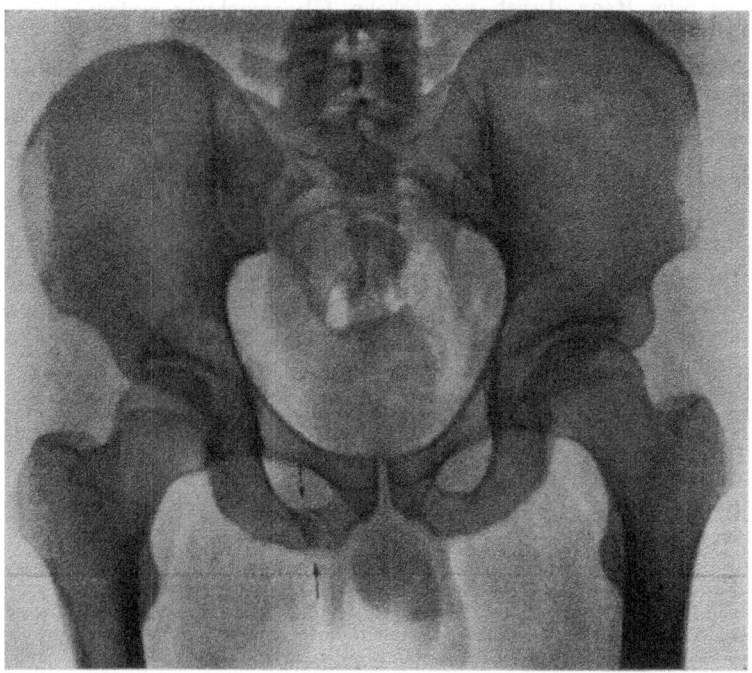

Abb. 2. Überlastungsschaden des Beckengürtels an typischer Stelle.

Hier ist in der ersten Zeit Auffallendes nicht zu erkennen. Die atomare Resorption des
Kalkreichtums des Knochens den *Röntgenstrahlen* gegenüber bringt eine Überlagerung der
feinen Veränderungen durch die Kalksalzschatten, so daß eine bildliche Darstellung zunächst,
nicht erfolgen kann. Später sieht man in diesem Bereich eine Aufhellungszone und einen
periostalen Knochenbegleitsaum als frühesten Ausdruck der Reaktion des Gewebes im
Sinne des Um-, Ab- und Aufbaues. Der Periostcallus ist oft das erste Zeichen der vorhandenen Strukturunterbrechungen. Sie stellen sich dar als unscharfe und verwaschene,
schlecht begrenzte Linien. Bei zeitig einsetzender Behandlung verkleinert sich der Callus,
er wird schattendichter und läßt bald zielstrebige Knochenstrukturzeichnung erkennen,
wie auch die Aufhellungszonen nach anfänglicher Verbreitung eine Massierung von Kalk-
salzen erkennen lassen. Schließlich wird die Stelle der ehemaligen Lokalisation nur noch
durch die Schattenverdichtung und eine Verstärkung der Corticalis wiedergegeben.

Mangelhafte Entlastung fördert zwar die Callusbildung, sie läßt aber den Umbauprozeß
nicht den notwendigen Ausgleich finden und birgt die Gefahr des Weiterreißens der Gleitlinien bis zur völligen Kontinuitätstrennung.

Wie bei den Überlastungsschäden der Arbeiter und Sportler sind es ganz
bestimmte Konstitutionsgruppen, die bevorzugt befallen werden.

Es sind oft Astheniker, besonders wenn sie ein Leiden aufweisen oder überstanden
haben, das statische Veränderungen verursacht. Diese allein ergeben schon eine der vielen

zusätzlichen Voraussetzungen. Im gleichen Sinne wirken zur Atrophie führende Ursachen, Krankheiten, Arbeitslosigkeit, mangelndes Training, lokale Schwächen usw.

In den weitaus meisten Fällen können, wenn die anatomischen Verhältnisse nicht besonders ungünstig liegen, die Erkrankungen *vermieden* werden. Zahlreiche Ausgleichsübungen sorgen bei *planvoll eingelegten Ruhezeiten* für die notwendigen Entspannungen und Erholungsmöglichkeiten, besonders wenn die Leistungen langsam gesteigert werden. Diese Erfordernisse erlangen ihre größte Bedeutung bei *Rekruten*, die oft völlig ungeschult ihnen ungewohnte körperliche Anstrengungen auf sich nehmen.

Durch die sichere Kenntnis der Ätiologie, des klinischen Verlaufes und der Möglichkeit der restitutio ad integrum ist die Prophylaxe mit ihren Erfordernissen so klar herausgestellt, daß durch *entsprechende Einwirkung der Truppenärzte auf die Truppenführung* die *Überlastungsschäden* sehr *selten* geworden sind.

Schon immer ist die Pflege der *Füße* ein wichtiger Teil der Truppenhygiene gewesen. Sie ist die wesentliche Voraussetzung der unerhörten Marschleistungen unserer Infanterie und die Folge ihrer Erziehung zur Fußhygiene. Die Marschleistungen werden häufig durch *Schweißfuß* behindert.

Neben dem die Umgebung belästigenden Geruch bewirkt die starke Schweißabsonderung vor allem eine Erweichung der Hornschicht der Haut, meist an den Stellen, die schlecht oder ungenügend entfaltet werden. Zwischen den Zehen bilden sich wunde Stellen, die als Ausgangsorte von Eiterungen, Lymphbahnentzündungen, Pilzaffektionen und Phlegmonen zu weiteren schweren Komplikationen führen können.

Behandlung mit Salicyl als Puder oder Salbe, regelmäßige (nicht heiße!) Fußbäder sind die üblichen Mittel der Verhütung.

Unter ähnlichen Bedingungen, aber auch ohne übermäßige Schweißabsonderung, tritt das *Wundlaufen* auf. Im Vordergrund stehen die mechanischen Einwirkungen durch Reiben und Druck im Schuhzeug, durch die Kleidung oder von Weichteilen gegeneinander (Wolf).

Häufige Fußbesichtigungen, Kontrolle des Stiefelsitzes, einwandfreie Fußbekleidung (Fußlappen) sind unerläßliche Maßnahmen.

Blasen werden nur während des Marsches nicht entfernt, sondern ellipsenförmig durch Scherenschlag eröffnet (kein Jod!). Später abtragen und mit Salbe behandeln. Scheuerstellen sind zu entlasten, gegebenenfalls vorbeugend mit Hirschtalg einzufetten.

Schlechter Sitz im Sattel, mangelnde Übung, nicht passende oder geflickte Reitkleidung führen zum *Wundreiten*.

Regelmäßige Körperpflege und häufiges Waschen (Stalleimer!) sichern durch Reinlichkeit des Körpers vor dem Wundreiten und verhindern Neigungen zu Furunkulose, Abscessen und sonstigen Eiterungen.

An einigen Muskeln tritt u. U. *Muskelknochenbildung* auf. Die Myositis ossificans circumscripta ist bekannt als *Exerzier-, Bajonettier-, Hufschlag-* oder *Reitknochen*. Sie ist meist die Folge direkter Gewalteinwirkungen gegen die entsprechenden Muskelgruppen oder tritt im Anschluß an Zerrungen auf. In allen Fällen ist die Traumatisierung mit Gewebszertrümmerung wenigstens die auslösende Ursache.

Eine vorausschauende *Verhütung* der Muskelknochen im Einzelfall ist nicht möglich. Mit der Diagnose wird die bereits vollzogene Verknöcherung festgestellt. Vermeidung von weiteren Zerrungen und Quetschungen durch *frühzeitige Dienstbefreiung* für die entsprechenden Übungen ist auf lange Zeit erforderlich; Versetzungen zu anderen Waffengattungen sind oft nicht zu vermeiden.

Von großer, ja ausschlaggebender Bedeutung ist als Problem in der Wehrmedizin der *Plattfuß* mit seinen zahlreichen Formen und unterschiedlichen Beschwerden und Folgen. Die weite Verbreitung bedingt eine große Zahl von Plattfußträgern bei allen Waffengattungen. Vorsorgliche Maßnahmen können nicht nur die Leistungsfähigkeit des einzelnen steigern, sie sind oft die Voraussetzung für die Dienstfähigkeit, gegebenenfalls deren Erhaltung.

Als konstitutionelles Leiden bevorzugt der Plattfuß bestimmte Typen, und zwar sind es vorwiegend Astheniker, die als Plattfußträger besonderer wehrmedizinischer Betreuung bedürfen.

Grundsätzlich muß man unterscheiden zwischen dem „müden Fuß", der ohne pathologisch-anatomische Veränderungen bei normalem statischem Aufbau des Fußgewölbes, besonders beim Stehen, frühzeitig ermüdet, und dem eigentlichen Plattfuß.

Dieser ist in allen Variationen von leicht auszugleichenden Muskel- und Bandschwächen bis zum völlig kontrakten Platt-, Spreiz-, Knickfuß (usw.) ein Krankheitsgebiet, zu dessen Beherrschung jahrelange Erfahrung erforderlich ist. Die laufenden Maßnahmen muß aber jeder Truppenarzt übersehen können.

Regelmäßige Gymnastik, Ausgleichsübungen und planvolle Ruhezeiten sichern mit Bädern und Massage den Erfolg bei frühzeitiger Diagnose und zeitgerechter Behandlung. Anderseits ist in Fällen schwerer anatomischer oder funktioneller Veränderungen und Störungen die Unterstützung des Fußgewölbes unumgänglich notwendig.

Die unterschiedlichsten Fußstützen haben sämtlich ihre Vor- und Nachteile. Beim Soldaten, der trotz gröberen Veränderungen allen *Anstrengungen des Fußdienstes, besonders auch im Fronteinsatz,* gewachsen sein soll, kann nur eine solide Metalleinlage nach Gipsmodell, am redressierten Fuß gearbeitet, ausreichen. Die planmäßigen fertigen Fabrikeinlagen genügen in manchen Fällen. Es ist darauf zu achten, daß das „Negativ" der Stütze in allen seinen Zügen dem „Gesicht des Fußes" genauestens entspricht.

Mit Anomalien des Fußskeletts vergesellschaftet findet sich häufiger, besonders bei marschungewohnten Soldaten in neuem oder nicht zweckmäßig verpaßtem Schuhzeug die *Fußrückenschwiele.*

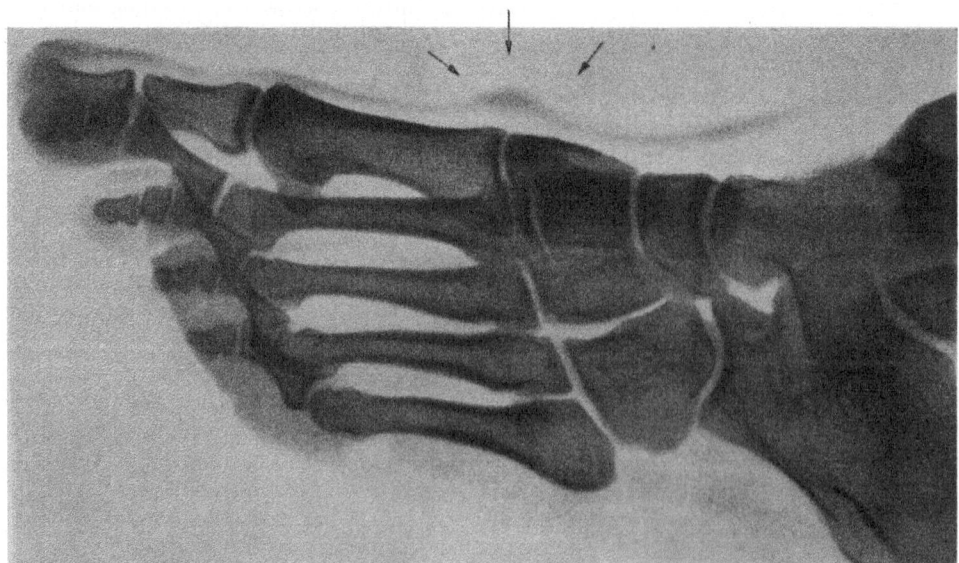

Abb. 3. Fußrückenschwiele (nach SALCHOW).

Die meist entzündlich imponierende, engumschriebene, prallelastische oder auch „knochenharte" Anschwellung ist eine dem Bindegewebe eigentümliche Veränderungsform, die durch ständigen Druck erzeugt wird. Sie kann zur Verwechslung mit Exostosen Veranlassung geben. Das Röntgenbild gibt eindeutigen Anhalt.

Eine operative Indikation ist nur bei klinisch nachweisbarer resistierender Bursa oder beim Ganglion und erst nach Abklingen aller entzündlichen Erscheinungen gegeben. Sonst führen rein konservative Maßnahmen fast immer zum Ziel. Manchmal sind orthopädische Schuhe zur ständigen Druckentlastung der gefährdeten Stelle, auch Versetzung zu fahrenden Einheiten und bei hochgradigen Skelettanomalien Entlassung erforderlich.

Ähnliche Druckbeschwerden sind auch an andern Körperstellen möglich und bekannt als *Koppel-* oder *Tornisterdruck*. Sie führen meist zeitig als entzündliche oder Scheuerveränderungen unter ärztliche Aufsicht und zur Behandlung, die sich auf konservative Anordnungen beschränkt.

Ebenfalls ein wichtiges wehrmedizinisches Kapitel bilden die *Bauchwandbrüche*. Zahlenmäßig weit im Vordergrund steht der *Leistenbruch*. Bauchwandbrüche sind meist nicht nur an einer Stelle der Bauchdecken zu finden. Sie sind, wenigstens ihrer Anlage und ihrer Neigung nach, mit Lücken und Schwächen an anderen Stellen vergesellschaftet. Die Träger solcher Veränderungen gliedern sich in die Gruppe des Konstitutionstyps der Bindegewebsschwächlinge.

Bei zunehmendem Alter und bei entsprechendem Nachlassen der Elastizität des Gewebes, besonders der Bindegewebsschichten, werden auch ohne Steigerung der Arbeits- und Funktionsbelastung des Gesamtorganismus die Randstellen der physiologisch und pathologisch vorhandenen Lücken selbst bei unverändertem Gebrauchsdruck immer mehr nachgeben. Die Bruchgeschwulst oder der Bruch sind nur der erste sichtbare oder kontrollierbare Ausdruck der schon vorhandenen Konstitution mit ihrer lokalen Anlage, die sich lediglich zum erstenmal praktisch auswirken. Es ist ein in seiner Anlage bedingter Vorgang, der häufig irrtümlich einem zeitlich zufällig gleichlaufenden äußeren Ereignis ursächlich verbunden wird.

Als *Dienstbeschädigung* können Bauchwandbrüche deshalb nur ausnahmsweise anerkannt werden. Bei Dienstverrichtungen, beim Exerzieren, Turnen, Schwimmen, Tragen von Kranken und Lasten sind nur in seltenen Ausnahmefällen die Voraussetzungen einer Dienstbeschädigung im Sinne der Verschlimmerung gegeben.

Bauchwandbrüche sollten immer, wenn nicht besondere chirurgische Kontraindikationen bestehen, operativer Behandlung zugeführt werden. In Kriegszeiten sind die jeweils geltenden Richtlinien zu berücksichtigen. Bruchbänder und Bandagen können durch Operationen vermieden werden. Sie erfüllen nicht sicher ihren Zweck, sind bald unsauber und führen zu Reibungen und Hautentzündungen.

Schrifttum.

Asai: Dtsch. klin. Chir. **186**, 511 (1937); Veröff. Heeressan.wes. **104**, 132. — Baetzner: Sportschäden an Bewegungsapparat. Berlin 1927. — Cyran: Dtsch. Mil.arzt 1941, 332. — Eck: Veröff. Heeressan.wes. **98**, 58. — Henschen: Chir. Kongr. 1934. — Liebig: Erg. Chir. 1929. — Maatz: Dtsch. Mil.arzt **1941**, 336. — Magnus: Mschr. Unfallheilk. 40, 199 (1933). — Osterland: Veröff. Heeressan.wes. **1930**, H. 31, S. 34; Arch. Chir. 179, H. 4. — Salchow: Dtsch. Mil.arzt 1938, 214. — Stein: Dtsch. Mil.arzt **1941**, 136. — Wachsmuth: Dtsch. Mil.arzt 1937, 193. — Waidmann u. Hoffmann (Osterland): Lehrbuch der Mil.-Hygiene. Berlin 1936. — Werthmann: Dtsch. Mil.arzt 1937, 393; **1938**, 345; Z. ärztl. Fortbildg **1939**, 271; Röntgenprax. **1939**, 322.

D. Gesundheitliche Gefahren der Genuß- und Reizmittel bei der Ermüdungsbekämpfung und Leistungssteigerung.

Von F. Grunske-Berlin.

Genuß- und Reizmittel zur Leistungssteigerung haben stets im Leben der Menschen eine wichtige Rolle gespielt. Auch die heute lebenden Menschen hängen mit unbeirrbarer Beharrlichkeit an solchen Mitteln, besonders unter den augenblicklichen *Kriegsverhältnissen* mit ihrem ganz auf Zweckmäßigkeit eingestellten, ewig hastenden, alle körperlichen wie geistigen Kräfte anspannenden Lebensrhythmus.

Alle Genuß- und Reizmittel enthalten *chemische Körper*, die *starke Wirkungen im organischen Zusammenspiel* der körperlichen Funktionen hervorzurufen vermögen, so daß ihre Anwendung bei ständigem Gebrauch oder gar Mißbrauch *keineswegs ohne Folgen* weder auf den im körperlichen und seelischen Gleichgewicht befindlichen noch auf den kranken Menschen sein kann; hinzu kommt, daß die Verträglichkeit bei den einzelnen Individuen stark variiert.

Zwar hat der Kampf von den verschiedensten Seiten gegen die Verwendung von Genuß- und Reizmitteln im Laufe der Zeiten niemals aufgehört und wird auch niemals aufhören, denn Mittel, die schädigende Wirkungen auf den menschlichen Körper auszuüben vermögen, können der Mehrheit des Volkes schon aus fürsorgerischen und vorbeugenden Gründen nicht wahllos und in beliebigen Mengen zur Verfügung gestellt werden. Es wird deshalb stets eine wichtige Aufgabe des Arztes als Gesundheitsführer, bei der *Wehrmacht* also des *Sanitätsoffiziers*, sein müssen, der Frage der Verwendung derartiger Mittel sein besonderes Augenmerk zu widmen. Damit soll nicht gesagt sein, daß die Anwendung der in unseren Breiten gebräuchlichen Genuß- und leistungssteigernden Reizmittel fanatisch bekämpft werden muß, denn eine fanatische Bekämpfung mit strengen Verboten hat gerade bei derartigen Mitteln weder in früheren Zeiten zu Erfolgen geführt noch wird sie in der Zukunft erfolgreich gestaltet werden können. Es wird aber jeder *Sanitätsoffizier*, der die Psyche der breiten Volksmasse kennengelernt hat, im gesundheitlichen Interesse aller bestrebt sein müssen, kraft seiner Autorität als Berater und Gesundheitsführer der seiner Obhut anvertrauten *Soldaten* vor jedem *Mißbrauch* ständig von neuem zu warnen und aufklärend auf alle gesundheitlichen Nachteile und Gefahren hinzuweisen, die als Folgen unzweckmäßiger Anwendung entstehen können.

I. Als Prototyp der erregenden Mittel[1] gilt das aus mehreren Pflanzenarten gewinnbare und auch synthetisch herstellbare **Coffein**.

Es ist immerhin interessant, daß alle die heute bekannten coffeinhaltigen Pflanzen rein empirisch bereits seit Jahrhunderten in allen Teilen der Welt von noch auf niederer Kultur stehenden Völkern entdeckt und als genuß- und leistungssteigernde Mittel benutzt wurden.

a) Als wichtigster Coffeinlieferant gelten *die Samen (Bohnen)* der heute in fast allen tropischen Gegenden gezüchteten *Kaffeepflanzen*.

Von den zahlreichen Arten der Gattung Coffea besitzen für die heutigen Kaffeekulturen lediglich der aus Abessinien stammende Coffea arabica und Coffea liberica Bedeutung. Der Coffeingehalt beträgt bei unserem in Deutschland im Handel erhältlichen Kaffee durchschnittlich 1—1,2%. Eine besondere Rolle spielen die beim Brennen der Bohnen entstehenden empyreumatischen Stoffe, deren chemische Konstitution noch nicht vollkommen bekannt

---

[1] *Alkohol* und *Tabak* werden absichtlich fortgelassen, da beide Stoffe heute als reine Genußmittel gelten, denen eine nachweisbare Leistungssteigerung nicht zuerkannt werden kann; auf die Ausführungen von Kittel auf S. 237 und 242 wird verwiesen.

ist, die jedoch als aromatische Körper die Atmung verbessern und leicht erregen, also die Wirkung des Coffeins unterstützen sollen.

Zu einer im Haushalt üblichen Tasse Kaffee von 150 ccm wird bei Vermeidung des Zusatzes eines Surrogats wie Zichorie usw. etwa 4—5, bei einem sehr guten Kaffee 5—6 g Kaffeepulver benötigt, entsprechend einer Coffeinmenge von 0,04, 0,05 bzw. 0,06 g. Man rechnet bei der haushaltsüblichen Herstellung des Aufgusses auf 150 ccm (eine Tasse) 8 g gerösteten Kaffee. Bei starken Getränken findet sich 0,1 g Coffein, bei sogenanntem Mokka können pro Portion 0,2 g und mehr vorkommen.

b) *Die Blätter* des in China, Indien, Ceylon und Japan heimischen *Teestrauches (Thea chinensis)* werden zur Herstellung des in China schwarzen und in Japan grünen Tees einer besonderen Gärung (Fermentation) unterworfen; die frischen Blätter besitzen weder Aroma noch läßt sich aus ihnen ein genießbares Getränk bereiten. Tee enthält u. a. 1—5% (durchschnittlich 2%) Coffein (Teein), ferner Theophyllin, Xanthin und Adenin.

c) Auf die *Samen* des in tropischen Gegenden Westafrikas wachsenden *Colabaumes (Cola acuminata)*, die kastaniengroßen Colanüsse, wurden die Europäer erst durch Reiseberichte aufmerksam, nach denen die Neger diese als besonderes Genußmittel und zur *Überwindung größerer Strapazen* benutzten.

Die wirksamen Bestandteile werden in Europa extrahiert und als Weine, Liköre, Erfrischungsgetränke, zu Pastillen, Cola-Schokolade und Keks verarbeitet als Anregungsmittel verwandt. Unter den heutigen Colaerzeugnissen finden sich jedoch auch minderwertige Produkte. Die Colanüsse enthalten ca. 2,5% Coffein, Spuren von Theobromin, ca. 30% Stärke und einen roten Farbstoff (Colarot), der sich leicht in Coffein, Zucker und Gerbsäure spalten läßt.

d) Die gerösteten Kerne *der Kakaobohnen* aus den Früchten des in allen tropischen Ländern Afrikas und Zentralamerikas, aber auch auf Ceylon und Java gezüchteten Kakao- (Schokoladen-) Baumes, Theobroma cacao, enthalten durchschnittlich 2% Theobromin und nur geringe Mengen von Coffein.

e) Erwähnt sei schließlich noch die *brasilianische Guarana*, eine coffeinhaltige, bitter schmeckende, dunkelbraune Schokoladenart, die aus den Früchten der *Paullinia sorbilis* gewonnen und mit Wasser zu einem anregenden Getränk gemischt wird; ferner der aus den Blättern von *Ilex paraguayensis*, einer in Südamerika vorkommenden Stechpalme, gewonnene *Paraguaytee, Mate* genannt, aus denen ein teeartiger, coffeinhaltiger Aufguß bzw. ein bierähnliches, alkoholfreies, anregendes Getränk hergestellt wird und der aus den Blättern von *Ilex-cassine*, der heiligen Stechpalme der Indianer im südöstlichen Nordamerika, hergestellte, berauschend wirkende *Black drink*, der von den Eingeborenen wegen seiner kräftigen Wirkung gegen die verschiedensten Krankheiten benutzt wird.

Zur Verwendung als *leistungssteigerndes Mittel* kommt für *europäische Verhältnisse* außer dem *synthetisch herstellbaren* reinen *Coffein* nur der *coffeinhaltige Kaffee*, evtl. noch der *chinesische Tee* in Frage.

Coffein wirkt in Gaben von 0,1—0,2 g allgemein auf das Zentralnervensystem auch des Gesunden belebend, erregend und schlafhindernd. Wichtig zur Beurteilung ist, daß durch die Erleichterung der Ideenassoziationen und der Aufnahme von Sinneseindrücken bei höherer Dosierung die Konzentrationsfähigkeit bei einigen Menschen herabgesetzt werden kann, die gerade bei hochwertigen, die präzises Arbeiten erforderlich ist. Wichtig ist ferner, daß die Coffeinwirkung bei Ermüdeten durch Verschiebung der Leistungsgrenze im positiven Sinn im allgemeinen zwar einwandfrei nachweisbar ist, daß aber bei Nichtermüdeten eine höhere Leistung erwartet werden kann. Die Behinderung des Schlafes bzw. des Einschlafens ist nach Coffeineinnahme bzw. Kaffeegenuß abhängig von der Höhe der Dosierung, wie von der Empfindlichkeit der einzelnen Menschen gegen Coffein; es gibt aber auch nicht wenige gesunde Menschen, die nach Kaffeegenuß trotz höherer Dosierung schnell einschlafen. Worauf dieses eigenartige Phänomen beruht, ist noch ungeklärt. In diesem Zusammenhang soll nicht unerwähnt bleiben, daß bei geistigen Arbeitern das Einschlafen in Zeiten stark erhöhter geistiger Beanspruchung auch ohne Coffein erschwert sein kann bzw. nach Coffeineinnahme, wenn die Coffeinwirkung längst verschwunden ist. Bekanntlich passiert ein kleiner Teil des resorbierten Coffeins den Körper unverändert durch die Nieren, ca. 25% lassen sich im Harn als Purinverbindungen unbekannter Herkunft nachweisen, und der Rest wird wahrscheinlich im Körper vollständig abgebaut. Nach Kaffeegenuß usw. läßt sich Coffein nach zwei Stunden im Urin nachweisen; die Ausscheidung dauert etwa 12 Stunden, aber schon nach viel kürzerer

Zeit werden im allgemeinen im Körper nur noch so geringe Coffeinmengen vorhanden sein, daß von einer anregenden Wirkung nichts mehr zu spüren sein dürfte. Hieraus ergibt sich, daß man unter normalen Verhältnissen, wenn man nicht nächtliche Arbeit zu verrichten hat, spätestens nachmittags Coffein zur geistigen Auffrischung zu sich nehmen soll.

Die Kontraktions- und Leistungsfähigkeit der quergestreiften Muskulatur wird gesteigert, und zwar sowohl direkt durch Einwirkung auf die Muskelsubstanz wie indirekt durch Impulse über das Zentralnervensystem.

Die *Wirkung des Coffeins auf das Herz* äußert sich in einer Steigerung der absoluten Herzkraft in der Systole, so daß ein größerer Widerstand überwunden werden kann; im Gegensatz zur Digitalis ist aber bekanntlich keine Vergrößerung der diastolischen Erweiterung möglich, da die systolische Starre des Herzmuskels einer Erschlaffung und Füllung Widerstand entgegensetzt. Diese nachteilige Wirkung macht sich besonders bei höheren und toxischen Coffeingaben bemerkbar. Die Pulsfrequenz wird beim Menschen nach kleineren Coffeingaben durch zentrale Vaguserregung im Sinne einer Pulsverlangsamung beeinflußt, während höhere Coffeingaben durch Erregung des Herzmuskels bzw. des Reizleitungssystems zur Beschleunigung führen. Ebenso führen an den Gefäßen Erregung des Gefäßnervensystems zur Verengerung, während eine periphere Einwirkung auf die Gefäßwände eine Erweiterung verursacht; von therapeutischer Bedeutung ist bekanntlich die Erweiterung der Coronararterien, wodurch die Ernährung und Arbeit des Herzens günstig beeinflußt wird.

Erwähnenswert ist schließlich auch die fördernde Coffeinwirkung auf die *Nieren*. Bekanntlich tritt nach Genuß von Kaffee und Tee meist eine lebhafte *Diurese* ein, die sowohl durch Zunahme des Sekretionsvermögens des Nierenepithels wie durch Steigerung des Filtrationsdruckes infolge Erweiterung der Nierenarterien verursacht wird.

Eine echte *Coffeinsucht* kommt in der Praxis *nicht* vor, denn es ist bestimmt nicht die Tendenz vorhanden, täglich mehr Kaffee zu trinken bzw. trinken zu müssen, wenn nicht etwa Entziehungssymptome auftreten sollen (EICHLER). Eine gewisse *Gewöhnung* macht sich erfahrungsgemäß bei allen Kaffeetrinkern bemerkbar, indem anfängliche leichte subjektive Sensationen und Nebenerscheinungen nach kurzer Zeit nicht mehr auftreten. Das bemerken besonders in den heutigen *Kriegszeiten* alle die, die gelegentlich einmal in Abständen von Monaten Bohnenkaffee trinken können. Auch pathologisch-anatomische Veränderungen, die auf chronischen Kaffeegenuß zurückgeführt werden müßten, sind nicht bekannt geworden.

Hohe Coffeindosen, 0,5—1,0 g und mehr, können allerdings bei gesunden Menschen zu toxischen Erscheinungen, wie allgemeine Unruhe, Aufgeregtheit, Auftreten von Angstgefühlen, starkem Herzklopfen mit erhöhtem und gespanntem Puls, zu Ohrensausen, Flimmern vor den Augen, Tremor und sogar zu delirösen bzw. konvulsiven Zuständen führen. Empfindlich sind besonders Menschen mit hyperthyreoiden Erscheinungen, überhaupt mit einer sensiblen Tonuslage des autonomen Nervensystems. Daß aber auch massive Dosen unter Umständen ohne Lebensgefahr vertragen werden können, geht aus dem von EICHLER erwähnten Fall von ROST hervor. Nach einer Dosis von 3,2 g Coffein, auf einmal genommen, traten bei völlig klarem Bewußtsein lediglich seelische Angst, Herzklopfen, Zittern, krampfartige Bewegungen in den Nackenmuskeln, Erbrechen und Diarrhöe auf; der an sich schwere Zustand dauerte 5 Stunden, und nach 24 Stunden war wieder völliges Wohlbefinden eingetreten.

Über die *tödliche Dosis* beim Menschen ist naturgemäß nichts bekannt.

Im Tierversuch dagegen tritt tödliche Vergiftung nach im Verhältnis noch höheren Dosen durch Asphyxie im Krampfanfall oder infolge zentraler Lähmung ein, wobei jedoch berücksichtigt werden muß, daß im Gegensatz zum Menschen, bei dem die Hirnwirkung im Vordergrund steht, sich beim Tier von vornherein eine Wirkung auf das Rückenmark bemerkbar macht und im Experiment durch Steigerung der Reflexerregbarkeit leicht ein Krampfzustand erzeugt werden kann.

In der Therapie gilt im allgemeinen als höchste Tagesdosis 0,5—0,6 g Coffeinum.

Zusammenfassend kann nach unseren heutigen Erkenntnissen von ärztlicher Seite gegen das Coffein in Form von gutem Bohnenkaffee und anderen coffeinhaltigen Getränken für alle gesunden Erwachsenen bei *mäßigem* Verbrauch zur Dauerverwendung als harmloses Genuß- und anregendes, leistungssteigerndes Getränk nichts eingewendet werden, wie die tägliche Erfahrung des *großen Massenexperiments* ja auch immer wieder beweist. In einer Erklärung der *Phar-*

makologischen Gesellschaft, die nach Abschluß des Pharmakologenkongresses im April 1938 in Berlin der Presse übergeben wurde, heißt es u. a.:

„Mengen, die normalerweise durchaus förderlich sind, können für besonders Empfindliche, noch vielmehr für gewisse Kranke schädlich sein. Klinische Erfahrungen lehren, daß bei dem üblichen Gebrauch des Kaffees weder vorübergehende noch bleibende Schädigungen vorkommen."

Darüber hinaus im Massenexperiment, z. B. bei einer *Kampfgemeinschaft an der Front*, synthetisches Coffein in Tablettenform in Dosen von 0,1—0,2 g zu geben, verbietet sich naturgemäß von selbst, dagegen ist z. B. bei der *Kriegsmarine an Bord* der Schiffe — ausgenommen U-Boote — als besonders anregendes, schlafverscheuchendes und gleichzeitig nährendes Präparat die bekannte *Scho-ka-kola* der Firma Hildebrand eingeführt worden; dieses Präparat enthält in den 100-g-Packungen der bitteren Schokolade etwa 0,2 g Coffein. 100-g-Packungen pro Mann sollen aber nur in besonderen Fällen, z. B. im Verlauf länger andauernder Kampfhandlungen, auf *Befehl der Kommandanten nach Vorschlag der Schiffsärzte* verausgabt werden. Auch im *Heer* und bei der *Luftwaffe* ist dieses Präparat eingeführt.

Dieselbe Wirkung kann auch mit der Mokka-Glykolade der Firma Sarotti A.-G., die statt gewöhnlichem Zucker Traubenzucker enthält, erzielt werden.

II. Die Entdeckung des synthetischen **Pervitins** im Jahre 1938 durch Hauschild führte in Deutschland zu ähnlichen Erscheinungen wie die Entdeckung des *Benzedrins* in Amerika in den Jahren nach 1933. Beide Mittel erfreuten sich bald auch besonders in Laienkreisen großer Beliebtheit, hervorgerufen durch die offensichtliche *wachhaltende, gehirnerregende* und *auch euphorische Wirkung* sowie eine über den üblichen Rahmen hinausgehende Propaganda. Prüflinge, Nachtwachen, besonders in den Krankenhäusern, Telephonistinnen u. a. begannen, diese Mittel *kritiklos* nach eigenem Gutdünken zu verwenden, und die Auswirkungen in Gestalt *gesundheitlicher Schäden* konnten natürlich nicht ausbleiben. Die sehr bald gesammelten ärztlich-pharmakologischen Erfahrungen aber veranlaßten die deutsche Gesundheitsführung, die *Benzedrine* und *Pervitin* rezeptpflichtig zu machen, und als der erwartete Erfolg nicht eintrat, diese Präparate dem *Opiumgesetz* mit Wirkung vom 1. Juli 1941 zu unterstellen[1].

Chemisch handelt es sich beim Benzedrin und Pervitin um Abkömmlinge des Brenzcatechins, die dem Adrenalin und besonders dem Ephedrin, das aus der wahrscheinlich seit Jahrtausenden in China bekannten Heilpflanze „Ephedra vulgaris" gewonnen wird, nahestehen.

Wirkungsweise. Bei Sichtung des deutschen ärztlichen Schrifttums finden sich zahlreiche Mitteilungen über die Pervitinwirkung am gesunden und kranken Menschen. Es ist jedoch bei kritischer Beurteilung heute noch nicht möglich, ein objektives und einwandfreies Gesamturteil zu gewinnen, da Pervitin auf die verschiedenen Menschen durchaus verschiedenartig wirkt und auch bei ein und demselben Menschen unterschiedliche Wirkungen beobachtet worden sind; außerdem kann bei Kranken ein Erfolg vorgetäuscht werden, der in Wirklichkeit nicht vorhanden ist (A. Bostroem).

Niedere Dosen (0,003—0,009 g = 1—3 Tabl.) rufen im allgemeinen bei gesunden Erwachsenen im nicht ermüdeten Zustande wie nach körperlicher und geistiger Ermüdung sehr zahlreiche Erscheinungen hervor, wobei diese Anzeichen bei Nichtermüdeten ausgeprägter und anhaltender zu sein scheinen:

Im Vordergrund steht der zentralerregende Effekt, eine Energiezunahme und Steigerung des Selbstbewußtseins wie der Entschlußkraft. Diese vermehrte Aktivität zeigt deutlichen euphorischen Charakter mit Hebung der Stimmung, allgemeinem Betätigungsdrang, Steigerung der Arbeitsfreudigkeit und Anreiz zur Inangriffnahme auch schwieriger Arbeiten der verschiedensten Art; die gedanklichen Assoziationen laufen rascher ab, dem Redner fließen

---

[1] Reichsgesetzbl. 1941 I, 328.

die Worte nur so zu, auch körperliche Arbeiten können, wie von den verschiedensten Seiten festgestellt wurde, leichter ausgeführt werden. Die Leistungssteigerung scheint immer indirekt, durch eine „Enthemmung" vorwiegend assoziativer Zentren, nie direkt durch eine aktive Hebung der Leistungsfähigkeit zustande zu kommen (O. GRAF); es wird also letzten Endes nicht die Leistungsfähigkeit, sondern der Leistungswille verstärkt, indem durch Überwindung des sogenannten „toten Punktes" Leistungen bis an die absolute Leistungsgrenze heran ermöglicht werden. Die Einwirkung auf das Konzentrationsvermögen, die wesentliche Vorbedingung für das Denkvermögen, besonders bei allen Geistesarbeitern, wird nicht einheitlich beurteilt; nach den vorliegenden Erfahrungen kann aber wohl eher von einer Herabminderung als von einer Steigerung dieser Funktion gesprochen werden. Sehr überzeugend sind in dieser Hinsicht die Mitteilungen von LEMMEL und HARTWIG, die über Selbstversuche eines Psychologen berichten. Es scheint also, als ob auch schon nach geringen Pervitindosen das Konzentrationsvermögen, das exakte logische Denken, insbesondere bei aller mehr intuitiven Arbeit, durch innere Erregung gestört wird, ähnlich wie nach stärkerem Kaffeegenuß, der bis zu einer Art Ideenflucht führen kann. Andererseits aber wird sicher in nicht wenigen Fällen einem Geistesarbeiter, der durch exogen bzw. endogen bedingte Hemmungen und Unlustgefühle in seiner Arbeit behindert ist, nach einer bestimmten Pervitindosis ein freieres Arbeiten ermöglicht, wobei jedoch die fertige Arbeit nach Abklingen der Wirkung nochmals nüchtern und kritisch durchgearbeitet werden muß. So schreibt auch BOSTROEM: „Die Konzentrationsfähigkeit wird keineswegs immer gebessert; aber auch wenn das nicht der Fall ist, so wird doch vielfach eine gewisse Freude an der Arbeit erzeugt, und das würde doch immerhin einen recht erfreulichen Zustand bedeuten, wenn sonst keine Nachteile zu erwarten wären." Sehr wichtig bei allen diesen erregenden Vorgängen ist selbstverständlich die nachdrückliche Beseitigung und Unterdrückung des Schlafbedürfnisses. Nicht zuletzt aus diesem Grunde hat das Pervitin vor einigen Jahren, als noch kein Rezeptzwang bestand, rasche Verbreitung in allen Volkskreisen gefunden, die beruflich gezwungen waren, nach einer Arbeit die physiologisch sich einstellende Müdigkeit zu vertreiben.

In verstärktem Maße ergeben sich die gleichen Notwendigkeiten fast täglich im *militärischen* Leben in den verschiedensten Situationen, im besonderen jetzt im *Kriege vor dem Feind*; es braucht nur an die *nächtlichen Gewaltmärsche* unserer Heeresformationen nach Wegfall der Kampferregung, an den anstrengenden *Wachdienst des Brückenpersonals unserer Kriegsschiffe* bei nächtlichen Unternehmungen bzw. an unsere *Flugzeugbesatzungen* im nächtlichen Einsatz erinnert zu werden; aber auch tagsüber nach durchkämpfter Nacht muß jeder Soldat unserer Wehrmacht immer wieder übernormale körperliche bzw. geistige Arbeit leisten, selbst wenn er sich zeitweilig vor Müdigkeit kaum noch halten kann. Ferner sei der „*Steuerschlaf*" der *Kraftfahrer* erwähnt, der sich erfahrungsgemäß bei nicht zu hoher Dosierung bei geeigneten Personen erfolgreich bekämpfen läßt; wesentlich ist hierbei, daß Pervitin keine „wilden" Fahrer erzeugt wie der Alkohol.

Bei höherer Dosierung machen sich, je nach Verträglichkeit, in steigendem Maße die verschiedensten Symptome einer *Überreizung der psychischen Sphäre*, wie allgemeine innere Unruhe und anhaltender Betätigungsdrang, Schlaflosigkeit, gedankliche Unrast bis zur Ideenflucht, gereizte Stimmungen oder agitierende Ängstlichkeit, Tremor, Schwindelgefühle, Kopfschmerzen als Zeichen einer lästigen Nervosität, evtl. sogar heftigere Erregungs- und kollapsartige Zustände, bemerkbar. Außer diesen zentralen Reizwirkungen treten im allgemeinen bei höherer Dosierung die sympathicomimetischen Nebenwirkungen, die bei empfindlichen Menschen allerdings auch schon bei niederer Dosierung auftreten kö̈nnen, besonders am Gefäßsystem in Erscheinung: Schweißausbrüche, Herzklopfen, Pulsbeschleunigung, steigender Blutdruck u. a. Erwähnenswert ist an dieser Stelle die Appetitlosigkeit und das *Verschwinden des Hungergefühls*, das in 90% der untersuchten Fälle von C. PÜLLEN nachgewiesen werden konnte; die Verweildauer des Kontrastbreies bei langanhaltender Ruhigstellung des Magens verdoppelte sich, während die Darmpassagezeit normale Werte zeigte.

Von besonderer Bedeutung ist, daß nur etwa 80—90% aller Menschen auf Pervitin in der beschriebenen Weise reagieren, daß es aber auch Menschen gibt, bei denen nach niederen wie auch nach höheren Dosierungen entweder überhaupt keine Wirkungen oder sogenannte Fehlwirkungen in Gestalt von Unruhegefühlen mit Herzklopfen, Hitzewallungen und vor allen Dingen Hemmungen sowohl in geistiger wie körperlicher Hinsicht auftreten.

Nach Abklingen der Pervitinwirkung tritt im allgemeinen ruhiger und tiefer Schlaf ein, der erforderlich ist, um die vorherigen verstärkten Beanspruchungen körperlicher wie geistiger Art ausgleichen zu können und durch Sammlung neuer Spannkräfte erneuten Beanspruchungen gewachsen zu sein. Gefährlich aber ist es, immer wieder, ohne ausreichenden Schlaf, durch erneute Pervitineinnahme körperliche oder geistige Mehrarbeiten ausführen zu wollen!

Die Anwendung bei Gesunden: Da Pervitin als ein hochwirksames Arzneimittel angesehen werden muß, darf es gesunden Erwachsenen keinesfalls laufend zur Verfügung stehen, sondern stets *nur in Ausnahmefällen unter Kontrolle des Sanitätsoffiziers;* niemals soll bei der Verordnung schematisiert, sondern immer individualisiert werden! Ein Mißbrauch, der bei nicht wenigen, besonders bei Geistesarbeitern, suchtartigen Charakter annehmen kann, ist sonst unausbleiblich.

Der Arzt muß stets daran denken, daß gerade in der sowieso schon überreizten Welt zusätzliche leistungssteigernde Mittel von verheerenden Schadwirkungen für die spätere Gesundheit der sonst gesund erscheinenden Menschen sein müssen. Ferner darf in diesem Zusammenhang nicht vergessen werden, daß bei den meisten Männern wenigstens die volkstümlichen Genußmittel Alkohol, Tabak und Kaffee, selbst wenn sie nur zeitweilig in mäßigen Mengen genossen werden, immerhin eine gewisse Belastung des menschlichen Körpers herbeiführen, die wieder ausgeglichen werden muß. Sicher ist bei dem heutigen Lebensrhythmus vielen ein Aufpeitschungsmittel von der Wirkung des Pervitins sehr erwünscht; aber der Laie, auch der hochwertige Geistesarbeiter, ist erfahrungsgemäß dem Mittel gegenüber zu wenig kritisch und kann in den meisten Fällen nicht beurteilen, wann er das Mittel zweckmäßig anwenden soll. Eine absolute Notwendigkeit der Pervitinanwendung dürfte bei allen Gesunden im Zivilleben nur in wenigen Ausnahmefällen erforderlich sein.

Besonders *vorsichtig* muß der *Sanitätsoffizier* bei der Verordnung von Pervitin für *Persönlichkeiten mit großer Verantwortung, wie Befehlshaber, Kommandanten* usw., sein, um Schädigungen der Gesundheit auf jeden Fall zu vermeiden; wenn möglich, sollte in diesen Fällen eine vorherige Untersuchung des Herzens und Kreislaufes sowie Erprobung mit 1 Tablette (= 0,003 g) vorgenommen werden.

Unangenehme Reaktionen auf Pervitin sind von vornherein bei allen leicht erregbaren, lebhaften und zu Affekthandlungen neigenden Personen zu erwarten, während bei allen von Natur aus ruhigen und mehr phlegmatischen Personen eine günstige Wirkung aufzutreten pflegt. Vorsicht ist ferner bei allen geboten, die das 40. Lebensjahr überschritten haben und bei denen eine Anlage zu Herz-, Gefäß- und Nierenkrankheiten wie zu Basedowscher Krankheit vorliegen könnte. Der Blutdruck sollte in allen verdächtigen Fällen, besonders bei älteren Leuten, kontrolliert werden. Ungeeignet sind schließlich alle willens- bzw. charakterschwachen und arzneihungrigen Menschen.

Im *militärischen Rahmen* darf das Pervitin *nur in Sonderfällen unter Aufsicht des Sanitätsoffiziers* verwandt werden. Eine *allgemeine schematische Anwendung bei einer größeren Truppeneinheit*, bei einer ganzen Schiffsbesatzung usw. *verbietet sich* von vornherein; der Personenkreis, der Pervitin erhält, soll immer nur klein sein, wenn nicht jede Übersicht und jegliches Verantwortungsgefühl des zuständigen Sanitätsoffiziers verlorengehen soll.

Auf die bei der *Luftwaffe* eingeführten Notpackungen, die Pervitin enthalten und nur in Sonder- und Notfällen angewandt werden dürfen, wird besonders hingewiesen[1].

Über die Dosierung. 1. Zur physischen wie psychischen Belebung und Überwindung der Müdigkeit werden im allgemeinen 0,003 bis höchstens 0,009 g, d. h. 1—3 Tabletten benötigt. Jüngere und kräftige Menschen reagieren meist prompter als ältere Personen. Bei leerem Magen genommen tritt eine deutliche Wirkung nach etwa 15—20 Minuten auf, bei vollem Magen nach etwa ½—1 Stunde. 2 Tabletten verhindern das Schlafbedürfnis, je nach der Verträglichkeit, 3—10 Stunden; werden 3—4 Stunden später nochmals 2 Tabletten gegeben, kann mit einer Schlafbehinderung bis zu 24 Stunden gerechnet werden. Länger als 24 Stunden sollte nur in ganz besonderen Fällen und durch die Situation bedingten Lagen eine Schlafverhinderung durch Pervitin erzwungen werden. In diesen Fällen sind aber, abgesehen davon, daß erheblich höhere Dosen notwendig werden, toxische Erscheinungen seitens des Herzens und Gefäßsystems bzw. ein allgemeiner Zusammenbruch möglich[2].

---

[1] Abschnitt XI B. 2: Wachhaltemittel im Luftbetrieb.
[2] Als toxische Gaben rechnen im allgemeinen 10—12 Tabletten (= 0,03—0,036 g) auf einmal. Püllen berichtet sogar über einen Selbstversuch mit 20 Tabletten (= 0,06 g) in einmaliger Dosis, wonach allerdings recht unangenehme, 48 Stunden anhaltende Erscheinungen seitens des Zentralnerven- wie des Herz- und Gefäßsystems eintraten.

2. Bei der Verabfolgung von Pervitin muß stets an die spätere Möglichkeit des Schlafens gedacht werden. Daher sollte das Mittel im allgemeinen im gewöhnlichen Leben niemals nachmittags gegeben werden, es sei denn, daß eine wichtige und unaufschiebbare nächtliche Arbeitsleistung bevorsteht. Bei einzelnen Menschen kann es nach Pervitin zu anfänglicher Müdigkeit, verbunden mit kurzem Schlaf, kommen, und die erregende Wirkung tritt erst später auf. *Vor dem Feinde ist Pervitin meist überflüssig, solange die Kampferregung anhält.* Eine Verausgabung in Zeiten der Ruhe verbietet sich von selbst. Daß Einzelpersonen wochen- und monatelang Pervitin, wenn auch nur in kleineren Dosen, einnehmen, sollte kein Arzt gestatten.

3. Als wirksame *Gegenmittel* gelten alle bekannten Schlafmittel in der üblichen Dosierung. Eine kombinierte, d. h. potenzierte Wirkung von Coffein und Pervitin herbeiführen zu wollen, ist nicht ratsam. Dagegen sollte sich jeder Arzt überlegen, ob er nicht mit schwächer und weniger nachhaltig wirkendem starkem Kaffee in vielen, vielleicht in den meisten Fällen eine völlig ausreichende Reizwirkung erzielen kann! Eine günstige Wirkung auf den Alkoholrausch ist durchaus umstritten; unerwünschte Fehlwirkungen scheinen häufiger zu sein.

III. Der Katgenuß ist seit Jahrhunderten, schon vor der Verwendung des Kaffees, im nordöstlichen Afrika, besonders in *Abessinien* und im südwestlichen *Arabien*, unter den Eingeborenen bekannt gewesen und wird auch heute noch in diesen Gebieten als wichtiges *Anregungsmittel* geschätzt.

Wirksames „Kat" ist in den Blättern und jungen Zweigspitzen der Staude *Catha edulis* enthalten. Die frischen Pflanzenteile werden gekaut bzw. auch als Infusum genossen (Kattee). Da die Wirksamkeit nach Lagerung nachläßt, werden die frischen Pflanzenteile meist über Nacht, in Bananenblätter eingehüllt, zum Markt gebracht. Als wirksamen Stoff enthalten Katblätter insbesondere das Alkaloid Cathin, welches chemisch dem Ephedrin, Benzedrin und Pervitin verwandt ist; es handelt sich also beim Katgenuß um einen sympathicomimetisch wirkenden Körper, worauf neuerdings F. Th. BRÜCKE besonders hingewiesen hat.

In entsprechender Weise ist auch die Wirkung des Kats; bei Resorption ausreichender Mengen wirksamer Substanz tritt sehr bald eine allgemeine Reizwirkung auf, die sich in angenehmer Excitation mit Neigung zur Heiterkeit und Zufriedenheit, in Gesprächigkeit, Unterdrückung des Schlafbedürfnisses und Hungergefühles sowie Steigerung der muskulären Leistungsfähigkeit äußert. Die letzteren Wirkungen verleiten zum Katgenuß, im besonderen auch bei Durchführung *langer Märsche* und Botengänge im heißen *afrikanischen* und *arabischen* Klima.

Da die Mengen der wirksamen Substanz nicht bekannt sind, können über die Dosierung keine Angaben gemacht werden. Als Vergiftungserscheinungen, die häufig vorkommen sollen, werden genannt: Allgemeine Übererregbarkeit und Ruhelosigkeit, Schlaflosigkeit, Herzbeschwerden (Tachykardien), Reizerscheinungen des Magens und Potenzverminderung.

IV. Das Betelkauen ist seit 1000 Jahren und länger im ganzen südlichen, tropischen Asien bis nach Mela- und Polynesien, insbesondere in Indien, aber auch an der Ostküste Afrikas eine unentbehrliche Gewohnheit bei Männern und Frauen aller Volkskreise geworden.

Der Betelbissen wird aus einem Stückchen Arecanuß und etwas Kalk, eingehüllt in Betel- oder Sirihblätter, bereitet; in manchen Gegenden werden noch weitere appetitanregende, geschmacksverbessernde bzw. allgemein erregende Zutaten, wie das Gambir bzw. ein Stück Catechu, zugesetzt, in neuerer Zeit hat sich auch der Zusatz eines frischen Tabakblattes und bei reichen Leuten von etwas Campher, Aloe, Ambra, Gewürznelken und Moschus eingebürgert (TH. MANN).

Zum Betelbissen werden die halbreifen, noch nicht zu harten Nüsse nach Entfernung der faserigen Hülle verwandt. Die Nüsse enthalten u. a. außer einem roten Gerbstoff als wirksamen Bestandteil das Alkaloid Arecolin. Die *Betelblätter* stammen von dem besonders im indisch-malaiischen Raum kultivierten Kletterstrauch „Piper betle" (Betel-, Kaupfeffer); die starren, rundlich-eiförmigen Blätter enthalten ein würzig-brennend schmeckendes ätherisches Öl, das in Form von hellen Pünktchen (Ölzellen) im durchscheinenden Licht der Blätter sichtbar gemacht werden kann. Der für wichtig gehaltene *Kalkzusatz* von ca. 0,5g pro Portion in Form von gelöschtem Kalk soll eine vorwiegend diätetische Wirkung besitzen (Begünstigung der Resorption der Alkaloide, Neutralisation überschüssiger Magensäure usw.). *Gambir* wird aus dem durch Einkochung eingedickten, gerbstoffhaltigen Saft der Blätter des Gambirstrauches (Uncaria Gambir) gewonnen und in kleinen Stückchen zugesetzt, ebenso das Catechu, der Extrakt aus dem Kernholz der Acacia catechu (ind. cate = Baum, chu = Saft).

Der fertige Bissen wird unter Vorherrschen eines pikanten, aromatischen, bittersüßen Geschmackes ca. $\frac{1}{4}$ Stunde lang abwechselnd in der rechten bzw. linken Backentasche ausgelaugt, nicht eigentlich gekaut, wobei der vermehrt einsetzende, durch den roten Gerbstoff der Arecanuß blutrot gefärbte Speichel entweder verschluckt bzw. ausgespien wird. Körperlich fällt bei gewohnheitsmäßigen Betelkauern, die Sklaven ihrer Leidenschaft geworden sind, neben einem ausgeprägt aromatischen Foetor ex ore die dunkelrote Färbung der Lippen und des Zahnfleisches auf, während die meist ungepflegten Zähne der Eingeborenen allmählich schwärzlich verfärbt werden; am charakteristischsten aber ist die allmählich immer mehr zunehmende Zahnsteinbildung, wodurch ein vorzeitiger Zahnausfall (Paradentose) verursacht wird. Erstrebt werden beim Betelkauen die *psychischen Wirkungen*, die vorwiegend durch das Arecolin hervorgerufen werden und sich in allgemeinem Wohlbehagen, guter Laune und angeregter Stimmung unter Verdrängung des Schlafes und Unterdrückung von Hunger- und Durstgefühl ohne Bewußtseinstrübungen äußern. An den inneren Organen läßt sich eine Erregung des parasympathischen Systems feststellen (Pupillenverengerung, erhöhte Absonderung der Tränen-, Schweiß-, Magen-, Darm- und Bronchialdrüsen, Verlangsamung der Schlagfolge des Herzens unter leichter Zunahme des Blutdrucks usw.). Bronchialspasmen und Darmkontrakturen sollen vorkommen, bei Vergiftungen Krämpfe. Anfänger reagieren ähnlich wie Europäer beim ersten Rauchversuch mit Schwindel, Brechreiz, kaltem Schweißausbruch, jedoch tritt rasch Gewöhnung ein, wobei das suchtartige Verlangen nach den psychischen Wirkungen vorherrscht. Chronischer Genuß in mäßigen Grenzen soll im allgemeinen nach den bisherigen Erfahrungen zu keinen nachweisbaren Störungen gesundheitlicher Art führen (ausgenommen Schädigungen des Gebisses).

Je weiter die europäische Kultur im nahen und fernen Orient verbreitet wird, um so mehr dürfte auch das immerhin umständliche Betelkauen durch den bequemeren Tabakgenuß verdrängt werden; andererseits darf aber nicht vergessen werden, daß die uralte Kultur des Betelgenusses mit ihren vielfach kunstvoll entwickelten Geräten und Instrumenten zum Aufbewahren und Vorbereiten der Betelbissen tief im Volkscharakter der malaiischen und mohammedanischen Welt wurzelt.

An eine evtl. erforderlich werdende Aufklärung und Bekämpfung sowohl des Kat- wie des Betelgenusses durch die zuständigen *Sanitätsoffiziere* muß gedacht werden, wenn die Gefahr der Suchterzeugung auch nicht besonders groß sein dürfte. Immerhin muß vermieden werden, daß *deutsche Soldaten in Feindesland* süchtig nach für Europäer durchaus überflüssigen Genuß- und Reizmitteln werden, für die keine Möglichkeit der Dosierung besteht, die aber immerhin eine, wenn auch nur vorübergehende Schädigung der Gesundheit, gerade bei Neulingen, hervorrufen und unliebsame Zwischenfälle dienstlicher Art bzw. eine *Schädigung des Ansehens der deutschen Wehrmacht* verursachen können.

V. Von Wichtigkeit ist ferner der besonders in der mohammedanischen Welt, in der der Alkoholgenuß verboten ist — also in Mittel- und Nordafrika (Marokko, Ägypten), in Kleinasien, Persien und Indien —, seit ca. 2000 Jahren und länger bekannte und fast ausschließlich von Männern jeden Alters gepflegte **Haschischgenuß.**

Neuerdings soll der Haschischgenuß auch bei Europäern in Südfrankreich, Griechenland und Kaukasien weitere Verbreitung gefunden haben.

Haschisch (arab. = Kraut) ist eine narkotisch wirkende, harzartige Masse, die vorwiegend aus den weiblichen Blütenständen des indischen Hanfes (Cannabis indica) gewonnen wird. Von Bedeutung ist, daß die Hanfpflanze das wirksame Harz nur im mehr tropischen Klima, aber nicht im gemäßigten Klima, zu produzieren vermag. Als wirksame Substanz gilt das Cannabinol, ein Phenolaldehyd.

Außer dem erwähnten Harz der weiblichen Blütenstände werden auch die Früchte und Blätter des Hanfes zu Genußzwecken verwandt, deren Wirkung nicht so ausgesprochen sein soll; diese verschiedenartigen Produkte werden teils den landesüblichen Speisen und Gewürzen beigemengt, teils mit Sirup oder Zucker als Konfekt genossen, teils als Infusum (aus den Blättern) als Tee getrunken (TH. MANN). Die gebräuchlichste Anwendung des Haschischgenusses ist jedoch das Gemeinschaftsrauchen aus Wasserpfeifen, aber auch aus einfachen und verzierten langstieligen Pfeifen; in neuerer Zeit hat sich die Haschischzigarette eingebürgert.

Haschisch übt beim Rauchgenuß eine rasch eintretende erregende Rauschwirkung auf das Großhirn aus, die abhängig ist von der Menge der resorbierten wirksamen Substanz, von der Qualität des Produktes, von der Empfänglichkeit, dem Temperament und der Gemütslage des einzelnen. Charakteristisch für den Haschischrausch sind traumhafte Vorstellungen und Erlebnisse im Verein mit wahnhaften Ideen, die schrankenlos unter Beseitigung aller äußeren Widerstände und Schwierigkeiten, ohne Empfinden für Raum und Zeit und mit ungehemmter Klarheit und Schnelligkeit zu erhöhtem Glücks- und Kraftgefühl führen; die zügellose Phantasie, die sich meist in allen Regionen des Gefühlslebens, der gedanklichen wie wirklichen Erlebnisse aus Vergangenheit und Gegenwart bewegt, die Wirklichkeit des Lebens also meist verschönert, verbessert, verzerrt, führt in der Regel — aber nicht immer — zu durchaus angenehmen euphorischen Sensationen.

Echte Halluzinationen sollen selten sein. Charakteristisch ist ferner das Erhaltensein des Bewußtseins und die Ansprechbarkeit der Berauschten, die meist einigermaßen vernünftige Antworten zu geben vermögen. Während des Rauschzustandes können Stadien der Heiterkeit wie depressive Phasen auftreten. Bei verstärktem Rauschzustand können sich ferner Stadien leichter Reizbarkeit und wildester Ideenflucht bemerkbar machen, die vereinzelt auch zu Raserei und Gefährdung der Umgebung führen. Der Rauschzustand wird meist mit einem tiefen Schlaf abgeschlossen, aus dem in der Regel Erwachen mit vollem Wohlbefinden, aber auch mit einem mehr oder minder ausgeprägten Jammer erfolgt.

Rein körperlich machen sich im Zusammenhang mit dem Haschischrausch Trockenheit in der Kehle und quälende Durstgefühle sowie Hustenreiz, evtl. Übelkeit, Erbrechen und Schwindelgefühl bemerkbar. Da Haschischgenuß zu ausgesprochener Süchtigkeit führt, tritt allmähliche Abmagerung (trotz vermehrten Essens), auffallende Gesichtsblässe, Rötung der Augen mit anfänglich glänzendem, später verschwommenem Blick, Herzirritationen, Beschwerden seitens der Verdauungsorgane und schwankend werdender Gang auf. Die chronisch Süchtigen bieten schließlich unter völliger Charakterveränderung ein Bild trostloser Verwahrlosung und körperlichen wie geistigen Verfalls; in nicht wenigen Fällen endet die chronische Sucht mit unheilbarer Demenz im Irrenhaus.

Entziehungserscheinungen treten bei Behandlung Süchtiger im Gegensatz zu Opiumsüchtigen nicht auf. Europäer, insbesondere *europäische Soldaten nach längerer Berührung mit der Eingeborenenbevölkerung*, können, wenn die Gefahr auch nicht besonders groß ist, *der Haschischsucht* verfallen. Unerklärliches *Nachlassen der Leistungsfähigkeit, Nachlässigkeit im Dienst*, plötzliche Charakterveränderungen sollen immerhin auch bei Europäern an die Möglichkeit einer beginnenden Haschischsucht denken lassen und die verantwortlichen Vorgesetzten zu energischen Gegenmaßnahmen veranlassen.

VI. Cocain als Genußmittel lernten zuerst die Spanier um die Mitte des 16. Jahrhunderts nach Eroberung des alten Inkareiches in Peru und Bolivien kennen. Die Eingeborenen benutzten die Blätter des Cocastrauches — Erythroxylon coca = Rotholzpflanze — als leistungssteigerndes Genuß- und Rauschmittel, und zwar durch intensives Kauen der Blätter, aber auch durch Trinken wässeriger Auszüge aus der Droge.

Die Reindarstellung des hauptsächlichen Wirkstoffes — des Alkaloids Cocain — gelang um 1860 im WÖHLERschen Laboratorium. Aber erst dem Wiener Augenarzt KOLLER gebührt das Verdienst, dieses vor Jahrzehnten noch wichtige Arzneimittel in die Klinik eingeführt und damit der Entwicklung der Lokalanästhesie den Weg geebnet zu haben (1884). Im Gegensatz zu den bekannten örtlichen Lähmungserscheinungen an den peripheren Nervenendigungen und an den Schleimhäuten wirkt Cocain resorptiv als ausgesprochenes Reiz- und Erregungsmittel des Zentralnervensystems, teilweise schon in Dosen, die im Bereich der zugelassenen Maximaldosen — 0,05 pro dosi, 0,15 pro die — liegen; so können nach örtlicher Pinselung — noch mehr aber nach lokalanästhetischer Anwendung — letztere ist deshalb heute, da überflüssig, unzulässig! — bei empfindlichen Menschen deutliche Vergiftungserscheinungen wie Schwindel, Ohnmachtsanwandlungen, Mattigkeit, Händezittern, Pupillenerweiterung usw. auftreten. Niedere Dosen erzeugen im übrigen allgemein ein Gefühl des Wohlbefindens, verbunden mit Lebhaftigkeit, Heiterkeit, vermehrtem Rede- und Bewegungsdrang; erwähnenswert ist bei relativ niederer Dosierung auch die einwandfrei nachgewiesene Zunahme der muskulären Arbeitsleistung, besonders nach Ermüdung, wie bei Schwerarbeitern, Soldaten und Sportlern nachgewiesen werden konnte.

Interessant ist in diesem Zusammenhang gerade für den Sanitätsoffizier die Mitteilung eines Würzburger Arztes, Dr. THEODOR ASCHENBRANDT, der beim II. Bayer. A.-K. 4. Div., 9. Reg. *während der Herbstwaffenübungen* des Jahres 1883, also zu einer Zeit, als über die klinische Wirkungsweise des Cocains noch nichts bekannt war, bei erschöpften Soldaten Versuche mit tropfenweise per os verabfolgten dünnen Cocainlösungen machte. Dr. A. kam auf Grund seiner Beobachtungen zu dem Schluß, daß dem Cocain eine excitierende, belebende Wirkung nicht abgesprochen werden könnte und die Militärverwaltung zu weiteren Versuchen angeregt werden müßte[1]. Auch in der Allgemeinen Militär-Zeitung[2] wird unter „Verschiedenes" der Coca-Wein (bereitet von C. Stephan in Treuen, Sachsen) als neues Verpflegungsmittel zur Leistungssteigerung für die Feldflasche nach Bedürfnis u. a. auch zur Beseitigung

---

[1] Dtsch. med. Wschr. **1883**, Nr 50, S. 730/32.
[2] Allgemeine Militär-Zeitung **1886**, Nr 64, S. 509.

des Hungergefühls, für Soldaten im Manöver, für Sportsmen, Hochtouristen und Jäger warm empfohlen!!

Bei höherer Dosierung geht dieses Stadium der allgemeinen Erregung u. U. sehr schnell in den sogenannten akuten Cocainrausch über, der sich in Ideenflucht, Unfähigkeit zu geistiger Arbeit (ständigen Wiederholungen, sinnlosen Weitschweifigkeiten usw.), Verzückungszuständen, Steigerung des Sexualtriebes (teilweise verbunden mit Perversionen und homosexuellen Empfindungen), aber auch in Tobsuchtsanfällen, verbunden mit Halluzinationen, und in Delirien äußern kann. Die körperlichen Begleiterscheinungen können zu lebensbedrohlichem Kollaps mit Versagen des Kreislaufs wie der Atmung, verbunden mit erheblichem Anstieg der Körpertemperatur, führen. Der Cocain-Rauschzustand endet, wenn nicht tödlich, mit der sogenannten „Reaktion", einem Stadium des Katzenjammers und der Selbstvorwürfe, das aber meist rasch vergessen wird.

Der *moderne Cocainismus* nahm um das Jahr 1910 seinen Ausgang von Paris, aus Kreisen der dortigen internationalen Lebewelt, und verbreitete sich im Verlaufe des Weltkrieges 1914—18 und in der Nachkriegsperiode unter den damaligen überreizten Zeitverhältnissen über die meisten Großstädte Europas, aber auch in Ostasien und in Nordamerika. Bekanntlich konnte man damals z. B. in Berlin relativ einfach auf Schleichwegen Cocain unter dem Decknamen „Koks" u. a. erwerben.

Der Cocainist verwendet sein Cocain vorwiegend als *Schnupfpulver*[1] — meist gestreckt mit Borsäure — oder noch gefährlicher zur Injektion.

Da chronischer Cocainmißbrauch zu ausgesprochener Suchterzeugung führt, verfallen die diesem Laster huldigenden Menschen — meist ausgesprochene Schwächlinge und Psychopathen — allmählich körperlich wie seelisch und enden vielfach im Irrenhaus (Cocainparalyse mit Verblödung u. a.).

In Deutschland ist der Cocainmißbrauch seit 12 Jahren durch strenge gesetzliche Bestimmungen, die auch die Verordnungsfreiheit des Arztes erheblich einengen — wie beim Opium und seinen Abkömmlingen —, weitestgehend eingeschränkt; während noch im Jahre 1930 auf 1 Million Einwohner 6,43 kg gerechnet wurden, sank diese Zahl in den Jahren 1932 und 1934 auf 1,03 bzw. 0,93 kg (Hesse).

Bei Entziehungskuren treten im allgemeinen nennenswerte Ausfallerscheinungen nicht auf, jedoch soll die Neigung zum Rückfälligwerden sehr groß sein.

Cocain ist also in niederen Dosen als leistungssteigerndes Mittel, *aber* infolge seiner Nebenwirkungen und ausgesprochener Suchterzeugung als *sehr gefährliches* und oft *lebensbedrohliches* Reizmittel zu bezeichnen, deren Verbreitung außerhalb ärztlicher Anwendung mit den schärfsten zur Verfügung stehenden Mitteln bekämpft werden muß.

VII. Mit dem gleichen Nachdruck müssen die **Opiate** und ihre Abkömmlinge als Genuß- und gefährliche Suchtmittel bekämpft werden, während sie in der Hand des Arztes für die kranke Menschheit als unentbehrliche Arzneimittel gelten.

Die Mohnpflanze — Papaver somniferum —, deren vor der Reife geritzte Kapseln den zu einer zähen, rotbraunen, klebrigen Masse erstarrenden Opiumkuchen (Opium = griech. Pflanzensaft) des Handels liefern, war schon im Altertum bekannt. Als Ursprungsländer gelten Kleinasien, Ägypten und Griechenland, von wo die Verbreitung erst um das 8. Jahrhundert nach Indien und Ostasien erfolgte; in China kam nach 1650 das Opiumrauchen als verheerend wirkende Volksseuche auf. Etwa 100 Jahre später importierte die englische Ostindische Kompanie, die das Handelsmonopol für Opium besaß, steigende Mengen nach China, seit 1820 gegen ein Verbot der chinesischen Regierung; durch *kriegerische Auseinandersetzungen*, 1834—42, und endgültig durch den Vertrag von Tientsin im Jahre 1858 konnte England jedoch den weiteren Import von Indien nach China erzwingen. Im Januar 1912 schlossen die zivilisierten Völker endlich zur Bekämpfung dieses gefährlichen Sucht- und Rauschmittels im Haag das internationale Opiumabkommen, das aber erst durch den Friedensvertrag von Versailles ratifiziert wurde. Deutschland erließ daraufhin im Juli 1920 für das Reichsgebiet eine Verordnung über den Verkehr mit Opium und im Dezember desselben Jahres ein Gesetz zur Durchführung des Abkommens von 1912, das im März 1924 abgeändert wurde. Seit 1924 ist auch eine Opiumkommission des Völkerbundes tätig. Deutschland, das aus Opium Morphin und andere Opiate zu Ausfuhrzwecken gewinnt, importierte 1911: 104 t, 1925: 150 t und 1935: 52 t Opium, davon den größten Teil aus der Türkei (Hesse).

Als heutige hauptsächliche Anbau- und Ausfuhrländer für Opium gelten Ostindien, Persien und Kleinasien, aber auch Griechenland und Bulgarien. In den mohammedanischen Ländern,

---

[1] Auf die atrophierende Rhinitis, das Auftreten von Ulcerationen und sogar Perforationen der Nasenscheidewand sei kurz hingewiesen.

besonders in der Türkei und Persien, wird Opium vorwiegend, mit aromatischen Stoffen vermischt, in Pillen bzw. Täfelchen gekaut und gegessen; aber aüch das in Ostasien entstandene Opiumrauchen aus besonderen Pfeifen ist überall verbreitet (Rohopium wird durch besondere Behandlung in das aromatisierte, knetbare Rauchopium, das Tschandu, verwandelt, das zusammen mit Tabak, Betel, Tamarindensaft, Gips usw. geraucht wird).

In mitteleuropäischen Ländern ist im allgemeinen im Anschluß an ärztliche Verordnungen von *Opiumpräparaten und seinen sämtlichen Derivaten* die Gefahr der *Sucht* möglich, wobei der Gebrauch der Spritze die Hauptrolle spielt. Daß ein erhöhter Prozentsatz der Süchtigen von Ärzten, Apothekern und Krankenpflegepersonen gestellt wird, ist nicht weiter verwunderlich. POHLISCH (HESSE) hat z. B. in Deutschland für das erste Halbjahr 1928 nicht weniger als 6356 morphinumsüchtige Personen erfaßt, darunter allein 560 Ärzte. Auf die verschiedenen pharmakologischen Wirkungen der Opiumalkaloide und synthetischen Präparate, deren Einzelheiten noch nicht völlig geklärt sind, kann an dieser Stelle nicht eingegangen werden.

In gleichem Maße wie der Orientale kann auch der Europäer, wenn er längere Zeit regelmäßig Opium, Morphinum usw. erhält, zu einer unbezwinglichen Gier nach diesem Gift getrieben werden, wobei abnorme, seelisch defekte — psychopathische —, aber auch nervös überreizte Persönlichkeiten besonders gefährdet sind. Hat sich aber einmal die eigentliche Sucht entwickelt, ist der Süchtige nur befähigt, durch erneute Einnahme des gewohnten Giftes körperlich wie geistig den Erfordernissen des täglichen Lebens nachzukommen; jedes Absinken des Alkaloidgehaltes im Blut wie in den Körpergeweben führt zu *Abstinenzerscheinungen*, die sich in erregenden bis depressiven Verstimmungen der verschiedensten Art, in ungesetzlichen Handlungen zur Beschaffung des Giftes (Rezeptfälschungen, Diebstahl usw.), bei Entziehungskuren aber in schwersten Abstinenzerscheinungen, wie Kollaps des Kreislaufsystems, Krämpfen, Aufregungszuständen, Tobsuchtsanfällen usw., zu äußern pflegen. Die Erscheinungen lassen sich nach den heutigen Erkenntnissen wohl nur so erklären, daß die Zellen durch den gewohnheitsmäßigen Alkaloidgenuß giftfest geworden sind und nur bei einem bestimmten Alkaloidgehalt des Blutes wie der Gewebe ihre Funktionen auszuüben vermögen.

Das resorbierte Morphinum z. B. verläßt sowohl beim Süchtigen wie auch sonst rasch die Blutbahn und wird zu etwa 12 % durch Urin und Stuhl ausgeschieden; das übrige Alkaloid verbindet sich zu einer ungiftigen Verbindung mit der Glukuronsäure, die teils eliminiert, teils im Körper zersetzt wird (s. HESSE).

Am gefährlichsten beim Opium-, Morphinummißbrauch usw. ist ferner das ständige Verlangen der Süchtigen nach *höheren Gaben*, wodurch ein allmählich fortschreitender völliger körperlicher wie geistiger Verfall einzutreten pflegt; in nicht wenigen Fällen kommt auch ein Übergang in echte Geisteskrankheiten vor oder ein derartiges menschliches Drama endet mit Suicid.

Bei Verordnung des Morphinums und ähnlicher Präparate, die jetzt *im Kriege bei zahllosen Verwundungen unserer Soldaten zur Schmerzbekämpfung* erfolgen muß, sollte sich jeder *Sanitätsoffizier* der *hohen Verantwortung* bewußt werden, die für die Zukunft vieler in seiner Hand ruht; aber nicht nur die kritische und verantwortungsbewußte Verordnung dieser Alkaloide ist in seine Hand gegeben, sondern auch die sachgemäße Überwachung der vorhandenen Vorräte!

Abschließend wird noch auf die im Mai 1942 durch O.K.W.-Befehl angeordnete *Zusammenarbeit der Wehrmacht mit der Reichsmeldestelle für Suchtgiftbekämpfung*[1] hingewiesen. Diese Zusammenarbeit hat sich als notwendig erwiesen, um rechtzeitig den Mißbrauch von Suchtmitteln, wie er nach dem Kriege 1914—18 auftrat, zu verhüten. Zur Meldung an die Reichsmeldestelle sind außer den *Wehrmachtfürsorge- und -versorgungsämtern* alle *Sanitätsoffiziere bei den Entlassungsstellen der Wehrmacht und den Truppenteilen (Marineteilen)* verpflichtet[2].

Schrifttum.

BOSTROEM: Münch. med. Wschr. 1941, 17. — BRÜCKE: Münch. med. Wschr. 1941, 19. — EICHLER: Kaffee und Coffein. Berlin 1938. — GRAF: Arb.physiol. 10, H. 6. — HARTWICH: Die menschlichen Genußmittel. Leipzig 1911. — HESSE: Die Rausch- und Genußgifte. Stuttgart 1938. — LEMMEL-HARTWIG: Dtsch. Arch. klin. Med. 185, H. 5/6 (1940). — MANN: Dtsch. Mil.arzt 1942, 6; Haschisch. Dtsch. Mil.arzt 1942, 6. — PÜLLEN: Münch. med. Wschr. 1939, 26; Dtsch. Z. Verdgs- usw. Krkh. 2, H. 3 (1939). — REKO: Magische Gifte, Rausch- und Betäubungsmittel der neuen Welt. Stuttgart 1938. — ROST: Dtsch. med. Wschr. 1940, 20. — STRINGARIS: Die Haschischsucht. Berlin 1939.

[1] Berlin-Dahlem, Habelschwerdter Allee 16.

[2] Die erforderlichen Formblätter — als „Erste" und „Schlußmitteilung" — können von der Reichsstelle angefordert werden.

E. Alkohol und Wehrmacht.

Von W. Kittel-Wiesbaden.

Was die Alkoholfrage zu einem Problem für die Völker hat werden lassen, ist nicht der *gelegentliche Rausch*, sondern die Folgen, die der *dauernde Alkoholmißbrauch* für den einzelnen und die Gesamtheit hat. Für den einzelnen: Abnahme der Leistungsfähigkeit, Vertrottelung, Absinken auf der sozialen Stufenleiter, Verlust sittlicher und moralischer Qualitäten, vorübergehende oder dauernde geistige Störungen; für die Allgemeinheit: Berufsstörungen, vorzeitiger Verlust der Arbeitsfähigkeit, Unterstützungsbedürftigkeit, Vernachlässigung der Familie, Unfallhäufigkeit, vermehrte Kriminalität, Steigerung des asozialen Verhaltens. Eine wichtige Rolle spielt ferner die Gefahr der *Rauschgiftsucht*, zu der das überall leicht greifbare, narkotische Gift nicht gefestigte Charaktere verführt. Ob ein Volk solche Verfallserscheinungen in größerem oder geringerem Umfang zeigt, ist für seine *Wehrkraft* nicht gleichgültig. Denn die Wehrkraft eines Volkes stellt die Summe aller körperlichen, psychischen, wirtschaftlichen und moralischen Kräfte dar, die es aufzubringen vermag, wenn es durch einen Krieg vor die Schicksalsfrage gestellt wird, ob es wert ist, bestehen zu bleiben oder unterzugehen.

Das französische Schrifttum aus den Jahren vor dem jetzigen Krieg enthält zahlreiche ernsthafte Mahnungen an das französische Volk, dem ständig zunehmenden Alkoholmißbrauch zu steuern, wenn es nicht untergehen wolle. In Krisenzeiten habe der Alkohol viel häufiger militärische und zivile Paniken verursacht, als über die Spannung des Tages hinweggetröstet.

Da süchtig nur wird, wer eine Veranlagung dazu mitbringt, hat man die *schweren Alkoholisten* in das *Sterilisierungsgesetz* mit einbezogen, wobei es nötig ist, nicht allzulange mit der Unfruchtbarmachung zu zögern, um nicht erst eine Anzahl von Kindern entstehen zu lassen, die doch nur ein Opfer abnormer Veranlagung oder schlechter Erziehung und bösen Beispiels zu werden bestimmt sind. Die Bekämpfung der Alkoholschäden im Großdeutschen Reich ist jetzt durch die *nationalsozialistische Weltanschauung* beeinflußt, die den *Rassegedanken* in den Vordergrund stellt. Sie spiegelt sich daher auch auf diesem Gebiet in allen Maßnahmen wider, mögen diese Erbtüchtigkeit, Erbgesundheit, neue Sitten der Geselligkeit oder die Erziehung des einzelnen Alkoholikers zum Ziel haben.

Kriminalität. Mit der Bekämpfung des Alkoholismus muß untrennbar die Bekämpfung der im Rausch begangenen Verbrechen Hand in Hand gehen. Hier ist lange die Gesetzgebung des *Heeres* führend gewesen.

Das *Militärstrafgesetz* bedrohte Trunkenheit im Dienst oder nach Befehligung zum Dienst mit Strafe, sah dabei in der selbstverschuldeten Trunkenheit keinen Strafmilderungsgrund und erklärte im Kriege als Feigheit vor dem Feind, wenn sich jemand durch Trunkenheit zu Kampfhandlungen unfähig machte. Erst im Jahre 1933 ist die *Zivilstrafgesetzgebung* gefolgt. Jetzt gilt der Rausch nicht mehr als Freibrief. Wer im Rausch, auch wenn er dadurch nicht zurechnungsfähig ist, eine strafbare Handlung begeht, wird bestraft, wenn er sich vorsätzlich oder fahrlässig in den Rauschzustand versetzt hat. Als nicht fahrlässig wird man nur den ersten Rausch ansehen können, wenn der Betreffende nicht wissen konnte, wieviel Alkohol er verträgt. Im allgemeinen kann man von jedem Erwachsenen diese Kenntnis voraussetzen. Das gilt nicht nur für den gewöhnlichen, sondern auch den sog. pathologischen Rausch, gilt für die *Alkoholintoleranz* ebenso wie für das, was man im Volksmund einen „schlechten Rausch" nennt. Gerade in diesen Zuständen kommt es besonders häufig zu Straftaten, und ein solcher Rauschzustand wäre nur dann eine Entschuldigung, wenn der Täter glaubhaft nachweisen kann, daß er z.B. noch niemals vorher einen pathologischen Rausch gehabt hat. Vor einer allzu freigebigen Verwendung der Diagnose „pathologischer Rausch" kann nicht eindringlich genug gewarnt werden. Es ist eine psychotische Reaktion von epileptoider oder deliranter Färbung und läßt sich genügend scharf gegenüber den Variationen der üblichen

Alkoholwirkung abgrenzen. Sorgen wir *Ärzte* dafür, daß die guten Absichten des Gesetzgebers nicht durch eine laxe Auffassung beim *Begutachten* durchkreuzt werden.

Es liegt auf der Hand, was diese gesetzgeberischen Maßnahmen für die *Wehrmacht* bedeuten. Das enge Zusammenleben, die besonderen Anforderungen, die an Auftreten, Haltung und Lebensführung gestellt werden, lassen viele Handlungen straffällig werden, die im Zivil unbeachtet bleiben. Das innere Gefüge der Wehrmacht kann straffer Zucht und Ordnung nicht entbehren, verlangt unbedingtes Aufrechterhalten der Manneszucht, kann eine Gefährdung der Disziplin nicht dulden, sollen nicht ihre Grundfesten erschüttert werden. Hier ist der Alkohol so gefährlich, weil er durch Beschränkung der klaren Überlegung überhaupt erst den Entschluß reifen läßt, sich gegen den Vorgesetzten aufzulehnen, und weil ein schlechtes Beispiel nur zu schnell kritiklose Nachahmung findet. Die Statistik zeigt, daß die Mehrzahl der Vergehen der Gehorsams-, der Achtungsverletzung, des tätlichen Angriffs gegen Vorgesetzte unter Alkoholwirkung begangen werden.

Wirkung kleiner Alkoholmengen. Zur Verbreitung des Alkoholmißbrauchs tragen eine Reihe von Schlagworten bei, die den Alkohol nicht als das hinstellen, was er wirklich ist, nämlich ein Genußmittel, das in kleinen Mengen euphorisierend, in großen aber narkotisch wirkt. So hört man immer wieder, daß der Alkohol ein *Nährstoff* sei. Gewiß wirkt der Alkohol im Körperhaushalt fettsparend und wärmeerzeugend, aber doch nur in so geringen Mengen, daß seine Giftwirkung stets überwiegt und von irgendeinem Nutzen als Nahrungsmittel nicht die Rede sein kann.

Ferner wird behauptet, daß der Alkohol die *Leistungsfähigkeit* steigere.

Die Alkoholwirkung — auch bei kleinen Mengen — beginnt mit dem Gefühl der Angeregtheit, die Stimmung wird heiter und rosig, mit Neigung zu hochfliegenden Plänen. Die Redeweise wird lebhaft, der Ablauf des Gedankenganges beschleunigt bis zur Ideenflucht, Hemmungen und Bindungen, die sonst das Tun und Lassen zu bestimmen pflegen, fallen fort. Man wird lebhafter, unbekümmerter, mutiger, fühlt sich sorgloser, ungebundener, spricht und handelt freimütiger, aber auch rücksichtsloser. Durch diese Steigerung und leichtere Auslösung der Willensantriebe erscheinen Kraft und Leistungsfähigkeit subjektiv erhöht.

Dieses subjektive Gefühl besserer Leistung hält einer objektiven Prüfung aber nicht stand. Durch die *Schießversuche* von KRAEPELIN, die später in der schwedischen Armee fortgesetzt wurden, wissen wir, daß alle Schützen, die Alkohol — in geringen Mengen ohne Trunkenheitserscheinungen — genossen hatten, schlechter schossen.

Die Einbuße an Treffsicherheit betrug 5 Minuten nach dem Alkoholgenuß 1,9%, nach 20 Minuten 3,1%, nach 40 Minuten 2,5%. Für die heutige Kampfweise, bei der dem Einzelschützen als Träger einer schnellfeuernden Maschinenwaffe eine ausschlaggebende Rolle zufällt, ist besonders wichtig, daß nach den schwedischen Feststellungen die Ergebnisse beim Schnellfeuer besonders schlecht waren. Das Verhältnis der Fehlschüsse mit und ohne Alkohol war 27:7. Dabei hatten die meisten der schlechter schießenden Schützen die Überzeugung, besser geschossen zu haben.

Auch die *allgemeine Leistungsfähigkeit* wird herabgesetzt. MALLWITZ stellte bei dem *Gepäckmarsch* über 100 km in Kiel fest, daß von den Alkoholabstinenten 92%·das Ziel erreichten, von den anderen Teilnehmern nur 46%.

WIESNER ließ Soldaten des *Reichsheeres* mit und ohne Alkohol (100 ccm 52proz. Alkohol) einen sportlichen Lauf über 100, 400, 1500 und 5000m machen. Der Alkoholgenuß führte zur Verminderung der Leistung bei Lang- und Kurzstreckenläufern, zunehmender Ermüdung und Behinderung der Atmung bei den Langstreckenläufern. Schon immer war bekannt, daß bei größeren Märschen die Soldaten zuerst schlapp machten, die Alkohol genossen hatten. Experimentell wurde das vor dem Weltkriege bei einem bayrischen Regiment festgestellt; von 2 Kompanien, die vor dem Ausmarsch Alkohol erhalten hatten, fielen 20 bzw. 28 Soldaten als marschunfähig aus, von der 3. Kompanie, die keinen Alkohol erhalten hatte, nur einer.

Tritt zu der körperlichen Anstrengung noch *Hitze* hinzu, so macht sich die Alkoholwirkung doppelt unangenehm bemerkbar, sie hält auch viel länger an. Hitzschlag[1], dieser gefährlichste Feind einer marschierenden Truppe, tritt nach Alkoholgenuß besonders häufig auf.

Alkohol ist eben ein *Reizmittel.* Er kann zwar auf kurze Zeit die Auslösung von Bewegungs- und Willensantrieben beschleunigen, doch folgt stets Leistungsminderung, auch bei Alkoholgewohnten (Meyer). Die Exaktheit aller Bewegungen wird vermindert, die Auffassung erschwert, Schnelligkeit und Schärfe der Beobachtung und des Entschlusses herabgesetzt. Es sind nicht nur die großen Alkoholgaben, die das zuwege bringen, sondern auch kleine. Waren das in früheren Zeiten lediglich interessante wissenschaftliche Experimente, so gewinnen sie in der Zeit des Flugzeugs und des Motors praktische Bedeutung. Denn der *Flieger* und *Kraftfahrer* handelt schon normalerweise nicht nach bestimmten festliegenden Regeln, sondern muß Wahlreaktionen treffen. Besonders im Moment der Gefahr wird verlangt, daß er sie richtig und der jeweiligen Situation angepaßt in Bruchteilen von Sekunden ausführt. Wer unter Alkoholwirkung steht, ist dazu nicht imstande, wozu noch erschwerend die Steigerung der Unternehmungslust, des Draufgängertums und die mangelnde Selbstkritik durch den Alkoholgenuß hinzukommt. Colla gibt an, daß von 272 *Entziehungen des Fahrscheins* 101 mal der Grund Alkoholgenuß war.

Im *Kriege* ist die Frage erörtert worden, ob der Soldat die für ihn günstige Wirkung des Alkohols ausnutzen soll: den Wegfall der Hemmungen, den gesteigerten Tätigkeitsdrang, die Hintansetzung aller Rücksicht auf die eigene Person („Mut antrinken"). Wir haben es bei unseren Gegnern des öfteren erlebt, daß sie vor dem Angriff unter Alkohol gesetzt wurden. Die deutsche Heeresleitung hat es niemals befohlen noch jemals angeraten. Die Erfahrungen haben ihr recht gegeben. Als 1918 unsere Truppe, die so vieles hatte entbehren müssen, auf die unversehrten Vorräte des Feindes stieß, griff sie wahllos nach allem, was sie fand, Kleidung und Ausrüstung, Eßbarem und Trinkbarem. Das, was an manchen Stellen ihren Schwung lähmte, war die Alkoholwirkung. Kein Führer wird es wagen können, seine Truppe vor dem Angriff unter Alkohol zu setzen, denn niemals weiß er, ob nicht die *Erschlaffung,* die dem Alkohol folgt, die Truppe gerade im entscheidenden Moment versagen läßt. Das gilt besonders für die heutige aufgelockerte Kampfesweise, bei der nur eine Truppe Erfolg haben kann, bei der sich jeder einzelne klaren Blick, kühle Besonnenheit, rasches Erfassen der Lage und entschlossenes, zielbewußtes Handeln bewahrt hat.

Maßnahmen gegen den Alkohol im Heer. Im deutschen *Heer* wurde die Gefahr des Alkohols frühzeitig erkannt.

Schon 1862 wurde die tägliche Branntweinportion in der Verpflegung gestrichen und durch Kaffee ersetzt. Es wurde verboten, bei anstrengenden Märschen Alkohol in der Feldflasche mitzuführen, jeder Rekrut erhielt ein Merkblatt, das ihn auf die Gefahren des Alkohols aufmerksam machte. 1914 wurde der Alkoholausschank während der Mobilmachung und den Aufmarschtransporten verboten. Diese Maßnahme hat sich bestens bewährt.

Auf diesem Wege wurde auch in der *Nachkriegszeit* besonders in der neuen Wehrmacht seit 1933 bewußt weitergegangen. Durch Belehrungen und Vorträge wurde für Aufklärung gesorgt, der Ausschank nichtalkoholhaltiger Getränke gefördert. Es wurde verboten, besondere Schnapstrinkstuben (Bars) einzurichten, an Schanktischen (Theken) herumzustehen und dort zu trinken, unmittelbar vor und während des Dienstes Alkohol zu trinken, Kasinos und Kantinen über die ortsübliche Polizeistunde hinaus offenzuhalten, an schon angetrunkene Soldaten Alkohol zu verabfolgen. Kompaniefeste auf Stuben oder in Wohnungen fortzusetzen. Diese Verbote gelten auch, wenn sich der Soldat gelegentlich nicht in Uniform, sondern in Zivil befindet.

---

[1] Siehe S. 209 in diesem **Lehrbuch.**

Während in früheren Vorschriften bei *schlechtem Trinkwasser* oder zur *Vorbeugung gegen Kälte und Nässe* Wein oder Schnaps empfohlen wurde, traten an deren Stelle andere Getränke, z. B. Teeaufgüsse, zu denen im Einzelfall eine Rumportion vom Arzt verordnet werden konnte.

Denn der Alkohol kann z. B. bei drohender Erkältung nur dann wirken, wenn der Soldat sich nicht mehr der Nässe auszusetzen braucht und die Wärme, die der Alkohol durch Erweiterung der Hautgefäße und bessere Durchblutung erzeugt, durch warme Einwicklungen erhalten bleibt. Sonst wird durch die Erweiterung der Hautgefäße nur noch ein größerer Wärmeverlust erzeugt.

Aus dem gleichen Grunde begünstigt der Alkoholgenuß das Zustandekommen von *Erfrierungen*[1]. Werden durch Alkoholgenuß die Gefäße erweitert, so erfolgt bei kalter Außentemperatur eine vermehrte Wärmeabgabe. Der Genuß alkoholartiger, heißer Getränke ist also nur ein Vorteil, wenn längerer Aufenthalt in einem warmen Raum in Aussicht steht. Von Bedeutung ist wohl mehr die Wärme als der Alkoholgehalt des Getränkes; heißer Kaffee oder Tee leisten das gleiche. Besonders gefährlich ist im Winter der Alkoholgenuß für *Posten.*

Die dem Alkoholgenuß folgende Ermüdung und Erschlaffung verleiten dazu, die zum Kälteschutz unbedingt erforderlichen Bewegungen einzuschränken, fördern das Schlafbedürfnis und mit dem Einschlafen die Erfrierung.

Vor dem *Marsch* in der Kälte soll man den Alkohol ebenso meiden wie in der Hitze. Der Marsch im Winter ist meist viel anstrengender als im Sommer. Dabei merkt man Überanstrengung und Erschöpfung im Sommer früher, wird also rechtzeitiger gewarnt. Wer bei Frost von der Truppe abkommt, zurückbleibt oder liegenbleibt, wird meist ein Opfer der Kälte.

Für den *Sport* sagt klar und knapp die Vorschrift für Leibesübungen: Wer unregelmäßige Lebensführung, Alkohol- und Tabakgenuß nicht aufgibt, ist von jedem Wettbewerb und Training auszuschließen.

Den *Flugzeug-* und *Kraftfahrzeugführer* verpflichten die Bestimmungen, sich vor und während seines Dienstes geistiger Getränke ganz zu enthalten oder doch nur in geringem, unzweifelhaft nicht schädlichem Maße zu sich zu nehmen. Hat er diese Grenze überschritten, so muß er auf die Führung des Flugzeugs oder Kraftfahrzeugs verzichten. Zur Ermittelung Schuldiger wurde die *Alkoholprobe im Blut* nach WIDMARK eingeführt.

Der Standpunkt der Heeresleitung kam nirgends besser zum Ausdruck als in der Ziffer 416 der alten *Kriegssanitätsordnung*, die deshalb im Wortlaut hier angeführt sei:

„Der Alkohol wirkt zwar anfangs belebend, beim Genusse größerer Mengen bald erschlaffend. Die Erfahrung lehrt, daß enthaltsame Soldaten den Kriegsstrapazen am besten widerstehen. Auch verführt der Alkoholgenuß leicht zu Unmäßigkeiten und zur Lockerung der Mannszucht. Alkoholische Getränke sind daher nur mit größter Vorsicht zu gewähren und auf dem Marsch ganz zu vermeiden. Bei Kälte Alkohol zur Erwärmung zu genießen, ist gefährlich. Seine wärmende Wirkung ist trügerisch. Dem Beschränken des Alkoholgenusses ist von allen Dienststellen fortgesetzt die ernsteste Aufmerksamkeit zuzuwenden."

Wehrmacht und Alkohol. Der Wehrmacht, die im Kriege das gesamte waffenfähige Volk umfaßt, erwächst auch in der Alkoholfrage eine große *erzieherische Aufgabe.* Je breiter die Basis im Volke ist, auf der die Wehrmacht beruht, um so mehr werden seine Tugenden und Laster sich in ihr wiederfinden. Durch ihre Einheitlichkeit und Geschlossenheit kann die Wehrmacht aber sowohl die Weiterverbreitung von Trinksitten fördern als auch der Schrittmacher von Mäßigkeitsbestrebungen werden. Im Kriege schwankt das Leben des Soldaten zwischen stärksten Extremen. Neben völligem Hintansetzen jeder Rücksicht auf die eigene Person steht das Hingegebensein an die Freuden des Lebens, das

---

[1] Siehe S. 215 in diesem Lehrbuch.

dem überall lauernden Tode abgewonnen wurde. Neben Stunden aufregendsten, alle Sinne bis aufs Letzte beanspruchenden *Luftkampfes*, neben wochenlanger, angespannter und entbehrungsreicher Feindfahrt im *U-Boot*, neben Monaten pausenlosen, das letzte an Energien verbrauchenden *Vormarsches* über Hunderte von Kilometern hin in Hitze, Staub, Kälte und Schneesturm stehen Zeiten von Ruhe und Bereitschaft, für den Infanteristen meist verbunden mit dem zermürbenden Kleinkrieg gegen die Entbehrungen und Tücken kulturloser Länder. Nur ein Fanatiker wird da dem Soldaten ein Genußmittel verweigern, das ihm nach den Schrecknissen der Schlacht Entspannung bringt und seine Lebensfreude steigern hilft, oder ihn tadeln, wenn er im Kreise der Kameraden einen frisch-fröhlichen Trunk tut. Daß damit nicht Ausschweifungen das Wort geredet werden soll, versteht sich von selbst.

Jedes Volk hat sich ein Genußmittel geschaffen. Jedes Genußmittel birgt gewisse Gefahren in sich. Verbietet man es ganz, ohne einen guten Ersatz zu bieten, wird das Volk zu einem anderen, vielleicht noch schädlicheren greifen. Es gilt also die Gefahren des Genußmittels klar aufzuzeigen und Haltlose, die zur Sucht neigen, auszumerzen.

Besonders wichtig ist das kürzlich ergangene Verbot, daß die Alkoholreklame jeden Hinweis auf „gesundheitsfördernd", „leistungssteigernd" usw. unterlassen muß.

Wirkungsvoller als alle dienstlichen Maßregeln ist, die Einsicht und das Verständnis für die Alkoholgefahr bei jedem einzelnen Mann zu wecken.

Er muß wissen, daß der Alkohol kein Nährstoff ist, daß er die Leistungsfähigkeit nicht steigert, keine erhöhte Widerstandsfähigkeit gegen Anstrengungen oder Krankheiten verleiht. Dem Soldaten muß anerzogen werden, daß er auch der Verführung zu widerstehen lernt, daß er Herr über den Alkohol bleibt und nicht sein Sklave wird, daß die Rücksicht auf das Ehrenkleid, das er trägt, es ihm verbietet, sich sinnlos zu betrinken. Die engen kameradschaftlichen und die disziplinaren Verhältnisse im Heere erfordern, daß niemand die Grenze dessen, was er verträgt, überschreitet. Totalabstinent aber soll sein, wer nicht gefestigt genug ist, um den Gefahren des Alkohols widerstehen zu können, wer auf den Alkohol abnorm reagiert und Gefahr läuft, seine Mitmenschen zu gefährden.

Das beste Erziehungsmittel war stets das Beispiel. Auf die Wehrmacht und ihr Beispiel blickt das ganze Volk, in der Wehrmacht aber blickt man auf die Führer. Alle großen *Feldherren* waren mäßig im Alkoholgenuß, so Friedrich der Große, Napoleon, Moltke und vor allem unser Führer Adolf Hitler. Handeln wir nach ihrem Vorbild, so wird uns der Alkohol den Genuß vermitteln, den die Menschheit in ihm gesucht hat. Er wird uns über manches Quälende hinweghelfen, wird uns froh sein lassen im frohen Kreise und den Genuß am Leben mehren.

Schrifttum.

Schrifttumsangaben finden sich in den Arbeiten von Pohlisch, vor allem in seinem Referat im Verein für Psychiatrie 1932 in Bonn und seinen Übersichtsreferaten in den Fortschritten der Neurologie und Psychiatrie. Viel Material bringt die Zeitschrift „Die Alkoholfrage". — Ariew, T.: Die Erfrierungen, S. 169. Leningrad 1940. — Bandel: Wiss. Arb. z. Alkoholfrage **1935**, H. 11. — Becker: Dtsch. med. Wschr. **1940**, 300. — Binswanger: Schweiz. med. Wschr. **1941**, 711. — Bonne: Nüchternheit und Verkehrssicherheit. Hamburg 1926. — Colla: Ärztliches zur Alkoholfrage im neuen Reich. Berlin 1935. — Deishmann: Der Alkoholismus und seine Bekämpfung. Moskau 1928; Dtsch. med. Wschr. **1941**, H. 50, S. 1355; Bull. Acad. Méd. **1939**, 636. — Gütt-Rüdin: Verhütung erbkranken Nachwuchses. München 1934. — Hering: Leibesübungen **1927**, H. S. — Hugenot, M.: Soc. méd. des Hôpitaux de Lyon. 28. 2. 39 nach Presse méd. **1939**, 399. — Jaeck: Pädag. Mag. H. 1200. — Kankeleit: Alkohol und Verbrechen. Berlin 1926. — Kittel: Veröff. Heeressan.wes. **1930**, H. 84. — Kraepelin: Psychologische Arbeiten und Lehrbuch der Psychiatrie Bd. 2. Leipzig 1910; J. amer. med. Assoc. **1941**, 1594. — Mallwitz: Alkoholfrage. 1921. — Meyer, Fritz: Z. Arb.physiol. **1931**, 433. — Ruttke: Öff. Gesdh.dienst **1939**, 361. — Seidel, H.: Der Einsatz der Verwaltung in der Bekämpfung der Alkoholgefahren. Berlin 1941. — Seiffert: Klin. Wschr. **1933**, 1953. — Stalinger u. Scholl: Wien. klin. Wschr. **1937**, 247; Schweiz. med. Wschr. **1940**, Nr 4, S. 88. — Wiesner: Veröff. Heeressan.wes. **1925**, H. 78.

F. Hygiene des Rauchens.

Von W. KITTEL-Wiesbaden.

Über Wert und Unwert des Rauchens stehen sich die Ansichten schroff gegenüber, von begeisterten Lobreden bis zur abgrundtiefen Verdammnis gibt es alle Zwischenstufen. Ist ein Arzt bei der Debatte zugegen, soll er meist Schiedsrichter sein. Denn die Entscheidung, ob das Rauchen gesundheitsschädlich ist oder nicht, läßt alle Gründe oder Gegengründe sofort in anderem Licht erscheinen.

Toxikologie. Was enthält der Tabakrauch an schädigenden Stoffen?

Außer dem allbekannten Nicotin ist *Kohlenoxyd* am wichtigsten. Es entsteht durch unvollständige Verbrennung. EHRISMANN und ABEL fanden beim Zigarettenrauch 17,25 ccm (= 2,5—3 Vol.-%) CO pro Gramm Tabak. Diese Mengen wirken bei sofortiger Ausatmung des Rauches nicht toxisch; in geschlossenen Räumen und bei schlechter Ventilation gewinnen sie jedoch Bedeutung, und zwar auch für die nichtrauchenden Personen. Z.B. im Unterstand, Bunker, daher die Forderung, vor dem Schlafen unbedingt die Unterkunft zu lüften.

Ammoniak und die *Pyridinbasen* gelten als Ursache der lokalen Reizungen, des sog. Raucherkatarrhs. NEUBERG hat das Vorkommen von *Methylalkohol* nachgewiesen. Die zahlreichen sonst noch gefundenen Bestandteile des Tabakrauches spielen praktisch keine bedeutsame Rolle, so z. B. Blausäure (0,02%).

Nicotin. Es gehört zu den Alkaloiden mit erregender Wirkung auf das Nervensystem. Es wird durch die Schleimhäute resorbiert, am stärksten am Zungenrücken. Im Körper zirkuliert es ohne wesentliche Veränderung, die Entgiftung des Nicotins erfolgt durch die Leber. Im Urin ist es schon nach 2 Stunden nachzuweisen; es soll verhältnismäßig schnell, etwa nach 20 Stunden ausgeschieden sein. Die Gehirnwirkung besteht bei kleinen Dosen in Erregung, später Lähmung. Ermüdungserscheinungen sollen günstig beeinflußt werden. Als Rückenmarkgift erhöht das Nicotin die Reflexerregbarkeit. In der Medulla oblongata werden alle Lebenszentren stark gereizt, Vagus- und Vasomotorenzentrum werden erst erregt, dann gelähmt. Die Gefäße, und zwar sowohl die zentralen wie die peripheren, zeigen eine *Vasoconstriction*; SIMICI und MARCU haben und nach dem Rauchen eine Erhöhung der Gefäßspannung um 2—3 mm Hg nachgewiesen. Ob Gefäßwandveränderungen im Sinne einer Arteriosklerose primär oder sekundär durch Adrenalineinwirkung hervorgerufen werden, ist strittig. Das Nicotin führt durch Reizung der Nebennieren zu einer Adrenalinausschüttung ins Blut. Von den Veränderungen werden vorzugsweise die *Coronargefäße*, in geringerem Grade die Nierengefäße betroffen. Die Anpassungsfähigkeit der Gefäße soll schon nach einigen Monaten starken Rauchens leiden. Die Herzaktion wird durch die Vaguswirkung des Nicotins beeinflußt. Es kommt zu Extrasystolen, Arrhythmie, Bradykardie. Im Tierversuch erwiesen sich kleinste Nicotindosen noch wirksam auf das Herz.

Für die gesamte *glatte Muskulatur* ist das Nicotin ein tetanisches Krampfgift. Durch Reizung der Darmganglien kommt es zu erhöhter Peristaltik, die Absonderung der Verdauungssekrete wird vermehrt.

Auf dem Wege über das vegetative Nervensystem werden die *innersekretorischen Drüsen* beeinflußt, auf deren Ganglienzellen das Nicotin erregend wirkt. Die Nebenniere ist schon erwähnt. Basedowkranke weisen vielfach eine auffallende Intoleranz gegen Nicotin auf. SCHLUMM sah eine Erhöhung des Grundumsatzes eintreten, die nach Rauchverbot verschwand. Neben der Schilddrüse sind die Genitalorgane besonders empfindlich. Sie zeigen funktionelle Störungen des menstruellen Zyklus und der Spermiogenese, auch wenn anatomische Veränderungen oder Störungen des Allgemeinbefindens fehlen (LOESER). Wichtig ist auch, daß das Nicotin in die Frauenmilch übergeht.

Die akute *Nicotinvergiftung* äußert sich in Übelkeit, Erbrechen, Schwindelgefühl, Kolikschmerzen und Durchfall, tiefer Blässe des Gesichts, Schweißausbruch auf der blassen, kalten Haut, Beklemmung, Herzklopfen und Atemnot. In besonders schweren Fällen kann unter Ohnmachtsanfällen und Krämpfen der Tod eintreten.

Auch nach Gewöhnung treten selbst bei alten Rauchern gelegentlich akute, häufiger mehr protrahierte Vergiftungserscheinungen auf. Sie beginnen mit Unruhe, Muskelzittern, anhaltender Schlaflosigkeit; dazu kommen reichliche Speichelabsonderung, Verminderung des Appetits, Unregelmäßigkeit der Darmfunktion. Sehstörungen bis zur Amblyopie, Einengung des Gesichtsfeldes können hinzutreten. Solche Zustände werden meist durch besonders starke Exzesse ausgelöst, können aber auch bei starken Rauchern durch plötzlichen Wechsel der gewohnten Marke hervorgerufen werden.

Viel wichtiger als die akuten Vergiftungserscheinungen sind die sich langsam entwickelnden *chronischen Krankheitserscheinungen*.

An erster Stelle stehen hier die Erkrankungen der *Kreislauforgane*. Pulsbeschleunigung, Herzklopfen vor dem Einschlafen (= Coronarspasmen), Extrasystolen, Arrhythmien werden als erste meist noch leicht zu beseitigende Symptome genannt. Bei der Arteriosklerose ist das Nicotin wohl nur eine der vielen ätiologischen Faktoren. Wichtiger ist, daß LESCHKE und KÜLBS nachwiesen, daß etwa 15% aller starken Raucher an *Angina pectoris* erkrankten, und zwar, wie SIEBECK, WEICKER und LAURENTIUS feststellen, schon im jugendlichen Alter (Durchschnittsalter 29,3 Jahre). Im EKG. wurden Myokardschäden, Reizbildungs- und Reizleitungsstörungen festgestellt. Es kann aber auch zu Herzinfarkten, oft ohne anatomische Veränderungen und zum tödlichen Anginaanfall kommen. Nicht mit Unrecht wird die allgemeine Zunahme der Herzerkrankungen auf den zunehmenden Nicotinabusus ätiologisch bezogen.

Die Spasmen der peripheren Gefäße führen zu dem bekannten Krankheitsbild des *intermittierenden Hinkens* und zu trophischen Störungen, deren leichteste Grade in Parästhesien und Krampfzuständen, deren schwerste in Gangrän bestehen. Für das intermittierende Hinken kann der Nicotinabusus nahezu als pathognomonisch gelten.

Durch die Capillarmikroskopie ist nachgewiesen, daß schon nach dem Rauchen *einer* Zigarette eine *spastische Capillarkontraktion* mit Verlangsamung, sogar mit vorübergehendem Stillstand des Blutkreislaufs eintritt (LICKINT und andere). Die Hauttemperatur an den Fingerspitzen sinkt ab; Unterschiede von 3—7,5° sind von ALTENBURGER, PETZOLD usw. festgestellt. Es wird deshalb von LICKINT, vor allem aber in der russischen Literatur, darauf hingewiesen, daß dadurch der Tabak bei der Entstehung von *Frostschäden* als dispositionsverstärkender Faktor eine Rolle spielt. In einem Lazarett rauchten von Soldaten mit Frostschäden nur 6% nicht (gegen 14% der übrigen Verwundeten), 33% (gegen 8%) mehr als 20 Zigaretten, mehr als 30 Zigaretten rauchten nur die Frostgeschädigten (LICKINT).

Die Störungen der *Atmungsorgane* beruhen auf direkter Reizung durch den Tabakrauch, sie sind meist harmlos: chronische Katarrhe des Rachens, Kehlkopfs und der Luftröhre. Auf den Verlauf der *Lungentuberkulose* hat das Rauchen einen höchst ungünstigen Einfluß. Die Entstehung einer Lungentuberkulose kann aber wohl dem Rauchen nicht zur Last gelegt werden. Eine *Desinfektion* der Schleimhäute oder ein Schutz gegen Infektionen durch den Tabakrauch kommt praktisch nicht in Betracht.

An den *Verdauungsorganen* machen sich die Nicotinschädigungen bemerkbar durch qualitative Veränderungen der Verdauungssäfte, durch Spasmen, Koliken, Motilitätsstörungen aller Art und durch Anregung und Steigerung der Sekretion. Die zur Bekämpfung des Hungergefühls gerauchte Zigarette regt erst recht die Magensaftsekretion an. KALK hat immer wieder darauf hingewiesen, wie gefährlich diese „Leersekretion" für alle Ulcusgefährdeten ist. Wer nicht aufhört zu rauchen, verliert sein Ulcus nicht.

Auf dem Gebiet der *inneren Sekretion* sind umschriebene Krankheitsbilder zwar weniger bekannt. Aber alle innersekretorischen Störungen werden durch Nicotinmißbrauch verstärkt, und alle Menschen, deren vegetatives Nervensystem sich in einem labilen Zustand befindet, sind besonders nicotinempfindlich. Deshalb sind Kinder und Frauen, vor allem in den Generationsphasen, besonders gefährdet.

Erwähnt wurden schon die *Augenstörungen* (Amblyopie und retrobulbäre Neuritis). Sie können bei Intoleranten schon bei geringem Tabakgenuß auftreten; meist sollen Pfeifenraucher betroffen sein. In der Literatur sind mehrere tausend Fälle von Erblindung beschrieben. Weniger häufig sind *Hörstörungen* durch Acusticusveränderung.

Störungen des *Nervensystems* sind schon bei der Vergiftung beschrieben, Zittern, Schlaflosigkeit stehen im Vordergrund. Oft hat man von einer *Nicotinsucht* gesprochen, denn es gibt zweifellos Menschen, die dem Tabakgenuß ebenso zu verfallen scheinen wie anderen Giften. Doch besteht ein Unterschied. Bei allen anderen Giftsüchtigen beobachten wir neben einer Steigerung der Toleranz typische körperliche und charakterologische Verfallserscheinungen und deutliche Abstinenzerscheinungen, die durch erneute Zufuhr des Mittels schlagartig beseitigt werden können. Beim Nicotinmißbrauch sehen wir das nicht. Der Nicotinmißbrauch erwächst ebenso wie andere neurotische Symptome aus dem gemeinsamen Mutterboden einer gewissen Willensschwäche, und man kann nur von einer allgemeinen süchtigen Anlage sprechen, bei der das übermäßige Rauchen eine erste Stufe darstellt und z. B. über die Zigarette zum Morphium, Cocain usw. führt.

Nicotintoleranz. Die alltägliche Erfahrung lehrt, daß keineswegs alle Menschen durch Tabakgenuß erkranken. Unzweifelhaft erleidet die Mehrzahl der Menschen, die ihren Tabakgenuß in normalen Grenzen hält, keinerlei wesentliche Gesundheitsschädigungen. Im Übermaß genossen führt er wohl ausnahmslos zu mehr oder weniger ausgesprochenen Krankheitszuständen. Was „Übermaß", was „normal" ist, hängt von dem Zustand der Einzelpersönlichkeit ab, und zwar von dem Tonus des vegetativen Systems. So erklärt sich die durch Nicotin kaum beeinflußbare Gesundheit des stark rauchenden Försters und die hohe Nicotinempfindlichkeit eines abgespannten, gehetzten Großkaufmanns. Exakte Beobachter haben solche Beobachtungen schon an der eigenen Person festgestellt, wenn sie die Wirkung einer Zigarette während anstrengender, ermüdender Arbeit und während des Urlaubs feststellten (GAEDE). Asthenische Typen, vor allem Vagotoniker, sind besonders gefährdet. Die Toleranz ist sehr verschieden. Frauen sind im allgemeinen empfindlicher als Männer. Eine Gewöhnung an das Nicotin findet statt, sie besteht nach KIONKA aber nur in einer rascheren Zerstörung des Nicotins im Körper, nicht in einer Immunität gegenüber dem Gift.

Tabak als Genußmittel. Wir finden also nicht nur experimentell, sondern auch klinisch so erhebliche Krankheitserscheinungen als Folge des Tabakgenusses, daß man mit Recht fragen wird, warum denn überhaupt geraucht wird. Denn eine Modetorheit würde sich doch nicht durch die Jahrhunderte hindurch in vielfach abgewandelter Form erhalten haben, trotzdem man mit staatlichen Verboten und Strafen nicht sparsam gewesen ist und trotzdem eine Fülle von geistreichen Büchern gegen das Rauchen geschrieben sind. Der Tabak rechnet unter die *Genußmittel*, die eine erregende Wirkung haben. Er vermag Erregungen des Gehirns in eigentümlicher Weise zu übertönen oder in andere Bahnen zu lenken. Die Ermüdung des geistigen Arbeiters wird, wenn auch nur auf kurze Zeit, behoben, das Zentralnervensystem erhält einen Anreiz, auch das Gefühl der Muskelermüdung wird günstig beeinflußt, Mißempfindungen nach intensiver Arbeit werden gelöst, das Gefühl des Behagens wird gesteigert. Deshalb behaupten auch oft nervöse Menschen, daß sie durch Rauchen ruhiger werden. Im Gegensatz zu betäubend wirkenden Mitteln wird durch das Nicotin das Bewußtsein nicht getrübt und die körperliche und geistige Leistungsfähigkeit nicht beeinträchtigt. Ein die Leistungsfähigkeit steigerndes Mittel ist das Nicotin freilich nicht. Die Erfahrungen der Sportsleute beweisen, daß es auf sportliche Leistungen nachteilig wirkt[1], und es wird mit Recht beim *Training* Enthaltsamkeit von Nicotin gefordert.

Über diese Wirkungen hinaus beruht der Wert des Tabakgenusses wie bei allen Genußmitteln auf Imponderabilien, die sich nicht erschöpfend erklären lassen. Das Gefühl der Ablenkung, der Entspannung, der Erleichterung, besonders nach Anstrengungen, starken Beanspruchungen, Aufregungen, das der Raucher in mannigfachen Variationen als Vorzug seiner Zigarre oder Zigarette preist, gehört letzten Endes hierher. Der Versuch, die Genußmittel überhaupt aus dem menschlichen Leben ausschalten zu wollen, ist sicher zum Fehlschlagen verurteilt. Denn immer wird die Menschheit nach einem Mittel verlangen, das ihr hilft, innere Spannungen zu lösen, die sie aus eigener Kraft nicht überwinden kann.

Das Problem des Rauchens hat sich aber jetzt über das eines behaglichen Genußmittels hinaus auf eine ganz andere Ebene verschoben. Während der Alkoholverbrauch längst nicht mehr die gleiche Rolle im Volke spielt wie vor der Jahrhundertwende, hat das *Rauchen* in erschreckendem Maße *zugenommen*, und erschreckend sind auch die *Nicotinschäden*, die dem Arzt zu Gesicht kommen. Es beginnen sich Gefahren für das Volksganze abzuzeichnen, so daß es nicht mehr dem einzelnen überlassen bleiben kann, das ihm anvertraute Gut seiner Gesundheit leichtfertig zu schädigen (REITER). Die Ärzteschaft hat sich auf der Tagung in Weimar (April 1941) zum Vorkämpfer gegen die Tabakschäden gemacht; ein Institut zur Erforschung der Tabakgefahren wurde mit Unterstützung des Führers geschaffen.

Das von der Gesundheitsführung erstrebte Ziel kann und soll nicht gewaltsam erreicht werden. Es wäre sicher nicht richtig, das Leben jedes einzelnen sklavisch durch Gebot oder Verbot zu regeln (SAUERBRUCH), und es wäre psychologisch ebensowenig empfehlenswert, jetzt im Kriege dem Soldaten durch befehlsmäßigen Druck seine Zigarette zu nehmen. Es müssen aber alle Maßnahmen darauf hinzielen, daß das Nichtrauchen gefördert wird, wie dies von der HJ.-Führung für alle Jugendlichen und in der Wehrmacht durch den Führerbefehl vom 7.4.41 geschehen ist.

---

[1] Siehe Kapitel „*Sport*" im Abschnitt IX A 4 S. 394 in diesem Lehrbuch.

Der Führer und Oberste Befehlshaber der Wehrmacht hat angeordnet, daß die Verteilung der Rauchwaren an Wehrmachtangehörige nach Gesichtspunkten zu erfolgen hat, die die Aberziehung des Rauchens unterstützt[1]. Hiernach ist Vorsorge zu treffen, daß die Ausgabe von Tabakwaren grundsätzlich auf Raucher beschränkt bleibt, und daß für Nichtraucher die in der Vorschrift aufgeführten Ersatzgenußmittel ausgegeben werden.

Im übrigen wünscht der Führer und Oberste Befehlshaber der Wehrmacht, daß Tabakwaren an weibliche Personen des Wehrmachtgefolges, die Anspruch auf freie Verpflegung haben oder diese auf Grund ausnahmsweiser Genehmigung erhalten, nicht ausgegeben werden.

Allen Ärzten und besonders den in der Wehrmacht eingezogenen erwächst die Pflicht, immer wieder in Vorträgen und Belehrungen auf die *Gefahren des übermäßigen Rauchens* hinzuweisen und Ratschläge zu geben, um die gesundheitlichen Gefahren zu vermindern. Solche Vorträge müssen sich von Übertreibungen ebenso frei halten wie von hämischen Glossierungen und dürfen nicht dadurch sabotiert werden, daß der Arzt selbst der stärkste Raucher ist. Das Vorbild wird stets mehr wirken als die gelehrteste Phrase.

Es ist die Befürchtung ausgesprochen worden, daß durch die *während des Krieges* ausgegebene Tabakportion der *Tabakverbrauch* sehr erheblich gesteigert würde.

Es bekommt der Mann je nach der Nachschublage

2 Zigarren und 2 Zigaretten oder
1 Zigarre und 4 Zigaretten oder
6 Zigaretten oder
20 g Rauchtabak oder
10 g Rauchtabak und 3 Zigaretten.

Das ist für den rauchgewohnten Mann keine große Menge. Zu der gelieferten Tabakportion kann sich der Soldat Tabak in der Marketenderei dazukaufen. Bei der Armee, bei der ich im Sommer 1942 war, betrug diese Menge 50 Zigaretten, 5 Zigarren und 50 g Rauchtabak pro Mann und Monat — freilich nur, wenn der Nachschub der pausenlos vormarschierenden Truppe nachkam. Gelegentliche Liebesgaben und Päckchensendungen aus der Heimat spielen nach Einführung der Raucherkarte keine sehr erhebliche Rolle. Rechnet man Zigaretten, Zigarren usw. auf Tabakquantum um, so ergibt sich insgesamt 9,9 g Tabak pro Tag und Mann, dies stellt einen Höchstwert dar, während der Offensive hat auch der eingefleischteste Raucher rauchfreie Tage einlegen müssen.

Um die Frage zu klären, ob während des Krieges mehr geraucht wird als im Frieden, wurden 1000 Soldaten der Armee befragt. Von ihnen waren 12,7% Nichtraucher, 101 hatten im Kriege angefangen zu rauchen, 7 es aufgegeben. *Obwohl die Zahl der Raucher zugenommen hat, ist der Gesamtverbrauch an Tabak um 14,1% während des Krieges zurückgegangen, der Verbrauch des einzelnen Rauchers auf den einzelnen Tag berechnet um 23,42%.* Besonders erfreulich ist der Rückgang des starken Verbrauchs.

Bei den Zigarettenrauchern sind Verbrauchszahlen vor dem Kriege von 50, 40 Zigaretten pro Tag völlig verschwunden. 30 Zigaretten rauchen nur 0,3% gegen 4,4%, 25 Zigaretten 1,1% statt 6,7%, 20 Zigaretten 6,7% statt 14,7%. Ein erfreuliches Ergebnis! Die gleiche Feststellung bei 1000 russischen Kriegsgefangenen ergab dagegen während des Krieges einen Mehrverbrauch von 23,9%[2].

Ein Negativum zeigt die Zusammenstellung. 101 Soldaten fingen erst während des Krieges an zu rauchen. Hier muß die Erziehung und Aufklärung durch Truppe und San.-Offizier einsetzen. Es muß ferner verhindert werden, daß die Tabakportion des Nichtrauchers an die Raucher weitergegeben wird. Der Reiz zur Tabakenthaltsamkeit muß besonders für jugendliche Soldaten durch Lieferung von Schokolade, Süßigkeiten oder zusätzlichen Lebensmitteln allen Bedenken zum Trotz gefördert werden.

---

[1] Diesem Grundsatz hat die H.Dv. 86/1 Nr. 17 in der Neufassung vom 20. 6. 1940 Rechnung getragen.
[2] Herrn Prof. Loeser, beratender Pharmakologe der Armee, danke ich für diese Zusammenstellungen und anderes wertvolles Material.

Neben der Aufklärung und Erziehung muß versucht werden, die *Menge des beim Rauchen aufgenommenen Nicotins zu vermindern.* Mehrere Wege sind hier beschritten.

1. *Filtration* des Rauches durch ein im Mundstück der Zigarette oder einer Spitze angebrachtes Wattefilter, das noch mit verschiedenen Chemikalien getränkt sein kann. Diese Verfahren sind recht einfach anzuwenden und empfehlenswert.

2. *Zerstörung* des Nicotins durch chemische oder andere Mittel, die der fertigen Zigarre oder Zigarette zugesetzt werden. Skepsis ist bei allen diesen Mitteln am Platz. Das Schrifttum berichtet über viele völlig wertlose Präparate und betrügerische Machenschaften.

3. Vernichtung des Nicotins im Rohtabak bei dessen Präparation. Zahlreiche Untersuchungen ergaben, daß die meisten als nicotinarm angepriesenen Erzeugnisse fast die gleichen Nicotinwerte aufweisen wie die unbehandelten. Also auch diesen Präparaten gegenüber ist Skepsis am Platz. Daraufhin wurden auch die Tabakwaren in das *Lebensmittelgesetz* miteinbegriffen und die Begriffbestimmung der *Nicotinarmut* gesetzlich geregelt.

4. Züchtung *nicotinarmer* Tabakpflanzen. Es ist das aussichtsreichste Verfahren. Man kann diesen Tabak entweder allein verwenden oder mit anderen Tabaksorten so mischen, daß Nicotinarmut mit Reinheit, Aroma und Brennbarkeit vereinigt wird.

Vielfache Untersuchungen (WENUSCH, EHRISMANN u. a.) haben gezeigt, daß es der Raucher durch die *Art des Rauchens* selbst in der Hand hat, *wieviel Nicotin er aufnimmt.*

Der Anteil des Rauches, der in den Mund gelangt, beträgt etwa 60%. Wieviel davon resorbiert wird, hängt von der Stärke des Einsaugens, Häufigkeit der Züge und der Pausen, vor allem aber vom Mund-, Nasen- oder Lungenrauchen ab. Von einer gewöhnlichen Zigarette werden beim langsamen Mundrauchen etwa 2% des im unverrauchten Tabak enthaltenen Nicotins resorbiert, es tritt aus der Mundschleimhaut nur langsam ins Blut. Beim Ausatmen durch die Nase ist die Resorption etwa doppelt so groß. Beim Inhalieren des Rauches in die Lunge können 20%, bei exzessivem Inhalieren 40% resorbiert werden. Beim Inhalieren wird das Nicotin durch die sehr viel größere Lungenschleimhaut und sehr viel rascher ins Blut resorbiert. Außerdem wird beim Inhalieren das gesamte Atemvolumen zum Einsaugen benutzt. Eine einzige stark inhalierte Zigarette ist schädlicher als 10—20 bloß durch den Mund gerauchte. Stärke des Einsaugens und rasches Rauchen erhöht die Menge des zur Resorption kommenden Nicotins. Aus einer dünnen Zigarette geht nur halb soviel Nicotin in den Hauptstrom als aus einer dicken; festes Stopfen und höherer Wassergehalt verringern ebenfalls den Übergang von Nicotin. Bei der Zigarre sind feuchte Tabake dagegen nicotinreicher. Bei der Zigarre sind dem Belieben des Rauchers über die Art des Einziehens des Rauches engere Grenzen gezogen als bei der Zigarette. Das Gefahrenmoment bei der Zigarre ist der Niederschlag des Nicotins im letzten Drittel, besonders wenn es beim Rauchen feucht wird. Aus dem ersten Drittel der Zigarre wird praktisch nur wenig Nicotin resorbiert, im Stummel erhöht sich der Nicotingehalt um 5—10%.

Hygiene des Rauchens. Aufgabe der Hygiene ist es, aus den Forschungsergebnissen und Erfahrungen Schlußfolgerungen zu ziehen, um den einzelnen und die Gesamtheit vor Schaden zu bewahren. Dazu gehört eine Gesetzgebung, die dem Raucher ein einwandfreies und richtig bezeichnetes Tabakerzeugnis liefert, die den Tabakarbeiter vor Schaden bewahrt, und außerdem gehören hierher Aufklärung, Belehrung über die Gefahren des Nicotins und Richtlinien, die man dem einzelnen Raucher für einen vernunftgemäßen Gebrauch geben wird. Den in der Wehrmacht tätigen Sanitätsoffizier gehen vor allem die beiden letzten Punkte an. Während des Krieges ist ihm wie sonst niemals die Möglichkeit gegeben, auf einen großen Kreis von Menschen und durch ihn auf das ganze Volk belehrend und erzieherisch einzuwirken.

Was soll man rauchen: Pfeife, Zigarre oder Zigarette?

Eine Zigarre raucht man im allgemeinen langsam, eine Zigarette schnell. Es ist ja gerade die Hast und der Mangel an Zeit, die den Raucher zur Zigarette greifen lassen. Je schneller aber geraucht wird, um so mehr Nicotin wird aufgenommen. Der Zigarrenrauch wird wegen seines hohen Ammoniakgehaltes fast niemals inhaliert, der der Zigarette fast immer, was wiederum die Menge des aufgenommenen Nicotins vervielfacht. Die Zigarette verleitet viel eher zum *Kettenrauchen* als die Zigarre. So ist es also der Raucher selbst, nicht das Fabrikat, das den Grad der Schädlichkeit bestimmt. Kraß gegenübergestellt wird also aus einer ungünstigen Zigarette (nicotinreich, breites Format, lose Stopfung) weniger Nicotin resorbiert, wenn man langsam ohne Lungenzüge raucht und das letzte Drittel wegwirft, als wenn man eine günstige Zigarette (nicotinarm, dünn, feste Stopfung) in aller Hast durch Lungenzüge, womöglich noch morgens nüchtern, aufraucht. Es hängt wohl überhaupt von der *Persönlichkeit* ab, welche *Art des Genusses* sie im Rauchen sucht. Die lange Pfeife setzt eine Art des Genießens voraus, die wir uns heute nur noch bei Großvätern vorstellen können. Von der kurzen Pfeife wird im 2. Weltkrieg anscheinend mehr Gebrauch gemacht als im 1. Weltkrieg. Auch die Zigarre verlangt, um zu ihrem vollen Genuß zu kommen, eine Behaglichkeit, die immer fremder zu werden scheint zugunsten der Zigarette, mit der man sich eher den Anstrich des modernen, vielbeschäftigten und auf Tempo bedachten Menschen geben kann. Aus der gierigen, hastigen Art, mit der eine Zigarette geraucht, eine an der anderen angesteckt wird, kann man mit Sicherheit auf die innere Unruhe und Unausgeglichenheit des Rauchers schließen, die durch diese Art des Rauchens nur noch mehr gesteigert wird. Es ist die große Gefahr des Zigarettenrauchens, daß es zu einer Art des Rauchens, bei der besonders viel Nicotin dem Körper zugeführt wird, und zum Vielrauchen verleitet. Bei der Zigarre ist wichtig, daß man das untere Drittel wegwirft.

Wieviel man rauchen darf, hängt von der *Art des Rauchens* und von der *persönlichen Toleranz* ab. Es ist deshalb fast unmöglich, allgemeingültige Tabakmengen anzugeben, die ohne Gefährdung der Gesundheit geraucht werden können. Am nächsten wird einem Normalsatz der durch die Wehrmacht gelieferte Satz kommen.

Bei der Bekämpfung der Nicotinschäden ist die erste Aufgabe, dem *hemmungslosen Rauchen entgegenzuarbeiten* und den Konsum von täglich 30—50 Zigaretten zum Verschwinden zu bringen.

Die Gesamtheit aller Raucher zur Einschränkung ihrer täglichen Portion zu bringen, muß der nächste Schritt sein. Diese Einschränkung wird sich oft schon durch eine Regelung der Art des Rauchens und den Übergang zu wirklich nicotinarmen Fabrikaten erreichen lassen.

Ferner ist es zweckmäßig, eine *rauchfreie Periode*, z. B. im Urlaub, einzuschalten oder einen rauchfreien Tag in der Woche, rauchfreie Stunden am Tage, z. B. eine 12stündige Rauchpause an jedem Tag. Man kann damit dem Organismus schon eine fühlbare Erleichterung verschaffen.

Verbote soll man durchaus individuell dosieren.

Verbieten wird man den Tabakgenuß bei allen Kreislaufstörungen, vor allem bei Angina pectoris und intermittierendem Hinken, und zwar schon bei den ersten Anzeichen, ferner bei Tuberkulose, bei Erkrankungen des Sehnerven, bei Magengeschwür, bei akuten Erkrankungen der oberen Luftwege.

Bei dem einen Patienten wird man durch Gewähren einiger Zigarren Besseres erreichen als mit einem absoluten Verbot, während bei dem anderen nur noch die totale Abstinenz oft der ganzen Familie zum Ziele führt. Mit allzu häufigen und rigorosen Verboten sei man vorsichtig. Den Übergang zur Abstinenz kann man, wenn die Energie nicht ausreicht, durch kleine Mittelchen, wie Mentholzigarette, kaugummiartige Präparate, Mundwässer mit Silbernitrat, die den Geschmack am Rauchen verderben, zu erleichtern suchen. Neuerdings werden auch Injektionen von Transpulmin empfohlen. Alle anderen viel angepriesenen Mittel sind recht problematisch. Eigentliche Abstinenzerscheinungen gibt es beim Nicotin nicht. Was dafür ausgegeben wird, ist die psychische Abwehr eines Schwächlings, der sich um einen Genuß oder um eine als unentbehrlich betrachtete Gewohnheit gebracht sieht.

Eine wichtige hygienische Forderung ist es auch, für gute *Lüftung geschlossener Räume* zu sorgen, weil neben dem Nicotin auch das Kohlenoxyd eine Rolle spielt, und zwar für alle im Raum befindlichen Personen, einschließlich der Nichtraucher. Für alle *militärischen Unterkünfte* ist es besonders wichtig, den *Tabakrauch zu entfernen, ehe die Mannschaften schlafen.* Hierzu die Soldaten zu erziehen, ist eine dankbare Aufgabe.

Schrifttum.

Eingehende Schrifttumsangaben finden sich in den Übersichtsreferaten von KIEFER und EHRISMANN im Zbl. Hyg. 2, H. 6, 7, 8; 26, H. 6; 35, H. 3. Außerdem finden sich Schrifttumsübersichten in folgenden Werken:

ALTENBURGER u. PETZOLDT: Klin. Wschr. 16, 394 (1941). — ARIEW: Die Erfrierungen Leningrad 1940. — BOGOLEPOW, KHONDRIAKAN, RASTWOWO: Wraschebno Delo 1935, 61/62

— BRESLER: Tabakologia medicinalis **1913**. — EHRISMANN: Med. Klin. **22**, 727 (1937). — EHRISMANN u. ABEL: Z. Hyg. **116**, 4. — ENGLISH, WILLINS: J. amer. med. Assoc. **115**, 1327 (1940). — GAEDE: Dtsch. med. Wschr. **1942**, 383. — HASSENKAMP: Münch. med. Wschr. **1939** II, 1381/83. — HOFSTÄTTER: Virchows Arch. **244**, 212; Die rauchende Frau. Wien 1924. — KIONKA: Vom Trinken und Rauchen. Berlin 1931. — KISSLING: Handbuch der Tabakkunde, 5. Aufl. 1925. — LAURENTIUS: Dtsch. Mil.arzt **11**, 633 (1941). — LICKINT: Dtsch: Mil.arzt **1942**, 841; Tabak und Organismus. Merkblatt II u. III der Kriegsmarine: Zur Frage des Tabakrauchens; Zur Beurteilung der Genuß- und Reizmittel. — LOESER: Gesundheitsführung 1941, H. 3. — LUBO: Klinik, Behandlung und Prophylaxe der Erfrierungen. Leningrad 1938. — STORP: Veröff. Heeressan.wes. **1930**, H. 84. — WENUSCH: Med. Klin. **42**, 1160 (1940). — WEICKER: Arch. klin. Med. **185**, 393 (1940). — Wissenschaftliche Tagung zur Erforschung der Tabakgefahren 5.—6. 4. 1941 in Weimar.

III. Abschnitt.

Die Ernährung und Verpflegung des Soldaten.

A. Die Ernährung des Soldaten[1].

Von W. SCHREIBER-Berlin.

Ernährungsfragen der Gegenwart.

Erst seit der Zeit des großen Aufschwunges der Naturwissenschaften, d. h. seit der Mitte des vorigen Jahrhunderts, gibt es eine *wissenschaftliche Ernährungslehre*. Bis dahin waren es Erfahrung, Instinkt und Tradition, Hunger und Durst, die dem Menschen im allgemeinen auf dem Gebiete der Ernährung den Weg wiesen.

VOIT und PETTENKOFER in München hatten die Lehre von den drei *Grundnährstoffen* aufgestellt, dem *Eiweiß*, dem *Fett* und den *Kohlehydraten*, die, in bestimmten Mengen genommen, mit Salzen und Wasser zur Ernährung notwendig sind. Auf Grund von Versuchen, durch genaue Wägungen und Messungen gestützt, haben diese beiden Forscher damals erstmalig den Bedarf des Menschen an Nahrungsmitteln festgelegt. Durch zahlreiche wissenschaftliche Versuche an Mensch und Tier sowie durch die praktische Erfahrung wurde die Lehre bestätigt und im Laufe der folgenden Zeit zunächst vorwiegend durch RUBNER ausgebaut. Ihre Erkenntnisse gewannen dann schnell an erheblichem Einfluß auf die Ernährung der Völker Mitteleuropas und auf die *Soldatenernährung* bei wohl allen europäischen Heeren.

Lange Zeit schien es, als ob damit alle Bedürfnisse, die der menschliche Körper hinsichtlich seiner Ernährung hat, klar erkannt waren, und die praktischen Erfahrungen, die man mit den Nutzanwendungen der Ernährungslehre machte, sprachen unter regelrechten Lebensverhältnissen, d. h. bei ausreichendem Angebot der üblichen gemischten Nahrung, auch für ihre Vollständigkeit. Dennoch war es nicht so.

Den Völkern Europas war es seit langem bekannt, daß eine unheimliche, in früheren Jahrhunderten, zumeist in den Wintermonaten oder in den Zeiten von Krieg und Hungersnot, nicht selten massenhaft auftretende Krankheit, der *Skorbut*, durch den Genuß von Früchten, Gemüse oder Abkochungen von Kiefernnadeln verhindert oder geheilt werden konnte. Besonders die *Seefahrer* hatten reiche Erfahrungen gesammelt und ihre Kenntnisse von Generation zu Generation weitergegeben. Bereits im Zeitalter der Entdeckungen, aber auch noch viel später, so von den monatelangen Reisen der Segelschiffszeit nach Indien und Ostasien sowie von den Walfangreisen der Grönlandfahrer — als Einzelerfahrungen schon besser überliefert wurden —, wird berichtet, daß der damals als Infektionskrankheit angesehene Skorbut bei den Schiffsbesatzungen häufig aufgetreten sei und schwerste Opfer gefordert habe. Auf der Reise Vasco da Gamas, die 1498 zur Entdeckung des Seeweges nach Ostindien führte, starben $2/_3$ der Schiffsmannschaften an Skorbut.

Bei den Ostasienfahrern war es später Gewohnheit geworden, am Kap der Guten Hoffnung die Gelegenheit zu benutzen, frisches Wasser, Sauerampfer und frisches Gemüse an

---

[1] Siehe auch die Abschnitte X A: „*Verpflegung an Bord der Kriegsschiffe*" S. 433 und XI B 1: „*Besonderheiten in der Ernährung des fliegenden Personals*" S. 487 in diesem Lehrbuch.

Bord zu nehmen und so durch diese frischen Vegetabilien die Krankheit zu verhindern bzw. zu heilen. Im 17. Jahrhundert wurde das Sauerkraut als obligates Nahrungsmittel auf den Seeschiffen eingeführt, danach ging die Häufigkeit des Skorbuts schnell zurück. Die Seefahrer hatten somit aus ihren Erfahrungen schon früh richtige Nutzanwendungen gezogen, wenn auch damals die inneren Zusammenhänge noch nicht erkannt werden konnten.

Die medizinische Wissenschaft jener Zeit hat durch diese Erfahrungen keine Anregungen bekommen können. Die Ansicht, daß der Skorbut eine Infektionskrankheit sei, war so tief eingewurzelt, daß man gar nicht darauf kam, das rätselhafte Geschehen der Krankheit auch anders erklären zu können. Als dann der große Aufschwung der Naturwissenschaften einsetzte, war der Skorbut inzwischen allmählich infolge der Einführung der Kartoffel in Europa immer mehr geschwunden. Diese war um die Mitte des 16. Jahrhunderts nach Europa gekommen, in Deutschland aber erst seit der ersten Hälfte des 18. Jahrhunderts nach Zurückdrängung der Dreifelderwirtschaft im großen angebaut worden. Zur Zeit der Begründung der Ernährungslehre durch Voit und Pettenkofer bot der Skorbut in Europa somit kaum noch ein Problem, auch Hungersnöte als Folge langwieriger Kriege waren in jenen Jahrzehnten nicht aufgetreten. Ja selbst der erste Weltkrieg hat trotz der Unterernährung der Massen bei den Mittelmächten nur zu ganz vereinzeltem Auftreten von Skorbuterkrankungen geführt. Es ist berechtigt anzunehmen, daß das deutsche Volk in den Jahren des ersten Weltkrieges durch den reichlichen Genuß von Kohlrüben und Kartoffeln vor dem Skorbut bewahrt wurde. So ist es zu verstehen, daß es nach der Zeit der Begründung der wissenschaftlichen Ernährungslehre durch Voit und Pettenkofer erst der Erfahrung und Forschung vieler Jahrzehnte bedurfte, bis erkannt wurde, daß die Auffassungen dieser Lehre doch ergänzungsbedürftig waren.

Der Weg zu dieser Erkenntnis führte über eine andere unheimliche Krankheit, an der im Fernen Osten Millionen von Menschen zugrunde gegangen sind, das ist die *Beriberi*. Man hielt auch diese Krankheit lange Zeit für ansteckend.

Der Holländer Eijkman machte in Java die Beobachtung, daß die Beriberi in Gefängnissen auftrat, in welchen die Gefangenen mit geschältem Reis ernährt wurden. Er stellte daraufhin systematisch Versuche an und entdeckte im Jahre 1897, daß man bei Hühnern eine der menschlichen Beriberi ähnliche Krankheit hervorrufen konnte, wenn man diese Tiere ausschließlich mit poliertem Reis fütterte, und daß man die Krankheit verhindern konnte, wenn neben dem polierten Reis gleichzeitig Reiskleie gegeben wurde. Die Lehre, daß die Beriberi eine Infektionskrankheit sei, wurde dadurch zwar erschüttert, sonderbarerweise erhielt aber die Wissenschaft zunächst auch noch keine wesentliche Anregung. Immerhin war aber durch Eijkmans Feststellung das *Tierexperiment* mehr und in anderer Betrachtungsweise als bisher in den Dienst der Ernährungsforschung gestellt worden. Das wurde für die weitere Entwicklung ausschlaggebend.

Im Jahre 1907 gelang es den Norwegern Axel Holst und Frölich, den Skorbut beim Meerschweinchen experimentell durch Fütterung mit einseitiger Nahrung zu erzeugen. Damit war die Grundlage für weitere Forschungen gelegt.

Den eigentlichen Anstoß zur systematischen Forschung auf diesem Gebiet gab Stepp mit seinen Versuchen, die er im Laboratorium von Franz Hofmeister in Straßburg durchführte, und deren Ergebnisse er 1909 veröffentlichte. Er erbrachte den zwingenden Beweis, daß die Grundnährstoffe und die Mineralsalze allein zur Ernährung des Menschen nicht ausreichen, und daß neben ihnen noch andere, bisher unbekannte Stoffe unentbehrlich sind, um das Leben zu erhalten. Hofmeister nannte diese rätselhaften Stoffe akzessorische Nährstoffe. Funk hatte in London im Jahre 1911 den gegen Beriberi wirksamen Schutzstoff herausgearbeitet. Er glaubte, eine stickstoffhaltige Substanz vor sich zu haben, die als lebenswichtiges Amin kennzeichnen wollte, und nannte sie *Vitamin*. Diese Bezeichnung wurde später auf alle im Laufe der Jahre gefundenen Stoffe von entsprechender, die Nahrung ergänzender Wirkung übertragen. Die Hofmeistersche Bezeichnung war somit an sich richtiger als die Bezeichnung Vitamin, die von einer falschen Voraussetzung ausging. Nach Stepps Entdeckung begann nun die systematische Erforschung der Nährstoffe auf ihren Gehalt an Vitaminen oder Ergänzungsstoffen; mit seiner Arbeit beginnt die Zeit einer Ernährungslehre, die man als die *neue Ernährungslehre* bezeichnen kann, und die viel mehr als früher ihre Forschung in Richtung auf die *Qualität der Nahrung* lenkt.

Diese Vitaminforschung hat ihren besonderen Auftrieb mittelbar aber auch noch durch die Entwicklung der Technik erhalten, durch die eine allmählich immer fortschreitende Loslösung der menschlichen Ernährung von den natürlichen Formen der Nahrungsmittel Platz griff. Die neuzeitliche Konservierungstechnik, die Vervollkommnung der Mühlen, die Herstellung feiner Mehle, das schon vorher erwähnte Polieren des Reiskorns bargen Gefahren in sich, die an dem vorher erwähnten Beispiel der Beriberi zuerst erkannt worden sind, weil sie dort am handgreiflichsten in Erscheinung traten. Man spricht von einer *Denaturierung der Nahrungsmittel*. Ihr wurde der Kampf angesagt, und dieser Kampf rückte das *Interesse* an den *Mangelkrankheiten* zwangsläufig immer mehr in den Vordergrund.

Krankheiten, welche durch *völliges Fehlen von Vitaminen* entstehen, nennt man *Mangel-*

krankheiten, Avitaminosen, ihre klassischen Formen kommen bei uns unter regelrechten Ernährungsverhältnissen primär kaum vor. Bei Erkrankungen des Magen-Darm-Kanals jedoch, wenn diese zu Störungen der Resorption führen, die Nahrungsmittel also im Verdauungskanal nicht völlig ausgenützt werden können, ist das Zustandekommen von Mangelerscheinungen nicht ganz selten. Man spricht dann von *sekundären Avitaminosen*. Sie kommen jedoch selten so weit zur Entwicklung, daß sie als klassische Formen der Mangelkrankheiten beobachtet werden.

Eine besondere Rolle spielen seit Jahren in der Ernährungsforschung die *relativen Mangelkrankheiten*, welche zwar *nicht durch völliges Fehlen*, aber durch *ungenügende* Zufuhr von Vitaminen bedingt sind. Man bezeichnet sie als *Hypovitaminosen*. Entstehungsmäßig stellen sie gewissermaßen eine Vorstufe der Avitaminosen dar, klinisch sind sie nicht selten von diesen völlig verschieden und wenig charakteristisch, so daß sie mit Sicherheit nicht immer zu erfassen sind. In der Wissenschaft ist der Streit um die Hypovitaminosen noch längst nicht beendet.

Vom physiologischen Standpunkt stellen die Vitamine eine einheitliche Gruppe unter den Nährstoffen dar, in chemischer Hinsicht gehören sie den verschiedensten Stoffklassen, den Lipoiden, den Pyrimidinen, den Kohlehydraten und anderen an, so daß eine Einteilung nach dieser Richtung nicht möglich ist. Man hat deshalb diese Nährstoffe nach praktischen Gesichtspunkten *in den beiden Gruppen* der *fett-* und *wasserlöslichen Vitamine* zusammengefaßt. Diese Verschiedenheit ihrer Eigenschaften ist für die praktische Auswertung der Vitaminlehre von besonderer Wichtigkeit. Daneben spielt der Unterschied in der Empfindlichkeit gegenüber Hitze und dem Sauerstoff der Luft bei den verschiedenen Vitaminen für die Praxis die zweite wichtige Rolle. Die Kenntnis, ob fett- oder wasserlöslich, ob sauerstoffempfindlich und hitzebeständig oder nicht, stellt den Schlüssel dar, nach welchem bei Lagerung und *Aufbewahrung* der Rohstoffe, bei der *küchenmäßigen Zubereitung* der Speisen, bei *Konservierung* und *Behandlung* der fertigen Speisen zu verfahren ist, wenn eine Vergeudung der in den Nahrungsmitteln natürlich vorkommenden Vitamine vermieden werden soll. Auch das Verhalten der einzelnen Wirkstoffe zur Einwirkung des Sonnenlichtes ist nicht ganz unwichtig, wenngleich es gegenüber den vorher genannten Eigenschaften praktisch allerdings im Hintergrund steht.

Bei jeder *Gemeinschaftsverpflegung*, zu welcher die *Soldatenernährung* ganz besonders gehört, wirken sich Fehler in der Güte der fertigen Kost schwerer aus als bei der Einzelernährung, z. B. in der Familie, weil der Kreis der Betroffenen und Geschädigten viel größer ist und sich deshalb Ernährungsfehler auf Schlagkraft oder Arbeitsleistung viel nachhaltiger auswirken müssen. Hinzu kommt, daß die Gemeinschaftsernährung nicht selten eine ausschließliche ist, d. h. daß der Kreis der Versorgten häufig keine Gelegenheit hat, nach eigenem Wunsch und Instinkt etwas hinzuzukaufen und so bewußt oder unbewußt Mängel der Gemeinschaftsverpflegung auszugleichen. Das ist ganz besonders in Notzeiten, wie z. B. in einem *Blockadekrieg*, der Fall; ebenso gilt das für die Ernährung von Truppen *im Felde*, wenn sie sich auf Kriegsschauplätzen befinden, welche von der Natur nicht reich bedacht sind, wie z. B. in Osteuropa zur Winterszeit oder in der nordafrikanischen Wüste. Dann ist die Soldatenernährung vollkommen ausschließlich, denn was die Angehörigen aus der Heimat schicken können, fällt nicht ins Gewicht.

Die Truppenköche sind deshalb in der küchenmäßigen Zubereitung der Nahrungsmittel besonders geschult worden. Dazu wurden die *Kochlehrstäbe* geschaffen, die überall die Fronten bereisen und Lehrgänge abhalten, damit eine abwechslungsreiche, schmackhafte und vitaminreiche, alles in allem also eine gute Kost geboten wird.

Zur Zeit des ersten Weltkrieges stand die Vitaminlehre noch in ihren Anfängen, sie war noch nicht Gemeingut aller Ärzte und hatte sich praktisch noch nicht ausgewirkt. Trotzdem ist die Zahl der deutschen Soldaten, die damals an Vitaminmangelkrankheiten verschiedener Art erkrankten, überaus gering gewesen. Die wenigen Erkrankungen fanden immer ihre ursächliche Begründung in Verstößen gegen die auch damals schon geltenden Bestimmungen oder in der Unmöglichkeit ihrer Ausführung. Besonders wichtig ist aber das Massenexperiment der Ernährung der unter der Einwirkung der *Hungerblockade* stehenden *Zivilbevölkerung* der Zentralmächte. Sie war weit schlechter ernährt als ihre Soldaten. Trotzdem hat sich auch bei ihr kein Auftreten von Vitaminmangelkrankheiten in einem Ausmaß, das irgendwie ins Gewicht fiele, ergeben.

Im *zweiten Weltkrieg* erhalten in Großdeutschland *Wehrmacht* und *Bevölkerung* eine Ernährung, die quantitativ und qualitativ, im ganzen gesehen, weit besser ist als die im ersten verabfolgte. Während des Sowjetfeldzuges gab es beim Heer aber doch an einzelnen Stellen der Front militärisch kritische Lagen, in denen z. B. längere Zeit *eingekesselte Truppen* auch nicht entfernt eine Ernährung erhalten konnten, wie sie vorgesehen und bereitgestellt war. Die Kälte des osteuropäischen Winters machte nicht selten den Nachschub der Kartoffel zur Truppe zur Unmöglichkeit, und lange Zeit verging mitunter, bis wieder frische Kartoffeln und Gemüse an die Truppen ausgegeben werden konnten. Auch Vitamine in synthetischer Form, die für solche Lagen vorgesehen waren, konnten nicht immer zur Truppe gebracht werden. Trotzdem wurde im zweiten Weltkrieg bisher *kein einziger Fall von Skorbut* bei deutschen Soldaten bekannt. Auch die *anderen Avitaminosen* sind während solcher mitunter monatelang währender kritischer Lagen bisher *niemals zur Beobachtung* gekommen.

Man nimmt an, daß durch die Zufuhr der Vitamine die Widerstandskraft des Körpers gegenüber Krankheiten erhöht wird. Ein guter Wertmesser für diese Dinge ist also der *Gesundheitszustand* der Truppen. Der Verlauf der Zugangskurven aller im zweiten Weltkrieg beim Feldheer aufgetretenen Krankheiten, soweit sie nach den geltenden Anschauungen in irgendeiner Hinsicht mit Mangel an Vitaminen in ursächlichem Zusammenhang stehen könnten oder mit Resistenzverminderung als Folge eines etwaigen Vitaminmangels in Zusammenhang gebracht werden können, zeigt, daß diese Kurven fast alle hinter denen des ersten Weltkrieges erheblich zurückbleiben. Dabei war im zweiten Weltkrieg während langer Zeit unser Heer hinsichtlich seines Einsatzraumes ganz anderen und weit stärkeren Infektionsmöglichkeiten ausgesetzt als im ersten, in dem, abgesehen von wenigen Ausnahmen, eine gewisse Ruhe in der Winterstellung gewahrt blieb, die alle nur erdenklichen hygienischen Vorbeugungsmaßnahmen zuließ.

Diese Erfahrungstatsache gibt zu denken und muß zu der Erwägung führen, ob nicht die *Vitamine* doch hinsichtlich ihrer Wirkung auf die Ernährung des Menschen überbewertet wurden.

Nach den bisher gewonnenen Erfahrungen ist eindeutig erwiesen, daß zur Erzielung von Leistung und Leistungssteigerung in erster Linie die Zufuhr der nötigen *Energieträger* erforderlich ist. Diese werden durch Eiweiß, Fett und Kohlehydrate vertreten, die in ausreichender Menge geboten werden müssen. Was die Versorgung der Truppe mit *Vitaminen* betrifft, so haben wir *keine Veranlassung, sie zu ändern*, vor allem nicht, sie zu vermehren. Nach wie vor muß der Zubereitung der Kost größte Aufmerksamkeit gewidmet werden, damit die in den Nahrungsmitteln natürlich vorhandenen Wirkstoffe nicht durch falsche Zubereitungsverfahren vergeudet werden. Nach wie vor müssen natürliche Vitaminträger in der Truppenverpflegung eingeschaltet bleiben, d. h. die Kost des Soldaten muß aus qualitativ hochwertigen Nahrungsmitteln hergestellt werden. Wo es nur irgend möglich ist, müssen frische Kartoffeln nachgeschoben werden. Bei der Konservenherstellung ist der Erhaltung der Vitamine Rechnung zu tragen. Vitamintabletten und Vitamindrops müssen für besondere Lagen immer zur Ausgabe bereitstehen, diese muß aber vom Arzt gesteuert werden. Er muß wissen, wann auf Grund der Ernährungslage die Ausgabe von synthetischen Vitaminen notwendig wird. Der Hauptwert ist aber, und das sei noch einmal betont, auf die gute und sachgemäße Zubereitung der Kost zu legen. Es darf nicht zu der Auffassung kommen, daß das synthetische Vitamin das natürliche ersetzen kann, so daß die Beschaffung qualitativ hochwertiger Nahrungsmittel bei schwieriger Erlangung derselben vernachlässigt wird und man sich mit der Zufuhr künstlicher Vitamine begnügt.

Der Krieg wirft nicht selten die Frage nach der Zufuhr *konzentrierter, auf engen Raum zusammengedrängter*, möglichst hochwertiger, alle Nähr- und Schutzstoffe enthaltender *Nahrung* auf. Von Laienseite wird gelegentlich der „*Ernäh-*

rungspille" das Wort geredet. Der Energiebedarf des Soldaten liegt zwischen täglich 3000—4000 Calorien. Bei sehr schwerer Arbeit, z. B. im Hochgebirge, kann der Calorienbedarf 4000 übersteigen. Die Calorien, welche von einem Gramm der Grundnährstoffe geliefert werden, sind so gering, daß der Tagesbedarf nur mit mehreren hundert Gramm Substanz erreicht werden kann. Berücksichtigt man dabei, daß dem Fettgehalt der Nahrung Grenzen gesetzt sind, wenn der Körper nicht geschädigt werden soll, so ergibt sich, daß ein Nahrungskonzentrat, welches den Tagesbedarf für einen Menschen enthalten soll, mindestens 800 bis 1000 g einschließlich Ballaststoffe und Verpackung wiegen muß. Die Ernährungspille ist somit nicht möglich.

Die Aufgabe der Ärzte bei der Ernährung der Soldaten.

Nur eine gut ernährte Truppe ist befähigt, auf die Dauer Volleistungen herzugeben, und nichts bedingt so leicht Unzufriedenheit als unzureichende oder nicht schmackhaft zubereitete Kost. Den verantwortlichen Dienststellen obliegt daher die Pflicht, die Kost so zu gestalten, daß sie allen berechtigten Anforderungen genügt. Ohne Beachtung der wissenschaftlichen Grundlagen ist das nicht möglich.

Die Ernährung des deutschen Volkes hat in den letzten drei Jahrzehnten eine Umstellung erfahren. In Stadt und Land ist bei der überwiegenden Zahl der Berufstätigen — bedingt durch Industrialisierung und Mechanisierung — die Muskelarbeit durch Aufmerksamkeitsarbeit bei der Maschinenbedienung ersetzt worden. Der Sport — als „vernünftiger Ausgleich" betrieben — erhöht zwar die Muskelarbeit, jedoch, zeitlich gesteuert und den physiologischen Bedingungen angepaßt, wird er und soll er die früher verlangte Arbeit quantitativ keineswegs ersetzen. Die Folge davon ist ein Verlangen nach einfacher, leicht verdaulicher Kost, die der jetzt anders als früher gestalteten Berufsarbeit angepaßt sein soll.

Der Dienst des Soldaten ist trotz weit fortgeschrittener Motorisierung und Mechanisierung von dieser Entwicklung nicht so beeinflußt worden wie der des Muskelarbeiters. Im *Wehrmachtdienst* werden Muskelarbeit als Dauer- und Schnellkraftleistung neben der Schulung des Willens der einzelnen immer eines der zu erstrebenden Ziele der Ausbildung und der Erhaltung des erreichten Leistungsstandes bleiben müssen, damit plötzliche, nicht immer vorauszusehende Höchstleistungen jederzeit bestanden werden können. Wenn Kraftwagentransport- und Marscherleichterung durch Gepäckverringerung zur Überwindung des Raumes eingeführt wurden, so bedeutet das nicht eine Herabsetzung der vom einzelnen Soldaten verlangten Leistung, sie ist damit in ihrem Ablauf nur zeitlich verlagert, keineswegs aber geringer geworden.

Der Eintritt in das Soldatenleben bringt somit für die große Mehrzahl der Rekruten, ganz abgesehen von den seelischen Einflüssen, welche durch die neuartige militärische Umwelt bedingt sind, auch sehr erhebliche Anforderungen an das Anpassungsvermögen des Körpers mit sich.

Es wird von ihnen eine Muskelarbeit verlangt, wie viele sie vorher nicht kannten, an welche die jungen Soldaten sich also erst gewöhnen müssen. Hand in Hand mit der Gewohnheit geht die systematische Steigerung der verlangten Arbeit im Sinne des *Trainings* auf vorher ungewohnte Leistung. Die damit verbundene *Schulung des Willens* zur immer besseren und höheren Leistung wird vom Dienst in der Gemeinschaft in besonderer Form vorwärts getragen. Jungvolk und Hitler-Jugend und Reichsarbeitsdienst haben hierzu systematisch vorgearbeitet. Der Erfolg dieser Arbeit ist im zweiten Weltkrieg offenbar geworden. An den jungen Soldaten aber tritt erst die Ausschließlichkeit auf den meisten Gebieten des Lebens heran, wie sie ihm die vormilitärische Zeit nicht zu geben vermag. Die *Ernährung während der Rekrutenzeit* ist von ganz besonderer Bedeutung für Körper und Seele des werdenden Soldaten. Sie verlangt die erhöhte Aufmerksamkeit und Führung durch den Truppenarzt.

Durch Wägungen des *Körpergewichts* und Prüfung des *Gesundheitszustandes* der Rekruten hat er sich von der Wirkung der Ernährung laufend zu überzeugen. Wo die Gewichtskurve Alarmzeichen bietet, setzt seine Überwachung ein.

Der ältere erfahrene Soldat weiß sich in vielem selbst zu helfen, deshalb ist das Augenmerk der Gesundheitsführung bei der Ernährung der Truppe hier auf die Dinge zu lenken, die von außen her deren Versorgung beeinflussen können, z. B. im Kriege auf die *Nachschublage*, wenn diese schwierig wird, oder auf Fehler, die sich allmählich einschleichen können, wie *unsachgemäße und lieblose Zubereitung* der Speisen, *mangelnde Abwechslung* im Küchenzettel, *zu langes Kochen* und *Warmhalten der Speisen* und *Vergeudung der Vitamine* durch gedankenloses Weggießen des Kochwassers, und anderes mehr. Die *Eigenarten der Kriegsschauplätze* können den Arzt hinsichtlich der Truppenernährung vor besondere Probleme stellen. Wo es frische Gemüse gibt, wo Gärten zur Verfügung stehen, sind bald die notwendigen Zutaten gefunden. Auf anderen Kriegsschauplätzen können die Verhältnisse ungünstiger liegen, besonders wenn ein *heißes Klima* nachgeschobene frische Nahrungsmittel durch Welkwerden unbrauchbar macht oder wenn ein *eisiger Winter* den Nachschub z. B. von frischen Kartoffeln und Gemüsen nicht gestattet. Für solche Fälle gilt es beizeiten vorzusorgen oder zu improvisieren. Unsere Verwaltungsbeamten sind darauf geschult. Um ein Beispiel zu nennen, sie wissen, wie *Kräutergärten* anzulegen sind. Erlaubt die Kriegslage derartige Maßnahmen, so soll man immer und rechtzeitig von ihnen Gebrauch machen. Ist dergleichen nicht möglich, so müssen *vitaminhaltige Konserven* nachgeschoben oder *Vitamine in Tablettenform* ausgegeben werden. Bei allen derartigen Maßnahmen muß der Arzt sich frühzeitig einschalten, steuern und seine Forderungen stellen. Über allem aber steht die *Abwechslung in der Kost*. Besonders im *Wüstenkrieg* ist die Abwechslung in der Kost notwendig. Wenn der Soldat in einem Lande leben muß, dessen Charakter durch die Eintönigkeit beherrscht wird, indem das Auge immer wieder dasselbe sieht, nämlich Wüste und kahle Felsen oder Salzsteppe, dann muß die Kost es sein, die für Abwechslung sorgt und dem Auge jeden Tag ein anderes Bild bietet.

Die *Soldatenernährung* ist eine *Gemeinschaftsernährung*. Daraus folgt, daß eine durchschnittliche Geschmacksrichtung eingehalten werden muß und Sonderwünsche nicht berücksichtigt werden können.

Die *landsmannschaftlich einheitlichen Truppen* werden ihren *heimischen Gewohnheiten* hinsichtlich der Zubereitung der Speisen immer bis zu einem gewissen Grade Rechnung tragen können. Derartige Bestrebungen sind selbstverständlich zu fördern, hinter ihnen wird auch immer eine gewisse Dynamik stehen. Alle Bemühungen auf dem Gebiet der Soldatenernährung sind aber zur Unfruchtbarkeit verdammt, wenn die Truppenköche nicht über eine gewisse Kochkunst verfügen. Aus diesem Grunde wurden die Lehr- und Versuchsküchen und die Kochlehrstäbe geschaffen, wurde die systematische Ausbildung der Truppenköche eingeführt, die sich segensreich ausgewirkt hat. Es ist eine wichtige Aufgabe des Truppenarztes, die Köche immer wieder zu belehren und weiterzubilden und ihnen die inneren Zusammenhänge klarzumachen. Unter Weglassen des Theoretischen und Weitschweifigen soll er seine Unterweisungen auf das Praktische richten und den Köchen den Blick schärfen, daß sie alle Vorteile erkennen, vor allem im Felde alle Möglichkeiten der Gewinnung frischer grüner Gemüse und Kräuter ausnützen.

Selbstverständlich soll der Truppenarzt durch seine Belehrungen auch die *Hygiene der Truppenküche* fördern und auf die Gefahren hinweisen, die durch Unsauberkeit und durch Verwendung unzweckmäßigen und schadhaften Gerätes drohen.

Alle Küchengeräte müssen besonders gepflegt sein, Fleischhackklotz oder entsprechende Bretter sauber mit einem Ziehmesser von Zeit zu Zeit abgezogen werden, damit die unvermeidlichen Risse und Klüfte in der Oberfläche des Holzes beseitigt werden. Der Fleischsaft dringt in solche Risse ein und stellt einen guten Nährboden für alle Mikroorganismen, darunter auch pathogene, dar.

Schadhafte *Emailleschüsseln*, besonders aber verzinkte und Aluminiumschüsseln mit Lötstellen, können bei der Entstehung von Krankheiten eine Rolle spielen, letztere besonders, wenn saure Speisen darin längere Zeit aufbewahrt bzw. Salate angemacht werden.

Die *Abfallkästen* müssen stets sauber gehalten, vor Fliegen geschützt aufgestellt werden und mit gut schließenden Deckeln versehen sein. Besonders im Sommer bietet ungenügende Pflege der Abfallkästen erhebliche Gefahren, indem durch sie die Fliegenplage in der Küche vermehrt und damit der Ausbreitung der Ruhr Vorschub geleistet wird.

Nicht oft genug kann betont werden, daß der Genuß von gehacktem *rohen Rind- und Schweinefleisch verboten* ist.

Bandwurmbefall und Trichinose, aber auch Fleischvergiftungen durch Erreger aus der Paratyphus-Enteritis-Gruppe sind die Gefahren, die durch den Genuß von rohem Fleisch drohen können. Verantwortlich für die Fleischbeschau und die Beurteilung aller Nahrungsmittel tierischer Herkunft sind die Veterinäroffiziere. Das enthebt den Sanitätsoffizier aber nicht von seiner Verantwortung für die im Rahmen der Gesundheitsführung der Truppe liegende Leitung der Gesamternährung des Soldaten.

Gleiche Gefahren, wie durch den Genuß rohen Fleisches, können entstehen, wenn Fleisch in zu großen Stücken gebraten wird, d. h. wenn im Innern dieser Fleischstücke wegen ihrer Größe beim Bratprozeß nicht genügend hohe Temperaturen erreicht werden, um alle dort etwa vorhandenen Krankheitserreger abzutöten.

Die *Kantenlänge* der zum Braten bestimmten Fleischstücke soll nicht mehr als 6 cm betragen. Auch das Anbraten des Fleisches und nachfolgende Stehenlassen bis zum anderen Tage, womöglich in der warmen Küche, begünstigt das Bakterienwachstum und kann Gefahren in dieser Richtung bringen.

In diesem Zusammenhang sei auch der *Botulismus* erwähnt. Das durch den Bacillus botulinus — einem strengen Anaerobier, der überall im Erdboden vorkommt — gebildete, nicht hitzebeständige *Toxin* ist das stärkste der bisher bekannten Bakterientoxine. Die Erreger können bei unzweckmäßiger Herstellung oder durch unglückliche Zufälle in *Konserven* aller Art, Dauerwurst, Schinken, Gemüse usw. gelangen. Vorwiegend sind es aus tierischen Produkten bestehende Dauerwaren, deren Genuß die Krankheit hervorruft.

Der Erreger vermag sich im Organismus der Warmblüter nicht zu halten, sein Gift durchsetzt aber schnell die Nahrungsmittel, deren Genuß dann nach kurzer Inkubationszeit — meist von nur wenigen Stunden — Unwohlsein, Magenbrennen, Brechreiz, Erbrechen und Durchfall hervorruft. Bald treten schwere Vergiftungserscheinungen auf mit Lähmungen der Augenmuskeln, der Sprach- und Schluckmuskulatur, Trockenheit der Mund- und Rachenschleimhaut und Störung von Atmung und Kreislauf. Im Vordergrund stehen bulbäre Symptome. Mit Bacillus botulinus infizierte Nahrungsmittel fallen durch ranzigen oder buttersäureähnlichen Geruch auf. *Gründliches Kochen zerstört das Gift.*

Oft steht der Truppenarzt vor der Aufgabe, die *Genußfähigkeit von Dosenkonserven* beurteilen zu müssen. Zunächst sind Aussehen und Geruch des Doseninhalts zu prüfen. Aufgetriebene, *bombierte Dosen* sind immer zu beanstanden. Gasentwicklung durch Bakterienwachstum ist häufig die Ursache solcher Bombagen. Nur die Bombage von Kaffeedosen ist harmlos.

Dosen, welche beim Schütteln ein glucksendes Geräusch ergeben, sind nur dann zu beanstanden, wenn die grobsinnige Prüfung des Inhalts nach Aussehen und Geruch unter Umständen auch geschmacklich kein einwandfreies Ergebnis zeigt.

Eine besondere Gefahr droht durch *Enteneier*, die nicht selten Enteritiskeime beherbergen. Sie dürfen nur nach 8 Minuten langem Kochen verwendet werden. Vor der Verwendung bei der Herstellung von Mayonnaise ist besonders zu warnen.

Kartoffelsalat und *Vanilletunke* stellen ebenfalls günstige Nährböden für Mikroorganismen aller Art dar.

Bei längerem Stehen derartiger Speisen können sich in ihnen an sich nicht pathogene Keime ins Ungemessene vermehren und auch Toxine entwickeln, die dann jene nicht ganz selten explosionsartig auftretenden Massenerkrankungen mit Durchfällen hervorrufen, die im allgemeinen nach einigen Tagen oder auch schneller wieder abklingen, die Schlagkraft der Truppe aber trotzdem sehr erheblich beeinträchtigen können. Sind fertige Speisen mit pathogenen Keimen infiziert, so können selbstverständlich schwere Epidemien entstehen. In Feindesland denke man daher auch stets an die Möglichkeit der Sabotage und lasse fertige Speisen, besonders flüssige oder breiige, bis zur Ausgabe an die Truppe nicht unbewacht herumstehen.

Die *Kartoffeln* werden am besten bei etwa + 6° C auf Holz gelagert und dürfen nicht zu hoch geschichtet werden. Die Luft muß Zutritt haben, dabei sind die Kartoffeln vor dem direkten Zutritt des Tageslichtes zu schützen, damit das Grünwerden und die Vermehrung des Gehaltes an giftigem Solanin vermieden wird. Die grünschwarzen Flecken an alten Kartoffelknollen können große Mengen *Solanin* enthalten, sie sind deshalb auszuschneiden.

Grüne Salate müssen sauber gewaschen werden. Man denke besonders in außereuropäischen Ländern an die vielfach geübte Unsitte der Kopfdüngung des Salates, die zu stärkerem Befall mit Wurmeiern führt. Eintauchen des Salates für 30 Sekunden in kochendes Wasser tötet die Wurmeier ab. *Obst darf nur nach gründlichem Waschen in einwandfreiem Wasser genossen werden.*

Das leitet über zur Forderung der unbedingten *Sauberhaltung der Hände* des Küchenpersonals.

Besonders nach Benutzung des Abortes darf das Händewaschen niemals vergessen werden. Bequem erreichbare und für alle sichtbare Waschgelegenheit, am besten mit fließendem Wasser, muß in der Truppenküche immer, auch bei der Feldküche, vorhanden sein, wie überhaupt an die Feldküche und ihre Umgebung hinsichtlich der Sauberkeit die gleichen Anforderungen zu stellen sind wie an jede Truppenküche in Friedenszeit.

Das *Küchenpersonal* ist gesundheitlich laufend aufmerksam auf Infektions-krankheiten aller Art zu überwachen.

Dabei ist auch immer an Lungentuberkulose zu denken, Röntgenuntersuchungen des Küchenpersonals sind im Frieden unerläßlich, im *Kriege* sind sie, wenn möglich, durchzu-führen. Im *Frieden* sind dreimal vor der Einstellung und danach in vierteljährlichen Abständen Stuhl und Urin von sämtlichen in der Küche beschäftigten Personen an die Hygienische Untersuchungsstelle zur bakteriologischen Untersuchung auf Ausscheidung pathogener Bak-terien einzusenden. Im Kriege wird das nicht immer möglich sein, ist aber sehr anzustreben.

Die Küche, ob im Standort oder im Felde, muß stets so gehalten sein, daß der Soldat seine Kost mit Appetit ißt und daß er Vertrauen zur Sauberkeit des Personals hat.

Der Mensch „ißt auch mit den Augen", die Aufmachung der Speisen selbst, aber auch das Bild ihrer Herstellungsstätte sind dafür von Bedeutung. Die Massenerkrankungen, die auf Nahrungsmittelinfektionen zurückzuführen sind, werden in der weitaus überwiegenden Zahl der Fälle durch Unsauberkeit des Küchenpersonals hervorgerufen, an zweiter Stelle stehen hinsichtlich der Häufigkeit diejenigen Massenerkrankungen, welche vom Genuß nicht ein-wandfreien rohen Fleisches, besonders rohen Schweinefleisches, ihren Ausgang nehmen.

Wenn der Arzt Küche und Kantine oft und regelmäßig besucht, ihre Hygiene-und ihre Arbeit laufend überwacht und das Personal in verständlicher Form ge-schickt belehrt, wird er viel Schaden von der Gesundheit der ihm anvertrauten Truppe abwenden und erheblich zu ihrer Schlagkraft beitragen.

Die Zusammensetzung der Nahrungsstoffe und ihr Nährwert, Aufgaben der Ernährung, Grundumsatz.

Der Körper des Erwachsenen besteht zu rund 60% aus Wasser. Von der Trockensubstanz setzen sich 95% aus Kohlenstoff, Wasserstoff, Sauerstoff und Stickstoff zusammen, während die restlichen 5% von Chlor, Schwefel, Phosphor, Silicium, Natrium, Kalium, Calcium, Mangan, Magnesium, Eisen und Jod ein-genommen werden. Die gleichen Elemente, praktisch in derselben Mengengliede-rung, sind auch die Hauptbestandteile unserer Nahrung.

Das *Gesetz von der Erhaltung der Energie hat für den Organismus ebenso Gültig-keit wie für die unbelebte Natur.* Die Energien, die der Körper leisten muß, müssen ihm zugeführt werden, denn keine Energie entsteht aus dem Nichts. Damit ist die Bedeutung derjenigen Nährstoffe herausgestellt, die man als die „*Energie-träger*" bezeichnet. Das sind *Eiweiß, Fett und Kohlehydrate.* Das Eiweiß ist aller-dings nur zu einem gewissen Teil Energieträger, ebenso haben die Fette neben ihrer Eigenschaft als Energieträger noch eine gewisse Schutzstoffbedeutung. Diese Grundnährstoffe liefern die Energie für die chemischen Vorgänge, durch welche die Körpertemperatur auf gleicher Höhe gehalten und die Lebensfunk-tionen aufrechterhalten werden. Durch die anderen wichtigen Nährstoffe, die man unter der Bezeichnung „*Schutzstoffe*" zusammenfaßt, die *Vitamine, die Mineralsalze und das Wasser,* können die Energieträger nicht ersetzt werden.

Das Eiweiß nimmt in diesem Rahmen eine Doppelstellung ein, es wirkt sowohl als Energie-träger wie auch als Schutzstoff. Zu den Schutzstoffen gehört anscheinend eine weitere Stoffgruppe, die „*Wuchsstoffe*". Diese Stoffe kommen in der Hefe, im Getreidekeimling und im Malzextrakt vor. Ihre Wirkung ist wahrscheinlich von der des Vitamins A abhängig. Die Wuchsstoffe haben eine wichtige Bedeutung, bei ihrem Fehlen soll nach KOLLATH der Organismus vor der Zeit altern. Die Forschungen auf diesem Gebiet befinden sich noch im Anfangsstadium.

Neben den Nährstoffen stehen die „*Geschmackstoffe*". Sie sind in den Nahrungsmitteln enthalten oder werden durch trockenes Erhitzen, „*Röststoffe*", gewonnen. Auch die Gewürze gehören zu den Geschmackstoffen.

Die *Energieträger* sind organische Verbindungen, die z. T. — Fette und Kohlehydrate — nur aus Kohlenstoff, Wasserstoff und Sauerstoff bestehen, während die Eiweißkörper außer den vorhin genannten noch 2 weitere Hauptelemente enthalten, den Stickstoff und den Schwefel. Bei einigen Eiweißkörpern kommen dazu noch Phosphor, in vereinzelten Fällen Eisen (im Hämoglobin) oder Jod (im Schilddrüseneiweiß).

Den Wärmewert, mit dem die Energieträger sich im Körper umsetzen, mißt man nach *Calorien*.

Kohlehydrate und Fette verbrennen im Körper unter Verbrauch von Sauerstoff restlos zu Kohlensäure und Wasser, die Verbrennung des Eiweißes wird im Organismus nicht völlig zu Ende geführt, sondern bleibt auf der Harnstoffstufe stehen.

1 g *Kohlehydrat* liefert bei der Verbrennung im Körper *4,1* Calorien, 1 g *Fett 9,3*, 1 g *Eiweiß* bei vollkommener Verbrennung im Calorimeter *5,7*, bei der vorher erwähnten unvollständigen im Körper und somit praktisch bei der Ernährung jedoch nur *4,1* Calorien.

Die Verbrennungs- bzw. Zerlegungsprodukte werden aus den Geweben, in denen die Verbrennung stattfindet, durch den Blut- und Lymphkreislauf entfernt und aus dem Körper durch die Lungen, die Haut, die Nieren und den Darm wieder ausgeschieden.

Der Vorgang dieser fortwährenden chemischen Veränderungen der brennbaren Bestandteile des menschlichen Körpers und der Zerlegung bzw. Aufspaltung der Nährstoffe und Ausscheidung ihrer Zerlegungsprodukte wird als *Stoffwechsel* bezeichnet. Von *Stoffwechselgleichgewicht* spricht man, wenn der Körper nicht von seinem eigenen Bestande zehrt und nichts ansetzt. Bei ungenügender Nahrungszufuhr wird der Bestand des Körpers angegriffen, man spricht von *teilweisem Hungerzustand*. Dauert er längere Zeit und ist dadurch eine *Verarmung des Organismus an Eiweiß* erfolgt, so wird bei einem Teil der Menschen das Symptom des *Hungerödems* beobachtet. Es besteht in einer Ansammlung von Flüssigkeit in den Geweben und teilweise auch in den Körperhöhlen. Zur Behebung dieses Zustandes ist neben der allgemeinen Steigerung der Energiezufuhr auch die besondere von Eiweiß notwendig. Mit Vitaminmangelerscheinungen hat das Hungerödem nichts zu tun. Bei völligem Fehlen der Nahrungszufuhr deckt der Körper den für den Stoffwechsel nötigen Bedarf durch fortschreitenden Verbrauch des eigenen Bestandes. Man spricht dann von *reinem Hungerzustand*.

Hungerzustände sind nur bis zu einer gewissen Grenze überwindbar. Ist der Bestand des Körpers schon zu weit angegriffen, so daß lebenswichtige Organe stark geschädigt sind, so geht der Abbau der eigenen Körpersubstanz verstärkt weiter, und eine Wiederherstellung ist nicht mehr möglich. Ist das Angebot an Nahrung größer als der Bedarf, so kommt es zu „Ansatz"; im jugendlichen Alter zu *Wachstum*. Der Stoffwechsel dient also dem Aufbau von Zellen in der Jugend, der Ergänzung der mit den normalen Lebensvorgängen verbrauchten Zellen und dem Wiederaufbau nach Verlust durch schwere Krankheiten — *Baustoffwechsel*; außerdem dient er der Unterhaltung des Energieumsatzes, d. h. der Energielieferung für die Erhaltung der Körpertemperatur, und der für den Kraftbetrieb des Körpers notwendigen Leistung innerer und äußerer Arbeit — *Betriebsstoffwechsel*. Der Stoffwechsel des Menschen wird beeinflußt durch die Temperatur, das Klima, die Nahrungsaufnahme, die Tätigkeit der Muskeln sowie aller Organe und durch die Drüsen mit innerer Sekretion. Beim jugendlichen, wachsenden Organismus steht der Baustoffwechsel mehr oder weniger im Vordergrund.

Den Calorienverbrauch des ruhenden, nüchternen Menschen, bei dem die Muskeln und die Verdauungsorgane untätig sind, nennt man den *Grundumsatz*. Er ist von Größe, Gewicht, Alter und Geschlecht abhängig und hat auch Beziehungen zur Körperoberfläche. Er wird für den Zeitraum von 24 Stunden berechnet.

Der Umsatz des tätigen Menschen, der Arbeit leistet und Nahrung aufnimmt, erreicht meist den doppelten Wert des Grundumsatzes. Bei niedriger Temperatur bilden zahlreiche Warmblüter mehr Wärme, der Stoffwechsel ist erhöht. Bei hoher Temperatur findet umgekehrt eine Herabsetzung des Stoffwechsels statt. Durch diese chemische Wärmeregelung wird ein Teil der thermischen Umweltsbedingungen abgeglichen.

Durch die Nahrungsaufnahme werden die Verbrennungen gesteigert, man bezeichnet dies als *spezifisch-dynamische Wirkung.*

Aufnahme von Eiweiß vermehrt die Verbrennung viel stärker als Aufnahme von Fett und Kohlehydraten. Nach einem Zeitraum von 5—6 Stunden erhöht Eiweiß den Umsatz um 23—40%, Kohlehydrate um 5—6% und Fett um 14%. Die Tätigkeit der Verdauungsorgane und die Anregung der Oxydationsvorgänge in den Zellen durch Abbauprodukte der genossenen Nahrungsmittel verursachen diese Zunahme des Stoffwechsels.

Während *geistige* Arbeit allein den Grundumsatz nur so unwesentlich steigert, daß die Zunahme so gut wie nicht ins Gewicht fällt, bewirkt *körperliche* Arbeit eine um so stärkere Erhöhung des Gesamtumsatzes.

Der Grundumsatz für einen 70 kg schweren Menschen wird ungefähr zu 1700 Calorien angenommen. Unter normalen Lebensbedingungen, d. h. mit Nahrungsaufnahme, aber ohne Leistung ausgesprochener körperlicher Arbeit, hat er einen Gesamtumsatz von ungefähr 2400 Calorien. Körperliche Anstrengung bringt, entsprechend dem Energieaufwand, weitere Steigerungen mit sich. Nach Ertel werden folgende Werte für den *Energiebedarf* in 24 Stunden bei achtstündiger Arbeitszeit unter der Voraussetzung der beruflichen Übung angegeben (Nahrungsbedarfsgruppen):

Berufsart	Energiebedarf für 24 Stunden in Cal.
Überwiegend sitzende Beschäftigung: Kopfarbeiter, Kaufleute, Beamte, Büroangestellte	2200—2400
Leichte Muskelarbeit: Schneider, Feinmechaniker, Setzer, Ärzte	2600—2800
Mäßige Muskelarbeit: Schuhmacher, Briefträger, Laboratoriumsarbeit. . .	3000
Stärkere Muskelarbeit: Metallarbeiter, Maler, Tischler.	3400—3600
Schwere Muskelarbeit: Maurer, Schmiede, Erdarbeiter, landwirtschaftliche Arbeiter, Sportsleute	4000—4500
Schwerste Muskelarbeit: Steinhauer, Holzhacker, landwirtschaftliche Arbeiter während der Ernte	5000

Bei den Angaben über den Energiebedarf ist zu berücksichtigen, daß der Geübte die gleiche Arbeit mit sehr viel weniger Energieaufwand bewirkt als der Ungeübte. Umsatzsteigerungen beim Stehen in strammer Haltung verschwinden z. B., nachdem dieses Stehen längere Zeit geübt ist. Die bessere Koordination der Muskelbewegungen und die Vermeidung unnötiger Mitbewegung anderer Muskeln spielen hierbei eine Rolle.

Sehr viel kommt es auf die richtige Verteilung der *Arbeitspausen* an. Ein überanstrengter Muskel arbeitet ungünstiger als ein nicht überlasteter. Frauen haben im allgemeinen einen niederen Grundumsatz und einen geringeren Gesamtumsatz als Männer.

Die Energieträger unter den Wirkstoffen[1].

a) Das Eiweiß.

Das *Eiweiß* nimmt unter den *Energieträgern* einen besonderen, lebenswichtigen Platz ein, es ist die Grundlage für das *Strukturgerüst aller Zellen* und beteiligt am Aufbau der *Fermente* und *Hormone*. Aber auch als *Schutzstoff* ist es von größter Bedeutung.

Der ständige Verbrauch von Körpersubstanz bei . den Lebensvorgängen muß dauernd durch Zufuhr von Eiweißkörpern wieder ersetzt werden, wenn der Körper nicht an Eiweiß verarmen soll. Die Fermenteiweiße werden durch die immerwährende funktionelle Beanspruchung allmählich denaturiert, so daß sie die Tätigkeit für ihre funktionellen Leistungen

---

[1] Siehe auch: Bedeutung und Aufgabe der einzelnen Nahrungsstoffe von Lehnartz in Stepp: Ernährungslehre. Berlin 1939.

verlieren. Sie fallen dann dem Abbau anheim, gehen in den Betriebsstoffwechsel über und werden zum Energieträger. Zum Teil erklärt sich damit (LEHNARTZ) die von RUBNER als *Abnutzungsquote* bezeichnete minimale Stickstoffausscheidung, die bei völlig stickstofffreier Ernährung bestehen bleibt. Sie beträgt für einen 70 kg schweren Mann 13—26 g Eiweiß am Tage. Soweit es zum Ersatz der Abnutzungsquote dient, ist das Eiweiß den Schutzstoffen zuzurechnen.

Der Ersatz der Abnutzungsquote reicht im allgemeinen nicht aus, um den Menschen im *Stickstoffgleichgewicht* zu halten, dieses wird erst durch eine weitere Steigerung der Eiweißzufuhr erreicht. Steigert man dann noch darüber hinaus, so stellt der Organismus immer wieder, spätestens nach einigen Tagen, das Stickstoffgleichgewicht her, d. h. es kommt nicht oder nur in sehr geringem Grade zu einer Speicherung von Eiweiß. Das aufgenommene Eiweiß muß abgebaut werden. Vielleicht erklärt sich hierdurch die verhältnismäßig hohe spezifisch-dynamische Wirkung der Eiweißkörper.

Die Eiweißkörper haben *kolloidale Eigenschaft.* Das Verhalten der Zellwände, ihre Oberflächenspannung und Durchlässigkeit hängen mit dem Kolloidzustand der Eiweißkörper und dieser wieder mit der vorhandenen Salzmischung zusammen. Auch die Fähigkeit der Eiweiße zur Wasserbindung ist von diesen Faktoren abhängig.

Chemisch oder fermentativ lassen sich die Eiweißkörper in eine Anzahl kleinerer *Bausteine,* die *Aminosäuren,* zerlegen. Die *Spezifität der Eiweißkörper* der verschiedenen Tierarten, ja sogar verschiedener Organeiweiße ist durch die große Mannigfaltigkeit bedingt, mit der die Vereinigung der Aminosäuren und ihre Reihenfolge hintereinander in den verschiedenen Eiweißen erfolgt.

Man unterscheidet *lebenswichtige, unentbehrliche* und *entbehrliche Aminosäuren.* Lebenswichtige Aminosäuren sind nach ROSE Valin, Leucin, Isoleucin, Lysin, Arginin, Phenylalanin, Tryptophan, Histidin, Threonin, Methionin.

Ein Eiweißkörper ist für die Ernährung des Menschen um so besser geeignet, je mehr lebenswichtige Aminosäuren er enthält und je ähnlicher er in seiner Zusammensetzung unserem eigenen Körpereiweiß ist.

Tierisches Eiweiß enthält wahrscheinlich die für den Menschen lebenswichtigen Aminosäuren in größerer Menge und besserem Verhältnis als pflanzliches. Man spricht von der *biologischen Wertigkeit* der Eiweißkörper und versteht darunter die Fähigkeit des körperfremden Eiweißes, körpereigenes zu ersetzen. Auch das Eiweiß der Fische ist als biologisch hochwertig zu bezeichnen. Besonders hohe Wertigkeit haben die Eiweißkörper einiger innerer Organe wie der Leber und Niere sowie auch die der Milch. Von den pflanzlichen Eiweißkörpern stehen die der Hefe und der Sojabohne den tierischen nicht erheblich nach. Beide Nahrungsmittel gewinnen dauernd an Bedeutung für die deutsche Volksernährung. Verhältnismäßig hochwertig sind auch die Eiweißkörper der Kartoffel und des Reises, während die der Getreidearten sowie der Hülsenfrüchte für unsere Ernährung als weniger wertvoll zu bezeichnen sind. Sie enthalten zu wenig von den für den Menschen wichtigen Aminosäuren, außerdem befinden sie sich häufig in Cellulosehüllen, die bei der Verdauung im menschlichen Darm nicht ausreichend aufgeschlossen werden können. Unter den Eiweißen der Getreidearten steht das des Weizenmehls hinsichtlich seiner biologischen Wertigkeit an der Spitze.

Über die biologische Wertigkeit des Eiweißes ist zusammenfassend zu sagen, daß sie für den Menschen, abgesehen von den Eiweißkörpern innerer Organe, bei Rindfleisch und Kuhmilch am höchsten ist, etwas geringer bei Kartoffeln und Reis, noch geringer bei Weizenmehl, Bohnen und Erbsen. Der Mensch ernährt sich nicht von Eiweißkörpern gleicher Art, sondern immer von Gemischen. Dabei wird in der Tat ein Eiweiß, welches die eine oder andere der lebenswichtigen Aminosäuren nicht oder in zu geringen Mengen enthält, durch ein anderes Eiweiß aus dem Gemisch ergänzt, das an sich durchaus unterwertig sein kann. Man spricht deshalb vom *Ergänzungswert* der Eiweißkörper. Er kann durch geeignete Salzmischungen gesteigert werden. So ist z.B. beim Überschuß von sauren Bestandteilen in der Nahrung mehr Eiweiß erforderlich, um Stickstoffgleichgewicht zu erzielen, als wenn die Kost einen Überschuß von basischen Bestandteilen enthält. Eine wichtige Rolle spielt hierbei auch der Kalkgehalt der Nahrung. Eiweißkörper innerer Organe wie Leber und Niere sowie die der Milch sind auch wegen ihres hohen Ergänzungswertes bedeutsam.

Der Eiweißbedarf des Menschen ist von den verschiedensten Faktoren abhängig, von der Verdaulichkeit, Resorbierbarkeit und biologischen Wertigkeit der zur Verfügung stehenden Eiweißkörper. Die Bedarfsfrage ist also in erster Linie eine Qualitätsfrage. Auch die Vitamine beeinflussen wahrscheinlich die Ausnutzung des Eiweißes.

Voit hatte einen täglichen Eiweißverbrauch von 100—120 g gefordert. Auf dieser Grundlage war die *deutsche Soldatenkost* aufgebaut. 80—100 g Eiweiß am Tage werden jetzt von der Wissenschaft im allgemeinen, unter bewußter Abkehr von der Voitschen Richtzahl, für ausreichend gehalten.

Der Mann erreicht seine volle körperliche Entwicklung etwa mit dem 21. Lebensjahr. Die Soldatenzeit, besonders im Kriege, fällt mit dem letzten Abschnitt der Entwicklungzeit zusammen und soll den Mann körperlich und seelisch entscheidend beeinflussen. Es ist die Zeit, in der der Jüngling zum Manne wird. Große körperliche Leistungen verlangt der Dienst von ihm. Es geht somit um einen *Eiweißaufbau* in doppeltem Maße, um den physiologischen, der durch Lebensalter und Entwicklungsabschnitt bedingt ist, und darüber hinaus um einen besonders gewollten, der dem Zwecke der *militärischen Ausbildung* dient. Der dabei durch die Körperanstrengung bedingte Eiweißabbau muß laufend ergänzt werden. Das *Eiweißbedürfnis des Soldaten* ist also an sich als verhältnismäßig *sehr hoch* anzusehen. Mit den Ernährungsverhältnissen des bürgerlichen Lebens können die militärischen, sowohl die während der Ableistung der aktiven Dienstpflicht herrschenden, wie auch die des Krieges mit seinen besonderen Anforderungen ganz und gar nicht verglichen werden.

Die von der Wissenschaft jetzt als ausreichend angesehene tägliche Eiweißmenge darf im Hinblick auf das Entwicklungsalter, in dem sich der junge Soldat befindet, und die Strapazen und Umweltverhältnisse, in denen sich der Krieger befindet, für die Wehrmacht nicht als ausreichend angesehen werden. 110 g werden nach wie vor als täglicher Satz gefordert. Dabei wird angenommen, daß etwa 40—50% des zugeführten Eiweißes leicht assimilierbares tierisches sein muß.

b) Die Fette und Lipoide.

Die eigentlichen Fette oder Neutralfette sind Glycerinester der Fettsäuren. Die Neutralfette werden häufig begleitet von anderen Substanzen, die ihnen in einigen physikalischen Eigenschaften außerordentlich ähnlich sind, in ihrer chemischen Zusammensetzung zum Teil aber nur sehr lockere Beziehungen zu den Neutralfetten haben, das sind die Lipoide.

Zu ihnen gehören u. a. die Carotinoide, die Phosphatide, die Cerebroside und die Sterine. Einige der Carotinoide sind die Muttersubstanzen des Vitamins A. Die Phosphatide, Cerebroside und Sterine werden dem Körper als Bestandteile der Nahrung dauernd zugeführt und als Bausteine seiner Substanz in allen Organen angetroffen.

Auch die ernährungsphysiologische Bedeutung der Fette ist nicht nur auf ihre Funktion als Energieträger beschränkt. Es ist nicht möglich, einen Organismus völlig fettfrei zu ernähren, es treten schwere Schäden auf, auch dann, wenn die fettlöslichen Vitamine in ausreichender Menge gegeben werden.

Diese Schäden lassen sich vermeiden, wenn man bei völlig fettfreier Ernährung zwei ungesättigte Fettsäuren, die Linolsäure und die Linolensäure, hinzugibt. Anscheinend sind auch die Lipoide für die Ernährung unentbehrlich, denn für den Umsatz der Fette in der Leber ist die Anwesenheit von Phosphatiden erforderlich. Es ist sicher, daß das Cholin, einer der Bausteine des Phosphatids, im Körper nicht aufgebaut werden kann und diesem zugeführt werden muß. Eine Reihe der natürlich vorkommenden Fette spielen als Vitaminträger eine unentbehrliche Rolle.

Man wußte, daß das Fett im Gegensatz zum Eiweiß vom Körper selbst aufgebaut werden kann, infolgedessen ist zur Ermittlung der Höhe des Fettbedarfs des Menschen verhältnismäßig wenig geschehen. Voit hatte als Richtzahl für die täglich benötigte Fettmenge 60 g angegeben. Nach Auffassung der Wissenschaft liegt der tägliche Durchschnittsbedarf an Fett etwa bei 50—70 g, wovon ein Drittel als Brotaufstrich zu rechnen ist.

Für den menschlichen Genuß scheinen sich alle Fette sowohl der tierischen als auch der pflanzlichen Nahrungsmittel zu eignen, sofern sie unter 40° flüssig und dadurch einer Resorption fähig sind.

Untersuchungen über die Wertigkeit der Fette wurden von Ozaki durchgeführt. Nach ihm hängt der Nährwert der natürlichen Fette auch von ihrer chemischen Konstitution ab. Die Butter zeigt den höchsten Nährwert. Sie ist am leichtesten verdaulich. Die Ausnutzung des Speckes ist wegen des in ihm vorhandenen Bindegewebsgerüstes geringer als bei reinen Fetten. Auch als Vitaminträger spielt er keine Rolle. Der Lebertran lieferte nach den Versuchen Ozakis keine besonderen Ergebnisse gegenüber den anderen Ölen. Flüssige Öle werden im allgemeinen besser ausgenützt als feste Fette. Fischöle sind anscheinend minderwertiger als andere tierische und auch pflanzliche Öle.

Die *Pflanzenfette* und *-öle* werden durch mechanische und chemische Verfahren aus Samen und Früchten gewonnen.

Bei den mechanischen Verfahren wird nicht selten gleichzeitig Hitze angewendet, bei den chemischen im wesentlichen Fettlösungsmittel. Bemerkenswert ist die Beeinflussung der Fette bei der Margarineherstellung. Man nimmt als Ausgangsmaterial Pflanzen- und Tieröle sowie Tran. Diese flüssigen Öle werden durch Härtung mit Wasserstoff bei 180—250° unter Anwendung von Nickel als Katalysator in feste Fette verwandelt. Die Härtung zerstört die an sich schon geringen Vitaminmengen der Öle und die wertvolleren der Trane.

Die Vitaminforschung, insbesondere die klassischen Versuche von Stepp, haben hinsichtlich der Beurteilung der Fette und ihres Wertes für die menschliche Ernährung Klarheit geschaffen.

Butter und Trane werden jetzt in der Ernährungslehre als unentbehrliche Vitaminträger hoch bewertet. Darüber hinaus weiß man, daß Vitamin A ohne die Anwesenheit von Neutralfetten in der Nahrung nicht resorbiert werden kann, und daß die Fette Vitamin B_1 — sparend wirken. Daneben hat das Fett wegen seiner hohen Verbrennungswärme seine alte quantitative Bedeutung voll erhalten. Wegen ihres hohen Brennwertes ist es möglich, durch Zufuhr von Fetten dem Organismus mit verhältnismäßig geringen Nahrungsmengen eine hohe Energiemenge zuzuführen. Durch Fettzufuhr wird der bei der Arbeit entstehende Eiweißzerfall wesentlich verringert. Diese sparende Wirkung des Fettes ist von besonders großem Werte, wenn die Nahrungszufuhr vorübergehend aufhört. Die Fettvorräte des Körpers werden dann in beträchtlichem Grade beansprucht und bewahren die Eiweißstoffe vor stärkerer Zerstörung. Bei erhöhtem Energiebedarf macht sich auch der hohe Sättigungswert der Fette sehr günstig bemerkbar. Sie erfahren im Magen keine nennenswerte Spaltung, bleiben also verhältnismäßig lange in diesem Organ und lassen während dieser Zeit ein Hungergefühl nicht entstehen (Lehnartz).

Auch die Lipoide haben wesentliche Bedeutung für den Organismus. Nach Darreichung von Lecithin wurde eine Leistungssteigerung beobachtet. Besonders günstig soll die Verabfolgung von Lecithin und Cholesterin wirken.

Nicht mit Sicherheit kann die Frage beantwortet werden, ob im Organismus eine Umwandlung von Fetten in Kohlehydrate möglich ist.

Wahrscheinlich ist das aber der Fall, denn nur so ist es zu erklären, daß Hunger längere Zeit bei erhaltener Arbeitsfähigkeit ertragen werden kann, denn mit den im Körper vorhandenen Glykogenreserven kann eine solche Zeitspanne nicht überbrückt werden. Die Umwandlung von Kohlehydrat in Fett scheint in den Fettdepots selbst zu erfolgen. Nach kohlehydratreicher Nahrung kann man nicht unerhebliche Mengen von Glykogen im Fett nachweisen.

Im zweiten *Weltkrieg* wurde in Deutschland auch die *Sojabohne* als Fettspender bedeutsam, besonders ist auf ihren hohen Lecithingehalt hinzuweisen.

Nicht erwiesen ist, ob aus Aminosäuren Fett gebildet werden kann. Wir wissen, daß sie in Zucker umgesetzt werden können, die Möglichkeit einer Umwandlung in Fette auf diesem Wege ist nicht von der Hand zu weisen.

Wegen des hohen Energiewertes der Fette liegt es nahe, Nahrungskonzentrate mit ihnen stark anzureichern, z. B. die *Abwurfverpflegung für eingekesselte Truppen.*

Man kann annehmen, daß etwa 50% des gesamten Calorienbedarfs des Organismus durch Fett gedeckt werden können. Darüber hinaus wirkt die Fettzufuhr schädlich, weil es zur Bildung der Acetonkörper kommt und damit zum klinischen Bild der Acidose. Besonders gefährlich ist das, wenn nicht genügend Kohlehydrate zur Verfügung stehen, es also zu einer Glykogenverarmung der Leber kommt. Die Leber ist das wichtigste Abbauorgan für die Fettsäuren, und ihre Zellen müssen für diese Aufgabe funktionstüchtig sein[1].

---

[1] Für das eingehendere Studium dieser Fragen wie überhaupt der Probleme der Gemeinschaftsernährung wird empfohlen: „Kurzes Lehrbuch der Wehrchemischen Physiologie" von Oberfeldarzt Prof. Dr. Dr. Konrad Lang. Berlin 1943.

Die synthetische Herstellung der Fette ist im zweiten Weltkrieg für die Kriegsernährung bedeutsam geworden und wird laufend gesteigert. Die mit synthetischen Fetten lange Zeit durchgeführten praktischen Versuche hatten recht günstige Ergebnisse und geben ebensolche Ausblicke auf die Fettversorgung in Notzeiten.

c) Die Kohlehydrate.

Die *Kohlehydrate* liefern die Hauptmasse der Ernährung aller Menschen. Zu ihnen gehören die verschiedenen Zucker und die Stärke, das tierische Glykogen, ferner Hemicellulose, die echten Cellulosen und die Pektine.

Das wichtigste Kohlehydrat ist die Stärke, die reichlich in allen Getreidearten und den aus ihnen hergestellten Produkten vorhanden ist, ferner in den Hülsenfrüchten und in den Kartoffeln. Das im Tierkörper vorkommende Kohlehydrat Glykogen hat nur in der Leber einen so hohen Gehalt (bis 5%), daß es bei den für die Ernährung notwendigen Berechnungen berücksichtigt werden muß. Die aus Kohlehydraten bestehenden Gerüstsubstanzen der Pflanzen, die Cellulosen, Hemicellulosen und das Pektin, können nur zum Teil im Körper verwertet werden. Reine Cellulose wird gar nicht oder nur zum ganz geringen Teil ausgenutzt.

Die Energie für die Muskelarbeit wird durch den Abbau der Kohlehydrate geliefert. Aus einer Reihe von Aminosäuren können im Stoffwechsel Kohlehydrate gebildet werden. Was die Bildung von Fett aus Kohlehydraten betrifft, so ist sie offenbar (Schweinemast). Es ist wahrscheinlich, daß Kohlehydrate aus Fett gebildet werden können.

Die Kohlehydrate werden in Form der verschiedenen Zucker in die Blutbahn aufgenommen. Wahrscheinlich hat dabei jeder der Zucker, der im Körper verwertet werden kann, ein eigenes Schicksal. Um eine Überladung des Blutes mit Zucker zu verhindern, werden die Überschüsse in ein Polysaccharid, das Glykogen, umgewandelt und in der Leber und in der Muskulatur abgelagert.

Kohlehydrathaltige Nahrungsmittel sind von besonderer Wichtigkeit für die Zufuhr verschiedener Vitamine und Mineralsalze.

Wenn dem Organismus zu große Mengen von Kohlehydraten zugeführt werden, dann kommt es zur Ausscheidung von Zucker im Harn. Man hat deshalb den Begriff der „Assimilationsgrenze" für die verschiedenen Kohlehydrate aufgestellt. Während die Stärke in einer Menge bis zu 400 g zugeführt werden kann, nimmt der Körper die Zucker nur in einer Menge von 120 bis höchstens 200 g auf.

Besonderer Erwähnung bedarf bei Besprechung der Kohlehydrate das *Soldatenbrot*.

Es ist ein im Frieden aus 82proz. Roggenmehl, im Kriege aus 95proz. Roggenmehl erbackenes Schwarzbrot, welches man durchaus als ein Vollkornbrot bezeichnen kann. Die Schwierigkeit des Backens von Vollkornbrot wurde von den *Heeresbäckereien* ausgezeichnet gelöst, und der Krieg hat auf diesem Gebiet recht viele günstige Erfahrungen gebracht. So wurde z.B. während des *Wüstenkrieges in Nordafrika* das Heeresbrot unter Verwendung von Seewasser gebacken, dabei wurde ein ausgezeichnet schmeckendes einwandfreies Brot erzielt.

Auf die Beziehungen zwischen Vorbeugung gegen *Gebißverfall* und *Vollkornbrot* kann hier nicht näher eingegangen werden, auf jeden Fall ist das Soldatenbrot von einer Beschaffenheit, die an das Gebiß hohe Anforderungen stellt und eine genügende mechanische und damit reinigende Betätigung der Zähne gewährleistet.

Die *Kriegsverhältnisse* haben es mit sich gebracht, daß man in besonderen Lagen zu den Handmühlen zur Zerkleinerung des Roggens für die Brotherstellung zurückgekehrt ist, wie sie, allerdings in primitiverer Form, von der friderizianischen Armee vor nunmehr fast 2 Jahrhunderten verwendet wurden.

Für besondere Lagen ist ferner das *Knäckebrot* eingeführt. Es hat im zweiten *Weltkrieg* schwierige Versorgungssituationen ausgezeichnet überbrückt. Die sehr feine Verteilung der Kleiebestandteile im Heeresbrot wie im Knäckebrot bedingen es, daß diese beiden Vollkornbrotsorten auch vom Ungewöhnten vertragen werden. Das Knäckebrot wird nicht altbacken und ist deshalb längere Zeit lagerfähig, es hat einen sehr geringen Wassergehalt (5—7%), einen geringeren als das Roggenmehl selbst, in dem sich 13% Wasser befinden. Diese Tatsache verdient besondere Erwähnung hinsichtlich der Transportfrage.

Beide Brotsorten enthalten in ausreichender Menge Vitamin B_1, so daß trotz des hohen Brot- und Kohlehydratverbrauchs des Soldaten, durch welchen der Bedarf an Vitamin B_1 gesteigert wird, Mangelerscheinungen auf Grund ungenügender Zufuhr dieses Wirkstoffes nicht zu befürchten sind, solange diese Brote gegeben werden.

Anders ist es beim *Feldzwieback*. Er wird seit Jahrzehnten im Heere verwendet und stellt einen Brotersatz dar, der sehr lange Zeit dauernde Auslagerung verträgt und nur als ein rein quantitativer Ersatz aufzufassen ist. Wenn *längere Zeit Feldzwieback aus irgendwelchen militärischen Gründen* gegeben werden muß, dann ist an Zufuhr von Vitamin B_1, etwa in Form von Hefeextrakt, zu denken.

Die Schutzstoffe. — Vitamine[1].
a) Die fettlöslichen Vitamine.

1. Die **Vitamine A** werden als *Epithelschutzvitamine* bezeichnet. Die Epithelschutzstoffe, auch *Provitamine A* genannt, kommen in der Pflanze vor und gehören zu der großen Klasse der als Farbstoffe bekannten Carotinoide. Im Pflanzenreich kommt niemals das Vitamin A als solches vor, sondern stets in Form seiner Provitamine, der *Carotine*. Der Tierkörper vermag kein Carotin zu bilden, mit wenigen Ausnahmen können die Tiere das Provitamin aber leicht in Vitamin A überführen.

Man unterscheidet α-, β- und neuerdings auch das γ-Carotin, von denen das β-Carotin das wirksamste ist.

Die Umwandlung der Carotine in Vitamin A wird in die Leber verlegt.

Die Gelbfärbung mancher Pflanzenprodukte weist auf den Carotingehalt hin (Mohrrübe). Auch die grünen Teile der Pflanze enthalten viel Carotin, beim Gelbwerden im Herbst geht der Wirkstoffgehalt der Pflanzen auf ein Zwanzigstel der ursprünglichen Menge zurück. Sehr weiße Früchte, wie zum Beispiel weißer Mais, sind carotinarm, der gelbe Mais dagegen ist carotinreich. Die Beerenfrüchte enthalten verhältnismäßig viel Carotin, alle übrigen Früchte sehr wenig. Die Provitamine, Carotine, kommen hauptsächlich im grünen Salat und Spinat vor, dann folgen die Karotten, die Brunnenkresse und der Grünkohl, schließlich die Tomaten und grünen Bohnen. Bei den Getreidekörnern ist der Keimling reich an Öl und besitzt eine Vitamin-A-Wirkung. Diese von COPPING erhobenen Befunde sind aber noch umstritten.

Im Tierkörper wird das Carotin als Vitamin A gespeichert, infolgedessen erhalten wir einen nicht unerheblichen Teil dieses Wirkstoffes aus tierischen Nahrungsmitteln.

Im Tierreich wird das Vitamin A im Leberöl des Heilbutts und der Makrele gefunden, ferner in allen anderen Tranen. Dann folgen der Wertigkeit nach das Eigelb, das insofern unter den Nahrungsmitteln eine Ausnahme bildet, als sein Gehalt an dem Wirkstoff kaum jahreszeitliche Schwankungen aufweist, die Leber, die besonders im Sommer sehr viel Wirkstoff enthält, und die Butter, die unser wichtigster Vitamin-A-Spender ist. Im Käse und in der Milch ist ebenfalls Vitamin A enthalten; fast nie findet es sich im Schweinefett, weil das Futter, welches das Schwein zur Nahrung erhält, meist Vitamin-A-arm ist. Die fettreichen Fische, der Hering und vor allem der Bückling und die Sprotten, überhaupt die Räucherfische sind gute Vitamin-A-Spender.

Das Vitamin A ist fettlöslich und mit Wasser nicht extrahierbar. Der Wirkstoff ist hochempfindlich gegen die Oxydation durch den Sauerstoff der Luft. Ultraviolettbestrahlung zerstört ihn nur bei Anwesenheit von Luft.

Was die Beziehung des Vitamins A zum Fett hinsichtlich des Stoffwechsels betrifft, so nimmt man an, daß für die Fettbildung aus Kohlehydraten das Vitamin A notwendig ist, und daß ferner die Resorption des Vitamins A nur möglich ist bei Anwesenheit von Neutralfetten in der Nahrung. Das Carotin wird vom Organismus verhältnismäßig schlecht, das Vitamin A dagegen quantitativ gut resorbiert. *Das übliche Kochen beeinflußt die Vitamin-A-Wirkung pflanzlicher sowie tierischer Nahrungsmittel nicht entscheidend, wenn der Kochtopf zugedeckt und unnötiges Rühren vermieden wird.* Bei der Konservierung ist kurzes Erhitzen bei hoher Temperatur dem Wirkstoff weniger abträglich als langes bei niedriger Temperatur.

Sonnentrocknung schädigt das Vitamin A mehr als künstliche Trocknung. SCHEUNERT fand, daß bei den üblichen Trocknungsverfahren pflanzlicher Nahrungsmittel erhebliche Herabsetzungen eintreten, wenn das Material weitgehend zerkleinert ist (60—80 %).

Schnelle Trocknung unter hohen Temperaturen bei Abwesenheit von Luft ist besonders förderlich.

Getrocknete Gemüse verlieren durch Lagerung erheblich an Wirkstoff, getrockneter Spinat nach 12—15 Monaten z. B. 70 %. Das Ausschmelzen, Bräunen, Braten und Backen vermag den Vitamin-A-Gehalt der Butter nicht nachweisbar zu verringern, während das Erhitzen geschmolzener Butter in offener Pfanne während einer halben Stunde schon eine erhebliche Verminderung des Wirkstoffs verursacht.

In *Industriekonserven* ist das Vitamin A gut erhalten und übersteht selbst mehrjährige Lagerung. Schnelles und tiefes Gefrieren zerstört den Wirkstoff kaum. Sehr günstig liegen die Verhältnisse auch bei der Milch, bei der selbst Kondensierung im Vakuum keine völlige Zerstörung verursacht. Die technischen Eingriffe, die an Ölen und Fetten vorgenommen werden und mit Oxydation einhergehen, vernichten den Wirkstoff.

[1] Siehe auch STEPP: Ernährungslehre. Berlin 1939 und KITTEL, SCHREIBER, ZIEGELMAYER: Soldatenernährung und Gemeinschaftsverpflegung. Dresden u. Leipzig 1939.

Gehalt an Vitamin A, in mg Carotin auf 100 g Substanz berechnet[1] (nach Heupke):

Lebertran	4—200	Spinat	8—24
Leber	7— 40	Kopfsalat	20
Milch	0,2—0,8	Grünkohl	4
Käse	1,6— 3,2	Tomaten	1,6
Eigelb	4— 20	Kirschen	0,6
Butter	2— 20	Brombeeren	0,8
Grüne Bohnen	1,4	Heidelbeeren	1,6
Karotten	8		

Das im Handel befindliche Vitamin-A-Präparat ist das *Vogan*. Es enthält ungefähr 100 mal soviel Vitamin A wie Lebertran.

Der tägliche Bedarf des Menschen an Vitamin A liegt nach Stepp offenbar in einer besonders großen Spanne. Für das Carotin werden Mittelzahlen genannt zwischen 3—5 mg, das Minimum liegt etwa bei 1 mg.

Der Organismus vermag Vitamin A zu speichern, zu handgreiflichen Mangelerscheinungen kommt es deshalb immer erst nach verhältnismäßig langer Mangelzeit. Allein die *Nachtblindheit* kann sich schon verhältnismäßig früh (innerhalb einiger Monate) zeigen und ist immer als ein Alarmzeichen zu werten.

Dem Vitamin A wird eine antiinfektiöse Wirkung zugeschrieben, außerdem gilt es als Wachstumsfaktor, Beziehungen zum Wachstum haben allerdings alle Vitamine. Die antiinfektiöse Wirkung ist wohl in erster Linie auf die Fähigkeit des Wirkstoffes zurückzuführen, Schädigungen der obersten Schicht von Haut und Schleimhäuten — des Epithels — zu verhüten bzw. zu heilen. Das Eindringen von Krankheitserregern von der Haut oder von den Schleimhäuten her in das Körperinnere wird dadurch verhindert. Die Vitamin-A-Mangelkrankheiten sind dementsprechend Erkrankungen, die in allen Teilen des äußeren Keimblattes und der von ihm abstammenden und mit ihm zusammenhängenden Gebilde auftreten können (nach Stepp, Kühnau, Schroeder). Es kann zu den verschiedensten Veränderungen des Epithels kommen und damit zu Hauterkrankungen oder zu Erkrankungen der Organe, die mit Schleimhäuten bekleidet oder ausgekleidet sind, also der Sinnesorgane oder der inneren Organe der Brust- und Bauchhöhle. Die Erkrankung der oberflächlichen Zellen der Bindehaut und Hornhaut verursacht die Xerophthalmie und Keratomalacie. An das erste Zeichen von A-Mangel, die Nachtblindheit, Hemeralopie, muß der Truppenarzt denken. Die Fähigkeit, in der Dämmerung und bei Nacht zu sehen, wird stark beeinträchtigt. Die Krankheit tritt vorwiegend im Frühjahr auf, weil die Nahrung zu dieser Zeit wenig Vitamin A enthält (Birnbacher).

Bei unserer *Soldatenernährung* ist Vitamin-A-Mangel dann nicht als ausgeschlossen zu betrachten, wenn die Zusammensetzung der Speisezettel unsachgemäß erfolgt.

Wenn man die ungünstigsten Wintersätze für den Carotingehalt der einzelnen pflanzlichen Nahrungsmittel in Rechnung stellt, wird der notwendige tägliche Bedarf durchschnittlich nur erreicht, wenn Butter zur Verfügung steht oder ihr Fehlen durch Räucherfische, Fischkonserven, Leberwurst — andere Wurstsorten sind weniger geeignet — und Käse, jedoch kein Schmelzkäse, ausgeglichen wird. Zur Ausgabe während des Winters und des frühen Frühjahrs wurde eine mit *Vitamin A angereicherte Margarine* in der *Heeresverpflegung* eingeführt. Im Sommer und Herbst ist selbstverständlich das jahreszeitliche Angebot an Spinat, Kopfsalat, roten Rüben, Karotten, Brunnenkresse, Grünkohl, Kürbis, Mangold, Rosenkohl und Tomaten, grünen Bohnen und Erbsen weitgehend auszunutzen. Unsere getrockneten Gemüse enthalten Carotin, besonders die Schnittbohnen und der Grünkohl, dann folgen Julienne und Sauerkraut, in den getrockneten Kartoffeln ist der Gehalt an dem Wirkstoff verhältnismäßig am geringsten.

2. Vitamin D (das antirachitische Vitamin): Unter Einwirkung ultravioletter Strahlen entsteht das Vitamin D aus dem Ergosterin oder dem 7-Dehydrocholesterin.

Der Wirkstoff ist reichlich vorhanden im Fischlebertran. Es ist heute kaum noch zu bezweifeln, daß die fisch- und tranreiche Ernährung der arktischen Völker, die während der lange dauernden arktischen Winterszeit bei der Eigentümlichkeit ihrer Wohnweise und Bekleidung der Einwirkung der Sonnenstrahlen verhältnismäßig wenig ausgesetzt sind, den Faktor darstellt, der sie und ihre Kinder vor der Rachitis bewahrt.

Über den täglichen Bedarf des Erwachsenen an Vitamin D wissen wir nichts. Nach den Untersuchungen der Steppschen Schule scheint beim Erwachsenen in unseren Breiten die Gefahr einer D-Mangelkrankheit nicht groß, vorausgesetzt, daß für eine genügende Einwir-

---

[1] Heupke: Diätetik. Dresden u. Leipzig 1942.

kung des Lichtes auf den Körper gesorgt wird. Sie ist nur bei den Soldaten nicht gesichert, die sich längere Zeit hindurch unter der Erde, in Festungswerken aufhalten müssen und deshalb der Einwirkung des Tageslichtes nicht genügend ausgesetzt sind, sowie bei den Truppen, die sich lange Zeit im arktischen Raum aufhalten müssen. Für solche Fälle ist die Verabfolgung von Lebertran und die Gewährung erhöhter Verpflegungssätze vorgesehen, welche Butter, Eier, Fettkäse, Räucherfische, Seefische, Milch, Hefeextrakte und Pilze enthalten. Für solche Truppenteile wurde außerdem die Bestrahlung mit künstlicher Höhensonne ermöglicht. Es bestehen Beziehungen zwischen Zahncaries und Vitamin-D-Mangel. MELLANBY hat als erster zahlenmäßig nachgewiesen, daß durch systematische Vitamin-D-Zufuhr eine weitgehende Verhütung der Zahncaries möglich ist. Die Wirkung des Vitamins soll in einer Verhütung von Hypoplasien und Fissuren bestehen, durch die der Boden für die Entwicklung der Caries geschaffen wird. Die Vitamin-D-*Behandlung* der Caries kann dementsprechend keinen erkennbaren Nutzen haben.

Man unterscheidet eine ganze Reihe von Vitamin-D-Arten. Als Spender stehen praktisch der Fischlebertran und die Butter im Vordergrund.

Gehalt an Vitamin D (in Gamma pro 100 g Substanz, 1000 $\gamma = 1$ mg) (nach HEUPKE):

Hering. 0,14
Sardine, Bückling, Sprotten 0,14
Milch . . . . mittel
Eigelb . . . . reichlich
Butter . . . . reichlich
Lebertran . . . . sehr reichlich
Reizker . . . . vorhanden
Trockenhefe . . . . reichlich

Als Vitamin-D-Präparat ist *Vigantol* im Handel.

Zu den fettlöslichen Vitaminen gehören noch das *Vitamin E, das Fruchtbarkeitsvitamin,* das weitverbreitet ist und am reichsten in Getreidekeimlingen vorkommt. Die Keimlinge sind besonders reiche Quellen für diesen Wirkstoff. Er ist ferner anzutreffen in grünen Blattgemüsen, Salat, Grünkohl, im Hühnerei, in Rindfleisch, der Rindsleber, auch Butter, Milch und tierische Fette enthalten den Wirkstoff, wenn auch nur in geringer Menge. Vitamin E ist empfindlich gegen die Oxydation durch den Sauerstoff der Luft. Beim Ranzigwerden der Öle wird es vernichtet, beim Kochen und Konservieren ist es recht beständig. Die Behandlung habitueller Aborte mit Weizenkeimöl scheint eine günstige Wirkung zu haben. Erfahrungen in bezug auf die Behandlung verschiedener Sterilitätsformen beim Manne sind noch zu gering, als daß sie gestatten, etwas Bestimmtes über den therapeutischen Wert des E-Vitamins auf diesem Gebiete auszusagen (VOGT-MØLLER). Eine *militärhygienische* Bedeutung hat das Vitamin E nicht.

Das antihämorrhagische Vitamin K kommt in pflanzlichen Nahrungsmitteln vor, und zwar in grünen Blättern. Die Leber von Säugetieren enthält ebenfalls den Wirkstoff. In den Colibakterien, den normalen Darmbewohnern, ist das Vitamin K, insbesondere in den Anfangsteilen des Dickdarms, in verhältnismäßig großer Menge anzutreffen. Die Colibakterien können den Wirkstoff synthetisieren und stehen an erster Stelle unter den Vitamin-K-Lieferanten des Körpers. Das Vitamin K ist für die Erhaltung der normalen Gerinnungsverhältnisse des Blutes von Bedeutung. Es scheint, daß auch beim Menschen Vitamin-K-Mangelzustände gar nicht allzuselten vorkommen. Die *Wichtigkeit der Verwendung grüner Blattgemüse,* wie Weißkohl, Spinat, Blumenkohl, Brennessel, in der *Soldatenernährung* ist also auch in diesem Zusammenhang zu betonen.

b) Die wasserlöslichen Vitamine.

1. Die Vitamine der B-Gruppe. Von den Vitaminen der B-Gruppe steht das *Vitamin B₁,* das Aneurin (Beriberischutzstoff), im Vordergrund. Von den übrigen Vitaminen der B-Gruppe hat eine gewisse, jedoch umstrittene Bedeutung das *Vitamin B₂,* das Lactoflavin, eine größere dagegen die *Nicotinsäure,* der *Pellagraschutzstoff.*

Vitamin B₁. Oxydationsmittel greifen den Wirkstoff bei jeder Wasserstoffionenkonzentration mehr oder minder rasch an. Bei schwach saurer Reaktion besteht eine größere Stabilität als bei alkalischer. Bei der üblichen küchenmäßigen Zubereitung wird der verhältnismäßig thermolabile Wirkstoff, dessen Hitzebeständigkeit bis zu einer Grenztemperatur von 120° geht, nicht zerstört, ebenso nicht beim Backen, weil er durch adsorptive Vorgänge geschützt ist. Die Wasserlöslichkeit erfordert aber Verwendung des Kochwassers, sonst kann man bei Blattgemüsen und Kartoffeln mit Wirkstoffverlusten bis zu 50 % rechnen, bei Fleisch bis zu 12—20 %.

Das B₁-Vitamin ist in der Pflanzenwelt in den Fruchthüllen und Keimlingen der Getreidekörner, in den Samen der Hülsenfrüchte, in unseren einheimischen Nüssen und in getrockneten Pflaumen sehr reichlich vorhanden. Von ausländischen Früchten ist die Feige zu nennen. Schon Bakterien, Spalt- und Sproßpilze besitzen die Fähigkeit, das Vitamin B_1 aufzubauen. In besonders großer Menge kommt es in der *Hefe* vor. Wenn auch an sich nur gering, so ist der Gehalt an diesem Wirkstoff in den verschiedenen Kohlarten sowie in den Mohrrüben, Kopfsalaten und im Sauerkraut praktisch doch wichtig. In tierischen Organen findet sich der Wirkstoff vorwiegend in Leber, Herz, Muskel und Niere; in Spuren in Blut, Milz und Lunge. In der Skelettmuskulatur ist er nur in sehr geringer Menge enthalten, mit Ausnahme von Schweinefleisch, wo er sehr reichlich auftritt. Man nimmt an, daß die Kleiemast der Schweine zu dieser Speicherung führt. Der B_1-Gehalt in den Organen steigt und fällt entsprechend dem Gehalt der Nahrung an dem Wirkstoff. Beim erwachsenen Menschen ist die bakterielle B_1-Synthese im Darm nicht möglich. *Das Vitamin B_1 hat Wirkung auf den Kohlehydrathaushalt. Der Bedarf des Menschen an diesem Wirkstoff steigt mit der Höhe der Kohlehydratzufuhr.* Es besteht deshalb eine besonders wichtige Beziehung zwischen dem *Vitamin B_1* und dem *Brot.* Die Wahl des Brotes, durch welches 40% unserer Nahrungscalorien gedeckt werden, ist entscheidend für die ausreichende Versorgung unseres Volkes und auch des Soldaten mit diesem Vitamin. Das Weißbrot enthält es nur in sehr geringer Menge, die nicht groß genug ist, um bei der Verwertung der Kohlehydrate der eingenommenen Brotmenge auszureichen. Nach Scheunert ist der Ausmahlungsgrad der Mehle entscheidend für den B_1-Gehalt des Brotes. Mehle von 94proz. Ausmahlung, d.h. annähernde *Vollkornmehle und die entsprechenden Brote,* besitzen nahezu den vollen B_1-Gehalt des Kornes.

Bei schwerer Muskelarbeit sowie im Frühjahr, wenn eine erhöhte normale und Stoffwechseltätigkeit besteht, kann der B_1-Bedarf des Menschen auf ein Vielfaches der Norm ansteigen und wird dann durch eine an sich hinreichend B_1 enthaltende Diät nicht gedeckt.

Bei starkem Genuß von Weißbrot und Zucker liegt diese Gefahr ebenfalls vor. B_1-Mangelerscheinungen werden allein schon durch Fettzulage gebessert. *Fett wirkt B_1-sparend.* Die Erscheinungen des B_1-Mangels äußern sich nach Schüffner in mehr oder weniger ausgebreiteten Störungen des peripheren Nervennetzes und der gesamten Muskulatur einschl. des Herzens. Sie finden ihren morphologischen Ausdruck in einer typischen Entartung von Nerv und Muskel und äußern sich klinisch durch begleitende oder anschließende Lähmungen. Es handelt sich bei den Nervenveränderungen um eine *Polyneurodegeneration* (Schüffner), die mit einer Entzündung nichts zu tun hat. Bei der B_1-Hypovitaminose beobachtet man allgemeine Muskelschwäche, Parästhesien in den Gliedmaßen, Blutaustritte unter die Oberfläche der Haut von Armen und Beinen und schließlich bei stärkerem Mangel Ödeme. Das sogenannte Hungerödem hat mit dem Ödem bei B_1-Mangel nichts zu tun.

Es gibt auch eine sekundäre B_1-Hypovitaminose, die entsteht, wenn aus irgendwelchen Gründen die Resorption des Wirkstoffes eingeschränkt ist.

Selbst in größeren Dosen soll das Vitamin B_1 für den Menschen ungiftig sein.

Das in der Nahrung zugeführte Vitamin B_1 wird nur in geringem Grade in den Organen gespeichert. Vom Organismus nicht verbrauchtes B_1-Vitamin wird im Harn ausgeschieden.

Das Optimum der B_1-Versorgung liegt beim Menschen wahrscheinlich bei 1—2 mg für den Tag, es ist aber, wie schon gesagt, abhängig von der Kohlehydratzufuhr. Als Faustregel kann in diesem Zusammenhang gelten, daß die tägliche Zufuhr der B_1-freien Nahrungsmittel, Weißbrot, Zucker und gekochte Kartoffeln, nicht mehr als ein Drittel der täglichen Gesamtkost betragen soll.

Gehalt an Vitamin B_1 in den wichtigsten Nahrungsmitteln in Gamma für je 100 g Substanz (nach Heupke) ($1000\ \gamma = 1$ mg):

Rind-, Kalb-, Hammel-fleisch	100— 120	Spinat		140
Schweinefleisch	600—1200	Kopfsalat		180
Rindsleber	300	Rosenkohl		120
Schweineniere	375	Wirsing	120—	160
Huhn	80	Tomaten		80
Fische	60— 80	Champignon		100
Milch	45	Trockenhefe	1200—4500	
Käse	50— 60	Walnüsse		300
Eigelb	275	Haselnüsse		400
Getreidekeimlinge	900—1400	Kastanien		180
Hafermehl	650	Äpfel	60—	80
Vollkornbrot	220	Birnen		60
60proz. Weißbrot	40	Pflaumen		80
Bohnen, Linsen	240— 400	Rosinen		150
Kartoffeln	60	Feigen		200
Karotten	120	Bananen		100
Radieschen	120	Apfelsinen	50—	60
Blumenkohl	220			

Die Zusammenstellung der *Soldatenkost* läßt einen Mangel an B$_1$ unter normalen Verhältnissen nicht vermuten. Bei *großen körperlichen Anstrengungen,* wodurch der B$_1$-Bedarf des Menschen stark ansteigt, könnte aber doch einmal ein latenter Mangel auftreten; für diese Fälle sind die *Hefeextrakte* eingeführt.

Der Wert des Heeresbrotes und des Knäckebrotes soll in diesem Zusammenhang noch einmal betont werden.

Handelspräparate des Vitamins B$_1$ sind das *Betaxin,* das *Betabion* und andere.

Vitamin B$_2$, Lactoflavin. Der Wirkstoff ist besonders empfindlich gegen die Einwirkung des Lichtes, vor allem der ultravioletten Strahlen, von denen er zerstört wird. Gegen Säuren ist der Wirkstoff sehr beständig, gegen Alkali dagegen außerordentlich empfindlich. Das Lactoflavin verträgt Erhitzung fast bis zu 300°. Die Wasserlöslichkeit des Wirkstoffes ist nicht sehr beträchtlich, in Fettlösungsmitteln ist er unlöslich.

Das Lactoflavin ist im Pflanzen- und Tierreich weitverbreitet und somit in jeder gemischten Kost reichlich vorhanden. Sehr hoch ist sein Gehalt in der *getrockneten Bierhefe,* noch höher in der *Zuchthefe* und im *Hefeextrakt.* Durch seine praktisch thermostabile Eigenschaft wird der Wirkstoff unter den üblichen Verhältnissen der Zubereitung und Konservierung unserer Nahrungsmittel nicht beeinträchtigt. Seine Wasserlöslichkeit erfordert die Verwendung des Kochwassers.

Beim Menschen sind bisher verbreitet vorkommende und charakteristische Lactoflavinmangelerscheinungen nicht bekannt geworden. Wahrscheinlich ist der Bedarf des Menschen an diesem Wirkstoff nur gering und wird durch die übliche Kost ohne Schwierigkeiten gedeckt.

Nicotinsäure, Pellagraschutzstoff. Wichtiger als das Lactoflavin ist unter den Vitaminen des B$_2$-Komplexes der *Pellagraschutzstoff,* die *Nicotinsäure.* Erst vor verhältnismäßig kurzer Zeit wurde die Nicotinsäure und das Nicotinsäureamid, ein Bestandteil tierischer und pflanzlicher Zellen, als gegen Pellagra wirksam erkannt und damit erwiesen, daß die Pellagra, entgegen früherer Auffassung, doch eine reine Avitaminose ist. Die Nicotinsäure· ist im Muskelfleisch und in der Leber enthalten, im Pflanzenreich ist sie wenig verbreitet bis auf die Bierhefe, die alle Vitamine der B-Gruppe reichlich enthält.

2. Vitamin C, Askorbinsäure, das antiskorbutische Vitamin[1]. Das *Vitamin C* ist wasserlöslich und gegen den Sauerstoff der Luft stark empfindlich, ebenso gegen die Strahlen der Sonne; es stellt den Wirkstoff dar, der *in jeder Hinsicht am pfleglichsten behandelt* werden muß, wenn er nicht vergeudet werden soll.

Die *Kriegsgeschichte* kennt zahlreiche Beispiele von Massenerkrankungen an Skorbut. Die Versorgungsschwierigkeiten im Felde, weite Transporte, ungünstige Witterungsverhältnisse, mangelhafte Zubereitung der Kost und zu lange Lagerung, das alles sind Faktoren, welche die Vitamin-C-Versorgung ungünstig beeinflussen können. Im *ersten Weltkrieg* hat der· *Skorbut im deutschen Heere keine wesentliche Rolle gespielt, wohl aber bei den verbündeten türkischen und bulgarischen Truppen* und *bei den Feinden,* den Russen und den Engländern. Auch im *zweiten Weltkrieg* scheint bei den sowjetrussischen Truppen der Skorbut nicht zu den Seltenheiten zu gehören, *bei der deutschen Wehrmacht wurde er überhaupt nicht beobachtet.*

Der Einblick, den die Forschung bisher in die Zusammenhänge beim Krankheitsgeschehen bei Vitamin-C-Mangel nehmen konnte, ist, um STEPPs Worte zu gebrauchen, noch recht ungenügend. „Die Störungen, die bei Vitamin-C-Mangel entstehen, spielen sich vor allem an dem dem Mesenchym entstammenden Organsystem ab. Die charakteristischen Blutungen sind durch eine Funktionsstörung der Endothelzellen zu erklären: die intracelluläre Kittsubstanz kann nicht mehr gebildet werden." „Die zweite Gruppe der Veränderungen spielt sich am Knochensystem ab, es kommt zu Osteoporose mit Neigung zu Frakturen, die besonders gerne an der Grenze zwischen Epiphyse und Diaphyse auftreten." „In ganz besonderer Weise wirkt sich der Mangel im Zahnsystem aus, indem die Zähne wegen der innigen Beziehung zu den Kiefern von den Störungen mit betroffen werden." Die Odontoblasten degenerieren, an ihre Stelle tritt Bindegewebe, die Pulpa wird in kanalloses Hartgewebe umgewandelt. Das Vitamin C hat auch einen Einfluß auf die Bildung der roten Blutkörperchen, die verlangsamt wird. Das rote Knochenmark kann degenerieren und aplastisch werden, die Folge ist die Skorbutanämie.

---

[1] Siehe auch STEPP: Mangel an Vitamin C in STEPP: Ernährungslehre. Berlin 1939.

Die Ansichten über die *Vitamin-C-Hypovitaminose* sind nicht einheitlich. Besonders ist es Rietschel gewesen, der immer Stellung gegen die Überwertung der C-Hypovitaminose genommen hat. Allgemeine Schwäche und Hinfälligkeit, Unlust und Unfähigkeit zu geistiger Leistung, depressive Stimmung, Nachlassen des Appetits, Neigung zu Kurzatmigkeit, ziehende rheumatische Schmerzen sind die an sich wenig charakteristischen Symptome, die dem Arzt Anlaß geben sollen, auch die C-Hypovitaminose in den Kreis der Erwägungen zu ziehen. Merkwürdige Trockenheit und Blässe der Haut und Zahnfleischbluten beim Putzen der Zähne stützen die Diagnose der C-Hypovitaminose, die durch den Nachweis einer Verminderung des Vitamins C im Blut gesichert wird. Man hält vielfach den relativen Vitamin-C-Mangel für vorliegend, wenn die Ausscheidungsverhältnisse der Askorbinsäure im Harn nach Zufuhr größerer Askorbinsäuremengen ein Sättigungsdefizit erkennen lassen, d. h. wenn Askorbinsäure retiniert wird. Es ist hier die Frage aufzuwerfen: was überhaupt im Körper aus so großen Mengen von Askorbinsäure wird, oder, vom therapeutischen Standpunkt gesehen, wenn man z. B. bei Besserung der Zustände durch die Askorbinsäure gewissermaßen ex juvantibus Präskorbut annimmt: können so große Mengen dieses Stoffes nicht auch unspezifisch gewirkt haben, oder: wieviel macht hierbei der Glaube aus, der Glaube des Patienten in einer Zeit, in der die unerhört großen wissenschaftlichen Erfolge der Vitaminforschung auch die Gemüter der Laien erhitzt haben.

Viele *Erfahrungen aus der Truppe* mahnen hier zur Vorsicht. Wer in seiner Truppe von der Vitaminfrage, insbesondere der des Vitamins C, in positivem Sinne spricht, wird bei der gegenwärtigen Lage der Dinge kaum jemals eine Ablehnung erfahren, alle geistigen Receptoren zur willigen Aufnahme dieser Erörterungen sind in überreichem Ausmaß vorhanden. Wenn dann gleichzeitig, wie das bei der seelisch und körperlich nun einmal *schwer beanspruchten Truppe* durchaus nicht ungewöhnlich ist, eine *gesteigerte Ermüdbarkeit* besteht oder ein paar Männer da sind, deren Zahnfleisch leicht einmal blutet, so ist der Komplex „*Hypovitaminose*" wegen *angeblichen Vitamin-C-Mangels* da, und selbst der Autorität wird es schwer zu steuern.

Man sagt dem Vitamin C nach, daß es leistungssteigernd wirkt. Der einzelne, der sich für Vitaminfragen interessiert und gläubig den weitverbreiteten Lehren folgt, der mag wohl bei sich, wenn er die Tabletten nimmt, eine Steigerung seines allgemeinen Wohlbefindens, ja seiner Leistung beobachten, wir haben objektiv *im zweiten Weltkrieg eine Leistungssteigerung nach Vitamin-C-Gaben niemals* gesehen. Wir haben aber gesehen, daß vom Feinde *lange Zeit eingeschlossene, nicht gut ernährte Truppen*, deren Vitamin-C-Spiegel auf Grund der ungünstigen Nachschubverhältnisse weit unter dem Soll lag. *Unerhörtes an kämpferischer Tat und an Märschen bei ungünstigsten Witterungs- und Unterkunftsverhältnissen geleistet* haben, ja daß nicht einmal der Gesundheitszustand dieser Truppen in bedenklicher Weise gelitten hatte. Die Erfahrung spricht hier gegen die geltenden Auffassungen von der Vitamin-C-Hypovitaminose und stützt in jeder Hinsicht die Auffassung, die primär von Rietschel ausgeht. Er trat gewissermaßen als erster gegen die Überwertung des C-Vitamins auf.

Der Mensch vermag im Gegensatz zum Großteil der Tierwelt das Vitamin C nicht zu synthetisieren.

Die Auffassungen über den Tagesbedarf des Menschen an dem Wirkstoff sind nicht einheitlich. Stiebeling meint, daß Männer mit schwerer Arbeit durch 11—28 mg Vitamin C täglich versorgt sind. Rietschel sagt, daß man eine sichere Zahl nicht nennen kann. Er fordert etwa 10—25 mg pro Tag auf Grund lang dauernder Ernährungsversuche und nach den Mitteilungen aus dem Schrifttum. Er hat zuerst behauptet, daß der menschliche Organismus die Fähigkeit besitze, die oxydierte Askorbinsäure, also die Dehydroaskorbinsäure wieder zurückzureduzieren und dadurch den Kreislauf des Vitamins C außerordentlich lange zu halten. Das Vitamin C wirke wahrscheinlich als echter Katalysator, und es sei das Wesen eines Katalysators, daß er immer nur wenig verbraucht wird. In mehreren Arbeiten hat Rietschel darauf hingewiesen, daß bei den Skorbutepidemien in Wien schon 5 mg genügten, um eine Heilung bei Kindern herbeizuführen. Stepp, Kühnau und Schroeder kommen auf Grund klinischer Erfahrungen und physiologischer Überlegungen zur Forderung von 50 mg pro Tag und Kopf. Andere haben viel höhere, zum Teil außerordentlich hohe Forderungen aufgestellt, die bis zu mehreren 100 mg als optimaler Bedarfsdeckung steigen. Kalk und BRÜHL halten eine Tagesmenge von 25 mg Askorbinsäure für ausreichend zur Verhütung hypovitaminotischer Zustände. FÄHNDRICH hatte Gelegenheit, 83 *skorbutkranke Kriegsgefangene* im Alter von 20—50 Jahren zu behandeln und eingehend klinisch zu beobachten. Hierbei zeigte sich, daß *schon tägliche Gaben von 10 mg* Askorbinsäure — es war gleichgültig, ob der Wirkstoff in synthetischer Form oder als Citronensaft gegeben wurde — genügen, um selbst schweren Skorbut zu heilen. Aus der Beobachtung, daß Vitamin-C-Mengen, die nur einen Bruchteil dessen darstellen, was man für den gesunden Organismus als laufenden Bedarf errechnet hat, ausreichen, um einen schweren Skorbut bei Menschen, die zusätzlich durch Hunger und Strapazen verelendet und vielfach außerdem mit Infektionen behaftet waren, zu heilen, zieht FÄHNDRICH die Folgerung, daß dieselben Dosen, mit denen Skorbut geheilt werden kann, auch hinreichen werden, um den Organismus vor Skorbut zu schützen. Er bezweifelt, ob ein nur vorübergehend mangelhaft oder selbst gar nicht mit Vitamin C versorgter Organismus wirklich in dem Maße gesundheitsgefährdet ist, wie bisher behauptet wurde. „‚Primäre‘, ‚sekundäre‘, ‚relative‘ Hypovitaminosen, schon bisher Begriffe ohne exakte Abgrenzung, werden im Lichte dieser Überlegungen nur noch problematischer." Offensichtlich muß eine schlechte Versorgung mit Vitamin C schon recht lange Zeit anhalten und wohl noch von besonders ungünstigen Umständen (Strapazen, Infekte, harte körperliche Arbeit) begleitet sein, ehe Skorbut wirklich auftritt. Sonst dürfte kaum zu erklären sein, wieso Fälle von Skorbut bis heute weder bei der Zivilbevölkerung noch bei der Wehrmacht bekanntgeworden sind. Es ist nach der Ansicht von FÄHNDRICH kaum anzunehmen, daß bei der Groß- und Feldküchenverpflegung mehr als täglich 10—20 mg des empfindlichen und nur in einer kleinen Gruppe von Nahrungsmitteln enthaltenen Vitamins wirklich zur Nutzung gelangen. FÄHNDRICH betont, daß seine Ausführungen sich nur gegen Übertreibungen richten und einer Minderversorgung mit Vitaminen nicht das Wort reden wollen, daß dagegen eine ausgeglichene, vernünftig zubereitete und unmittelbar verzehrte Nahrung nicht nur wünschenswert, sondern auch notwendig sei. Diese Ergebnisse der Untersuchungen von FÄHNDRICH entsprechen völlig der Auffassung, die RIETSCHEL schon immer betont hat.

Zur Frage des Entstehens des Skorbuts ist in diesem Zusammenhang noch die Auffassung von RIETSCHEL hervorzuheben, der meint, daß diese Krankheit erst zustande kommen könne, wenn die Fähigkeit verloren wird, die Dehydroaskorbinsäure in Askorbinsäure zurückzureduzieren. Das geschehe wahrscheinlich erst bei Hunger und bei Fehlen anderer Stoffe, und es scheine sehr wahrscheinlich, daß bei vollwertiger, aber C-freier Ernährung ein Skorbut überhaupt nicht zu erreichen sei[1].

Das Vitamin C wird durch Waschen und Spülen von Nahrungsmitteln aus diesen herausgelöst und geht dabei verloren. Beim Kochen geht es zu einem erheblichen Teil in das Kochwasser über; schüttet man dieses fort, so entzieht man der Nahrung den Wirkstoff.

Der leicht oxydierbare Wirkstoff wird durch oxydierende Fermente einiger Gemüse — die Oxydasen — zerstört. Diese Fermente wirken allerdings auf das Vitamin C nur bei Temperaturen unter 60° rasch. Das möglichst schnelle Erhitzen des Kochgutes hat deshalb weniger Verluste an Vitamin C zur Folge als das langsame Ankochen. Man hat aus diesem Grunde das Kurzkochverfahren entwickelt. Das Kochen im Drucktopf mit einem Überdruck von höchstens einer Atmosphäre (120° C) ist hinsichtlich der Erhaltung des Vitamins C günstiger als das Kochen im offenen Topf. Ganz besonders schädlich ist das Kochen im offenen Topf vor allem, wenn das Kochgut dabei gerührt wird.

Die Dauer des Aufbewahrens schon gekochten Materials bei Temperaturen bis zu 100° führt zu fortschreitender Verminderung des Wirkstoffgehalts (Kochkiste). In geschlossenen Konserven hält sich das Vitamin C sehr gut.

Im Autoklaven vertragen Vitamin-C-haltige Nahrungsmittel unter Ausschluß von Sauerstoff Temperaturen bis zu 190° C, ohne einen wesentlichen Verlust zu erleiden. Diese Erkenntnis hat sich die *neuzeitliche Konservierungsindustrie* zunutze gemacht.

In saurer Lösung ist die Oxydationsgeschwindigkeit geringer als in alkalischer oder neutraler Lösung. Im pflanzlichen Gewebe, z. B. in der Citrone, ist die Askorbinsäure viel stabiler als in isoliertem Zustand.

Man nimmt jetzt an, daß das oxydierte Vitamin C, die Dehydroaskorbinsäure, leicht wieder zu ihrer ursprünglichen Form reduziert werden kann.

Rasches Trocknen zerstört den Wirkstoff weniger als langsames.

Auch die Art des Metalles der Gefäße, mit denen vitaminhaltige Nahrungsmittel beim Erhitzen in Berührung kommen, sowie die Metalle, die in den Nahrungsmitteln selbst enthalten sind oder ihnen z. B. aus konservierungstechnischen Gründen zugesetzt werden, spielen für den C-Verlust eine wichtige Rolle. Das Kupfer wirkt sich dabei am ungünstigsten aus, kleinste Mengen metallischen Kupfers beschleunigen die Sauerstoffübertragung stark und führen zur schnellen Oxydation des Wirkstoffes, nicht nur bei Siede-, sondern auch schon bei Zimmertemperatur. Milch verliert bei 30 Minuten dauerndem Erhitzen auf 60° C im Aluminium-

---

[1] Siehe Abschnitt X A. „*Verpflegung an Bord der Kriegsschiffe*" S. 433.

gefäß nur 20—40%, im Kupfergefäß dagegen 80—100% des Wirkstoffes. Remy hat nachgewiesen, daß ein gewisser Zusammenhang zwischen dem natürlichen Gehalt eines Nahrungs-
mittels an Kupfer und dem an Vitamin C besteht, derart, daß die Mengen beider Stoffe im
umgekehrten Verhältnis zueinander stehen. Nach Scheunert und Reschke führt die Grü-
nung von Erbsen- und Spinatkonserven durch Kupfer zu einer weitgehenden, aber nicht
völligen Zerstörung des Wirkstoffes. Die Verwendung geeigneter organischer Farbstoffe,
z. B. des „Konservengrüns", schädigt dagegen den Vitamin-C-Gehalt nicht.

Durch Gefrieren wird der Wirkstoffgehalt in den Lebensmitteln nicht wesentlich herabgesetzt, vorausgesetzt, daß diese im frischen Zustande gefroren werden. Man nimmt an, daß
so eingefrorenes Obst und Gemüse, das bei hinreichend tiefen Temperaturen gelagert wird,
wahrscheinlich seine Vollwertigkeit in bezug auf die Vitamine behält.

Der wichtigste Vitaminspender in unseren Breiten ist die Kartoffel, durch die Winterlagerung verliert sie an C-Gehalt. Immerhin konnten Scheunert, Reschke und Eva Kohl-
mann nachweisen, daß selbst ³/₄ Jahre nach der Ernte immer noch deutliche, für die Ernährung wichtige C-Vitaminmengen in den Kartoffeln enthalten sind. Man hat deshalb vorgeschlagen, im Frühjahr nach längerer Winterlagerung die Kartoffeln in Sand 3 Tage lang
bei 15° C vor der Verwendung keimen zu lassen, denn der C-Vitamingehalt der pflanzlichen
Nahrungsmittel ist abhängig von der Höhe der Stoffwechseltätigkeit, beim Wiedererwachen
des Zellebens, beim Keimen mit dem Erscheinen der grünen Sprossen tritt der Wirkstoff in
besonders reicher Menge wieder auf.

Zubereitung der Kartoffel durch Kochen und Dämpfen setzt den Vitamin-C-Gehalt
herab, und zwar im geringsten beim Dämpfen mit Schale, am stärksten beim Kochen in
Salzwasser ohne Schale (50%). Das Vitamin geht dabei zum Teil in das Kochwasser über.
Dämpfen ohne Schale steht dazwischen.

Die Winterlagerung führt zu dauernder konstant fortschreitender Abnahme des Wirkstoffes der Kartoffel, am besten wird das Vitamin C beim Einmieten erhalten.

Die Trocknung der pflanzlichen Nahrungsmittel führt je nach der Trocknungsweise zu
mehr oder weniger erheblichen Verlusten; in getrockneten Karotten wurde kein Vitamin C
mehr gefunden, in getrocknetem Weißkohl fand Matzko noch etwas Vitamin C. Heiss und
Wolf haben darüber eingehende Untersuchungen angestellt. Zu weit gehende *Zerkleinerung*
und *unnötiges Waschen* müssen vermieden werden. Ungeschnittene Bohnen haben bei einer
Blanchierzeit im Wasser von 1½—2½ Minuten einen Askorbinsäureverlust von 7,1—11,2%.
Wurden geschnittene Bohnen gleichartig behandelt, so ergaben sich Verluste von 40—65%
an Askorbinsäure. Durchschnittlich beliefen sich die Verluste bei Trocknungstemperaturen
um 70° auf rund 30—50%. Bei niedrigeren Trocknungstemperaturen im Vakuum gelingt es
im allgemeinen, den Vitamin-C-Verlust zu senken. Apfelpreßsäfte verloren beim Trocknen
im Zerstäubungstrockner 50% Vitamin C, beim Trocknen von Citronen- und Orangenpreß-
säften war kein Verlust feststellbar.

Besonders groß erwies sich die Vitamin-C-Einbuße beim Lagern von Trockengemüse;
auf diese Verlustquelle mag es zurückzuführen sein, daß man Trockengemüse bisher als
praktisch Vitamin-C-frei ansah. Durch Anwendung von Gefriertemperaturen bei der Lagerung gelingt es, diesen Verlust in engen Grenzen zu halten[1].

Gehalt der wichtigsten Lebensmittel an Vitamin C in mg in rohem und gekochtem
Zustand auf je 100 g (nach Heupke):

	roh	gekocht		roh	gekocht
Fleisch	1 —3		Schwarzwurzeln . . .	5	5
Fisch.	0,7—2,4		Meerrettich	100	25
Milch.	0,5—1,0		Rettich	10	—
Käse	1 —2		Radieschen	25	—
Eier		0,4	Spinat	8	2
Butter		0,5	Mangold	5	—
Brot		1	Feldsalat	20	—
	roh	gekocht	Kopfsalat	8	—
Grüne Bohnen . . .	10	1— 4	Endivien	10	—
Grüne Erbsen	10	8	Petersilie	100	—
Kartoffeln	10	5—10	Grünkohl	75	16
Karotten	5	4	Rosenkohl.	50	50
Rote Rüben	8	0	Weißkraut	40	2
Sellerie	10	—	Blaukraut.	50	8
Kohlrabi	70	—			

---

[1] Zum eingehenden Studium dieser Fragen wird empfohlen: Heiss: Fortschritte der
Lebensmittelforschung (Wehrmachtverpflegung, Bd. II). Dresden u. Leipzig 1942.

Gehalt der wichtigsten Lebensmittel an Vitamin C in mg in rohem und gekochtem
Zustand auf je 100 g (nach HEUPKE):

	roh	gekocht		roh	gekocht
Tomaten	15	10	Brombeeren	22	—
Gurken	8	—	Heidelbeeren	10	—
Paprika	196	—	Preiselbeeren	15	—
Äpfel	2— 25	—	Weintrauben	5	—
Birnen	1— 3	—	Hagebutten	500	—
Quitten	15	—	Feigen	5	—
Kirschen	12	—	Datteln	3	—
Aprikosen	12	—	Bananen	8	—
Pfirsich	8	—	Ananas	8	—
Pflaumen	6— 12	—	Apfelsinen	50— 100	—.
Erdbeeren	50	—	Mandarinen	25	—
Himbeeren	25	—	Citrone	50— 100	—
Stachelbeeren	28	—	Grape fruit	50— 100	—
Johannisbeeren:			Grüne Walnüsse	700—3000	—
rot	16	—			
schwarz	100	—			

Besonders reich an Vitamin C sind Paprika, Hagebutten und schwarze Johannisbeeren,
welche sogar mehr Askorbinsäure enthalten als Apfelsinen und Citronen. Auch rohes Sauerkraut enthält reichlich Vitamin C.

Handelspräparate des Vitamins C sind *Cantan, Cebion* und *Redoxon.* Die Tabletten aller
3 Präparate enthalten je 50 mg Askorbinsäure.

Es gibt anscheinend noch andere, nicht sicher erkannte Vitamine, welche zur Wirkung
des Vitamins C in Beziehung stehen sollen. Dazu gehören die Vitamine J, das Antipneu-
monievitamin, auch Vitamin C_2 genannt, dessen Existenz aber zweifelhaft ist, und das
Vitamin P, das Permeabilitätsvitamin, Citrin, ein Flavonderivat, das in der Citrone vorkommen soll. Auch die Existenz dieses Vitamins kann nicht als sichergestellt angesehen werden.

Das Wasser.

Wasser[1] ist der unentbehrlichste Bestandteil der Ernährung. Völliger Wasserentzug führt in etwa 14 Tagen zum Tode, während völliger Nahrungsentzug bis
zu 60 Tagen ertragen werden kann. Wasserverluste von 20—22% sind mit dem
Fortbestand des Lebens nicht vereinbar. Das Wasser dient als *Lösungs-* und
Transportmittel für alle in den Organismus hineingelangenden Stoffe und bietet
die Voraussetzung für ihre gleichmäßige Verteilung.

Wichtig ist auch die *hohe spezifische Wärme* des Wassers, die bedeutsam ist für die Aufrechterhaltung einer gleichmäßigen Körpertemperatur (LEHNARTZ).

Ein Mensch von 70 kg Gewicht hat einen Wasserbedarf von täglich 2½ l; er scheidet
etwa 3 l aus durch Nieren und Haut und mit der Ausatmungsluft. Der Wassergehalt der
Faeces ist gering. Der Unterschied zwischen Bedarf und Ausscheidung ist dadurch bedingt,
daß bei den Oxydationsvorgängen im Gewebe Wasser neu entsteht. Wasserbedarf und
Wasserausscheidung sind abhängig von der Außentemperatur und vom Kochsalzgehalt der
Nahrung.

Die Mineralstoffe.

Alle Salze sind im Organismus im bestimmten Verhältnis im Wasser gelöst,
so daß die Körperflüssigkeiten einen konstanten osmotischen Druck besitzen, er
wird mit geringen Schwankungen immer auf konstanter Höhe gehalten. Das
Kochsalz selbst bildet die Grundlage für die osmotische Regulation des Körpers.
Wäre diese Konstanz nicht vorhanden, so wäre die Aufrechterhaltung des phy-
siko-chemischen Zustandes der kolloidalen Bausteine des Körpers, der Eiweißkörper sowie des gesamten Fermentapparates nicht möglich. Nimmt der Mensch
überhaupt keine Nahrung zu sich, scheidet er dennoch mit Harn und Kot beträchtliche Salzmengen aus.

---

[1] Siehe auch Abschnitt IV. „*Trinkwasser*" S. 295 in diesem Lehrbuch.

Die Aufnahme von Salzen in den Körper hängt mengenmäßig von der Art des Salzes und auch der Kost ab. Kalk und Kochsalz können gespeichert werden. Die Ausscheidung verläuft ebenfalls je nach der Kost ganz verschieden.

Abgesehen vom *Kochsalz* sind die nötigen Salze durchaus in den Nahrungsmitteln enthalten. Der Körper benötigt das Kochsalz zum Aufbau der Salzsäure bei der Pepsinverdauung. Auch bei starker Schweißbildung erfolgt ein erheblicher Verlust von Kochsalz. Nach isolierter Kochsalzverarmung treten beim Menschen Störungen des Stoffwechsels und der Leistungsfähigkeit auf, die sich in erheblicher Muskelschwäche, lokalisierten Krämpfen, Geschmacksbeeinträchtigung und geistiger Trägheit äußern. Das Blut ist eingedickt und zeigt hohe Hämoglobin- und Zellwerte. Der Kochsalzgehalt des Blutes kann bis zur Hälfte herabsinken, der Reststickstoff auf 100 mg % und mehr steigen, es tritt Erbrechen auf, große Mattigkeit, Bewußtseinstrübung, ja ein komaähnliches Bild können sich entwickeln. Man spricht in solchen Fällen von *Hypochlorämie*. Das *Marschgetränk* des Soldaten *enthält Kochsalz*, um hohe Verluste, z. B. nach langen beschwerlichen Märschen bei großer Hitze, zu decken. Im allgemeinen wird aber auch hoher Kochsalzverlust des Organismus ohne alle Schwierigkeiten durch die üblichen Salzmengen der Speisen gedeckt.

Das mengenmäßig wichtigste Erdalkalimetall, das *Calcium*, kommt im Körper überwiegend in Bindung an Phosphorsäure vor. Fast überall im Tierkörper haben Kalksalze die Funktionen von Stütz- und Gerüstsubstanzen zu erfüllen, außerdem findet es sich in allen Zellen. Nur in wenigen Nahrungsmitteln ist Calcium in größeren Mengen vorhanden, in der Milch, den Eiern, dem Käse, auch der Spinat ist eine wichtige Calciumquelle. Die Gefahr einer zu geringen Zufuhr der Kalksalze ist also unter besonderen Lebensbedingungen, z. B. gelegentlich im Kriege, durchaus gegeben. Auch in den Nahrungsmitteln ist das Calcium sehr häufig an das *Phosphat* gebunden. Man kann deshalb annehmen, daß, wenn der Kalkbedarf ausreichend gedeckt ist, das auch für den Phosphatbedarf der Fall ist. Das *Magnesium* wird dem Organismus mit zahlreichen Nahrungsmitteln zugeführt. *Jod* ist in fast allen Nahrungsmitteln enthalten, trotzdem spielt für die Jodversorgung des Körpers der *Jodgehalt des Trinkwassers* eine wichtige Rolle. Jodarmut des Wassers führt zur Schilddrüsenunterfunktion. Man muß die Jodsalze in manchen Gebirgsgegenden durch Verabreichung jodhaltiger „*Vollsalze*" zuführen. Die natürliche Ernährung verabfolgt dem Körper in der Regel genügend *Eisen* mit den Nahrungsmitteln, nur einseitige Milch- und Weißbrotkost ist eisenarm. Aluminium, Kupfer, Mangan, Zink, Vanadium, Arsen, Bor, Silicium, Brom und Fluor sind vorwiegend in der Pflanzenkost enthalten.

In der *Soldatenkost*, wie überhaupt in der Durchschnittskost des deutschen Volkes, wird rund 1/3 der Calorien aus tierischen Nahrungsmitteln geliefert. Dieses Drittel bietet mehr Salze als die gesamte übrige pflanzliche Kost. Die tierischen Nahrungsmittel werden viel vollständiger resorbiert als die pflanzlichen, darin liegt die Erklärung für das starke Salzangebot des tierischen Kostanteils.

Die mineralischen Bestandteile, welche im Wasser gelöst sind, haben eine saure und eine alkalische Wertigkeit. Zwischen beiden Gruppen wird das Gleichgewicht gehalten. Man hat vom Säure-Basen-Haushalt des Körpers und seiner Beeinflussung im Sinne der Alkalose eine Leistungssteigerung erwartet, weil Säureanhäufung und Ermüdung in enger Beziehung untereinander stehen. Kartoffeln, Milch und die meisten Gemüse sowie Hackfrüchte und Obst haben eine alkalotische Wirkung, Fleisch, Fett, Cerealien und Sproßgemüse eine säuernde. Praktisch sind derartige Versuche ohne Bedeutung, weil bei gesunden Menschen Schwankungen des Säuren-Basen-Äquivalentes immer bald ausgeglichen werden.

Die *normale Soldatenkost* enthält alle anorganischen Salze in völlig ausreichender Menge, nur das Kalkangebot kann in Kriegszeiten einmal unter das Soll sinken. Hierbei ist auch zu erwähnen, daß aus hoch ausgemahlenem Mehl hergestellte Brote einen hohen Gehalt an Phytin haben und daß das Calciumsalz des Phytins sehr schwer resorbierbar ist. Das bedeutet, daß das Soldatenbrot, welches im Kriege aus höher ausgemahlenem Mehl hergestellt wird, nicht zu einer Verbesserung der Calciumbilanz beitragen kann. Diese Erkenntnis muß die Gesundheitsführung der Wehrmacht in den Kreis ihrer Erwägungen ziehen und zu Zeiten allgemein niedrigen Kalkangebots in der Nahrung, welche allerdings immer nur selten bleiben werden, durch Zufuhr geeigneter kalkhaltiger Nahrungsmittel Ausgleich schaffen.

Der Organismus nimmt seinen Salzbedarf aus der Nahrung und regelt seinen Säure-Basen-Bedarf ohne unser Zutun. Es ist durchaus abwegig, der Nahrung sogenannte Aufbausalze zusetzen zu wollen.

Die Geschmacksstoffe.

Neben den Nährstoffen stehen die „*Geschmacksstoffe*". Sie sind in den Nahrungsmitteln weitverbreitet. Zur Verbesserung oder Veränderung des charakteristischen Eigengeschmacks der Nahrungsmittel hat der Mensch die *Röstprodukte* und die *Gewürze* in die Ernährung eingeführt.

Die Kruste gebratenen Fleisches, die Rinde der Gebäcke, die Bratkartoffeln, Mehlschwitzen und Tunken, Kaffee, Tee und Kakao enthalten solche Röstprodukte. Histaminartige Stoffe sollen in ihnen die physiologisch wirksamen Substanzen sein. Nach HEUPKE sind die Geschmacksstoffe Appetitwecker und können auf dem Weg der bedingten Reflexe die Absonderung der Verdauungssäfte erhöhen. Man muß auch annehmen, daß diese Stoffe eine Wirkung auf das Zentralnervensystem ausüben. Uralt ist das Bedürfnis nach Gewürzen.
Der Gewürzhandel spielte im Mittelalter eine bedeutende Rolle, er soll den Hauptanreiz zu den Entdeckungsfahrten des 15. und 16. Jahrhunderts geboten haben. *Friedrich der Große* hat nach Berichten seines *Leibarztes* seine Suppen teelöffelweise mit Gewürzen versetzt. Die ausländischen Gewürze haben in Europa die alten heimischen Küchenkräuter im Laufe der letzten Jahrhunderte mehr und mehr verdrängt. Erst in den letzten Jahren ist es wieder zu einer Pflege der deutschen Gewürze gekommen. Die Reichsführung ℋ und das Heeresverwaltungsamt sind hier bahnbrechend gewesen. Die in den Gewürzen enthaltenen wirksamen Stoffe sind ätherische Öle, Alkaloide und Glykoside.

Geschickte Verwendung der Gewürze kann sehr wesentlich dazu beitragen, daß die Ernährung abwechslungsreich wird, auch dann, wenn die Zahl der zur Verfügung stehenden Nahrungsmittel nur gering ist.

Die Genußmittel.

Auf die *Genußmittel* braucht in diesem Zusammenhang nicht näher eingegangen zu werden. Wir teilen sie ein in *alkaloidhaltige*, zu denen *Kaffee*, *Tee* und *Kakao* gehören, und in die *alkoholischen Getränke*[1]. Daneben stehen noch die nichtalkoholischen aus den unvergorenen Säften des Obstes und der Weintraube gewonnenen *Fruchtsäfte*.

Zusammensetzung der wichtigsten alkoholischen Getränke (nach HEUPKE). In 100 g Substanz sind enthalten:

	Extrakt	Alkohol	Kohlehydrate	Calorien
Apfelwein	2,9 g	4,7 g	0,5 g	52
Bier	5,3 g	3,4 g	Spur	46
Wein	2,2 g	7,5 g	Spur	62
Schnaps.	0 g	45 g	0 g	315
Likör	0 g	45 g	20—45 g	400—560

Trauben- und Obstsüßmoste sind keine alkoholischen Getränke, sie werden durch Pressen der Früchte und Filtrieren des so gewonnenen Saftes hergestellt. Eine andere Form der Obstsäfte sind aus Mischobst gewonnene Preßsäfte, sogenannte Faßbrausen, die ohne vorherige Filterung auf Fässer gefüllt und beim Ausschank mit Kohlensäure versetzt werden. Sie haben ein bierähnliches Aussehen, eignen sich aber nur zu raschem Verbrauch. Im Sommer sind sie ein erfrischendes und wohlschmeckendes Getränk.

Beim *Branntwein* unbekannter Herkunft ist immer an die Gefahr der *Methylalkoholvergiftung* zu denken. Sowohl im ersten wie im zweiten *Weltkrieg* kamen Todesfälle nach Genuß von einem für Trinkbranntwein gehaltenen Methylalkohol im Osten zur Beobachtung. Auch stärkere Störungen der Gesundheit wie Erblindungen können durch den Genuß von Methylalkohol entstehen.

---

[1] Siehe Abschnitt II E. „*Alkohol und Wehrmacht*" S. 237 in diesem Lehrbuch.

Die Konserven.

Wissenschaftliche Forschung und hochentwickelte Technik haben es ermöglicht, daß Konserven, nach neuzeitlichem und erprobtem Verfahren hergestellt, die ernährungsphysiologischen Eigenschaften der Rohprodukte in weitgehendem Maße besitzen, ja vielfach sogar die Wirkstoffe in einer Höhe erhalten, die der ursprünglichen natürlichen nahekommt und Jahre überdauern kann. In jeder im großen betriebenen Gemeinschaftsernährung muß die Konserve eingeschaltet sein. Mit ihr nur lassen sich die Jahreszeiten überbrücken, in denen die Produktion von Nahrungsmitteln geringfügig ist oder ganz aufhört. Mit ihnen lassen sich aber auch die Übermassen der Erzeugnisse zur Zeit der Obst- und Gemüseernte aufspeichern und vor dem Verderben bewahren. Ein im Kriege operierendes Heer mit weiträumigen Bewegungen kann schon gar nicht ohne die Konserve ernährt werden. Deshalb sind von der Militärärztlichen Akademie, den Verpflegungsdienststellen der *Wehrmacht*, wie auch von der Industrie auf Veranlassung der Wehrmacht im Laufe der Jahrzehnte immer bessere und leistungsfähigere Verfahren der Konservenherstellung entwickelt worden, welche *in beiden Weltkriegen* für die Schlagkraft unserer Wehrmacht Unerhörtes geleistet haben. Diese Verfahren sind sehr mannigfaltig, und man kann wohl sagen, daß sie dauernd an Zahl zunehmen. Vor dem zweiten Weltkrieg vorbereitet und in ihm zu beachtlicher Höhe entwickelt, hat die *Kältekonservierung* ein beträchtliches Ausmaß angenommen. Als Beispiel sei erwähnt, daß die Kühlkette, welche die tiefgefrorenen Nahrungsmittel weitergibt, von Deutschland bis Nordafrika reichte. Die getrockneten Gemüse sind zur Winterszeit überall an den Fronten weitverbreitet und nicht im entferntesten zu vergleichen mit dem sogenannten Dörrgemüse, das es im ersten Weltkrieg gab.

Man unterscheidet die *alten Konservierungsverfahren* des *Trocknens, Pökelns* und *Räucherns* von den *neuzeitlichen* der Konservierung durch *Hitze* und durch *Wärme*.

Auf die Verfahren der alten Konservierungsarten, des Trocknens, Salzens und Räucherns, kann im Rahmen dieser Arbeit nicht näher eingegangen werden. Die Konservierung durch Wärme jedoch ist durch die Arbeiten von Konrich zu einem abschließenden Stand gekommen, der in allen Lieferungsbedingungen der Wehrmacht für Fleisch- und Gemüsekonserven seinen Niederschlag gefunden hat. Es wird eine Dampftemperatur von 120° C, d. h. also die Kochung im Autoklaven bei einem Überdruck von einer Atmosphäre, gefordert. Die Sicherheit der Keimtötung wird damit in den praktisch notwendigen Grenzen erreicht. Die Sterilisierung erfolgt entweder in Wasser oder in Dampf. Das Dampfverfahren ist vorzuziehen. Man unterscheidet bei der Betriebszeit die Durchwärmungszeit, die Periode des Steigens der Temperatur, die Abtötungszeit und die Entwärmungszeit, die mit dem Fallen der Temperatur einhergeht. Diese Zeiten gelten immer nur für eine bestimmte Dosengröße, Füllung und Autoklavenanlage und dürfen nicht ohne weiteres auf andere Dosengrößen, Inhalte oder Kesselanlagen übertragen werden. Die thermischen Messungen müssen für jeden Fall vorgenommen und die Betriebszeiten danach festgelegt werden.

Zur Kontrolle der Keimfreiheit der Dosen wird auch heute noch die Bebrütungsprobe benutzt, indem ein bestimmter Hundertsatz der Kochung 7 Tage lang im Brutraum bei 37° gehalten wird. Für die Prüfung auf Tropenbrauchbarkeit ist eine weitere 7tägige Bebrütung bei 50° erforderlich. Erfahren die Dosen dabei keine Veränderung, so gelten sie und die zugehörige Fertigung als einwandfrei.

Es ist unmöglich, die Fülle der Lieferungsbedingungen — für jede Konservensorte gibt es besondere Lieferungsbedingungen — auch nur auszugsweise hier anzuführen. Sie sind sämtlich in enger Zusammenarbeit zwischen den verantwortlichen Dienststellen, den *Verwaltungen der Wehrmachtteile, der Heeres-Sanitätsinspektion und für die Fleischkonserven auch der Heeres-Veterinärinspektion* entstanden; es kann nur auf sie hingewiesen werden.

Einen breiten Raum nimmt die *Kältekonservierung* ein. Das Tiefkühlverfahren ist im großen eingeführt. Die Heeresverwaltung bedient sich jetzt fortlaufend arbeitender *Schnellgefrierapparate*, welche die Lebensmittel, im wesentlichen Gemüse und Obst, in rechteckigen Gefrierpackungen einfriert. Tiefgekühlt wird das Gefriergut dann in Kühlkisten weitergegeben. Die Temperatur in den Kühlkisten bzw. Kühlräumen soll für die Aufbewahrung von Rind- und Kalbfleisch auf mindestens minus 10—12°C, in Räumen mit Schweinefleisch auf mindestens minus 12—15°C gehalten werden. Je tiefer die Temperatur ist, um so größere Gewähr besteht für eine lange Haltbarkeit.

Das Gefrierfleisch wird in ganzen Stücken, halbe Tiere oder Viertel, gefroren und zur Verwendung langsam aufgetaut. Dann wird es kurze Zeit hängen gelassen. Beim Gefrieren trennt sich das Wasser von den Eiweißstoffen, sammelt sich zwischen den Zellen und Zellverbänden und erstarrt zu Eis, so daß im Fleisch zahllose Eisnadeln entstehen.

Zur Vermeidung größeren Saftverlustes und nachteiliger Veränderungen ist das Auftauen pfleglich durchzuführen. Als günstige Auftauzeiten haben sich bewährt für das Vorderviertel vom Rind 4 Tage, für das Hinterviertel 5 Tage, für halbe Schweine 3 Tage, ganze Schweine 4 Tage, Schafe und Kälber 3 Tage.

Auf Einzelheiten kann nicht weiter eingegangen werden[1].

Ebenso wie Gefrierfleisch gibt es auch *Gefriergemüse* und *Gefrierobst*.

Beide sind in viereckigen, ziegelsteinähnlichen Paketen gefroren. Eine große Rolle spielen die getrockneten Gemüse. Bei Besprechung des Vitamins C wurde auf die bei der Herstellung getrockneter Gemüse zu beachtenden Vorsichtsmaßnahmen eingegangen. Bei der Konservierung spielen die Qualitätsfragen die erste Rolle. Neben der Güte des Ausgangsmaterials und seiner saubereren, einwandfreien Behandlung kommt es darauf an, daß die Wirkstoffe erhalten bleiben und nicht durch zu starkes Erhitzen bei Anwesenheit des Sauerstoffs der Luft vergeudet werden.

Schlußfolgerungen.

Die Ernährung des deutschen Soldaten hat ihre feste Fundamentierung zur Zeit der Gründung der wissenschaftlichen Ernährungslehre durch VOIT und PETTENKOFER erfahren und wurde nach den damals geltenden Grundsätzen mit bestem Erfolg (RUBNER) Jahrzehnte hindurch geführt. Die neue Ernährungslehre mit der Vitaminforschung ist auf die Entwicklung der Soldatenernährung von tiefgreifendem Einfluß gewesen, wenngleich das Fortschreiten auf der neuen Bahn doch immer erst nach gründlicher Prüfung der Dinge erfolgte. Der beste Gradmesser für die Wirkung einer Gemeinschaftsernährung ist der Gesundheitszustand der Versorgten. Er ist in Frieden und Krieg und in diesem Weltkrieg auch in Zeiten unerhörtester Leistungen und Strapazen immer gut geblieben. Trotz jahrelangen Aufenthaltes in einem Raum, in dem mancherlei Seuchen endemisch sind, kam es nicht zu einem Seucheneinbruch bei den deutschen Truppen. Das spricht für eine gut erhaltene, natürliche Resistenz. Das wichtigste Vitamin in der Soldatenernährung ist das Vitamin C. Es ist besonders empfindlich gegen äußere Einflüsse und in seinem Bestand in den Nahrungsmitteln nicht ganz leicht zu erhalten. Die neue Ernährungslehre brachte infolgedessen einen starken Aufschwung in der Pflege der Kochkunst in der Wehrmacht, die immer darauf eingestellt wurde, die Vergeudung der Wirkstoffe zu vermeiden. Auch die Verabfolgung synthetischer Askorbinsäure wurde eingeführt und hat im langen, schweren osteuropäischen Winter sicher ihre segensreiche Wirkung gehabt. Wenn statt der frischen Kartoffeln Trockenkartoffeln, statt frischer Gemüse getrocknete Gemüse gegeben werden müssen, wird die Kost des Soldaten Vitamin-C-arm, dann soll der Rückgriff erfolgen auf die Vitamin-C-haltigen Konserven, die in zahlreichen Arten und Formen eingeführt wurden. Dann ist es auch Zeit, synthetische Askorbinsäure zu verabfolgen. Der Arzt hat sich für diese Fälle rechtzeitig und vorsorglich einzuschalten und die Verabfolgung der

---

[1] Es wird hingewiesen auf: „Die Lebensmittel, ihre Pflege und Lagerung. Warenkunde." Berlin 1940.

synthetischen Wirkstoffe zu überwachen. Nicht ein wildes Vitaminisieren soll Platz greifen, sondern ein planvolles, vom Arzt als dem berufenen Gesundheitsführer gesteuertes.

Bei der Beurteilung der Ernährung des Soldaten ist in allen derartigen Fällen aber immer zuerst zu prüfen, ob die Menge der zugeführten Energieträger ausreichte, ob eine der verlangten Leistung entsprechende Calorienzahl mit ausreichender Menge von Eiweiß, darunter tierischem, gegeben wurde, d. h. ob das Energiegleichgewicht sichergestellt war. Dann erst ist zu prüfen, ob die Schutzstoffe ausreichten oder nicht und ob etwa festgestellte Alarmzeichen auf deren Fehlen zurückgeführt werden müssen.

Schrifttum.

Flössner: Ernährung als gesundheitspolitisches Problem. Ernährungslehre. Herausgegeben von Prof. Dr. Stepp. Berlin 1939. — Glazel: Allgemeine Diätetik. Stepp: Ernährungslehre. Berlin 1939. — Hartleben u. Schad: Innere Medizin und Hygiene. Taschenbücher des Truppenarztes Bd. I. München-Berlin 1942. — Hazel, Stiebeling u. Leverton: Nutrition. Bureau of Home Economics, United States Department of Agriculture Washington, D. C. Annual. Rev. biochem. 10, 423 (1941). — Heiss: Fortschritte der Lebensmittelforschung. Wehrmachtverpflegung Bd. II. Dresden-Leipzig 1942. — Heupke: Diätetik. Dresden-Leipzig 1942. — Kalk u. Brühl: Dtsch. med. Wschr. 1942, H. 9, 209. — Kittel, Schreiber u. Ziegelmayer: Soldatenernährung und Gemeinschaftsverpflegung. Dresden-Leipzig 1939. (Siehe dort auch weiteres Schrifttum.) — Konrich, Walther u. Schreiner: Ernährung und Verpflegung des Soldaten. Lehrbuch der Militärhygiene. Berlin 1936. — Kühnau: Das Vitamin B₂. Stepp: Ernährungslehre. Berlin 1939. — Lehnartz: Nahrungsbedarf, Bedeutung und Aufgabe der einzelnen Nahrungsstoffe, Wasser, Mineralstoffe. Stepp: Ernährungslehre. Berlin 1939. — Mollow: Über Pellagra. Stepp: Ernährungslehre. Berlin 1939. — Pillart: Mangel an Vitamin A. Stepp: Ernährungslehre. Berlin 1939. — Rudy: Chemie der Vitamine. Stepp: Ernährungslehre. Berlin 1939. — Scheunert: Vitamine. Handbuch der Lebensmittelchemie Bd. 9. Berlin 1942. — Schönfeld: Mangel an Vitamin D. Stepp: Ernährungslehre. Berlin 1939. — Schroeder: Physiologie und Biologie der Vitamine. Die B₁-Hypovitaminose. Stepp: Ernährungslehre. Berlin 1939. — Schüffner: Beriberi. Stepp: Ernährungslehre. Berlin 1939. — Schreiber: Die Vitaminversorgung der Truppe. ‖-Reichsführung. München-Dachau 1942. — Stepp, Kühnau und Schroeder: Die Vitamine und ihre klinische Anwendung. Stuttgart 1939. — Vogt-Møller: Mangel an Vitamin E. Stepp: Ernährungslehre. Berlin 1939. — Die Lebensmittel, ihre Pflege und Lagerung (Warenkunde). Oberkommando der Wehrmacht. Berlin 1940.

B. Chemische Untersuchung der Lebensmittel.
Von W. Knoll-Berlin.

Unsere Lebensmittel sind, vom Wasser und dem Salz abgesehen, durchweg *tierischer* und *pflanzlicher* Herkunft. Sie unterliegen als solche fortgesetzten Veränderungen, seien diese chemisch-physiologischer Art, seien sie die Folge der Einwirkung von Mikroorganismen; immer sind sie mit wichtigen chemischen Umänderungen verbunden. Nicht minder einschneidende Veränderungen gehen bei der *Konservierung* und *Verarbeitung* der Lebensmittel vor sich, wobei sich erwünschte oder nicht erwünschte chemische Veränderungen vollziehen.

Geht die Verarbeitung über die Haltbarmachung hinaus, treten zu den zwangsläufigen Veränderungen willkürliche durch Zerkleinern, Mischen, Würzen, Kochen, Braten, Dünsten, Backen, Extraktion, Maceration, Aufbrühen usw. hinzu, dann steigern sich die Möglichkeiten der chemischen Veränderungen der Ausgangsstoffe ins Unübersehbare. Gerade Zurichten und Zubereiten rücken die Versuchung nahe, entweder qualitativ minderwertige Rohstoffe oder von den hochwertigen Mischungsbestandteilen weniger zu verwenden, als zur ordnungsgemäßen Beschaffenheit gehört; mit anderen Worten: betrügerische Manipulationen und Verfälschungen bedrohen den Genuß- und Verbrauchswert der Fertigware.

Bedenkt man ferner, daß durch chemische Veränderungen der Lebensmittel bei der *Lagerung* außerordentliche Werte bedroht sind, so wird die Forderung nach einer *laufenden Kontrolle der Lebensmittel*, insbesondere soweit es sich um

Gemeinschaftsverpflegung und die entsprechende Lagerung handelt, einleuchtend; stehen doch nicht nur materielle Werte auf dem Spiele, sondern vor allem die Gesundheit der Verbraucher, die durch Bildung von *toxischen Gärungs- und Fäulnisprodukten* an Lebensmitteln schwer bedroht sein kann.

Schon 1879 hat der Staat ein Lebensmittelgesetz erlassen, welches das Inverkehrbringen gesundheitsschädlicher, verdorbener, nachgemachter oder verfälschter Lebensmittel verbot. Da nach diesem und den folgenden Gesetzen nicht nur schädliche, sondern auch nachgemachte oder verfälschte Lebensmittel unter das Verbot fallen, ist hier bereits der Ansatz zur Gesundheitsförderung nach modernen Grundsätzen begründet, so daß der Lebensmittelchemiker bereits damals als Gesundheitsförderer wirkte. In einem kommenden Lebensmittelrecht wird man noch weiter gehen und den Wert der Lebensmittel nicht mehr nach unten abgrenzen, sondern durch weiteren Ausbau der bereits vorhandenen Normativ- und Gütebestimmungen versuchen, Lebensmittel so vollwertig wie möglich in den Verkehr bringen zu lassen.

Einwandfreie *Zusammensetzung* und *beste Beschaffenheit* der Nahrung des Soldaten ist in *Kriegs- und Friedenszeiten* eine der wichtigsten *Voraussetzungen für die Schlagkraft* der Truppe.

Die *Heeresverwaltung* führt die Beschaffung, Pflege und Ausgabe der Lebensmittel durch. Ihre Berater in allen lebensmittelchemischen Fragen sind die aktiven *Heeresapotheker* mit dem Ausweis als staatlich geprüfte Lebensmittelchemiker. Aber auch *Sanitätsoffiziere* und *Veterinäroffiziere* wirken auf ihren wichtigen Gebieten beratend mit, wie bei der zivilen Lebensmittelüberwachung Ärzte und Tierärzte. Im Bereich der Wehrmacht soll der Verkehr mit Lebensmitteln und Bedarfsgegenständen unter sinngemäßer Anwendung der für die zivile Lebensmittelüberwachung geltenden Grundsätze überwacht werden. Die Besonderheiten der Organisation der Wehrmacht erfordert die Abgrenzung der gegenseitigen Zuständigkeiten mehr nach der auszuübenden Tätigkeit.

So fallen dem als Lebensmittelchemiker tätigen *Heeresapotheker* alle die Gesundheitspflege und die Versorgung der Truppe mit Lebensmitteln und Gebrauchsgegenständen betr. *Untersuchungen*, insbesondere die *chemische Kontrolle* der in der Wehrmacht verbrauchten Lebensmittel und ihrer Zubereitungen, zu. Diese Kontrolle erstreckt sich insbesondere auch auf die Rohstoffe, z. B. für die *Wehrmachtkonserven*, sowie deren Herstellung und Haltbarkeit bei der Lagerung. Weiterhin gehört die *chemische Wasseruntersuchung* und die Untersuchung von *Gebrauchs- und Bedarfsgegenständen*, beispielsweise des Verpackungs- und Aufbewahrungsmaterials für Lebensmittel sowie einschlägige *militärgerichtliche* Untersuchungen zum Aufgabenbereich des Heeresapothekers. Außerdem sind ständig Ersatzverpflegungsmagazine, Teigwarenfabriken, Brühwürfel- und Würzeherstellungsbetriebe, Nährmittelbetriebe, Wehrmachtsuppenkonserven-Fabriken, Kartoffel- und Gemüsetrocknungsfabriken, Lebensmittelbetriebe, die Konserven aller Art herstellen, zu *überwachen* und Besichtigungen vorzunehmen, wobei Proben von Lebensmitteln, Rohstoffen und Halbfertigwaren sowie der Verpackungsmaterialien zur chemischen Untersuchung zu entnehmen sind.

Die *Zahl der chemischen Untersuchungen* von Lebensmitteln im Bereich der Wehrmacht hat sich von Jahr zu Jahr, besonders wegen des *vergrößerten Bedarfs des Feldheeres*, der Errichtung von großen ortsfesten *Chemischen Untersuchungsstellen in den besetzten Gebieten* und durch die in enger Zusammenarbeit mit den Verwaltungsdienststellen der Wehrmachtteile durchgeführte *laufende Beobachtung der Lagerfähigkeit der Verpflegungsmittel* erhöht. Die nutzbringende Tätigkeit und hohe wirtschaftliche Bedeutung der Chemischen Untersuchungsstellen auf diesem Gebiet wird allgemein anerkannt, denn gerade die laufende *Kontrolle der Ersatzverpflegungsmagazine* durch die Leiter der Chemischen Untersuchungsstellen ermöglicht rechtzeitige fachliche Beratung des Leiters der EVM. und Hinweise bezüglich Lagerung, Ausgabe und Nachschub der Verpflegungsmittel. Es ist z. Z. mit eine der wichtigsten Aufgaben der Chemischen Untersuchungsstellen, durch ihre Untersuchungen und beratende Tätigkeit in engster Zusammenarbeit mit den Wehrmacht-Verwaltungsdienststellen *Verluste an Lebensmitteln* selbstverständlich so klein als möglich zu halten.

Die Überschneidung der Aufgabenkreise macht eine Abgrenzung gegenüber der Tätigkeit der Sanitäts- und Veterinäroffiziere notwendig.

Die Veterinäroffiziere[1] überwachen u. a. den Verkehr mit frischem und zubereitetem Fleisch warmblütiger und anderer Tiere. Ihnen obliegt nicht die Überwachung folgender tierischer Lebensmittel[1]: Butter, Butterschmalz, Käse, Fette, Quark, Fleischextrakte,

---

[1] Nach H.Dv. 43a.

Fleischpeptone, Fleischgelatine, Fleischbrühwürfel, Fleischsalat, Krebsextrakte, Krabben-extrakte, Trockenei, flüssiges Ei, Eikonserve, Milch, wenn sie von gesunden Tieren stammt. Der *Sanitätsoffizier* überwacht unmittelbar den Gesundheitsdienst der Truppe, entnimmt gegebenenfalls Proben in der Truppenküche und leitet sie den Chemischen Untersuchungs-stellen zu, führt die bakteriologischen Prüfungen durch und erhebt die sich daraus ergebenden Befunde und Beurteilungen, wie allgemein der Sanitätsoffizier für die sich aus der Ver-pflegung ergebenden Fragen der Gesundheitsführung zuständig ist.

Der mit der Lebensmittelkontrolle beauftragte *Heeresapotheker* ist fachlich durch sein Studium der Lebensmittelchemie und die abschließende staatliche Hauptprüfung als Lebens-mittelchemiker geschult und berufen, seine Feststellungen gutachtlich niederzulegen und vor Gericht als Sachverständiger zu vertreten. Zur Durchführung seiner Untersuchungen stehen ihm im Heimatgebiet in jedem Wehrkreis 1—2 Untersuchungsstellen, die zum größten Teil in Wehrkreissanitätsparken untergebracht sind, zur Verfügung. In den besetzten Gebieten befinden sich entsprechende Chemische Untersuchungsstellen. Außerdem besitzt jede Heeres-gruppe und Armee eine bewegliche Chemische Untersuchungsstelle. Da auch Forschungs-aufgaben in großer Anzahl zu lösen sind und der Arzt als Ernährungsphysiologe für die Lenkung der Ernährung innerhalb der Wehrmacht verantwortlich ist, besteht engste Zu-sammenarbeit einerseits zwischen den Heeresapothekern (Lebensmittelchemiker) in den Kommandostellen sowie als Leiter der Chemischen Untersuchungsstellen und andererseits den Sanitätsoffizieren.

Der Tatsache Rechnung tragend, daß Lebensmittel „Kolloide" tierischer und pflanzlicher Herkunft sind, umschließen diese Untersuchungen auch physikalisch-chemische und mikro-skopische Methoden und setzen eingehende technologische Kenntnisse voraus. Für *besondere chemische Forschungsaufgaben* auf dem Gebiet der Ernährung des Heeres steht das von einem Heeresapotheker geleitete *Institut für Wehrpharmazie und angewandte Chemie in der Militär-ärztlichen Akademie* in Berlin zur Verfügung. Ein besonderes *Institut für Kochwissenschaften* in Frankfurt/Main, dessen stellvertretender Direktor ein Heeresapotheker (Lebensmittel-chemiker) ist, ermöglicht es u. a., die chemische Untersuchung von Lebensmitteln, neuzeit-liche Erkenntnisse der Ernährungswissenschaft zur gesünderen und nahrhafteren Zubereitung der Speisen auszuwerten, sowie die Ernährung unter weitgehendster Verwendung deutscher Erzeugnisse wirtschaftlicher zu gestalten.

Tätigkeit und Aufgaben der Chemischen Untersuchungsstellen werden durch die *Heeres-sanitätsinspektion* geleitet. Von dort aus werden die Chemischen Untersuchungsstellen über Neuerungen und Änderungen auf dem Gebiete der Untersuchung und Beurteilung von Lebens-mitteln auf dem laufenden gehalten. Ebenfalls werden ihnen von dort aus alle Forschungs-aufgaben übertragen.

Grundlage für die Beurteilung der Lebensmittel sind vor allem das *Gesetz über den Verkehr mit Lebensmitteln und Bedarfsgegenständen* vom 5. 7. 27 und die dazu ergangenen Durchführungsbestimmungen vom 21. 6. 34 sowie alle einschlägigen Dienstvorschriften[1].

Zusammensetzung und Brauchbarkeit der Lebensmittel in Verpflegungs-lägern, Magazinen, Truppenküchen, Lazaretten usw. werden laufend überwacht. Auf je 1000 Mann werden jährlich in unregelmäßigen Abständen 12 Proben ent-nommen und den Chemischen Untersuchungsstellen zugeführt.

Folgende Lebensmittel und Gebrauchsgegenstände unterliegen besonders einer regelmäßigen Untersuchung: Brot, Backwaren, Dörrgemüse und Obst. Essig, Essigessenz, Fette, Fleischextrakt, Fleischsalat, Fischpasten, Speiseöle, Fruchtsäfte, Liköre, Branntwein. Gewürze, Senf, Honig, Marmelade, Gelees. Käse, Kaffee, Tee, Kakao, Schokolade. Mehl, Milch, Eier, Käse, Mineralwasser, Limonade, Faßbrause, Teigwaren, Eierteigwaren. Trinkwasser, Gebrauchs-wasser, Wein, Bier. Zucker, Zuckerwaren, Gebrauchsgegenstände, Küchen-geschirr sowie Metallfolien, Tuben, Konservenbüchsen usw., die als Umhüllung bzw. Entnahmegefäße für Lebensmittel Verwendung finden, Seife.

Außerdem sind bei *Verdacht auf Verfälschung* oder *Verdorbenheit* sofort Proben zur Untersuchung zu entnehmen bzw. einzusenden; desgleichen wenn der Verdacht besteht, daß *durch Lebensmittel oder zubereitete Speisen Erkrankungen* entstanden sind.

---

[1] Besonders die Vorschrift für die Verwaltung der Truppenküchen (H.Dv.43a) und die Wehrmacht-Sanitätsvorschrift 193/6 Pharm.-chem. Dienst.

Der *Probenahme* ist ganz besondere Aufmerksamkeit zu widmen.

Die Probe soll ein Bild der durchschnittlichen Beschaffenheit vermitteln. Die zu untersuchenden Lebensmittel sind daher, wenn angängig, vor der Probenahme gut zu durchmischen (z. B. Mehle, Grieße, Hülsenfrüchte). Wo eine Durchmischung nicht möglich ist (z. B. Konserven, Fette, Schokolade), sind Proben, gegebenenfalls ganze Packungen, an den verschiedensten Stellen zu entnehmen, sorgfältig zu verpacken und ohne Zeitverlust der Chemischen Untersuchungsstelle zuzuführen. Die Verpackung soll eine Veränderung der Probe möglichst verhindern, sie muß also sauber, fest und dicht sein.

Die *Untersuchung* der Proben wird von dem Heeresapotheker selbst oder unter seiner Anleitung und Kontrolle durchgeführt.

Das in den Untersuchungsprotokollen niedergelegte und von dem als Lebensmittelchemiker tätigen Heeresapotheker verantwortlich gezeichnete *Untersuchungsergebnis* bildet *für Sanitätsoffiziere und Verwaltung* die *Unterlage für etwa zu ergreifende Maßnahmen*, sei es *zum Schutz der Gesundheit* der Truppe, sei es *zur Verhütung materieller Schäden*, oder um *wirtschaftliche Benachteiligung* der Wehrmacht durch Irreführung seitens der Lebensmittelhersteller oder -händler über Art und Beschaffenheit der Lebensmittel zu verhüten.

C. Verpflegung des Soldaten.
Von W. ZIEGELMAYER-Berlin.

In der Ausbildung der riesigen *Verpflegungsorganisation* der *Wehrmacht* haben seit 1936 die *Verwaltungsämter* in zahlreichen Lehrgängen, die in Verbindung mit den *Sanitätsinspektionen* bei den *Heereslehrküchen, Wehrkreislehrküchen* und *Feldkochlehrstäben* und ähnlichen Einrichtungen der anderen Wehrmachtsteile abgehalten worden sind, immer wieder darauf hinzuwirken versucht, daß die *Verpflegungstechniker* und die *Feldküchenköche* lernen, auch *die Gesetze der zweckmäßigen Ernährung* zu beherrschen. Sie zu vermitteln, ist die Aufgabe der *Truppenärzte*.

Umgekehrt aber müssen die Truppenärzte nicht nur über die *Verpflegungstechnik* unterrichtet sein, sondern sie müssen die Forderung einer richtigen Ernährung in der Praxis auf die Verpflegungstechnik abstimmen. *Es gehört zu den wichtigsten Pflichten des Truppenarztes, sich fortgesetzt um die Zubereitung der Kost zu kümmern. Was nützt die größte und beste Organisation, wenn zuletzt in der Feldküche oder im Köchkessel die mit so großer Mühe dem deutschen Boden abgerungenen, mit so großer Sorgfalt gelagerten und pfleglich behandelten und mit den besten technischen Maßnahmen in der Industrie weiterverarbeiteten Verpflegungsmittel innerhalb kurzer Zeit totgekocht werden, so daß das Endprodukt eine strohige, breiige, aller Geschmacks- und Nährwerte beraubte Speise ist.* Der Arzt hatte in seiner Ausbildung meist nicht die Gelegenheit, sich mit der *Verpflegungstechnik* und besonders mit der *Zubereitung der Kost* zu befassen. Deshalb ist es Pflicht für ihn, sich die Grundlagen der Verpflegungstechnik zu eigen zu machen.

Übersicht über die Verpflegungsmittel.

a) Fleisch:	Portionssätze in g	b) Fett:	Portionssätze in g
Frischfleisch	120	Butter, lose	40
Gefrierfleisch ohne Knochen	96	Butter in Dosen zu 1 kg	40
Schnellgefrorenes Fleisch	96	Butter in Dosen zu 2,5 kg	40
Dauerfleisch	96	Butter in Dosen zu 5 kg	40
Fleischkonserven	96	Schmalz	40
Klippfische	200	Schmalzkonserven	40
		Margarine, lose	40
aa) Eiserne Portionen:		Margarine in Dosen zu 1 kg	40
S-Konserven in Dosen zu 200 g		Margarine in Dosen zu 2,5 kg	40
R-Konserven in Dosen zu 200 g		Margarine in Dosen zu 5 kg	40
Sonstiges Fleisch in Dosen zu 200 g		Marmelade	200

	Portions-sätze in g			Portions-sätze in g
Hagebuttenmarmelade	200	Salz		20
Marmeladenpulver	120	Zucker		40
Hartmarmelade	150	Frische Speisezwiebeln		5
Bienenhonig	125	Dörrzwiebeln		2
Kunsthonig	200	Pfeffer		0,05
Sonstige Fette	40	Paprika		0,1
Synthetische Fette	40	Kümmel		0,5
		Nelken		0,05

c) Gemüse:

Erbsen	150	Zimt, gemahlen		0,5
Bohnen	150	Piment		0,1
Linsen	150	Majoran		0,2
Reis	100	Tomatenmark		10
Gerstengraupengrütze	100	Tomatenwürztunke		10
Hafergrütze	100	Tomatenpulver		4
Haferflocken	100	Condimento		15
Grieß	100	Vollsoja, wöchentlich		30
Getrocknetes Gemüse ohne Kartoffeln	60	Sojabohnen		kg
Getrocknetes Gemüse mit Kartoffeln	100	Essig		0,01
Erbssuppenkonserven	125	Senf		2,5
Roggensuppenkonserven	125	Speiseöl		0,01
Erbsroggensuppenkonserven	125	Suppenwürze		3
Sauerkraut in Fässern	450	Hefeextrakt		3
Sauerkraut in Dosen	450	Küchenkräuter		2
Getrocknetes Sauerkraut	50	Knoblauchpulver		0,05
Getrocknete Kartoffeln	150	Lorbeerblätter		0,05
Teigwaren	150	Muskat		0,05
Rogetti	150	Mischgewürz		0,05
Back- und Mischobst	150	Eipulver		30
Gemüsekonserven in Dosen	450	Milei		5
Obstkonserven	200	Süßstoff		0,05
Mischkonserven	850	Sonstige Speisezutaten (Koriander,		
Salzgemüse	400	Kardamon, Ingwer, Salpeter, Lieb-		
Kochfertige Suppen	50	stockwurzel, Basilicum)		3

d) Getränke:

Rohkaffee, coffeinhaltig	6,25
Gebrannter Kaffee, coffeinhaltig	5
Kaffeepreßlinge	12,5
Röstkaffee in Dosen	5
Kaffee-Ersatzmischung	9
Kaffee-Ersatz mit Hopfen	10
Tee	2
Teepreßlinge	1,5
Deutscher Tee	4
Pfefferminztee	4
Kakao	25
Kakao (Mischung)	25
Schokoladenpulver	25
Kakaobohnen	kg
Kaffeekonserven	27

f) Abendkost:

S-Konserven in Dosen zu 400 g	100
Leberwurstkonserven	100
Blutwurstkonserven	100
Sülze	100
Bierwurst	100
Jagdwurst	100
Mortadella	100
Fleischwurst in Dosen	100
Landjäger	100
Dauerwurst	100
Geräucherten Speck	90
Kraftfleisch	100
Hartkäse	100
Schmelzkäse	125
Käsepulver	50
Ölsardinen	125
Fischvollkonserven	150
Fischpaste	130
Schmalzfleisch	90

e) Speisezutaten:

Bratlingspulver	80
Essig- usw. Gurken in Fässern	50
Essig- usw. Gurken in Dosen	50

Die Verpflegungsmittel, gegliedert nach den Nährstoffen.

Die Nahrungsmittel enthalten Nährstoffe und Wasser in verschiedener Zusammensetzung. Man kann sie in vorwiegend *eiweiß-*, *fett-* oder *kohlehydratreiche* Lebensmittel trennen oder in solche, die vom *Tier-* oder vom *Pflanzenreich* geliefert werden.

A. Eiweißreiche Nahrungsmittel. *1. Tierische:* Magere *Fische* enthalten die gleichen Mengen an Eiweiß wie mageres Fleisch (17%), fette Fische (Hering, Makrelen, Aal, Lachs usw.) sind ähnlich eiweiß- und fetthaltig wie mittelfettes Fleisch.

Die Struktur des Fischfleisches ist lockerer als die des Fleisches von Warmblütern, darum ist es besonders leicht verdaulich und verweilt nicht lange im Magen. Das bedeutet, daß es schneller verdaut wird und kein so anhaltendes Sättigungsgefühl hinterläßt. Wie beim Fleisch darf daher auch beim Fisch das Gemüse nicht fehlen. Doch ist der Nährwert dem des Fleisches sehr ähnlich.

Die Fischkonserven und Präserven (z.B. Krabbenfleisch und geräucherte Fische) stehen im Eiweißgehalt (17%) dem Ausgangsprodukt nicht nach, sind aber oft im Nährwert durch Öl (Mayonnaise usw.) gesteigert oder durch Trocknen und Räuchern (Wasserentzug) konzentrierter.

Mageres *Fleisch* hat den verhältnismäßig höchsten Eiweißgehalt (20%); beim fetten Fleisch wird der Eiweißgehalt anteilmäßig vermindert, aber der Wärmewert durch das Fett erhöht (18%).

Im allgemeinen ist mageres Fleisch von jungen Tieren leichter verdaulich als das von alten Tieren.

Fleischwaren ähneln in ihrer Zusammensetzung dem frischen Fleisch. Dauerwürste, Rauchfleisch und Schinken sind weniger wasserhaltig und dadurch konzentrierter. Würste sind meist fetthaltiger als frisches Fleisch. Fleischbrühe enthält kaum Eiweiß, überhaupt wenig Nährstoffe, dagegen vor allem belebend und anregend wirkende Extraktivstoffe. Demgegenüber ist die Gelatine ein fast reines, aber nicht vollwertiges Eiweiß, das aus Knochen und Knorpeln gewonnen wird und sehr leicht verdaulich ist.

Die Eier (5% Eiweiß und 5% Fett) enthalten Eiweiß und Fett etwa in gleicher Menge. Die Verdaulichkeit des Eies hängt von der Zubereitung ab. Sie ist bei Eiern, die mit Zucker schaumig gerührt werden, besonders gut. Bei gekochten und gebackenen Eiern ist die Verdaulichkeit um so besser, je feiner das Eiweiß (durch langsames Erhitzen und kurze Garzeit) geronnen ist.

Das *Milcheiweiß* ist besonders bekömmlich. Vollmilch, entrahmte Milch, Buttermilch, Kefir, Joghurt und auch Sahne enthalten alle etwa den gleichen Hundertsatz Eiweiß (3,4%).

Quarg und *Käse*, besonders Magerquarg und Magerkäse, sind sehr eiweißreich (38%). Quarg ähnelt in seiner Zusammensetzung und in seinem Nährwert etwa magerem Fleisch; Magerkäse enthält doppelt soviel Eiweiß wie mageres Fleisch.

Das Eiweiß des Käses ist verändert, bei Quarg geronnen, bei anderen Käsen gereift. Ähnliche Prozesse macht es auch bei der Verdauung durch, deshalb sind Käse im allgemeinen leicht verdaulich.

2. Pflanzliche: Die *Hülsenfrüchte* sind die eiweißreichsten pflanzlichen Nahrungsmittel (20—25% Eiweiß). Jedoch ist das Eiweiß nicht vollständig und deshalb für den Körper weniger wertvoll als das tierische. Eine Ausnahme bildet das Eiweiß der Sojabohne (40% Eiweiß), der Kartoffel (2%) und der Lupine (50%).

Die *Getreide* bestehen hauptsächlich aus Kohlehydraten. Doch ist ihr Eiweißgehalt recht beträchtlich (10%) und macht einen großen Teil der täglich genossenen Eiweißmenge aus, weil sehr viel Getreideerzeugnisse (Mehl, Brot usw.) verabreicht werden. Die Teigwaren enthalten oft außer dem Eiweiß des Mehles bzw. Grießes Eigelb und somit auch etwas tierisches Eiweiß.

Die tierischen Nahrungsmittel haben den Vorzug, ein für unseren Körper hochwertiges Eiweiß zu liefern. Sie sind aber auch am teuersten. Besonders gilt dies für Fleisch. Fische sind im Verhältnis etwas billiger; vor allem aber liefert die Milch mit ihren Erzeugnissen ein sehr hochwertiges, leichtverdauliches Eiweiß zu geringem Preis, besonders die Rest-(Mager-) Milch.

Die pflanzlichen Eiweißträger decken bei der gemischten Kost nur einen Teil des Eiweißbedarfs. Neben den oben angeführten sind es vor allem auch die Kartoffeln, die ein hochwertiges Eiweiß liefern (2%).

B. Fetthaltige Nahrungsmittel. Reine Speisefette stammen wie die meisten Fette, die in Deutschland erzeugt werden, aus dem Tierreich. Wir unterscheiden zwischen sichtbaren Fetten, die wir meist als solche bezeichnen und aufnehmen, und unsichtbaren Fetten, die in den Nahrungsmitteln enthalten sind, z.B. im Fisch (Aal, Hering, Makrele), Fleisch und Wurst, Fettkäse, Milch, Sahne, Eiern und in Nüssen, Mandeln und Sojabohnen. Wenn wir vom Fett sprechen, denken wir gewöhnlich an das sichtbare, reine Fett und vergessen nur zu oft, daß wir einen großen Teil unseres Fettbedarfs auch aus den unsichtbaren Fetten in unserer Nahrung decken.

Als wichtigstes Fett dieser Gruppe ist das Milchfett, die *Butter*, zu nennen. Neben ihren besonderen Geschmackswerten hat sie die Vorteile, leicht verdaulich zu sein und reichlich Vitamine und Mineralstoffe zu enthalten. Sie ist unser hochwertigstes Speisefett. Ihren besonderen Wert behält sie aber nur dann, wenn sie im natürlichen Zustand, ohne starke Erhitzung, verwandt wird.

Rindertalg und *Schweineschmalz* sind gute Kochfette, die mit Unrecht im Rufe ungünstigerer Verdaulichkeit stehen. Mit Maß angewandt und richtig zubereitet, sind sie gleichfalls gut verträglich. Rindertalg eignet sich besonders zu Speisen, zu denen das Fett sehr stark erhitzt werden muß, weil er besonders hohe Temperaturen aushält, ohne zu verbrennen. Diese Fette, zu denen man auch noch Hammel-Kalb-Fett sowie einen fetten Speck rechnen muß, fallen bei der Fleischerzeugung ab. Die Fischerei liefert uns Waltran, ein wertvolles und bekömmliches Fett. Das Walfett wird gehärtet zur Margarineherstellung verwendet.

Neben den tierischen Fetten erfreuten sich in den Jahren der ungehemmten Einfuhr die pflanzlichen Fette großer Beliebtheit, die auch heute noch zu einem beträchtlichen Teil eingeführt werden, vor allem:

Die *Öle*. Sie werden zum größten Teil aus Früchten hergestellt, die bei uns nur in geringer Menge oder gar nicht angebaut werden können. Sonnenblumenkernöl, Olivenöl, Erdnußöl, Mohnöl, Nußöle, Rapsöl und Sojaöl sind reine, leichtverdauliche Fette.

Kokosfett in Tafeln oder Blöcken ist ein völlig geschmackloses, leichtverdauliches Fett.

Margarine besteht aus tierischen und pflanzlichen Fetten, enthält meist Milch und etwas Salz und oft einen Vitaminzusatz. Je nach ihren Ausgangsprodukten ist sie mehr oder weniger leicht verdaulich. Ihr Fettgehalt ist aber dem der Butter gleich, und die genaue staatliche Überwachung der Herstellung bürgt für einwandfreie Ware.

C. Kohlehydratreiche Nahrungsmittel.

Während *Eiweiß* und *Fett* zum größten Teil aus dem *Tierreich* geliefert werden, stammen die *Kohlehydrate* fast nur aus dem *Pflanzenreich*. Nur die Milch und ihre Erzeugnisse, wie Sahne, Käse, Quarg, Buttermilch, Sauermilch, und die Leber enthalten Kohlehydrate. Alle anderen tierischen Nahrungsmittel sind kohlehydratfrei. In den pflanzlichen Nahrungsmitteln finden wir zwei Kohlehydratgruppen, nämlich den *Zucker* und die *Stärke*. Die Cellulose ist den Kohlehydraten verwandt, aber ihre Ausnutzbarkeit in der Verdauung ist verschieden.

Zucker ist ein reines Kohlehydrat. Durch den Zuckerzusatz werden unsere Süßwaren, Fruchtkonserven, vor allem Gelees und Marmeladen, nahrhafter. Zucker wird vom Körper sehr schnell aufgenommen und ist deshalb auch in der Lage, verbrauchte Energien schnell zu ersetzen.

Die *Getreide* sind neben der Kartoffel unsere Hauptkohlehydratträger in der Kost (bis 93% Stärke). Weizen und Roggen spielen für unsere Ernährung nicht nur als Mehl, Mehlerzeugnisse und Teigwaren, sondern vor allen Dingen in Form von Brot die Hauptrolle. Hafer, Grünkern, Gerste, Buchweizen und die daraus hergestellten Flocken, Grützen, Grieß und Mehl sind verhältnismäßig billige Nahrungsmittel, da sie keinerlei Abfälle enthalten. Sie sind voll ausnutzbar und bieten Eiweiß und Kohlehydrate in konzentrierter Form. In der Zusammenstellung mit Milch und Käse vermögen sie sehr hochwertige, wohlschmeckende, sättigende und leichtverdauliche Speisen zu liefern. Zum Teil müssen sie allerdings durch Gemüse oder Obstzukost aufgewertet werden, um den notwendigen Mineralstoff- und Vitamingehalt zu bekommen.

Die *Kartoffel* ist das deutsche Volksnahrungsmittel. Sie enthält nicht nur ein wertvolles Eiweiß (2%), sondern auch Kohlehydrate (21%) in leicht verdaulicher Form, Salze und Ergänzungsstoffe, von denen bei guter Zubereitung nur wenig verlorengeht.

Die *Hülsenfrüchte* enthalten neben dem Eiweiß (25%) sehr viel Kohlehydrate (50%). Sie sind infolge der starken Zellwände schwer verdaulich, während die schon aufgeschlossenen Hülsenfrüchtemehle besser und leichter ausgenutzt werden.

Nüsse und *Mandeln*, *Kakao* und *Schokolade* enthalten neben Eiweiß und Fett reichlich Kohlehydrate (Sonderverpflegung!).

Getrocknete *Früchte* sind sehr zuckerreich und dadurch sehr nahrhaft. Die frischen Früchte enthalten den Zucker nicht in so konzentrierter Form. Sie sind aber um so nahrhafter, je süßer sie sind. Ihr Hauptwert für unsere Ernährung liegt allerdings nicht im Nährwert, sondern — genau wie bei den Gemüsen — in ihrem Gehalt an Mineralstoffen und Vitaminen (Sonderverpflegung!).

Die *Gemüse* haben einen sehr verschiedenen Kohlehydratgehalt, jedoch ist er meistens sehr gering, ebenso fällt ihr Eiweißgehalt gar nicht ins Gewicht. Aber der Reichtum an Mineralsalzen, Vitaminen und Cellulose, die mit die Verdauungsrückstände bilden, sind notwendig und unersetzlich, um unsere Kost vollwertig zu machen.

Die aus der Kartoffel sowie aus Reis oder Mais hergestellten *Stärkemehle* sind sehr fein aufgeschlossen, sie werden leicht gar und vom Körper gut aufgenommen. Sie sind sowohl in Mehlform als auch verarbeitet im Handel. Der deutsche Sago wird z. B. aus Kartoffelstärke hergestellt. Die Puddingpulver bestehen aus verschiedenen Stärkemehlen, jedoch enthalten sie meist einen beträchtlichen Anteil Kartoffelmehl.

Im Gegensatz zu Mehl und Mehlerzeugnissen befindet sich in den Stärkemehlen kaum Eiweiß neben den Kohlehydraten.

Die genannten Nährstoffe sind allein nicht in der Lage, den Körper gut und vollständig zu ernähren, selbst wenn sie auch noch so reichlich und in denjenigen Mengen, die dem Körper zuträglich sind, gegeben werden. Für eine befriedigende Arbeit des Stoffwechsels sind außerdem ebenso notwendig die *Vitamine*[1], deren Wirkung chemisch kaum zu erfassen ist und die mengenmäßig sehr gering sind. Deshalb kommt es bei der Zusammensetzung unserer Kost nicht darauf an, daß die Nahrung möglichst viele hochwertige Nährstoffe in konzentrierter Form enthält, sondern daß auch genügend schlackenreiche Nahrungsmittel, wie Gemüse, Obst und Kartoffeln und mineralsalz- und vitaminreiche Nahrungsmittel, dem Körper zugeführt werden. Das geschieht am besten durch die *gemischte Kost.*

Die wichtigsten Verpflegungsmittel in der Soldatenernährung.

A. Brot. 40% der Feldverpflegung werden durch das Brot bestritten. Seit jeher ist das Brot in der Soldatenverpflegung das wichtigste Nahrungsmittel.

Das sogenannte „*Kommißbrot*" — Heeresbrot — wird in Heeresbäckereien oder in den Bäckereikompanien des Feldheeres gebacken. Mit Hilfe des „Sauer" als Gärmittel wird das Roggenbrot oder unter Umständen Mischbrot aus Roggen und Weizen mit einer Temperatur von 250° im Zeitraum von etwa 1³/₄ Stunden gebacken. Weizen- oder Maismehl werden im Operationsgebiet oder in rückwärtigen Gebieten unter Umständen bei mangelndem Nachschub mit verwendet.

Die Haltbarkeit des Heeresbrotes beträgt etwa 14 Tage. Das Brot ist mit einem Tagesstempel versehen. Bei Mischbrot ist die Haltbarkeit von kürzerer Dauer.

In bestimmten operativen Lagen — wie bei motorisierten Verbänden, zur Vorbereitung von Offensiven, bei langen Nachschubwegen, wie Osten und Afrika, oder bei sonstigem Ausfall der Bäckereikompanien — werden *Dauerbrotarten* verwandt.

1. Das Knäckebrot. Es ist ein Vollkorn-Flachbrot aus Roggen. 100proz. ausgemahlen. Im Gegensatz zu dem handelsüblichen Knäckebrot wird es mit Sauerteig hergestellt. Es wird in Umkartons zu 125 g verpackt. Die Haltbarkeit liegt zwischen 6 und 12 Monaten.

2. Heeresdauerbrot. Dauerbrot A: In seiner Zusammensetzung wie Heeresbrot und gebacken wie dieses, unterscheidet es sich von diesem nur dadurch, daß es nicht angeschoben gebacken wird, sondern mit voller Kruste, d. h. frei. Dadurch wird die Haltbarkeit erhöht. Es wird, nachdem es gebacken ist, nach einem besonderen Verfahren vielfach verpackt und nach dem Verpackungsvorgang wieder sterilisiert. Seine Haltbarkeit übersteigt 2 Monate. Daher ist es ein wichtiges Dauerverpflegungsmittel.

3. Steinmetz-Dauerbrot. Dauerbrot B: Hier handelt es sich um ein Dauerbrot, das aus Vollkornschrot hergestellt wird, wobei die strohigen Spelzen durch einen Waschprozeß aus dem Korn entfernt werden. Auch hier wird der ganze Keim mitverwandt. Da das Brot in Blechbehältern gebacken wird, ist es krustenlos. Nach normalem Backprozeß werden die abgekühlten Brote in Scheiben geschnitten und in Pakete zu 600g in luftdichtes Zellglas und Wachspapier verpackt. Bei 100° C wird das Brot 2¹/₂ Stunden lang sterilisiert und dadurch etwa 6 Monate haltbar gemacht.

4. Wepu-Dauerbrot. Dauerbrot C: Ein weiteres Dauerbrot aus Vollkorn, das aber auf Pumpernickelart hergestellt wird und eine große Haltbarkeit besitzt.

5. Feldzwieback. Er ist für die eiserne Portion bestimmt, aus Weizen- und Kartoffelmehl hergestellt und scharf ausgebacken, verpackt in Cellophanbeuteln zu 250g. Die Herstellung erfolgt nur in Heeresbäckereien. Hervorragend für konzentrierte Kost. (Verpflegung auf dem Luftweg!)

B. Kartoffel. Ein unvergleichlich wichtiges Verpflegungsmittel, das 10% des Nahrungsbedarfes der Soldatenverpflegung deckt. Eine wichtige Quelle für

---

[1] Siehe auch diesen Abschnitt unter A S. 262.

Vitamin C und Mineralstoffe, weist sie große Ausnutzbarkeit im Körper auf, ist Träger hochwertigen Eiweißes und reichlicher Kohlehydrate und besitzt großes Sättigungsvermögen. Als Frischkost ist sie unentbehrlich.

Erst durch die küchenmäßige Zubereitung wird die Kartoffel genießbar. Eine eingehende Kontrolle der Zubereitungsverluste ergab, daß im üblichen Großküchenbetrieb im Jahresdurchschnitt mit einem Verlust von 30—50% zu rechnen ist. Die Verluste lassen sich aber verringern, wenn man die Entstehungsursachen kennt und die sich daraus ergebenden Folgerungen berücksichtigt. Der mittlere Verlust beim Schälen roher Kartoffeln beläuft sich in der Truppenküche auf etwa 30—40% bei Pellkartoffel auf rund 30% im Jahresdurchschnitt bei Handarbeit. Die verschiedenen Nähr- und Wirkstoffe sind in der Kartoffel nicht gleichmäßig verteilt. Vitamine und Mineralsalze sind in den schalennahen Partien angehäuft. Deshalb muß dem Schälprozeß eine viel größere Beachtung geschenkt werden, als es bisher üblich war. Von wesentlichem Einfluß ist die *Schältechnik*, die abhängig ist von der Geschicklichkeit und Übung des Schälpersonals und von der Eignung des zur Verfügung stehenden Schälgerätes. Auch die Zeit, die für das Schälen zur Verfügung steht, spielt eine Rolle. Höhere Schälleistung wird im allgemeinen nur durch höheren Schalanfall erreicht. Von sehr erheblichem Einfluß beim Schälen roher Kartoffeln sind die Größe, die Form und die äußere Beschaffenheit der Knollen. Bei größeren Kartoffeln ist trotz gleicher Schäldicke der Verlustanteil geringer als bei kleinen Kartoffeln. Arbeits- und abfallsparend sind in den Großküchen die vielfach in Gebrauch befindlichen Schälmaschinen, doch haften diesen noch verschiedene Nachteile an. Umwälzend auf diesem Gebiet wird eine automatische Kartoffelenthäutungsanlage sein, die auf Veranlassung des OKH. entwickelt wurde und nunmehr als entwicklungsreif anzusehen ist. Bei dieser Anlage werden die Kartoffeln in großer Hitze abgebrannt, so daß die Schälverluste auf ein Minimum beschränkt werden. Es ist in Aussicht genommen, ganze Standorte und alle Großküchen einer Stadt aus einer solchen Anlage mit enthäuteten Kartoffeln zu versorgen. Zu geringe relative Luftfeuchtigkeit oder zu hohe Temperatur bei der Lagerung, ebenso wie die dadurch begünstigte Keimung können eine starke Schrumpfung der Knollenoberfläche bedingen. Derartige Knollen mit runzeliger welker Oberfläche lassen sich nur schwer sparsam schälen. Ebenso ist ein Grünwerden der oberflächlichen Knollenschichten infolge Lichteinwirkung sehr ungünstig, da die grünen Teile des Knollenfleisches beim Schälen entfernt werden müssen. Ohne Zweifel hat die Pellkartoffel gegenüber der Salzkartoffel den Vorteil der geringeren Auslaugbarkeit während der Garmachung, doch kommen nur gute, unbeschädigte Kartoffeln hierfür in Betracht. Gerade bei Pellkartoffeln wird die Höhe des Verlustes maßgeblich bestimmt von der Schältechnik und von der Beschaffenheit der Knolle. Eine „festkochende" Kartoffel läßt sich sorgfältiger und schneller pellen als eine mehlig kochende Kartoffel, die leichter zerbröckelt. Kartoffeln mit ausgesprochener Neigung, beim Kochen in der Schale zu zerplatzen, sind besonders ungeeignet. Das in Großküchenbetrieben praktisch unumgängliche Einweichen der Kartoffeln nach dem Schälen — zur Beseitigung von oberflächlichen Verunreinigungen und zur Verhinderung der unerwünschten Verfärbung — wird allgemein als besonders schädlich und unzureich betrachtet. Eine eingehende Kontrolle der Nährwertverluste beim Einweichprozeß ließ aber erkennen, daß bei kurzer Wässerung kein nennenswerter Verlust an Vitamin C, Mineralsalzen, Eiweiß und Stärke auftritt. Auch bei länger dauernder Wässerung (12—14 Stunden) sind die Verluste nicht erheblich. Je weniger eine Kartoffel zerteilt wird, um so geringer ist die Angriffsfläche für die auslaugende Wirkung des Wassers. Die Verluste an Nähr- und Wirkstoffen beim Wässern von geschälten Kartoffeln über Nacht sind jedenfalls viel geringer als die durch eiliges und mit mangelhafter Sorgfalt durchgeführtes Schälen verursachten Verluste. Wesentlich ist nur, daß die geschälten Kartoffeln unzerteilt gewässert werden und daß ein mehrfaches Wechseln des Einweichwassers oder gar ein Aufbewahren in fließendem Wasser vermieden wird. Die Auslaugungsverluste bei der Garmachung ungeschälter Kartoffeln sind erheblich geringer als bei geschälten Kartoffeln. Jedoch gilt dies nur, solange die Pellkartoffel während der Garmachung nicht zerplatzt. Die unter diesen Umständen bei Pellkartoffeln eintretenden Verluste sind aber schwerwiegender als bei Salzkartoffeln, bei der die ausgelaugten Nährstoffe durch nachträgliche Verwendung des Kochwassers zur Herstellung von Tunken und Suppen nutzbar gemacht werden können. Die Kartoffeln, die bereits keimen, dürfen wegen ihres hohen *Solaningehaltes* nicht zu Pellkartoffeln verarbeitet werden. Da das Solanin vorwiegend in oberflächlichen Schichten der Kartoffelknolle angereichert ist, wird es bei der Garmachung von geschälten Kartoffeln ausgelaugt. Das Kochwasser muß unter diesen Umständen beseitigt werden. Pellkartoffeln können durch Kochen und Dämpfen gargemacht werden. Zwischen beiden Verfahren besteht hinsichtlich der Auslaugungsverluste kein nennenswerter Unterschied. Da aber die Kartoffel beim Dämpfen weniger leicht zerplatzt, ist für die Herstellung von Pellkartoffeln das Dämpfverfahren zu empfehlen. Das Dunkelwerden der Kartoffel beim Kochen läßt sich durch Zusatz von wenig Speiseessig zum Kochwasser einschränken und unter Umständen ganz verhindern. Eine

Möglichkeit, den erheblichen Gehalt des Kochwassers an Nährstoffen, Mineralsalzen und Vitaminen auszunutzen, bietet sich in der Verarbeitung der Kartoffeln auf Kartoffelbrei unter Mitverwendung des Kochwassers. Guter Kartoffelbrei läßt sich nur aus frisch gekochten Salzkartoffeln herstellen. Wieder aufgewärmte Salzkartoffeln und Pellkartoffeln eignen sich nicht so gut. Den Vorteil der geringen Auslaugungsverluste bei Pellkartoffeln kann man sich am besten nutzbar machen durch eine Weiterverarbeitung auf Bratkartoffeln, Kartoffelsalat, Kartoffelgemüse usw. Längeres Warmhalten der gargemachten Kartoffeln muß vermieden werden. Es beeinträchtigt nicht nur den Vitamin-C-Gehalt, sondern auch den Geschmackswert. Bei der Garmachung von Pellkartoffeln ist eine gründliche Reinigung der Knollen und ein Ausschneiden kranker Knollenteile unbedingt nötig, da sonst der ganze Ansatz einen unangenehmen Geschmack bekommen kann. Die Dauer der Garmachung ist stets auf ein Mindestmaß zu beschränken.

C. Fleisch und Fleischkonserven. Das *Frischfleisch*, durch die Schlächtereikompanien des Feldheeres hergestellt, wird der Truppe meist als Mittagskost zugeführt. Ist die Ausgabe von Frischfleisch nicht möglich, wird die Fleischportion als *Fleischkonserve*, als *Dauerfleisch*, als *Gefrierfleisch* oder *tiefgefrorenes Fleisch*, sogenannte Fleischziegel, in Umpackungen aus Pappkarton ausgegeben. Als Gefrierfleisch oder Fleischziegel von hervorragender Qualität, kann das Fleisch ohne Auftauen nach Abspülen in das *kochende* Wasser der Feldküche oder des Kessels gegeben werden.

Für den Transport kann das Frischfleisch bei den Schlächtereikompanien durch Bespritzen mit Weinsteinsäure bis zu 48 Stunden je nach Temperatur haltbar gemacht werden.

Der Nährstoffgehalt des Fleisches richtet sich nach der Tierart und dem Fütterungszustand. Fleisch ist ein Sammelbegriff. Man versteht darunter sowohl die Muskeln der Schlachttiere, des Geflügels, des Wildes und der Fische als auch die inneren Organe wie Leber, Nieren, Lunge, Herz sowie die Knochen. Von den Fleischarten werden in der Soldatenkost Rind- und Schweinefleisch deshalb bevorzugt, weil sich aus ihnen die meisten abwechslungsreichsten Gerichte herstellen lassen.

Fleischkonserven sind bereits gekocht, wobei das Fleisch in rohem Zustand in die Konservendose gegeben, diese verschlossen und bei einer Sterilisationstemperatur von 121° im Autoklaven erhitzt wird. Je nach Dosengröße ist die Dauer der Kochung verschieden (eine $^1/_1$-Normaldose braucht etwa 90 Minuten). Die Grundform ist die 850-g-Dose, daneben gibt es die 400-g-Dose für die Abendkost für kleinere Einheiten und die 200-g-Dose für die eiserne Portion beim Mann. Die Füllung kann aus Schweine-, Rind-, Kalb- oder entsprechendem Mischfleisch bestehen.

D. Gemüse. Grundsätzlich erhält der Soldat zur Mittagskost eine Gemüseportion, die möglichst aus Frischgemüse oder unter Verwendung von, seien es auch nur kleinste Mengen, frischen Gewürz- oder Wildkräutern aus frischen Kartoffeln bestehen soll. Wenn die Verpflegung aus dem Lande Frischgemüse und frische Kartoffeln nicht zuläßt oder die Nachschublage infolge des großen Volumens der genannten Verpflegungsmittel infolge ihrer Sperrigkeit oder Haltbarkeit die Ausgabe nicht möglich macht, sind die sog. „*Trockengemüse*" sowie getrocknete Gemüse und getrocknete Kartoffeln zu verwenden: Hülsenfrüchte, Teigwaren, Mühlenerzeugnisse, wie Graupen, Flocken, Grütze, Reis, Sauerkohl in Fässern oder in Dosen, Gemüse in Dosen, getrocknete Gemüse aller Art, getrocknetes Sauerkraut, tiefgefrorenes Gemüse und Wehrmachtssuppenkonserven.

E. Abendkost. Als Abendkost soll der Soldat möglichst durch die Schlächtereikompanien hergestellte Frischwurst oder Käse erhalten. Als weitere Abendkost in der Vorrats- oder Nachschubverpflegung wird aufgezählt:

Fleischkonserven, z. B. Schweinefleisch, Schmalzfleisch, Zunge in Dosen, ferner Eisbein, Wurstkonserven (Blut- und Leberwurst) in Dosen zu 400 und 850 g, Schmelzkäse in Dosen zu 850 g und Tubenkäse in Aluminiumdosen zu 125 g.

Als sogenannte *Einmannportion*: alle Käsepulver, Fischkonserven, Vollkonserven oder Ölsardinen in Dosen, Dauerwurst und Dauerspeck.

F. Brotaufstrich. Der Soldat erhält keine besondere Morgenkost. Er verwendet zum Teil seine Abendkost und den „Brotaufstrich".

Dieser wird besonders ausgegeben: Butter, Margarine, für heiße Klimaten Butter in Dosen, Schmalz, handelsüblich verpackt wie Margarine oder in Dosen zu 850 g, Marmelade, getrocknete Marmelade, Marmeladepulver, Kunsthonig in Eimern, Fässern oder Paketen.

G. Getränkeportion. Als Getränkeportion erhält der Soldat Kaffee, Kaffeeersatzmischung, echten Tee, deutschen Tee.

Die Verpackung ist lose in handelsüblichen Säcken, es gibt aber auch Preßpackungen, wie Kaffee- und Tee-Preßlinge.

H. Schokolade, Süßwaren, Drops. Schokolade und Zuckerwaren sind Zusatzverpflegung.

Die Schokolade wird ausgegeben als reine Schokolade, Schoka-Kola als hochwertigste Schokolade unter Zusatz von Kola, Coffein oder mit Mandeln, Milchpulver oder Knäckebrot (Vollkorn) vermischte Schokolade.

Die Zubereitung der Kost.

Die Zubereitung der Kost ist eine bedeutende und wichtige Truppensache. Verantwortlich für die Zubereitung sind der Kommandeur und Einheitsführer, die natürlich von dem Arzt und dem Verpflegungsbeamten, die seine Berater sind, unterstützt werden.

Der Arzt ist für die Zubereitung der Kost mitverantwortlich. Deshalb muß er richtiges und zweckmäßiges Kochen beherrschen, am besten auch praktisch kochen können, und die *Gulaschkanone* als eine Spezialwaffe im Kampf für die Gesundheit des Heeres fortlaufend überwachen. Es gilt, auch mit ihr den Krieg zu gewinnen, weil Leistungsfähigkeit und Stimmung und damit die Gesundheit des Heeres von einem schmackhaft zubereiteten, guten Essen abhängen. In erster Linie muß er die „10 Gebote für den Feldkoch" und das Vitaminmerkblatt kennen.

10 Gebote für den Feldkoch.

1. Die angegebenen Portionen sind Höchstsätze. Koche nur die erforderliche Menge! Sei wirtschaftlich im Fettverbrauch.
Grund: Hilf sparen!

2. Nutze alle Lebensmittel gut aus. Vermeide überflüssigen Abfall beim Gemüseputzen und Kartoffelschälen. Koche Knochen, Sehnen, Schwarten, holzige Gemüseteile und Strünke kräftig aus. Verwende geschickt jeden noch brauchbaren Rest.
Grund: Kampf dem Verderb!

3. Alle Lebensmittel möglichst unzerkleinert unmittelbar vor der Zubereitung *kurz, aber gründlich waschen*!
Grund: Wasser laugt Nährstoffe aus.

4. Frisches Fleisch möglichst unzerkleinert im Kessel garkochen, dann in verfügbarem Behälter (Speisenträger) aufbewahren! Getrocknetes Gemüse, getrocknete Kartoffeln oder Trockengemüse dann erst in der Fleischbrühe garkochen. Fleisch zuletzt auf Fleischbrett in Portionen schneiden und bei Ausgabe einzeln ausgeben.
Grund: Der Soldat will Fleisch sehen!

5. Getrocknete Lebensmittel (Gemüse, Kartoffeln, Backobst, Dauerfleisch) 3 Std. in verfügbaren Behältern einweichen: Hülsenfrüchte (Erbsen, Bohnen, Linsen) noch länger! Einweichwasser nicht fortschütten, beim Kochen mit verwenden!
Grund: Größere Ergiebigkeit, kürzeste Garzeit, kein Nährstoffverlust.

6. Im festverschlossenen Kessel nur bis zum Garwerden kochen, *nicht länger*!
Grund: Schmackhafteres Essen, kürzere Kochzeit, kein „Totkochen" = (Vernichtung lebenswichtiger Stoffe, „Strohgeschmack").

7. Kesselinhalt wenig umrühren.
Grund: Sonst immer Brei.

8. Feldkost dick, nicht suppig kochen!
Grund: Viel Wasser = wenig Sättigung.

9. Frischkost (Kartoffeln, Gemüse, Kräuter), *selbst in kleinsten Mengen* aus Feld und Garten, mitkochen!
Grund: Frischkost fördert die Gesundheit.

10. Mit Überlegung und Sorgfalt kochen! Gut abschmecken!
Grund: *Gute Kost erhält die Kraft der Truppe.*

Darüber hinaus muß der Arzt, wenn die Truppe in Stimmung und leistungsfähig gehalten werden soll, die *Kunst des Feldküchenkochens* beherrschen.

Zubereitung der Feldkost.

a) Allgemeine Regeln.

Überflüssigen Abfall beim Gemüseputzen und Kartoffelschälen vermeiden.

Lebensmittel *möglichst unzerkleinert* unmittelbar vor Zubereitung kurz, aber gründlich waschen.

Hackmaschine vielseitig anwenden zum Zerkleinern von Fleisch, Gemüse, Zwiebel, Suppengrün, Kartoffeln, Brot und Feldzwieback (letztere zu Bindemitteln, Beigaben zu Suppen und Hackfleisch).

Zu Beginn der Kochzeit je Mann höchstens ³/₄ l Wasser ansetzen.

Im festverschlossenen Kessel bis zum Garwerden kochen, nicht länger! Feldkost dick, nicht suppig kochen.

Später hinzugegebene kalte Flüssigkeit unterbricht Kochvorgang stark.

b) Die Behandlung der Lebensmittel.

Fleisch. Frischfleisch nach Auslösen der Knochen und Ausschälen der übermäßig fetten Teile (im Fettopf sammeln!) in 2—3 kg schwere Stücke schneiden und in kochendes Salzwasser geben (auf 1 kg Fleisch etwa 1 l Wasser und Salz). Wenn Zeit reicht, Fleisch für sich garkochen und in verfügbarem Behälter aufbewahren. Zuletzt auf Fleischbrett in Portionen schneiden und gewärmt *neben* Kartoffeln oder Gemüse ausgeben. Der Soldat will seine Fleischportion sehen!

Nach Herausnehmen des Fleisches in der übriggebliebenen Brühe Gemüse garkochen. Bei mangelnder Zeit Fleisch in Brühe lassen und Gemüse hineingeben.

Knochen (im Leinenbeutel), *Schwarten* und *Sehnen* mit kaltem Wasser ansetzen und zu *Brühe* auskochen. Suppengrün, Gemüsestrünke und holzige Teile beigeben.

Konservenfleisch nicht mehr kochen, nur wärmen.

Kochdauerwurst im fertigen Gericht garziehen lassen.

Fett ist als besondere Portion (Kochfett) nicht vorgesehen. Es ist bei fettreichem Fleisch einzusparen und bei fleisch- und fettarmen Gerichten mitzuverwenden; je Kopf bis zu 15 g.

Kartoffeln und Gemüse.

Bei jeder sich bietenden Gelegenheit *frische* Kartoffeln, *frisches* Gemüse und frische Kräuter *selbst in kleinsten Mengen* verwenden.

Hülsenfrüchte, getrocknetes Gemüse, getrocknete Kartoffeln in verfügbaren Behältern mehrere Stunden einweichen (kürzere Garzeit!). Einweichwasser zum Kochen mitverwenden.

Teigwaren. Nudeln in kochendes Wasser geben und etwa 10—20 Min. bei offenem Kesseldeckel gar, aber nicht breiig kochen. Häufiges Umrühren vermeiden. Möglichst mit kaltem Wasser abschrecken.

Reis und Mühlenerzeugnisse.

Reis in kochendes Wasser geben.

Mehl und Grieß immer kalt anrühren und in kochendes Wasser geben.

c) Garmachungsarten.

Kochen = Garmachen in genügend siedender Flüssigkeit (Wasser usw.). Das Kochgut muß bedeckt sein. Kesseldeckel bleibt geschlossen. Höchstens ³/₄ l Wasser pro Kopf ansetzen. Nur so lange kochen, als unbedingt notwendig, damit der Wert der Speisen erhalten bleibt (nicht totkochen!). Verkochtes Wasser durch kochendes Wasser aus dem Kaffeekessel ergänzen.

Reicht das Fassungsvermögen des Kessels für die Verpflegungsteilnehmer nicht aus, entsprechend dicker kochen und gares Gericht mit Kochwasser (aus Kaffeekessel) oder Knochenbrühe auffüllen.

Das fertige Gericht soll dick, nicht suppig sein, da dünnflüssige Gerichte den Magen füllen, aber nicht vorhalten. Zu suppige Gerichte mit Mehl, Grieß, Grütze, Flocken, Kartoffeln oder Kartoffelmehl binden.

Dämpfen = Garmachen im Dampf bei geschlossenem Kesseldeckel.

Siebeinsätze (die eingeführt werden) sind in den Kessel beim Dämpfen einzusetzen. Sie ermöglichen gleichzeitig getrennte Zubereitung von Fleisch, Gemüse und Kartoffeln in *einem* Kessel. Die anfallende Dämpfbrühe ergibt mit Mehl oder anderen Bindemitteln (Kartoffeln, Kartoffelmehl usw.) eine kräftige Tunke.

Zum Dämpfen eignen sich folgende Lebensmittel:

Rind-,	
Schweine-,	roh oder vorher kräftig
Dauerfleisch,	angebraten in Kessel
magerer Speck	
Grüne Bohnen	Spinat
Mohrrüben	gem. Gemüse
Steckrüben	(Kohlrüben).

Arbeitsgang. Kessel mit Einsätzen — Lochboden und Trennwand — versehen.

In Kessel Wasser einlassen, höchstens bis an Lochboden. Lebensmittel in den Kessel füllen. Für Fleisch und Gemüse ist kleinerer, für Kartoffeln größerer Raum vorgesehen. Setzen sich Gerichte aus Lebensmitteln mit *gleicher Garzeit* zusammen, diese *auf einmal* — bei *verschiedenen Garzeiten nacheinander* in den Kessel geben. Öffnen des Kessels auf ein Mindestmaß beschränken.

Kesseldeckel schließen (fester Verschluß) und Feuer auf „stark" stellen.

Während des Dämpfvorgangs auf genügend hohe Temperatur achten, lebhafte Dampfentwicklung erforderlich.

Ist Kesselinhalt gar: Feuer auf „schwach" stellen, Fleisch zum Portionschneiden herausnehmen, Gemüse fertigstellen und abschmecken und aus der Dämpfbrühe Tunke bereiten.

Anmerkung. Die zu dämpfenden Lebensmittel sind vor dem Einfüllen in den Kessel gleichmäßig mit Salz und Gewürz zu durchmengen, da der Dampf im Gegensatz zum Kochwasser die Salz- und Gewürzstoffe nicht verteilt.

Dünsten = Garmachen im eigenen Saft unter Zusatz von Fett und wenig Wasser im geschlossenen Gefäß.

Durchzuführen im großen Kessel der Feldküche, bei kleineren Mengen gegebenenfalls in der Bratvorrichtung[1].

Anzuwenden bei frischem Gemüse (Weißkohl, Rotkohl usw.), Suppengrün, Sellerie, Pilzen, Zwiebeln.

Braten in der Feldküche = Garmachen in großer Hitze unter Zugabe von Fett (bei Schweinefleisch und Speck *kein* Fett) und wenig Wasser.

Durchzuführen in der Bratvorrichtung[1].

Anzuwenden bei Fleisch (Knochen auslösen), Speck, Wurst, Konservenfleisch, Kartoffeln, Zwiebeln, Suppengrün usw. Das Braten oder auch nur Anbraten geringer Mengen hiervon, die dann dem Feldküchengericht im Kessel zugesetzt werden, verbessert wesentlich den Geschmack und schafft Abwechslung. Auch Knochen, angebraten und ausgekocht, verbessern das Gericht.

Beim Bratvorgang werden neue Geschmacksstoffe gebildet, die sich auf die Eßlust und Bekömmlichkeit der Speisen günstig auswirken.

Schmoren = Anbraten mit wenig Fett bis zur kräftig braunen Farbe und Garmachen unter Hinzugabe von Wasser und Gewürzen bei kleinem Feuer.

Durchzuführen in der Bratvorrichtung[1].

Anzuwenden bei Schmorfleisch, Gulasch, Fleischkonserven, Zwiebeln, Suppenkräutern, Gurken, Tomaten usw.

Rösten = durch Einwirkung von Hitze werden unter Hinzugabe von wenig Fett neue, kräftige Geschmacksstoffe gebildet.

Durchzuführen in der Bratvorrichtung.

Anzuwenden bei Mehl, Grieß, Graupen, Haferflocken, zerkleinertem Brot oder Feldzwieback usw.

Auch die Einhaltung der *Garzeiten* ist eine Angelegenheit, die der Beaufsichtigung des Arztes unterworfen ist, damit die Nährstoffe geschont werden und möglichst erhalten bleiben.

Die *Garzeiten* einhalten heißt, die Lebensmittel nur so lange unter Einwirkung der Hitze lassen, als unbedingt erforderlich ist, z. B. junge Möhren nur $\frac{1}{2}$ Stunde kochen, weil sie in dieser Zeit gar werden.

Bei *zusammengekochten* Gerichten sind Lebensmittel mit verschiedenen Garzeiten *nacheinander* in den Kessel zu bringen.

Die Garzeiten werden beeinflußt durch Alter und Lagerung der Lebensmittel sowie Härte des Kochwassers, besonders bei Hülsenfrüchten. Eine wichtige Voraussetzung für die *richtige* Zubereitung und die gute Beschaffenheit des Gerichtes ist, daß der Feldkoch möglichst die Zeit der Essensausgabe rechtzeitig erfährt.

Garzeiten werden vom Beginn des Kochens an gerechnet. Aus oben angeführten Gründen können sie nur als Anhalt dienen.

Garzeiten für tierische Lebensmittel.

Frisches Rindfleisch	etwa 2½—3 Std.
Frisches Schweinefleisch	etwa 1½—2 Std.
Dauerfleisch, Rind	etwa 3½ Std.
Dauerfleisch, Schwein	etwa 2½ Std.
Dauerfleisch, Speck	etwa 1½ Std.

Kochdauerwurst: kurz durchkochen und 20 Minuten ziehen lassen.

Konservenfleisch: nicht kochen, nur im fertigen Gericht erwärmen.

---

[1] Siehe die Ausführungen über: „*Wesen und Bedeutung der Brateinrichtung an der Feldküche*" S. 293.

Garzeiten für pflanzliche Lebensmittel.

Kartoffeln, frische	etwa 30 Min.
Spinat, frischer	etwa 10 Min.
Wirsing, frischer	etwa 1 Std.
Weißkohl, frischer	etwa 1 Std.
Rotkohl, frischer	etwa 1—1½ Std.
Grünkohl, frischer	etwa 1—1½ Std.
Kohlrüben, frische	etwa 1—2 Std.
Möhren, frische	etwa ½—1½ Std.
Grüne Bohnen, frische	etwa 1 Std.
Sellerie, frischer	etwa ¾ Std.
Tomaten, frische	etwa 5 Min.
Zwiebeln, frische	etwa 30 Min.
Sauerkohl	etwa 1—1¼ Std.
Graupen*	etwa ¾—1½ Std.
Teigwaren*	etwa 10—20 Min.
Mehl	etwa 5 Min.
Reis	etwa 20—30 Min.
Erbsen	etwa 2—3 Std.
Bohnen	etwa 2—3 Std.
Linsen	etwa 1—2 Std.
Wehrmachtsuppenkonserven	etwa 20 Min.
Vollsoja	etwa 2 Min.

Die mit einem * versehenen Gerichte dicken bei längerem Stehen nach.

Für getrocknete Gemüse gelten die gleichen Garzeiten. Bei Nichteinweichen verlängert sich die Garzeit um eine halbe Stunde. Das gleiche gilt für uneingeweichte Hülsenfrüchte.

Beispiele zur Garzeitentabelle.

Gericht	Essensausgabe Uhr	Lebensmittel	Garzeit Std.	Ansetzen Uhr	Kochbeginn Uhr	Fertig zum Abschmecken Uhr
Schweinefleisch mit Erbsen und Kartoffeln	12	Erbsen Schweinefleisch Kartoffeln	2½ 1½ ½	8.00 10.10 11.05	9.10 10.15 11.15	11.45
Rindfleisch Kartoffeln Gemüse	13	Wasser, Knochen Rindfleisch Gemüse Kartoffeln	2½ 1 ½	8.30 9.30 11.35 12.05	9.30 9.35 11.45 12.15	12.45
Nudeln mit Sauerkohl und Fleischkonserven	11	Sauerkohl Nudeln Fleischkonserven	1½ ¼ erhitzen, nicht mehr kochen	8.20 10.30 10.45	9.20 10.35 10.45	10.50

Wird das Fleisch portioniert, so wird es um die Zeit entsprechend früher hinzugegeben, die zum Portionieren erforderlich ist.

Im zweiten Beispiel wird Rindfleisch 9.30 Uhr ins kochende Wasser gegeben. Es ist etwa um 12 Uhr gar und zum Portionieren herauszunehmen (wozu bis zur Essensausgabe um 13 Uhr genügend Zeit ist) und warm zu stellen.

Ein weiteres wichtiges Kapitel für den Arzt, in der Feldküche mitzuarbeiten, ist das *Anreichern*, *Würzen* und *Abschmecken* der Kost

Durch das Kochen werden die in der Nahrung enthaltenen rohen Bestandteile gar, d. h. die Zellwände der Nahrungsmittel werden weich und die darin enthaltenen Stoffe für den Körper leichter verwertbar.

Gleichzeitig werden angenehme Geschmacksstoffe entwickelt, die durch sorgsame Zubereitung, wie Rösten, Dünsten, Braten, noch gesteigert werden können.

Der gute Geschmack der Kost hebt die Eßlust, von der sowohl die Stimmung der Truppe als auch die Ausnutzung der aufgenommenen Nahrung in hohem Maße abhängen.

Während des gesamten Kochvorganges, der Vorbereitung und der Zubereitung ist die schonende Behandlung oberstes Gebot. Dazu gehört auch das gewissenhafte Einhalten der Garzeiten (siehe S. 287), weil unnötig langes Kochen und Warmhalten die Kost durch Zerkochen unansehnlich macht und ihren Wert mindert, z. B. ihre Vitamine zerstört.

Liegt die Truppe in Ruhestellung, so lassen sich die notwendigen Garzeiten mit der Essensausgabe so abstimmen, daß überflüssig langes Warmhalten vermieden wird.

Befindet sich die Truppe dagegen auf dem Marsch oder im Kampf, so ist der Zeitpunkt selten vorher genau anzusetzen. Längeres Warmhalten und die damit verbundene Entwertung sind daher oft unvermeidbar.

Anreichern.

Durch Anreichern oder Aufwerten läßt sich der Verlust in diesem Fall ausgleichen. Darüber hinaus kann man in jedem Fall den gesundheitlichen Wert der Kost und somit die Leistungsfähigkeit der Truppe erhöhen. Die Möglichkeiten hierzu sind gegeben durch Zugabe von:

Frischen *Kartoffeln* ⎫	30 Minuten vor Essens-
Feingeschnittenen *Gemüsen* ⎭	ausgabe zusetzen
Roh gehackten oder roh geriebenen	
Gemüsen, wie	
Spinat, Möhren, Sellerie,	
Sauerkohl usw.	
Roh gehackten Kräutern, wie	
Petersilie, Schnittlauch	
Brennessel, Kerbel usw.	
Zitronensaft	unmittelbar vor der Aus-
Tomatenmark	gabe unter das fertige
Condimento (Tomatenerzeugnis)	Gericht mengen
Tomatenpulver	
Gewürz- und *Salzgurken*	
Hefeextrakt, auch *Nährhefe*	
Speisewürze	
Milch	
Milcheiweiß	
Käsepulver	
Vollsoja ⎫	im Gericht kurz mit-
Bratlingspulver ⎭	kochen lassen

Tomatenmark, Condimento (Tomatenerzeugnis) und Tomatenpulver.

Tomatenmark ist reich an Vitaminen, erfrischend durch seine Säuren und ausgezeichnet im Geschmack. Nach Beendigung des Kochvorgangs wird es unter das fertige Essen gemischt, ohne noch einmal aufzukochen. Bei Verwendung geringer Mengen genügt ein Verrühren im Gericht. Größere Mengen dagegen mit wenig kaltem Wasser anrühren. Es ist besonders geeignet zum Beleben von Gerichten aus Graupen, Reis, Teigwaren, als Zusatz zu Tunken und Eintopfgerichten und verleiht ihnen ein appetitliches Aussehen.

Tomatenmark in geschlossenen Behältern aufbewahren; angebrochene Dosen durch Zugabe von wenig Öl von der Luft abschließen.

Condimento ist wie Tomatenmark zu verwenden.

Tomatenpulver durch Zugabe von Wasser (4 Teile Pulver, 6 Teile Wasser) vorsichtig zu einem Brei verrühren und wie Tomatenmark weiter verwenden.

Gewürz- und Salzgurken sind erfrischend und beleben besonders Gerichte aus Kartoffeln, Graupen, Teigwaren, ferner Eintöpfe und Tunken. Vor der Ausgabe ohne Aufkochen in Würfel geschnitten zusetzen.

Hefeextrakt und andere Hefeerzeugnisse sind sehr vitaminhaltig und wirken appetitanregend. In heißem Wasser auflösen und dem fertigen Gericht zusetzen, nicht kochen lassen. Gut geeignet zu Graupen, Reis, Teigwaren, ferner zu Eintopfgerichten und Tunken.

Speisewürze wirkt appetitanregend. Nur in geringen Mengen verwenden, da sie leicht allen Gerichten einen gleichen, einheitlichen Geschmack verleiht. Sie darf niemals in einem Gericht vorherrschen. Nicht aufkochen lassen.

Milcheiweiß ist wertvolles Eiweiß. Mit kaltem Wasser anrühren und ans fertige Gericht geben.

Käsepulver ist größtenteils wertvolles Eiweiß und verleiht Gerichten wie Reis, Teigwaren, hellen Tunken einen kräftigen, eigenartigen Geschmack. Mit Wasser anrühren und unter das fertige Gericht mengen oder bei trockenen Gerichten überstreuen.

Vollsoja enthält sehr wertvolle Stoffe. Mit kaltem Wasser anrühren, ans fertige Gericht geben und nur kurz darin aufkochen. (Zum Herstellen von Mehlschwitzen ist Vollsoja nicht geeignet.)

Bratlingspulver ist reich an Nährwerten. Ins nahezu fertige Gericht einstreuen oder vorher kalt angerührt dem Gericht zugeben und kurz mitkochen lassen.

Würzen. Die meisten der anreichernden Zutaten beleben und würzen zugleich.

Als geschmackgebende Zutat steht das Salz an erster Stelle. Pflanzliche Lebensmittel benötigen davon zum Würzen mehr als die tierischen. Bei zu reichlicher Verwendung erzeugt das Salz Durst und ist deshalb ebenso wie die scharfen Gewürze Pfeffer, Paprika usw. sparsam zu verwenden. Übermäßig scharfes Würzen stumpft den Geschmackssinn ab und wirkt schädlich. Es ist erforderlich, mit den Gewürzen zu wechseln, damit der Körper sich nicht daran gewöhnt und infolgedessen den Reiz nicht mehr empfindet.

Eine Reihe von Verpflegungsmitteln wie Fleischkonserven, gepökeltes Fleisch, Dauerfleisch, Speck, Kochdauerwurst, Mischkonserven und Wehrmachtsuppenkonserven sind bereits gesalzen, was bei der Zubereitung zu berücksichtigen ist.

Große Abwechslung im Würzen bieten die Würzkräuter, die frisch, getrocknet und auch zu Pulver vermahlen dem Körper wertvolle Stoffe zuführen.

In frischem Zustande werden die meisten roh gehackt ans fertige Gericht gegeben. Ausnahmen machen hierbei Bohnenkraut, Majoran, Thymian, auch Lauch, Sellerie usw., die eine Zeitlang im Gericht mitkochen müssen.

Getrocknete Kräuter mitkochen.

Gewürze in Pulverform nur kurz aufkochen lassen. Körner, Früchte und Samen, z. B. Gewürzkörner, Pfefferkörner, Kümmel, Lorbeerblätter, im Gericht mitkochen.

Einen *Anhalt* für die Verwendung von Gewürzen, Würzkräutern und weiteren geschmackgebenden Zutaten bietet folgende Aufstellung:

Ganz mitkochen (bei Beginn des Kochens zugeben)	Verwendung
Kümmelkörner . . .	Weißkohl, Sauerkohl, Kohlrüben, Kartoffeln
Lorbeerblatt	Hülsenfrüchte, säuerliche, warme Gerichte, braune Tunken
Nelkenblüte	Rotkohl, dunkle Tunken
Paprika	Fleischschnitten, Gulasch, Eintopf
Pfefferkörner	Braten, Hackfleischgerichte, Eintopf
Lauch, Sellerie . . .	Brühe, Tunken, Schmorbraten
Zwiebeln	fast alle Gerichte

Kurz mitkochen (während des Kochens zugeben und kurz mitkochen lassen)	Verwendung
Basilicum	Fleisch-, Fischgerichte, Kohlrüben, Tunken, Hülsenfrüchte
Beifuß	Braten, Eintopf
Bohnenkraut	Grüne Bohnen, Hülsenfrüchte, Tunken
Knoblauch	Braten, Eintopf, Tunken
Liebstöckel	Suppen, Tunken, Eintopf, Salate
Majoran	Erbsen, Linsen, Kartoffeln, Kohlrüben
Thymian	Hülsenfrüchte, braune Tunken, säuerliche, warme Gerichte

Getrocknete Kräuter an Stelle frischer Kräuter:

Lauch, Sellerie . . .	Eintopf, Suppen (als Einlage)
Zwiebeln	fast alle Gerichte

Nicht mitkochen (ans fertige Gericht geben)	Verwendung
Brennessel	Eintopf und Kräutertunke
Borretsch	Salate
Dill	säuerliche Gerichte, Tunken, Salate
Essig	saure und süßsaure Gerichte, Marinaden
Estragon	saure Gerichte
Kerbel	Suppen, Eintopf, Salate

Nicht mitkochen (ans fertige Gericht geben)	*Verwendung*
Kresse	Salate
Kümmelkraut . . .	Kräutertunke, Eintopf
Löwenzahn	Salate
Muskatnuß	Fleischbrühe, Hackfleischgerichte, Wirsing
Petersilie	fast alle Gerichte außer Fleisch, Wurzeln auch an Fleisch
Pimpinelle	braune Tunken
Sauerampfer	Suppen, Eintopf, helle Tunken, Salate
Schnittlauch	Suppen, Eintopf, Salate, Quarg
Senf	Tunken, Haschee, Kohlrübensalat

Die letzten Feinheiten werden dem Gericht durch das *Abschmecken* gegeben.

Allerdings lassen sich große Kochfehler keineswegs durch das Abschmecken ausmerzen. Der Eigengeschmack der Lebensmittel muß gewahrt bleiben und durch geschmackgebende Zutaten gehoben, niemals verdeckt werden.

Das Abschmecken soll spätestens 10—15 Minuten vor der Ausgabe erfolgen, damit die geschmackgebenden Zutaten das Gericht noch genügend durchdringen und Duftstoffe entwickeln können.

Die Bedeutung des Speisenplanes für die Truppenverpflegung.

Die Aufstellung des Speisezettels im großen, also bei Armeen, Divisionen usw., ist ebenso wichtig wie die Aufstellung bei den unteren Einheiten. Der Speisenzettel steht im Mittelpunkt. Er spielt eine Rolle im Ersatzverpflegungsmagazin, beim Nachschub, bei der Ausgabestelle, ebenso steht er im Mittelpunkt bei der Truppenküche. Seine Aufstellung ist ein Beschluß, dem sich die Verpflegungsteilnehmer fügen müssen. Sie können keine Änderungen an ihm vornehmen. Deshalb müssen die Zentralspeisezettel bei den verbrauchenden Einheiten, dem Kommandeur, dem Truppenarzt, dem Truppenzahlmeister und dem Feldkoch eine große Rolle spielen. Die Aufstellung des Speisezettels darf keine Tätigkeit sein, die nur nebenher mitgemacht wird, sondern es ist eine Arbeit, an der der *Kommandeur*, der *Arzt* und der *Zahlmeister* gemeinsam mitarbeiten müssen. Bei den oberen Führungsstellen ist der Verbrauch zu steuern und in großen Zügen die Abwechslung zu sichern und die Verteilung vorzunehmen, bei den unteren aber ist der Gedanke der Abwechslung als Grundlage einer richtigen Ernährung noch stärker zu verfolgen. Man muß aus dem Portionsplan der Zuteilung also einen Speisenplan entwickeln. Wer gedankenlos Portionspläne und Speisezettel macht, diese Portionspläne schematisch dem Mann verabfolgt, der handelt bei der Truppe falsch. Dies ist nur gerechtfertigt, aber auch nicht immer, bei Kampfhandlungen oder auf dem Marsch im Feindgebiet, sonst aber muß überlegt und eingeteilt werden, um aus dem, was dem Manne zusteht, einen wirklich allen Verpflegungsteilnehmern Freude machenden Speisezettel zu gestalten, damit den Bedürfnissen der Truppe Rechnung getragen wird. Es ist ohne weiteres möglich, einen Teil der zu den Hauptmahlzeiten zur Verfügung stehenden Fleisch- oder Gemüseteile abzuzweigen und zur Verbesserung der Abendkost zu verwenden. Der Mann braucht nicht die Wurst- oder Käse- oder Speck- oder Fischkonservenportion, so wie sie ihm nach der Verpflegungsvorschrift zusteht, am gleichen Tage in der vollen Portion „zur eigenen Bewirtschaftung" zu erhalten. Es kann ohne weiteres aus der für mehrere Tage zustehenden Wurst-, Käse-, Speck- und Fischmenge für jeden Tag etwas gegeben werden. Wie leicht läßt sich eine warme Abendkost in Form einer Suppe, einem Eintopfgericht, einer Tunke mit Kartoffeln oder einem Gemüse zubereiten, die von der Mittagskost abgetrennt werden können. In einem abwechslungsreichen Speisenplan liegt eine Aufwertung der Kost, insbesondere wenn zusätzliche Verpflegungsmittel, wie Wildgemüse, Wildgewürze, Zugaben von Sauerkraut, Gewürzgurken, Tomatenmark, Röststoffe von gerösteten Zwiebeln, Speck, gedünsteten und geschmorten Gemüsen zur Bereitung bester Tunken, gegeben werden. Von der Abwechslung hängen die Stimmung und Bekömmlichkeit, von dieser die Verdauung und Leistungsfähigkeit der Truppe ab.

Auch die *Verteilung der Mahlzeiten* muß ein Gegenstand ständiger Beobachtung des *Truppenarztes* sein.

Die Abendmahlzeit liegt bei der Truppe verhältnismäßig früh. Die Pause zwischen Hauptmahlzeit, dem kurzen Morgenkaffee mit Brot bis zur Mittagsmahlzeit ist zu lang und führt in den späten Morgenstunden zu einer Abspannung. Der *Arzt* muß mit dem *Kommandeur* dieses wichtige Problem eingehend erörtern, denn die Einteilung ist an die bestimmten äußeren Verhältnisse geknüpft. Das Frühstück sollte ausgebaut werden, möglichst auf Grundlage des englischen Frühstücks unter Betonung der Anreicherung mit vegetabilischen Eiweißträgern: Die warme *Morgensuppe* oder *Frühstücksgetränke*, Grütze aus Gerste oder Hafer, Buchweizen sollten in das Frühstück des deutschen Soldaten wieder mehr aufgenommen werden. Das würde auch eine wesentliche Verminderung des Brotfrühstücks bedeuten. In normalen Zeiten soll für Ruhe nach dem Mittagessen gesorgt werden und das alte, kluge Römerwort beherzigt werden: „post coenam stabis aut mille passus meabis." Durch ein kurzes Sichhinlegen auf der Höhe des Tages gewinnt man Frische und Leistungsfähigkeit für die Nachmittags- und Abendstunden. Es sollen dies keine allgemeingültigen Vorschriften werden, aber die angedeuteten Fragen gehören mit zu der Tätigkeit des Arztes auf dem Verpflegungsgebiet, denn sie dienen der Schonung und der Verhinderung einer vorzeitigen Abnützung der Kreislauforgane und des Nervensystems.

Über die Gestaltung des Speisenplanes ist in den letzten Jahren viel geschrieben worden. Kurz soll noch der vom Oberkommando des Heeres für Feld- und Ersatzheer herausgegebenen zentralen Speisenpläne und ihrer Bedeutung auf den verschiedenen Gebieten gedacht werden. Sie sind in dem genannten Tagungsbericht[1] der Arbeitsgemeinschaft „Ernährung der Wehrmacht" eingehend besprochen worden. Ebenso ist die 24. Feldkostzusammenstellung für das Feldheer sowie die 23. Speisenzusammenstellung für das Ersatzheer behandelt worden. In den Kriegsjahren 1939/43 sind auch zentrale Musterspeisenpläne (siehe PIESZCZEK-ZIEGELMAYER) herausgegeben worden.

Ein weiteres wichtiges Arbeitsgebiet für den Arzt in der Verpflegung ist die *Überwachung der Essensausgabe*. Die Überwachung der Ausgabe der Verpflegung an der Feldküche ist der letzte Schritt in der Versorgung des Heeres mit Verpflegung, an dem sich der Arzt intensiv beteiligen kann. Der Soldat soll zumindest an ruhigen Tagen mittags aus der Feldküche seine warme Kost erhalten, und zwar unmittelbar nach der Fertigstellung. Auch ist der Arzt mitverantwortlich, daß die Mittagskost und die Getränke an den Soldaten frisch und zeitgerecht ausgehändigt werden. Bei der marschierenden Truppe muß der Arzt mit anregen, die Rasten so zu legen, daß der Mann rechtzeitig und gut aus der Feldküche versorgt wird.

Insbesondere trägt der Arzt mit die Verantwortung, daß die Zeiten der Bereitstellung der Feldküche und die Rast der Truppe so aneinander angepaßt sind, daß die Gewährleistung einer frischgekochten Kost vorhanden ist und die zubereitete Kost nicht totgekocht, ihrer Geschmacksstoffe beraubt, als verkochter, zermanschter Brei an die Truppe ausgegeben wird.

Beim *Einsatz der Truppe* soll der *Arzt* außerdem mit daran arbeiten, die Verpflegung der Truppe zu überwachen, insbesondere wenn die warme Kost in Essensträgern nach vorn gebracht werden muß. Gerade an solchen Tagen ist es

---

[1] KITTEL-SCHREIBER-ZIEGELMAYER: Soldatenernährung und Gemeinschaftsverpflegung. Dresden: Th. Steinkopff. — PIESZCZEK-ZIEGELMAYER: 1. Tagungsbericht der Arbeitsgemeinschaft Ernährung der Wehrmacht. Dresden: Th. Steinkopff.

Aufgabe des Feldkochs und des Arztes, dem Mann die Kost so schmackhaft, so abwechslungsreich und wirklich so gesund wie nur möglich zubereitet zu gestalten. Verpflegungsbeamter und Arzt müssen, soweit ihre anderen wichtigen Pflichten es zulassen, auch einen Blick besonders in diesen Tagen der Feldküche schenken[1].

Wesen und Bedeutung der Eisenbahnküchenwagen.

Infolge der weit auseinanderliegenden Kriegsschauplätze und der *großen Entfernungen zwischen Front und Heimat* ist der Soldat des öfteren gezwungen, tage-, nicht selten sogar wochenlang mit Fahrten auf der Eisenbahn zuzubringen.

Es braucht in diesem Zusammenhang nur kurz gestreift zu werden, daß zu einer gesunden und bekömmlichen Verpflegung des Soldaten neben der kalten Kost auch die Sicherstellung durststillender Getränke für den Sommer und wärmender für die kalten Jahreszeiten sowie einer *warmen Kost als Hauptmahlzeit* nötig sind.

Soldaten, die im Verbande ihrer Truppe mit der Eisenbahn transportiert werden, erhalten ihre Verpflegung von der mitgeführten Feldküche. Getränke und warme Kost sind damit genau so sichergestellt, als wenn die Truppe sich auf dem Marsch befände oder in Ruhe läge. Kleine Transporte, Kommandierte, Versetzte und Urlauber dagegen können während der Eisenbahnfahrt in der Regel nur mit kalter Kost versehen werden. In Hinsicht auf den Empfang von Getränken und warmer Kost sind sie auf die Betreuungs- und Verpflegungsstellen der Bahnhöfe und auf die in den Zügen, vornehmlich in den Fronturlauberzügen, mitlaufenden *Eisenbahnküchenwagen* angewiesen.

Ohne die Bedeutung der Betreuungs- und Verpflegungsstellen auf den Bahnhöfen schmälern zu wollen, müssen den Eisenbahnküchenwagen doch die folgenden Vorzüge zugesprochen werden, die zugleich die Gründe für die Einführung dieser Einrichtung sind, die es bekanntlich im *1. Weltkrieg nicht* gab.

Der Eisenbahnküchenwagen erspart die Reisedauer verlängernde Aufenthalte auf Bahnhöfen zwecks Empfang von Getränken und Einnahme der warmen Mahlzeiten und macht damit die Gleise schnellstens wieder für andere Transporte frei; ferner sichert er die für eine bekömmliche Verpflegung notwendige, *regelmäßige Verabreichung* der Getränke und Mahlzeiten unabhängig von dem Vorhandensein von Betreuungs- und Verpflegungsstellen auf Bahnhöfen wie bei Zugverspätungen; schließlich kann er *bei Vormärschen bis zum Bau fester Stellen als ortsfeste Betreuungs- und Verpflegungsstelle eingesetzt* werden.

Über die damit kurz aufgezeigte Bedeutung des Eisenbahnküchenwagens für die Wehrmachtsverpflegung muß noch auf die Rolle hingewiesen werden, die ihm zur Zeit in der *Katastrophenhilfe* zugewiesen wird. Zu mehreren in Zügen zusammengestellt ist er in der Lage, aus den für Katastrophenhilfe bereitliegenden Lebensmitteln schnellstens warme Mahlzeiten herzustellen.

Wesen und Bedeutung der Brateinrichtung an der Feldküche.

Die *Feldküche normaler Bauart* war grundsätzlich *nur für die Zubereitung von Eintopfgerichten* eingerichtet. Die Beschränkung auf Gerichte, die mehr oder weniger immer einen suppenartigen Charakter haben, steht aber der ebenso grundsätzlichen Forderung entgegen, die Verpflegung so abwechslungsreich wie möglich zu machen. Mag sich nun der Feldkoch nach Wegfall der ausländischen Gewürze auch mit den heimischen hinreichend vertraut gemacht und Wildkräuter wie Pilze zur Geschmacksveränderung herangezogen haben, so *fehlten*

---

[1] Siehe Abschnitt X A. „*Verpflegung an Bord der Kriegsschiffe*“ S. 433. — Abschnitt XI B. 1. „*Besonderheiten in der Verpflegung des fliegenden Personals*“ S. 487. — Verpflegung in dem Abschnitt IX C. „*Tropenhygiene*“ S. 419.

ihm doch noch zwei erstrebenswerte *Abwechslungsmöglichkeiten*: das *Braten* zur Gewinnung geschmacksverbessernder Röststoffe und das *Mehrtopfgericht*.

Solange der Feldkoch an einer ortsfesten Küche arbeiten kann, macht das keine Schwierigkeiten. Auch an der Front, soweit die Truppe in Ruhe lag, sorgte die Findigkeit des Soldaten sehr bald dafür, daß der Feldkoch auf selbstgebauten Herden alle Möglichkeiten zur Herstellung von Mehrtopfgerichten und zum Braten, ja sogar zum Backen fand. Aber gerade auf dem *Vormarsch* mit seinen besonderen Beanspruchungen, auf dem eine *Abwechslung in der Kost von besonderer Bedeutung* für die Stimmung der Truppe ist, fiel die Eintönigkeit des Eintopfes besonders ins Gewicht. Das hat sich seit 1938 mit dem *Einbau der Brateinrichtung in die Feldküche* schlagartig geändert. Unter Hinzuziehung des Kaffeekessels zum Kochen von Kartoffeln ist der Feldkoch nunmehr in der Lage, auch auf dem Marsch eine Mahlzeit mit getrennter Zubereitung von Bratfleisch, Gemüse und Kartoffeln herzustellen.

IV. Abschnitt.

Trinkwasserversorgung.

Von K. WALTHER-Leipzig.

Mit 6 Abbildungen.

Die Trinkwasserversorgung hat von jeher bei allen Völkern eine große Rolle gespielt. Die Bedeutung, die dem Wasser (im *Frieden* wie auch besonders im *Krieg*) bei der Ernährung von Mensch und Tier zukommt, hat das Problem der Wasserversorgung zu einer Wissenschaft werden lassen, an der Hygieniker, Geologe, Ingenieur, Chemiker und Physiker ihren gleich wertvollen Anteil haben.

Der Mensch deckt seinen Wasserbedarf[1] in der Regel aus den natürlichen Wasservorräten des *Grund* und *Oberflächenwassers*. In ausgesprochenen Mangelgegenden ist er oft auf das in Behältern aufgefangene *Niederschlagswasser* angewiesen. Die Trinkwasserversorgung großer Siedlungen, insbesondere der Großstädte, ist immer vom Wasserreichtum der Umgebung abhängig. Bei der Dichte der Besiedlung vieler Kulturgegenden reicht das Grundwasser bei vielen nicht mehr aus, so daß man durch Bau von ergiebigen Quellen und Wasserläufen genährten *Stauseen* und mit der technisch hoch entwickelten Ausnutzung des Oberflächenwassers der Seen und Flüsse den Wasserbedarf decken muß. Solche „Sammelversorgungsanlagen" müssen Klär- und Reinigungsanlagen besitzen (Absetzbecken, Filteranlagen, Anlage für chemische Aufbereitung). Die Notwendigkeit weitgehender Ausnutzung des Oberflächenwassers führte zur Entwickelung einer Reihe von *Verfahren zur Reinigung des Wassers* für Genußzwecke.

Diese bezwecken Ausscheiden der ungelösten Schwebstoffe und Bakterien, Beseitigen bestimmter gelöster Stoffe, Vernichten im Wasser vorhandener lebender Organismen. Bereits durch das sogenannte *Absetzverfahren* ohne oder mit Zusatz von Fällmitteln kann eine Reinigung des Wassers erzielt werden. Sie wird verstärkt durch Filtration mit den verschiedensten Methoden und Apparaturen oder durch Zusatz chemischer Mittel (Chlorung, Katadynverfahren, Cumasinaverfahren).

Für die Trinkwasserversorgung ist es außerdem notwendig, daß dem Wasser, ehe es zum Genuß brauchbar ist, vorhandene Überbestandteile an chemischen Stoffen entzogen werden (Entsäuerung, Enteisenung, Entmanganung). Alle diese Verfahren haben sich im Friedensbetrieb ortsfester Anlagen langjährig bewährt.

---

[1] Siehe auch Abschnitt III A. „*Die Ernährung des Soldaten*" S. 248 dieses Lehrbuches.

Die *Friedensunterkünfte der Wehrmacht*[1] sind entweder an das Wasserleitungsnetz des Standortes angeschlossen oder sie verfügen über eigene Wasserwerke. Die Enge der Wohnungsgemeinschaft in *Kasernen* usw. erfordert bei Betrieb eigener Wasserwerke, z. B. auf *Truppenübungsplätzen*, besonders gründliche Überwachung.

Auch dort, wo infolge der Wohndichte der Bevölkerung das Quelleinzugsgebiet einer Wasserversorgung bewohnt ist, sind ständige scharfe Überprüfungsmaßnahmen unter Begutachtung des Seuchenstandes der Bevölkerung erforderlich.

An ein *einwandfreies Trinkwasser* sind folgende Anforderungen zu stellen:

1. Klares, farbloses, nach 24 stündigem Stehen unverändertes Aussehen ohne Niederschlag.
2. Geruchlosigkeit.
3. Angenehm frischer Geschmack.
4. Gleichmäßige, nicht mehr als 2° C schwankende Temperatur.
5. Freisein von chemischen und organischen Verunreinigungen.

Die *entscheidende* Begutachtung eines Trinkwassers ist *Aufgabe eines hygienisch geschulten Arztes. Dieser Aufgabe muß heute jeder Sanitätsoffizier gewachsen sein. Er spricht das letzte Wort bei der Wasserversorgung der Truppe.* Er bedient sich für die Gesamtbeurteilung der Unterlagen und Gutachten der *Wehrgeologen* und stützt sich auf die *bakteriologischen* und *chemischen* Teilprüfungen. Unentbehrlich ist für ihn die grobsinnliche Prüfung des Wassers und die genaue *Ortsbesichtigung* des Wasserspenders, namentlich wenn es sich um Neuanlagen handelt.

A. Die Ortsbesichtigung.

Die Ortsbesichtigung einer Wasseranlage ist die wichtigste Prüfart. Sie erübrigt u. U. weitere Untersuchungen des Wassers. Als vorbereitende Maßnahme vor der eigentlichen Inanspruchnahme des Wasserspenders empfiehlt sich eine eingehende Befragung seines Nutznießers. PELTRET gibt hierfür folgende Fragestellung an:

Kessel- oder Rohrbrunnen? Oberflächen-, Quellwasser? Wann angelegt? Ob und wann ausgebessert oder verändert? Wie sind die Bodenschichten? (Etwa vorhandene Zeichnung des Bodenprofils zeigen lassen.) Wie tief ist der Brunnen? Als Trinkwasser benutzt oder nur für Wirtschaftszwecke, Vieh usw.? Täglich benutzt? Für wieviel Personen? Ist Wasser auch im Sommer kühl? Ist es nach Regen trübe? Versiegt der Brunnen zeitweise? Sind ansteckende Krankheiten, insbesondere Cholera, Typhus und Ruhr, im Hause oder im Ort vorgekommen?

Die Ortsbesichtigung stellt danach fest, um welche Art von Anlage es sich handelt: Kesselbrunnen? Flache (bis 10 m Tiefe) Rohrbrunnen? Tiefe Rohrbrunnen? Quellfassungen?

1. Kesselbrunnen und flache Rohrbrunnen. Für die Begutachtung gelten allgemein folgende Grundsätze:

a) Brunnen sollen *mindestens 10 m Abstand* haben von Abortgruben, Dunghaufen, Jauchegruben, Tierställen, Viehweiden, bestellten Äckern, Abwässergräben und sonstigen Schmutzquellen.

b) Die *Brunnenumgebung* soll durch Steinpflaster, Zement (Beton) oder festgestampften Lehm mit Kiesschüttung wasserundurchlässig befestigt sein.

c) Die *obere Brunnenöffnung* soll höher als die Umgebung liegen, der Brunnenkranz mindestens 20 cm über die Erdoberfläche herausragen und dicht zugedeckt sein (Zementplatte ohne offene Fugen und Risse).

PELTRET fordert ferner folgende Feststellungen: Ragt Brunnenbedeckung rings seitwärts über Brunnenkrone hinaus (zweckmäßig 5—10 cm) und liegt sie fugenlos dicht auf? Ist Ein-

---

[1] Siehe auch die Abschnitte X B. „*Wasserversorgung und -bereitung an Bord*" S. 436 und X F. „*Marineeigentümliche Tropenhygiene*" S. 456 sowie IX C. „*Tropenhygiene*" S. 419 in diesem Lehrbuch.

steigeöffnung dicht abgedeckt? (Deckel mit überfallenden Rändern, ohne offene Löcher und Risse und so verschlossen, daß er von Unbefugten nicht geöffnet werden kann.) Ist Pumpenstock auf der Brunnenbedeckung starr und fugenlos befestigt? (Pumpenstock aus Holz meist unzulänglich.) Befindet sich Pumpenstock seitwärts vom Brunnen? (Zweckmäßig; dabei ist Brunnenschacht häufig 1—1½ m unter Oberfläche gut abgedeckt versenkt und mit Feinsand oder Lehm überschüttet; zur Pumpe führt dann unterirdische Schleppleitung.) Ist Pumpenstock oben genügend zugedeckt? (Offen unzulässig.) Wird Überlauf und Spülwasser in fester Abflußrinne genügend weit von Brunnenstock (mindestens 5 m) fortgeleitet? Ist nächste Umgebung des Brunnens feucht, verschlammt und verschmutzt? (Zweckmäßig in 3 m Umkreis wasserundurchlässig angelegt, Steinpflaster, Zement, festgestampfter Lehm mit Kiesschüttung.)

Ist vorhandenes Stein- oder Ziegelmauerwerk dicht ausgefugt oder (besser) ganz mit Zement verputzt oder außen herum mit Lehmschlag abgedichtet? Sind vorhandene Zement-

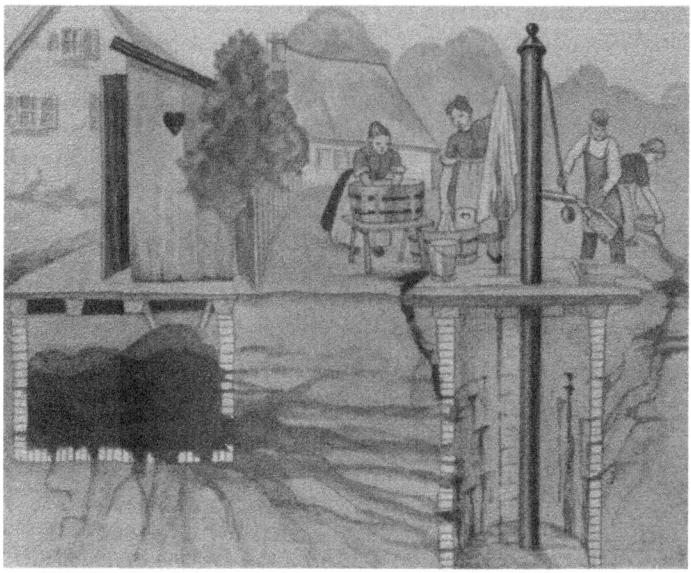

Abb. 1. Brunnenanlage, wie sie nicht sein soll.

ringe gegeneinander dicht ausgefugt? (Holzverkleidete Brunnenkessel sind schlecht.) Sind senkrechte dunkle oder helle Streifen oder Pflanzenrasen an der Innenwand zu sehen?

Wieviel Meter unter Erdoberfläche steht der Wasserspiegel? Wie hoch über Brunnensohle steht der Wasserspiegel? Wie ist die Brunnensohle beschaffen?

Diese Feststellungen müssen notfalls mit Hilfe einer Taschenlampe getroffen werden.

Wie wichtig genaue Erhebungen über Umgebung und den Brunnenzustand sind, ist aus nachfolgender Abbildung drastisch ersichtlich.

Im *Ostfeldzug* hat der deutsche Soldat hinreichende Bekanntschaft mit den *offenen Kesselbrunnen* (Schöpf- oder Ziehbrunnen) gemacht, die häufig sogar unüberdacht als Wasserstelle dienen. Daraus wird das Wasser mit einem an der Kette festgeschmiedeten Eimer entnommen. In vielen sowjetischen Dörfern besteht aber auch die Sitte, daß jede Haushaltung ihren eigenen Schöpfeimer besitzt. Der ständigen Verschmutzung und bakteriellen Verunreinigung des Grundwassers wird damit Vorschub geleistet. Auch die Umgebung dieser Brunnen ist meistenteils nur Erdreich, der Brunnenschacht ein altes rissiges Gemäuer. Müssen solche Brunnen als Wasserspender für eine ständig am Ort liegende Truppe dienen, ist es notwendig, sie hygienisch so weit zu verbessern, daß wenigstens keine groben Verschmutzungen entstehen können. (Überdachung am besten in Form eines etwa 1 m hohen Häuschens mit Klappdach, Abstellbänkchen und Lattenrost für die Trageimer, Abflußrinne für das überfließende Schöpfwasser, einseitige Verstärkung des Schöpfeimers zum besseren Umkippen.) Wasser aus solchen offenen Brunnen ist aber trotz aller äußerlichen Verbesserungen nur in abgekochtem Zustand als Trinkwasser geeignet.

2. Tiefe Rohrbrunnen können als einwandfrei gelten, wenn Rohr- und Pumpenteile dicht sind, wenn vom Einsteigeschacht aus keine Verunreinigungen in das Brunnenwasser einfließen können.

Verunreinigungen des Grundwassers des Brunnens können entstehen, wenn in stark zerklüfteten oder rissigen Bodenschichten Oberflächenwasser ungefiltert in die Tiefe gelangen kann.

3. Gefaßte Quellen sind einwandfrei, wenn das Einzugsgebiet in tiefe, gut filtrierbare Bodenschichten hinabreicht oder — bei flacherer Lage — durch Siedlungen oder gedüngte Äcker nicht verunreinigt werden kann. Für Quellenfassungen in bewohntem Gelände ist quellenaufwärts ein Schutzgebiet von 50 m zu fordern.

Das Abflußrohr muß geschlossen mehrere Meter so weit talwärts geführt werden, daß die Entnahmestelle mindestens 1 m über der Bodenoberfläche liegt. Sie ist vor Verschlammung zu schützen (Abflußrinne, Kiesaufschüttung, Knüppelbelag).

4. Die Prüfung von **Sammel-Versorgungsanlagen** erfolgt je nach der Art des Spenders. Sie muß sich auch auf eine genaue Besichtigung der zuführenden Apparaturen zur Trinkwasserherstellung (Enteisenungsanlage, Absetzbecken usw.) erstrecken. Auch die Sammelanlagen, Pumpwerke und das Rohrnetz müssen begutachtet werden, bevor eine Entscheidung über einwandfreie und ausreichende Wasserversorgung gefällt werden kann.

B. Die Begutachtung des Wassers.

Die endgültige Begutachtung eines Wassers für Trinkwasserzwecke ist Aufgabe des Sanitätsoffiziers. Er entscheidet, ob über die Ortsbesichtigung hinaus weitere Prüfungen notwendig sind. Sie bestehen aus

1. der an Ort und Stelle vorzunehmenden Feststellung des Geschmacks, Wärmegrades, Geruches, der Farbe und Durchsichtigkeit, grob sichtbarer Veränderungen;

2. der Beurteilung der Ergiebigkeit des Wasserspenders;

3. den Laboratoriumsuntersuchungen, und zwar der chemischen, bakteriologischen und nötigenfalls mikrobiologischen Untersuchung.

Die Prüfung durch die *Sinnesorgane* setzt objektives Urteil des Prüfers voraus. Wasser ist wohlschmeckend und für den Genuß völlig einwandfrei, wenn es geruchlos, ohne unangenehmen Beigeschmack, farblos klar und etwa 7—12° C warm ist. Genuß von Wasser unter 7° kann zu Darmstörungen führen. Beigeschmack nach Eisen oder Moder oder modriger Geruch sind nicht ohne weiteres gesundheitsschädlich. Über Eignung solchen Wassers als Trinkwasser muß die Laboratoriumsuntersuchung Aufschluß geben. Die *Geschmacksprobe* wird nur bei nicht seuchenverdächtigem Wasser vorgenommen. Der *Wärmegrad* des Wassers wird am eingetauchten Thermometer abgelesen. Stärkere Schwankungen können durch Zufluß von Oberflächenwasser bedingt sein und sind daher bedenklich. Farbe und Trübungen des Wassers werden dadurch festgestellt, daß man eine mit dem Wasser gefüllte Flasche gegen das Licht hält. Reines Wasser sieht farblos aus, mit bläulichem Farbton. Wasser in Moorgegenden gelb bis gelbbraun. Trübungen bei langem Stehen durch kohlensauren Kalk (weißlich), Eisenoxydhydrat (gelbbraun), Manganhydroxyd (graubraun bis schwarz). Trübung des Wassers bei Regen oder Schneeschmelze ist durch unreine Zuflüsse bedingt und erfordert bakteriologische Untersuchung.

Den *Geruch* prüft man am frisch entnommenen Wasser, das man (etwa 200 ccm) in einer Flasche tüchtig umschüttelt oder auf 40—60° erwärmt. Organische Zersetzungsstoffe im Wasser machen sich durch fauligen Geruch bemerkbar.

Verunreinigung des Wassers läßt sich durch Schütteln des Wassers in Prüfgläschen nachweisen. Es entsteht dann Schaum.

Die Prüfgläschen werden an Ort und Stelle mit dem Wasser mehrmals ausgespült, dann ³/₄ gefüllt und 10 Sekunden lang geschüttelt. Verschwinden des Schaumes nach 1—2 Sekunden ist belanglos; bleibt der Schaum mehrere Sekunden lang stehen und geht er nach und nach in Perlen über, die am Rande des Glases einige Zeit haften bleiben, so weist dies auf verunreinigtes Wasser hin.

Ammoniak wird an Ort und Stelle mit NESSLERS Reagens nachgewiesen, von dem 3 bis 4 Tropfen einem zu ³/₄ mit dem fraglichen Wasser gefüllten Probegläschen zugesetzt werden; Gelbfärbung zeigt die Gegenwart von Ammoniak an.

Zum Nachweis von salpetriger Säure (Nitrite) werden einem in gleicher Weise gefüllten Proberöhrchen 3—5 Tropfen 25 proz. Phosphorsäurelösung hinzugefügt und darauf 10 bis 12 Tropfen Jodzinkstärkelösung. Je nach Menge der vorhandenen salpetrigen Säure tritt sofort oder innerhalb einiger Zeit (längstens 10 Minuten Warten) Blaufärbung auf. Die Prüfung darf nicht im Sonnenlicht vorgenommen werden. Bei sofortiger Blaufärbung enthält das Wasser etwa 0,5 mg salpetrige Säure im Liter; tritt die Blaufärbung erst nach 10 Minuten auf, enthält das Wasser nur Spuren salpetriger Säure.

Für die Beurteilung der Eignung eines Wasserspenders für militärische Zwecke ist auch *Feststellung der Ergiebigkeit* von Wert. Man erhält ein Urteil darüber durch Befragen des Nutznießers oder durch Pumpversuche mit Zeitstopper, wobei Absinken und Wiederansteigen des Wasserspiegels abgeschätzt werden. Folgende Zahlen können als Anhaltspunkt für die Gebrauchsmenge im Frieden dienen.

In Kasernen:		je Abortspülung	2— 10 l
je Kopf.	30— 40 l	je Wannenbad	200—400 l
je Pferd	40— 50 l	je Brausebad	40— 80 l
je Wagenreinigung	200—300 l	In Lazaretten:	
je Kilogramm Wäsche	10— 15 l	je Kranker	250—650 l
(Waschanstalten)			

Im *Felde* muß unter Umständen mit viel *geringeren Sätzen* ausgekommen werden. Der reine Trinkbedarf beträgt etwa 2—4 l, bei körperlicher Arbeit 5—6 l, im Wüstenklima *täglich* u. U. 12 l der festgesetzten Tagesverbrauchssätze, in Trockengegenden bei Einsatz 5 l, bei Ruhe 6 l.

Für die *bakteriologische* Laboratoriumsuntersuchung werden etwa 50 ccm und für die *chemische* etwa 2 l Wasser benötigt. Die Entnahme dafür soll durch geschultes Sanitätspersonal, am besten durch einen in dieser Verrichtung erfahrenen Sanitätsoffizier erfolgen. Für die Wasserentnahme und Versand im Felde ist ein Merkblatt nach nachstehendem Muster empfehlenswert.

Vorbemerkung: Nicht bakteriologisch untersuchtes Wasser aus sämtlichen offenen und geschlossenen Brunnen und Wasserleitungen muß als mit ansteckenden Krankheitskeimen verseucht angesehen und darf nur abgekocht genossen werden.

Entnahme:

1. Zur Wasserentnahme sind ausschließlich sterilisierte Flaschen zu verwenden. Für eine Probe zur bakteriologischen Untersuchung sind zwei Flaschen zu je 50 ccm, zur chemischen Untersuchung 2 Flaschen zu je 500 ccm, am besten vorher sterilisierte Selterwasserflaschen, zu nehmen.

2. Vor Entnahme des Wassers muß der Wasserhahn oder die Pumpenschnauze mit einem Brenner gründlich abgebrannt werden (bis zur Kochhitze des Wassers).

3. Danach muß das Wasser 30 Minuten (nach der Uhr!) auslaufen oder abgepumpt werden.

4. Jetzt erfolgt Entnahme der ersten Probe, wobei der Stöpsel am Innenrand nicht berührt werden und auch nicht aus der Hand gelegt werden darf. Vor der Verstöpselung ist der Stöpsel noch kurz über einem Brenner abzuflammen.

5. Hiernach Wasserhahn oder Pumpenschnauze erneut, diesmal 5 Minuten, auslaufen lassen!

6. Entnahme der zweiten Probe. sonst wie bei 4. Größte Vorsicht mit dem Stöpsel.

Transport:

7. Die Flaschen sind sofort in mehrere Schichten Zeitungspapier einzuwickeln und unverzüglich, mittels Sonderkurier, an die hyg.-bakter. Untersuchungsstelle einzusenden. Das Wasser darf also nicht erst warm werden oder gar länger stehen. Nur wenn das Wasser frisch, kalt, möglichst in Eis verpackt, eingeliefert wird, ist ein einwandfreies Untersuchungsergebnis zu erwarten. Auf den Flaschen ist die genaue Bezeichnung des Wasserspenders anzubringen. Sie muß mit den Angaben des Begleitzettels übereinstimmen.

Begleitzettel:

8. Jeder Wasserprobe ist ein Begleitzettel mit folgenden Angaben beizugeben:

9. Art der Probe, Leitungs- oder Pumpenwasser. (Wasser aus offenen Brunnen, d. h. Ziehbrunnen, wird grundsätzlich nicht zum Frisch-Trinkwasser-Genuß zugelassen, da es in gewissen Fällen als infektiös anzusehen ist. Es wird daher auch grundsätzlich nicht bakteriologisch, aber immer chemisch untersucht.) Wasser aus Pumpen kommt, falls es keimarm ist, nur nach Ortsbesichtigung durch den Hygieniker zum Frisch-Trinkwasser-Genuß

in Frage, da auch solches Wasser u. U. bei Regengüssen oder Bodenverunreinigungen in der Nähe leicht infektiös werden kann. Wasser aus Leitungen kann bei Keimarmut auch erst nach Ortsbesichtigung der Wassergewinnungsanlage, der Leitungs- und Zapfstellen durch den Hygieniker und nach mehrfachen Untersuchungen an einer Reihe von Zapfstellen evtl. als Frischtrinkwasser zugelassen werden. Kurz nach *Ausbesserungsarbeiten* an Wasserleitungen ist eine bakteriologische Untersuchung des Wassers zwecklos, da die Leitungen durch die Arbeiten stark keimhaltig geworden sind.

10. Genaue Bezeichnung der Entnahmestelle, Straße und Hausnummer oder besser die feste Nummer auf dem Wassernetzplan, falls vorhanden, sowie Tag und genaue Uhrzeit der Entnahme.

11. Leserliche Anschrift des Einsenders mit Ortsangabe und Feldpostnummer, gegebenenfalls Kurierwegbezeichnung und Fernsprechnummer.

12. Auf den Umschlag ist das Wort „*Eilt!*" zwecks sofortiger Verarbeitung zu schreiben.

Für Untersuchungen auf *Blei* ist frühmorgens das erste Wasser dem Abfluß zu entnehmen.

Bei ausnahmsweiser Entnahme durch Schöpfen ist ein außen und innen mit kochendem Wasser gut gereinigtes Schöpfgerät zu benutzen, mit dem man etwas unterhalb der Wasserfläche entnimmt.

Probeentnahmen bei starkem Frost, nach langer Trockenheit sowie unmittelbar nach Reparaturarbeiten sind wertlos.

Im Frieden werden über jeden Brunnen im Kasernenbereich, auf Exerzierplätzen und Übungsplätzen *Wasserprüfungslisten* mit *Lageskizze* und Angabe der *geologischen Schichtenfolge* geführt.

Für die *Auswertung der chemischen Prüfung* muß der Sanitätsoffizier folgendes wissen:

Organische Stoffe werden ganz allgemein durch den Verbrauch eines Sauerstoffspenders (Kaliumpermanganat) nachgewiesen. Ammoniak, Nitrite und Nitrate sind an sich ungiftig, aber Zeichen von vor kürzerer (Ammoniak, salpetrige Säure) oder längerer Zeit (Salpetersäure) eingetretener Verunreinigung.

Größere Chlormengen deuten meist auf Verunreinigungen hin (Speisereste, Urin). In seltenen Fällen stammen sie aus dem Boden. Für die Verwendbarkeit des Wassers in Trockengebieten, Steppen können hinsichtlich des Salzgehaltes folgende Anhaltspunkte gelten. Chloridgehalt bis zu 1000 mg je Liter = gut geeignet für Getränke, bis zu 2000 mg = geeignet für Speisezubereitung, über 2000 mg = noch geeignet für Bäckereien.

Phosphate lassen immer auf größte Verunreinigung schließen.

Eisen (in seltenen Fällen aus Rohrleitungen) ist gesundheitlich unbedenklich, ebenso Mangan.

Hartes Wasser kann gelegentlich Durchfall verursachen, ist aber meist unschädlich, sogar von besserem Geschmack als weiches Wasser. Hartes Wasser ist als Koch- und Waschwasser weniger geeignet als weiches Wasser. (Flockenbildung bei Suppen, Trübungen von Kaffee oder Tee, Hartbleiben von Hülsenfrüchten, hoher Seifenverbrauch, Kesselsteinbildung.)

Bleihaltiges Wasser führt bei längerem Genuß zur Bleivergiftung.

Als *Grenzzahlen chemischer Befunde* können folgende gelten (ausgedrückt in mg/l):

Reaktion schwach bis deutlich alkalisch (p_H größer als 7,0; Moorwässer nicht selten sauer).

Abdampfrückstand	500
Kaliumpermanganatverbrauch	12
Ammoniak	Spuren (in eisenhaltigen Grundwässern sowie in Moorwässern oft bis zu 1 und mehr)
Salpetrige Säure (Nitrite)	0
Salpetersäure (Nitrate)	30
Chloride	30
Gesamthärte	18
Eisen	0,3
Mangan	0,1
Phosphorsäure (Phosphate)	höchstens Spuren

Sie sind für den hygienischen Beurteiler ein Anhaltspunkt, an Hand dessen er in Verbindung mit den Ergebnissen der etwaigen sonstigen Untersuchungen sein Urteil abgibt.

In der *bakteriologischen* Untersuchung wird die *Keimzahl* im Wasser festgestellt und die Prüfung auf Colibakterien ausgeführt.

Die Gesamtkeimzahl darf bei einwandfreien tiefen Rohrbrunnen 10—50 Keim je ccm, in gefiltertem Oberflächenwasser bei Sammelversorgungsanlage 100 je ccm nicht übersteigen.

Werden sehr hohe Keimzahlen (etwa 100 je ccm, z.B. in Brunnen) festgestellt, kann man ohne weiteres auf Verunreinigung schließen. Ebenso weist Colibefund in tiefen Rohrbrunnen auf eine ziemlich sichere Verschmutzung infolge oberflächlicher Undichtigkeiten oder Zuflüsse hin.

In der *mikrobiologischen Untersuchung* werden etwaige Absatzstoffe auf menschliche oder tierische Abgänge oder Haushaltsreste mikroskopisch untersucht. Derartige Untersuchungen sind von Wert auf Schießständen, bei alten Rohrbrunnen, die im allgemeinen nur wenig benutzt werden. Sie sind häufig im Verfall, wenn sie auch äußerlich brauchbar erscheinen, und bilden, da sie meist in der Nähe von Wohnungen liegen und von ihnen aus verschmutzt werden können, eine gesundheitliche Gefahr.

C. Wasserversorgung im Felde.

Die Bereitstellung *einwandfreien* und *ausreichenden Wassers im Felde* ist für die Erhaltung der Schlagkraft und Leistungsfähigkeit von Mensch und Tier von großer Bedeutung. Sie kann u. U. kampfentscheidend sein. Wo *Brunnen* fehlen, muß das Wasser aus *Bächen* und *Teichen* entnommen und für den menschlichen Genuß aufbereitet werden. Wo auch solche oberflächlichen Wasserspender fehlen oder ausgetrocknet sind, wird man versuchen müssen, durch *Neubohrungen* fündig zu werden, oder man muß eine Truppe, die längere Zeit in wasserloser Gegend kämpft, mit *Wassertransportwagen* ausstatten. Dem Sanitätsoffizier im Felde erwächst somit in der Mitarbeit an der Wasserversorgung ein großes Aufgabengebiet. Er wird oft vor schwere Entscheidungen gestellt. Hierbei muß er als Mindestforderung für den Rohgenuß eines Wassers annehmen, daß es mit menschlichen oder tierischen Ausscheidungen oder mit Abfällen nicht verunreinigt ist. Kann dies nicht einwandfrei festgestellt werden, muß entweder die Anlage baulich verbessert oder — beim Vormarsch — das Wasser durch besondere Verfahren genußfähig gemacht werden.

Die Neuanlage von Wasserspendern. Wenn der Sanitätsoffizier vor der Aufgabe steht, bei Neuanlagen beratend mitzuwirken, muß er versuchen, aus der *Bodenbeschaffenheit* ein Urteil über die Eignung der betreffenden Stelle zu bekommen. Hierzu muß er außer den Unterlagen, die ihm der Wehrgeologe über mögliche Grundwasservorkommen gibt, folgendes wissen:

1. Bodenverunreinigung. Oberflächliche Bodenschichten enthalten namentlich in bewohnten oder bewirtschafteten Gegenden viel Schmutzstoffe und Bakterien, darunter auch Krankheitserreger. Von 2 m Tiefe an nehmen die Bakterien stark ab, von 3—6 m Tiefe an ist der Boden im allgemeinen keimfrei. In noch tiefere Bodenschichten gelangen Bakterien und Schmutzstoffe nur durch tief hinabreichende Pflanzenwurzelkanäle, Regenwurmgänge, Bodenrisse nach langer Trockenheit und ähnliches.

2. Filterkraft des Bodens. Sie läuft gleich mit der Zeit, die Wasser zum Durchtritt braucht. Feinkörniger Boden filtert gut, grober Kiesboden schlecht. Spaltige und rissige Böden sind schlechte Filter, Böden aus Sand oder Kies, Lehm und Sand, Schotter und Sand filtrieren gut, Ton-, Moor-, Torf- und Humusböden sind praktisch undurchlässig.

Die Notwendigkeit, Brunnen zu bohren, tritt aber erst dann ein, wenn die vorhandenen Wasservorkommen nicht ausreichen oder wenn sich eine Truppe in Trockengegenden befindet und der Antransport von Wasser aus einem anderen wasserführenden Abschnitt zu große Schwierigkeiten bereitet. Für Brunnenbohrungen in geringer Tiefe hat sich im Kriege 1914—18 der *Feldrammbrunnen* (früher Abessinierbrunnen genannt) nützlich erwiesen (Abb. 2).

Man kann damit Grundwasser aus etwa 6 m Tiefe heben, am besten in feinporigem, gut filtrierendem Boden. In steinigen Böden sind diese Brunnen wegen der leichten Verletzlichkeit des Bohrrohres ungeeignet.

Im *Bewegungskrieg* hat sich das Feldbrunnengerät zur Versorgung schneller Truppen als außerordentlich *zweckmäßig* erwiesen. Eine Panzergruppe z.B. hat zu Beginn des Ostfeldzuges bei allen Bataillonen und selbständigen Truppenverbänden Feldbrunnen mitgeführt und eingesetzt. Der Rammbrunnen des Krieges 1914—18 ist zum Feldbrunnengerät 37 weiter entwickelt worden. Für Bohrungen in größerer Tiefe stehen dem Feldheere die verschiedensten Bohrgeräte zur Verfügung. Man teilt sie ein in Handbohrgeräte, Maschinenbohrgeräte (Seilschlagbohrer, Freifallbohrer), Rotationsbohrgeräte, Greiferbohrgeräte.

In *Wüsten* und *wasserarmen Steppengegenden* ist die Tätigkeit *besonderer Einheiten für Wasserversorgung* notwendig. Ihr Einsatz zur Wassererschließung hat Grundwassertiefe, Art des wassertragenden Bodens, vermutete Menge des Wasservorkommens und vor allem den Zweck der Wassererschließung und voraussichtliche Dauer und Umfang der Beanspruchung zu berücksichtigen. Solche Sondereinheiten sind mit umfangreichen Trinkwasserversorgungsgeräten ausgestattet.

Diese umfassen Geräte zur Feststellung von Wasservorkommen, zur Erschließung dieser, zur Wasserförderung, zur Aufbereitung des geförderten Wassers, zum Transport und zur Verteilung. Für die Wasserförderung müssen dabei neben den einfachen Fördergeräten (Schöpfeimer, Schöpfsack, Becherwerk) auch Pumpanlagen verschiedenster Art vorhanden sein. Ihre Anwendungsmöglichkeit richtet sich nach der Tiefe des Grundwasservorkommens. Man unterscheidet

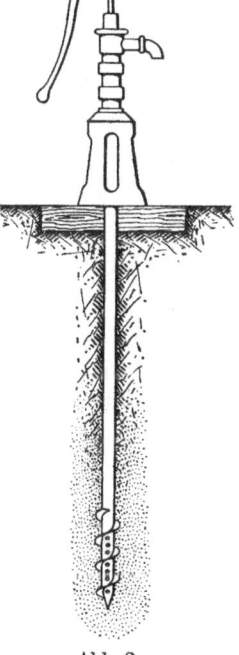

Kolbenpumpen mit einer Reichweite . . . . bis   8 m
Tiefkolbenpumpen mit einer Reichweite . . . von 8—250 m
Kreiselpumpen mit einer Reichweite. . . . . bis   8 m
Unterwassertauchpumpen mit einer Reichweite von 40—150 m
Injektoren mit einer Reichweite . . . . . . bis 20 m

Für Aufbereitung des geförderten Wassers ist Eingliederung eines mit Heerestrinkwasserbereitern (s. u.) ausgestatteten besonderen *Filterzuges* bei den Wasserversorgungseinheiten, gegebenenfalls auch ein Sondertrupp für *Wasserdestillation* zweckmäßig (Meerwasserdestillierapparate). In Trockengebieten mit starkem Salzgehalt ist Einsatz von *Frischwasserbereitern* angezeigt.

Bei allen Neubauten von Wasserstellen ist daran zu denken, daß sie zunächst durch den Bau verunreinigt werden. Das erste Rohwasser daraus ist also immer ungenießbar. Man muß daher vor Abgabe des Wassers an die Truppe längere Zeit abpumpen oder ein Chlorpräparat zusetzen. Die benötigte Chlormenge steigt mit der

Abb. 2.
Feldrammbrunnen.

Verschmutzung. Sie schwankt zwischen 0,1 mg und 30 mg/l. Um den Chlorgeschmack bei Verwendung großer Chlormengen zu beseitigen, muß nötigenfalls ein Antichlorpräparat zugesetzt werden. Die Förderung von Grundwasser durch einfache Grabung ist immer nur ein Notbehelf, da das geförderte Wasser verschmutzt ist, so daß es mit besonderen Apparaten geklärt werden muß.

Die Wasserversorgung aus vorgefundenen Wasserspendern. Wie sind die Wasservorkommen zu beurteilen? Welche Aufbereitungsarten sind anwendbar?

Oberflächenwasser ist mehr oder weniger verunreinigt und muß zum Genuß aufbereitet werden. Die Verunreinigung ist um so stärker, je näher die Wasserstelle an Siedlungen liegt. Wasser aus einsamen Landseen abseits menschlicher Siedlungen oder aus durch unbewohnte Landstriche, besonders Wälder, fließenden Bächen kann allenfalls noch als ohne weiteres genießbares Wasser angesehen werden. *Im Kampfgebiet muß mit der Verunreinigung eines jeden Oberflächenwassers gerechnet werden.* Für die Wasserentnahme aus Seen, Flüssen, Bächen usw. gibt Peltret folgende Anweisung:

„Am besten ist die Entnahme mit Pumpe, sonst mit sauberen Schöpfgefäßen. Bei Schöpfentnahme läßt sich eine Verunreinigung auf die Dauer nur vermeiden, wenn an der Schöpfstelle während der Entnahmezeit ein Posten aufgestellt wird; nur dieser Posten oder eine sonst beauftragte Person darf schöpfen und austeilen; die Wasserholer halten einen durch Schranken festgelegten Abstand. Wenn möglich, sind in Seen, Flüssen usw. zur Schöpfentnahme kleine Brücken oder Stege hineinzubauen. Dadurch wird das Aufrühren des flachen Uferwassers vermieden und das an den tieferen Stellen reinere Wasser geschöpft. Die Entnahmestelle soll soweit wie möglich vom Ufer abliegen, bei Flüssen jedoch nicht in der Stromrinne."

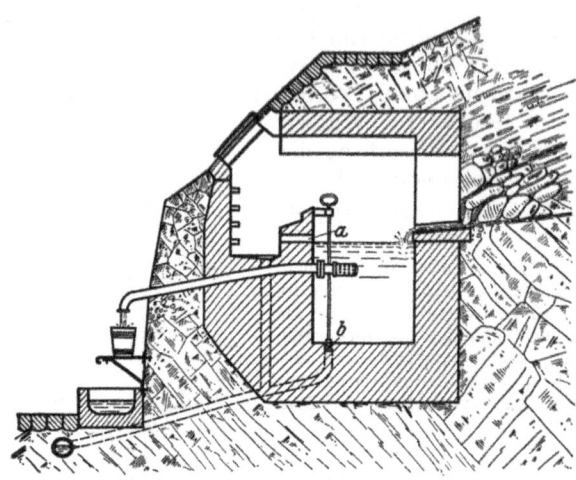

Abb. 3. Quellfassung, Brunnenstube (nach BISCHOFF, HOFFMANN, SCHWIENING).

Regenwasser, einwandfrei, also z. B. von Soldaten selbst im sauberen Kochgeschirr aufgefangen, und frisch genossen ist unbedenklich. In wasserarmen Gegenden, in denen Auffangen des Regenwassers eine ständige Notwendigkeit ist, wird es von leichtgeneigten Flächen aus in Sammelräume (*Zisternen*) abgeleitet. Vor Genuß dieses längere Zeit stehenden Wassers ist Aufbereitung notwendig. *Zisternenwasser* ist immer verunreinigtes Oberflächenwasser und daher ungereinigt nicht genußfähig. Zisternen müssen besonders vor *Verunreinigungen* durch Tiere (Ratten und Mäuse), die *Tularämiekrankheitserreger* übertragen können, geschützt werden. *Quellen* sind nur dann einwandfrei, wenn sie in ebenem Gelände aus großer Tiefe kommen. Quellen in Gebirgsschluchten oder -tälern oder am Fuß von Hügeln führen fast nie Grundwasser allein, son-

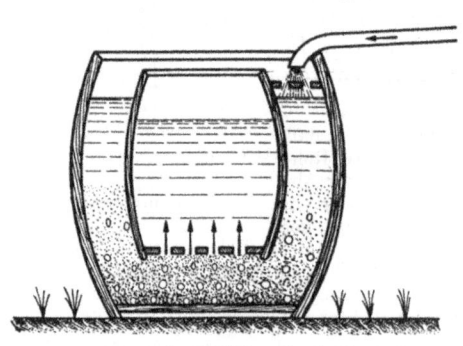

Abb. 4. Sandfaßfilter (nach KELLER).

dern Oberflächensickerwasser. Seine Güte richtet sich nach den Filterungsmöglichkeiten der Bodenschichten, die es durchflossen hat. Alle Quellen, deren Schüttung mit Regen- und Trockenzeit stark wechselt, deren Wasser sich mit Regen trübt und deren Temperatur mit der Temperatur der Außenwelt mitgeht, sind verdächtig. Bei längerer Benutzung einer Quelle sollte man immer eine Quellfassung mauern, wie sie die Abbildung zeigt.

Wasser eines jeden Brunnens, aus dem mit *Eimern* oder *sonstigen Gefäßen geschöpft* wird, ist als *verunreinigt* anzusehen, besonders wenn das Schöpfgefäß nicht am Brunnen fest verbleibt, sondern von jedem Entnehmenden mitgebracht wird. Das Wasser aus den nicht oder nur mangelhaft überdachten Brunnen in sowjetischen Dörfern ist immer als verunreinigtes Oberflächenwasser anzusehen, auch wenn die Bevölkerung selbst es ohne Gesundheitsschaden genießt.

Die Aufbereitungsarten. Die einfachste und primitivste Art ist das *Abkochen.* Es tötet Keime ab, dagegen werden die im Wasser vorhandenen Schmutzstoffe nicht beseitigt. Beste Form der Darreichung abgekochten Wassers ist seine Ausgabe von der Feldküche als Tee- oder Kaffeeaufguß. Das Wasser der sowjetischen

Dorfbrunnen ist auf diese Art ohne weiteres genießbar, wenn auch nicht immer wohlschmeckend. Künstliche *Sandfilter* ahmen die natürliche Bodenfilterung nach. In Faßform (Abb. 4) sind sie behelfsmäßig leicht herzustellen. Hauptzweck: Schönung des Wassers. Für nennenswerte Keimverminderung muß die Sandschicht mindestens 1½ m dick sein. Solche Schicht filtert ziemlich langsam. Beschleunigung tritt ein durch Verminderung der Sandschicht auf 70 cm und durch Zusatz von Aluminiumsulfat (10—30 g/cbm) zum Rohwasser zwecks besserer Ausfällung der Trübstoffe. Das Wasser ist dann aber nicht keimarm. Behelfsmäßige Filter sind ferner eng aneinanderliegende Stahldrähte, an die man Kieselgur anschwemmen läßt. Zur anzuschwemmenden Kieselguraufschwemmung wird Caporit hinzugegeben, um eine Desinfektion der Reinwasserführung zu erreichen. Solche Filterung ist für neu angelegte Pumpbrunnen angezeigt. Auch Zusatz von *keimtötenden Mitteln* bewirkt eine gewisse Verbesserung des Wassers. Bei einem jeden Verfahren sind aber Mängel und Fehlerquellen vorhanden, so daß die Anwendung von Chemikalien nur eine Notlösung bleibt. Genannt seien hier z. B. Hydrosept, Chloramin, Perchloron, Desazon. In Brunnenschächten läßt sich mit Kaliumpermanganat (3 g/cbm) Keimverminderung erzielen. Die *Trinkwasserchlorierung* ist in der Friedenspraxis seit langem eingeführt, besonders in der Form des Zusatzes von Chlorgas zum Trinkwasser. Bei Anwendung der Chlorierung ist jedoch nach KONRICH folgendes zu bedenken:

1. Die Temperaturschwankungen und -unterschiede offener Gewässer — darum handelt es sich im Felde — bewirken zeitliche Änderungen der Chloreinwirkungen (Chlor wirkt in Kälte langsamer als in Wärme).

2. Wechselnder Gehalt an organischer Substanz erfordert häufig hohe Chlorgaben. Damit wächst die Gefahr einer Fehldosierung mit dem Ergebnis, daß das Wasser entweder nicht keimfrei ist oder aber merklichen, ja starken Beigeschmack nach Chlor hat.

3. Ein sehr großer Nachteil ist, daß das Chlorierungsverfahren gegenüber Sporen unwirksam ist, wenigstens in der praktisch in Frage kommenden Chlorkonzentration. Man kann zwar Milzbrandsporen durch Chlorlösungen töten, aber man braucht dazu $1/_{16}$-n-Lösung, während bei nichtsporenden pathogenen Darmbakterien $1/_{100000}$-n-Lösungen genügen.

Ein einwandfreies Verfahren muß aber *alle* Keime unschädlich machen. Chlorkalk darf niemals in fester Form zugesetzt werden. Man benutzt zur Wasserchlorierung eine Chlorwasserlösung nach THIEM:

5 g Chlorkalk werden in einer Porzellanschale mit 100 ccm Wasser angerieben (nicht im Sonnenlicht!), um eine klare Lösung zu erreichen, danach durch Fließpapier gefiltert oder absetzen gelassen. Die klare Chlorwasserlösung ist in dunkler Tropfflasche mit Kubikzentimetereinteilung aufzuwahren, vor Sonnenlicht geschützt, hält sich die Lösung 2—3 Wochen. Diese Chlorwasserlösung enthält in jedem Kubikzentimeter (etwa 25 Tropfen) 0,05 g Chlorkalk. 1 Tropfen enthält also 2 mg Chlorkalk; 1—2 Tropfen entkeimen somit 1 l Wasser, bei Oberflächenwasser 2—4 Tropfen. Die Geschmacksgrenze liegt etwa bei 2 mg Chlorkalk/ Liter, ist mehr zugesetzt, wird Antichlor notwendig (Natriumthiosulfatlösung 2,5:100; Lösung nur 2—3 Tage haltbar), davon gleiche Tropfenzahl wie Chlorwasser.

Die größte Sicherheit bietet die Aufbereitung des Wassers in besonderen *Trinkwassergeräten.* In der Wehrmacht sind z. Z. 2 Geräte planmäßig, das Tornisterfiltergerät und der Heerestrinkwasserbereiter.

Das *Tornisterfiltergerät* (Abb. 5) besteht aus Vorder- und Rückendeckel und den zwischen ihnen befindlichen Platten, Rahmen und Asbestfiltereinsätzen. Diese Teile sind durch 4 Schraubenspindeln und Flügelmuttern zusammengefügt. Als Untergestell dient ein Vorratsbehälter für 48 Ersatzfiltereinsätze. Weitere Teile sind Flügelpumpe, Saugschlauch und Saugkorb, Sicherheitsventil, Lufthahn und Wasserauslauf.

Die Leistungsfähigkeit des Geräts richtet sich nach der Beschaffenheit des zu entkeimenden Wassers. Bei Aufbereitung von Flußwasser können etwa 200 l die Stunde gefiltert werden. Nach 8—10stündiger Dauerbenutzung ist Erneuerung der Schichten notwendig. Die Schichten müssen nach Gebrauch getrocknet und zur Regenerierung an die Sanitätsparke eingeschickt werden. Bei jedem Gerät sind außer dem mit dem Gerät fest verbundenen Vorratsbehälter 3 weitere Kanister mit Filterschichten vorhanden. Das Gerät ist zum Tragen über kurze Strecken mit einem Schutzüberzug mit Rückenpolster und Tragriemen versehen.

Überall da, wo kein einwandfreies Trinkwasser zur Verfügung steht, soll die Truppe das *Tornisterfiltergerät benutzen*, da es mit Sicherheit bei richtigem Gebrauch *keimfreies Wasser* liefert. In Ortsunterkünften wird, um Filterscheiben zu sparen, das für Trinkzwecke bestimmte Wasser abgekocht.

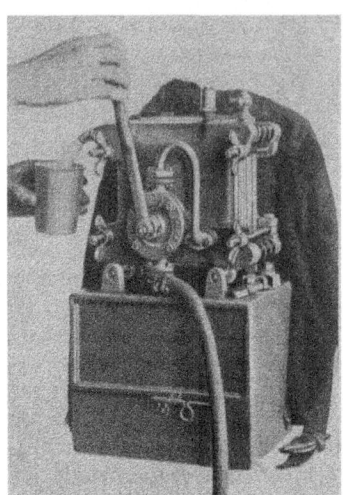

Abb. 5. Tornisterfiltergerät.

Der *Heerestrinkwasserbereiter* besteht aus der Klär-, der Vorfilter- und der · Entkeimungsanlage.

Die *Kläranlage* besteht im wesentlichen aus 4 Metallbottichen. In ihnen wird das aufzubereitende Wasser durch Zusatz von Calciumoxyd und Eisenchlorid als Fällungsmittel unter ständigem Umrühren vorgeklärt. Hierbei werden die groben Schmutzbestandteile ausgeflockt und zu Boden gesenkt. *Vorfilter-* und *Entkeimungsanlage* bilden ein Ganzes. In den Asbestvorfiltern (Klärungsschichten) werden dem Wasser die noch vorhandenen reinen Trübstoffe genommen. In den Entkeimungsfiltern wird das Wasser bakterienfrei gefiltert. Vor dem Auslauf durch die Zapfstelle passiert das Wasser noch eine Katadynsandschicht. Sie ist vorgeschaltet, um mittels der oligodynamischen Wirkung des Silbers Keime, die im Lauf der Benutzung durchwachsen, zu hemmen und unwirksam zu machen. Das Beschicken des Heerestrinkwasserbereiters und der Reinigungsvorgang geschieht durch Motorantrieb oder Handpumpe. Mit dem Heerestrinkwasserbereiter können stündlich etwa 2000—3000 l Wasser genußfertig aufbereitet werden. Vorbedingung für die Langlebigkeit der Filtereinsätze ist, daß die Bottichvorklärung durch genügenden Zusatz der Chemikalien und gutes Umrühren ein möglichst „glänzendes" Wasser ohne Trübungsschimmer ergibt. Bei klarem Wasser kann u. U. auf Vorbehandlung verzichtet werden.

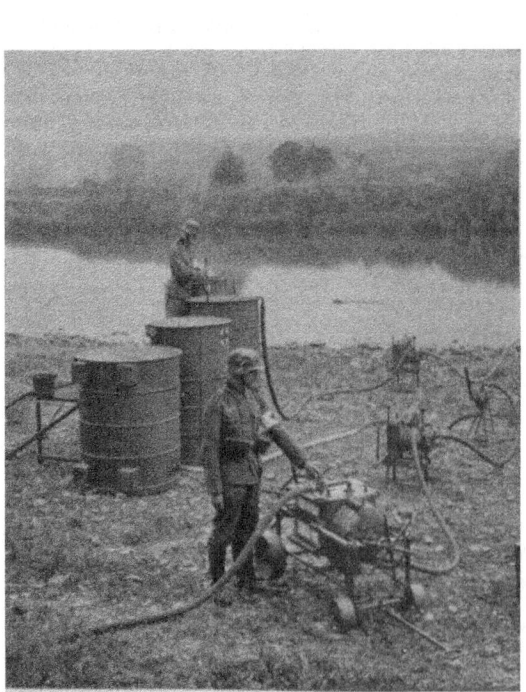

Abb. 6. Heerestrinkwasserbereiter.

Neben diesen planmäßigen Heeresgeräten ist in der Wehrmacht eine fahrbare BERKEFELD-*Entkeimungsanlage* im Gebrauch.

Sie besteht im wesentlichen aus folgenden Teilen: 1. Pumpe mit Benzinmotor zur Wasserförderung; 2. Vorfilter zum Klären und Entschleimen des Wassers; 3. Rahmenfilter mit porösen Filterzylindern zur Entkeimung des Wassers. Das Ganze ist auf einem Schwingachsenfahrgestell aufmontiert. Die Rahmenfilter müssen wöchentlich zur Abtötung der abfiltrierten Keime einmal desinfiziert werden.

Mit den geschilderten Verfahren und Apparaten sind die Möglichkeiten der Trinkwasserbereitung noch keineswegs erschöpft. Der Vollständigkeit halber seien noch folgende Verfahren genannt: Cumasinaverfahren nach KRUSE-FISCHER,

Ozonisierungsverfahren, Usterapparate der Quarzlampen-A.G. Hanau, Membranfilter der Firma Winkel, Karbisterolverfahren der Lurgigesellschaft. Für die praktische Verwendung in der Wehrmacht im Felde ist es jedoch nicht möglich, eine Vielheit an Verfahren oder Apparaten anzuwenden. Die Wehrmacht muß sich darauf beschränken, wenige Verfahren und Einrichtungen zu benutzen, die sich in den Gesamtrahmen der Organisation ohne Schwierigkeiten einfügen lassen, schnell arbeiten und höchst leistungsfähig sind. Der Sanitätsoffizier muß diese Verfahren und Apparate zur rechten Zeit und am rechten Ort anwenden, denn der Nachschub an Trinkwasser und die Sorge für genügend Getränke sind für die Truppe im Kampf nicht minder wichtig als Munition und Betriebsstoff.

Schrifttum.

S. in WALDMANN-HOFFMANN: Lehrb. d. Mil.Hyg. 1936. — v. BÜLOW: Dtsch. Mil.arzt **5**, 329 (1940). — MRUGOWSKY: Untersuchung und Beurteilung von Wasser und Brunnen an Ort und Stelle. Berlin-Wien 1941. — SCHMIDT-LANGE: Dtsch. Mil.arzt **5**, 324 (1940).

V. Abschnitt.

Die Unterkunftshygiene[1].

Mit 17 Abbildungen.

A. Hygienische Anforderungen an Kasernen.

Von E. PASSAUER-Breslau.

I. Kasernenbau.

1. Sanitätsoffiziere als hygienische Berater in Unterkunftsangelegenheiten. Zur Durchführung hygienischer Forderungen an Kasernen stehen in der Heimat die *Sanitätsoffiziere* den Aufsichtsbehörden im Heeresbauwesen und der Truppe als Berater zur Verfügung.

So haben die Truppenärzte an der Besichtigung der Kasernen, die bei den Wirtschaftsprüfungen stattfinden, teilzunehmen. Auch außerhalb dieser Besichtigungen sind die Truppenärzte verpflichtet, sich durch regelmäßige Rundgänge davon zu überzeugen, ob die zur Unterkunft dienenden Räume allen hygienischen Anforderungen genügen.

Dies gewinnt im *Kriege* besondere Bedeutung, da durch *Überbelegung* und *Einschleppung von Ungeziefer* in die Kasernenstuben sowie durch häufigen *Wechsel der Belegung* allzu leicht die Ursache für die Verbreitung ansteckender Krankheiten gegeben ist.

Bei der Auswahl von *Bauplätzen* und bei der Aufstellung von *Bauplänen* für Kasernen usw. haben die Sanitätsoffiziere mitzuwirken[2]. Dem durch die Heeresortsbehörde der zuständigen Aufsichtsbehörde zu erstattenden Bericht über die Ermittlung des Bauplatzes ist unter anderem das Gutachten des *Standortarztes* über die klimatischen sowie die Bodenverhältnisse und über die Brauchbarkeit des zu untersuchenden Trinkwassers beizufügen.

2. Bauplatz, Baugrund und Lage der Kasernengebäude. In der Bauverwaltungsordnung wird für den *Bauplatz* der Kasernen gefordert, daß er bei möglichst regelmäßiger Begrenzung genügend groß sein muß und daß er in militärischer, gesundheitlicher, wirtschaftlicher und technischer Hinsicht den zu stellenden Anforderungen zu entsprechen hat. Gegen üble Einflüsse der Nachbarschaft soll er geschützt liegen, einen guten grundwasserfreien Baugrund besitzen, möglichst Anschluß an ein Wasser-, Entwässerungs-, Gas- und elektrisches Leitungs-

---

[1] Siehe auch die Abschnitte X C. „*Unterkunftsverhältnisse an Bord der Kriegsschiffe*" S. 440 und XI C. „*Luftschutz in Wehrmachtsunterkünften usw.*" in diesem Lehrbuch S. 493.

[2] H.Dv. 193/3.

netz haben, oder es müssen die Beschaffung guten Trinkwassers, die Beseitigung der Abwässer und die Beleuchtung anderweit ausreichend sichergestellt sein. Aufgabe des Standortarztes ist es, den Bauplatz auf alle diese Forderungen hin einer genauen Prüfung unter Hinzuziehung des *Wehrkreishygienikers*, des zuständigen Gesundheitsamts, gegebenenfalls eines
Geologen und der Reichsanstalt für Wasser- und Luftgüte zu unterziehen und bei seinem
Gutachten das Ergebnis eingehender meteorologischer, geologischer und auch bakteriologischer Untersuchungen zu verwerten. Erfordernisse für einen hygienisch einwandfreien Baugrund sind: Festigkeit, Porosität, Trockenheit und Reinheit.

Die Mannschaftsblocks, in der Regel mit Kellergeschoß, Erdgeschoß, einem oder zwei
Obergeschossen und Dachgeschoß, sollen nach der Himmelsrichtung so orientiert werden,
daß sie in der Ost—West-Achse liegen, denn die Lage der Wohnräume nach Süden mit geringer Sonnenerwärmung durch steilen Strahleneinfall im Sommer und wärmender Sonnenwirkung im Winter ist als hygienisch zweckentsprechend anzusehen. Außerdem ist eine richtige Verteilung der Wohn-, Wirtschafts- und Unterrichtsräume nach der Lage der Fenster
zu den Himmelsrichtungen von großer Wichtigkeit. Im allgemeinen sollen Küchen, Bade-
zimmer, Speisekammern, Treppen und Aborte nach Norden gelegen sein.

3. Hygienische Anforderungen an die Bauart der Kasernen. *a) Baumaterial.* Die hygienischen Forderungen, die für die Güte des *Fundaments* von größter Wichtigkeit sind, werden
sich bei einwandfreier Beschaffenheit des Baugrunds ohne weiteres erfüllen lassen, es sind
dies Trockenheit, Festigkeit und schlechte Wärmeleitung. Nicht zu umgehen ist hierbei
eine genaue Beobachtung des höchsten Grundwasserstandes, der[1] mindestens 0,3 m unter
dem Fußboden des Kellergeschosses liegen muß. Auch von den *Hausmauern* wird Festigkeit, Trockenheit und schlechte Wärme- und Schalleitung sowie mäßige Wärmespeicherung
(Anpassung an die Heizung) verlangt. Erreichbar ist dies durch eine sorgfältige Auswahl
der Baustoffe, von deren Luftgehalt und Durchlässigkeit für Wasser und Luft die geforderten
Eigenschaften abhängen.

b) Schallisolation. Von den Außenwänden wird im allgemeinen als Mindestforderung eine
Schallisolation verlangt, die 60—70 Phon entspricht. Man erreicht eine genügende Einschränkung der Schallübertragung dadurch, daß man den Schall zwingt, auf seinem Wege
abwechselnd auf harte und weiche Schichten zu treffen. Derartige Maßnahmen sind auch
bei den Kasernenbauten nach Entscheidung der Wehrkreisverwaltung da durchzuführen,
wo ein besonderer Schallschutz erforderlich ist, z. B. bei Wohn-, Kranken-, Geschäfts-, Unter-
richts- und gleichartigen Räumen in Stabs-, Mannschafts- und Wirtschaftsgebäuden usw.
und bei Sonderräumen der Nachrichtentruppe. In diesen Räumen sind die massiven Flur-
decken mit Platten- oder gleichartigem Belag mit einer 2,5—3 mm dicken Dämmschicht aus
Bitumenpappe unter der als Unterlage für den Plattenbelag dienenden Betonschicht zu versehen. Außerdem ist, wo eine erhöhte Schalldämmung nötig ist, auch bei *Holzfußböden*
unter den Lagerhölzern und seitlich an den Wänden bis zur Oberfläche des Fußbodens eine
Dämmschicht zu verlegen[2].

Doppeltüren und schalldämpfende Vorrichtungen an Türen dürfen überall da angebracht
werden, wo es örtliche Verhältnisse, Rücksichten auf die Bewohner oder auf die Bestimmung
der Räume erfordern.

c) Belichtung. Die ausgiebige und hygienisch richtige Belichtung der Räume in den
Kasernen und Lazaretten, besonders der Wohn- und Arbeitsräume, hängt von der Lage und
Größe der Fenster im Verhältnis zur Bodenfläche des Raumes ab. Im allgemeinen soll der
Abstand der Fensteroberkante vom Fußboden 3/5 des Abstands der Innenwand von der
Fensterwand betragen. Die Richtlinien als Anhalt usw. geben für die Tiefe der Mannschaftsstuben im Erdgeschoß 6,20 m in der Regel an. Die Geschäftszimmer im Stabshause sollen
etwa 5 m tief sein, sofern nicht eine stärkere Belegung mit Mannschaften eine größere Tiefe
bedingt. (In den Heereslazaretten sind bei einer lichten Höhe von 3,30—3,50 m Tiefen über
6 m zu vermeiden, bei kleineren Krankenzimmern sind 4,20—5 m als zweckmäßig zu bezeichnen.)

4. Hygienische Einrichtungen in den Kasernen. Nach der vorläufigen Zusammenstellung
der Raumgebühr[3] ist in jedem bewohnten Geschoß der Kasernen für je 3 Unteroffiziere oder
4 Mann 1 *Waschplatz* mit Kaltwasser vorgesehen. Wo hiernach mit Waschplätzen besetzte
Wände z. T. freibleiben, darf zur Ausnutzung dieser Wände auf je 3 Mann 1 Waschplatz
gewährt werden. Panzer-Regimenter und -Abteilungen, Panzer-Späh-Einheiten und Nebel-
truppen erhalten für 2—3 Waschplätze je Waschraum auch Warmwasser. Ferner befindet
sich in jedem Mannschafts- und Stabshaus eine *Badeanstalt*, bestehend aus einem Duschraum
und einem Ankleideraum, in der bei Panzer-Regimentern und Abteilungen auf je 10, sonst
auf je 15 Köpfe 1 Dusche, außerdem je Anstalt 2 Gesäßbrausen und 1 Warmwasserbereiter
mit Doppelhandwaschbecken und Fußwaschbecken eingebaut sind. Auch die Gemein-

---

[1] Garnison-Gebäudeordnung.   [2] Erlaß vom 27. 1. 35.
[3] Beilage C — neu — zur G.G.I.

schaftsräume für Gefolgschaftsmitglieder sind mit Wasch- und Duschräumen ausgestattet. Kleidertrockenräume sind in jedem Stabs- und Mannschaftsgebäude vorhanden.

Über *Aborte* siehe G. II in diesem Abschnitt.

Die *Wirtschaftsgebäude* der neuen Kasernen enthalten die neuzeitlich eingerichtete Truppenküche mit Speisekammer, Kühlraum und einer Waschküche, ferner sind in ihnen die Unteroffizier- und die Mannschaftsspeiseanstalt untergebracht. Für Offizierheime ist ein besonderer Bauplatz vorgesehen.

II. Hygienische Maßnahmen bei der Belegung von Kasernen im Kriege.

In den *besetzten Gebieten* werden die vorhandenen Kasernen zur Unterbringung unserer Truppen soweit wie irgend möglich ausgenutzt. Dies bietet abgesehen von der Möglichkeit, größere Einheiten schnell unterzubringen, mancherlei Vorteile. So kommt die Truppe wie im *Osten* kaum mit der häufig endemisch verseuchten Zivilbevölkerung in Berührung, sie ist gegen etwaige Angriffe besser geschützt und bleibt stets in der Hand des Truppenführers.

Allerdings werden, um die *Kasernengebäude* für eine *Dauerunterkunft brauchbar* zu gestalten, oft umfassende hygienische Maßnahmen notwendig sein.

Es brauchen nicht immer alte, im Bau gänzlich unhygienische Kasernenblocks zu sein, die unseren Truppen zur Unterkunft dienen müssen. Wie schon Arbeiten, die vor dem jetzigen Kriege entstanden sind, zeigen, finden wir im Ausland die verschiedenartigsten Systeme des Kasernenbaus, durch die Lage des Landes, Bausitten und anderes mehr bedingt. Bei diesen z. T. guten Kasernen war man mit den vorhandenen Mitteln bemüht, für die Truppe das Beste zu erreichen. Undiszipliniertheit und die Ereignisse des Krieges tragen aber nur allzu häufig dazu bei, daß sie in einem *hygienisch* vollkommen *verwahrlosten* Zustand in die Hand der deutschen Truppen geraten. Hier Abhilfe zu schaffen, ist vordringlichste Aufgabe der Truppe unter tatkräftiger Mitarbeit des *Truppenarztes* als hygienischer Berater. Steht eine längere Belegung der Kaserne in Aussicht, ist die erste unter Einsatz ziviler Hilfskräfte durchzuführende Maßnahme eine gründliche *Säuberung sämtlicher Kasernenräume*. Lagerstroh und wertloser Unrat ist sofort zu verbrennen. Falls die Gefahr der Übertragung ansteckender Krankheiten besteht, muß eine *Entseuchung* der Räume[1] durch eine Scheuerentseuchung oder eine Formaldehyd-Raumentseuchung sofort angeschlossen werden. In den meisten Fällen wird auch eine *Raumentwesung* mit dem Einsatz der bei den Hyg.-bakt. Untersuchungsstellen zur Verfügung stehenden Entseuchungstrupps und unter Beteiligung der Heeres-Unterkunftsverwaltungen notwendig sein.

Bauliche Ausbesserungsarbeiten müssen sofort eingeleitet werden. Wegen der Fleckfiebergefahr sind bereits vorhandene *Entlausungsanlagen* umgehend instand zu setzen, oder es ist für eine *behelfsmäßige Entlausung*[2] Sorge zu tragen.

Diese besteht im Durchbügeln der Kleidungsstücke und Wollsachen, nachdem sie mit einem üblichen Desinfektionsmittel angefeuchtet sind, im Überbrühen der Unterwäsche mit kochendem Wasser (Hitzeeinwirkung $^1/_4$ Stunde) und im Abwaschen und Abbürsten von Stiefeln, Lederzeug, Gegenständen aus Gummi und seinen Ersatzstoffen und der Pelze mit 3proz. Kresolseifenlösung mit anschließender Trocknung in einem warmen Raum (nicht über 40°). Wertlose Gegenstände werden verbrannt. Bei der Durchführung dieser Maßnahmen ist die Bildung von „reinen" und „unreinen" Kasernenblocks erforderlich, um zu vermeiden, daß entlauste Mannschaften in noch nicht entweste Räume gelegt werden, unter Umständen sind ebenso wie in größeren Lagern „Ausweichunterkünfte" vorzusehen, die als Behelfsunterkünfte für die Zeit der Unterkunftsentwesung dienen sollen.

Die Kontrolle der *Wasserversorgung* durch örtliche Besichtigung der vorhandenen Brunnen bzw. des zentralen Wasserwerks und zweckentsprechende Entnahme der Wasserproben zur chemischen und bakteriologischen Untersuchung ist umgehend einzuleiten. Hier drohende Schäden sind zunächst durch das Verbot des Trinkens unabgekochten Wassers unter Anbringung von Warnungstafeln an den Brunnen und Zapfstellen sowie Bereitstellung von Trinkwasserbereitern zu vermeiden.

Wo keine *Waschanlagen* vorhanden sind, muß an bestimmten Tageszeiten im

---

[1] Gem. H.Dv. 194 und Abschnitt I H dieses Lehrbuches S. 172. [2] H.Dv. 194.

Winter warmes Waschwasser zur Verfügung gehalten werden. Verhältnismäßig leicht können behelfsmäßig Badeanlagen geschaffen werden[1].

Endlich muß die *Fäkalien- und Abwässerbeseitigung* einer eingehenden Prüfung unterzogen werden. Etwaige Mängel sind sofort abzustellen. Für Notaborte besonders im Winter ist Sorge zu tragen (siehe Kapitel G dieses Abschnittes S. 327).

B. Unterkünfte im Felde.

Von E. Passauer -Breslau.

(Biwak, Zelte, Unterstände, Baracken u. ä.)

1. Ortsunterkunft. In der Unterkunft schöpft die Truppe im Felde Kraft zur Bewältigung der größten Anstrengungen auf dem Marsch und im Gefecht. Es ist daher eine der wichtigsten Aufgaben der Führung, in der Unterkunft für Ruhe und Entspannung zu sorgen. Unbedingt erforderlich wird es für die Unterbringung der Truppe sein, vorhandene Gebäude auszunutzen und die im Gefecht zerstörten Räume soweit wieder herrichten zu lassen, daß sie durch Truppen, wenn auch nur vorübergehend, belegt werden können. Eine gute Vorbereitung durch *Quartiermacher* und *Vorkommandos* in der Ortsunterkunft wird dies in hohem Maße erleichtern. Eine vorübergehende Überbelegung ist in Kauf zu nehmen, jedoch muß auf Quartiere, die durch Ungeziefer schwer befallen sind, zur *Vermeidung von ansteckenden Krankheiten* verzichtet werden. Ferner ist eine *Berührung* mit der endemisch verseuchten und häufig verwahrlosten *Zivilbevölkerung besonders im Osten* möglichst zu vermeiden.

Auch Scheunen müssen daraufhin geprüft werden, ob nicht durch *Lagerstroh*, das von *Ungeziefer* befallen ist, eine Gefahr für die Truppe entstehen kann. Im Winter erfordert die Ortsunterkunft noch besondere vorbereitende Maßnahmen durch die Vorauskommandos, um die hauptsächlich in Schulen und öffentlichen Gebäuden vorgesehenen Quartiere zu säubern und möglichst schon anzuheizen. Für die Gesunderhaltung der Truppe ist ein hartes Lager zweckmäßiger als die Verwendung von altem Stroh, das nur allzu häufig die Quelle von Infektionen bilden kann[2].

Die Prüfung der Wasserversorgung und Beseitigung der Fäkalien und Abfallstoffe wird dann die nächste Sorge des Truppenarztes sein.

2. Vorübergehende Unterkunft. a) *Biwak*. Wenn es nicht möglich ist, vorhandene Gebäude in genügendem Umfange auszunutzen, muß das Dach über dem Kopf und der Schutz gegen die Unbilden der Witterung möglichst bald gebaut werden. Für das Biwak ist die *Zeltausrüstung des Mannes* eine unschätzbare Hilfe, jedoch wird die beste Ausrüstung ihren Zweck verfehlen, wenn nicht für die *Auswahl des Biwakplatzes* einige *hygienische Forderungen* berücksichtigt werden, die durch den Truppenarzt als hygienischer Berater des Truppenführers zur Geltung zu bringen sind.

So ist für das aufzuschlagende Biwak ein trockener, am besten fester Sandboden zu fordern. Ein sumpfiges Gelände, ein lehmiger oder Humusboden ist wegen der Gefahr der Morastbildung zu vermeiden. Am besten ist ein windgeschützter, nach Süden oder Südwesten gelegener Platz geeignet oder ein trockner Nadelwald, der frei von Unterholz ist. Im allgemeinen ist wegen der entstehenden Morgennebel das Biwak in der Nähe von nicht gefrorenen Gewässern als unzweckmäßig anzusehen. Das Grundwasser soll möglichst 2 m unter der Bodenoberfläche stehen, was durch mehrere Schürflöcher vor längerer Benutzung des Biwakplatzes festgestellt werden kann. Für die Gewinnung und Bereitstellung einwandfreien Trinkwassers oder für abgekochte warme oder kühle Getränke (Kaffee, Tee) ist Sorge zu tragen. In endemischen Malariagebieten ist der sog. mechanische Schutz (Moskitonetze usw.) anzuwenden[3]. Die Aborte und Abwasserbeseitigung sind zu überwachen.

---

[1] H.Dv. 1a Anh. 2 und Abschnitt VII. „*Bekleidung und Körperreinigung*" S. 341 in diesem Lehrbuch.

[2] H.Dv. 1a Anh. 2 lfd. Nr 59.   [3] 1. Abschn. I. 29, S. 137 in diesem Lehrbuch.

Es soll noch darauf hingewiesen werden, daß die Arbeiten am Biwak besonders im Winter *vor* dem Übergang zur Ruhe und *vor* der Verpflegungsausgabe durchzuführen sind, da die Truppe, vom Marsch erwärmt und ermüdet, sehr dazu neigt, gleich zur Ruhe überzugehen[1].

b) Die *Zelte*[2] sollen in der allgemeinen Windrichtung so aufgestellt werden, daß sie dem Winde eine möglichst geringe Angriffsfläche bieten.

Das Zusammenknöpfen der Zeltbahnen aus der Zeltausrüstung des Mannes ist vor Beginn des Zeltbaues auf der Erde vorzunehmen. Das Überknöpfen der Zeltbahnen soll mit der Windrichtung geschehen, um ein Eindringen von Regen usw. unter dem Druck des Windes an den Rändern der zusammengeknöpften Zeltbahnen zu verhüten. Um das Zelt ist ein kleiner Graben herumzuführen, der bei Regen das von den Zelten ablaufende Wasser aufnehmen soll. Mit der frei werdenden Erde ist der auf dem Boden aufliegende Teil der Zeltbahnen zu bedecken, um unten einen möglichst luft- und wasserdichten Abschluß des Zeltes zu erreichen.

Bei der Verwendung der Zeltausrüstung des Mannes als Unterkunft unterscheidet man das *Viererzelt* aus 4 Zeltbahnen, die einfachste Art des geschlossenen Zeltes, das Platz für mindestens 4 Mann bietet, das *Achterzelt* aus 8 Zeltbahnen zur Unterbringung von 8 Mann, das *verlängerte Achterzelt*, eine Vergrößerung des Achterzeltes in der Verlängerung der Längsseiten nach Bedarf immer mit je 4 Zeltbahnen, 2 für jede Seite, und das *Hauszelt* mit 16 Zeltbahnen. Das Hauszelt hat etwa 25 qm Bodenfläche, ist etwa 2,80 m hoch und bietet Unterkunft für mindestens 16 Mann. Es eignet sich besonders für Unterbringung von Truppenstäben, zur Einrichtung von Schreibstuben und Verbandplätzen sowie zur Aufbewahrung von Lebensmitteln und hat sich im Felde ausgezeichnet bewährt, allerdings ist für die Zeltbahnen nur bestes Material verwendbar (Abb. 1).

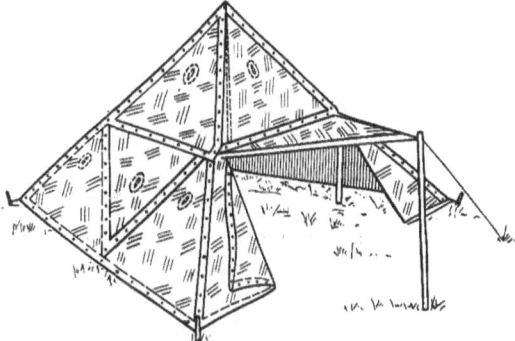

Abb. 1. Hauszelt mit 16 Zeltbahnen. H.Dv. 205/1.

Außer der Zeltausrüstung des Mannes ist als Heeresgerät vorgesehen das *große* und das *kleine Stabszelt*.

Ersteres hat eine Grundfläche von $2,5 \times 2,5$ m, eine Seitenhöhe von 1,4 und eine Firsthöhe von 2 m. Es besitzt 2 abblendbare Zellonfenster und ist für Beheizung durch einen kleinen Ofen eingerichtet. Zur Innenbeleuchtung dient das Zeltbeleuchtungsgerät[3], siehe in diesem Abschnitt D 111, S. 321.

Das *kleine Stabszelt* hat eine Bodenfläche von $2,0 \times 1,5$ m bei einer Seitenhöhe von 1,3 m und einer Firsthöhe von 2,06 m. Eine Zeltbeheizung ist hier nicht vorgesehen. Im Jahre 1941 wurde die Feldausrüstung der Wehrmacht durch das „Truppenzelt (Kol.)" ergänzt. Es ist ein Einheitszelt, faßt 12 Lagerungsstätten und kann auch für Sanitätszwecke Verwendung finden.

Im Winter ist das *8-Mann-Zelt* als das zweckmäßigste anzusehen. Um es warm zu halten, wird es mit 12 Mann belegt. Seitlich wird der Schnee als Windschutz aufgeschüttet und der Boden mit Tannenzweigen, Stroh und überzähligen Zeltbahnen gegen Bodenkälte gesichert.

Ausgezeichnet haben sich ferner im Winter die finnischen *Sperrholzzelte* mit doppelten Wandungen, rund, 8- oder 12eckig, bewährt.

Sie können 8—30 Mann aufnehmen und lassen sich schnell auf- und abbauen, in der Mitte steht ein Zeltofen. Ein Zelt kann auf 2 bespannten Heeresfahrzeugen verladen werden. Um besser gegen Windanfall geschützt zu sein, können diese Zelte in die Erde eingelassen und mit Erde oder isolierendem Material (Moos, Laub, Stroh) beworfen werden. Im Winter wird durch die mit Schnee beworfenen warmen Wände ein leichtes Schmelzen des Schnees und eine isolierende Luftschicht an der Außenwand gebildet. Die Zelte sind für bewegliche Truppen im Winter bestimmt (Abb. 2).

c) Wegen der Ungezieferplage wird von der Truppe in vorderer Linie häufig vorgezogen, *Unterstände* zu beziehen, als in Häusern zu wohnen. Die Unterstände oder *Bunker* werden im Osten je nach den örtlichen Verhältnissen und Bedürf-

---

[1] H.Dv. 1a Anh. 2 lfd. Nr 59.   [2] H.Dv. 205/1.   [3] D 524.

nissen verschieden gebaut und waren häufig bis zum äußersten belegt. Die Gefahren einer zu engen Belegung der Bunker, nicht zum mindesten durch die Tröpfcheninfektion, verlangen auch nach neueren photographischen Untersuchungen von WEYRAUCH und RZYMKOWSKY energische prophylaktische Maßnahmen.

Die Bunkergröße beträgt etwa 4 × 6, 2 × 8, 2½ × 4 m, die Höhe 1,7—2 m. Wegen des Bodenfrostes im Winter, im Sommer oft wegen des Grundwassers, wird es nicht möglich sein, eine tiefere Ausschachtung vorzunehmen. Als Deckung dienen mehrfache Lagen von Baumstämmen, als Seitenverkleidung dünnere Stämme. Um die Bodenkälte abzuwehren, empfiehlt es sich, auf die Erde der Bunker eine Schicht Torf, dann eine Schicht Kies zu streuen und 10 cm über dieser Kiesschicht, um eine isolierende Luftschicht zu haben, den Fußboden zu legen. Das Ausschlagen der Wände mit Torf als Kälteschutz hat sich bewährt. Abzugskanäle und Sickerlöcher unter dem Bunkerboden sind anzulegen.

d) *Schneebauten.* Wenn es die Schneeverhältnisse gestatten, können Bauten im Schnee in vorderster Linie Schutz gegen Erfrierung bieten. Sie sind warm

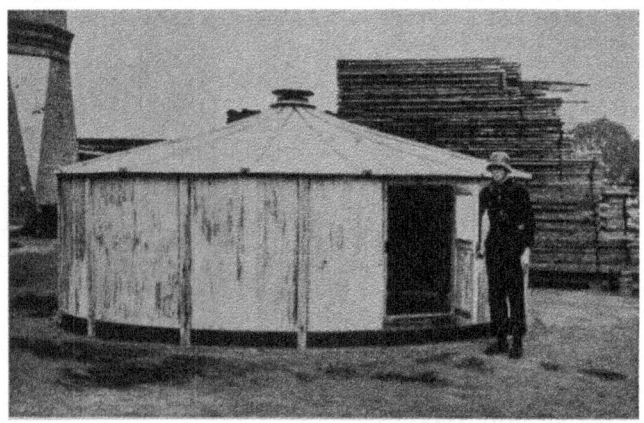

Abb. 2. Finnisches Sperrholzzelt.

und gut zu tarnen und sind an Stellen anzulegen, die vor Wind und Schneetreiben möglichst geschützt sind.

Es haben sich bewährt: die kleine *Schneegrube* für einen Mann, die minenförmig in einer dicken Schicht von festem Schnee anzulegen ist. Die obere Öffnung muß seitlich liegen, damit sich die durch Körperwärme und Atmung erzeugte Wärme länger hält. Bei der Schneegrube für 2—4 Mann bilden quergelegte Skier oder Skistöcke mit Zeltbahnen überspannt und mit Schnee abgedeckt das Dach. Der Boden und die Bänke sind mit Holz und Reisig zu belegen. Der Eingang, windabgewandt, ist möglichst klein zu halten und mit Schneeziegeln oder Zeltbahnen zu schließen. Zum Bau der *Schneehöhle*[1] ist ein großer Schneehaufen zu suchen, aus dem die Höhle ähnlich wie die kleine Schneegrube ausgeschachtet wird. Auch hier ist der Eingang möglichst klein zu halten und der Fußboden nach der beschriebenen Art zu belegen.

Schneehütten werden aus Schneeziegeln mit gewölbtem Schneedach gebaut. Am zweckmäßigsten und wärmsten sind Bauten für 8—12 Mann.

Die Schneeziegel werden mit der Fuchsschwanzsäge herausgesägt und in Ringen gesetzt. Ein kleiner Eingang, möglichst tief angelegt, ist frei zu lassen. Es entsteht dann durch geeignetes Versetzen der Schneeziegel ein kuppelartiger Bau (Iglu). Um den Innenraum zu vergrößern, ist der Boden auszuschachten und mit Tannenreisern und Stroh auszulegen. Die Fugen sind mit Schnee abzudichten. Eine Vereisung der Wand durch Begießen mit Wasser ist unzweckmäßig, da der Bau hierdurch seine natürliche Ventilation verlieren würde[2] (Abb. 3).

3. Bau der Dauerunterkünfte. a) *Verschiedene behelfsmäßige Bauten.* Für längere Unterkunft können die Zelte bis zur Fertigstellung von Unterkunftsbauten

---

[1] H.Dv. 1a Anh. 2 lfd. Nr 59.   [2] Merkbl. Pionierdienst im Winter.

durch Errichtung von festen Seitenwänden, Verwendung von doppelten Zelt-bahnen mit Aufsatzstange und Erdanschüttungen verstärkt werden. Im übrigen wird der behelfsmäßige Unterkunftsbau sich in seiner Bauart nach der voraussichtlichen Zeitdauer der Unterbringung, nach den örtlich vorhandenen Baustoffen und nach den Bauteilen zu richten haben, die von den Heeresbaudienststellen zur Verfügung gestellt werden können. Für eine längere Dauer der Unterbringung folgt dann eine Notausführung der erforderlichen Bauten und unmittelbar anschließend der Bau der witterungsfesten und besseren Dauerunterkunft.

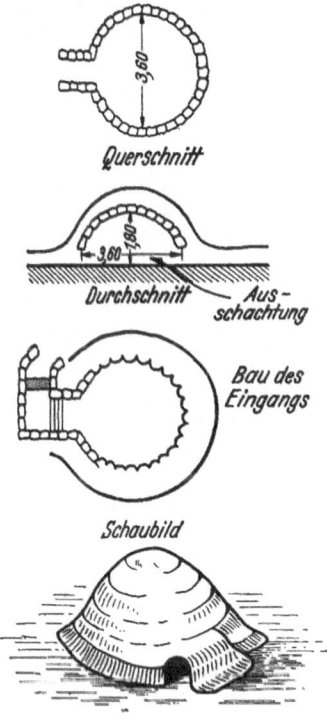

Querschnitt

Durchschnitt — *Aus-schachtung*

Bau des Eingangs

Schaubild

Abb. 3. Schneehütte nach Merkblatt Pionierdienst im Winter.

Man unterscheidet[1] die *Nothütte für die erste Unterkunft* auf dem Bauplatz, das *überdeckte Erdloch* nur als Notunterkunft auch für kältere Jahreszeit gedacht, und für denselben Zweck das *Erdloch am Hang*. Zu erwähnen sind ferner die *Erdhütte* (für 96 Mann) in gut abgestützten Gru-

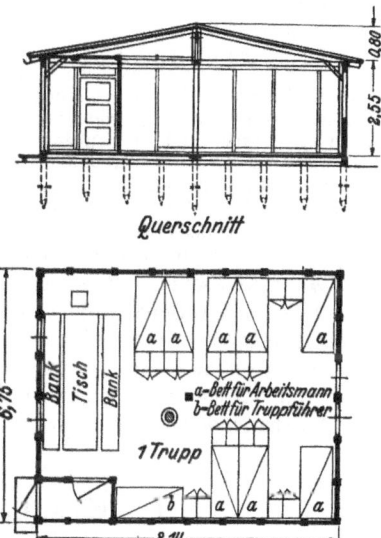

Querschnitt

a=Bett für Arbeitsmann
b=Bett für Truppführer

1 Trupp

Abb. 4. RAD.-Mannschaftsbaracke Typ RL IV/9 nach WALDMANN-HOFFMANN, Lehrb. der Militär-Hygiene.

ben oder flach abgeböschten Mulden, geeignet als *Winterbau für längere Unterbringung und größere Belegung*, die *Dach- oder Zelthütte*, für Waldungen (Tarnung) geeignet, und die *Bretterhütte* (für 28 bzw. 42 Mann). Von stabileren Bauten werden das *Blockhaus* (für 8 Mann), die *Fachwerkbaracke* (für 48 Mann) und die verschiedenen *Lehm- und Steinbauten*[2] beschrieben. Beim Neubau von Unterkünften in malariareichen Gebieten ist von vornherein auf die *Mückenabwehr* Rücksicht zu nehmen[3]. Als Grundsatz für die Notunterkünfte ist nicht die Festsetzung einer Raumgebühr, sondern größte Ausnutzung der Unterkunft hinsichtlich der Belegung allgemeingültig. Je nach der Raumhöhe rechnet man zwei oder drei Lagerstätten übereinander, für Offiziere ein Bett oder zwei Betten übereinander. Reihenlagerstätten sind für schnelle und größere Unterbringung vorgesehen. Zweckentsprechender ist jedoch die Einzelgruppenbelegung der Bauten. Um möglichst ein Gefühl der Behaglichkeit unter den erschwerten Aufenthaltsbedingungen zu schaffen, sind Tagesräume, wenn irgend angängig, abgetrennt von den Schlafräumen einzurichten und hier die Öfen so aufzustellen, daß sie die Schlafräume miterwärmen können. Man ist bestrebt, die Lagerstätten nicht mit der Längsseite an die Außenwand zu stellen, vermeidet unübersichtliche Ecken und baut bei Winterbauten an den Türen Windfänge möglichst mit Notaborten.

---

[1] H.Dv. 319/1. [2] H.Dv. 319/1.
[3] Siehe Abschnitt I. 29, S. 137 in diesem Lehrbuch und H.Dv. 1a lfd. Nr 64.

b) Baracken. Der Bau von barackenartigen Bretterhütten im Grundriß 3,0 × 2,6 m bei 2 m Höhe für 6—7 Mann hat sich in der russischen Steppe im Winter sehr bewährt (Schmidt-Lange), er wird bei vorhandenem Material überall da Anwendung finden, wo der Nachschub serienmäßig hergestellten Barackenmaterials für die Unterbringung der Truppe in Ruhestellungen Schwierigkeiten bereitet. Die Baracken sind nur dort einzusetzen, wo keine festen Unterkünfte vorhanden sind oder ausgebaut werden können. Von den bekanntesten und am meisten errichteten Mannschaftsbaracken sind zu nennen:

1. Die *RAD.-Mannschaftsbaracke* Typ RL IV/3, bei deren Aufbau möglichst die Heeresbaudienststelle zu beteiligen ist. Die Baracken sind so konstruiert, daß alle Einzelteile sich in bezug auf den Grundriß in ein bestimmtes Quadratsystem einfügen, dadurch ist erreicht, daß alle Wand-, Fußboden-, Dach- und Deckenelemente miteinander austauschbar sind. Die Fundamente bestehen nach örtlichen Verhältnissen aus Mauern, Mauerpfeilern oder Holzpfahlrosten. Die Umfassungswände stehen in einem Schwellenrahmen und werden im Tafelsystem ausgeführt. Die einzelnen Wandtafeln bestehen aus einem etwa 37 mm starken Holzrahmen, der beiderseitig mit je einer Lage Pappe überzogen wird und außerdem eine beiderseitige Bretterverschalung erhält (Abb. 4). Die Grundform enthält 3 Stuben für je 18 Mann, sie kann jedoch auch in Abwandlung als Offizierbaracke, einfaches Krankenrevier, als Ergänzungsbaracke für ein erweitertes Krankenrevier (Regiment), Geschäftszimmerbaracke und Küchenbaracke verwendet werden.

2. Die *Protektoratsbaracke.* Sie kann in der Grundform mit 120 Mann belegt werden und ist besonders geeignet für Unterkunft von voraussichtlich längerer Dauer. Die Raumordnung wird durch Versetzen der Trennwände dem jeweiligen Bedürfnis angepaßt, so z. B. als Revierbaracke für 3 Bataillone, als Wirtschaftsbaracke oder als Offizierspeiseanstalt. Der Bau der Fundamente erfolgt ebenso wie bei der RAD.-Baracke[1].

Nach den Erfahrungen im Osten hat sich die Protektoratsbaracke mit ihrem Mittelgang und den gut isolierenden Außenwänden auch im Winterkrieg bewährt.

Ein guter *Kälteschutz* ist an den Baracken durch Stroh, Moos oder Laubverkleidungen der Außenwände zu erreichen. Die Fenster können nachts durch von außen angebrachte Strohmatten als Kälte- und Windschutz abgedichtet werden. So haben die Baracken für die Unterbringung der Truppe eigentlich nur den Nachteil, daß sie nicht leicht zu transportieren sind, da sie einen nicht jederzeit zu beschaffenden Laderaum erfordern.

C. Krankenunterkünfte.

Von E. Passauer-Breslau.

1. Lazarette. Durch das Oberkommando des Heeres wird die Errichtung, die Bauart und die Ausstattung von Lazaretten angeordnet und die Zahl der zu erstellenden Krankenbetten festgesetzt.

Zur Berechnung der Bettenzahl soll die Normalkrankenzahl von 4% der Kopfstärke zugrunde gelegt werden, und zwar wird die Größe eines Lazarettes aus dem Standort selbst mit 4%, aus den Standorten, die auf das Lazarett angewiesen sind, mit 2% der Kopfstärke berechnet. Hierdurch wird auch ein für Massenkrankheiten und Seuchen verfügbarer Raum geschaffen.

Unter Berücksichtigung dieser Grundsätze ergeben sich für die Lazarette der Wehrmacht folgende Größen: Lazarette zu 100, 150, 200, 250, 300, 400 bis 500 Betten.

Mit den Fortschritten auf dem Gebiet der Hygiene hat man das im Krankenhausbau in den letzten 50 Jahren bevorzugte Pavillonsystem als unzweckmäßig erkannt. Es wurde daher im allgemeinen für die neuen Wehrmachtslazarette eine zweigeschossige Bauweise angewandt. Bei Lazaretten von 100—120 Betten schuf man dreigeschossige Bauten, und bei den größeren Lazaretten werden Teile des Hauptgebäudes mit vier — auch fünf Geschossen aufgeführt.

---

[1] H.Dv. 319/2.

Bei der Wahl des *Bauplatzes* sind, abgesehen von den allgemeingültigen
hygienischen Forderungen, was die Güte des Baugrundes und die Ruhe und
Sauberkeit der Umgebung anbelangt, militärische Forderungen, so die günstige
Lage zu den Truppenunterkünften unter Wahrung der nötigen *Sicherheit bei
Luftgefahr*, guter Anschluß an die Hauptverkehrswege und öffentlichen Ver-
kehrsmittel, zu berücksichtigen.

Der *Hauptkrankenblock* soll in der Ost—West-Achse mit einer langen Südfront zur Unterbringung der Kranken liegen, jedoch sind kleine Abweichungen der Front nach Südost oder

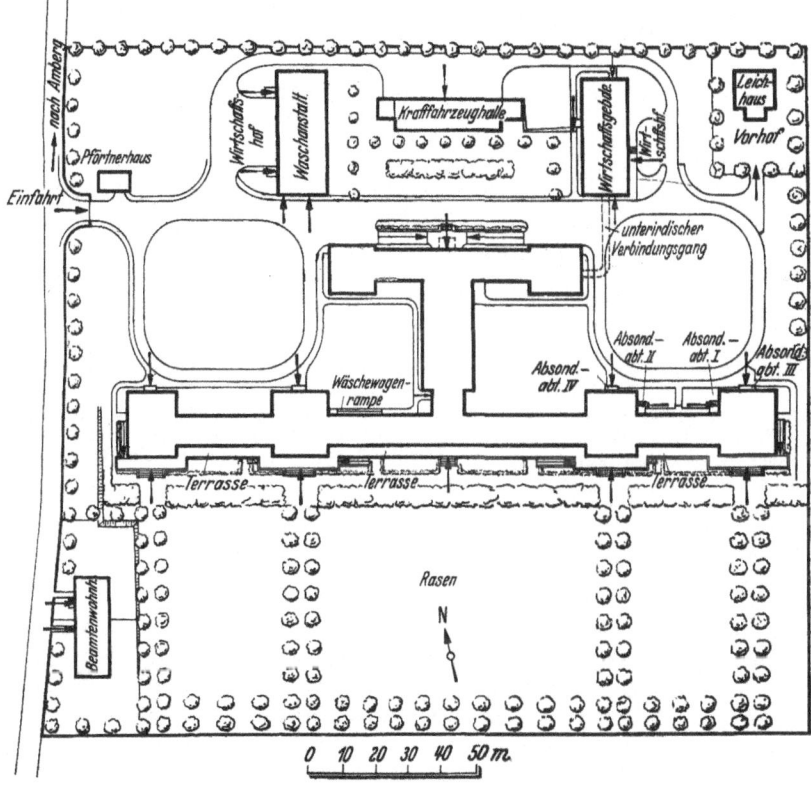

Abb. 5. Lageplan eines neuzeitlichen Standortlazaretts nach Waldmann-Hoffmann,
Lehrbuch der Militär-Hygiene.

Südwest möglich. Um später notwendige Erweiterungen ohne Schwierigkeiten durchführen
zu können, werden bei der Festsetzung der Größe des Bauplatzes ca. 200 qm je Bett zugrunde gelegt.

Nach O. Schröder zwingt die heute gültige Anschauung, für Krankenzimmer vorzugsweise die Südlage vorzusehen, der Bauplanung eine bestimmte
Grundform auf:

Ein langgestreckter Hauptbau mit den Krankenzimmern nach Süden, den Treppen,
Fluren, Nebenräumen usw. nach Norden bildet das Kernstück, ihm legt sich an die Nordseite ein Behandlungs- und Verwaltungsflügel an. Küche, Wäscherei und Heizung werden
zweckmäßig in einem oder mehreren Sondergebäuden untergebracht. Die Küche ist durch
einen unterirdischen Gang mit dem Hauptgebäude verbunden. Um weitestgehende Ab-
sonderungsmöglichkeiten zu schaffen, erhalten die Seitenflügel des Hauptgebäudes eigene
Zugänge, so daß die Unterteilung oder andere Zusammenfassung der Krankenabteilungen
möglich wird, die einzelnen Unterabteilungen aber durch entsprechende Anordnung der Nebenräume für sich lebensfähig sind. Den Lageplan eines neuzeitlichen Standortlazarettes mit
weiteren Sondergebäuden zeigt Abb. 5.

Die *Krankenzimmer* sind als 1- und 2-Betten-Zimmer für Schwerkranke und
4- und 6-Betten-Zimmer für die Masse der Kranken nach neuzeitlichen Gesichtspunkten eingerichtet. Bei einer lichten Höhe der Krankenzimmer von 3,30 bis
3,50 m und einem Luftraum von 35—37 cbm je Bett stehen 10 qm Bodenfläche
zur Verfügung. Die gegenüber den älteren Lazaretten vergrößerte Bodenfläche
kommt der Gestaltung der Krankenzimmer zugute.

Ferner sind in den neuen Lazaretten vorgesehen:
*Liegeterrassen, Liegehallen, Tages- und Versammlungs- (Kirchen-) Räume. Behandlungs-
räume* für die Fachabteilungen.

Die chirurgische *Operationsabteilung* mit 2 oder mehreren Operationsräumen (4—4,30 m
hoch, 25—30 qm) mit mattgrauen oder taubenblauen Wandplatten. Aseptische und septische
Räume streng getrennt.

1 Vorbereitungsraum für Ärzte, 1 Vorbereitungsraum für Kranke mit Bad, 1 Raum für
Cystoskopie mit Verdunklungsvorrichtung, 1 Gipsraum und 1 Narkoseraum.

Die *Röntgenabteilung* mit Apparat- und Schaltraum, 1 Raum für Aufnahmen, 1 Raum
für Durchleuchtungen, Warteraum, Lichtschleusen und Dunkelkammer.

Die *Laboratorien* mit 2 Räumen im Anschluß an die Untersuchungszimmer der Abteilungen für innerlich Kranke und die *Lazarettapotheke*.

Die *Bäderabteilung* mit Wannenbädern, Moor-, Stanger-Bädern usw., einem Raum für
subaquales Darmbad, elektrische Bäder, Dampf- und Wasserstrahlduschen, Heißluft- und
Dampfbad und einem Inhalatorium neuzeitlich eingerichtet.

Die *Nebenräume*, bestehend aus Aborten (für je 10 Kranke 1 Abortsitz, für je 20 Kranke
ein Standabort), Reinigungsbädern (für je 15 Kranke eine Badewanne), daneben Aborte und
Bäder für Offiziere, Sanitätspersonal und Schwestern.

Die *Wirtschaftsgebäude* mit den *Küchen*, und zwar einer allgemeinen Kochküche, einer
Küche für Bereitung von Sonderformen (Diät) und einer kalten Küche. Unter den notwendigen Nebenräumen ist besonders ein Kühlraum mit Vorkühlraum und Eisbereitung zu
erwähnen. Im Erdgeschoß des Wirtschaftsgebäudes die *Wäscherei*, die mit einem Wäsche-
anfall von 6—7 kg je Krankenbett und Woche zu rechnen hat, und an die eine Desinfektionsanstalt angeschlossen ist.

Das *Kapellengebäude* des Lazaretts, entfernt von den übrigen Gebäuden durch Gebüsch
und Bäume den Blicken entzogen gelegen, enthält einen kapellenartig hergerichteten Auf-
bahrungsraum, einen Sektionsraum und ein kleines Laboratorium. Am Sitz eines Korps-
(Stations-) Kommandos ist die Kapelle mit der hygienisch-bakteriologischen und pathologischen Untersuchungsstelle verbunden.

2. Krankenunterkünfte im Kriege. Grundsätzlich muß danach gestrebt werden, im Gefecht die Verbandplätze in feste Gebäude zu legen, da hierdurch jede
ärztliche Hilfeleistung erleichtert wird. Ganz besonders gilt dies für Kampfhandlungen bei schlechtem Wetter und für die kalte Jahreszeit, und stets ist daran zu
denken, daß Verwundete vor allem nach größeren Blutverlusten gegen die Unbilden der Witterung besonders empfindlich sind. Schon bei der Einrichtung der
Truppenverbandplätze ist dem Rechnung zu tragen, da wegen der Feindeinwirkung oder anderer Umstände ein sofortiger Abtransport häufig nicht möglich ist.

Für den Truppenverbandplatz sind etwas abgesetzte Bauernhäuser am besten geeignet,
dagegen größere Gehöfte, Kirchen sowie Ortseingänge durch feindliches Artilleriefeuer häufig
besonders gefährdet. Bei der Auswahl ist auf Keller oder sonstige Möglichkeiten für Schutz
bei Luftangriffen oder Artilleriebeschuß zu achten und die Durchführung hygienischer
Maßnahmen, wie Säuberung, Lüftung, die Bereitstellung von Trinkwasser oder von abgekochten warmen Getränken, die Anlage von Latrinen und die Beseitigung des abfallenden
Unrats, sofort in die Wege zu leiten.

Bezieht die Truppe für längere Zeit Feldstellungen, wird es sich für den Truppenarzt
empfehlen, im Einvernehmen mit dem Truppenführer den Bau eines *Bataillons-Sanitäts-
unterstandes* entsprechend dem Truppenverbandplatz etwa in der Höhe des Bataillonsstabes
zum Schutz gegen Artilleriebeschuß in Angriff zu nehmen. Hierzu ist die technische Beratung durch ein Pionierkommando oder eine Baukompanie unbedingt erforderlich.

Der Unterstand muß zwei Eingänge haben. Lüftungslöcher sollen an entgegengesetzten
Wänden und in verschiedener Höhe angelegt werden. Für Lagerstollen der auf den Abtransport wartenden Verwundeten ist zu sorgen, und eine Vergrößerung des zur Verfügung stehenden Raumes, gegebenenfalls unter Hinzunahme benachbarter Mannschaftsunterstände, ist
vorzubereiten.

Hauptverbandplatz. In der warmen Jahreszeit ist es auch nach den Erfahrungen im Osten möglich, den Hauptverbandplatz im Freien einzurichten.

Hierfür sind beide Züge der Sanitätskompanie mit Zelten (je Zug 1 Verbindezelt und 3 Verwundetenzelte) ausgerüstet. Während das Verbindezelt 06 eine Grundfläche von 9,5 × 7 m bei einer Firsthöhe von 2,76 m besitzt, ist das Verwundetenzelt mit 2 Giebel- und 3 Zwischenteilen 5,30 m breit und 17,30 m lang. Das Aufstellen des Verbindezelts mit 3 bis 4 Mann erfordert nach einiger Übung 15 Minuten, beim Verwundetenzelt ca. 1 Stunde mit 1 Uffz. und 5 Mann.

Aus den oben angeführten Gründen wird es stets erstrebenswert sein, auch für die Einrichtung des Hauptverbandplatzes Häuser vorzusehen. Mit zunehmendem *Abstand von der Front* sind einzelne Gehöfte im allgemeinen weniger durch Artilleriefeuer gefährdet[1]. Dasselbe gilt auch für den Leichtverwundetensammelplatz, der in den meisten Fällen in der Nähe des Hauptverbandplatzes liegen soll.

Im *Stellungskrieg* können im Laufe der Zeit mit Hilfe der technischen Truppen die Hauptverbandplätze durch den Bau von Unterständen, Erdhütten oder von Baracken, die zum Schutz gegen Splitterwirkung mit hohen Erdwällen zu umgeben sind, ferner durch Herrichtung von Lagerstollen usw. wesentlich vervollkommnet werden. Hierdurch wird es möglich, nach größeren chirurgischen Eingriffen die Schwerverwundeten so lange unterzubringen und zu pflegen, bis sie einen längeren Transport ohne Schaden überstehen können[2].

Feldlazarett. Die für die Verwundeten und Kranken notwendige lazarettmäßigärztliche Behandlung ist im Feldlazarett durchzuführen[3]. Dieses gilt als Schwerpunkt der chirurgischen Versorgung bei krankenhausähnlicher Pflege, und es soll daher möglichst in Gebäuden außerhalb des Feuerbereichs der Artillerie eingesetzt werden. Einrichtung in Krankenanstalten ist vorteilhaft. Das Feldlazarett soll jedem Zustrom von Verwundeten gewachsen sein, hierzu wird die Hinzunahme weiterer Gebäude, ausnahmsweise auch der Einsatz außerhalb von Gebäuden, notwendig sein. In diesem Falle hat der Divisionsarzt für rechtzeitige Zuführung von Verbinde- und Krankenzelten aus dem Sanitätspark zu sorgen. Letzterer verfügt planmäßig über 15 *Verbinde-* und 75 *Krankenzelte* und 15 *Verwundetenzelte.*

Das Krankenzelt M/1899 ist 15 m lang und 11,5 m breit. Es hat doppelte Stoffwände, außen wasserdichtes Segeltuch, innen einen leichteren baumwollenen Stoff, der als Vorhang an den Seitenwänden herabfällt. Der 10,0 × 7,5 m große Innenraum faßt 20 Betten. Der Fußboden erhält eine starke Kies- oder Schlackenaufschüttung über auch auf Längsbalken aufgeschraubte Holzdielen. Der Raum wird durch 12 Fenster, je 4 an beiden Längsseiten, je 2 an den Stirnseiten, erhellt. Die Lüftung erfolgt durch 2 Dachluken, die durch einen Deckel verschließbar sind.

Bei längerem Einsatz des Feldlazaretts wird es Aufgabe des Chefarztes sein, mit den Hilfsmitteln des Landes und des Sanitätsparkes zweckentsprechende hygienische Einrichtungen, wie Bade-, Entlausungs- und Desinfektionsanstalten, einzurichten.

Krankensammelstellen. Die Krankensammelstellen[4] haben an Verkehrsknotenpunkten und am Sitz von eingerichteten Kriegs- und Leichtkrankenkriegslazaretten die Aufgabe, Verwundete und Kranke vorläufig unterzubringen, zu verpflegen, soweit nötig, ärztlich zu versorgen, für den Weitertransport zu sichten und zu verladen. Die Unterkunft ist vorausschauend in ausreichendem Maße sicherzustellen.

Im allgemeinen hat die Unterbringung der Krankensammelstellen in Gebäuden zu erfolgen, die jedoch wegen der Fliegergefahr nicht in unmittelbarer Nähe von Bahnhöfen liegen sollen. Sollte sich die Einrichtung von Krankensammelstellen ausnahmsweise außerhalb der Gebäude nicht umgehen lassen, so sind *Verwundeten- und Krankenzelte* beim Sanitätspark anzufordern oder die Aufstellung von *Baracken* zu veranlassen. Für die Innenausstattung

---

[1] H.Dv. 21, Ziff. 94.　　[2] H.Dv. 21, Ziff. 180.　　[3] Nach K.S.V. (Heer).　　[4] H.Dv. 21, Ziff. 204.

genügen Strohsäcke, Strohlager und reichlich Stühle und Bänke. Für Heizung ist in kalter Jahreszeit zu sorgen. Neben Unterkunftsräumen für Schwer- und Leichtverwundete und Kranke sind Absonderungsräume für ansteckende Kranke oder Ansteckungsverdächtige, ferner Waschräume und Aborte in genügender Zahl einzurichten. Der mitunter außerordentlich starke Zustrom von Verwundeten und Kranken erfordert eine große Aufnahmefähigkeit der Krankensammelstellen besonders in Sanitätsstützpunkten und an Orten, in denen große Lazarette eingerichtet sind. Dringend geboten ist daher die Einrichtung von Entlausungsanstalten von hinreichender Leistungsfähigkeit. Dies bedeutet eine Entlastung der Lazarette und ermöglicht eine schnellere und größere Aufnahmebereitschaft der Lazarette. Unter Umständen ist ein *Eisenbahn-Entlausungszug* (Eseu-Zug) einzusetzen. Auch in den Krankensammelstellen wird die Einrichtung von „reinen" und „unreinen" Gebäudeblocks zur Notwendigkeit (Abb. 6).

In Krankensammelstellen und weiter rückwärts gelegenen Lazaretten findet die *Militär-Lazarettbaracke* (verbessertes DOECKERsches System) als vorübergehende Krankenunterkunft ausgedehnte Anwendung.

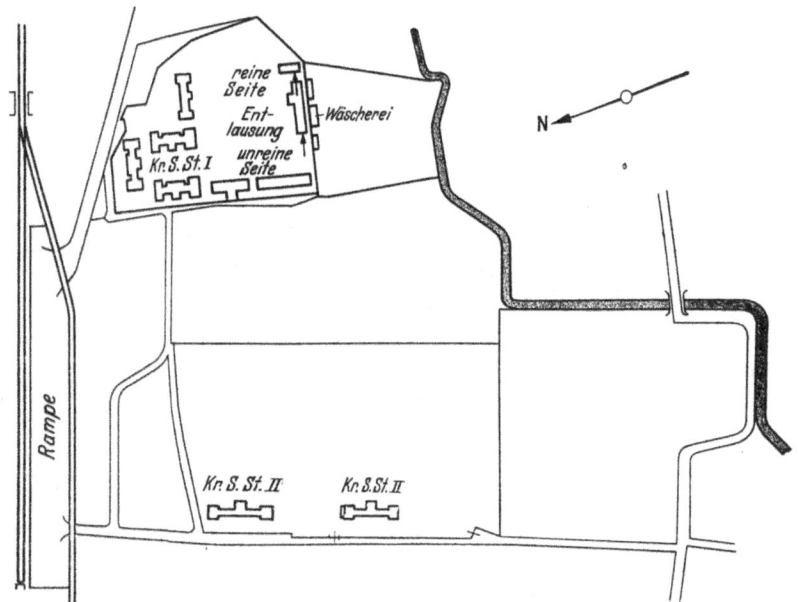

Abb. 6. Krankensammelstelle in Kasernen. Kr.S.St. I: unreine Blocks. Kr.S.St. II: reine Blocks.

Man unterscheidet zwei Arten der DOECKER-*Baracke*, die Kranken- und die Wirtschaftsbaracke. Erstere dient lediglich zur Unterbringung von Kranken, sie ist 15 m lang, 5 m breit und hat 2,35 m Wandhöhe sowie 3,65 m Firsthöhe. Der Krankenraum faßt 18 (auch 20) Betten, auf jedes Bett entfällt 12,5 cbm Luftraum. Die Wirtschaftsbaracke enthält bei gleichen Ausmaßen 12 größere und 2 kleinere Räume und ist für Wirtschaftszwecke, zur Unterbringung der Küche, der Apotheke oder als Wohnung der Ärzte, Beamten und des Pflegepersonals bestimmt. Der Fußboden der Baracken liegt auf Schwellen oder Klötzen. Der freie Luftraum unter den Dielen muß in der kalten Jahreszeit nach außen durch Bretter, die mit Erde beworfen werden, abgeschlossen sein. Der Oberbau hat kein eigentliches Gerippe. Es wird ersetzt durch die das Dach und die Umfassungswände zusammensetzenden Tafeln und 2 Querbinder. Die Wand- und Dachtafeln bestehen aus 2,5 oder 4 cm starken Holzrahmen, welche auf beiden Seiten durch Aufnageln von wasserdichter Segelleinwand bekleidet sind. Der Raum zwischen beiden Flächen ist entweder lufthaltig oder mit schlecht wärmeleitenden Moostorfplatten ausgefüllt. Die Heizung erfolgt durch 2 eiserne Mantelöfen, deren Rauchrohre über Dach münden. Zur Lufterneuerung dienen außer Türen und Fenstern 2 Dachreiter-Laternen mit Kippfenstern. Außerdem sind an jeder Längsseite einzelne Wandfelder zum Aufklappen hauptsächlich für den Sommer eingerichtet. Die Latrine ist als Anbau mit Vorraum einer Giebelseite der Baracke angefügt. Sie bietet Raum zur Aufstellung eines

Nachtstuhls, ist durch ein Wandfenster erhellt und wird durch ein Abzugsrohr im Dach und ein aufklappbares Wandfeld gelüftet.

Kriegslazarette und Res.Kriegslazarette. Für die Einrichtung von Kriegs-lazaretten und Res.Kriegslazaretten[1] kommen im rückwärtigen Armeegebiet oder in den besetzten Gebieten in erster Linie solche Orte in Betracht, in denen große Krankenhäuser, Schulen, Fabrikanlagen mit geräumigen Hallen und Sälen und ähnliche Gebäude für die Unterbringung der Verwundeten und Kranken zur Verfügung stehen, es sind dies im Osten hauptsächlich Parteigebäude und Kinos. Erforderlich ist es, daß die Kriegslazarette längere Zeit in einem Ort eingesetzt bleiben, da sie über den Rahmen der Feldlazarette hinausgehende Möglichkeiten ärztlicher Versorgung und krankenhausmäßiger Pflege bieten sollen. Es ist Auf-gabe der Chefärzte, die Organisation ihrer Lazarette durch Beschaffung aller für die Fachabteilungen erforderlichen ärztlichen Geräte, Bereitstellung der not-wendigen Unterkunftsgeräte je nach den gegebenen Umständen auch durch Her-stellung in eigenen Werkstätten und unter Hinzuziehung von technischen Trup-pen so zu gestalten, daß die Lazarette einem erhöhten Zustrom gewachsen sind. Die Arbeiten auf hygienischem Gebiet richten sich nach den für die Lazarett-und Krankenhauspflege betr. Unterkunft allgemeingültigen Gesichtspunkten[2].

Reservelazarette. Die Unterbringung der Schwerverwundeten und Kranken in der Heimat bis zu ihrer endgültigen Genesung, die Durchführung ihrer Be-handlung in den Fachlazaretten, der erhöhte Antransport von Verwundeten nach größeren Kampfhandlungen erfordert die Bereitstellung von bestimmten Bettenzahlen zu einer gegebenen Zeit auf Befehl des Oberkommandos des Heeres. Alle bestehenden und für diese Zwecke neu eingerichteten Lazarette führen die Bezeichnung Reservelazarette. Die Unterbringung der Schwerverwundeten und Kranken zur Entlastung des Operationsgebietes sowie der besetzten Gebiete wird gewährleistet durch:

a) engere Belegung und Erweiterung der Standortlazarette durch benachbarte Ge-bäude und Aufstellung von Baracken,

b) ganze oder teilweise Übernahme bestehender Zivilkrankenhäuser,

c) Einrichtung von Lazaretten im Anschluß an Krankenhäuser,

d) Einrichtung von Lazaretten in sonstigen hierfür geeigneten Gebäuden (Schulen, Hotels, Kurhäuser usw.),

e) Übernahme der von der Freiwilligen Krankenpflege zur Verfügung gestellten Anstalten[3].

Hieraus ist ersichtlich, daß sich die Krankenunterbringung je nach der Art der zur Verfügung stehenden Gebäude und Krankenanstalten ganz verschieden gestalten wird. Die neuzeitlichen Einrichtungen der neuerbauten Heereslazarette, die modernen Krankenanstalten in der Heimat gewährleisten in jeder Hinsicht günstige Bedingungen für die Versorgung unserer Schwerverwundeten und Kranken. Auch aus den ursprünglich nicht für Lazarettzwecke vorgesehenen Ge-bäuden sind hygienisch vollkommen einwandfreie Lazarette geschaffen worden.

D. Beleuchtung.

Von E. Passauer-Breslau.

I. Beleuchtung in militärischen Gebäuden.

1. Die Beleuchtungsstärke in den Diensträumen. Die Beleuchtung von Dienst-räumen wird gem. den gegebenen Richtlinien[4] entsprechend der Bestimmung der Räume nach der erforderlichen *Beleuchtungsstärke* durch die Einheit der Beleuchtungsstärke, Lux, festgesetzt.

---

[1] H.Dv. 21. [2] Siehe diesen Abschnitt D—G. [3] H.Dv. 21, Ziff. 285.
[4] Reichsbesoldungsblatt vom 12. 2. 34.

Die Einheit der Beleuchtungsstärke Lux (Lx) entsteht auf einer Ebene, wenn diese in 1 m Abstand durch eine Hefnerkerze senkrecht bestrahlt wird.

Die Einheit der Lichtstärke, Hefnerkerze (HK), wird dargestellt durch die Lichtstärke, die von einer 40 mm hohen Flamme der Amylacetatlampe nach HEFNER-ALTENEK in horizontaler Richtung ausgesandt wird.

Die in nachstehender Tabelle angeführten und für notwendig gehaltenen Beleuchtungsstärken entsprechen im wesentlichen den Leitsätzen der deutschen beleuchtungstechnischen Gesellschaft für eine zweckmäßige Allgemeinbeleuchtung der Räume und tragen den hygienischen Forderungen Rechnung:

Beleuchtungsstärke für die Allgemeinbeleuchtung in Lux gemessen in 1 m Höhe über Fußboden bzw. auf der Arbeitsfläche:

5	15	30	50	75
Räume mit schwachem Verkehr, für deren Benutzung das Erkennen großer Gegenstände ausreicht, z. B. gewöhnliche Keller und Bodenräume und ähnliche Nebenräume	Räume mit stärkerem Verkehr, in denen das Erkennen kleiner Gegenstände, großer Druckschriften oder großer Beschriftung notwendig ist, z. B. Werkstätten für Grobarbeit, Aborte, Bäder, Kleiderablagen, Umkleideräume, Treppen, Schlafsäle	Aufenthaltsräume, in denen Schreibschrift, Buch- oder Zeitungsdruck erkennbar sein muß, z. B. Küchen, Speiseräume, Maschinenräume, Werkstatt für Kleinarbeit und feinere Einzelteile, Botenzimmer, Fernsprechzentralen, Büchereien	Geschäftszimmer, Kasernen, Unterrichtsräume, Lesezimmer, Registraturen, Sitzungsräume, Arbeitsräume für zeichnerische Arbeiten gewöhnlicher Art oder feinmechanische Arbeiten	Räume für kartographische, lithographische, laboratorische und klinische Feinarbeiten

Beleuchtungsstärken von mehr als 75 Lux, z. B. zu Repräsentationszwecken, sind in jedem Falle zu begründen.

Bei der *elektrischen Beleuchtung*[1], die für die militärischen Unterkünfte *neben Gas- und Petroleumbeleuchtung* in erster Linie zu verwenden ist, wird der Wattbedarf unter Berücksichtigung der Bodenfläche (qm) und unter Zugrundelegung der Beleuchtungsstärke obiger Tabelle nach einer empirisch genommenen Übersicht für geschlossene Räume mit weißer Deckenfarbe und halb indirekter Beleuchtung errechnet.

Die Notwendigkeit einer *Einzelplatzbeleuchtung*, gegebenenfalls unter Herabsetzung der Allgemeinbeleuchtung, ferner die Art der Beleuchtung in Unterrichtsräumen, Zeichensälen und Werkstätten ist besonders zu überprüfen.

Für den Sanitätsoffizier sind folgende Angaben[2] von besonderer Wichtigkeit: Es sind für die Mannschaftsstuben bei einer Belegungsstärke bis zu 4 Mann 40 Watt, mit einer Belegungsstärke von 5 bis zu 8 Mann 75 Watt, bei stärkerer Belegung für jeden Mann über 8 ein Zuschlag von 10 Watt vorgesehen. Für bis zu 8 Mann ist eine Rohrpendelleuchte, über 8 Mann 2 Rohrpendelleuchten, Pendelrohr nicht ausziehbar, vorgesehen. Für die Schirme werden Kunstharzpreßstoffe möglichst weißer Tönung verwendet. Die Glühlampen sind innen mattiert. Helle Fenstervorhänge und heller Wandanstrich mit weißen, leichtgetönten Decken begünstigen die durch die Beleuchtungskörper hervorgerufene Wirkung. In den Schreibstuben gibt eine Allgemeinbeleuchtung mit Rohrpendelleuchten oder Kugelleuchten eine mittlere Beleuchtungsstärke von 20—30 Lux, daneben sind Tisch- bzw. Schreibmaschinenleuchten zuständig, die den Arbeitsplatz mit 50 Lux beleuchten.

---

[1] H.Dv. 320/2, Ziff. 281.

[2] Maßgebend ist der Erlaß vom 8. 12. 36 und die Tarife für elektrische Beleuchtung, in denen die zuständige Beleuchtung für sämtliche militärischen Räume in Anlagen der Wehrmacht erläutert ist. Anlage 14 zur H.Dv. 320/2.

Für Krankenstuben sind vollkommen blendungsfreie Innenraumleuchten für halb-indirektes oder für vorwiegend direktes Licht zu verwenden. Die auszuwählenden Leuchten sollen abwaschbar sein, möglichst wenig Staubablagerungsflächen aufweisen und, soweit erforderlich, mit einer zweiten Fassung zur Aufnahme einer Glühlampe für Not- oder Nacht-beleuchtung versehen sein.

In den *Lazaretten* wird fast überall Allgemein- und Platz- (Nachttisch-) Be-leuchtung gebraucht.

Auch hier entsprechen 20 Lux als Allgemeinbeleuchtung und 50 Lux zum Lesen den hygienischen Forderungen. An Stelle der Nachttischlampen werden zwischen je einem Bettenpaar Wandspiegelleuchten in ca. 2,2 m Höhe mit 60—75 Watt vorgeschlagen. *Operationsräume* erfordern als Mindestbeleuchtungsstärke am schlechtest beleuchteten Arbeitsplatz 100 Lux (Liese). Zur Aushilfe beim Versagen einer Sammelbeleuchtung ist ein angemessener Vorrat von Lampen, Laternen, Petroleum, Dochtband und Stearinkerzen bereitzuhalten[1], jedoch ist Carbid für Einheitslaternen erst im Bedarfsfalle zu beschaffen. Über Notbeleuchtung für *Luftschutzkeller* siehe dieses Lehrbuch Abschn. XI C.

2. Prüfung der Beleuchtungsstärke. Für den San.-Offizier eignen sich zur Prüfung der Beleuchtungsstärke u. a. der *Osram-Beleuchtungsmesser* und der *lichtelektrische Beleuchtungsmesser* nach B. Lange.

Für die Beurteilung der Tageslichtbeleuchtung kommt die Feststellung des „*Tageslicht-quotienten*", das ist die Beleuchtungsstärke an einer bestimmten Raumstelle in Lux dividiert durch die Horizontalbeleuchtungsstärke im Freien mal 100 in Betracht. 2% wäre als aus-reichende Beleuchtung des Arbeitsplatzes anzusehen. Als durchschnittliche Horizontal-beleuchtungsstärke im Freien wurden durch die deutsche lichttechnische Gesellschaft 3000 Lux festgesetzt.

II. Beleuchtungsgerät für Sanitätseinheiten.

Für die Sanitätseinheiten des Feldheeres sind als Beleuchtungsgerät vor-gesehen: Der *Laternenkasten* und der Satz *Beleuchtungsgerät für Sanitätszwecke*.

Der Laternenkasten enthält 4 *Einheitslaternen* (Preßstoff) mit Zubehör, Verbrauchs-mitteln, Werkstoffen und Betriebsstoffen.

Die *Einheitslaterne* (Abb. 7) ist verwendbar als Carbidlaterne für Acetylen, ferner für Kerzen- und für Dunkelfeldbeleuchtung. Die Hauptbeleuchtungsart ist die *Acetylenbeleuch-tung* (Brenndauer: 8 Stunden). Mit den beigegebenen Vorsteckblen-den kann die Laterne abgeblendet werden, für besondere Zwecke ist sie außerdem mit grünen und roten Vorsatzscheiben ausgestattet[2].

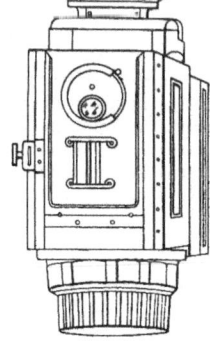

Die Sanitätskompanie verfügt ferner über *Windstreichhölzer* und *Wachsfackeln*, die meisten übrigen Sanitätsdienste nur über Wind-streichhölzer. Das Sanitätspersonal ist zum größten Teil mit elek-trischen Taschenlampen ausgestattet.

Das in den Beleuchtungskästen für Sanitätseinheiten seinerzeit vorgesehene *Beleuchtungsgerät* stellte Lichtquellen von geringerer Beleuchtungsstärke dar, die außerdem im Felde alle Nachteile einer Notbeleuchtung aufwiesen und das elektrische Licht nicht ersetzen konnten. Dies trat ganz besonders beim Arbeitsplatz des Chirurgen in Erscheinung und gab zu der Entwicklung eines spe-ziellen *Operationsbeleuchtungsgeräts für die Feld-Sanitätsausrüstung* Anlaß. Zunächst entschloß sich die Heeressanitätsinspektion im Jahre 1930, das *Pionier-Scheinwerfergerät* auch für die Sanitätseinheiten zu verwenden, das sich im Kriege trotz einiger Mängel der Lampen bewährt hat. Aufbauend auf diesem Gerät wurde dann ein Gerät entwickelt, das unter der Bezeichnung „*Satz Beleuchtungsgerät für Sanitätszwecke*" nunmehr ein Bestandteil aller Sanitätskompanien, Feldlazarette und Kriegslazarette geworden ist. Das Gerät eines Satzes besteht aus:

Abb. 7. Einheitslaterne aus dem Laternenkasten.

4 Kästen mit 3 Operationslampen mit Leitungen, Zubehör und Vorsatzteilen, 3 Lampen-gestellen aus Leichtmetall, 9 Edison-Sammlern (12 Volt, 26 Ampere-Stunden) und 1 Hilfs-lampe. Außerdem besitzt jede Einheit einen besonderen heereseigentümlichen Stromerzeuger (Lademaschine 65 Volt). Die Chromophar- oder Pantophoslampe liefert ein schattenloses Licht, und die Art und Zahl der Glühlampen ist so beschaffen, daß die Operationslampe unter Verwendung der verschiedensten elektrischen Spannungen gespeist werden kann, also bei

---

[1] H.Dv. 320/2, Ziff. 382.   [2] H.Dv. 476/4a.

Benutzung der Edison-Sammler zu 12 Volt, bei unmittelbarer Benutzung der Lademaschine zu 65 Volt oder zu 110 oder 220 Volt bei Verwendung vorhandener Lichtleitungen (Abb. 8).

Im Jahre 1942 ist die Ausstattung der Sanitätseinheiten durch den *„Maschinensatz 220 Volt Wechselstrom oder Drehstrom, 15/18 K.V.A."* als Anhänger ergänzt worden (Abb. 9).

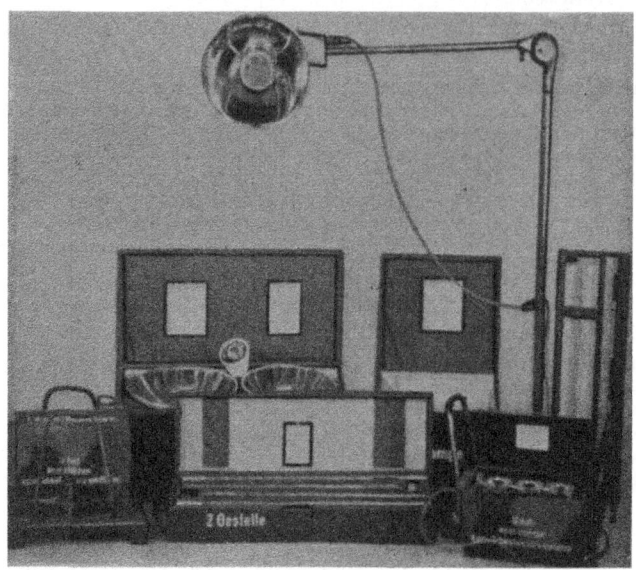

Abb. 8. Satz Beleuchtungsgerät für Sanitätszwecke nach Dtsch. Mil.arzt 5, H. 3 (1940).

Es ist die Universal-Licht- und Kraftquelle zum gleichzeitigen Betreiben von Operationsbeleuchtung, Röntgengerät, Feldautoklav, Riesenmagnet, 24 Pendelleuchten und zahlreichen anderen Kleingeräten. Außerdem können durch ihn Edison-Sammler aufgeladen werden[1].

Die Ausstattung der San.-Dienste mit Beleuchtungsgerät für San.-Zwecke ist aus folgender Zusammenstellung ersichtlich:

Einheitsbezeichnung	Anzahl der Laternenkästen	Sätze Beleuchtungsgerät
Sanitätskompanie a	8	1
Sanitätskompanie a (mot.)	8	1
Sanitätskompanie b	4	2
Sanitätskompanie b (mot.)	4	2
Gebirgs-Sanitätskompanie (mot.).	8	2
Feldlazarett	4	2
Feldlazarett (mot.)	4	2
Kriegslazarett	2	1
Kriegslazarett (mot.)	2	1
Leichtkranken-Kriegslazarett.	2	1
Leichtkranken-Kriegslazarett (mot.)	2	1
Krankentransportkompanie	6	0
Krankentransportkompanie (mot.)	6	0
Sanitätspark	9	9

Über die Zuteilung des Maschinensatzes sind genaue Anweisungen ergangen.

Elektrische Notbeleuchtung „Med. Warenhaus":

Kleine Dynamomaschine in festgelegtem Fahrradgestell. Hierbei wird der Strom durch Treten unter Benutzung eines Rades als Schwungrad erzeugt und auf die Lampe mit 3000 Lux direkt übertragen. Durch Mattierung der Scheibe entstehen 2000—2200 Lux.

---

[1] Als Betriebsvorschrift für den nunmehr eingeführten Satz „Licht- und Kraft-Zubehör mit 5 Kästen" dient die H.Dv. 195/8.

Behelfsmäßiges Beleuchtungsgerät nach den Erfahrungen im Felde.

Bei der *Sanitätskompanie:* 4 Bosch-Scheinwerfer auf einem Reifen aus Bandeisen mittels Kugelgelenken befestigt und von einem Edison-Sammler gespeist. Ausreichende Operationsbeleuchtung (Reichold).

Beim *Feldlazarett:* Selbstbeschaffter 4-PS-Dieselmotor und Dynamo (Leistung 2000 Watt), auf Anhänger mitgeführt, ermöglichte sowohl eine einwandfreie Operationsbeleuchtung an 3 Tischen als auch Beleuchtung der Krankenräume (Moritsch).

III. Beleuchtung der Unterkünfte im Kriege.

Es bestehen folgende Richtlinien[1]:

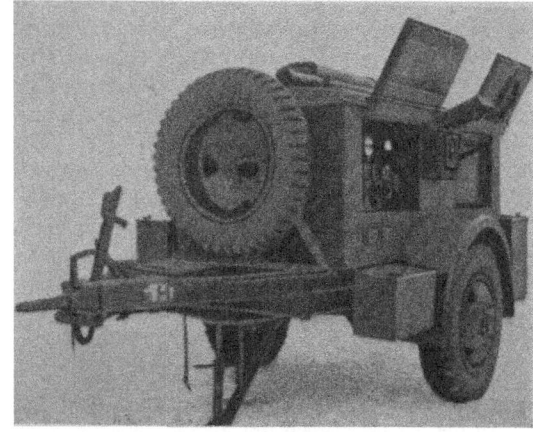

Abb. 9. Maschinensatz als Anhänger zur Stromerzeugung nach Dtsch. Mil.arzt. 7, H. 7 (1942).

Beleuchtung der Unterkunft kann im Notfall durch Kerzen erfolgen, durchweg aber mit Carbid- oder Petroleumlampen, in Sonderfällen durch Anschluß an vorhandene elektrische Leitungen in behelfsmäßiger Ausführung. Folgendes ist zu beachten:

1. *Kerzen.* Besondere Sicherung gegen Feuersgefahr, standsichere Kerzenhalter, genügender Abstand von allem brennbaren Material.

2. *Carbid- und Petroleumlampen.* Möglichst über Kopfhöhe an gesichertem Haken feuersicher aufhängen. Nur Sicherungslampen verwenden.

3. *Elektrische Beleuchtung*, wenn in nächster Nähe Anschlußmöglichkeit an ein Niederspannungsnetz vorhanden und dabei Zuleitung nicht mehr als 500 m wird. Leitungsmaterial Eisen, sonst andere im Lande greifbare Metalle. Zu- und Verteilungsleitungen innerhalb der Unterkunft als Freileitungen ausführen. Sparsame Verwendung der erforderlichen Rohstoffe.

Gegebenenfalls elektrische Beleuchtung unter Verwendung von im Lande selbst vorgefundenen Möglichkeiten (Windmotore, Lokomobilen, Aggregate).

Ausführung elektrischer Beleuchtungsanlagen nur unter fachkundiger Anleitung, um Einhaltung der Sicherheitsvorschriften zu gewährleisten. Gebrauchsabnahme durch Heeresbaudienststelle.

Über die Einheitslaterne s. Ziffer 2[2]. Obige Richtlinien erfüllen z. T. bereits die an die Beleuchtung zu stellenden hygienischen Forderungen. Bei der Überwachung hat der Sanitätsoffizier die Feuer- und Explosionsgefahr, die Vergiftung und die direkten Schädigungen durch den elektrischen Strom zu berücksichtigen.

Nach den *Erfahrungen im Felde* ist ferner die mit Benzin brennende *Petromax-Lampe* gut verwendbar. Da sie jedoch transportempfindlich ist, muß für Mitnahme von Ersatzstrümpfen und gute Pflege gesorgt werden. Die Verwendung von *bleifreiem* Benzin zum Betrieb der Benzindruckbrenner ist nicht notwendig. Gesundheitsstörungen sind beim Gebrauch von bleihaltigem Benzin nicht zu befürchten, wenn die Räume, in denen der Benzinbrenner betrieben wird, gut lüftbar und außerdem groß genug sind. Bei Benutzung von gewöhnlichem Fahrbenzin muß beim Anheizen besonders darauf geachtet werden, daß die Düsen nicht verstopft sind.

Zur Beleuchtung der Stabszelte dient das *Zeltbeleuchtungsgerät A* (D 524), zu dem 2 Edison-Sammler, 1 Lampenkasten und 1 Zubehörkasten gehören.

Die Hängelampe mit 5-Watt-Glühbirne und der Leuchtstab haben zusammen eine Brenndauer von 16 Stunden. Zum Beleuchten des Zeltes zu anderen Zwecken als Auswerten sind andere Beleuchtungsmittel, z. B. Einheitslaternen, zu benutzen. Die Wichtigkeit einer ausreichenden Beleuchtung an den langen Winterabenden in den Unterkünften wird in den Berichten aus dem Felde immer wieder hervorgehoben, denn: *„Gute Beleuchtung schafft gute Stimmung!"*

---

[1] H.Dv. 319/1.   [2] H.Dv. 476/4a IV.

E. Heizung.

Von E. Passauer-Breslau.

I. Beheizung militärischer Gebäude.

1. Innentemperaturen. Auf Grund zahlreicher Untersuchungen auf dem
Gebiet der Hygiene hat man für bewohnte Räume eine Temperatur von 18—20° C
als zuträglich und richtig erkannt. Diesem Grundsatze folgend wird die Temperatur für die Mannschaftsstuben in den Kasernen, ferner in Wohn- und Arbeitsräumen festgelegt. Außer diesen Räumen ist es jedoch erforderlich, das ganze
in Frage kommende Gebäude zu beheizen, um eine allzu leichte Abkühlung der
Wohnräume zu vermeiden und um auch sonst in den Nebenräumen eine hygienisch einwandfreie Temperatur zu gewährleisten. Zweckmäßig wird im Heere
die notwendige und durch die Heizung bewirkte Temperatursteigerung von den
Wehrkreisverwaltungen nach Anhören der Bauabteilungen einheitlich festgesetzt.

In kälteren Gegenden beträgt sie für die Wohnräume 40° C bei einer angenommenen
Außentemperatur von — 20° C, in wärmeren Gegenden werden 30° C genügen[1].

Die für notwendig erkannten *Innentemperaturen in zentralbeheizten Räumen* der Heeresverwaltung sind im Erlaß vom 5. 9. 35 angegeben, ihr Bereich geht von frostfrei zu haltenden
Lagerräumen bis zu den Operationsräumen der Lazarette, die mit 25° C zu beheizen sind.

In den Krankenstuben der *Lazarette* soll die Luftwärme während der Heizzeit tagsüber
zwischen 17 und 20° C betragen, nachts ist sie nach der Weisung des behandelnden Arztes
zu senken[2].

Bei der Planung militärischer Gebäude wird der *Wärmebedarf* unter Zugrundelegung der
angegebenen Temperaturen nach den „Regeln des Wärmebedarfs an Gebäuden, Din 4701"
durch die Heeresbauämter berechnet.

2. Heizstoffe. Für die *Stubenfeuerung*[3] in militärischen Gebäuden, also Ofenheizung, ist
ein Tarif gültig, der die zuständigen Feuerungsportionen für das Jahr, den Monat und täglich in den drei Heizabschnitten festsetzt. Eine Erhöhung der zustehenden Mengen an Heizmaterial um den vierten Teil tritt ein, wenn die Räume in Kasematten, Fachwerkbauten
oder Massivbaracken, um das Doppelte (also auf das Dreifache), wenn sie in Wellblech- oder
ähnlichen leichten Baracken liegen. Feuerungsmittel für lagermäßig untergebrachte Truppen
werden nach Bedarf verabfolgt. Bei *Zentralheizungen* setzt die Wehrkreisverwaltung die Ver-
brennungsmengen nach Bedarf fest, soweit in Einzelfällen nicht Abfindung nach dem Tarif
eintritt. Die *Truppenführer* haben dafür zu sorgen, daß die Feuerungsmittel nur soweit beansprucht werden, als Dienst und Gesundheit der Truppe es erfordern. Hierbei ist Mitwirkung
der Truppenärzte unerläßlich. Die *Lazarette* sind an eine Heizperiode nicht gebunden. Ob geheizt wird, entscheidet der Chefarzt[4]. In den Richtlinien für das Bewirtschaften der Feuerungsmittel[5] wird zunächst auf Sparsamkeit bei der Bewirtschaftung hingewiesen. Ferner
sollen die Räume vor jedem Anheizen gut gelüftet werden, jedoch ist längeres Offenhalten der
Fenster und Türen zu vermeiden. Die Heizung soll der Witterung angepaßt werden, die
Zimmer dürfen nicht überheizt sein, auch sollen die Öfen rechtzeitig geschlossen werden.
Als höchste Innentemperaturen in Wohn- und auch in Geschäftszimmern sind auch hier
18°C gemessen in Brusthöhe und in der Mitte des zu heizenden Raumes angegeben, in Arbeitsräumen bei einer Tätigkeit, die nicht ausschließlich im Sitzen ausgeübt wird, gegen
14°C. Zum Erzielen guter Wärmeausstrahlung sind zum Verhüten von Wandschäden sind
die Öfen nicht zu dicht in der Ecke oder an der Wand aufzustellen. Übermäßige Verlängerung der Rauchrohre bei eisernen Öfen, um die Heizwirkung zu erhöhen, ist zu vermeiden, weil
hierdurch Störungen im Heizbetriebe entstehen, wodurch sich Kohlenoxydgas bilden kann.

3. Die verschiedenen Arten der Heizung. Je nach den örtlichen Verhältnissen
wird die Art der Beheizung in militärischen Bauten Verwendung finden, die als
zweckentsprechend und wirtschaftlich günstig angesehen und beurteilt wird. Auch
kann *Einzelheizung* zusammen mit *Zentralheizung*, z. B. Einzelheizung durch
Öfen in den Mannschaftsstuben der Kasernen und Zentralheizung in den Waschräumen, angewandt werden, Familienwohnungen sollen Ofenheizung erhalten[6].

---

[1] Erlaß vom 27. 1. 28.   [2] H.Dv. 193/5.
[3] H.Dv. 320/2, Wehrmachtsverw.Vorschrift Anl. 13.
[4] H.Dv. 193/5.   [5] H.Dv. 320/II Anl. 12.
[6] Erlaß vom 18. 3. 33 und vom 24. 1. 34.

1. Kachelöfen. Nach den „Richtlinien als Anhalt für den Neubau von Mannschaftshäusern, Stabshäusern und Wirtschaftsgebäuden" vom 24. 1. 34 ist die Größe der Kachelöfen (Wirkungsgrad 80—85%) nach der „Barlach-Tabelle" zu bestimmen. Die Form der Öfen ist rechteckig, möglichst glatt, breit und niedrig zu wählen. Der Ofen soll frei von der Wand (Abstand 12 cm) auf Füßen oder Sockelkästen stehen. Zur besseren Wärmehaltung des Ofens ist eine Absperrvorrichtung im Rauchrohr unter besonderen Bedingungen zulässig.

2. Eiserne Öfen. Die Beschaffung von eisernen Öfen, schwerster (Wirkungsgrad 85%) und mittelschwerer (Wirkungsgrad 75%) Qualität, ist folgendermaßen geregelt[1]. Neben gußeisernen ausgemauerten Öfen (irische Vierkantöfen) sind auch ausgemauerte Blechmantelöfen (irische Rundöfen) zum Wettbewerb bei der Verdingung zugelassen, die beide gut abgedichtet sind, dicht schließende Türen und sicher wirkende Regulierung aufweisen. Die Auswahl der Ofengröße hat nach den Richtlinien der Vereinigung deutscher Eisenofenfabrikanten e. V. zu erfolgen.

3. Gas- und elektrische Öfen kommen für militärische Unterkünfte nur als Zusatzheizung in Betracht, jedoch ist es zweckmäßig, daß in Stollen- und Luftschutzanlagen die Elektrizität als einzige anwendbare Energiequelle auch für die Heizung ausgenutzt wird. Besondere Vorsichtsmaßnahmen sind beim Gebrauch von Erdgasöfen in Erdölgebieten anzuwenden.

4. Zentralheizung (Sammelheizung). Für militärische Bauten ist die Zentralheizung von großer Bedeutung und wird in neuerbauten Kasernen in umfangreichem Maße angewandt. Nach den „Richtlinien als Anhalt für den Neubau usw." sind für die Ausführung der Zentralheizungsanlagen die „Anweisung zur Herstellung und Unterhaltung von Zentralheizungs- und Lüftungsanlagen" vom Jahre 1909 und die „Regeln für die Berechnung der Kessel- und Heizkörpergrößen von Heizungsanlagen" vom Jahre 1929[2] zu beachten.

Luftheizung ist für militärische Zwecke in den „Richtlinien als Anhalt für den Neubau usw." nicht vorgesehen, jedoch ist vom hygienischen Standpunkt die Einrichtung einer Luftheizung unter günstigen Bedingungen und unter Zuhilfenahme aller technischen Fortschritte bei sachgemäßer Bedienung nicht zu verwerfen.

Wasserheizung ist wegen ihrer bedeutenden hygienischen und technischen Vorteile als Warmwasserheizung für Lazarette die gegebene Beheizungsart. Für manche weitläufige Gebäude wird die Warmwasserheizung mit *beschleunigtem Umlauf,* ferner *Etagenheizung* für Wohnungen und *Heißwasserheizung* oder *Hochdruckwasserheizung* für technische Anlagen Anwendung finden. Warmwasserheizung mit Pumpenbetrieb bildet ferner die am meisten angewandte Wärmequelle für die neuzeitliche *Strahlungsheizung,* bei der die Heizrohre in der Decke, in den Wänden oder im Fußboden eingebaut sind.

Dampfheizung (in der Regel Niederdruckdampfheizung) soll nach den „Richtlinien als Anhalt usw." in militärischen Bauten mit Warmwasserbereitung und Dampfkochanlage verwendet werden. Die noch an manchen Stellen verwendete Hochdruckdampfheizung ist konzessionspflichtig und für Wohnräume nicht zu empfehlen. Besonders für die Städte besitzt die *Fernheizung* eine große Zukunft, da man es mit dem Fortschreiten der Technik gelernt hat, die Abfallwärme größerer Industrieanlagen auszunutzen und somit die Wärmeabgabe zu verbilligen.

II. Beheizung der Unterkünfte im Kriege.

Für den Krieg im Winter sind folgende Öfen und Zubehör vorgesehen

1. in festen Unterkünften ein Unterkunftsofen für je 20—25 Mann,
2. in Stellungen ein Feld- (Schützengraben-) Ofen für je 5—10 Mann,
3. für Sperrholzhütten und Zelte: Zeltöfen,
4. für Posten und für winterbewegliche Verbände bei strenger Kälte „Wärmedachse" mit Holzkohlenfeuerung,
5. für jeden Ofen 3,5 m Rohr und 3 Knie.

Behelfsmäßige Heizvorrichtungen und Öfen in behelfsmäßiger Bauart.

1. Heißgemachte Ziegelsteine, die man in ein Loch legt und mit Erde zudeckt, können kleine Zelte für kurze Zeit erwärmen[3].
2. Heizanlage für Zelte mit kegelförmig gebogenem Eisenblech und eisernem Ofenrohr (nach Unterkunftsbau).
3. Heizkanäle für größere Zelte und Erdhütten aus versenkten Tonröhren, Regenabfall- oder Ofenröhren (nach Unterkunftsbau)[3].
4. Feuertöpfe: aufgehängte eiserne Gefäße mit durchlöcherten Boden- und Seitenrändern für Koks oder Holzkohle. Ableitung der Gase nach außen durch einen Deckel hindurch, der mit winklig abgebogenem Blechrohr versehen ist (Hesse).

---

[1] Erlaß vom 14. 5. 27.   [2] Din 4701.   [3] H.Dv. 316, Ziff. 452.

5. Öfen mit Kochgelegenheit aus Benzin- oder Öltonnen u. dgl.[1], siehe Abb. 10.

6. Ummantelter Schützengrabenofen mit Drahtnetz und Feldsteinfüllung zur besseren Wärmespeicherung[1].

7. Ummauerter Schützengrabenofen mit Heizgasführung oberhalb des Ofens oder mit Heizgasführung im Aufbau, niedrige Form[2].

8. Gemauerter Koch- und Wärmeofen (Sesselofen)[3].

Auch die behelfsmäßigen Heizvorrichtungen haben sich bereits im harten Winter im Osten bewährt. Wichtig ist ferner für das *Biwak* die Kenntnis von der richtigen Anlage eines *Biwakfeuers mit Windschirm* und des *russischen Biwakfeuers* (Balkenfeuer), bei dem zwei längs aufeinandergelegte trockene Stämme von 22—25 cm Durchmesser durch Pflöcke gehalten und durch dazwischenliegende Steine getrennt werden.

Die Balken werden an den aufeinanderliegenden Seiten tief eingekerbt. Das Biwakfeuer kann dann noch durch Strohgeflechtwände abgedeckt und gegebenenfalls auch als Kleidertrockner

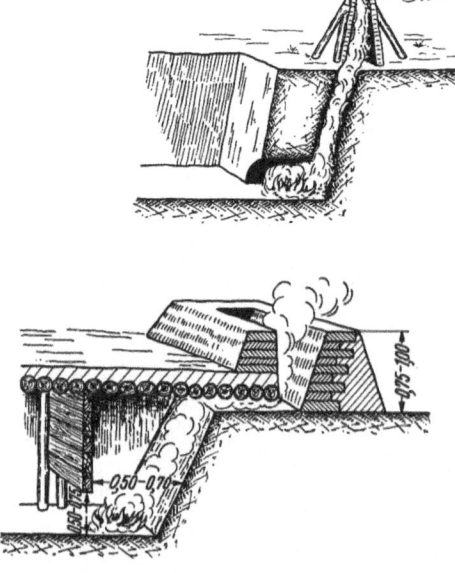

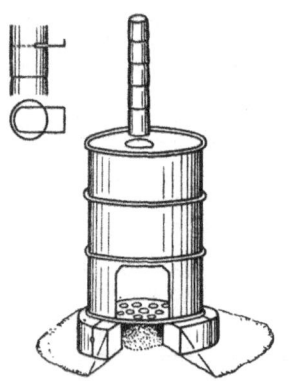

Abb. 10. Ofen mit Kochgelegenheit aus eisernem Behälter, H.Dv. 319/1.

Abb. 11. Offenes Kaminfeuer in Stellungen oder Erdlöchern nach H.Dv. 1a Anh. 2 lfd. Nr 59.

verwendet werden. Eine behelfsmäßige Unterkunftsbeheizung in Stellungen oder Erdlöchern durch offenes Kaminfeuer, die jedoch über Nacht nur mit einer Feuerwache wegen der Kohlenoxydgefahr anwendbar ist, erfordert besondere Vorrichtungen zur Abführung des Rauchs und der Verbrennungsgase (Abb. 11). Schneegruben für 2—4 Mann können gemäß Merkblatt Pionierdienst im Winter durch Spirituskocher beheizt werden.

Nach den Erfahrungen im Felde hat unseren Truppen der O.T.-Ofen und der kleine liegende russische *Schützengrabenofen*, besonders wenn sie zur Wärmespeicherung etwas ummauert werden konnten, gute Dienste geleistet. Die Beheizung der *russischen Bauernöfen* erfordert einige Kenntnisse, denn manches wertvolle Quartier ist infolge unrichtigen Beheizens abgebrannt. *Kohlenoxydschäden* liegen im Bereich der Möglichkeit, wenn die an russischen Öfen unentbehrlichen Ofenklappen, Schieber und Kapseln nicht richtig bedient werden[4].

Als behelfsmäßiges Ofenrohr können zusammengenagelte schmale Bretter, die vorher stark angefeuchtet werden und auf der Innenseite kräftig mit Lehm beschmiert sind, verwendet werden.

---

[1] H.Dv. 319/1, S. 94a/95.   [2] H.Dv. 319/1, S. 96/97.   [3] H.Dv. 319/1, S. 94.

[4] Anleitung siehe H.Dv. 1a Anh. 2 und Erlaß vom 24. 2. 41 betr. Belehrung der Truppe über Maßnahmen zur Vermeidung von CO-Vergiftungen.

Befestigungswerke werden möglichst mit gasdichten und druckfesten Öfen beheizt, jedoch sind zur Vermeidung von Vergiftungen mit CO-Gasen und um ein rauchloses Feuer zu erzielen, besondere Bestimmungen zu beachten. In größeren Werken verwendet man zentrale Warmwasserheizung und Zuführung von erwärmter Luft in den Lüftungsanlagen. Die Erwärmung der Luft erfolgt durch Warmwasser- oder elektrische Beheizung.

F. Ventilation.

Von E. Passauer-Breslau.

I. Allgemeine hygienische Forderungen hinsichtlich der Belüftung bewohnter Räume und die Arten der Ventilation.

Um in bewohnten Räumen hygienisch einwandfreie Verhältnisse herzustellen, müssen durch die Zuführung von frischer Luft folgende Forderungen der Hygiene erfüllt werden:

1. Verringerung des CO_2-Gehalts der Luft auf das zulässige Maß ($1^o/_{oo}$—$5^o/_{oo}$).
2. Beschränkung der relativen Feuchtigkeit auf 40—60% (Flügge).
3. Einhaltung einer Durchschnittstemperatur von 18° C.
4. Beseitigung der üblen Gerüche.

Ist diesen Forderungen Rechnung getragen, so sind die Bedingungen für das „Gefühl der Behaglichkeit" geschaffen, das die Hygiene als maßgebend für die Brauchbarkeit des Wohnraumes und seiner Belüftung ansieht.

Um diesen Zustand der Luft im Raume objektiv zu erkennen, sind verschiedene physikalische Methoden angegeben, z. B. die Feststellung des „Behaglichkeitsquotienten" nach Bradtke, indem man die Lufttemperatur durch den mit dem trockenen Katathermometer (Hill) erhaltenen Wert dividiert. Obere Behaglichkeitsgrenze (warm) etwa bei 5,5, Optimum etwa bei 3,8 und untere Behaglichkeitsgrenze (kalt) bei 2,7, ruhende Luft vorausgesetzt. Auch die Bestimmung des CO_2-Gehalts der Luft allein gibt insbesondere für Kasernenstuben (Schlafräume) einen guten Anhalt für die hygienische Beurteilung der Räume, in denen nachts der CO_2-Gehalt nicht über $5^o/_{oo}$ steigen soll (Danielsen und Unger).

Der Austausch zwischen Außen- und Innenluft geschieht durch *natürliche Ventilation* (Selbstlüftung) infolge von Temperaturunterschieden und Windanfall und durch *künstliche Ventilation* unter Anwendung technischer Maßnahmen von dem einfachen Öffnen der Fenster und Türen, von der Anbringung von Belüftungseinrichtungen an Fenstern, Türen und Dächern, dem Einbau von Luftschächten, von Drucklüftung und Sauglüftung durch Ventilatoren bis zur modernen Klimaanlage.

Letztere bewirkt nicht nur eine Lufterneuerung, sondern setzt uns in die Lage, einen ganz bestimmten *Luftzustand mit genau berechneter Wirkung auf den Menschen* herzustellen.

II. Die Ventilation der militärischen Unterkünfte.

1. Bestimmungen über Ventilation in den Dienstvorschriften und nach weiteren Erlassen. Die Belüftung der militärischen Unterkünfte fand in den alten und neuen Dienstvorschriften und Erlassen eine zweckmäßige Berücksichtigung.

Nach der G.G. vom 30. 6. 11 sollen alle Räume in den *Kasernen* mit Vorrichtungen zur gehörigen Lüftung versehen sein. Lüftungsanlagen werden nach Bedarf gelegt. *Krankenstuben* sollen für den Zutritt von Licht und Luft möglichst günstig liegen. In den *Handwerkerstuben* sind besondere, gut zu belüftende Räume für die Aufstellung der Bügeleisen vorgesehen, und auch in den Exerzierhäusern sind Lüftungseinrichtungen nach Bedarf anzubringen. Auf ständige Erhaltung einer reinen, gesunden Luft, besonders in den zum Aufenthalt von Menschen bestimmten Räumen[1], ist zu achten. Besondere Vorschriften befassen sich mit der hygienisch einwandfreien Belüftung der *Arrestlokale*, so ist es dem Arrestanten gestattet, die Zellenfenster selbst zu öffnen. An den Fenstern und Türen befinden sich verschließbare Lüftungsöffnungen. Bei Neu- und Umbauten soll die Lüftung mittels der Heizung

---

[1] H.Dv. 320/2.

durch Luftschlote bewirkt werden, die durch die Rauchrohre der Öfen erwärmt werden und mit Luftsaugern über Dach versehen sind. Bei Zentralheizung sollen Luftschlote mit Sommer- und Winterlüftung eingebaut werden[1]. Nach den Richtlinien als Anhalt für den Neubau von Mannschaftshäusern, Stabshäusern und Wirtschaftsgebäuden (Erlaß 24. 1. 32) ist in den neuerbauten Kasernen zur Belüftung reichlich von *Kippflügeln an den Fenstern* Gebrauch gemacht. In den Truppenküchen sind die Hälfte der Fenster abwechselnd mit unteren, nach oben aufklappbaren Lüftungsflügeln und linksseitigen Kippflügeln auszustatten. *Zu- und Abluftkanäle* befinden sich in Truppenküchen, Waschküchen, Mannschafts-, Abort-, Wasch-, An- und Auskleideräumen, ferner im Heizraum der Zentralheizungsanlagen sowie in Unteroffizier- und Mannschaftsspeiseräumen.

Für *Wehrmachtlazarette* sind nach neueren Grundsätzen Lüftungseinrichtungen nur in der Küche, in Bade- und Waschräumen, den Bäderabteilungen, Aborten, Röntgenräumen, Operationsräumen und Laboratorien erforderlich. Klimaanlagen haben sich bereits in den Operationsräumen und Lazaretten bewährt.

2. Raumbedarf. Neueren Grundsätzen der Hygiene entsprechend wird der Raumbedarf für *Kasernenneubauten* unter Zugrundelegung eines zuständigen Flächenraums für jeden Insassen der einzelnen Räume errechnet.

So ist z. B. für Mannschaften in Stuben zu 6 Mann ein Flächenraum von je 6 qm, das entspricht einem Luftraum von rund 21 cbm, zuständig. In den *erweiterten Krankenrevieren* beträgt der Flächenraum für jeden Kranken 6,4—7, in den *Krankenrevieren* 6—6,6 qm.

In den *Wehrmachtlazaretten* sind als Luftraum bei normaler Belegung für den Kranken 37 cbm festgesetzt[2]. Eine zu starke Beschränkung des Luftraums auf weniger als 22 cbm ist zu vermeiden. Jedoch erscheint auch hier wichtiger als der Luftraum eine genügende Bodenfläche. Im allgemeinen sind 10 qm je Bett zu fordern. Für den *Luftschutz in Lazaretten* dienen als Anhalt folgende Maße: Für jeden bettlägerigen Kranken 4 qm und 10 cbm, für jeden Aufkranken 4 cbm, für jeden Kopf des Personals 3 cbm. Nach der 9. Durchführungsverordnung zum Luftschutzgesetz vom 17. 8. 39 ist bei der Herrichtung von Luftschutzräumen in bestehenden Gebäuden für jede unterzubringende Person ein Luftraum von 3 cbm vorzusehen[3].

III. Belüftung von Unterkünften im Kriege.

1. Unterbringung in Lagern. *Lufterneuerung.* Zunächst ist alles von den Unterkünften fernzuhalten, was geeignet ist, die Luft zu verschlechtern, dann ist in den Mannschaftsräumen periodische Lüftung durch Öffnen der Fenster und Türen, die Gegenzuglüftung, anzuwenden (Lufterneuerung in ca. 5 Minuten). Die Lüftung durch Gegenzug soll mindestens 3 mal am Tage stattfinden. Dauerlüftung ist in der kalten Jahreszeit zweifellos schädlich.

In manchen Baracken dient die *Firstventilation* zur nebenhergehenden Dauerlüftung durch verstellbare Holzklappen oder kleine Fenster an den Giebelseiten der Vollbaracken. Zur Verstärkung der natürlichen Ventilation können ein oder mehrere *Entlüftungsschächte*, bestehend aus einem quadratischen Aufsatz von Holz, angebracht werden. Sie sind nach unten durch eine Klappe verschließbar. Dachfenster ersetzen den Entlüftungsaufsatz.

Luftraum. Wenn auch bei der Massenunterbringung das Dach über dem Kopf zunächst das Wichtigste ist, soll doch bei längerer Unterkunft bei den belegten Räumen möglichst nicht unter 2,5 qm Bodenfläche und 5 cbm Luftraum für den Mann heruntergegangen werden. Das *Blockhaus* (Einheitstyp), die *RAD.-Baracke* und die *Protektorats-Baracke* mit 2,5—3 qm Bodenfläche für jeden Mann tragen dem Rechnung. Werden sie als Ergänzungsbauten zur Unterbringung der Revierkranken benutzt, steht für jeden Kranken eine ungefähr doppelt so große Bodenfläche zur Verfügung.

2. Befestigte Anlagen. Die Belüftung von *minierten Unterständen* erfolgt, soweit möglich, auf natürlichem Wege durch die beiden Zugänge, die in verschiedener Höhe liegen müssen, um die Saugwirkung der abfließenden warmen Luft für die Zuführung der Frischluft auszunutzen. Abschlußtüren sind zur Regelung des Luftzuges einzubauen und u. U. Luftschächte vorzusehen.

Im übrigen werden die *Befestigungsanlagen* durch Drucklüfter von Hand oder durch Lüftungsanlagen mit unschädlicher vorgewärmter Außenluft belüftet. Der in den Räumen der Befestigungsanlage entstehende Überdruck verhindert das Eindringen chemischer

---

[1] Garnisonverw.Ordnung 1881, II.   [2] H.Dv. 193/5.
[3] Siehe auch dieses Lehrbuch Abschnitt XI C 1. „*Luftschutz in Wehrmachtsunterkünften*" S. 493.

Kampfstoffe. Räume mit erhöhter Wärmeentwicklung (Maschinenanlagen) erhalten kühle, nicht vorgewärmte Luft. Den Mannschaftsräumen werden stündlich für den Mann ca. 12cbm Frischluft zugeführt, jedoch kann diese Menge nach der Art der Verwendung der Räume erheblich gesteigert werden. Die *Gefahr der Vergiftung mit CO* aus den Feuerwaffen oder aus brennenden Öfen ist besonders zu berücksichtigen.

G. Beseitigung der Fäkalien und Abfallstoffe.
Von E. Passauer-Breslau.
I. Allgemeine Bestimmungen.

Um die Verunreinigung der Unterkünfte mit ihren schwerwiegenden Folgen für die Gesundheit der Soldaten zu verhindern, ist die Überwachung der Beseitigung der Fäkalien und Abfallstoffe eine wichtige Aufgabe nicht nur für die Hygieniker, sondern auch für alle Standort- und Truppenärzte[1].

Nach der Wehrmachtverwaltungsvorschrift[2] haben die Sanitätsoffiziere alle Fragen, welche die Gesundheit der Nutznießer in den Standortanstalten berühren, sachverständig zu begutachten, während die Verw.Ortsbehörde für das Leeren, Reinigen und Entseuchen der Asch- und Müllbehälter, Kanäle und Senkschächte sowie für Reinhalten einschl. Entseuchen der Bedürfnisanstalten und Aborte und — falls Anschluß an Schwemmkanalisation fehlt — für Leeren ihrer Behältnisse (Eimer, Kübel usw.) sorgt.

In den *Lazaretten* sind die Abortanlagen nach den Weisungen des für den Gesundheitsdienst verantwortlichen Chefarztes besonders peinlich auf Reinlichkeit und Lüftung zu überwachen. Für zweckmäßige Beseitigung der Küchenabfälle, des Inhalts der Aschgruben und der Müllkästen ist zu sorgen[3].

Da die Beseitigung der Fäkalien, Abwässer und Abfallstoffe die Ausnutzung des Bodens als Filter und Behälter in hohem Maße erfordert, ist eine verständnisvolle Zusammenarbeit der Sanitätsoffiziere mit den *Wehrgeologen*, ferner mit den Heeresbaudienststellen und Pionierstäben, was die Planung von Bauten und technischen Anlagen betrifft, erforderlich.

II. Beseitigung des Abwassers und der Fäkalien.

Die Kasernengrundstücke sind unter Beachtung der ortspolizeilichen und sonstiger in Frage kommenden Bestimmungen unterirdisch zu entwässern.

Zu diesem Zwecke werden die Abwässer entweder nach dem *Mischsystem*, bei dem Fäkalien, Wirtschafts- und Regenwasser zusammen beseitigt, oder nach dem *Trennsystem*, Fäkalien und Wirtschaftswasser allein, abgeleitet. Zur hygienischen Überwachung der Abwasserbeseitigung wird sich der Standortarzt zweckmäßigerweise mit dem zuständigen Gesundheitsamt in Verbindung setzen, um Einblick in die Art der Anlage zu gewinnen, an die die militärischen Gebäude angeschlossen sind. Die städtischen Körperschaften tragen die Verantwortung für die Einhaltung der gesetzlichen Bestimmungen, jedoch ist bei heereseigenen Anlagen, z.B. auf Truppenübungsplätzen, hierfür die Wehrkreisverwaltung, beraten durch den Wehrkreishygieniker, die Standort- und Lagerärzte, zuständig. Von großer Wichtigkeit ist es daher, daß sich die gen. Sanitätsoffiziere genauestens über die verschiedenen für die Abwasserbeseitigung anwendbaren Systeme unterrichten.

1. Aborte. Nach den geltenden Bestimmungen sind in den Kasernen die *Aborte* innerhalb der Gebäude auf die Stockwerke verteilt.

Für je 15 Mannschaften und Unteroffiziere ist 1 Abortsitz und 1 laufender Meter Standfläche vorgesehen, und zwar werden für diese Aborte große Tiefspülbecken mit Einzelspülung, für die der Offiziere und Beamten, Krankenstuben und Wohnungen weiße Flachspülbecken (Abb. 12) verwendet. Die Standaborte für Unteroffiziere und Mannschaften haben Wandstände mit Rinne aus Torfit, Sanitol od. dgl. und Ölgeruchsverschluß. Für Offiziere und Beamte, Krankenstuben und in der Unteroffizierspeiseanstalt sind Standbecken aus weißem Hartstein mit Einzelspülung eingebaut.

---

[1] H.Dv. 193/3, I, 19.   [2] H.Dv. 320/2, 2. Entw., Ziff. 411.
[3] H.Dv. 193/5, Ziff. 17 u. 18.

2. Abwasserbeseitigung. *a*) *Art und Menge der Abwässer aus militärischen Unterkünften.*

Die Abwässer bestehen im allgemeinen aus Küchenspülwässern, Scheuerwässern, Wasch- und Badewasser und Klosettspülwasser. In ihnen befinden sich die mitgeführten Schmutzstoffe zunächst ungelöst, und die Zersetzungsvorgänge sind in ihnen noch nicht so weit vorgeschritten, daß sie einen merklichen Einfluß auf die Beschaffenheit des Abwassers ausüben (Frischwasser). Erst durch Fäulnis nehmen die Abwässer eine schmutziggraue bis schwärzliche Färbung und einen jauchigen Geruch an.

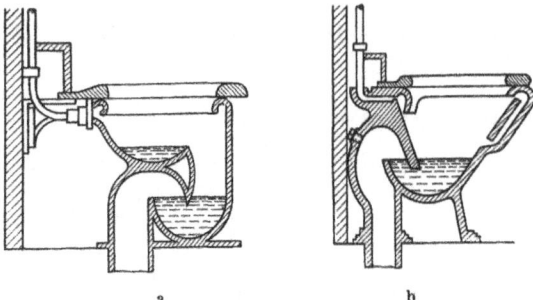

Abb. 12a und b. Spülaborte nach HILLER, Gesundheitspflege des Heeres.
a Flachspülbecken; b Tiefspülbecken.

Die Abwässer aus militärischen Unterkünften sind ferner wegen des verhältnismäßig großen Anfalls ziemlich stark verdünnt und infolgedessen für die Bearbeitung in der Kläranlage gut geeignet. Man rechnet theoretisch 150 l je Mann und Tag, außerdem 70 l je Pferd und Tag. Hierzu kommt noch das Fahrzeugspülwasser, das mit 10 l je Mann und Tag anzusetzen ist.

In dem *Ablauf* der *Küchenabwässer* muß ein *Fettabscheider* eingebaut sein.

b) *Der Vorfluter.* Die Abwässer werden mehr oder weniger gereinigt fast stets in einen ober- oder unterirdischen Wasserlauf oder See, den Vorfluter, eingeleitet, dessen Selbstreinigungsvermögen einerseits von der Menge des anfallenden Abwassers, andererseits von seiner Größe und Beschaffenheit abhängt. Die Selbstreinigung besteht in physikalischen, physikalisch-chemischen und biologischen Vorgängen, letztere veranlaßt durch Bakterien und Protozoen unter Sauerstoffaufzehrung.

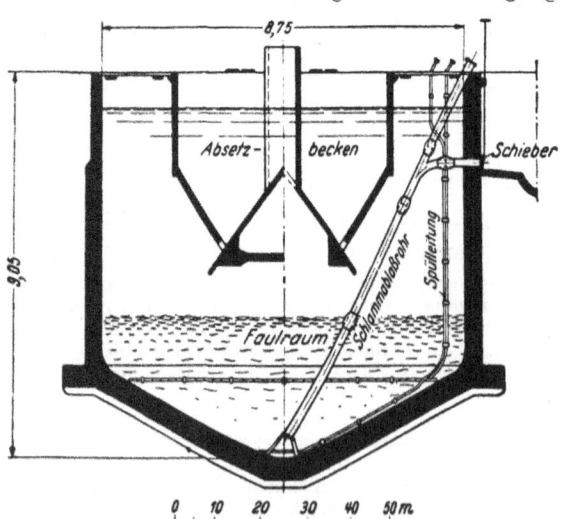

Abb. 13. EMSCHER- (IMHOFF-) Brunnen nach Dtsch. Mil.arzt **1**, H. 9 (1936).

c) *Reinigung der Abwässer durch physikalisch wirkende Anlagen.* Vor der Ableitung der Abwässer in den Vorfluter kommen folgende Reinigungsverfahren in Betracht:

Mechanische *Grobreinigung* durch Rechen, Siebe oder Tauchplatten.

Reinigung von absetzbaren Stoffen durch *Absetzanlagen.*

Sandfänge mit einer Durchflußgeschwindigkeit von mindestens 0,30 m.

Absetzbecken in Beton oder Mauerwerk mit einer Aufenthaltszeit des Abwassers von 1½—2 Stunden. Sie besitzen Vorrichtungen zum Zusammenschieben und Ablassen des abgesetzten Schlamms.

Absetzbecken mit darunter angeordnetem *Faulraum.* Im Faulverfahren verliert der Schlamm einen wesentlichen Teil seines Wassergehalts, verringert sich im Volumen und wird im Geruch nicht belästigend.

Die EMSCHER- (IMHOFF-) Brunnen und ähnliche Verfahren trennen beim Durchfluß die Abwässer vom Faulraum (Abb. 13). Entfernung des Schlamms aus den Schlammräumen meist durch Wasserüberdruck.

Durch besondere Einrichtungen ist Gasgewinnung (Methan 80%, CO_2 und N) aus den Faulräumen möglich. Man rechnet 8 l Gas pro Kopf, also im Jahr 3 cbm. Schlammtrocknung in 30 cm hohen Schlammbeeten und Verwendung des getrockneten Schlamms als Düngemittel.

d) Biologische Reinigungsverfahren. Einwirkung auch auf die gelösten und kolloidalen Stoffe in dem durch das Absetzverfahren vorbehandelten Abwasser durch physikalische (Adsorption, Absorption, Katalyse), biochemische und biologische Vorgänge unter Beteiligung von Bakterien, Protozoen, Algen, Pilzen, Fliegenlarven, Würmern usw. in Gegenwart von Luftsauerstoff.

Bei der *biologischen Reinigung mit natürlichen Mitteln* werden die Abwässer auf Land unter Benutzung der Filterwirkung des Bodens mit seinen adsorbierenden und absorbierenden Eigenschaften verarbeitet. Die Bildung eines die einzelnen Bodenteilchen überziehenden biologischen Schleims fördert die „Einarbeitung" des Bodens. Bei der Verteilung des Abwassers auf dem Boden unterscheidet man das *Spritzverfahren,* die *Beregnung,* die *milde oder Oberflächenberieselung* an langgestreckten flachen Hängen bei schwerem, undurchlässigem Boden und die *Rieselfelder.* Letztere erfordern einen mit etwas Lehm gemischten Sandboden oder reinen Sandboden und einen niedrigen Stand des Grundwassers. Man rechnet an Bodenfläche 1 ha auf 250—300 Einwohner. Die Verteilung des Rieselwassers geschieht durch Rohrleitungen oder durch einfache, offene Bewässerungsgräben in Erddämmen, durch die die Fläche in Felder eingeteilt wird.

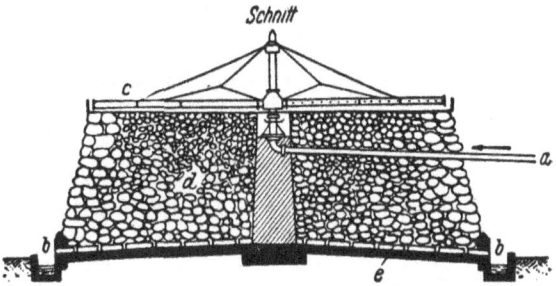

Abb. 14. Tropfkörper nach Dtsch. Mil.arzt **1**, H. 9 (1936).

Das *Fischteichverfahren* dient jetzt auch als selbständige biologische Abwasserreinigung als Nachreinigung biologisch geklärter Abwässer unter Ausnutzung ihres Nährstoffgehalts. Letztere müssen stark mit sauerstoffreichem Wasser verdünnt werden.

Die *biologische Reinigung mit künstlichen Mitteln (Oxydationsverfahren).* Der Aufbau künstlicher biologischer Körper, über die das Abwasser fließen soll, erfordert ein hartes, widerstandsfähiges und poröses Material mit mäßigem Eisengehalt, am besten eignen sich hierzu Koks, Kesselrostschlacke, gebrannte Ziegel und einige Lavaarten. Man leitet das gut vorgereinigte Wasser in die Becken, in denen es 2 Stunden verbleibt.

Die *Tropfkörper* stehen frei und sind aus gröberem Material aufgebaut. Höhe 2—3 m. Der Grundriß ist rund oder eckig je nach der Verteilungsart des Abwassers. Gute Vorreinigung erforderlich. Die Verteilung geschieht unterbrochen durch feststehende (Streudüsen) oder bewegliche Einrichtungen (Kipprinnen, „Wander"-Sprenger, Drehsprenger) (Abb. 14).

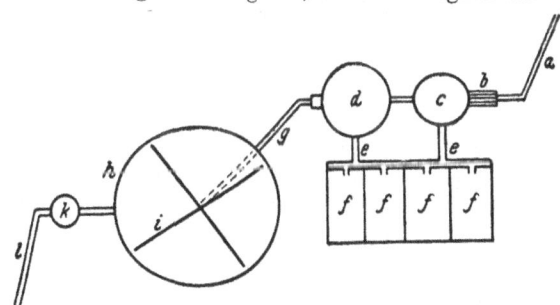

Abb. 15. Grundriß einer Kläranlage nach Dtsch. Mil.arzt **1**, H. 9 (1936).

Durch das Verfahren mit *belebtem Schlamm* wird ein Reinigungsvorgang wie bei der Selbstreinigung natürlicher Gewässer erreicht. In den 3—4 m tiefen Lüftungsbecken wird das Abwasser 4—6 Stunden innig mit Luft in Berührung gebracht, die durch Einblasen oder durch Einschlagen von Luft mittels Paddelrädern eingeführt wird.

Abb. 15 zeigt den Grundriß einer Kläranlage mit folgender Bezeichnung: a) Zulauf, b) Sandfang mit Grobrechen, c) d) Kremer-Brunnen, e) Rohrleitung, f) Schlammbeete, g) Leitung mit natürlichem Gefälle, h) Tropfkörper, i) Drehsprenger, k) Nachklärbrunnen (Emscher-Brunnen), l) Ablauf zum Vorfluter.

e) Desinfektion des Abwassers. Vorübergehende *Desinfektion* der gut vorgereinigten Abwässer durch Chlorkalk, Caporit, Chloramin u. a. *Dauernde Desinfektion* hauptsächlich durch Chlorgas als komprimiertes Bombenchlor. Man rechnet 15—25 mg wirksames Chlor auf 1 l, nach biologischer Klärung bis 1 mg pro Liter bei einer Einwirkungsdauer von 30 bis 60 Minuten.

f) Entwässerung von Truppenunterkünften im Felde. Während die Entwässerung der Kasernen und ständigen Truppenlager durch eine Schwemmkanalisation nach den Errungenschaften der modernen Hygiene und mit allen nur möglichen technischen Hilfsmitteln durchgeführt wird, zwingt in *Kriegszeiten* Knappheit an Material, Rohstoffen und Arbeitskräften und die Notwendigkeit schneller Abhilfe zu behelfsmäßigen Maßnahmen. Hier kann in den Truppenlagern die Abwasserbeseitigung fast nur durch *offene Sammelgräben* erreicht werden, wobei ein gewisses Gefälle des Bauplatzes notwendig ist, am besten zu einem kräftigen, als Vorfluter geeigneten Wasserlauf hin, zu dem alle Sammelgräben auf dem kürzesten Wege zu führen haben.

Soweit das *Regenwasser* nicht zur Wassergewinnung in Regentonnen gesammelt wird, ist es in Auffanggräben längs der Gebäude abzuleiten, dann fließt es mit Gefälle in einen Sickerschacht[1].

Schmutzwasser. Abwässer aus Waschräumen, Waschküchen usw. werden nach Möglichkeit als Mischwasser mit dem anfallenden Regenwasser in Gruben abgeleitet. Die Abwässer aus Küchen, Revierbaracken und Entlausungsanstalten ist in genügender Entfernung außerhalb des Lagers in langen, flachen Gräben zur Versickerung bzw. zur Verrieselung zu bringen. Die Gräben sind von Zeit zu Zeit umzugraben oder neu anzulegen. Bei undurchlässigem Boden können Absetzgruben als Kläranlage zwischengeschaltet werden. Zweckentsprechend ist die Einleitung in schnellfließendes Wasser als Vorfluter, wo es der Selbstreinigung unterworfen wird. Unbedingt sind Einlaufstellen *oberhalb* von Tränk-, Schöpf- und Badestellen zu vermeiden[2]. Eine Versickerung letztgenannter Abwässer in Gruben ist wegen der sich in kurzer Zeit bildenden kolloidalen Schleimschicht an den Wänden ohne Vorklärung unmöglich (A. GÄRTNER).

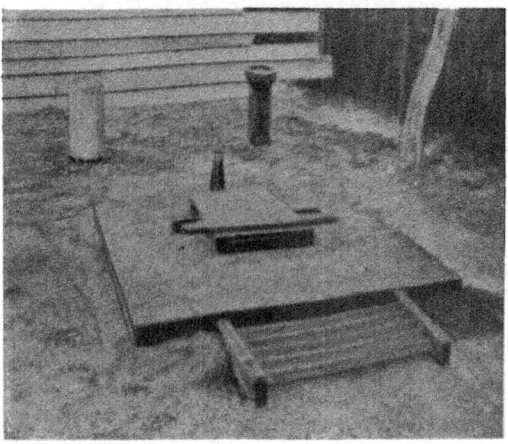

Abb. 16. Hockabort nach Dtsch. Mil.arzt 6, H. 6 (1941).

3. Fäkalienbeseitigung im Felde.

Es ist eine bekannte Tatsache, daß offen liegende Fäkalien eine ernste Gefahr für die Truppe bedeuten, da bei Fliegenplage und Verschmutzung hierdurch infektiöse Darmkrankheiten (Ruhr) schnell verbreitet werden können. Die zur Abwehr angewandten hygienischen Maßnahmen sind daher energisch durchzuführen, und auch in dieser Hinsicht ist die Truppe zur Disziplin zu erziehen.

Schon auf dem *Marsch* und bei *vorübergehender Unterbringung* ist streng darauf zu achten, daß zur Stuhlentleerung jeder Soldat den Spaten mitnimmt, um die Faeces mit Erde zu bedecken, ehe für zweckentsprechende Latrinen gesorgt werden kann. Für die Unterkunft in *Lagern* kommt das Auffangen der Fäkalien in Gräben, Tonnen oder Kübeln in Betracht. Das Wichtigste ist bei allen Anlagen: Fliegensicherheit und Vermeidung der Geruchsbelästigung. Nach KELLER war der offene *Stangenabort* schon zu Beginn des 1. Weltkrieges im britischen Heer verboten, weil er für Fliegenentwicklung und Ansteckung von Krankheiten günstig ist; er sei unserer übrigen Gesundheitsführung unwürdig. Empfehlenswert ist nach den Erfahrungen im warmen Klima der dort übliche *Hockabort*, der ansteckungs- und fliegensicher sowie geruchfrei ist. Nach KSCHWENDT ist das wesentliche Merkmal eines Hockaborts, daß unter Fortlassung jeder Sitzgelegenheit alle menschlichen Ausscheidungen von einer entsprechenden Öffnung im Fußboden, die zu einer Sammelstelle führt, aufgefangen werden. Es hat sich hier eine transportable Blechplatte über einer Grube und eine ähnliche Ausführung in Holz als Feldabort bewährt. Solche Tafeln können in beliebiger Zahl nebeneinander über einem Graben angeordnet werden. (Abb. 16.) Neuerdings wird auch eine *selbsttätig fabrikmäßig hergestellte Verschlußvorrichtung* für Hock- und Feldlatrinen empfohlen.

Für größere Truppenmassen empfiehlt sich als vorübergehende Maßnahme der *Reihenabort*.

---

[1] H.Dv. 319/1, S. 109.   [2] H.Dv. 319/1.   [3] H.Dv. 319/1, S. 102.

Er besteht aus Gräben, auch Hockspalten genannt, von 25 cm Breite und 50 cm Tiefe in 1,5 m Abstand. Um die Kanten vor Einsturz zu schützen, werden die Ränder mit Bohlen belegt. Das Aushubmaterial liegt daneben und wird über die Abgänge gestreut[1]. Erwähnt seien noch die *Reitsitzlatrine* nach Kramer und die *Bohrlatrine*, die vom Rockfeller-Gesundheitsdienst im Kampf gegen den Hakenwurm angegeben wurde. Sie kann mit gewöhnlichem Bohrgerät in wenigen Stunden hergestellt werden. Das Bohrloch hat zweckmäßig 40 cm Durchmesser bei beliebiger Tiefe, gewöhnlich 6 m. Die Bohrsohle sollte im Grundwasser stehen, weil es die Zersetzung der Abgänge beschleunigt. Eine allgemeine Verunreinigung des Grundwassers ist nach den vorgenommenen Untersuchungen nicht zu befürchten, wenn die Latrine mindestens 50 m von Dungstätten, Aborten, menschlichen Behausungen u. dgl. angelegt wird.

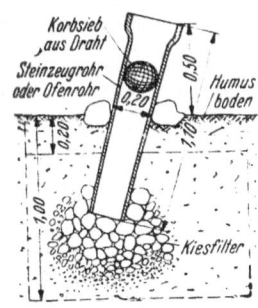

Abb. 17. Standabort nach Dtsch. Mil.arzt 6, H. 6 (1941).

Bei dem Bau von *Abortanlagen in Lagern*[2] hat man ebenfalls einen Abstand von mindestens 50 m von den Unterkunftsgebäuden und von mindestens 20 m von Brunnen einzuhalten, auch ist bei der Platzwahl wegen der Geruchsbelästigung die Hauptwindrichtung zu beachten. In die Erdgruben (1 bis 2 m tief), die in lockerem Erdreich abgesteift werden müssen, soll täglich Chlorkalk, Ätzkalk, Torf oder Sand eingestreut werden. Wenn die Abortgebäude nicht fliegendicht hergestellt werden können, ist gegen die Fliegenplage der Luft ein möglichst freier Durchzug zu gestatten. Um die Fliegen fernzuhalten, wird ferner das Aufhängen von Rauchtöpfen in den Gruben empfohlen. Geschlossene Gruben müssen über Dach entlüftet werden. ³⁄₄ gefüllte Gruben sind mit Erdreich zu überhöhen, auch ist die Stelle, an der die Latrine gestanden hat, kenntlich zu machen. Für Offiziere können Einzelaborte mit Kübelentleerung eingerichtet werden. Im Winter ist jede Latrine zu umbauen. Als Not- oder Nachtabort für den Gebrauch bei strenger Kälte sind bei den Unterkünften kleine Verschläge mit Türen zur Aufnahme der Kübellatrine mit aufklappbarem Sitz möglichst durch Windfang erreichbar vorgesehen. Das Tonnensystem ist auch bei tiefgefrorenem Boden in alten Schuppen usw. anwendbar. Bei unterkellerten Räumen besteht die Möglichkeit, den Fußboden zur Anbringung des Sitzes durchzubrechen und die Tonne im Keller aufzustellen. Die Kübel und Tonnen der Notlatrinen sollen innen und außen gekalkt werden. Die Wände der Tageslatrinen, nicht aber das Sitzbrett, werden mit Kalkmilch geweißt[3].

Für die *Dauerunterkunft* werden zweckmäßig ausreichend große gemauerte wasserdichte Gruben gebaut, die durch Pumpen in Trogwagen zur landwirtschaftlichen Nutzung entleert werden sollen. Versetzbare Aborte und Einzel- (Kübel-) Aborte, Abortbaracken und Abortbaracken mit Wagenentleerung sind im Gebrauch[4].

Die *Urinstände* werden im Anschluß an die Abortanlagen mit Schutzdächern, Holzfußrosten vor dem Stand und Rinnen mit leichtem Gefälle aus geteerten Brettern oder mit Dachpappe ausgeschlagen versehen. Die Konstruktion eines Standabortes aus einem Steinzeug- oder Ofenrohr mit Kiesfilter zeigt Abb. 17.

III. Beseitigung der festen Abfallstoffe.

Nach den geltenden Bestimmungen[5] müssen in den Kasernen usw. die Abfall- und Kehrichthaufen, zumal in der Nähe von Küchen, Speiseräumen und Kantinen, gegen *Fliegen* gesichert sein.

Die Abfälle von Mahlzeiten und das Papier, in das Lebensmittel eingewickelt waren, sind fliegensicher zu beseitigen. Müllkästen usw. müssen fliegensicher abgedeckt sein. Eine häufige einwandfreie Entleerung ist sicherzustellen, und nach der Benutzung sind die Deckel usw. zu schließen. Wegen der Einrichtung fliegensicherer Abschlüsse ist mit den Standortverwaltungen in Verbindung zu treten. Die Beachtung dieser Grundsätze muß den Truppen von Zeit zu Zeit in Erinnerung gebracht werden.

Die unbedingte Notwendigkeit zur Durchführung obiger Bestimmungen wird erklärlich, wenn man die Zusammensetzung des *Mülls* einer näheren Prüfung unterzieht, es besteht aus: Asche und Staub, letzterer der Infektion verdächtig, ferner aus mehr oder weniger feuchten, leicht in Fäulnis übergehenden Küchenabfällen und in Sperrstoffen, wie Papier, Metall (Blechbüchsen), Lumpen usw.

Wie unter I erwähnt, ist die *Müllbeseitigung* Aufgabe der Standortverwaltungen, die in Städten am zweckmäßigsten Verträge mit den kommunalen Organisationen zur Abfuhr des

---

[1] H.Dv. 319/2, S. 37.   [2] H.Dv. 391/1.   [3] Anl. 2 zur H.Dv. 1a lfd. Nr 59.
[4] H.Dv. 319/1, S. 103—106.   [5] H.Dv. 193/3, Anl. 9.

Mülls eingehen. Die Asche- und Müllgruben sind in der erforderlichen Größe möglichst in der Nähe der Gebrauchsstellen und unter Berücksichtigung der Zu- und Abfahrtmöglichkeiten so anzulegen, daß sie leicht gefüllt und entleert werden können[1]. Sie sind daher nicht zu breit und dafür länger auszuführen, und zwar sind die Asche- und Müllbehälter geschlossen mit oberen Einfüll- und unteren Entleerungsöffnungen mit verschließbaren eisernen Klappen nicht vertieft auszumauern. Für die Abholung sind in den Städten das Einfüllen des Mülls in Säcken (Sacksystem), das Wechselkastensystem und das Sammelwagensystem in Gebrauch. In Lagerplätzen wird es dann zur Düngung auf Land verwertet oder in besonderen Öfen verbrannt.

Überall ist den Küchenabfallbehältern (Fässern) besondere Aufmerksamkeit zuzuwenden. Auch sie müssen unbedingt möglichst fliegensicher mit gut schließenden Deckeln und am zweckmäßigsten mit einer Tragevorrichtung versehen sein. Die Tonnen sind auf betonierte Sockel zu stellen, damit ihre Umgebung gut gereinigt werden kann. Zur Verwertung der Küchenabfälle ist Schweinehaltung sehr erwünscht.

In *Truppenlagern* empfiehlt es sich, das nicht verwertbare Müll ebenso wie die Schlachtabfälle so tief zu vergraben, daß sie nicht von Tieren an die Oberfläche gebracht werden können[2]. Hierzu sind die Abfallgruben in ausreichender Zahl abseits des Lagers anzulegen. Sie sind bis zum endgültigen Zuschütten häufig mit Erde oder Asche zu bedecken und mit Chlorkalk oder Carbidresten zu entseuchen[3]. Der Verschluß der Gruben mit Deckel wird zur Vermeidung der Ratten- und Mäuseplage erforderlich.

Der *lose* Dünger ist aus den Pferdeställen möglichst schnell herauszubringen und in Dunghaufen zu sammeln. Um das Auftreten von Fliegen hinanzuhalten, ist es zweckmäßig, den frischen Dung mit einer 20—30 cm hohen Schicht alten Dungs zu überdecken. Die Umgebung der Dungstätten und die Wege dorthin sind sauberzuhalten. Für möglichst häufige Abfuhr des Düngers ist zu sorgen. Jauche muß in gedeckten Gräben gesammelt werden.

Schrifttum.

BARLACH: Kachelofenheizung. Berlin 1926. — BONIN: Einzelofenheizung H. 13 der Vedeo. Kassel 1929. — BRADTKE: Gesdh.ing. **1938**, 510 nach dem Ref. von LIESE: Zbl. Hyg. **43**, H.2 (1939). — VON BÜLOW: Dtsch. Mil.arzt 5, H. 8 (1940). — DES CILLANTS, FABRIÉ u. KARNAG: Arch. méd. mil. **103**, 811 (1935); Ref. Dtsch. Mil.arzt **1936**, H. 2 (KERSTING). — 9. Durchführungsverordnung z. Luftsch.Ges. vom 17. 8. 39. Reichsgesetzbl. I, S. 1391. — ESMARCH: Hygienisches Taschenbuch. Berlin 1930. — GÄRTNER: Einrichtung von Lagern für Massenunterbringung. Berlin 1929. — GUTSCHMIDT: Dtsch. Mil.arzt 1, H. 9 (1936). — HARTLEBEN u. SCHAD: Innere Medizin und Hygiene. Taschenbücher des Truppenarztes Bd.1. München-Berlin. — HILLER: Die Gesundheitspflege des Heeres. Berlin 1905. — KELLER: Dtsch. Mil.arzt 6, H. 8 (1941); 6, H. 6 (1941). — LIESE: Hygiene und Lüftung; Ber. 14, Kongr. Heizung und Lüftung **1935**, 116—126; Zbl. Hyg. **36** (1936); Gesdh.ing. **62**, 468—470 (1939); Gesdh.ing. **1936**, 295—298. — MORITSCH: Dtsch. Mil.arzt 5, H. 3 (1940). — Pioniertechnische Handbücher und Lehrbücher für alle Waffen Bd. VI, Unterkunftsbau 1923. — REICHOLD: Dtsch. Mil.arzt **5**, H. 3 (1940). — Richtlinien als Anhalt für den Neubau von Mannschaftshäusern, Stabshäusern und Wirtschaftsgebäuden 1934/36. — SIEVEKING-KLUTZAHN: Ortshygiene. Handbücherei für Staatsmedizin Bd. IX. Berlin 1928. — WALDMANN u. HOFFMANN: Lehrbuch der Militärhygiene. Berlin 1936; dort auch weiteres Schrifttum. — YAGLON: Amer. J. publ. Health **26**, Nr 3, Suppl. 76—79 (1936); Zbl. Hyg. **37** (1937).

H. Hygiene in Gefangenenlagern.

Von C. DIBOWSKI-Berlin.

Die Hygiene in den *Kriegsgefangenenlagern* stellt zwar kein Sondergebiet in der allgemeinen Wehrhygiene dar; die hygienischen Forderungen, die wir für unsere eigene Truppe stellen, haben in vollem Umfange auch für die Gefangenenlager Gültigkeit. Trotzdem ist es notwendig, die *Massenunterbringung* von Kriegsgefangenen gesondert zu behandeln.

Kriegsgefangene stellen durch ihren *zunächst immer unbekannten Gesundheitszustand* eine erhöhte gesundheitliche Gefahr sowohl für die *eigene Truppe* wie für die *Zivilbevölkerung* dar, mit der sie durch den Arbeitseinsatz in enge und unver-

---

[1] Erlaß vom 31.1.36.   [2] H.Dv. 300/1, Ziff. 686.   [3] H.Dv. 316, Ziff. 454.

meidbare Berührung kommen. Bei ihrer Unterbringung und Versorgung, die oft unter schwierigsten Bedingungen erfolgen müssen, stehen die hygienischen Maßnahmen so sehr im Vordergrund, daß man mit Recht sagen kann: *Ein Gefangenenlager ist in erster Linie eine hygienische Einrichtung*, in der der Lagerarzt der unentbehrliche Berater der Lagerführung ist. Die an die Leitung des Gesundheitsdienstes gestellten Aufgaben aber sind so vielgestaltig, daß sie im allgemeinen nur erfahrene und einsatzbereite Sanitätsoffiziere erfüllen werden.

Ärztliche Aufgaben bei der Errichtung eines Gefangenenlagers.

A. Auswahl des Lagerplatzes. Bereits bei der Auswahl des Lagerplatzes und der Einrichtung des Lagers muß der Sanitätsoffizier maßgebend beteiligt sein. Seine Aufgabe ist es, darauf zu achten, daß Wasser in Menge und Güte, Untergrund und Umgebung des Lagerplatzes den hygienischen Forderungen entsprechen.

1. Wasserversorgung. Für die Errichtung eines Gefangenenlagers ist bestimmend, daß es auf sichere und einfache Art mit gutem Wasser versorgt werden kann.

Das Wasser soll möglichst ohne besondere Aufbereitung für Wasch- und Trinkzwecke geeignet sein. Für ein Dauerlager sind pro Kopf und Tag ca. 50 l (Mindestmenge 20 l), für Auffanglager bei besonders schwierigen Verhältnissen wenigstens 3 l erforderlich. Wenn das Wasser aus Brunnen entnommen wird, muß auf die Sauberhaltung bei der Wasserentnahme sorgfältig geachtet werden (besondere Wasserbehälter, trockene Brunnenumgebung).

2. Untergrund. Der Boden — möglichst Unland oder geringwertiger Ackerboden mit Gefälle — muß gut durchlässig sein, damit Regen- und Abwässer leicht versickern können. Lehm- oder Tonboden, aber auch Boden mit feinem Sand sind daher ungeeignet und zu vermeiden, sofern nicht taktische oder wirtschaftliche Gründe (Arbeitseinsatz) dazu zwingen.

Gegen diese elementaren hygienischen Forderungen wird nur allzu häufig auch ohne zwingende Notwendigkeit verstoßen. Auf Lehm- oder Tonboden errichtete Lager bleiben aber immer trotz aller Bemühungen schwierig und verschlingen unnötig Geld und Arbeitskräfte.

3. Umgebung. Trockene Umgebung des Lagers verhütet unter anderem auch das Auftreten von Malariaerkrankungen; daher muß bei der Auswahl des Lagers beachtet werden, daß sich im Umkreis von 2 km möglichst keine Sümpfe und stehenden Gewässer befinden.

Wenn irgend möglich, sind Gefangenenlager in der Nähe einer Stadt — nicht weiter als 5 km entfernt — zu errichten. Einmal sind dadurch in mancherlei Beziehung bessere Versorgungsmöglichkeiten sowie die Eisenbahnnähe gegeben; sodann wird häufig die Wasser- und Stromversorgung sowie die Abwässerbeseitigung erleichtert sein. Vor Errichtung des Lagers muß jedoch klargestellt werden, daß Wasserwerke und Kläranlagen ausreichen, um die Versorgung des Gefangenenlagers mit zu übernehmen.

Da durch auswärtige Arbeiter Seuchen in das Lager eingeschleppt werden können, müssen die gesundheitlichen und epidemiologischen Verhältnisse der Lagerumgebung laufend durch den Lagerarzt verfolgt werden. Dagegen besteht praktisch keine Gefährdung der Stadtbevölkerung bei Auftreten von Seuchen im Gefangenenlager, da durch rechtzeitig getroffene Quarantänemaßnahmen ein Übergreifen auf die Stadt immer verhindert werden kann.

B. Ausgestaltung des Gefangenenlagers. *1. Raumverteilung.* Jedes Gefangenenlager muß aus einem *Vorlager* und dem eigentlichen *Hauptlager* bestehen.

Im Vorlager, in dem sich *Aufnahmebaracken, Krankenrevier* mit *Absonderungsabteilungen* und *Entlausungsanstalt* befinden, sind zunächst alle neu ankommenden Gefangenen unterzubringen. Die Verlegung in das Hauptlager darf erst nach Entlausung und gesundheitlicher Überprüfung der Gefangenen durchgeführt werden.

Die Anordnung der Kriegsgefangenenunterkünfte, -küchen usw. im Hauptlager soll möglichst derart sein, daß bei Auftreten von Seuchen eine Unterteilung in einzelne Blocks mit getrennten Küchen und Abortanlagen ohne Schwierigkeiten durchführbar ist. Je kleiner die Blocks, um so leichter ist die Abgrenzung des Seuchenherdes und seine Bekämpfung.

2. Unterkünfte. Sofern nicht die Unterbringung in festen Gebäuden (leerstehenden Kasernen, Fabriken, Ziegeleien o. a.) möglich ist, muß den Gefangenen so schnell als möglich Gelegenheit gegeben werden, sich ein Dach über dem Kopf zu schaffen, um sie den Witterungsunbilden zu entziehen (Zelte, Erdhütten oder Baracken).

In Auffanglagern haben sich gut angelegte Erdhütten bestens bewährt. Sie erfordern wenig Baumaterial und stellen ein Optimum an Schutz gegen Wärmeverlust dar.

Als Dauerunterkunft kommt — abgesehen von festen Gebäuden — nur die Aufstellung von *Baracken* in Betracht.

Die Baracken sollen möglichst windgeschützt stehen und genügend weit voneinander entfernt aufgestellt sein, damit die Niederschläge versickern können und die Gefangenen ausreichenden Auslauf haben. Zu hohe und dichte Belegung ist im Interesse der Seuchenbekämpfung zu vermeiden (Höchstbelegung 300 Mann). Im übrigen gilt auch für die Baracken dasselbe, was über die Unterteilung des Lagers gesagt wurde. Auf ausreichende Beheizung der Unterkünfte muß im Winter besonders geachtet werden.

Der *Warmhaltung der Gefangenen* kommt eine besondere Bedeutung zu. Einmal erfordert der Verlust von Körpereigenwärme vermehrte Calorienzufuhr, vor allem aber bringt er erhöhte Krankheitsbereitschaft mit sich. Frierende Menschen kriechen zusammen, um sich zu erwärmen, so daß schon dadurch der Krankheitsübertragung Vorschub geleistet wird. Außerdem wird das Übertragen der Läuse von Mensch zu Mensch gefördert. Es ist daher ratsam, wenn irgend möglich, die einzelnen Schlafstätten der Gefangenen durch Schiedbretter voneinander zu trennen, da dadurch das Zusammenkriechen der Gefangenen erschwert wird. Wegen des Verlustes an Körpereigenwärme muß auch das Schlafen auf dem Fußboden vermieden werden (möglichst 2—3stöckige Holzpritschen mit Strohsackauflagen).

3. Abortanlagen. Bis zur Fertigstellung von *Abortbaracken* (überdachte Zementgruben mit Sitzlatrinen) ist die Anlegung einer ausreichenden Anzahl von *Feldlatrinen* notwendig (30—40 cm breite, 1 m tiefe Gruben. Die Füße werden auf die Ränder der Gruben rechts und links aufgesetzt)[1].

Wenn möglich, sind die Fäkalien regelmäßig mit Chlorkalk oder Kalk zu bestreuen, andernfalls genügt das Bedecken mit Erde oder besser noch mit Torfmull oder Sägemehl.

Bei allen Maßnahmen ist die Fernhaltung von Fliegen die Hauptsache. Bei Zementgruben wird die Fliegenvermehrung am besten vermieden, wenn die Gruben 10—14tägig gründlich entleert und die Fäkalien abgefahren und vergraben werden.

Für die Sauberhaltung der Latrinen sind besondere Latrinenwachen verantwortlich zu machen. Ebenso haben aus zuverlässigen Kriegsgefangenen zusammengestellte Gesundheitstrupps über die Sauberhaltung des Lagers und seiner Unterkünfte zu wachen, insbesondere, daß die Gefangenen ihre Stuhl- und Urinentleerungen nur an den dafür bestimmten Stellen (Latrinen, Pißrinnen) vornehmen. Voraussetzung ist hierbei natürlich, daß diese nicht zu weit von den Unterkünften entfernt sind (höchstens ca. 100 m).

Zur Verhütung der Schmierinfektion (Ruhrverhütung!) ist Bereitstellung von Latrinenpapier (alte Zeitungen) und Waschgelegenheiten der beste Schutz.

4. Waschgelegenheiten. Regelmäßige Körperreinigung hilft Krankheiten und Seuchen verhüten. Deshalb muß möglichst schon in den Auffanglagern den Gefangenen Gelegenheit hierfür durch Bereitstellen von Eimern, Gießkannen u. a. gegeben werden. In den Dauerunterkünften ist tunlichst fließendes Wasser zur Verfügung zu stellen.

Hierfür genügt ein einfaches Leitungsrohr, das in je 50 cm Abstand Wasseraustrittsstellen hat. Das Leitungsrohr kann auch durch eine Holzrinne mit entsprechenden Durchbohrungen ersetzt werden.

5. Entlausung. Läuse sind nicht nur eine Gefahr durch das Übertragen von Fleck- und Rückfallfieber, sondern sie stören auch den Menschen in seinem Allgemeinbefinden und rauben ihm den Schlaf, so daß die Arbeitsleistung herabsinkt. Auf die einzelnen Entlausungsverfahren einzugehen, erübrigt sich[2].

In den Gefangenenlagern haben sich bei dem Großangriff gegen die Laus und damit in der Bekämpfung des Fleckfiebers neben den Heißluftanlagen auch die bei Beginn des Krieges errichteten, nach dem Blausäureverfahren arbeitenden Entlausungsanstalten bestens bewährt. Durch Beseitigung der Verlausung ist es überall gelungen, den nach Beginn des Ostfeldzuges auftretenden Fleckfieberepidemien in den Gefangenenlagern Herr zu werden,

---

[1] Siehe auch „*Sterilisation und Entwesung*" S. 327.
[2] Siehe auch im Abschnitt I, Kapitel H. „*Desinfektion*" S. 172 in diesem Lehrbuch.

gleichgültig, welches Verfahren (Heißluft, Dampf oder Blausäure) angewandt wird. Bei allen Verfahren ist es jedoch unerläßlich, daß sich der Lagerarzt von dem einwandfreien Arbeiten der Entlausungsanlage und der sachgemäßen Bedienung, für die das Personal besonders geschult sein muß, laufend überzeugt. Insbesondere muß er die Ursachen der Versager kennen; denn Scheinentlausung ist schlimmer als keine Entlausung. Bei den Heißluftanlagen sind am häufigsten Versager auf falsche Beheizung durch Fehler in der Anlage oder zu dicke Beschickung der Kammern (zu fest gepackte Bündel!) oder ungenügend lange Einwirkungszeit zurückzuführen. Bei dem Blausäureverfahren ist ebenfalls auf nicht zu dichte Beschickung der Kammern, besonders aber auf einwandfreie Entgasung der Bekleidungs- und Ausrüstungsstücke nach der Begasung zu achten, vor allem im Winter bei tiefen Außentemperaturen (Gefahr der Blausäurevergiftung durch Einatmen von Restgasmengen in geschlossenen warmen Räumen!).

Außerdem muß darauf geachtet werden, daß die gesamte Habe der Gefangenen entlaust wird.

Für die Körperentlausung ist es ausreichend, wenn notwendigenfalls die Brausen im Interesse der Wasserersparnis nur zum An- und Abduschen geöffnet werden. Die Körperreinigung kann im Interesse der Seifenersparnis mit einem Gemisch von Schlämmkreide-Soda (4 Teile Schlämmkreide, 1 Teil Soda) erfolgen. Nach der Entlausung dürfen die Kriegsgefangenen nur in noch nicht belegten oder während der Körper- und Sachentlausung durch Gesundheitstrupps gründlich entwesten Unterkünften untergebracht werden.

6. Lazarett. Für die Unterbringung von lazarettkranken Kriegsgefangenen müssen außer den Krankenbaracken besondere Absonderungsbaracken vorgesehen werden. Die Ausstattung des Lazarettes bzw. Krankenreviers mit dem notwendigen Instrumentarium, Arzneimitteln u. a. ist möglichst aus Beutebeständen zu entnehmen.

Besondere Dienstobliegenheiten des Lagerarztes.

Der Lagerarzt ist für den gesamten Gesundheitsdienst im Gefangenenlager verantwortlich. Hierzu gehört außer der laufenden ärztlichen Überwachung der Unterkünfte (Belegung, Belüftung, Beheizung), der Wascheinrichtungen sowie der Entlausungsanstalt die Überprüfung der Sauberkeit des Lagers und seiner Einrichtungen, insbesondere der Küchen- und Lagerräume.

Die Küchenabfälle müssen fliegensicher gesammelt werden. Unrat ist sofort zu vergraben. Für jeden Block sind zweckmäßigerweise besondere Gesundheitstrupps (je 2—4 Mann) für die Sauberhaltung verantwortlich zu machen.

Ärztliche Untersuchungen. Alle neueintreffenden Kriegsgefangenen sind anschließend an die Entlausung zu untersuchen, Kranke und Krankheitsverdächtige sofort abzusondern.

Fieberhaft Erkrankte sind zunächst immer als seuchenverdächtig, bei Vorkommen von Fleckfieber als fleckfieberverdächtig anzusehen. Durch Gesundheitsbesichtigungen ist der Gesundheitszustand der Gefangenen laufend zu überprüfen. Hierbei ist besonders auf das Aufspüren von Tuberkuloseerkrankungen und Geschlechtskrankheiten zu achten. Besondere ärztliche Untersuchungen müssen grundsätzlich bei denjenigen Kriegsgefangenen durchgeführt werden, die auf Arbeitskommando außerhalb des Gefangenenlagers abgegeben werden.

Schutzimpfungen. Im allgemeinen kann man sich auf die Pockenschutzimpfung beschränken, wenn die Kriegsgefangenen auf Arbeitskommando außerhalb des Lagers eingesetzt werden und damit eine Massenunterbringung aufhört. Maßgebend ist jedoch die allgemeine Seuchenlage bei den Kriegsgefangenen.

Für die *Behandlung der Kranken* ist das feindliche Sanitätspersonal einzusetzen. Aufgabe des Lagerarztes ist es, die Tätigkeit der Feindärzte zu überwachen, insbesondere um mißbräuchliche Handhabung des ärztlichen Dienstes oder auch Sabotageakte zu verhindern.

Ärztliche Überwachung der Bekleidung der Gefangenen. Auf die Notwendigkeit der ausreichenden Warmhaltung der Gefangenen wurde bereits bei den Unterkünften hingewiesen. Im Interesse ihrer Gesunderhaltung muß darauf geachtet werden, daß den Gefangenen Gelegenheit gegeben ist, durchnäßte Kleidung zu trocknen.

Ärztliche Überwachung der Ernährung der Gefangenen. Für die Gesunderhaltung der Gefangenen ist eine ausreichende und bekömmliche Verpflegung Vorbedingung. Es gehört daher zu den Aufgaben des Lagerarztes, bei der Aufstellung des Speisezettels mitzuwirken und den Küchenbetrieb dauernd und sorgsam zu überwachen.

Durch *Nährwertberechnungen* muß geprüft werden, ob die Verpflegung quantitativ und qualitativ ausreicht. Bei Fortfall im Speisezettel vorgesehener Nahrungsmittel muß der Lagerarzt darauf achten, daß ein Ausgleich sowohl mengen- wie gütemäßig erfolgt. Nahrungsverluste durch unsachgemäße Lagerung oder Behandlung der Nahrungsmittel, z. B. durch zu dickes Schälen der Kartoffeln, müssen vermieden werden.

Durch tägliche Kostproben muß sich der Lagerarzt selbst von der einwandfreien Zubereitung und Schmackhaftigkeit der Gefangenenkost überzeugen.

Bei der Essenausgabe muß auf eine gerechte Verteilung geachtet werden, da andernfalls schwächliche Gefangene benachteiligt werden. Jeder Gefangene soll möglichst sein eigenes Eßgeschirr besitzen.

Das Zwischenstaatliche Abkommen über die Behandlung der Kriegsgefangenen vom 27. 7. 29 legt im Artikel 13 den Kriegführenden die Verpflichtung auf, *„alle nötigen Hygienemaßnahmen zu treffen, um die Reinlichkeit und Zuträglichkeit der Lager zu gewährleisten und Massenerkrankungen vorzubeugen".* Die Erfüllung dieser Verpflichtung schützt aber nicht nur den Gefangenen vor gesundheitlichen Gefahren, sondern hilft im gleichen Maße Truppe und heimatliche Bevölkerung vor gesundheitlichen Schäden durch die Gefangenen bewahren.

VI. Abschnitt.

Hygienische Fragen des Kranken- und Verwundetentransports beim Heer[1].

Von E. PASSAUER -Breslau.

Mit 2 Abbildungen.

1. Schutz gegen Witterungseinflüsse beim Transport. Im Kriege hängt das Schicksal der Verwundeten und Kranken in hohem Maße von der Art und der Dauer des Transports ab. Von entscheidender Bedeutung ist die Frage, ob es gelingt, den *Schwerverwundeten* schnell der ärztlichen Hilfe zuzuführen, und weiterhin, ob der *Transport nach der ersten ärztlichen Versorgung* in Lazarette, in denen den Verwundeten und Kranken alle nur mögliche Behandlung, Pflege und längere Ruhe zuteil werden soll, in kürzester Zeit durchgeführt werden kann.

Der Zustand der Verwundeten und Kranken, in dem sie den Arzt auf den Verbandplätzen oder das Lazarett erreichen, und somit der weitere *Heilungsverlauf* ist ferner davon abhängig, ob es möglich war, den Transport durch geeignete Maßnahmen technischer Art, was die Wahl und die Art des Transportmittels anbelangt, oder hygienischer Art verbunden mit steter Fürsorge und Pflege so zu gestalten, daß er keine wesentliche Schädigung des Allgemeinzustandes und auch der Wunde selbst herbeiführen konnte.

Die Entscheidung, ob und wieweit die *Verwundeten und Kranken einem längeren Transport gewachsen* sind, ist von großer Wichtigkeit. Das Sichten gehört daher zu den verantwortungsvollsten Aufgaben der Sanitätsoffiziere im Felde.

Beim Transport ist das erste hygienische Erfordernis, die Kranken und Verwundeten gegen die Unbilden der Witterung zu schützen.

---

[1] Siehe auch *„Hygiene bei Eisenbahntransporten"* S. 416 und *„Hygienische Fragen bei dem Kranken- und Verwundetentransport mit dem Flugzeug"* S. 509 in diesem Lehrbuch.

a) Hygienische Maßnahmen im Sommer. Im Sommer sind es von atmosphärischen Einflüssen die höhere Luftwärme, der höhere Feuchtigkeitsgehalt der Luft, Windstille und Bestrahlung durch die Sonne, die einen schädigenden Einfluß beim Transport ausüben können. Besonders sind *marschfähige Verwundete,* durch Blutverlust geschwächt, einem Versagen des Kreislaufs und sogar der Gefahr des Hitzschlages ausgesetzt (S. 209). Es bedarf daher in der Sommerhitze einer genauen Prüfung, ob der Rückmarsch der marschfähigen Verwundeten zu den Verbandplätzen ohne erhebliche Schädigung der Verwundeten angetreten werden kann. Als wichtige Maßnahmen sind Ausnutzung der frühen Morgen- und der Abendstunden, genaue Anweisungen über den Weg zum nächsten Verband- oder Leichtverwundeten-Sammelplatz, Angabe der Wasserstellen und Bereitstellung von Wasser an den Wagenhalteplätzen und Verbandplätzen erforderlich. Das Sanitätspersonal ist über die Behandlung von Hitzeschäden genau zu unterrichten. Verwundete, die zurückgetragen werden, sind nicht allzulange der Sonnenbestrahlung auszusetzen. Möglichst sind kühlende Umschläge anzuwenden, und in den Krankenwagen muß für reichliche Belüftung durch zweckentsprechendes Öffnen der Seitenpläne, Türen, Fenster und sonstiger Belüftungseinrichtungen Sorge getragen werden[1].

b) Kälteschutz[2]. Der Schutz gegen Kälte gewinnt besonders während des osteuropäischen Winters beim Abtransport der Verwundeten und Kranken entscheidende Bedeutung. Die beste Wundversorgung wird unwirksam, wenn die gegen strenge Kälte besonders empfindlichen Verwundeten nicht in genügender Weise gegen die Einwirkung der Winterkälte geschützt werden können. Es besteht sogar die Möglichkeit, daß Schwerverwundete bereits nach kurzer Zeit bei starker Kälteeinwirkung (— 20—50° C) erfrieren, da das Fehlen einer genügenden aktiven Muskelbewegung zur Bildung zusätzlicher Körperwärme und der Blutverlust die Widerstandskraft gegen Kälte erheblich herabsetzen. Hierzu kommt noch, daß die Wunden selbst erfahrungsgemäß durch Kälteschäden stark verschlimmert werden können.

Nach den *Erfahrungen des Ostfeldzuges* sind folgende Maßnahmen zum Schutze gegen die Kälte durchzuführen: Zunächst ist es notwendig, die Truppenverbandplätze möglichst weit nach vorn zu legen, um für die Verwundeten den Weg zum Arzt, soweit es irgend angängig ist, zu verkürzen. Die Möglichkeit, mit den Truppenverbandplätzen dicht an die im Gefecht liegende Truppe heranzugehen, ist dadurch gegeben, daß im Winter der Angriff nicht auf allzu weite Entfernungen vorgetragen wird.

Ferner soll darauf geachtet werden, daß *marschfähige Verwundete* auch zum Truppenverbandplatz marschieren, denn die Körperbewegung schützt am besten gegen Erfrierungen. Selbst bei Kälteschäden an den unteren Gliedmaßen ist die Marschfähigkeit nicht immer aufgehoben. Die Begleitung der Marschfähigen durch einen Sanitätssoldaten oder Krankenträger ist nach Möglichkeit zu veranlassen. Auf keinen Fall dürfen Marschfähige auf Tragen oder auf Schlitten befördert werden[3].

Schon auf dem Truppenverbandplatz und dem Wagenhalteplatz sollen die Verwundeten *beheizte Räume* oder zum mindesten ein *windgeschütztes Lagerfeuer* vorfinden. Ein allzulange dauernder ununterbrochener Transport muß sich naturgemäß bei strenger Kälte äußerst ungünstig auswirken, als weitere Maßnahme wird daher empfohlen, bei langeren Transportwegen in Abständen von ca. 15 km Relais-Stationen (Hütten) mit Wärmestuben einzurichten. wo die Verwundeten und Kranken aufgewärmt werden, ehe der Transport weitergeht. Hier sind heiße Getränke zu verausgaben und Wärmflaschen und Thermosflaschen aufzufüllen.

Als *Kälteschutz für die Kranken* sind in ausreichender Menge Wolldecken (Krankendecken), Felldecken, Fellschlafsäcke, Unterjacken, Schals, Fausthandschuhe bereitzuhalten. Nach den Erfahrungen des Winterfeldzuges[4] hat sich nach finnischem Muster Winterschutzbekleidung aus Papier gut bewährt, z. B. Papiersäcke mit Kopfhaube, in die die Verwundeten hineingesteckt werden, oder Papierhüllen für die Gliedmaßen. Als Vorrat dieser Bekleidung sind vorhanden: Größere Mengen Papier-Kopfhauben, Papierwesten, Papier-Fußlappen, Papier-Beinkleider und Papier-Schlafsäcke. Ferner sind ausgezeichnet brauchbar angewärmte Backsteine und Wärmflaschen. Der Sanitätsmaterial-Nachschub sorgt für chemische Wärmebeutel nur für Verwundete und Kranke, die eine Mischung aus Eisenoxyd, Eisenpulver, Ammoniumchlorid und Spuren von Mangan enthalten. Die Chemikalien werden mit Wasser benetzt und entwickeln für einige Stunden eine Wärme von 40—50° C. Die Beutel können 5—6mal verwendet werden.

2. Transportmittel für den Winterfeldzug. Für den Transport nicht marschfähiger Verwundeter im Winter sind nur besonders vorbereitete Transportmittel anwendbar. Aufgabe der Sanitätsoffiziere ist es, für die Truppe und die Sanitäts-

---

[1] Im übrigen siehe die Abschnitte VIII D. *„Hygienische Erfahrungen über Klimaeinwirkung bei militärischen Unternehmungen in heißen Zonen"*, S. 372 und IX C. *„Tropenhygiene"*, S. 419 sowie X C. *„Unterkunftsverhältnisse an Bord der Kriegsschiffe"*, S. 440.
[2] Siehe Kapitel II *„Kälteschäden"* im Abschnitt II dieses Lehrbuches S. 215.
[3] H.Dv. 1a Anh. 2 lfd. Nr 59.   [4] H.Dv. 1a Anh. 2 lfd. Nr 52.

einheiten diese verschieden gearteten planmäßigen Transportmittel rechtzeitig anzufordern oder ihre behelfsmäßige Herstellung durch die Truppe zu fördern, damit sie je nach der Witterung, den Schneeverhältnissen und dem Zustand der Wege und Straßen zweckmäßig eingesetzt werden können. Die Lagerung der Verwundeten auf *Schlitten* verkürzt die Zeit des Transports, ist am schonendsten und gestattet am besten die Anwendung eines ausreichenden Kälteschutzes. Allerdings muß daran gedacht werden, daß hauptsächlich bei längerem Transport im Schlitten bei geschwächten Verwundeten seekrankheitähnliche Erscheinungen auftreten können. Bei Schlittentransporten einer größeren Anzahl von Schwerverwundeten müssen ein Sanitätsoffizier und Sanitätsdienstgrade den Transport begleiten.

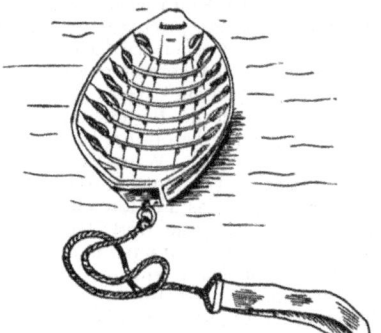

Abb. 1. Bootsakja nach Merkblatt 18a/17 Anh. 2 zu H.Dv. 1a.

In folgendem sollen die wichtigsten *Transportmittel* für den Winterfeldzug aufgeführt werden:

Die Krankentrage auf Skier gesetzt, *Skitrage,* nur für kurz dauernden Transport verwendbar.

Die *Schlittentrage* auf Skikufen mit bootartigem, isoliertem Kastenaufsatz, oben abgedeckt, aus Sperrholz, bietet guten Kälteschutz.

Akjas, finnische Schlitten, geschlossen und mit Planen versehen, haben sich bei lockerem oder hoch liegendem Schnee besonders bewährt, da die bootähnliche Form der aus Sperrholz gefertigten Schlitten das Einsinken verhindert. Mit Hilfe von Schlingen, die an der Seitenwand angebracht sind und zum Durchstecken von Tragenstangen dienen, können die Akjas wie Krankentragen Verwendung finden (Abb. 1). Planmäßig sind sog. Bootsakjas aus starkem Sperrholz und leichte Akjas ebenfalls aus Sperrholz, verstärkt durch Rippen.

Der behelfsmäßige Sanitätsschlitten für zwei Verwundete; ein landesüblicher Schlitten, vorn und hinten mit Brettern oder geflochtenen Weidenmatten geschlossen. Die beiden Abschlußbretter sind durch Holzleisten oder Stangen der Länge nach verbunden. Als Bedeckung dient eine geflochtene Strohmatte, die oben an den Längshölzern befestigt wird, so daß sie aufklappbar ist. Für gute Strohunterlage ist zu sorgen (Abb. 2).[1]

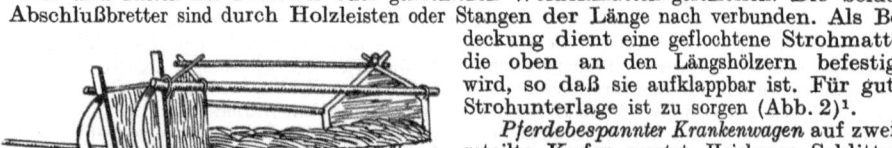

Abb. 2. Behelfsmäßige Sanitätsschlitten für 2 Verwundete nach H.Dv. 1a Anh. 2 lfd. Nr 59.

Pferdebespannter Krankenwagen auf zweigeteilte Kufen gesetzt. Heizbarer Schlitten für längere Fahrten geeignet[1].

Planmäßig sind ferner für den Verwundetentransport: Der *Sanitäts-Einspännerschlitten* 41 (Hf. 61/1) mit abnehmbaren Wänden für den Transport von 2 Verwundeten und der *Krankenschlitten* (HS 3/1), ein leichter einspänniger Kastenschlitten mit 2 hintereinanderliegenden Kufenpaaren (Tragfähigkeit 300 kg).

Beim Transport sind die Wände der Kastenschlitten durch gut isolierende Strohmatten innen auszuschlagen und der Boden durch eine dicke Strohschüttung zu bedecken.

Auch die Innenwände der *Krankenkraftwagen* und behelfsmäßig hergerichteten Krankenkraftwagen, die nur auf schneefreien oder nur dünn mit Schnee bedeckten Straßen größere Entfernungen zurücklegen können, müssen mit möglichst dicken Strohwänden ausgeschlagen sein, da ihre Beheizung bei strengem Frost unzureichend ist. Im übrigen wird in den Krankenkraftwagen eine Warmluft- oder Warmwasserheizung verwendet. Bei der ersteren wird die angesaugte Frischluft durch die Abgase des Motors erwärmt und in den Wagen gedrückt, kann also nur bei laufendem Motor in Tätigkeit treten. Die Warmwasserheizung benutzt das stark erhitzte Kühlerwasser des Motors zur Erwärmung der Luft, die in das Wageninnere strömt, aber noch weniger wie die Warmluftheizung imstande ist, bei strenger Kälte eine genügende Durchwärmung des Wagens zu erreichen, dasselbe gilt für die bei einem Wagentyp

---

[1] Weitere Abbildungen in H.Dv. 1a Anh. 2 lfd. Nr 17 und 59.

angewandte elektrische Beheizung. Unzureichende Warmluftheizungen ergeben erträgliche Heizleistung, wenn über den Ausströmern eine Blechdose (Konservenbüchse) mit bis zu 4 aufgelöteten Schraubgewinden von russischen Gasfilterbüchsen befestigt wird und die Warmluft mittels russischer Gasmaskenschläuche unmittelbar unter die Decke der Liegenden geleitet wird[1].

Als zusätzliche Beheizung sind die *Katalytöfen* gut brauchbar. Es handelt sich bei diesen überall aufzustellenden Öfen um eine zur Glut gebrachte Asbestscheibe, die durch verdampftes Reinbenzin beheizt wird. Der Katalytbrennstoff ist häufig schwer zu beschaffen.

3. Eisenbahntransporte. Für den Transport auf weiten Strecken zur Räumung vorn gelegener Sanitätseinheiten in Lazarette, die in den rückwärtigen und besetzten Gebieten oder in der Heimat gelegen sind, findet die Eisenbahn als das beste, einfachste und billigste Transportmittel weitgehendste Anwendung, und zwar kommen zum Einsatz: *Lazarettzüge, behelfsmäßige Lazarettzüge, Leichtkrankenzüge* und *behelfsmäßige Verwundetenzüge.*

Die halbständigen *Züge* sind die eigentlichen Lazarettzüge des Krieges. Nach beendetem Kriege werden sie wieder nach Ausbau der Einrichtungen in ihren alten Zustand übergeführt. Alle Züge sind aus vierachsigen Drehgestellwagen (Durchgangswagen) der Staatsbahn zusammengestellt.

Ihre *Beheizung* geschieht durch Dampf, der von der Lokomotive entnommen wird, und durch einen mitgeführten Heizkesselwagen. Die Dampfheizung genügt auch bei strenger Kälte allen Anforderungen. Die natürliche *Belüftung* der Lazarettzüge durch Öffnen der Fenster ist nur bei guter Witterung in der wärmeren Jahreszeit möglich, da sie die Verwundeten durch Zugluft, Staub und Asche stark belästigen, ja sogar schädigen kann. Um bei geschlossenen Fenstern einen Luftaustausch zu ermöglichen, hat man über den Fenstern und im Dach Lüftungsöffnungen angebracht, die durch Schieber oder Klappen verschlossen werden können. Zum Schutz gegen Regen und Schnee werden diese Öffnungen gewöhnlich auch außen mit Klappen bedeckt. Bei Anwendung von Schiebern wird vor die Öffnungen ein feines Drahtsieb gesetzt, das die Zugwirkungen des eindringenden Luftstromes abschwächen soll und Sand usw. vom Wageninnern abhält. Die künstliche Belüftung geschieht dadurch, daß die verdorbene Luft durch Absaugevorrichtungen am Dach des Wagens abgeleitet wird. Diese Vorrichtungen benutzen in der Regel zur Absaugung den durch die Fahrt entstehenden Luftstrom (MAY).

Die Lazarettzüge werden elektrisch beleuchtet.

Die *Leichtkrankenzüge* sind aus Personenwagen zusammengestellt. Ihre Beheizung durch die von der Lokomotive oder besonderen Heizkesselwagen gespeiste Dampfheizung entspricht ebenfalls allen Anforderungen für den Verwundetentransport; nur muß darauf geachtet werden, daß keine Güterwagen zwischen Lokomotive und den Personenwagen laufen. Für die Belüftung gilt das über die Lazarettzüge Gesagte.

Die behelfsmäßigen Lazarettzüge bestehen aus Güter- (G-) Wagen, sollen aber nur für den Verwundetentransport mit eingebauten Lagerungsvorrichtungen verwendet werden. Im übrigen sind sie ähnlich, wie die Lazarettzüge zusammengestellt.

Die behelfsmäßigen Verwundetenzüge werden eingesetzt, wenn die taktische Lage einen beschleunigten Abtransport der im Räumungsgebiet liegenden Verwundeten und Kranken erforderlich macht. Die hier verwendeten G-Wagen werden an den Zielbahnhöfen von sämtlichem Material entleert und stehen dann wieder für andere Zwecke zur Verfügung.

Die *Beheizung* sämtlicher für die behelfsmäßigen Züge verwendeten G-Wagen erfordert unbedingt den Einbau von Öfen.

Häufig wird darauf hingewiesen, daß ein eiserner Ofen bei strenger Kälte in einem G-Wagen nicht genügt. Für die Ableitung des Rauchs läßt sich am leichtesten das Ofenrohr bzw. Rauchabzugsrohr durch die Wagendecke durchführen. Jedoch soll dies nur in Ausnahmefällen erfolgen, wenn andere Möglichkeiten für das Herausleiten des Ofenrohrs bzw. des Rauchabzugsrohrs aus dem Wagen nicht bestehen, damit grobe Beschädigungen des Wagenmaterials vermieden werden. In jedem Falle müssen die Ofenrohre so geführt werden, daß ein guter Rauchabzug gewährleistet ist und keine Rauchentwicklung im Wagen entsteht. Durch lange Rohrführung wird Heizfläche gewonnen. Die Austrittsstelle der Ofenrohre ist fest mit feuersicherem Material abzudichten, es hat sich bewährt, sie an das obere Ende eines starken Bretts zu legen, das in die um die Breite des Bretts zurückgezogene Schiebetür eingesetzt wird.

Vor der Belegung des Zuges sind die G-Wagen durch ein besonderes Heizkommando (1 Mann auf 5 Wagen) beheizen zu lassen. Das Heizkommando hat für die Bereitstellung von richtig vorbereitetem Brennmaterial, Holz und Kohlen in großen Blechkästen, Sorge zu tragen.

---

[1] Anordnungen zum ärztl. Dienst Nr 6, 1943.

Holzkästen werden verfeuert! Die Öfen werden während der Fahrt durch den eingeteilten Helfer oder durch einen Leichtverwundeten bedient. In jedem Wagen ist eine Feuerwache einzuteilen, die zum Löschen von Bränden im Sommer einen mitgeführten Wasservorrat, im Winter Sand und eine Feuerpatsche zu benutzen hat. Auch in dieser Hinsicht sind die in den Wagen vorhandenen Vorräte und Geräte zu überprüfen.

Zum *Schutz gegen die Kälte* werden ferner die Wände und Decken zusätzlich mit Polsterstrohsäcken überspannt. Sichtbare Ritzen sind mit Stroh, Werg, Heu usw. auszupolstern.

Außerdem wird in den „Richtlinien für den Transport von Verwundeten und Kranken in behelfsmäßigen Verwundetenzügen" als hygienische Maßnahme die Mitführung von 1 Waschschüssel, 1 Wasserkanne, 2 Handtüchern, 10 chemischen Heizkissen, 2 Thermosflaschen, 1 Sitzabort, 1 Stechbecken und 3 Urinflaschen in jedem G-Wagen gefordert. Bei behelfsmäßigen Lazarettzügen hat man einfache Latrinen so angelegt, daß ein Blechrohr durch den Wagenboden hindurchgeführt wird.

Für die Belüftung der Wagen sind keine besonderen Vorkehrungen zu treffen.

Wenn auch das Bestreben verständlich ist, das Dunkel im G-Wagen durch *Anbringung von Fenstern* zu erhellen, so hat doch nach einem Erlaß des Oberkommandos des Heeres das Einsetzen von Fenstern an Stelle der vorhandenen Luftklappen zu unterbleiben. Es können aber Fenster vor die Luftklappen durch Annageln des Fensterrahmens an die Wagenwand gesetzt werden.

Als *Beleuchtung* sind nach genannten Richtlinien in den G-Wagen Sturmlaternen aufzuhängen. In Ermangelung dieser Laternen sind Hindenburglichte (Dunkelfeinde) in ausreichender Zahl so anzubringen, daß sie nicht abrutschen oder umfallen können. Man behilft sich durch Aufstellen oder Aufhängen der Lichte in durchgeschnittenen Konservenbüchsen.

Besondere Sorgfalt ist in den behelfsmäßigen Verwundetenzügen der *Verpflegung* zuzuwenden. In der Mitte des Zuges ist ein besonderer *Verpflegungswagen* einzugliedern und hier der Einbau von Kochkesseln oder Beutefeldküchen zur Bereitung von warmen Getränken anzustreben.

Der Wagen fährt unter Leitung eines Verwaltungsbeamten, der für die Verwaltung, Ausgabe und Verteilung der Bestände verantwortlich ist. Die Verpflegungsstärke des Zuges und die bereitzuhaltenden Mengen Diätkost für Magen-, Darm- oder Nierenkranke sind durch den Transportführer an die Zwischenbahnhöfe vorausmelden zu lassen. An Verpflegung wird mitgeführt: Kalte Verpflegung für mehrere Tage, ein ausreichender Wasservorrat oder fertige Getränke in Kanistern oder Thermosgeräten, warme Kost in Speiseträgern, wenn die Zwischenstationen weit auseinanderliegen, außerdem Marketenderwaren und Sanitätsmaterial. Auf Kühlmaßnahmen im Sommer zur Frischhaltung der Lebensmittel soll noch hingewiesen werden. Wenn möglich, ist ein Eisvorrat im Zuge zu halten oder die Verpflegung ist in Kisten, mit feuchten Decken oder Säcken umhüllt, dem Luftzug während der Fahrt auszusetzen.

Wichtig ist nach dem Ausladen der Verwundeten der Ausbau, das Einsammeln und die Sicherstellung des gesamten Ausstattungsgeräts, die durch besondere Auffangkommandos an den Zielbahnhöfen vorgenommen wird.

Das *Begleitpersonal* der behelfsmäßigen Verwundetenzüge setzt sich folgendermaßen zusammen: Zunächst aus dem Zugbegleitungskommando, bestehend aus 1 Offizier als Transportführer, 1 Unteroffizier und 1 Mann, ferner ist für jeden Wagen ein Helfer aus Betreuungskompanien, DRK.- oder Sanitätsdiensten einzusetzen. Die Begleitung der Züge durch einen Arzt wird sich nicht immer durchführen lassen, es sind aber je 2—5 Wagen nach Maßgabe der verfügbaren Kräfte von 1 Sanitätsdienstgrad zu versorgen. Die ärztliche Betreuung hat in den ärztlichen Versorgungspunkten an Bahnhöfen größerer Eisenbahnstationen zu erfolgen.

Schrifttum.

Dost: Dtsch. Mil.arzt 4, H. 12 (1939). — May: Land- und Verkehrshygiene. Leipzig 1927. — Richtlinien für den Transport von Verwundeten und Kranken in behelfsmäßigen Verwundetenzügen 1942, O.K.H./Gen.Qu. — Waldmann und Hoffmann: Lehrbuch der Militärhygiene. Berlin 1936.

VII. Abschnitt.

Bekleidung und Körperreinigung.

Von K. WALTHER-Leipzig.

A. Die Wärmeregelung des Soldaten bei körperlichen Anstrengungen.

Wärmeregelung und *Bekleidung* hängen bei den Kulturvölkern eng zusammen. Das Tier in freier Wildbahn hat entsprechend der Jahreszeit sein veränderliches Haar- oder Federkleid. Der Mensch, auch der primitive, muß sich in dem Bestreben, seine Körperwärme auf einer gleichmäßigen Höhe zu halten, den äußeren Einflüssen der Witterung mit Hilfsmitteln anpassen. Dem Soldaten sind *durch die Eigentümlichkeiten des militärischen Dienstes gewisse Grenzen seiner Anpassungsmöglichkeiten an das Klima* gesetzt. Gibt die *Kasernenhygiene* des Friedensdienstes mit modern gebauten und gut beheiz- und belüftbaren Räumen ihren Bewohnern zum mindesten ein behagliches Raumklima, so stellt der jetzige *Krieg* mit seinen *unerhörten Kampf- und Marschleistungen* unter den verschiedensten Breitengraden bei den verschiedensten *Witterungseinflüssen* den deutschen Soldaten in *klimatische Extreme* hinein, bei denen die Wärmeregelung ein dauernd wechselndes Problem bietet.

Der menschliche Körper braucht zu seinem Wohlbefinden eine Körperwärme zwischen 36,5 und 37,5° C. Diese Wärme erzeugt er selbst durch Verbrennung der aufgenommenen Nahrungsstoffe, bei ungenügender Nahrungsaufnahme durch Verzehr eigener Körpersubstanz. Der Umsatz von Nahrungs- oder Körperstoffen wird durch körperliche Anstrengungen begünstigt und beschleunigt. Beim völlig ruhenden Menschen entspricht die in einer gewissen Zeit erzeugte Wärmemenge dem Brennwert der in dieser Zeit verbrauchten Nahrungs- und Körperstoffe. Bei jeder körperlichen Tätigkeit wird ein Teil davon für die Arbeitsleistung verwendet, also in Energie umgesetzt.

Nach RUBNER erzeugt ein Erwachsener in Ruhe 2303, bei mittlerer Arbeit 2843, bei schwerer Arbeit 3361 Calorien. Nach ZUNTZ und SCHUMBURG verbraucht ein regelrecht genährter Soldat von 70 kg Gewicht bei völliger Ruhe 1,35 Kalorien je Minute, bei gewöhnlicher Tätigkeit — Stehen, Hin- und Hergehen — 2,2, beim Marsch auf ebener Straße 3,0, bei einer Gepäckbelastung (22 kg) 3,9 Calorien. Dieser *Energieverbrauch* steigert sich bei *ansteigender Marschstrecke, schnellerem Marsch, stärkerer Belastung* usw. Der Unterschied zwischen Wärmesteigerung auf der einen, Energieverbrauch auf der anderen Seite, wirkt sich als *Wärmestauung* aus. Sie kann durch jahreszeitlich unsachgemäße, z. B. brennwertreiche Ernährung im Sommer begünstigt, der Wärmeausgleich in Form der *Wärmeabgabe* im Sommer durch *unzweckmäßige Bekleidung* oder *Gepäckbelastung* gestört werden.

Wärmeabgabe geschieht durch *Strahlung, Leitung* und *Wasserverdunstung.* Nach RUBNER beträgt die Wärmeabgabe durch Atmung 8,29, durch Arbeit 1,88, durch die Erwärmung der Kost 1,55, durch Wasserverdunstung 10,60, durch Leitung 30,85, durch Strahlung 43,74% der Gesamtwärmeabgabe. Strahlung und Leitung, also die Hauptfaktoren der Wärmeabgabe, können jedoch nur in Tätigkeit treten, wenn die Aufnahmefläche, also z.B. die umgebende Luft, kälter ist als der abgebende Körper mit seiner Oberfläche. Der Wärmeaustausch zwischen dieser und der Außenluft wird durch die Kleidung verändert, und zwar sowohl Leitung als Strahlung. Für den Austausch durch Strahlung spielt die Umgebungsluft eine große Rolle. Da die Wärme an der *Oberfläche der Uniform* ungefähr 18—20° C beträgt, kann keine Wärme durch Strahlung abgegeben werden, sobald die Umgebungsluft wärmer ist als 20°. Diese Störung kann zum Beispiel eintreten beim *Marsch in geschlossener Marschformation,* besonders durch enge Gassen, dichte Wälder oder in ganz schattenlosem Gelände bei Windstille. Daraus folgt, daß an heißen Tagen in *aufgelockerter Marschordnung* marschiert werden muß, sowohl in der Tiefe gelockert als auch durch Marschierenlassen der Reihen an beiden

Straßenseiten. Bei der Abgabe durch Leitung, in der Hauptsache an die die Körperoberfläche umgebenden — kälteren — Luftteilchen, spielt die *Bewetterung* eine große Rolle, und zwar sowohl Dauer wie Stärke und Temperatur des an den Menschen herangebrachten Windes. Jeder *Windeinfluß* bringt immer wieder neue Luftteilchen an den Körper heran und leitet dadurch ständig Wärme ab, um so mehr, je niedriger die Luftwärme und je stärker die Bewetterung ist. Da ferner feuchte Luft besser leitet als trockene, entstehen für den Soldaten die *ungünstigsten Bedingungen seines Wärmehaushalts bei Schneegestöber im eisigen Wind*, wie es der *russische Winterfeldzug 1941/42* in der Tat gezeigt hat. Die *Kleidung* bietet hierbei insofern einen wesentlichen Schutz, als unter ihr die Hautwärme innerhalb weiter Grenzen von der Außentemperatur zunächst unbeeinflußt bleibt und erst bei starker Hitze oder Kälte steigt oder fällt. Hat der Soldat mehrere Kleidungsstücke angezogen, dauert die Wärmeabgabe länger. Je niedriger die Lufttemperatur ist, um so größer ist der Wärmeabfall und um so steiler ist das Temperaturgefälle innerhalb der einzelnen Kleidungsschichten. Die Zahl der einzelnen Kleidungsstücke und der dadurch erreichte Luftzwischenraum zwischen den einzelnen Stücken ist also wärmehygienisch von Wichtigkeit und spielt eine größere Rolle in der Wärmeregelung als die Dicke des Einzelstücks.

Die dritte Form der Wärmeabgabe, die *Verdunstung*, hängt von Lufttemperatur, -feuchtigkeit und -bewegung ab. Erst wenn Strahlung und Leitung nicht mehr ausreichen oder gänzlich ausfallen, versucht der Körper, seinen Wärmehaushalt durch Wasserverdunstung zu regeln. *Versagt auch diese, treten schwere Gesundheitsschädigungen ein.* Die Wasserverdunstung wird zur Schweißabgabe gesteigert, wenn die Luftfeuchtigkeit über einen bestimmten Gehalt hinausgeht. Fettreichtum des Körpers, Blutreichtum, Ernährung und körperliche Tätigkeit begünstigen diesen Vorgang. Die Verdunstung steigt stets von 25° an aufwärts, bei dem Temperaturanstieg bei Überernährung schon von 15° an. Auch Alkohol bewirkt etwas stärkere Verdunstung. Die Steigerung der Wasserdampfabgabe ist bei körperlichen Anstrengungen unter niedrigen Temperaturen (5—6°) gering, weil hierbei noch Wärme durch Strahlung und Leitung abgegeben werden kann. Während bei mittleren Temperaturen in Ruhe 40—50 g Wasserdampf je Stunde abgegeben werden, steigt die stündliche Abgabe bei gewöhnlicher Arbeit auf 60—120 g. Nach ZUNTZ und SCHUMBURG geben Soldaten mit feldmarschmäßigem Gepäck 406—581 g je Stunde, auf einem 5—6stündigen Marsch demnach 2096—3447 g Wasser von der Haut ab. Finden Märsche bei feuchtigkeitsgesättigter warmer Luft statt, z. B. an Sommertagen nach starken Gewittern ohne merkliche Abkühlung, so tritt ein entsprechend starker und schnellerer Schweißausbruch ein. Er beginnt bei etwa 22% relativer Feuchtigkeit und 30° Luftwärme, bei 60% und etwa 25°, bei 70% und etwa 24°. Da Arbeit die Wasserverdunstung und bei entsprechenden klimatischen Bedingungen den Schweißausbruch begünstigt, kann man die *Wasserabgabe des marschierenden Soldaten* auf Grund der Untersuchungen WOLPERTS annähernd errechnen. WOLPERT gibt für die Beeinflussung der Wasserdampfabgabe durch die relative Feuchtigkeit folgende Zahlen für 15000 mkg Arbeit je Stunde:

bei	7°	und 82%	Feuchtigkeit	58,0 g Wasser
„	13°	„ 84%	„	70,8 g „
„	19°	„ 81%	„	112,8 g „
„	25°	„ 47%	„	230,0 g „

Nach ZUNTZ und SCHUMBURG kann eine Marschleistung von 6,04 km je Stunde eine Arbeit von 39080 mkg, eine solche von 3,6 km je Stunde eine Arbeitsleistung von 19870 mkg bewirken. Bei solchen Berechnungen muß jedoch berücksichtigt werden, daß die durch den Marsch bewirkte körperliche Anstrengung mit der Marschdauer zunimmt und infolgedessen Arbeitswerte und dementsprechend auch die Wärmeabgabe sich ständig ändern. Ebenso wechseln auf einem längeren Marsch Luftwärme, Feuchtigkeitsgehalt und Bewetterung. Da ein Teil der durch *Schweiß* abgegebenen Wassermenge von der Kleidung aufgenommen wird, ist auch die *Aufsaugefähigkeit der Stoffe* zu berücksichtigen. Die Regelung der Wärmehaushalts des körperlich angestrengten Soldaten ist also ein an die verschiedensten Faktoren gebundener Vorgang. Der Feinmechanismus des menschlichen Körpers hat chemische und physikalische Regelungsmöglichkeiten. Bei der *chemischen Regelung* wirken die in der Haut liegenden Temperaturnerven reflektorisch auf die Verbrennungsvorgänge im Körper, besonders in den Muskeln, in Form einer Steigerung oder Verminderung. Für 1° Temperaturerhöhung tritt ein Sinken der CO_2-Abgabe und Wärmeerzeugung um 2% ein. Diese Regelung hört bei den mäßig bekleideten Menschen bei 20° auf. Es muß dann eine physikalische Regelung einsetzen. Steigerung der Wärmeerzeugung tritt bei starker Abkühlung durch unwillkürliche und willkürliche Bewegungen der Muskeln ein. Bei der *physikalischen Wärmeregelung*, also bei Luftwärme von etwa 15—25°, arbeiten vor allem die Hautgefäße und -drüsen. Ihre Tätigkeit vermehrt oder vermindert Blutumlauf und Wasserdampfabgabe; der Blutzufluß zur Haut wirkt sich auf die Wärmeabgabe durch Leitung und Strahlung aus.

B. Die militärische Bekleidung je nach der Jahreszeit, dem Klima und dem Einsatz.

„Die Bekleidung und Ausrüstung des Soldaten ist einer der vielen Faktoren, von denen die Schlagfertigkeit einer Armee, die Möglichkeit, die in das Feld geführten Kräfte auch jederzeit mit vollem Nachdruck einsetzen zu können, abhängt." Die Richtigkeit dieses von VILLARET 1894 aufgestellten Satzes hat der jetzige Krieg, besonders der *Krieg in extremen Klimaten*, erneut schlagend bewiesen. Für die Leistungsfähigkeit des Soldaten muß die *Bekleidung drei Hauptforderungen* erfüllen.

Sie muß 1. den Körper gegen Witterungseinflüsse möglichst schützen, 2. dauerhaft und strapazierfähig sein und 3. den natürlichen Körperformen im bequemen Sitz anliegen.

Die 4. Forderung an eine ideale Soldatenberufskleidung, für Sommer und Winter gleich gut verwendbar zu sein, ist nur in gemäßigten Zonen erfüllbar.

In den *Tropen* ist bekanntlich eine *Sonderbekleidung* erforderlich. Im Dienst in der *Winterkälte* des Nordens und Ostens muß sich die Bekleidungsart nach dem Einsatz des einzelnen richten. Die Grabenstärke einer Einheit, deren *Hauptaufgabe im Kampf* besteht, hat *andere Winterkleidung* nötig als z. B. der *Lkw.-Fahrer* der Versorgungsdienste.

Ob die für eine zweckmäßige militärische Bekleidung erhobenen Forderungen von den einzelnen Stücken an sich und der Zusammenstellung des Anzugs erfüllt werden, hängt im wesentlichen von den *Eigenschaften der Stoffe*, der Grundstoffe und der Stoffe nach der Verarbeitung, ab. Die *meisten Kleidungsstücke* bestehen aus *porösen* Fasergeweben. Für *Fußbekleidung* und *Stahlhelm* werden *dichte*, ungewebte Grundstoffe verwendet. Auch das als *Sonderbekleidung* ausgegebene Pelzwerk — Nacktpelze oder Pelze mit Stoffüberzug — ist ganz oder hauptsächlich aus dichten Stoffen gefertigt, ebenso der *Offizierledermantel* und der *Kradmantel*. Bei diesem muß allerdings bei Beurteilung der Wärmereglungsmöglichkeit berücksichtigt werden, daß verschiedene Lüftungsschlitze einen gewissen Luftaustausch ermöglichen.

Die Soldatenkleidung wird aus Geweben gefertigt, die hauptsächlich aus Pflanzenfasern und Tierhaaren hergestellt sind. Natur- und Kunstseide kommen nur ausnahmsweise in Betracht, können also hier unberücksichtigt bleiben.

Pflanzenfasergewebe sind *Baumwolle* und *Leinen*. Das Baumwollgewebe ist wenig hygroskopisch: 100 Teile nehmen nur 11,6 Teile Wasser auf. Die Fasern haben ein Wärmeleitungsvermögen von 29,9 (Luft = 1). Leinen besteht aus den gleichmäßig dicken Bastfasern von Flachs. Sie sind in ihrem hygroskopischen Verhalten und Wärmeleitungsvermögen der Baumwolle gleich. *Tierhaare* werden in Form von Wolle oder Kunstwolle zur Kleidung verarbeitet. *Wolle* ist mit Wasser schwer benetzbar, aber sehr hygroskopisch: 100 Teile nehmen 25 bis 28 Teile Wasser auf. Das Wärmeleitungsvermögen beträgt 6,1. *Reißwolle*, früher auch Kunstwolle genannt, wird aus abgebrauchten Wollstoffen oder einem Gemisch dieser mit Baumwoll- oder Leinenfasern hergestellt. Ihr hygroskopisches und Wärmeleitungsvermögen richtet sich nach dem Anteil der einzelnen Grundstoffarten. In der Jetztzeit werden viele Kleidungsstücke aus *Mischwolle*, also aus Wolle und Reißwolle, oder Wolle und Zellwolle, oder Wolle, Reißwolle und Zellwolle gefertigt. Da durch diese Beimischung ungünstigere hygienische Bedingungen (größere Quellbarkeit und Netzbarkeit, stärkere Wasseraufnahme) eintreten, werden zur Verbesserung Imprägnierungsmittel benutzt. *Zellwolle* ist ein chemisch-technisches Spinngut in Form von Fasern begrenzter Länge. Sie werden in der Hauptsache nach dem Viscoseverfahren (Vistra, Lanusa, Flox usw.), in geringerem Umfang nach dem Acetatverfahren (Aceta- Rhodiafaser, Drawinella usw.) hergestellt.

Die hygienischen Eigenschaften der Kleidungsstoffe: Die Grundstoffe werden auf zweierlei Art für die Kleidung verarbeitet: durch Weben oder Wirken. Man unterscheidet *glatte* oder *geköperte* Gewebe. Jedes Gewebe entsteht durch rechtwinklige Kreuzung der Fäden, des Längs- oder Kettenfadens, des Quer- oder Schußfadens (Einschlag). Wenn abwechselnd über oder unter einem Schußfaden läuft, entsteht ein glattes Gewebe. Ein geköpertes Gewebe bildet sich, wenn jeweils ein Kettenfaden über und unter zwei oder mehr Schußfäden läuft und wenn stets mehr als zwei verschiedene Lagen des Einschlags miteinander abwechseln. Glatte Gewebe haben die geringsten Spalträume und sind daher am wenigsten lufthaltig. Bei den glatten wollenen Geweben unterscheidet man je nach der Bearbeitung wiederum zwischen Streichwolle, z. B. Tuch, Fries, Flanell, und Kammgarnen. Tuch, Fries und Flanell unterscheiden sich untereinander durch die verschiedenen Weiterbehandlungsarten. Tuche, die nicht weiterbehandelt werden, nennt man Loden.

Wirkstoffe entstehen dadurch, daß die Fäden in Maschenform verschlungen werden. Alle Strick- und Trikotstoffe sind gewirkt. Sie sind locker, sehr dehnbar und infolge ihrer großen Spalträume ziemlich lufthaltig.

Die *Güte* und *hygienische Eignung* eines Stoffes für die Kleidung wird nach seinen *mechanischen Eigenschaften* und nach seinem *Verhalten gegenüber Luft, Wasser, Wärme* beurteilt. Außerdem spielt bei der Beurteilung seines Wertes als Faktor im Wärmehaushalt die *Verschmutzungsfähigkeit* und *Reinigungsmöglichkeit* eine Rolle.

Die mechanischen Eigenschaften sind bis zu einem gewissen Grad auch für das Verhalten gegenüber Luft usw. mitbestimmend. Die *Dicke* eines Stoffs wird nach Rubner mit dem Sphärometer, nach Bachmann mikroskopisch bestimmt. Glatte Baumwoll-, Leinen- und Seidengewebe sind 0,16—0,4 mm dick, Trikots 0,6—1,2 mm, Wollflanelle 2—3 mm, Oberkleidungsstoffe 2—4 mm, Mantelstoffe 6—7 mm, Pelze 12—40 mm. Nach Rubner beträgt

die Dicke der genzen Kleidung	Dicke der Stoffe	Luftschicht
Rumpf . . . 22 mm	7,5 = 34,3%	= 65,7%
Arm . . . . 8 mm	3,9 = 49,1%	= 50,9%
Bein . . . . 6 mm	3,3 = 55,1%	= 44,9%.

Hygienisch wichtig sind auch *Gewicht* und *spezifisches Gewicht* der Stoffe.

Man kann das Porenvolumen, also den Luftgehalt eines Stoffes errechnen, wenn man das Gewicht der in 1 ccm enthaltenen festen Stoffe eines Kleidungsstücks durch das spezifische Gewicht der Grundstoffe teilt. Der Luftgehalt beträgt z. B. bei Flanellen 89—92%, Trikot 73—86%, feinem Schirting nur 33%.

Eine weitere mechanische Eigenschaft der Kleiderstoffe, die *Elastizität*, bewirkt Nachgiebigkeit gegen äußere Einflüsse.

Diese ist wichtig, weil sie Stoß und Druck auf den Körper abschwächt. Längeres Tragen und wiederholtes Reinigen hat Elastizitätsverlust zur Folge. Schließlich ist auch die Durchlässigkeit für Strahlen hygienisch wichtig. Sie hängt ab von der Zahl und Größe der Poren, bei gefärbten Stoffen auch von der Stoffdicke.

Das Verhalten der Kleidungsstoffe zur Luft und zum Wasser ist in seinem Ausmaß bedingt durch die *Porosität* und das *hygroskopische* Verhalten der Grundstoffe. Die in Hohlräumen der Gewebe enthaltene Luft ist beweglich.

Zur Bestimmung des Beweglichkeitsgrades, „Permeabilität" (Rubner), müssen Dicke und Porenvolumen bekannt sein. Unter Permeabilitätskoeffizient versteht man die Sekundenzahl, die angibt, wie lange 1 ccm Luft braucht, um durch 1 qmm Fläche eines 1 cm dicken Stoffes bei einem Wasserdruck von 0,42 mm hindurchzugehen. Nach Rubner beträgt der Permeabilitätskoeffizient bei Baumwolltrikot 1,1, bei Wolltrikot 5,7, bei grauem Militärmanteltuch 9,7, bei gewebtem Baumwollstoff 76,3 Sekunden. Je dicker ein Stoff ist, desto länger dauert der Luftdurchgang. Appretieren, Stärken oder Plätten verstopft einen Teil der Lufträume. Dadurch können die Stoffe bis zu 90% ihre Permeabilität verlieren. Daraus folgt z. B., daß das Tragen gestärkter Plättwäsche im Sommer ein hygienischer Unsinn ist.

Die Luftdurchlässigkeit des am wenigsten luftdurchlässigen Stoffes ist maßgebend für die Durchlässigkeit der Gesamtkleidung. Vom Standpunkt des Wärmehaushalts gesehen, ist also am zweckmäßigsten eine Kleidung aus annähernd gleich luftdurchlässigen Stoffen. Sobald eine sehr wenig luftdurchlässige Schicht zwischen die übrige Kleidung dazwischengeschaltet ist, läßt die Gesamtluftdurchlässigkeit weitgehend nach. Daher ist die Feldbluse ohne das wenig luftdurchlässige Futter hygienisch besser als eine gefütterte Bluse.

Das Verhalten der Stoffe zum Wasser und die thermischen Eigenschaften der Kleidung beschreiben E. Danielsen und K. Walther[1].

---

[1] Siehe Waldmann-Hoffmann: Lehrbuch der Militärhygiene 1936.

„Alle Kleidungsstoffe sind hygroskopisch und ändern ihren Wassergehalt nach dem Feuchtigkeitsgehalt der Luft. Von diesem an die Gewebsfaser gebundenen Wasser ist das durch Benässung (Regen, Durchwaten eines Baches usw.) in die Kleidung aufgenommene zwischengelagerte Wasser zu unterscheiden.

Die Menge des gebundenen Wassers in den Geweben hängt in erster Linie von der hygroskopischen Kraft der Grundstoffe und dann erst von der Größe der Oberflächen der Fasern, also der Webart, ab. Die hygroskopische Kraft der Wollfaser ist bei 100% relativer Feuchtigkeit = 25—28, der Seidenfaser = 16,5, der Baumwoll- und Leinenfaser = 11,6.

Die Gewebe aus Baumwolle und Leinen nehmen am wenigsten, die aus Wolle am meisten hygroskopisches Wasser auf, andererseits nehmen die glattgewebten Stoffe weniger, die Tuche am meisten auf.

Bei dem zwischengelagerten Wasser unterscheidet RUBNER die maximale Wasserkapazität, bei der sämtliche Poren des Stoffes vom Wasser ausgefüllt sind, von der minimalen, welche die Wassermenge angibt, die zurückbleibt, wenn der vorher vollständig durchnäßte Stoff gründlich ausgedrückt ist. Das zwischengelagerte Wasser schließt je nach Webart und Grundstoff einen größeren oder geringeren Teil der Poren. Je lockerer ein Stoff ist, um so mehr Poren bleiben offen. Die Poren der glattgewebten Baumwoll- und Leinenstoffe schließen sich nach Benetzung vollkommen und werden undurchlässig für Luft. Weil diese Stoffe sich in nassem Zustande (größeres Gewicht!) der Unterlage sehr stark anlegen, kann neue Luft gar nicht oder nur sehr schwer eindringen.

Die Stoffe nehmen auch verschieden schnell das Wasser auf, wobei ein Unterschied zwischen kaltem und warmem Wasser besteht. Wolle benetzt sich am schlechtesten, dann folgen Baumwolle, Leinen, Seide. Je stärker die Appretur und je rauher die Oberfläche ist, desto schlechter benetzen sich die Stoffe aus gleichem Material; daher vermehrt Waschen die aufsaugende Kraft. Gegenüber kaltem Wasser ist diese Kraft bedeutend geringer als gegenüber warmem.

Bei Wasseraufnahme nehmen glattgewebte Wolle und Baumwolle an Dicke erheblich zu, Leinen sogar bis 35%. Alle lockeren Stoffe nehmen dabei an Dicke etwas, Wollflanell um 30% ab.

Das hygroskopische Wasser verdunstet bei den Leinen-, Baumwoll- und Seidenstoffen vermöge der geringeren hygroskopischen Kraft schneller als bei den Wollstoffen. Das zwischengelagerte Wasser verdunstet an der Oberfläche des Stoffes, bei porösen Stoffen auch in der Tiefe.

Die *Verdunstungsgröße* hängt von der Menge des in dem Stoffe enthaltenen Wassers ab, in erster Linie also von der minimalen Wasserkapazität.

Aus wollenen und porösen Stoffen verdunstet das Wasser schwerer als aus glattgewebten Leinen- und Baumwollstoffen mit geringerem Porenvolumen. Die Zeitdauer der Verdunstung innerhalb derselben Webart hängt von der Dichte des Stoffes ab. Je dichter ein Stoff ist, desto größer ist die Zahl der festen Teile, die das Wasser festhalten. Je mehr Wasser verdunstet, desto mehr wirkt die Anziehungskraft der Fasern, so daß zum Austreiben des letzten Wassers, besonders bei den wollenen Tuchen, eine verhältnismäßig lange Zeit erforderlich ist. Die Verdunstung beginnt stets an den wärmeren Stellen; die Stoffe trocknen also von den wärmeren nach den kälteren Stellen zu.

Trockene Stoffe legen sich nicht an, nasse je nach Webweise und Grundstoffen verschieden stark. Die glatten Stoffe aus Leinen, Baumwolle und Seide legen sich am stärksten an (adhärieren), weniger die Trikots aus diesen Elementen, fast gar nicht die aus Wolle verfertigten Flanelle und Trikots. Bei den Wollstoffen verhindern die aus der Oberfläche hervorstehenden elastischen Härchen das Anlegen der Stoffe.

Bei den thermischen Eigenschaften ist zu unterscheiden zwischen dem *Wärmestrahlungs- und Wärmeleitungsvermögen* der trockenen und der nassen Kleidungsstoffe.

Die *Strahlung*, auf Ruß = 100 bezogen, beträgt z. B. für glänzenden Seidenstoff 83,3, Sommerkammgarn 98,7, glattgewebte Baumwolle 102,2, Trikot 109,9, Wollflanell 108,7. Nasse Stoffe strahlen um 37% mehr Wärme aus. Befindet sich in der Nähe eines Stoffes eine Quelle höherer Wärme, so nimmt seine Wärme durch Bestrahlung zu, wobei die leuchtenden Strahlen den größten Einfluß ausüben. Für die Aufnahme dieser Strahlen gibt die Farbe des Kleiderstoffes den Ausschlag. Wenn Weiß 100 Wärmeeinheiten aufnimmt, so werden von

Hellgelb 102, Hellgrün 152, Dunkelgrün 161, Rot 168, Hellbraun 198, Schwarz 208 Wärmeeinheiten aufgenommen. Feldgrau nimmt etwa 150—160 Wärmeeinheiten auf.

Das *Leitungsvermögen* beträgt, wenn es für Luft = 1 gesetzt wird, bei Wolle 6,1, Seide
19,2, Baumwolle und Leinwand 29,9. Alle Grundstoffe leiten Wärme also erheblich besser als
Luft; Wasser hat fast das gleiche Wärmeleitungsvermögen wie Baumwolle und Leinen.

Die Stoffe enthalten neben den Fasern viel Luft; ihr Wärmeleitungsvermögen ist daher
geringer als das der Fasern allein. Rubner hat das Leitungsvermögen, wie er es bei Geweben
einer Grundsubstanz gefunden hat, wenn sie in gleichen Gewichtsmengen und gleicher Raumgröße untersucht wurden, typisches Leitungsvermögen genannt. Das Leitungsvermögen, wie
es dem natürlichen spezifischen Gewicht und Porenvolumen zukommt, nennt er das reelle
Leitungsvermögen; es wird stets auf 1 cm Dicke des Stoffes berechnet. In der Praxis sind die
Wärmemengen wichtiger, die ein Stoff von handelsüblicher Dicke durchtreten läßt. Diese
Wärmedurchgangswerte hängen ab von der Dicke, der Dichte des Stoffes und dem Leitungsvermögen der Grundstoffe.

Je dicker, aber je weniger dicht ein Gewebe und je kleiner das Leitungsvermögen des
Grundstoffes ist, desto größer ist die wärmesparende Eigenschaft.

Wenn ein Stoff Wasser aufnimmt, muß sich sein Leitungsvermögen erhöhen. Das hygroskopisch gebundene Wasser vergrößert es bei der Wollfaser um 109,8%, bei Seide um 41%,
bei Baumwolle um 16%. Bei fertigen Stoffen ist die Zunahme geringer entsprechend dem
Luftgehalt, etwa 10—20%.

Das zwischengelagerte Wasser ändert das Leitungsvermögen noch erheblicher; es steigt
z. B. bei Wollflanell um 56%, Wolltrikots um 120%, Loden um 160%, Winterkammgarn um
110%, glattgewebter Baumwolle um 240%. Die Erhöhung ist also ungleichmäßig und am
stärksten bei den glatten Baumwoll- und Leinenstoffen. Die luftreicheren Stoffe, besonders
die Wollstoffe, halten in nassem Zustand also doppelt so warm wie die glattgewebten.

Verschmutzung und Reinigung der Kleidungsstoffe. Die Kleidung wird von
außen von Staub und Bakterien, von der menschlichen Haut, soweit sie damit
in Berührung kommt, durch Schweiß, Fett, Hautschuppen und Bakterien verunreinigt, und zwar um so stärker, je rauher, dichter und dicker der Stoff, je
rauher und loser jede einzelne Faser ist und je länger die Tragezeit eines Klei-
dungsstückes beträgt.

Krankheitskeime können sich unter Umständen *lange Zeit ansteckungsfähig in der Kleidung* halten. Nach (bisher unveröffentlichten) Versuchen von K. Walther sind Milzbrandsporen und Bangbakterien noch über Monate hinaus ansteckungsfähig. Schmutzstoffe, die
infolge Naßwerdens der Kleidung in die Tiefe dringen, zersetzen sich dort und rufen üblen,
muffigen Geruch hervor. Die Kleidung — Wolle am meisten, Leinen am wenigsten — nimmt
auch starkriechende Luftbestandteile der Umgebung auf, z. B. den Geruch von Phenolen
beim Arbeiten mit Desinfektionslösungen. Da jede Verschmutzung auch eine gewisse Verstopfung der Stoffporen, also Verminderung ihres Wärmeaustauschwerts verursacht, muß
die Kleidung häufig gereinigt werden. Hierbei ist jedoch zu beachten, daß wollene Stoffe,
auch Strümpfe, Auskochen nicht vertragen. Sie dürfen nur in 50° heißem Wasser gewaschen
werden. Bei höheren Wassertemperaturen laufen sie ein und verfilzen. Dagegen muß die
nichtwollene Leibwäsche zum Lösen des Schmutzes und Abtöten der Bakterien in Seifenwasser gekocht werden. Die Oberkleidung wird in der Regel nur durch Ausklopfen und
Ausbürsten und, wenn sie an einzelnen Stellen stark verschmutzt ist, durch Ausbürsten mit
lauwarmem Seifenwasser gereinigt. Durch jede Wasserbehandlung verkürzen sich die meisten
Tier- und Pflanzenfasern. Verschmutzte Kleider werden daher besser chemisch mit besonderen Verfahren gereinigt.

Die hygienische Hauptaufgabe der Kleidung ist der *Wärmeschutz.*

Rubner stellte fest, daß die Ausstrahlungen der nackten Haut eines Mannes, bei mittlerer Temperatur gleich 100 gesetzt, durch die Kleidung je nach Zahl und Art der Stücke
bis auf 33 herabgesetzt werden kann, daß ferner der durch Kleidung erzielte Temperatur-
schutz bis zu 14,1° beträgt und daß der vollbekleidete Mensch weniger Kohlensäure ausscheidet als der wenig oder gar nicht bekleidete. Diese Verminderung des Stoffumsatzes, die
das Ertragen niedrigerer Temperatur bei kleinerem Energieverbrauch ermöglicht, ist auch
im Rahmen der Militärhygiene wirtschaftlich wichtig. Denn durch geeignete Kleidungsstücke
kann man weit zweckmäßiger den Wärmehaushalt regeln und das Wärmegleichgewicht herstellen als durch reichlichere Nahrung und Heizung. Bei Fehlen geeigneter und auf
die Extreme des Winters *nicht genügend eingestellten Bekleidung des Ostkämpfers* muß eine
reichlichere, vor allem *brennwertreiche Nahrung* zugeführt, also unter Umständen ein nach
der Transportlage schwieriges Nachschubproblem gelöst werden.

Eine Kleidung ist wärmehygienisch um so geeigneter, je lufthaltiger sie ist. Sie darf aber nicht zu durchgängig sein und muß in ihrer Trageweise einen gewissen Luftaustausch ermöglichen. Soweit dieser nicht genügend durch die Kleidung unmittelbar geschehen kann (z. B. bei staubbedeckten Uniformen im *Vormarsch in der Steppe* oder der *Wüste*), muß er sich durch Öffnen der Kleidung vollziehen.

Nach Untersuchungen von ILZHOFER entweicht *bei offenem (Schiller-) Kragen* durch die Halsöffnung doppelt soviel Luft wie bei geschlossenem Kragen. Wenn Ärmel- und Beinöffnungen zugebunden waren, verminderten sich die Werte auf ungefähr die Hälfte. Auch wenn ILZHOFERS Zahlen sich exakt nur auf den ruhenden Körper beziehen, kann man wohl annehmen, daß die Verhältnisse bei Arbeit sich ähnlich verhalten.

Jedenfalls folgt daraus, daß die *offene Trageweise der Feldbluse* im Sommer gefordert werden muß und daß zur Verhütung von Wärmestauungen möglichst auch die *Blusenärmel aufgeknöpft* zu tragen sind, zumal das Tragen der Hosen in den Stiefeln ohnedies die vertikale Durchlüftung der Uniform behindert.

Es wurde an anderer Stelle schon darauf hingewiesen, daß die einzelnen übereinandergetragenen Kleidungsstücke möglichst gleich gut für Luft durchlässig sein müssen und daß durch verschieden luftdurchlässige Kleidungsstücke der Wärmeaustausch sich nicht unwesentlich ändert. Diese Gleichmäßigkeit ist auch für die *Wasserdampfabgabe* von Bedeutung.

Diese ist am geringsten bei mittlerer Kost, geringem Fettpolster, mäßiger Arbeit und 15° Außentemperatur und steigt durch höhere Außenwärme und durch die Kleidung. Wenn aus irgendwelchem Grunde die relative Feuchtigkeit der Kleiderluft ansteigt, muß Wasserdampf entfernt werden. Ist die Kleidung nicht genügend permeabel oder kann trotz der hygroskopischen Eigenschaften und des dadurch bedingten Leitungsvermögens nicht genügend Wärme vom Körper entfernt werden, kommt es zum Schweißausbruch. Der Schweiß kann von der Kleidung aufgenommen werden. Auf der einen Seite entsteht dadurch ein erhöhtes Leitungsvermögen und entsprechende Vermehrung der Wärmeabgabe. Andererseits kann aber dadurch ein engeres Anliegen der dann nassen Kleidungsstücke an die Haut, eine Herabsetzung der Gesamtdicke der Kleidung, Verminderung der Luftdurchgängigkeit von innen, Erhöhung der Leitungsfähigkeit der Außenluft und letzten Endes Abkühlung der feuchtwarmen Haut, also Erkältung entstehen. Glattes Gewebe, besonders Leinen, saugt am schnellsten und meisten Wasser auf. Je lockerer ein Gewebe ist, desto besser geht der Schweiß nach außen, desto mehr durchdringt er die Kleidung in der Dicke und nicht in der Fläche. Wolle ist dabei am geeignetsten, da sie den Schweiß ganz durchtreten läßt. Das vielgeschmähte „Jägerhemd" hat also hygienische Vorzüge! Ein dünnes Wollhemd ist jedenfalls auch im Sommer vom Standpunkt des Wärmeausgleichs mitunter dem schönsten Leinenhemd vorzuziehen.

Die für die *Friedenskleidung des deutschen Soldaten* benutzten Stoffe sind nach ihrem hygienischen Wert genau durchgeprüft. Für die *Herstellung der Stoffe* sind entsprechend den Anforderungen, denen die militärische Kleidung genügen muß, genaue Bedingungen angegeben. Sie sind von größter Wichtigkeit, weil von ihrer Erfüllung Dichte, Elastizität und Festigkeit abhängen, also die Eigenschaften der Kleidung, die physiologisch bedeutungsvoll sind.

Die Bedingungen für die Lieferungen von Tuchen für die Wehrmacht (aufgestellt vom Beschaffungsamt) enthalten im wesentlichen folgende Einzelheiten:

Es darf nur gute, gesunde, kräftige und sorgfältig sortierte Schurwolle verwandt werden. Beimischung von Kämmlingen, Kunst-, Sterblings- und Gerberwollen und Verwendung carbonisierter[1] oder stark klettenhaltiger Wolle ist untersagt. Die Tuche müssen ein gutes Aussehen haben und möglichst fehlerfrei hergestellt sein. Feldgraues Manteltuch und neugraues Hosentuch sind ungeraut zu liefern. Feldgraues Rocktuch muß auf der rechten Seite gerauht, mit feiner, fest aufliegender Strichappretur (möglichst kurz geschoren) versehen sein und durchaus tropf- und bügelechten Glanz haben. Der Glanz darf nach Abschluß der

---

[1] Unter „Carbonisieren" versteht man das Zerstören der im Ursprungsgewebe der Kunstwolle vorhandenen Leinen- und Baumwollfasern durch Säureeinwirkung.

Strichappretur nicht durch Pressen vermehrt werden. Nach dem letzten Dekatieren[1] muß das Tuch mit Strichappretur gründlich abgedämpft werden.

Die Farben müssen durchweg echt sein, d. h. den im täglichen Leben vorkommenden Einflüssen des Lichts, der Luft und des Wassers eine angemessene Zeit hindurch widerstehen. (Hierfür sind besondere Abnahmevorschriften gültig.)

Darüber hinaus sind noch eine Reihe Bedingungen für Dichte, Festigkeit und Dehnbarkeit festgelegt.

Die Jetztzeit bedingt die Beimischung von *Reiß- oder Zellwolle* zu reiner Wolle. Da diese beigemischten Rohstoffe eine größere Quellbarkeit, Netzbarkeit und Wasseraufnahmefähigkeit besitzen, werden die Fäden, aus denen das Stück hergestellt wird, mit Chemikalien wasserabstoßend *imprägniert*.

Über die Beimischungen von Reiß- und Zellwolle gibt PATSCH folgende Übersicht:

	Heer		Kriegsmarine		Luftwaffe	
Tucharten	Reiß-wolle %	Zell-wolle %	Reiß-wolle %	Zell-wolle %	Reiß-wolle %	Zell-wolle %
a) Rocktuch aus Streich- oder Kammgarn. .	20 oder	20	20 oder	20	10 oder	10
Blusentuch aus Kamm- oder Streichgarn. .	10 oder	10	—	—	10 oder	10
Mantel- und Umhangtuche	30	0	30	0	30	0
Tuche für lange Hose.	20 oder	20	20	0	20 oder	20
Blaues Feintuch für Rock, Weste, Jackett sowie für Mütze, Messejackett und Messeweste	—	—	20	20	—	—
Tuch für graublaue Jacke und Weste . .	—	—	—	—	30 oder	30
b) Rockstrichtuch, graublau, feldgrau	0	20	—	—	0	20
Blusentuch, graublau, feldgrau	0	10	—	—	0	10
Blusentuch, schwarz	20	—	—	—	—	—
Hosentuche, neugrau, graublau, schwarz .	0	0	0	0	0	0
Manteltuche, feldgrau, graublau	30	0	—	—	30	0
Feldwebeltuch, blau.	—	—	20	0	—	—
Mannschaftstuch und Molton, blau	—	—	20		—	—
Serge und Hosentrikot, blau.	—	—	0	0	—	—

Bemerkungen:

a) Für Offiziere und Beamte; Tuche für Stiefelhosen sowie blaue Serge dürfen ohne Beimischung von Reißwolle oder Zellwolle hergestellt werden;

b) für Unteroffiziere und Mannschaften (H.V.Bl. 1936, Nr 886 und H.V.Bl. 1938, Teil B, S. 64 Nr 109).

Über die hygienischen Eigenschaften berichtet PATSCH nach Versuchen des staatlichen Prüfungsamtes:

„Reißwoll- und zellwollhaltige Tuche können die günstigen hygienischen Eigenschaften reinwollener Tuche erreichen, wenn bei der Herstellung von Uniformtuchen Voraussetzungen für die Erzielung bestimmter physikalischer Eigenschaften eingehalten werden, nämlich möglichst großes Porenvolumen durch Verwendung kräuselungsbeständiger Faserstoffe (gutes Wärmehaltungsvermögen, gute Luft- und Wasserdampfdurchlässigkeit) und Herabsetzung der Quellbarkeit der stark quellbaren Reiß- und Zellwolle durch geeignete, reinigungsbeständige Imprägnierungsmittel, die jedoch die Aufnahme hygroskopischer Feuchtigkeit nicht beeinträchtigen dürfen."

Nach der Ansicht von PATSCH können die Mischstoffe infolge der jetzigen Verbesserungen der Kräuselungsbeständigkeit und Hydrophobierung der Zellwolle die gleichen hygienischen Eigenschaften besitzen wie die reinwollenen Tuche.

Die einzelnen Bekleidungsstücke und -arten. Die militärische Bekleidung des deutschen Soldaten hat im Laufe der letzten 30 Jahre viele Wandlungen

---

[1] Die einzelnen Bearbeitungsvorgänge des Gewebes sind: Noppen, Waschen, Walken, Kneten, Nachwaschen, Rauhen, Scheren, Pressen, Dekatieren (= Pressen unter Anwendung von Wasserdampf) und Bürsten.

durchgemacht. Annähernd gleich — von Sonderbekleidungsstücken abgesehen — ist sie bei der *Kriegsmarine*[1] geblieben. Der neu hinzugetretene dritte Wehrmachtteil, die *Luftwaffe*[2], und die neugeschaffene *Panzerwaffe* brachten in Schnitt und Aussehen *neue Kleidungsstücke*, dazu die *verschiedenste Sonderbekleidung*. An Stelle des Helms, Tschakos oder der Tschapka aus Leder und des Fellkalpaks ist allgemein der *Stahlhelm* getreten.

Die *Bekleidung des Heeres vor 1914* bestand aus 12 Bekleidungsstücken: Kopfbedeckung, Feldmütze, Halsbinde, Waffenrock, Litewka, Tuchhose, Unterhose, Hemd, Strümpfe, Mantel, Handschuhe und Stiefel, dazu noch einige Sonderbekleidungsstücke für besondere Dienstzweige und -verrichtungen. Für die Truppen in Übersee bestand die Ausstattung aus einer den einzelnen Klimaten entsprechenden Bekleidung. Schon *während des Krieges 1914/18* trat an Stelle des feldgrauen Waffenrocks eine litewkaartig geschnittene, weitsitzende Feldbluse, die das Unterziehen warmer Unterkleidung ermöglichte. In der Anzugsordnung, die *vor dem jetzigen Kriege* Gültigkeit hatte, sind 53 Bekleidungsstücke, darunter allerdings auch alle Sonderzwecken dienenden aufgeführt. Die wärmeökonomisch wichtigsten lassen sich in 7 Klassen zusammenfassen.

1. Kopfbedeckung: Schirmmütze, Bergmütze, Feldmütze.
2. Rumpfbekleidung: Feldbluse, Bergrock, Ausgehrock.
3. Beinkleider: Tuchhose, Reithose, Berghose.
4. Überkleidung: Mantel, Umhang, Windjacke aus Kaliko.
5. Unterkleidung: Unterhose aus Trikot oder Köper, Hemd, Unterjacke.
6. Fußbekleidung: Marschstiefel, Schnürschuhe, Laufschuhe.
7. Sonderbekleidung[3].

Für die *Sonderbekleidung* sind folgende Bekleidungsstücke vorgesehen: Drillichanzug aus rohgrauem Drillich, Arbeitsanzug aus blauem oder schwarzem Drillich. (Im Winter dürfen, soweit wirtschaftliche Gründe nicht dagegen sprechen, Arbeitsjacken aus dunkelblauem Tuch beschafft werden.) Offiziere und Beamte können bei verschiedenen Gelegenheiten einen Rock aus weißem Kottondrell tragen. Für Hochgebirgstruppen stehen als besondere Kleidungsstücke Garnwadenstrümpfe aus graugemischtem, nicht entöltem Kammgarn, Kletterschuhe mit einer 7—8 mm Filz- und einer fahlledernen Einlegesohle, Hüttenschuhe und Wickelgamaschen zur Verfügung. Beim Sport wird ein besonderes Trikotsporthemd aus reinem weißem Baumwollgarn mit halbkreisförmigem Halsausschnitt und eine dunkelblaue, die Hälfte des Oberschenkels bedeckende Köpersporthose (diese auch allein) getragen. Die Badehose ist aus licht-, luft- und waschechtem Nessel oder Kaliko gefertigt. Der Trikot-Sportschutz-Trainingsanzug, aus amerikanischem Baumwollgarn gefertigt und mit echten Diazofarben marineblau gefärbt, besteht aus einer Bluse mit Umlegekragen und einer Hose. Blusensaum und Fußenden sind mit Gummizügen versehen. Die Anzüge werden in 6 Größen bereit gehalten. Als besonderer Schutz für einzelne Körperteile dienen ein Kopfschützer (schlauchartiges reinwollenes Trikotgewebe), Lederhandschuhe, gestrickte Fingerhandschuhe, Tuchhandschuhe, Überziehhandschuhe (für *Hochgebirgstruppen*), Filzüberziehschuhe (für *Posten, Fahrer* vom Bock usw.), Leibbinde aus Flanell und Pulswärmer aus feldgrauem Kammgarn.

Daneben ist eine besondere *Kraftfahrbekleidung* eingeführt: Schutzmütze, Feldjacke und -hose, Übermantel (Wachmantel) mit Wollfutter, Schlupfjacke, Überstrümpfe, graues Trikothemd, schwarzer Schlips, Überhandschuhe, Schutzmantel.

Die *Schutzmütze* besteht aus einer halbkugeligen, innen mit schwarzer Baumwollserge gefütterten, mit starker Gummiunterlage verarbeiteten Filzkappe und einer abnehmbaren Überzugmütze (Baskenmütze) aus schwarzem Wollstoff. Zur möglichst vollständigen Durchlüftung sind im oberen Teil des Gummikopfes 8 Luftösenpaare eingedrückt (Durchmesser je 0,6 cm), die in gleichmäßigen Abständen rings um den Kopf verteilt sind. Die Mütze wiegt (bei Größe 57) etwa 290 g.

Feldjacke und -hose, wie die Schutzmütze für das Bedienungspersonal von *Pzkw.* und *Kpfw.* bestimmt, sind aus schwarzem Feldblusen- bzw. Hosentuch hergestellt. Die Vorteile der Jacke sind zum Offentragen mit umlegbaren Klappen geschnitten. Der Kragen der Jacke wird nur offen getragen. Für den Sitz bestimmt die Vorschrift, daß die Feldjacke über einer Wolljacke so zu verpassen ist, daß sie im Rumpfteil weit sitzt. Etwa entstehende Falten müssen beim Umschnallen des Leibriemens bzw. durch eine im Futter befindliche Zugvorrichtung gut verteilt werden. Unter der Feldjacke wird ein dunkelgraues, mit Indanthrenfarbstoffen gefärbtes Trikothemd aus Perubaumwollgarn getragen. Am Rumpf ist ein innen 4 cm hoher Umlegekragen angenäht. Dazu gehört bei geschlossenem Hemd ein

---

[1] Siehe auch Abschnitt X Kapitel E, S. 454 in diesem Lehrbuch.
[2] Abschnitt XI Kapitel E, S. 512.
[3] Einzelheiten über die Bekleidungsstücke wolle man im Lehrbuch der Militärhygiene von WALDMANN-HOFFMANN nachlesen.

schwarzer Schlips aus Kunstspinnfaser (Vistra). Die Feldhose wird mit einem etwa 4 cm breiten, starken, schwarzen Gurtband mit Schnalle festgehalten, das dicht oberhalb der Hüfte sitzt. Die Beinenden werden mit einem Zugband oberhalb der Knöchel zusammengezogen und festgebunden und müssen zur Vermeidung von Unbequemlichkeiten (Druck auf die Knie) reichlich überfallen.

Für *Kraftfahrer*, Besatzungen auf Kraftfahrzeugen mit ungeschützten Sitzen (ausgenommen ständig oder zeitweilig verlastete Mannschaften) und für *Posten* ist ein Übermantel *(Wachmantel)* mit Wollfutter vorhanden aus feldgrauem, wasserabstoßend imprägniertem Tuch. Die unteren Teile können beim Marschieren oder Reiten umgeklappt und angehakt werden. Am Wachmantel ist eine Kapuze aus feldgrauem Köper. Unter dem Übermantel, der bei gutem Sitz bis etwa 10 cm oberhalb der Knöchel reicht, soll der untergezogene Mantel und die Ausrüstung bequem getragen werden können. Kraftradfahrer und -beifahrer tragen bei entsprechender Witterung einen Schutzmantel aus feldgrauem, einseitig graugummiertem Zwirnköper. Für die notwendige Durchlüftung wird innen im Rückenteil eine etwa 30 cm tiefe Rückenverstärkung aus feldgrauem Netzstoff in der ganzen Rückenstückbreite eingearbeitet, außerdem ist in der Armlochnaht unter dem Arm je eine 9—10 cm lange Schlitzöffnung angebracht. Die hinteren und vorderen Schoßteile lassen sich umlegen und durch eine besondere Knopfvorrichtung so hoch knöpfen, daß sie um das Bein gelegt eine Art Schutzhose bilden. Der Schutzmantel soll über dem Tuchmantel getragen werden können. Er kann an heißen Tagen offen getragen werden (Zurückschlagen der Vorderteile, Aufknöpfen auf den 2. Knopf von oben). Die Bekleidung wird vervollständigt durch eine feldgraue, kammgarnwollene Schlupfjacke, graumelierte Streichgarnüberstrümpfe (oben mit Halteband, unten mit Bandsteg) und Überhandschuhe (mit Ansatzstulpe) aus wasserdicht imprägniertem, feldgrauem Baumwollstoff (innere Handflächen und Daumen aus grauem Nappaleder) mit Wollfutter.

Für die Bekleidung des Heeres im jetzigen Krieg sind die „*Bestimmungen über die Bekleidungswirtschaft des Feldheeres*"[1] maßgebend. Nach ihr wird unterschieden eine Bekleidung a) für Angehörige *aller Einheiten*, b) der *Hochgebirgstruppeneinheiten*, c) der *Panzereinheiten* in Panzerkampf-, -späh- und -funkwagen mit geschlossenem Aufbau.

Außerdem eine *Sonderbekleidung und -ausrüstung für Ballondienst*. Als besonderen *Kälteschutz* sieht die Bkl Feld dabei vor: Übermantel, Schlupfjacke 36, wollene gestrickte Schlupfjacke, Kopfschützer, gestrickte Fingerhandschuhe, Tuchhandschuhe, Fausthandschuhe, Überhandschuhe, Überstrümpfe, Filzschuhe, für die *Hochgebirgstruppen* eine Windjacke, ferner für jeden fünften Mann eine Leibbinde, bei den *Gebirgseinheiten, vollmotorisierten Einheiten* und den *motorisierten Teilen der (t mot)-Einheiten* für jeden dritten Mann. Außerdem verfügt jeder Mann über eine Decke und eine *Zeltbahn*. Sie ist ein unentbehrlicher Schutz gegen Klimaeinflüsse.

Durch die besondere Eigenart der *Zeltbahnform* ist die Zeltbahnausrüstung mannigfach verwendbar. Zum behelfsmäßigen Wetterschutz für ein bis zwei Mann als Einerzelt genügt unter Umständen schon eine Zeltbahn schräg gegen die Wetterseite gestellt und mit der Spitze an einem Baum oder Ast befestigt. Aus zwei mit einer Seite zusammengeknöpften und mit Zeltstock und Leine gestützten Zeltbahn entsteht ein Halbzelt als Rücken- und Seitenschutz für zwei bis drei Mann. Zur Herstellung einer Unterkunft werden 4 und mehr Bahnen aneinandergeknöpft (Viererzelt, Achterzelt, verlängertes Achterzelt, Hauszelt). Als Regenmantel ist die Zeltbahn nach Durchstecken des Kopfes für Unberittene und Berittene verwendbar. Durch besondere Umlage- und Knöpfweise entsteht eine Art Mantel, der auch über dem Gepäck getragen werden kann und leidlich gut durchlüftbar ist. Auch als Tarnmittel, zum Herstellen von behelfsmäßigen Übersetzmitteln und schließlich als Krankentransportgerät kann die Zeltbahn verwandt werden (Mantel- oder Rucksacktrage, Nottrage mit einem Holm, Doppelbahntrage mit zwei Holmen).

In der kalten Jahreszeit wird eine zweite Decke ausgegeben, die Truppen der deutschen *Panzerarmee Afrika* verfügen ständig über 3 Mannschaftsdecken und einen Schlafsack. Sie haben auch entsprechend den Jahreszeiten verschiedenartige Bekleidung. Zur *Tropenbekleidung* gehören u. a. folgende Bekleidungsstücke: Feldbluse, Stiefelhose, lange Hose, kurze Hose (Short) aus Baumwollstoff, Netzjacke, Halstuch, olivfarbiges Hemd mit Kragen, Wadenstrümpfe,

---

[1] Bkl Feld.

Schnürstiefel mit Stoffblatt, 4 Paar Socken aus Baumwolle, im Winter auch 3 Paar wollene Socken und Wickelgamaschen. Zur besonderen Bekleidung und Ausrüstung für *Ballondienst* gehört ein Fliegerschutzanzug für Sommer und Winter, Fliegerkopfhaube für Sommer und Winter, Fliegerlederhandschuhe ohne Stulpen, gefüttert und ungefüttert, Unterziehwollhandschuhe, Fliegersweater aus Wolle, Halsschal aus Wolle, Überziehpelzstiefel und Fliegerkälteschutzmaske[1].

Die Bekleidung des deutschen Soldaten enthält also eine ganze Anzahl Kleidungsstücke, mit denen sich je nach Arbeitsleistung und Umgebung eine abwechselungsreiche Bekleidungsform ermöglichen läßt. Während der normale Friedensdienst des Soldaten immer nur auf Stunden berechnete Höchstleistungen zu verzeichnen hat, erfordert der *Kampfeinsatz* mitunter *Dauerleistungen unter den verschiedensten Klimaeinflüssen*, denen man auch durch die Kleidung entsprechend Rechnung tragen muß.

Im *Friedensdienst* genügt es, derbe Unterschiede durch offene Trageweise der Bluse bei Hitze, durch Ohrenklappen und Unterziehjacke im Winter auszugleichen. Der Einsatz im *Felde* zwingt oft dazu, daß sich der Soldat seiner Rumpfbekleidung ganz entledigt. Das nicht zur Uniform gehörende Halstuch bei den Panzerverbänden ist beinahe schon traditionell geworden als Schutz des Halses vor Staub und gegen Sonnenbestrahlung. In der heißen Jahreszeit lassen sich also ohne weiteres auch im Kampfeinsatz allerlei wärmeökonomisch wichtige Erleichterungen in der Bekleidung ermöglichen.

Von Bedeutung für die Wärmeregelung im Vormarsch ist auch der Umfang des *Marschgepäcks*.

Er ist maßgebend für sein Gewicht, dieses mitbestimmend für die Leistungsfähigkeit seines Trägers. Sie hängt ab vom Gesamtgewicht der getragenen Last, von ihrem Verhältnis zur Körperkraft und -größe des Trägers, von ihrer Verteilung auf die Körperstützpunkte und schließlich von der Marschart (Beginn, Geschwindigkeit, Pausen, Dauer). Wird die Leistungsfähigkeit durch Fehler in diesem Verhältnis beeinträchtigt, erhöht sich die Anstrengung und steigert sich die Wärmeproduktion. PLÖNIES hat schon 1865 als Höchstbelastung ein Drittel des Eigengewichts des Trägers gefordert. Diese Forderung an die Belastungshöhe ist beim deutschen Infanteristen auf Grund zahlreicher Gepäckerleichterungsversuche erfüllt. Mit jedem Kilogramm, um welches man den Infanteristen erleichtert, erhöht man seine physische und moralische Leistungsfähigkeit (KLEIN). Jede Gepäckerleichterung ist jedoch nur unter der Voraussetzung tragbar, daß durch Wegfall wärmehygienisch wichtiger Teile der Bekleidung und Ausrüstung keine gesundheitlichen Schäden auftreten. Denn der Soldat muß in der Lage sein, *aus seinem Marschgepäck Temperaturunterschiede auszugleichen* (z. B. Wechseln des nassen Hemdes, Hinzunehmen einer Decke in der Nacht).

Während die für den Winter vorgesehene Kleidung im *Heimatkriegsgebiet* ausreicht, hat der *Einsatz im Osten* gezeigt, daß für den kämpfenden Soldaten, im Stellungskrieg also für die Grabenstärke eines Truppenteils, wesentlich stärkerer Kälteschutz notwendig ist. Der deutsche Übermantel und Militärpelz ist fraglos ein gut geeignetes Bekleidungsstück für Posten und Fahrer, für den Kämpfer eignet er sich nicht. Für die *im Kampf eingesetzten Truppenteile* ist daher nach den Erfahrungen im Winter 1941/42 eine **besondere Winterkleidung** entwickelt worden und bereit gestellt.

Es ist bei der *Winterkleidung für die Soldaten im Osten* zwischen zwei Ausstattungen zu unterscheiden: zwischen einer gewöhnlichen Winterbekleidung mit Kopfschützer, Schals, wollenen und Pelzwesten, Leibbinden, wollenen Strümpfen und Unterwäsche, wollenen oder gefütterten Handschuhen und Wolldecken sowie einer *Sonderbekleidung*, die nur denjenigen Einheiten gegeben wird, deren besondere Verwendung sie erforderlich macht.

Diese Sonderbekleidung ist eine qualitativ hochstehende neuartige Ausstattung. Zum Überziehen über die Tuchbekleidung wurde ein *Winteranzug*, bestehend aus *Winterjacke* und *Winterhose*, geschaffen. Die Stücke sind auf der einen Seite *feldgrau*, auf der anderen zu Tarnzwecken *weiß* gehalten, so daß je nach dem Gelände die eine oder andere Seite außen getragen werden kann. Zum Winteranzug sind möglichst *Filzstiefel* anzuziehen. Weiter gehören hierzu *Kopfhauben, Fausthandschuhe* und *Kniewärmer*.

An Stelle von Winterjacken können halblange Nacktpelze ausgegeben werden. Außerdem

---

[1] Siehe auch Abschnitt XI Kapitel E. „*Fliegersonderbekleidung*" S. 512 in diesem Lehrbuch.

sind weitere Pelzsachen, wie Pelzwesten, Pelzstiefel, lange Pelzmäntel oder lange Nacktpelze, statt reichlich vorgesehener Übermäntel für Stellungstruppen und bodenständige Einheiten bereitgestellt worden.

Abgesehen von der Sonderbekleidung sind auch allgemeine Verbesserungen an der Winterkleidung für den Osten erfolgt.

Die bisherige *Feldmütze* wurde durch eine neue ersetzt, die die Möglichkeit bietet, den
Umschlag tiefer herunterzuklappen und dadurch Nacken, Hals und Kinn zu schützen. An
allen neuen Mänteln ist ferner der *Mantelkragen* verstärkt und so groß gehalten, daß er,
hochgeschlagen, die untere Gesichtshälfte schützt und vor dem Mund geschlossen werden
kann. Weiter ist in den *Übermänteln* seit einiger Zeit eine *Kapuze* enthalten, die über den
Kopf gezogen werden kann.

Aber auch der mit dieser Sonderuniform nicht ausgestattete Soldat wird im
Ostwinter sich gegen Kälte genügend schützen können. Voraussetzung dafür ist
immer ein *richtiges Verpassen aller Kleidungsstücke*, und zwar so, daß die Bewegungen des Mannes auch bei untergezogener Winterbekleidung nicht behindert
sind. Außerdem sind folgende Hinweise zu beachten:

Grundsätzliches Offentragen der Rückenfalte des Mantels, damit dieser genügend Spiel-
und damit Luftraum über der Kleidung hat; die Feldbluse muß auch über angezogener
Schlupf- und Drillichjacke passen; die Reithose muß genügend Bewegungsfreiheit im Knie
haben; im Schuhzeug müssen 2 Paar Socken getragen werden können. Der im *Kraftwagen*
Stillsitzende muß bedacht sein, mit Einlegsohlen aus Strohstoff oder Papier dem Wärmeschutz nachzuhelfen. Für den *Fahrer vom Bock* sind Strohüberschuhe, für Wachposten Filz-
überschuhe, die bis weit über die Knöchel gehen müssen, empfehlenswert. Bei der weitgehenden Motorisierung unserer Wehrmacht müssen gerade die Soldaten auf den Fahrzeugen
sich besonders gegen Kälte abdichten: Schutz der Brust durch Einlage von Zeitungspapier
zwischen Unter- und Oberkleidung oder zwischen Hemd und Schlupfjacke, Umwickeln der
Knie mit Zeitungspapier usw. Sehr genau ist auf den *Schutz der Ohren, Nase und der Hände*
zu achten. Als Handbekleidung hat sich im sehr kalten Winter ein wollener Strickhandschuh
und darüber ein Tuch- oder Pelzhandschuh (Fausthandschuh) bewährt. Der einfache Kopf-
schutz mußte verdoppelt werden, da die feuchte Atemluft ihn gefrieren ließ und so eher
zu einer Kälte- als zur Wärmequelle machte.

Zusammenfassend kann gesagt werden, daß der deutsche Soldat in seiner
Bekleidung und Ausrüstung genügend Handhabe und Spielraum hat, um je nach
der Jahreszeit, dem Klima und den verschiedenen Einsatzarten seinen Wärmehaushalt regulieren zu können. Truppenführer und Truppenarzt müssen auch
bei der Verhütung von Temperaturschäden Hand in Hand arbeiten. Denn die
beste Bekleidung nützt nichts, wenn sie unsachgemäß getragen wird, oder wenn der
Soldat nicht Gelegenheit hat, Einwirkungen des Marsches oder Kampfes auf
die Körperwärme wieder zu beseitigen. Truppenführer und Truppenarzt müssen
dafür sorgen, daß der Soldat bei vorübergehender Ruhe nasse Kleidung, vor allem
Stiefel, trocknet, schweißdurchnäßte Wäsche wechselt und sich selbst reinigt.

Hinsichtlich der durch Störung der Wärmeregelung auftretenden gesundheitlichen Gefahren wird auf die Abschnitte „*Hitzschäden*"[1] und „*Kälteschäden*"[2]
verwiesen. Über die Untersuchungsmethoden der Kleidung, die hier aus Platzmangel nicht beschrieben werden können, siehe das einschlägige Schrifttum[3].

C. Die Körperreinigung (einschließlich Mundpflege) im Frieden und im Krieg. Hygienische Beurteilung der Badeplätze und Schwimmanstalten.

Die regelmäßige Pflege der Haut und ihrer Anhänge ist nicht nur aus Rein-
lichkeitsgründen, sondern auch zur Regelung der Körperwärme notwendig.
Körperreinigung und Wärmehaushalt hängen eng miteinander zusammen. Was
dem Sanitätsoffizier geläufig ist, muß jeder Soldat wissen, nämlich

---

[1] Siehe S. 209.   [2] Siehe S. 215 in diesem Lehrbuch.
[3] WALDMANN-HOFFMANN: Lehrbuch der Militärhygiene. 1936.

1. daß die Hautabsonderungen mit dem immer — auch bei gutsitzender Kleidung — an die Haut gelangenden Staub eine Schmutzschicht bilden, auf der sich Krankheitskeime gut ansiedeln und vermehren können;

2. daß diese Schicht allmählich die Hautporen verstopft, das regelrechte Wärmeempfinden der Haut herabgesetzt wird („Dreck wärmt!!") und die Schweißdrüsen sich entzünden können (langwieriger Krankheitsprozeß);

3. daß der Hautbelag in der Unterkleidung durch Zersetzung üble Gerüche erzeugt und den Wärmewert der Kleidung herabsetzt, daß also frische Wäsche bzw. regelmäßiges Umziehen besseren Wärmeschutz gewährt als Schmutzwäsche.

Unsere *modern gebauten Kasernen* in den Friedensstandorten der Wehrmacht sind gerade *für die Körperhygiene vorbildlich.*

In ihnen sind besondere *Dusch-* und *Waschräume* eingerichtet. Da in den Duschräumen auch Warmwasser zur Verfügung steht, ist also neben den täglichen kalten Waschungen Gelegenheit zu gründlicher Warmwasserreinigung gegeben. Denn es ist klar, daß Warmwasser mit Seife (Kernseife, gute Feinseife) am besten hautreinigend wirkt. Aber auch da, wo Warmwasserduschen oder — was nach Märschen oder Sportübungen noch geeigneter wäre — Wannenbäder in den Kasernen fehlen, stehen dem Soldaten in den Friedensstandorten die öffentlichen Gemeindebäder zur Verfügung.

Standorte, die an Flüssen oder Seen liegen, haben meist eigene *Militärschwimmanstalten* oder es sind dort Abkommen für Mitbenützung öffentlicher Anstalten getroffen. Unser nationalsozialistischer Staat hat den Wert des Schwimmens als Gesunderhaltungsmittel und natürlich auch zur Verhütung der früher sehr zahlreichen Badeunfälle klar erkannt.

Ein Schwimmbad muß immer zuerst nach den Wasserverhältnissen beurteilt werden. Bei Freibädern in fließenden Gewässern oder in Seen mit regelmäßiger Wasserdurchströmung ist im allgemeinen das Wasser durch die Strömungsgeschwindigkeit so frei von Trüb- und Schmutzstoffen, daß gesundheitliche Schäden nicht zu befürchten sind. Stehende Gewässer, in denen das Wasser „blüht", sind gesundheitsschädlich *(Schwimmbadconjunctivitis)*. Befinden sich oberstrom in der näheren Umgebung einer Badestelle grobe Verschmutzungsmöglichkeiten, so sind Vorklärungen des Badewassers notwendig. Das Wasser in Bassins, die nur von Zeit zu Zeit durch künstliche Zuleitung gespeist werden, muß in regelmäßigen Abständen, je nach Benutzerzahl, erneuert und durch *reinigende Zusätze (Chlor)* gebrauchsfähig gehalten werden. Sehr wertvoll für die Körperpflege nach dem Bad ist Anlage von Grünflächen als Badbegrenzung oder ein Sandstrand mit anschließender Liegewiese. Bei Bassinbädern muß darauf geachtet werden, daß jeder Benutzer vor dem Baden ein Reinigungsfußbad nimmt.

Mit den täglichen *Kaltwaschungen* am Morgen sollen Gesicht, Hände und der Oberkörper — wenn möglich der ganze Körper — gereinigt und erfrischt werden. Eine zweite Waschung am Abend hält das Bett sauberer. Zum Waschen gehört auch das Rasieren der Wangen und Kinnpartien. Unrasiertsein ist im Frieden ein Zeichen von Bequemlichkeit und Nachlässigkeit. Im Krieg hängt jede Körperpflege vom Einsatz ab.

Der im Winter auch von jungen Leuten geübte Brauch des *Vollbart*wachsens ist hygienisch abzulehnen und militärisch unter Umständen gefährlich, da ein Vollbart den gasdichten Sitz der Gasmaske beeinträchtigen kann.

Auch im Einsatz soll sich der Soldat so oft wie möglich waschen oder baden. Vorsicht dabei vor stehenden Gewässern (Tümpeln u. ä.).

Als ganz vorzügliches Mittel zur Körperreinigung hat sich im *Ostfeldzug* die nach Art der *finnischen Saunen* gebaute russische *Banja* bewährt.

Der Aufenthalt in der trockenen Hitze dieser Badestuben erzeugt einen starken Schweißausbruch, die nachfolgenden Waschungen und Übergießungen, erst mit warmem, zum Schluß mit kaltem Wasser, reinigen den Körper vom Schweiß und Schmutz und härten gleichzeitig ab. Nach dem Saunieren ist Ruhe nötig.

Das kalte Nachwaschen oder brausen ist grundsätzlich nach jedem Bad zu fordern. Auch im Winter und auch während des Wintereinsatzes ist es Aufgabe des Truppenführers und -arztes, jedem Soldaten wenigstens einmal wöchentlich

ein warmes Waschen mit Wäschewechsel zu ermöglichen, wenn die Kampfhandlungen es nur irgendwie ermöglichen.

Im Winter rasiert man sich am zweckmäßigsten abends, um die Haut vor dem Rissig-
werden zu schützen. Nach dem Waschen fettet man Hände und Gesicht ein, bevor man
ins Freie geht.

Zur Körperpflege, die ja den Zweck hat, den Körper leistungsfähig zu erhalten,
gehört im Winter auch die *allmähliche Abhärtung* durch vorsichtige Steigerung
des Aufenthalts im Freien bei körperlicher Bewegung. Auch eine maßvolle Beheizung der Wohnstuben wirkt abhärtend. Denn der Mensch, der sich an das
Sitzen in „mollig warmem" Raum gewöhnt hat, erleidet beim Aufenthalt im
Freien am meisten Frostschäden. Auch das frühzeitige Unterziehen von Unterjacken und Pulswärmern ist für Soldaten, die nicht in der H. K. L. eingesetzt
sind, in diesem Zusammenhang abzulehnen. Ist solcher Wärmeschutz bei nur
zeitweisem Dienst im Freien nötig, muß er im Zimmer abgelegt werden.

Soldaten, die an starker *Schweißbildung* in der Achselhöhle oder an der Innenseite der
Oberschenkel (der Geschlechtsteile) leiden, müssen sich besonders sorgfältig waschen. Leute
mit Schweißfüßen müssen größten Wert auf *Fußpflege* legen. Diese ist überhaupt eine der
Voraussetzungen für die Einsatzfähigkeit der Infanterie. Tägliche Warmwasserwaschungen
machen die Füße zu weich und daher zu empfindlich. Das tägliche kalte Fußbad härtet die
Füße ab. Strümpfe und Fußlappen müssen möglichst oft gewechselt werden. Ein weiterer
Punkt der Körperpflege ist die Pflege der *Nägel*. Sie müssen regelmäßig mit einer Schere
beschnitten werden, an den Fingern entsprechend der Fingerkuppe, also rund mit Herausschneiden der Ecken, an den Zehen vorne gerade weg, damit die Nägel aus den Ecken nach
dem Schnitt zu heraustreten und nicht einwachsen können. Regelmäßige Beseitigung des
Schmutzes unter den Nägeln ist notwendig. Das *Kopfhaar*, in dem sich besonders leicht Staub
festsetzt, soll kurz geschnitten gehalten, täglich durchgekämmt und mit harter Bürste durch-
gebürstet werden. Gelegentliches Waschen des Kopfes beseitigt Staub, Hautschuppen und
Hautfett. Wer nicht unbedingt Pomade nötig hat, läßt sie am besten ganz weg.

Schließlich gehört zur Körperpflege eine regelmäßige *Zahnpflege.*

Man putzt die Zähne mit einer harten, nicht allzu dichtborstigen Bürste zunächst in der
Längsrichtung vom Zahngrund nach der Krone zu, innen und außen, spült dann nach und
säubert nochmals in der Querrichtung. Als Hilfsmittel zur Verhütung des Zahnsteinansatzes
und zum Erhalten der natürlichen Zahnfarbe sind zahlreiche mehr oder weniger zweckentsprechende Pasten im Handel. Zum Zahnputz genügt schon einfache Schlämmkreide mit
oder ohne Pfefferminzzusatz auf angefeuchteter Bürste.

Der Soldat soll sich auch daran gewöhnen, von Zeit zu Zeit zum *Zahnarzt*
zu gehen. In regelmäßigen Abständen muß eine systematische Zahnsteinent-
fernung stattfinden. Im Winter ist die Zahn- und Mundpflege zur *Verhütung
von Zahnfleischerkrankungen*[1] besonders wichtig.

Jede sachgemäße Körperpflege ist Sache der Gewohnheit. Den Soldaten an
eine regelmäßige Körperpflege in den Grenzen des im Einsatz Möglichen zu gewöhnen und ihn dazu zu erziehen, ist eine der vielen Aufgaben des Truppenarztes.

Schrifttum.

GINS: Dtsch. Mil.arzt 1942. — PATZSCH: Dtsch. Mil.arzt 1941. — Übriges Schrifttum
in WALDMANN und HOFFMANN: Lehrbuch der Militärhygiene 1936.

---

[1] Siehe bei GINS: Dtsch. Mil.arzt 1942.

VIII. Abschnitt.

Lufthygiene und Klima.

A. Gasförmige Verunreinigungen der Luft (unter Berücksichtigung der Unterkünfte)[1].

Von W. Wirth-Berlin.

Von den gasförmigen Verunreinigungen der Luft, die für den Wehrdienst von Bedeutung sind, steht *neben den Kampfstoffen* an erster Stelle das **Kohlenoxyd**. Bei Unterkünften mit *Ofenheizung* können sich „Kohlengase" anreichern, die gewöhnlich durch ihren eigenartigen Geruch auffallen. Neben Kohlendioxyd und Schwefeldioxyd kommt hierbei nur dem Kohlenoxyd toxikologische Bedeutung zu. Der Grad der Gefährdung ist auch in schwach „rauchigen" Unterkünften ohne objektive Anzeigemethoden schwer erkennbar. Das Auftreten stechender Kopfschmerzen mag in manchen Fällen einen Hinweis dafür geben, daß dringende Gefahr im Verzug ist. Für Schlafende ist aber die Gefahr besonders groß, da auch geringe Kohlenoxydkonzentrationen nach stundenlanger Einwirkung noch tödlich wirken können. Neben sofortigem Lüften ist die Beseitigung der Ursache für das Rauchen des Ofens unbedingte Notwendigkeit. Vielfach liegen Bedienungsfehler vor, z. B. zu starke Drosselung des Ofens, oft ist es notwendig, den Kaminzug zu verbessern.

Auch in *Befestigungsanlagen* können in Unterkünften neben Maschinengewehr- oder Kanonenständen in besonders gelagerten Fällen schädliche Kohlenoxydkonzentrationen auftreten.

Durch die *Motorisierung*[1] hat das Kohlenoxyd für die Wehrmacht besonders große toxikologische Bedeutung gewonnen.

In den Auspuffgasen werden je nach Belastung des Motors in wechselndem Grade Kohlenwasserstoffe, Aldehyde, Alkohole, Aceton, Phenole, Schwefelverbindungen, Kohlendioxyd und Kohlenoxyd nachgewiesen. Für akute Vergiftungen spielt nur das Kohlenoxyd eine Rolle. Die Möglichkeit zu Unfällen ist in schlecht gelüfteten Automobilwerkstätten, in Garagen bei leerlaufenden Motoren gegeben. Es muß daher immer überwacht werden, daß das Verbot des Leerlaufs von Motoren zur Lufterwärmung in Garagen im Winter eingehalten wird. Auch in geschlossenen Kraftwagen[1], z. B. *Krankenkraftwagen*, können Kohlenoxydvergiftungen vorkommen. Die Benzinverbrennungsgase können hierbei manchmal infolge undichter Kolbenringe ins Wageninnere gelangen. Besonders gefährlich erwies sich die Ausnützung der Wärme der Auspuffgase für Zwecke der Wagenheizung, da das hierzu erforderliche Röhrensystem für die Auspuffgase in oft schwer übersehbarer Weise durch Korrosion undicht werden kann. Derartige Wagenheizungen sind daher nicht zulässig.

Zum objektiven *Nachweis* des Kohlenoxyds steht das „*Kohlenoxydprüfpapier*" und der „*Kohlenoxydanzeiger*" zur Verfügung.

Beim Kohlenoxydpapier wird ein Filtrierpapierstreifen mit Palladiumchlorür getränkt; durch Kohlenoxyd wird das Palladiumchlorür zu Palladium reduziert. Der Grad der Schwärzung des Papiers ist ein Maß für die vorliegende Kohlenoxydkonzentration[2]. Sind andere reduzierende Substanzen, wie Schwefelwasserstoff und auch Ammoniak, anwesend, so ist nur der negative Ausfall der Reaktion beweisend. Der „Kohlenoxydanzeiger", der zur Ausrüstung von Festungstruppen und im Prüfgerät für chemische Kampfstoffe zur Ausrüstung der Sanitätskompanien, Feld- und Kriegslazarette gehört, besteht aus Spürpumpe und Prüfröhrchen. In den Prüfröhrchen befindet sich in geeigneter Form Jodpentoxyd, das durch Kohlenoxyd reduziert wird. Bei Einwirkung der Dämpfe von russischem Benzin ist vielfach

---

[1] Siehe im Abschnitt IX: „*Panzertruppe*" und „*Kraftfahrtruppe*", sowie im Abschnitt X: „*Unterkunftsverhältnisse auf Unterseebooten*" und im Abschnitt XI: „*Unterkunft isoliert untergebrachter Luftwaffeneinheiten, Treibstofflager usw.*" S. 407, 410, 442 und 448 in diesem Lehrbuch.

[2] Die genaue Auswertung erfolgt mit Hilfe der „Gebrauchsanleitung für Satz Kohlenoxydprüfpapier 42".

die Reaktion positiv ausgefallen, also Kohlenoxyd vorgetäuscht worden. Die untere Schädlichkeitsgrenze wird mit 0,03 Vol.-% CO angegeben. 0,01 Vol.-% in der Luft wird dauernd vertragen. Bei vermindertem Luftdruck, also beim Höhenflug, liegt diese Grenze etwa bei 0,0025% CO.

In mittelbarem Zusammenhang mit der Motorisierung steht die Verunreinigung der Luft durch **bleihaltige Dämpfe** bei Verwendung *bleihaltigen Benzins* für Lampen.

Bei Verbrennung derartigen klopffest gemachten Benzins in Lampen entsteht u. a. Bleioxyd (PbO_2), Bleichlorid ($PbCl_2$), weiterhin wird auch unverbranntes Bleitetraäthyl in der Luft nachgewiesen. In engen Unterkünften können Konzentrationen entstehen, die bei längerer Einwirkung zu Bleivergiftungen Anlaß geben. Die Verwendung verbleiten Benzins zu Beleuchtungszwecken in Unterkünften muß daher untersagt werden.

In diesem 2. Weltkrieg ergab sich an der Ostfront eine Vergiftungsmöglichkeit durch **Tetrachlorkohlenstoff** („Benzinoform"), der für Reinigungszwecke benutzt wurde.

In engen Verband- oder Operationszimmern sind bisweilen so hohe Konzentrationen der sehr flüchtigen Verbindung (Kochpunkt 76—77°!) entstanden, daß neben Kopfschmerzen, Erbrechen, Benommenheit mehrfach auch deutliche Zeichen einer tiefgehenden chronischen Einwirkung — Gelbsucht mit Leberschwellung — vorlagen.

Von wesentlich geringerer Giftigkeit als die halogenhaltigen Kohlenwasserstoffe ist Benzin (nicht Benzol!), das an Stelle von Tetrachlorkohlenstoff nach Möglichkeit für Reinigungszwecke angewandt werden sollte.

In Unterkünften in unmittelbarer Nähe von *Stallungen* treten neben erhöhtem Feuchtigkeitsgehalt als gasförmige Verunreinigungen der Luft meist *Ammoniak*, *Phenole* und *Kresole* auf, ohne daß hierdurch eine nennenswerte Beeinträchtigung der Gesundheit zu erwarten ist. Das gleiche gilt auch für die Abgase aus *Aborten* (*Schwefelwasserstoff*, Ammoniak, Kohlenoxyd) in den in Frage kommenden Konzentrationen. Bei Arbeiten in *Gruben* und *Kloaken*, beim Öffnen von *Massengräbern* können jedoch so erhebliche **Schwefelwasserstoff**konzentrationen vorliegen, daß es zu akuter Vergiftung kommt: Übelkeit, Erbrechen, Benommenheit, u. U. Zusammenbrechen, Zuckungen und Krämpfe, schließlich Lähmungserscheinungen. Die Erkennung des Schwefelwasserstoffs ist durch den charakteristischen Geruch einfach. Chemischer Nachweis erfolgt durch mit Bleiacetatlösung getränktes Filtrierpapier, das durch Schwefelwasserstoff braun bis schwarz verfärbt wird. Das Filter der Heeresmaske schützt.

Bei der Belegung enger, schlecht gelüfteter Räume durch viele Menschen kann der Erhöhung des **Kohlensäuregehaltes** der Luft eine gewisse toxikologische Bedeutung zukommen. Die CO_2-Konzentrationen, die noch als erträglich gelten, werden sehr verschieden angegeben, dies hängt mit einer Art *Anpassung* zusammen, die bei *allmählicher Steigerung der Konzentration* eintritt. Durchschnittlich werden Konzentrationen ab 4 Vol.-% als störend empfunden, es kann hier zu Ohrensausen, Kopfschmerzen und Schwindelgefühl kommen. Zur *Erkennung von Kohlendioxyd* kann die Kerzenprobe nach LEHMANN dienen:

Ein brennendes Kerzenlicht nimmt einen rötlichen Schein an, wenn mindestens 2 bis 3% CO_2 anwesend sind. In U-Booten kann die Kohlensäureanreicherung mit Hilfe von „Kohlensäure-Meßampullen" bestimmt werden. Die Ampullen sind evakuiert und enthalten eine rote Indikatorlösung, die nach Öffnung der Ampulle sich je nach dem Gehalt der Luft an Kohlensäure mehr oder weniger rasch entfärbt.

Mit der Kohlensäure steigt in engbelegten Räumen meist der *Feuchtigkeitsgehalt* sehr stark an, der zusammen mit der *Wärmestauung* viel mehr als die Kohlensäure unerträglich empfunden wird. Hinzu kommen übler Geruch durch Schweiß, Darmgase, von Schleimhäuten usw., die bei Überempfindlichen wohl Unlust- und Ekelgefühl auslösen können, gegen die der Soldat aber meistens abgehärtet ist.

B. 1. Chemische Kampfstoffe und ihre Feststellung in der Umgebung und am Körper.

Von W. WIRTH -Berlin.

Mit 1 Tabelle.

Chemische Kampfstoffe sind chemische Substanzen, durch deren unmittelbare Einwirkung Mensch oder Tier absichtlich geschädigt werden sollen.

Auf Grund ihrer Wirkung werden die chemischen Kampfstoffe in folgender Weise eingeteilt[1]:

I. *Reizkampfstoffe*:

    a) Augenreizstoffe (z. B. Chloracetophenon, Brombenzylcyanid, Bromaceton),
    b) Nasen- und Rachenreizstoffe (z. B. Clark I, Clark II, Adamsit).

II. *Lungenschädigende Kampfstoffe* (z. B. Chlor, Phosgen, Perstoff).

III. *Blut- und nervenschädigende Kampfstoffe* (z. B. Arsenwasserstoff, Blausäure).

IV. *Haut- und schleimhautschädigende Kampfstoffe* (z. B. Lost, Stickstofflost, Lewisit, Nesselstoffe).

Die Kampfstoffgruppen I—III werden taktisch meist als *Luftkampfstoffe*, die Gruppe IV als *Geländekampfstoffe* eingesetzt. Jedoch gibt es viele Übergänge, z. B. *Lost,* der aus dem Gelände verdampft, wirkt auf Augen und Atmungsorgane als Luftkampfstoff.

Die Reizkampfstoffe und die lungenschädigenden Kampfstoffe sind vorwiegend *örtlich* wirksam. An der *unmittelbar mit dem Kampfstoff in Berührung gekommenen Stelle* bewirken sie Reizung und Schädigung; die Augenreizstoffe an der Augenbindehaut, die Nasen-Rachenreizstoffe an den Schleimhäuten im Trigeminusgebiet, an Luftröhre und Bronchien; die lungenschädigenden Kampfstoffe am respiratorischen Epithel (toxisches Lungenödem). Demgegenüber sind Arsenwasserstoff und Blausäure ausgesprochen *resorptiv* wirksam; Arsenwasserstoff schädigt vorzugsweise die Blutkörperchen (Hämolyse), Blausäure die eisenhaltigen Atmungsfermente. Arsenwasserstoff spielte bisher nur als Industriegift eine Rolle; Blausäure war bereits 1916 von den Franzosen ohne Erfolg gegen die Deutschen als Kampfstoff versucht worden. Beide Stoffe werden heute in der Gruppe der „blut- und nervenschädigenden Kampfstoffe" zusammengefaßt. Arsenwasserstoff ist hierbei der Vertreter eines schleichend, Blausäure eines sehr schnell wirksamen Giftes.

Die *haut- und schleimhautschädigenden Kampfstoffe* stehen im Wirkungstyp in der Mitte. Im durchschnittlichen Fall der Anwendung wirken sie an der betroffenen Stelle — an der Haut, am Auge, an den Atmungsorganen — örtlich entzündungserregend. Durch *größere* Kampfstoffmengen werden jedoch resorptive Schäden hervorgerufen, klinisch besonders deutlich am *Blut:* Absinken der Zahl der weißen Blutkörperchen, u. U. bis zu hochgradiger Leukopenie[2]. Toxische Kreislaufstörungen, die nach Einwirkung *größerer* Lostmengen fast regelmäßig auftreten, können unmittelbare Todesursache sein. Auf Grund von Tierversuchen[3] wird die Lostmenge, die von der Haut aus resorbiert bei Menschen zum Tode führen kann, auf 1—2 g geschätzt.

Der Einsatz hautschädigender Kampfstoffe macht zu Beginn ein *ärztliches Vorgehen* notwendig, das manche Berührungspunkte mit den hygienischen Maß-

---

[1] H.Dv. 396, M.Dv. 318, L.Dv. 96 vom 1. 1. 43.
[2] DREWS, POSTEL, LENDLE, W. WIRTH, z. T. unveröffentlichte Versuche und klinische Beobachtungen.
[3] Eigene unveröffentlichte Untersuchungen.

Kampfstoff	Augen	Haut	Wirkung auf Atemwege	Lungen
Augenreiz-stoffe (Chlor-acetophenon, Brombenzyl-cyanid, Bromaceton)	Sofort starkes Brennen, Trä-nen, geht an fri-scher Luft rasch vorbei	— (Bei hoher Konzen-tration im Reiz-raum: Brennen der rasierten Haut, Ge-schlechtsteile, geht an frischer Luft rasch vorbei; durch Spritzer: Blasen)	—	—
Nasen-Rachen-Reizstoffe (Clark I, Clark II, Adamsit)	Meist gering (bei einzelnen Perso-nen Brennen u. Tränen)	— (Nur bei einzelnen Personen Brennen)	Reizwirkg. auf Nase, Rachen, Kehlkopf, Luftröhre, steigert sich auch nach Ent-fernung aus kampf-stoffhaltiger Luft fast bis zur Un-erträglichkeit, dazu starkes Speicheln, auch Brechreiz und Husten	—
Phosgen Perstoff	Geringer Reiz	—	Deutlicher Nasen-reiz, besonders bei Perstoff	NachStunden toxisches Lungenödem
Chlorpikrin	Sofortiges star-kes Brennen und Tränen, vergeht rasch an frischer Luft	—	—	
Arsenwasser-stoff	—	—	—	—
Blausäure	—	—	— (Kratzen im Hals)	—
Chlorcyan	Deutlicher Reiz	In hoher Konzen-tration Brennen an empfindlichen Hautstellen	Reizwirkg. auf Nase, Rachen	—

---

[1] Es sind hier nur die Wirkungen bei den durchschnittlichen und häufigsten Anwendungs-

Wirkung[1] und durch Gasspürmittel.

Sonstige klinische Merkmale	Geruch	Gasanzeiger	Spür-pulver	Sonstige chemische Merkmale
—	Stechend	Bei Brombenzyl-cyanid: Prüfröhr-chen 5 (schwarzer Ring) 50 Pumpen-hübe: *blaue Fär-bung*	—	—
—	Muffig	Prüfröhrchen 6 (3 gelbe Ringe) 100 Pumpenhübe: *sofor-tige schwarze Fär-bung*	—	Als Schwebstoff eingesetzt
Nach Stunden zu-nehmend Atemnot, Husten, Auswurf	Nach frischen Äpfeln	Prüfröhrchen 3 (grü-ner Ring) 50 Pum-penhübe: *grünblaue Färbung*	—	—
	Stechend	Prüfröhrchen 4 (2 grüne Ringe) 50 Pumpenhübe: *rote Färbung*	—	—
Nach Stunden Ab-geschlagenheit, Übelkeit, spät. Blut im Harn. Cyanose. (Bei hoher Konzen-tration rascherer Eintritt der Vergif-tung)	Nach Knoblauch (verunreinigt). Metall-geschmack bei höherer Kon-zentration, sonst fast geruchlos	Prüfröhrchen 1 (1 gelber Ring) 100 Pumpenhübe: *graue bis blau-schwarze Färbung*	—	Gas entwickelt sich aus körni-gem Material
Sofort Schwindel, Atembeklemmung, Unruhe, dann Krämpfe. Cyanose, Atemstillstand, zu-letzt Herzstillstand	Nach zerdrück-ten bitteren Mandeln	Prüfröhrchen 5 (1 schwarzer Ring) 50 Pumpenhübe: *blaue Färbung*	—	Niedrigsiedende Flüssigkeit. Verdunstet so-fort
Wie Blausäure	Wie Blausäure, stechend	Prüfröhrchen 4 (2 grüne Ringe) 50 Pumpenhübe: *rote Färbung*	—	Noch flüchtiger als Blausäure

bedingungen der Kampfstoffe aufgenommen.

Feststellung der Kampfstoffe nach ihrer

Kampfstoff	Augen	Haut	Wirkung auf Atemwege	Lungen
Lost	*Nach Stunden* zunehmend Entzündung bis Hornhauttrübung	*Nach Stunden* Rötung, Jucken, später Blasen	*Nach Stunden* zunehmend Katarrh mit Husten, Heiserkeit, Auswurf, bis schwerste Stadien	In folgenden Tagen Entzündung
Stickstofflost	Wie Lost	Wie Lost	Wie Lost	Wie Lost
Lewisit	Meist rasch Brennen und Tränen. Durch Tröpfchen heft. Entzündg. mit starker Lidschwellung und Hornhauttrübung	Nach wenigen Minuten Jucken, Brennen, Rötung, nach 1—2 Std. zunehmend Schwellung, schließlich Blasenbildung	Sogleich Reizwirkung an Nase und Rachen, vermehrter Speichelfluß. Weiterhin Zunahme der entzündlichen Erscheinungen	Bei höherer Konzentration entzündliche Erscheinungen
Phosgenoxim	Durch Schwaden sofort starkes Brennen. Durch Tröpfchen starke Schwellung	Sofort starkes Brennen bis zur Unerträglichkeit je nach Menge für Minuten bis Stunden. Quaddelbildung; schlecht und mit Wallbildung heilende Geschwüre	Sofort heftige Reizwirkung auf Nasenschleimhaut. Weiterhin entzündliche Erscheinungen	Durch hohe Konzentration Lungenödem

nahmen bei der Entlausung besitzt. In beiden Fällen handelt es sich um *Reinigungsverfahren des Körpers und der Bekleidung.*

Zum Teil können für Entwesung und Entgiftung die gleichen Anlagen und Geräte angewendet werden, z. B. Duschanlagen für Körperreinigung und Körperentgiftung, die Entwesungsbaracke 42 für Kleiderentlausung und nach bestimmten Ergänzungen für Kleiderentgiftung[1]. Für Entgiftung der Bekleidung sind jedoch darüber hinaus Spezialfahrzeuge eingeführt worden, die von besonderen San.-Einheiten (Truppenentgiftungs-Kompanien) mitgeführt werden. Ebenso sind besondere Verfahren[1] zur Durchführung der Sachenentgiftung in Wäschereien entwickelt worden, die sich zu allgemein hygienischen Maßnahmen nicht mehr in Beziehung setzen lassen.

Von großer praktischer Bedeutung ist die Bereitstellung von *Körperentgiftungsmitteln* in hinreichender Menge. Nach eigenen Untersuchungen[2] haben sich für die Körperentgiftung neben der Schmierseife die sog. hautschonenden Reinigungs-

---

[1] H.Dv. 395/11c (L.Dv. 95/11c).
[2] W. Wirth mit Kötzing, Stenger, Postel, Emmerich (unveröffentlicht).

Wirkung und durch Gasspürmittel (Fortsetzung).

Sonstige klinische Merkmale	Geruch	Gasanzeiger	Spür- pulver	Sonstige chemische Merkmale
Nach Einwirkung hoher Mengen Leukopenie	Senf-, zwiebel-, meerrettich- artig (durch Zu- sätze gegebenen- falls verdeckt, z. B. durch An- thracenöl)	Prüfröhrchen 1 (1 gelber Ring) 100 Pumpenhübe: *orangerote Färbung*	Rote Ver- färbung (auch durch Fette u. Schmier- öle!)	Tröpfchen an Gräsern im Ge- lände. Verdun- stet im Sommer nach einigen Stunden. Durch Zusätze können Schmieren vor- liegen
Wie Lost	Fast geruchlos (gelegentlich an Firnis oder schwach an Geranien erin- nernd)	Prüfröhrchen 2 (2 gelbe Ringe) 100 Pumpenhübe: *rote Färbung*	Rote Ver- färbung	Flüssigkeit schwerer flüch- tig als Lost; dringt langsa- mer in Beklei- dung und in die Haut ein als Lost
Nach Einwirkung größerer Mengen resorptive Schäden besonders am Blut (Leukopenie)	Nach Geranien, stark stechend	Prüfröhrchen 6 (3 gelbe Ringe) 100 Pumpenhübe: *schwarze Färbung*	Rote Ver- färbung	Flüssigkeit
Von Haut aus Re- sorption (Leuko- cytose)	Wie Phosgen und stechend	Prüfröhrchen 4 (2 grüne Ringe) 50 Pumpenhübe: *rot-violette Färbung*	Rote Ver- färbung (bei flüs- sigem Stoff)	Bei 20° halbfest, in technischem Zustand flüssig

mittel „Satina" und „Praecutan" brauchbar erwiesen, besonders günstig die „MS-Seife", alle in 25% iger wässeriger Lösung.

Bei Anwendung dieser Mittel handelt es sich weniger um eine Entgiftung der Kampfstoffe im chemischen Sinne als um ihre mehr oder weniger vollständige *mechanische* Entfernung von der Haut. Durch Zusatz von 5% *Chloramin* werden die Waschlösungen selbst noch entgiftet. Die Wirksamkeit dieser Mittel ist um so größer, je früher sie benützt werden. 2—3 Stunden nach Vergiftung angewendet, ist jedoch noch mit einer nachweisbaren Abschwächung der Kampfstoffwirkung zu rechnen. Diese Mittel sind günstiger als *Losantinbrei*, vor allem haben sie den grundsätzlichen Vorteil, daß mit ihnen in unspezifischer Weise bei *allen* in Frage kommenden *Kampfstoffen* der Lostgruppe „Körperentgiftung" durch- geführt werden kann. Das gilt besonders auch für *Trichlortriäthylamin*, den sog. „Stickstofflost", der durch Oxydationsmittel von der Art des Losantins prak- tisch nicht angegriffen wird. Auch Loste, die durch Zusätze schmierig oder zähflüssig gemacht wurden, können auf diese Weise von der Haut entfernt werden, nachdem eine „Verreinigung" durch Abkratzen erfolgt ist. Selbstverständlich können die beschriebenen Entgiftungsmaßnahmen auch bei ihrer raschen Einleitung mehr oder weniger schwerwiegende Ausfälle nicht verhindern, wenn das Ausmaß der *Vergiftung besonders groß* ist, z. B. bei Personen, die bei einem feindlichen Sprühangriff von oben bis unten mit Kampfstoff begossen worden sind. Es spielen dann nicht nur örtliche, sondern auch resorptive Schäden eine Rolle. Mit derartigen „Kampfstoffvolltreffern" ist aber glücklicherweise nicht in sehr häufigen Fällen zu rechnen.

Besonderer Beachtung bedarf die Tatsache, daß bei Gemischen von Lost mit arsenhaltigen Kampfstoffen, z. B. *Lewisit*, die Vergiftungserscheinungen (vor allem Ödeme der Haut) viel früher — oft schon nach einer Stunde und weniger — auftreten als nach Einwirkung von Lost allein.

Das ärztliche Vorgehen wird erleichtert, wenn die Art des zur Einwirkung gekommenen Kampfstoffes ermittelt worden ist. Hierzu soll vorstehende tabellarische Zusammenstellung (S. 358 bis 361) beitragen.

B. 2. Gasschutz (Geräte).
Von W. Wirth-Berlin und H. Kruse-Berlin.
Mit 4 Abbildungen.

Zur Abwehr der Gefahren durch flüchtige Stoffe und Kampfstoffe dienen die Methoden des Einzelschutzes und des Sammelschutzes. Der *Einzelschutz* ist die Methode der Wahl, in den Fällen, in denen der einzelne, unabhängig von Ort und Zeit, immer abwehrbereit sein muß; das gilt sowohl für die kämpfende Truppe als auch für die Versorgungstruppe. Eine gewisse Leistungseinschränkung durch die Geräte muß in Kauf genommen werden. Der *Sammelschutz* soll eine größere Anzahl von Menschen schützen, er ist raumgebunden. Er wird besonders dann durchgeführt, wenn Behinderung durch die Geräte des Einzelschutzes vermieden werden soll, z. B. bei Verwundeten.

A. Einzelschutz.

Unter **Einzelschutz** wird gewöhnlich *Atemschutz* verstanden, sinngemäß ist aber auch der *Schutz der Haut* gegen die Einwirkung hautschädigender Stoffe in den Begriff „Einzelschutz" einzuschließen.

Der **Atemschutz** kann durchgeführt werden durch:

I. Filtergeräte. Bei den Filtergeräten wird die Umluft nach Entfernung schädlicher Bestandteile durch Filter eingeatmet. Anwendung abhängig a) vom Sauerstoffgehalt der Umluft (mindestens 13—15% erforderlich), b) von der Art des Giftstoffes, c) von der Konzentration der Giftstoffe (nicht mehr als 1—2 Vol.-%!). Freie Beweglichkeit des Trägers, mäßige Behinderung.

II. Sauerstoffschutzgeräte. Unter Abschluß von der Umluft wird mitgeführter Sauerstoff zur Einatmung gebracht. Anwendung unabhängig vom Sauerstoffgehalt und Giftstoffgehalt der Umluft, also auch in stark verqualmten, stark vergasten Räumen anwendbar. Freie Beweglichkeit des Geräteträgers, aber erhebliche Behinderung.

III. Frischluftgeräte. Unter Abschluß von der unmittelbar umgebenden Umluft wird Frischluft aus der weiteren Umgebung herangeführt. Anwendung unabhängig vom Sauerstoff- und Giftstoffgehalt der Umluft; Beweglichkeit des Geräteträgers stark eingeschränkt.

Grundsätzlich soll derjenige Atemschutz angewandt werden, der bei hinreichendem Schutz die geringste Behinderung ergibt; z. B. im Gelände, wo immer genügend Sauerstoff zur Verfügung steht und die Konzentration des Giftstoffes fast immer unter 1 Vol.-% bleibt, in allen Fällen die *Gasmaske*.

I. Filtergeräte[1].

a) Staubmasken. Meist „Halbmasken", bei denen Nase und Mund geschützt sind, zugleich Anwendung von Staubschutzbrillen. Filtrierung des Staubes durch Watte, mehrere Lagen Filtrierpapier, Baumwollstoff u. dgl. Hauptanwendungsgebiet: Staubschutz in der Industrie. Für tropische oder subtropische Länder gegen Wüstenstaub sind derartige Staubmasken meist viel zu warm. Hier empfehlen sich Methoden, wie sie bei den Eingeborenen Nordafrikas seit jeher in Gebrauch sind, nämlich das Vorbinden von Schals vor Mund und Nase, zugleich Anlegen einer Staubschutzbrille („Augenschützer").

b) Gasmasken. Bei der Wehrmacht und für die meisten industriellen Zwecke sind „Vollmasken" in Gebrauch. Durch diese werden Mund, Nase und Augen geschützt. Die Dichtungslinie des Maskenkörpers verläuft auch heute noch wie bei der 1. deutschen Weltkriegsgasmaske von 1915 über Stirn—Schläfen—Wangen—Kinn.

Ältere Ausführungen der deutschen Volksgasmaske und die russische Heeresmaske besitzen als Maskenkörper eine Kopfhaube aus Gummi, die über Ohren und Stirn bis zum Hinterkopf reicht. Vom Standpunkt des gasdichten Sitzes sind derartige Kopfhauben besonders günstig zu beurteilen, wenn auch der Kopf stärker schwitzt als bei den sonstigen Gasmasken.

Das Gesichtsfeld ist bei den meisten Masken merklich eingeschränkt; am günstigsten ist in dieser Hinsicht die sog. „Vollblickmaske", bei der fast der ganze Gesichtsteil aus durchsichtigem Cellon besteht. Derartige Cellon-Vollblickmasken sind aber gegen Kratzer sehr empfindlich, daher für Wehrmachtszwecke nicht verwendbar. Bei Brillenträgern ist das Gesichtsfeld weiterhin eingeschränkt. Die vielfachen Versuche, die Brillengläser in unmittelbare Verbindung mit den Augengläsern der Maske zu bringen, haben keine brauchbaren Ergebnisse gebracht.

Von jeher besteht bei der Maskenkonstruktion das Bestreben, den Raum zwischen Maskenkörper und Gesicht, den sog. „Totraum", so klein wie möglich zu halten, um zu erreichen, daß von der kohlensäurehaltigen Ausatemluft sowenig wie möglich wieder eingeatmet wird. Bei den Gasmasken hält sich der Totraum in erträglichen Grenzen; bei der „Gasschutzhaube für Kopfverletzte", einer Haubenmaske mit Dichtungslinie am Hals, muß der Totraum nach Anlegen der Maske erst durch Anwickeln einer Binde über Schläfen und Scheitel auf ein erträgliches Maß herabgesetzt werden. Vom Standpunkt der Kampfstoff*entgiftung* ist auch das Material des Maskenkörpers von großer Bedeutung: Gm 38 kann durch zweistündiges Auskochen entgiftet werden, da es sich um eine Vollgummimaske handelt; Gm 30, die aus gummiertem Zellstoff besteht, dagegen nicht, sie muß durch vielstündige Einwirkung von Warmluft entgiftet werden. Dermatitiden mit Schwellung des Gesichts, die früher gelegentlich nach Tragen von Vollgummimasken auftraten, sind in letzter Zeit in Deutschland nicht mehr beobachtet worden. Bestimmte „Beschleuniger" und „Antioxydantien", die bei der Vulkanisation gebraucht wurden, waren die Ursache.

An den Maskenkörper schließt sich das Atemfilter an, entweder unmittelbar als *Filtereinsatz* (bei Gm 30, 38) oder über einen Atemschlauch als *Filterbüchse* (bei Gm 24). Entsprechend ihrem größeren Volumen besitzt die Filterbüchse eine größere Kapazität gegenüber Kampfstoffen, bietet also größeren und längeren Schutz. Trotzdem muß der Filtereinsatz als zweckmäßig angesehen werden, da bei ihm Behinderung durch Schlauch und große Tragetasche wegfällt.

Die Filter sind vielfach aus 3 Schichten aufgebaut:

1. einer Schicht mit einem chemischen Bindungsmittel,
2. einer Kohleschicht,
3. einer Schwebstoff-Filterschicht.

Die mittlere Schicht, die Kohleschicht, besteht aus hochporöser Aktivkohle, von der 1 g meist eine Oberfläche von mehreren 100 qm besitzt. An den Oberflächen findet physikalische Bindung (Adsorption) der schädlichen Gase statt. Mit den Oberflächen kommen die Gase auf Grund ihrer Eigenbeweglichkeit (Brownsche Molekularbewegung) in Berührung. Aktive Kohle adsorbiert um so besser, je größer das Molekulargewicht und je höher der Siedepunkt eines Gases oder Dampfes ist. Das flüchtige, leichte Kohlenoxyd wird daher von dem gewöhnlichen Filter *nicht* zurückgehalten.

Die der Adsorption an die Kohleschicht entgangenen schädlichen Gase werden durch die mundwärts des Maskenträgers gelegene chemische Schicht 1 gebunden (Absorption). Bei dieser Schicht handelt es sich meist um Bimskies oder Diatomit, der mit einem Chemikal präpariert ist, z.B. mit Alkalicarbonaten zur Bindung saurer Gase wie Chlor, Hexamethylentetramin zur Bindung von Phosgen, komplexen Zink- und Kupfersalzen für Blausäure usw.

Schwebstoffteilchen (Aerosole = Rauche und Nebel) werden durch die Kohleschicht nicht zurückgehalten, da sie wegen ihrer Größe eine zu geringe Eigenbewegung haben und

---

[1] Siehe Abschnitt IX: „*Leistungsminderung durch äußere Einflüsse*" S. 388.

daher mit den Poren des Kohlefilters zu wenig in Berührung kommen können. Zu ihrer Entfernung dient die Schwebstoff-Filterschicht, die aus Faserstoffen (Cellulose, Filz u. dgl.) besteht. Im *ersten Weltkrieg* war bei den Deutschen für diesen Zweck der sog. „Schnappdeckel" eingeführt, eine Scheibe aus mehreren Filtrierpapierlagen.

Neuerdings befindet sich beim Filtereinsatz der Wehrmacht an Stelle Schicht 1 noch eine weitere Kohleschicht; der Filtereinsatz enthält demnach *zwei* Kohleschichten und eine Schwebstoff-Filterschicht. Die beiden Kohleschichten enthalten Kohlen verschiedenen Adsorptionsvermögens. Die der Adsorption an der Kohleoberfläche entgangenen schädlichen Gase werden durch Chemikalien, mit denen die Kohlen imprägniert sind, vernichtet.

Der Filtereinsatz der deutschen Wehrmacht ist ein Universalfilter, das gegen alle im Gelände in Frage kommenden Kampfstoffe in hinreichendem Maße schützt. Es schützt aber nicht gegen Kohlenoxyd. Für besondere Zwecke (Pioniere, Feuerwehr) sind zum Schutz gegen dieses Gas Spezialfilter (CO-Filtereinsätze und Filterbüchsen) in Gebrauch, in denen

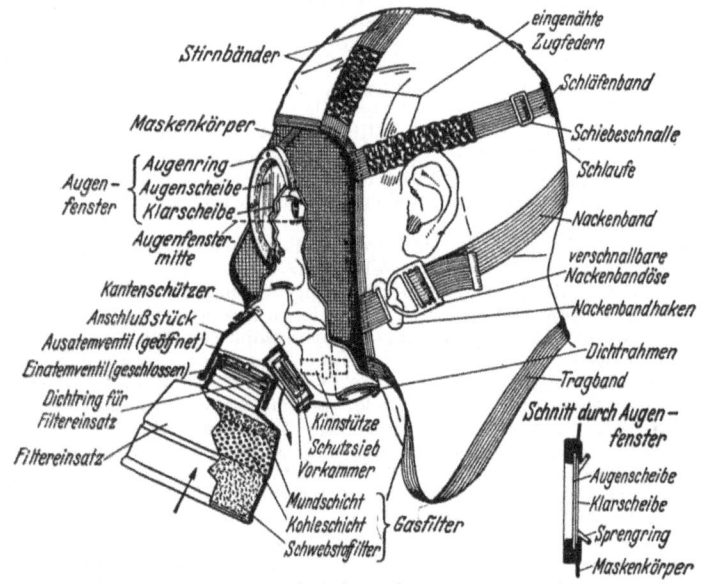

Abb. 1. Gasmaske 30.

durch „Hopcalit", einem Gemisch von Mangandioxyd und Kupferoxyd, das Kohlenoxyd katalytisch verbrannt und unschädlich gemacht wird. Voraussetzung für die Anwendbarkeit dieser Filter ist auch in diesem Fall Vorhandensein von genügend Sauerstoff in der Luft, also Vorsicht in verqualmten Räumen! Liegt mit Sicherheit nur *ein* schädliches Gas vor, z. B. Blausäure in der Schädlingsbekämpfung, so wird hiergegen am zweckmäßigsten ein Spezialfilter verwendet (Filtereinsatz *J* gegen Blausäure), bei dem auf die Schwebstoff-Filterschicht verzichtet werden kann. Zu diesem Spezialfilter wird am besten eine Industriemaske getragen, die für „Pendelatmung" (Ein- und Ausatmung durch das Filter) eingerichtet ist. Demgegenüber hat die Wehrmachtsmaske „Zweiwegeatmung", Einatmung durch das Filter, Ausatmung durch Ausatmungsventil aus Glimmer oder Gummi, da der Atemwiderstand durch das Schwebstoffilter für Pendelatmung zu hoch ist (Abb. 1).

Die Leistung eines Filtereinsatzes wird durch die Menge in Gramm bestimmt, die er von einem bestimmten Gift aufzunehmen vermag, bis Durchbruch erfolgt. Bei geringen Kampfstoffkonzentrationen hält der Filtereinsatz lange Zeit, bei hohen Konzentrationen entsprechend kürzere Zeit. Im Gelände kann mit vielstündiger Gebrauchsfähigkeit des Filters bei Kampfstoffeinsatz gerechnet werden.

II. Sauerstoffschutzgeräte.

Bei der Wehrmacht ist der sog. *Heeresatmer* bzw. *Flottenatmer* und als älteres Modell das *Heeres-Sauerstoffschutzgerät* (HSS.-Gerät) eingeführt.

Bei diesem Gerät (Abb. 2) liegt das Kreisatmerprinzip vor: Reiner Sauerstoff wird aus Stahl- oder Leichtmetallflaschen entnommen und eingeatmet, die Ausatmungsluft wird durch

Alkali von der Kohlensäure befreit und dann erneut, mit Sauerstoff versetzt, wieder eingeatmet. Auf diese Weise erfolgt weitgehende Ausnutzung des mitgeführten Sauerstoffs.
Beim Heeresatmer (Flottenatmer) erfolgt Zufluß des Sauerstoffs sowohl selbsttätig (1,5 l/min)
als auch gleichzeitig durch eine lungenautomatische Hebelmechanik. Beim HSS.-Gerät sorgt
der Geräteträger selbst durch jeweiligen Druck auf ein Ventil für Sauerstoffzufluß. Der Heeresatmer wird an die Gasmaske an-
geschlossen, deren Ausatemventil dichtgesetzt sein muß.

Die Gebrauchsdauer der Geräte beträgt bei voller
Sauerstoffflasche durchschnittlich 1 Stunde.

Bei der Luftwaffe sind weiterhin die sog. *Höhen-
atmer* für den Höhenflug in Gebrauch, die auf gleichem
lungenautomatischem Prinzip wie die Heeresatmer beruhen. Einstellungsvorrichtungen ermöglichen es, sowohl reinen Sauerstoff als auch Sauerstoff-Luftgemisch
einzuatmen.

Der Gebrauch der Sauerstoffgeräte bedarf einer
gewissen Übung und sorgfältiger Wartung, um Versager und Unfälle zu vermeiden.

Der Versuch, Sauerstoffgeräte zu entwickeln, bei
denen sich der Sauerstoff erst während des Gebrauches
aus chemischen Substanzen (z. B. Natriumperoxyd im
„Proxylengerät" oder Kaliumchlorat im „Nascogen-
gerät") bildet, hat bisher zu keiner truppenbrauch-
baren Lösung geführt.

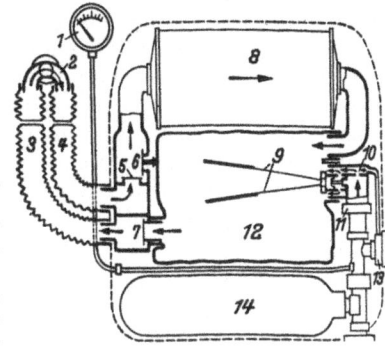

Abb. 2. *Heeresatmer (Flottenatmer)*. Schema.
1 Druckmesser, *2* Anschlußstück, *3* Ein-
atemschlauch, *4* Ausatemschlauch, *5* Ausatemventil, *6* Überdruckventil, *7* Einatemventil, *8* Alkalipatrone, *9* Lungen-
automat, *10* konstante Dosierung, *11*
Druckminderventil, *12* Atembeutel, *13*
Zuschußventil, *14* Sauerstoffflasche.

III. Frischluftgeräte.

Die Frischluftgeräte werden nur dort gebraucht, wo der Nachteil des begrenzten Aktions-
radius in Kauf genommen werden kann, andererseits aber stark verminderter
Sauerstoffgehalt der Luft
die Anwendung von Gas-
masken unmöglich macht;
das ist bei *Arbeiten in Tank-
und Kesselanlagen für Benzin oder Benzol* auch in
Wehrmachtsanlagen der
Fall (Abb. 3).

Mit Hilfe eines bis zu 20 m
langen Schlauches saugt sich
der Geräteträger Frischluft aus
einem nicht vergifteten Bezirk
heran. Die Ausatmung erfolgt
durch ein Ausatemventil. Sind
längere Schläuche erforderlich,
so wird die Atemluft durch
einen Blasebalg oder durch ein
Injektorgerät zugeführt (Druck-
schlauchgerät). Auf die „Van
der Grinten-Schutzhaube", die
sich zunehmend in Deutschland
einführt, sei verwiesen[1].

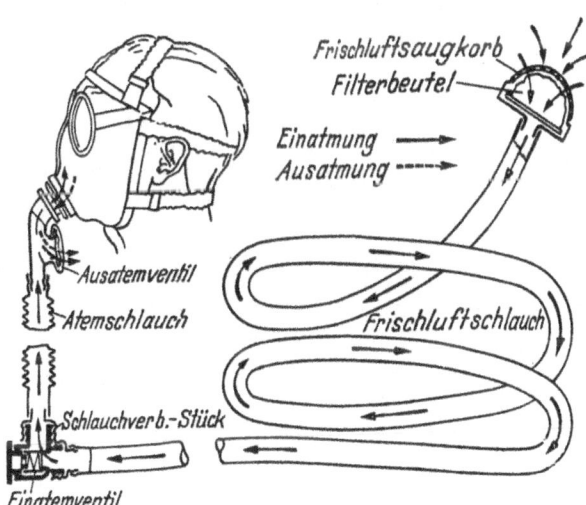

Abb. 3. Frischluftgerät.

Schutz der Haut.

Der Schutz der Haut gegen die Einwirkung hautschädigender Kampfstoffe
(Lostgruppe) kann nicht als befriedigend gelöst angesehen werden. Die eingeführten Gasbekleidungen („Satz schwere Gasbekleidung", „Satz Gaskittelbe-
kleidung", „Satz leichte Gasbekleidung") bieten wohl einen guten Schutz,

[1] Zbl. Gewerbehyg. (N. F.) **1937**, 55.

behindern aber — abgesehen von der starken Wärmestauung — bei Gebrauch stark, so daß sie nur für Sonderzwecke vorgesehen werden konnten. Die bei der kämpfenden Truppe der meisten Staaten eingeführten Gasumhänge, Gasplanen u. dgl. können nur als Notbehelf angesehen werden, da ihr Gebrauch ein gleichzeitiges Kämpfen ebenfalls fast ausschließt. Dies gilt besonders für die Verhältnisse in heißen Ländern. Die Schutzsalben, die, prophylaktisch angewendet, bei geeigneter Zusammensetzung stundenlang Schutz gewähren können, werden wegen der Schwierigkeit ihrer Anwendung und Verschmierung der Uniformen bisher im allgemeinen nicht als truppenbrauchbar angesehen. Es nimmt daher nicht wunder, daß viele Staaten sich mit dem Problem der kampfstoffsicheren Imprägnierung der Uniformen und Unterbekleidung eingehend befaßt haben. Die Schwierigkeit liegt hier darin, daß der wirksame Schutz gegen *flüssige* Kampfstoffe meist ein Verschließen der Poren des Gewebes der Bekleidung zur Voraussetzung hat. Hierdurch wird die Bekleidung undurchlässig für Wasserdampf, so daß starkes Schwitzen wie in den obengenannten Gasbekleidungen die Folge ist. Bei dieser Sachlage kommt der *Haut- bzw. Körperentgiftung nach eingetretener Vergiftung* eine besonders große Bedeutung zu.

B. Sammelschutz.

Sammelschutz[1] ist meistens gleichbedeutend mit der Anlage von *Gasschutzräumen*. Bei der Wehrmacht liegt das Bedürfnis zur Errichtung von gassicheren Schutzräumen besonders in *Lazaretten* für Verwundete und Kranke vor. In vielen Fällen, besonders unter *Feldverhältnissen*, müssen sich die Maßnahmen auf *Behelfe* beschränken, die in erster Linie in Abdichtung von Fenstern und Türen bestehen. Hierzu steht oft nur Zeitungspapier zur Verfügung, das, in mehrfachen Lagen angewendet, ein ausgezeichnetes Dichtungsmittel darstellt.

Für *Sanitätsbunker* in ständigen Befestigungsanlagen, die mit längerdauernder Kampfstoffeinwirkung rechnen müssen, kommen Anlagen mit Schutzlüftung in Frage. Grundsätzlich wird hierbei Luft, die durch Raumfilter gereinigt ist, zugeführt. Im Raum besteht also immer ein leichter Überdruck, der das Eindringen schädlicher Stoffe durch Undichtigkeiten verhindert. Das gleiche Prinzip kann auch für Krankenkraftwagen angewendet werden.

Der Aufenthalt in engen Gasschutzräumen kann durch Wärmestauungen, starke Erhöhung der Luftfeuchtigkeit und der Kohlensäurekonzentration und durch unangenehme Gerüche mehr oder weniger beeinträchtigt sein.

Die höchste zulässige Kohlensäurekonzentration in Schutzräumen wird zu 2 Vol.-% angegeben. Diese Konzentration tritt in einem Schutzraum von 30 cbm, der mit 10 Personen belegt ist, nach etwa 3 Stunden auf. Man kann also für 1 cbm Raum ohne Lüftung eine Benutzungszeit von 1 Stunde durch 1 erwachsene Person ansetzen.

Für die Berechnung der Größe von Schutzräumen ohne Lüftung sind je Person mindestens 3 cbm, mit Lüftung je Person 1 cbm zugrunde zu legen.

Anhang: Sauerstoff-Behandlungsgerät.

1. Eingeführt ist das **Sauerstoff-Behandlungsgerät 38** (SBG. 38) (Abb. 4). Bei diesem Gerät wird hochverdichteter Sauerstoff in einer Stahl- oder Leichtmetallflasche von 7 Liter Inhalt mitgeführt; bei 200 atü Flaschendruck entspricht dies 1400 Liter Sauerstoff bei Atmosphärendruck. 4 Personen können gleichzeitig behandelt werden. Der Zufluß des Sauerstoffs erfolgt nach Druckentspannung durch einen Druckminderer selbsttätig, er wird gewöhnlich auf 8 Liter Sauerstoff/Person/Min. eingestellt. Mit einer Sauerstoffflasche von 7 Liter Inhalt können demnach 4 Personen etwa ³/₄ Stunde behandelt werden.

Zu einem Satz SBG. 38 gehören neben dem Behandlungsgerät noch 2 Vorratskoffer mit je 1 Sauerstoffflasche zu 7 Liter.

---

[1] Siehe das Kapitel: „*Luftschutz in Wehrmachtsunterkünften*" im Abschnitt XI, S. 493.

2. Neben dem SBG. 38 befinden sich noch die **Sauerstoff-Behandlungsgeräte alter Art** für Truppen und für Sanitätseinheiten mit einer bzw. zwei Entnahmestellen in Gebrauch. Sie haben verschiedene technische Nachteile, z. B. sind sie in ihren niederdruckführenden Teilen zu eng dimensioniert. Im Rahmen der Zuteilung des SBG. 38, denen sie sonst im Prinzip entsprechen, werden sie zurückgezogen.

3. **Pulmotor.** Es handelt sich um eine selbsttätig arbeitende *Wiederbelebungsmaschine,* bei der Sauerstoff oder mit Kohlensäure versetzter Sauerstoff in die Lunge eingeblasen und verbrauchte Luft abgesaugt wird. Durch das Gerät ist in sehr wirkungsvoller Weise eine künstliche Atmung mit gleichzeitiger Sauerstoffbehandlung ermöglicht. Neben seiner vielfachen Verwendung im Rettungsdienst bei Feuerwehr, Bergbau wird es auch in besonderen Fällen bei der Wehrmacht gebraucht[1].

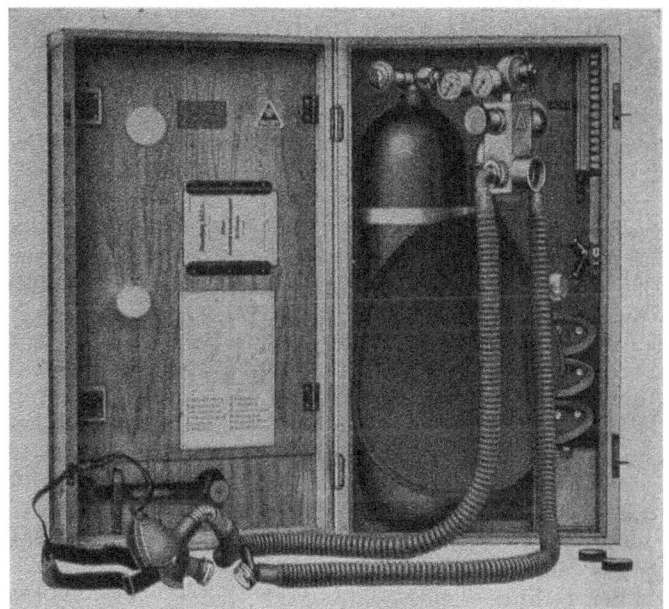

Abb. 4. Sauerstoff-Behandlungsgerät 38 (SBG. 38).

Schrifttum.

BÜSCHER: Grün- und Gelbkreuz. Leipzig 1932. — DISTEL: Z. Krk.hauswes. 1943, 107. — FLURY u. a.: Z. exper. Med. 13 (1921). — FLURY u. ZERNIK: Schädliche Gase. Berlin 1931. — FÜHNER: Medizinische Toxikologie. Leipzig 1943. — GILLERT: Die Kampfstofferkrankungen. Berlin 1943. — HANSLIAN: Der chemische Krieg. Berlin 1937. — MEYER: Der Gaskampf und die chemischen Kampfstoffe. Leipzig 1942. — MÜLLER: Die chemische Waffe. Berlin 1941. — MUNTSCH: Leitfaden der Pathologie und Therapie der Kampfstofferkrankungen. Leipzig 1941. — LANG: Z. Krk.hauswes. 1942, 341; 1943, 107. — RICHTER: Kampfstoffwirkung und Heilung. Leipzig 1941. — RICHTER: Die Tiere im chemischen Kriege. Berlin 1939. — SARTORI: Die Chemie der Kampfstoffe. Braunschweig 1940. — v. TEMPELHOFF: Gaswaffe und Gasabwehr. Berlin 1937. — WIRTH u. MUNTSCH: Die Gefahren der Luft und ihre Bekämpfung. Berlin 1940.

Wichtige Dienstvorschriften.

H.Dv.395/1, L.Dv.95/1: Gasabwehrdienst aller Waffen. Heft 1: Allgemeine Grundlagen der Gasabwehr. (Hier Angaben über weitere Vorschriften.) — H.Dv.395/2a: Die Gasmaske 30 und 38. — H.Dv. 395/3: Reinigen des Gasschutzgerätes. — H.Dv. 395/5, M.Dv. 395/5, L.Dv. 95/5: Entseuchen des Gasschutzgerätes. — H.Dv. 395/7: Das Heeres-Sauerstoffgerät (HSS.-Gerät). — H.Dv.395/8: Der Heeresatmer. — H.Dv. 395/11a, L.Dv.95/11a: Die Gaserkennungsmittel. — H.Dv.395/11b, L.Dv. 95/11b: Entgiften. — H.Dv. 395/11c, L.Dv. 95/11c: Entgiftung von Bekleidung und Ausrüstung in ortsfesten Anlagen. — H.Dv. 395/13,

---

[1] Einzelheiten im Katalog W II Drägerwerk.

M.Dv. 395/13, L.Dv. 95/13: Der Gasanzeiger. — M.Dv. 538: Handbuch für Gasschutzdienst in der Kriegsmarine (NfD.). — H.Dv. 396, M.Dv. 318, L.Dv. 96: Kampfstoffverletzungen. (Wirkung der chemischen Kampfstoffe und sonstiger schädlicher Stoffe auf den Menschen sowie Behandlung der dadurch hervorgerufenen Schädigungen.) Ausgabe vom 1. 1. 43. — D. 1100: Die Gasschutzhaube. — D. 1104: Vernichten von Beutekampfstoffen. — D. 1110/1 und D. 1110/2: Gasschutz in Befestigungsanlagen. — D. 1110/15: Feldmäßiger Ausbau von Sammelgasschutzräumen. — D. 1118: Das Gasschutzfeldlaboratorium. — H.Dv. 410: Luftschutzdienst in Unterkünften.

C. Der Einfluß der Witterung und des Klimas auf den Soldaten in verschiedenen Zonen.

Von H. J. Jusatz-Berlin.

I. Wetter und Klima sind vom *wehrhygienischen Standpunkt* sowohl wegen des *unmittelbaren Einflusses*, den die einzelnen Klimafaktoren oder ihre Gesamtheit, die Witterung *auf den einzelnen Soldaten* ausüben können, als auch *wegen ihrer allgemeinen Bedeutung für die Truppenhygiene* besonders in außereuropäischen Klimazonen wesentlich. Dabei wirken *die einzelnen Klimafaktoren*, abgesehen von ihren Extremwerten, fast niemals allein. Nur in den seltensten Fällen werden einzelne Wetterelemente, wie z. B. Lufttemperatur, Luftbewegung, Sonnen- und Himmelsstrahlung[1], auf die Kampfkraft des Soldaten einen nachteiligen Einfluß ausüben können, da sie auf einen abgehärteten, an ein Freiluftleben gewöhnten Körper treffen, dessen klimatisches Anpassungsvermögen nicht wie bei dem vorwiegend in einem künstlichen Raumklima lebenden Stadtbewohner verlorengegangen ist. Die unmittelbare *Wirkung* extrem *tiefer Lufttemperatur* als Ursache von *Kälteschäden*[1] (Erfrierungen, Frostgangrän, Kältetod) ist ebenso eindeutig wie die *Wirkung höchster Lufttemperatur* als Ursache der *Überhitzung* (Hitzschlag, Wärmetod) und bedarf hier keiner Besprechung[1]. Kurzfristige *Schwankungen der Lufttemperatur* üben auf einen trainierten Körper keinen nachteiligen Einfluß aus.

Eine andere Beurteilung erfordert die *Luftfeuchtigkeit*, die im allgemeinen als „relative L." in Hundertteilen der Sättigung der Luft mit Wasserdampf angegeben wird. Auch ein guttrainierter Körper vermag sich extrem hohen Werten nur wenig anzupassen. Die verschieden gute Verträglichkeit sehr feuchter Klimate ist konstitutionell bedingt. Große relative Feuchtigkeit wird als drückend, erschlaffend und unangenehm empfunden und ruft bei gleichzeitig hoher Lufttemperatur (bei Feuchtigkeitssättigung schon bei 21°) ein Schwülegefühl hervor, das mit einer ausgesprochenen ermattenden Wirkung auf das psychophysische Verhalten der meisten Menschen einhergeht. In Verbindung mit niederen Außentemperaturen (0°—6°) bewirkt hohe Luftfeuchte (80% und mehr) durch Zunahme der Wärmeleitfähigkeit in der feuchteren Luft das Gefühl der „*nassen Kälte*", die durch Wärmeentzug erkältungsfördernd wirkt (Frösteln, kalte Füße). In gleicher Weise verstärkt jede Durchnässung infolge erhöhter Verdunstungskälte den Kältereiz niederer Lufttemperatur und führt zu Erfrierungen selbst bei Temperaturen über dem Gefrierpunkt.

Einen recht geringfügigen Einfluß übt der *Luftdruck* und seine Schwankungen auf den Soldaten aus. Hoher oder niedriger barometrischer Druck rufen im allgemeinen keine Minderung der Kampfkraft hervor. Schnelle Luftdruckschwankungen, wie sie z. B. schon bei Turm- und Bergbesteigungen, bei Fallwinden und Gewitterstörungen auftreten, können zwar eine gewisse mechanische Wirkung auf die in den Körperhöhlen eingeschlossenen Luft- und Gasmengen ausüben, sie sind aber ohne praktische Bedeutung; sie werden erst bei sehr großen

---

[1] Abschnitt II A: „*Hitzschäden*" S. 209; Abschnitt II B: „*Kälteschäden*" S. 215.

Druckunterschieden *(Ballon-, Flugzeugfahrten, Bergbahnen)* als unangenehm empfunden. Die mit der Abnahme des Luftdruckes in größeren Höhen auftretenden Störungen hängen aber damit nicht zusammen, sondern sind auf Sauerstoffverarmung zurückzuführen[1].

Eine unmittelbare bioklimatische Einwirkung wird ebenfalls auf dem Wege des Wärmeentzugs von der *Luftbewegung* hervorgerufen. Als krankheitsauslösend ist besonders eine andauernde leichte Zugluft auf einen umschriebenen Teil des Körpers erkannt worden. Im Gegensatz hierzu regt bewegte Luft, die den ganzen — auch unbedeckten — Körper trifft, wie z. B. *Seewind* am Meeresstrand, die physikalische und chemische Wärmeregulation infolge einer massierenden Wirkung auf die Haut an und wirkt erkältungsverhindernd. Bei langandauernder Einwirkung oder bei stärksten Windintensitäten *(Schneesturm)* tritt schnelle Ermüdung ein, die im Winter den Eintritt des Kältetodes begünstigt.

Andererseits kann die *Sonnen- und Himmelsstrahlung* durch zu starke, übertrieben geübte Sonnenexposition des unbedeckten Körpers mit starken Temperaturunterschieden bei nachfolgendem Aufenthalt im Schatten zur Überbelastung der Wärmeregulation und zum Ausbruch einer Erkältung (Sonnenbronchitis) führen. Übertriebenes *Sonnenbaden* ruft starke Ermüdung hervor und kann dadurch den Dienstbetrieb beeinträchtigen. *Luftelektrische Verhältnisse* haben keine maßgebende Bedeutung für die Truppenhygiene, da den unter natürlichen Verhältnissen nur in sehr geringer Konzentration vorkommenden Luftionen keine Wirkung auf die Gesundheit der Truppe zukommt.

Ein *hygienisch richtiges Verhalten gegenüber* diesen *Witterungseinflüssen* bewahrt den einzelnen Soldaten vor jeder Klimaschädigung.

Voraussetzung ist ausgiebiger Freiluftaufenthalt bei jahreszeitlich wechselnder zweckmäßiger Bekleidung unter Vermeidung jeder einseitigen Abkühlung. Wetterhärte wird durch systematisch betriebene Abhärtung des Körpers erzielt, durch welche die Ansprechbarkeit auf schnellen und schroffen Wetterwechsel herabgesetzt und die Überempfindlichkeit des vegetativen Nervensystems gegen Witterungseinflüsse vermindert wird. Unzweckmäßiges Verhalten, wie z. B. langes Herumstehen und Herumsitzen bei einer feucht-naßkalten Witterung mit starkem Wärmeentzug, ist durch truppenärztliche Belehrung zu verhindern. Zur Vermeidung von Frostschäden muß die Wärmeproduktion des Körpers durch eine entsprechende calorienreiche, fettreiche *Ernährung* dem erhöhten Verbrauch angepaßt und durch zweckmäßige *Schutzbekleidung* zusammengehalten werden. Übermäßiger Nicotingenuß muß wegen der spastischen Wirkung auf die peripheren Gefäße unterbleiben.

II. Im Wettergeschehen sind die meteorologischen Einzelelemente nur Ausdruck oder Anzeichen für atmosphärische Vorgänge allgemeiner Art, von denen die *Luftmassenbewegungen* und die an ihren Grenzflächen entstehenden *Wetterfronten* für die hygienische Beurteilung der Wetter- und Klimawirkung auf den gesunden und kranken Menschen nach den richtungweisenden Forschungen B. de Rudders von größter Bedeutung geworden sind.

Der Einfluß der Luftkörper auf die belebte Welt ist allgemeiner Natur (biotrope Wirkung) und je nach der Herkunft und der Wanderung der Luftkörper durch verschiedene geographische Räume (arktische, kontinentale, maritime, tropische Luftmassen) und nach ihrem Alter unterschiedlich stark ausgeprägt. Ihre biotrope Wirkung läßt sich nicht auf einen einzelnen Klimafaktor zurückführen, vielmehr wirken die verschiedenen meteorologischen Elemente im Akkord, aber stets in Abhängigkeit von geographischen Bedingungen (zurückgelegter Weg der Luftmasse über Meeresflächen oder Kontinente, Küstennähe, Oberflächengestalt der Erde, Bodenverhältnisse usw.). Bei schroffem Wechsel von zwei Luftkörpern mit entgegengesetztem thermischem Verhalten kann allein schon dieser *Klimawechsel*, wie z. B. bei einer in wenigen Stunden sich gehenden Ablösung tropischer Warmluft durch arktische Kaltluft, der oft einem plötzlichen Ortswechsel über mehrere 1000 km gleichkommt, Krankheitsvorgänge auslösen oder verstärken. Die pathogene Wirkung auf den Menschen geht dabei von den *Grenzflächen (atmosphärische Unstetigkeitsschichten)* zwischen zwei Luftkörpern aus.

---

[1] Siehe Abschnitt XI D: *„Hygienische Fragen bei dem Kranken- und Verwundetentransport mit dem Flugzeug"* S. 509 und Abschnitt XI F: *„Lufthygiene für den Flieger in der Tropo- und Stratosphäre"* S. 517.

Als *pathogene Wetterlagen* — pathogen im Sinne von „krankheitsauslösend“, nicht „krankheitserzeugend“ — sind bisher folgende (nach H. FLOHN) erkannt:

1. Durchzug einer Kaltfront in zyklonalem Westwetter und bei antizyklonalem Einbruch kontinental-arktischer Kaltluft im Winterhalbjahr.

Hierbei werden an die Anpassungsfähigkeit des Menschen die höchsten Anforderungen gestellt. Ihre Wirkung ist im Sommer- stärker als im Winterhalbjahr.

2. Herannahen einer Warmfront. Es wirkt die der eigentlichen Warmfront vorausgehende präfrontale Abgleitbewegung im Sinne des *„freien Föhns“* krankheitsauslösend. Dabei treten — ähnlich den Fallwinden im Gebirge — absinkende Luftmassen auf, die zum Teil aus sehr großen Höhen der freien Atmosphäre (10 km) stammen.

3. Gebirgsföhn. Die pathogene Wirkung (ausgesprochene Umstimmung des psychischen Verhaltens mit erhöhter Reizbarkeit, Unlustgefühlen und Leistungsunfähigkeit) kommt der aus großer Höhe absinkenden, föhnig erwärmten und ausgetrockneten Warmluft der Höhe zu, bevor diese selbst den Ort der Föhnwirkung erreicht hat. Nach Durchbruch des Fallwindes wird rasche Besserung der Beschwerden beobachtet. Die Föhnwirkung läßt sich durch Auswaschen der Luft beseitigen bzw. verhindern.

4. Schauerwetter (Rückseitenwetter). Auf der Rückseite von Tiefdruckgebieten führen feuchte, labil geschichtete kühle arktische Meeresluftmassen mit dauerndem Wechsel zwischen Schauern und Aufheiterung zu unangenehmen Schmerzattacken bei Rheumatikern und wetterempfindlichen Personen (Narbenschmerzen, Migräneanfälle).

5. Tiefliegende Inversionen bei einer stabilen Hochdrucklage. Eine Hochnebeldecke sperrt über einer im Tal ruhenden Kaltluft jeglichen vertikalen Luftaustausch, so daß es zu einer Anreicherung von Luftverunreinigungen kommen kann (Beispiel: Maastalkatastrophe Dezember 1930).

6. Okkludierte Fronten. Wetterfronten in der Höhe, die über einem am Boden ruhenden Luftkörper hinwegziehen, wirken auf noch unbekannte Art und Weise krankheitsauslösend.

Das Auftreten dieser pathogenen Wetterlagen hat meist eine *Gruppenbildung gleichartiger Krankheitsfälle* an ein und demselben Tage zur Folge und kann in Epidemiezeiten, z. B. während einer *Grippeepidemie,* am jeweiligen Ort der Wetterwirkung einen neuen Schub der Epidemie hervorrufen (*sprunghaftes Ansteigen der Zahl der Neuerkrankungen* von einem zum anderen Tage). Der eigentliche Mechanismus der Wetterwirkung auf den menschlichen Organismus muß hier unerörtert bleiben. Die Abhängigkeit übertragbarer Krankheiten von derartigen Wetterlagen ist aber außerordentlich weitgehend und kann bei *Auftreten von Seuchen in der Truppe* genau verfolgt werden.

Bei geeignetem Beobachtungsmaterial kann unter Umständen eine Voraussage über den weiteren Ablauf einer Epidemie abgegeben werden, wenn die zeitliche Koinzidenz nicht nur von *einem* Ort vorliegt, sondern die Zeitfolge mehrerer Krankheitsschübe *an verschiedenen Orten* mit der Fortbewegung der pathogenen Wetterlage übereinstimmt.

Die biotrop wirksamen Wetterlagen treten mit einer jahreszeitlich und für jeden Ort verschieden großen Häufigkeit auf, sie sind weitgehend von *geographischen Bedingungen* abhängig. Inversionen kommen gehäuft in bestimmten Tallagen (z. B. im nördlichen Teil der Oberrheinebene und in den Längstälern der Ostalpen) zur Auswirkung und bedingen hier eine vermehrte Anfälligkeit gegen Infektionskrankheiten, während benachbarte Hoch- und Mittelgebirgslagen verschont werden. Diese geomedizinischen Gesichtspunkte können bei der *Auswahl von Standorten,* bei der *Einrichtung von Erholungsheimen* usw. wichtig werden, sie müssen in den medizinisch-topographischen *Orts- und Garnisonbeschreibungen* dargestellt werden. Die Abhängigkeit des örtlichen Wettereinflusses von der Bodengestalt muß auch bei der Errichtung von *Truppenlagern* Berücksichtigung finden.

Ausgesprochene Tallagen, besonders Mulden mit nassen Böden, führen fast überall zu einem vermehrten Auftreten von stagnierenden Kaltluftschichten mit Bodennebel und damit zu einer verstärkten Beanspruchung der Wärmeregulation infolge großer Temperatur- und Feuchtigkeitsschwankungen zwischen Tag und Nacht, während die trockene wärmere Luft in den Hanglagen bleibt. Besonders in den nach Süden und Westen abfallenden Tälern treten abends abkühlende Bergwinde auf, die erkältungsfördernd wirken.

III. Der gesunde menschliche Körper vermag in hohem Grade den wechselnden Ansprüchen der Atmosphäre gerecht zu werden, ihm gelingt die *Akklimatisation* im weiten Ausmaß, jedoch mit großen individuellen und typenmäßigen Unterschieden je nach der Konstitution, d. h. dem *Erbfaktor* (wetterfühlige und wetterstumpfe Menschen), und nach dem Grade der Anfälligkeit, d. h. dem *Umweltfaktor* [wetterharte oder wetterempfindliche (untrainierte) Menschen]. Bei Versetzung geschlossener Menschengruppen in ungewohnte Klimate ist daher neben dem Auftreten eines sich allgemein auswirkenden klimatischen Einflusses mit besonderen individuellen *Klimareaktionen* zu rechnen.

Das gehäufte Vorkommen bestimmter Krankheiten, die z. T. auch nur mittelbar über eine klimatisch bedingte Änderung der Umweltbedingungen zustande kommen (die sog. Versetzungskrankheiten), ist an bestimmte Klimate gebunden, deren Darstellung zu den Aufgaben der *medizinischen Geographie* gehört. Nach ihrer allgemeinen Wirkung lassen sich die verschiedenen Klimate der Nordhalbkugel einteilen in: *1. allgemein anregend wirkende Klimate:* Kontinentalklima — Hochlandklima — Polarsommer; *2. allgemein erschlaffend wirkende Klimate:* Subtropisches Klima — Maritimes Klima — Polarwinter.

Bei den allgemein erschlaffend wirkenden Klimaten beeinflußt die größere Häufigkeit pathogener Wetterlagen die Arbeitsfähigkeit im ungünstigen Sinne. Neben der Strahlenarmut des *Polarwinters* wirkt der Nebelreichtum maritimer Küstenlandschaften besonders in den Wintermonaten in gleicher Weise im Sinne einer psychischen Depression mit Verminderung der Aufmerksamkeit und des Konzentrationsvermögens bei klimafremden Menschen. Die hohe Lufttemperatur und Luftfeuchtigkeit des subtropischen Klimas bringen über eine Erschwerung der Wärmeregulation eine lähmende Wirkung auf die geistigen Funktionen zustande, die zwar in der ersten Zeit des Aufenthalts durch verstärkten Willenseinsatz ausgeglichen werden kann, jedoch *läßt sich diese vermehrte Willensanspannung bei mehrmonatigem Verweilen in einem Tropen- und Subtropenklima nicht durchhalten.* Nach einer *konstitutionsmäßigen Prüfung* der in ein derartiges Klima versetzten Soldaten scheinen die *athletischen Typen* und die *athletisch-pyknischen* Mischtypen die *beste Eignung für Nordafrika* zu besitzen.

Neben dieser Allgemeinwirkung kommt den verschiedenen Klimaten durch die Häufigkeit des Auftretens bestimmter *örtlicher Wetterlagen mit starker biotroper Wirkung* eine besondere hygienische Bedeutung zu.

Dem *Gebirgsföhn* der Alpentäler mit seiner hohen Lufttemperatur und extremen Trockenheit ähneln bezüglich der meteoropathischen Wirkung in den südlichen Breiten Europas und in Nordafrika die aus den nordafrikanischen Wüsten stammenden *Sciroccowinde*. Im Süden Siziliens und an der Adria bringen sie durch ihre mit Feuchtigkeit beladene Luft eine unangenehm drückende Schwüle mit, während sie nach Überschreiten der Gebirgskämme an der Nordseite als trockenheiße Winde ebenso unangenehm empfunden werden. Sie wirken besonders auf den Sexualtrieb erregend. Das *nordafrikanische Küstenklima* wird durch das Auftreten eines heißen, trockenen Windes aus dem Wüsteninneren gekennzeichnet [*Samum, Chamsin* (Ägypten) oder *Ghibli* (Libyen)], der eine plötzliche Erhöhung der Lufttemperatur bis zu 50° mit sich bringt[1].

Schrifttum.

Flohn: Witterung und Klima in Deutschland. Entwurf einer modernen Klimakunde. Forschungen zur dtsch. Landeskunde, 41.Bd. Leipzig 1942. — Hellpach: Geopsyche. Die Menschenseele unterm Einfluß von Klima und Wetter, Boden und Landschaft, 5.Aufl. 1939. — Rudder: Grundriß der Meteorobiologie, 2.Aufl. Berlin 1940. — Klima — Wetter — Mensch: Herausgegeben v. Woltereck. Leipzig 1938.

---

[1] Siehe auch Abschnitt IX C: „*Tropenhygiene*" S. 419 und in diesem Abschnitt „*Hygienische Erfahrungen über Klimawirkung bei militärischen Unternehmungen in heißen Zonen*" S. 372.

D. Hygienische Erfahrungen über Klimaeinwirkung bei militärischen Unternehmungen in heißen Zonen[1].

Von H. Horster-Würzburg.

Das *nordafrikanische Kriegsgebiet* gehört im wesentlichen zu den Randgebieten des *Mittelmeeres* mit dem typischen Mittelmeerklima. Dieses ist charakterisiert durch *große Trockenheit* bei *hohen Temperaturgraden, mildem Winter* und *intensiver Sonneneinstrahlung*.

Dadurch, daß im Sommer mit Wasserdampf beladene Luft vom barometrischen Maximum über dem Meer zum Minimum über den heißen Küstengebieten zentrifugal strömt, herrscht in dieser Jahreszeit über den Randzonen meist *Nordwind*. Durch diesen Seewind, der je nach der Geländebeschaffenheit 20—40 km und tiefer landeinwärts weht, wird im Sommer das Leben während der drückenden Mittagshitze erheblich erleichtert. In der kühleren Jahreszeit strömt umgekehrt zentripetal die Luft vom Land zum Meer hin, über dem die sich erwärmende wasserdampfbeladene Luft aufsteigt, in höheren Zonen sich wieder abkühlt und damit Wasserdampf abgeben muß. Daher haben die Gebiete mit Mittelmeerklima Winterregen.

Die Niederschläge erfolgen meist in kurz dauernden, sintflutartigen Stoßregen, die verheerende Auswirkungen haben können. Im allgemeinen nimmt die Luftfeuchtigkeit von Norden nach Süden und von Westen nach Osten ab. An der nordafrikanischen Küste werden zwar verhältnismäßig hohe Mittelwerte auf die relative Luftfeuchtigkeit gemessen, dabei ist aber wesentlich, daß in der heißen Tageszeit die Werte erfreulich niedrig liegen (um 50%) gegenüber den hohen Werten zwischen Sonnenuntergang und Sonnenaufgang (Abb. 1). Die mittlere Wintertemperatur entspricht etwa der in Mitteleuropa im April bis Mai üblichen Temperatur. Im Sommer scheint aber die Sonne heiß und grell vom wolkenlosen Himmel, so daß trotz Trockenheit und Bewegung der Luft das Leben im Freien ohne Sonnenschutz tagsüber schwer erträglich sein kann. Die chemische Lichtintensität ist infolge der geringen Bewölkung und des höheren Sonnenstandes größer als in Mitteleuropa[2].

Dieser Klimatypus ist außer in den Ländern *Südeuropas* vorherrschend an der *nordafrikanischen Küste*, in den Küstengebieten *Syriens, Palästinas* wie an der Süd- und Westküste *Kleinasiens*.

Landeinwärts bestehen dagegen in diesen Gebieten sehr verschiedenartige Klimaverhältnisse: scharfer Unterschied zwischen Sommer und Winter und Tag und Nacht. Im Ostteil Syriens wirkt das heiße, trockene Klima der arabischen Wüste ein. Abgesperrt durch hohe Randgebirge herrscht auf der anatolischen Hochfläche im Sommer starke trockene Hitze, im Winter dagegen erhebliche Unterkühlung.

Unter dem langen strengen *armenischen Winter* von Oktober bis Mai hatten unsere Soldaten im ersten Weltkriege zu leiden. Auch die *iranische Hochfläche* ist von hohen Randgebirgen umgeben, die den Einfluß der See ausschließen. Scharfe Temperaturgegensätze sind auch dort charakteristisch. Im Juli 40—50° C im Schatten und Wintertemperaturen von — 15 bis — 30°. Die starke Trockenheit (zum Teil 12% relative Feuchtigkeit im April) wird durch die aus der trockenen nördlichen Steppe einströmenden Winde verursacht. Die Hochfläche von Iran gehört zu den Gebieten mit stärkster Insolation und größter Lufttrockenheit. *Nordpersien* und *Afghanistan* erleben im Frühjahr und Herbst einen milden Übergang zwischen warmer und kalter Jahreszeit.

An den Küsten des *Persischen Golfs* ist wegen der tropischen feuchten Hitze der Aufenthalt für Europäer ebenso schwer erträglich wie in den Küstengebieten des Roten Meeres (Arabien). Landeinwärts herrscht dagegen auch dort wiederum große Trockenheit. Das *Euphrat- und Tigrisland* gehört zu den *heißesten Gebieten der Erde* mit sommerlichen Schattentemperaturen bis 47° und scharfem Temperaturwechsel zwischen Tag und Nacht.

Dem Klima (Trockenheit, Luftbewegung) und dem weiten, offenen, Luftströmungen zugängigen Gelände *Libyens* ist es zu verdanken, daß *akute Hitzeschäden* (Hitzschlag, Hitzkrampf, Sonnenstich) äußerst *selten* bleiben.

Die Gefahr einer Hitzeschädigung ist auch dadurch verringert, daß das zur Verfügung stehende, hauptsächlich aus Brunnen gewonnene Wasser meist salzhaltig ist, so daß der durch starke Schweißabsonderung entstehende Kochsalzverlust wiederum ausgeglichen wird.

---

[1] Siehe auch im Abschnitt IX die Abhandlung „*Tropenhygiene*" S. 419 in diesem Lehrbuch.

[2] Dieses Klima bietet die besten Lebensbedingungen dem Ölbaum, der geradezu als Wahrzeichen für Gebiete mit Mittelmeerklima gelten kann.

Abb. 1 (nach KÖPPEN).

Ort	Mitteltemperatur extreme Monate		Ampli- tude	mittlere relative Feuchtigkeit % der Sättigung extreme Monate	
Algier	25,3 Au	11,9 Jr	13,4	67 O	64 Jl
Tunis	26,6 Au	9,8 Jr	16,8	71 Jr	50 Jl
Tripolis	26,4 Au	11,7 Jr	14,7	67 Jl	63 S
Derna	25,7 Au	14,1 Jr	11,6	66 F	58 Jl
Sidi Barani.	24,5 Au	12,3 Jr	12,2	77 D	59 Ma
Siwa.	29,2 Au	11,6 Jr	17,6	75 D	53 Jn
Alexandrien.	26,0 Au	14,1 Jr	11,9	73 Jl	64 F
Assuan.	33,0 Jl	15,1 Jr	17,9	52 D	29 Jl
Haifa	27,2 Au	12,2 Jr	15,0	72 Jr	66 O
Smyrna	26,8 Jl	1,6 Jr	19,2	74 D	52 Jl
Teheran	29,4 Jl	0,9 Jr	28,5		
Kabul	24,8 Jl	0,2 Jr	24,6		
Bagdad	33,6 Au	9,3 Jr	24,3	83 D	40 Au
Aden.	31,1 Jn	24,3 Jr	6,8	75 Mrz	58 Jl
Aachen.	16,7 Jl	1,5 Jr	15,2	83 D	68 Ma
Berlin	18,0 Jl	0,7 Jr	17,3	87 D	65 Jn
München	17,0 Jl	3,0 Jr	14,0	86 D	65 Ma

	4h	8h	12h	16h	20h	24h
Alexandrien: Tagesschwankungen der relativen Feuchtigkeit.	Jr 72,4 Jl 78,8	70,3 73,1	57,9 63,6	57,2 68,4	67,1 77,9	70,3 79,1

Die scharfen Klimareize bewirken bei fast ständigem Aufenthalt im Freien ein wirksames Training des Körpers zur *Abwehr gegen Erkältung* mit Katarrhen der oberen Luftwege und rheumatischen Erkrankungen.

Andererseits sind *Gesundheitsschäden chronischer Art* nach mehr oder weniger langer Einwirkung des Klimas häufig. So kommen in der heißen Zeit viele Soldaten wegen *Hitzeerschöpfung* mit hypotoner *Kreislaufregulationsstörung* und Neigung zu orthostatischem *Kollaps* in ärztliche Behandlung. Die Kreislaufregulationsstörung wird verstärkt durch *chronische Darmleiden*, fieberhafte *Infektionskrankheiten* und in der Rekonvaleszenz. Häufig findet sich eine mäßige Verbreiterung des *Herzens*, insbesondere nach rechts infolge des hohen Schlagvolumens bei starker körperlicher Beanspruchung in hoher Außentemperatur. Im heimatlichen Klima bilden sich diese Störungen meistens in wenigen Wochen zurück. Herzmuskelschäden sind äußerst selten.

Diese Kreislaufregulationsstörungen führen zu ungünstigen Zirkulationsverhältnissen in der Peripherie besonders der Unterschenkel und bereiten somit den Boden vor für vielerlei *Hauterkrankungen.* Insbesondere treten im Sommer im Anschluß an leichte Epithelverletzungen hartnäckige, phlegmonöse, zur Geschwürsbildung neigende Prozesse auf, besonders an der unteren Hälfte der Unterschenkel, Knöchel, Ferse und Fußrücken. Solche Geschwüre können bei jeder Truppe auch unter anderen Lebensbedingungen auftreten. Bemerkenswert ist aber ihr geradezu epidemieartiges Auftreten während der heißen Zeit in Nordafrika. Vielfach haben diese Wüstengeschwüre bezüglich ihres Aussehens, Verlaufes und Prognose Ähnlichkeit mit dem Ulcus tropicum. Beseitigung der allgemeinen und örtlichen Kreislaufstörung ist notwendig zur Abheilung.

Vorbeugende Maßnahmen: Größtmögliche Reinlichkeit der Haut, Schutz des Körpers gegen intensive Sonnenbestrahlung (Schattendach auf den Fahrzeugen mit genügendem Durchlaß für den Fahrwind, besonders bei Krankentransporten, Zeltbahnen als Sonnenschutz in der Stellung). Der Oberkörper soll durch ein möglichst poröses Hemd geschützt werden. Lange, luftige Hose (wie bei Luftwaffe oder Gebirgstruppen), auch hohe Stiefel schützen die Beine gegen Sonnenlicht und insbesondere gegen häufige, leichte Verletzungen, aus denen rasch ein Geschwür entstehen kann. Man soll beherzigen, daß die eingesessene Bevölkerung ihren Körper um so vollständiger in grobes Tuch aus Schafwolle (Barachan, Burnus) einhüllt, je intensiver die Sonne brennt.

Auch die kleinste Verletzung soll sofort sachgemäß versorgt werden (Sepso- oder Jodtinktur).

Ungünstig wirkt Hitze auf viele Leute mit frischer oder auch schon länger zurückliegender Gehirnerschütterung.

In einem Lande wie Libyen mit großer Trockenheit, Hitze und dünner Besiedlung sind die hygienischen Verhältnisse sehr viel günstiger als in feuchtwarmen tropischen Gebieten bzw. anderen Mittelmeerländern. Infektionskrankheiten wie Malaria, Schlafkrankheit, Gelbfieber spielen keine Rolle. Auch Fleckfieber, Pappataci, Dengue, Maltafieber, Trachom sind bisher bedeutungslos gewesen. Malariaherde gibt es nur in einigen, genau bekannten Oasen. Rückfallfieber tritt sporadisch auf. Überträger sind in Nordafrika Läuse oder Zecken. Leptospirenerkrankungen (Feldfieber) kommen vereinzelt vor, ebenso Typhus und Paratyphus. Ernste *Bedeutung* haben dagegen *Darmerkrankungen (Ruhr)*, *Hepatitis contagiosa*, *Kreislaufstörungen* und *Hautgeschwüre* (siehe oben).

Ansteckungsquellen für *Geschlechtskrankheiten* gibt es in Libyen praktisch nicht, um so mehr aber während des An- bzw. Rücktransportes über Italien oder den Balkan (Belehrung und Warnung!).

Verhältnismäßig *gering* ist die Belästigung durch *Ungeziefer*.

Gelegentliche Verlausungen sind auf Berührung mit erbeuteten Decken und Kleidungsstücken zurückzuführen. *Flöhe* machen sich vor allem in Erdhöhlen bemerkbar. Umgang mit Landeseinwohnern muß gemieden werden. *Schlangenbisse* sind selten, *Skorpione* harmlos.

In dicht besiedelten Gebieten (z. B. Niltal) sind *Wurmkrankheiten*, insbesondere Bilharziose, stark verbreitet (Wasserhygiene, Vorsicht mit rohem Obst, Gemüse und Fleisch!).

In warmen Ländern gehören *Verdauungsstörungen* zu den häufigsten Krankheitserscheinungen. Gegenüber Abkühlung werden die Verdauungsorgane sehr empfindlich. Kälte kann latente Darminfektionen manifest werden lassen (wärmere Kleidung und Leibbinde mit Sonnenuntergang und während der kühleren Zeit ständig, etwa von November bis April).

Die *Funktion der Verdauungsorgane* ist in heißen Zonen offenbar verringert.

Nach eigenen Untersuchungen ist die Salzsäureproduktion im Magen ungenügend. Dyspeptische Störungen, zum Teil infolge Genusses Mg-haltigen Wassers, Unverträglichkeit grober Kost (Hülsenfrüchte, Kohlgemüse, nasses Brot) sind an der Tagesordnung. Dadurch wird infektiösen Darmerkrankungen, vor allen Dingen der bacillären Ruhr, der Weg geebnet. Aber auch Protozoen (Flagellaten und *Amöben*) können in bereits geschädigtem Magendarmtractus ernste Krankheitsprozesse hervorrufen. Bei solchen dyspeptischen Erscheinungen, die auch im Gefolge einer Ruhr fortbestehen können, bewährt sich die regelmäßige Einnahme von Salzsäure (z. B. 2mal 2 Acidolpepsintabletten in Wasser gelöst während den Mahlzeiten).

Jeder Durchfallkranke soll sich frühzeitig zur Untersuchung und Behandlung melden. Makroskopische und mikroskopische Stuhluntersuchungen muß der Truppenarzt, mindestens aber jede Lazaretteinrichtung durchführen können. Der Truppenarzt benötigt ein luftiges Revierzelt, da er die Mehrzahl der Kranken zunächst selbst behandeln muß. Alle Lazaretteinrichtungen müssen über ein zuverlässiges klinisches Laboratorium mit ausgebildetem Personal verfügen.

Verhütung von Verdauungsstörungen und Darminfektionen ist eine wichtige, umfangreiche hygienische Aufgabe in warmen Ländern. Eine wirksame medikamentöse Prophylaxe ist bisher nicht erprobt. Dazu ist vor allem die Bekämpfung der äußerst lästigen und gefährlichen *Fliegenplage* erforderlich, die überall in menschlicher Umgebung sich breitmacht. Schutz der gelagerten Verpflegung und der Speisen gegen Fliegen. Rasche und zuverlässige *Beseitigung der Fä-*

kalien, Abfälle und *Abwässer* muß streng durchgeführt werden. Die Ernennung von *Gesundheitsoffizieren* zur Überwachung der hygienischen Maßnahmen bei der Truppe inklusive Küche hat sich bewährt. Enge Zusammenarbeit von Truppenarzt und Truppenoffizier ist selbstverständlich.

In besonderem Maße hängen Leistungsfähigkeit und Gesundheit des Soldaten im warmen Klima von der zweckmäßigen, ausreichenden *Ernährung* ab.

Grundsätzlich soll auch in fremden Ländern die Kost den heimatlichen Gewohnheiten angepaßt sein bei möglichst reichlicher Verwendung der frischen (!) Landesprodukte. Der körperlich angestrengte Soldat braucht auch in warmen Ländern Fett (Butter, Margarine, Olivenöl). Der Appetit ist in der heißen Zeit oft gering. Daher soll die Kost besonders abwechslungsreich und schmackhaft, für die Magensaftsekretion anregend sein. Dem großen Verlangen nach Gewürzen und Gebratenem muß Rechnung getragen werden. Bevorzugt werden besonders im Sommer: Teigwaren, Mehlspeisen, Reis, fettarmes Kalb-Rindfleisch, Geflügel, Puddings, Backobst, Obst- und andere Früchtekonserven (Tomaten), Marmeladen, Fruchtsäfte. Dazu müssen Zucker- und Milchrationen erhöht sein. Als Frischobst und Frischgemüse kommen praktisch nur Citronen, Melonen und Zwiebeln in Frage, da nur sie — gut verpackt — den langen Transport in der Hitze leidlich überstehen. Ausreichende Versorgung mit Citronen ist wichtig, da vorwiegend die Ernährung zwangsläufig aus Konserven besteht. Empfehlenswert ist zur Vorbeugung von Vitamin B-Schäden tägliche Verabfolgung von mindestens 3 g Hefeextrakt durch die Küche. Bisher wurden sichere primäre Vitaminmangelschäden nicht beobachtet. Frische Kartoffeln, Apfelsinen, Äpfel, Pfirsiche, Trauben, Tomaten, Gemüse usw. stehen in den Anbaugebieten bzw. Ausladeplätzen eventuell zur Verfügung. Längere Kolonnentransporte überstehen sie meist schlecht. Es empfiehlt sich, die Hauptmahlzeit auf den kühleren Abend zu verlegen. *Alkohol* in mäßiger Menge erst nach Sonnenuntergang genießen!

Die bisherigen Erfahrungen bezüglich der Kochverhältnisse und *Zubereitung der Kost* sind ausgewertet im Feldkochbuch für warme Länder vom 30. 6. 42, das jeder Arzt in diesen Gebieten benutzen soll. Denn jeder Arzt muß sich mehr als sonst für Verpflegung und Küche interessieren, an ihrer Verbesserung ständig mithelfen, die Durchführung der Küchenhygiene und Wasserdisziplin ständig überwachen (abgekochtes Wasser, auch zur Mundpflege). Ganz besonders muß er für die zweckmäßige Versorgung seiner Kranken bemüht sein und deshalb für Beschaffung und Zubereitung einer geeigneten Krankenkost sorgen.

Als *Bekleidung* nützlich erweist sich das ständige Tragen von Netzunterwäsche, die das Ankleben des naßgeschwitzten Hemdes verhindert und den Luftzutritt erleichtert. Lange Hose bietet Schutz gegen allzu intensive Sonneneinwirkung, Abkühlung, Schmutz und Hautverletzungen. Der *Tropenhelm* wird in Libyen *kaum* getragen. Bei der auf hartem Felsgestein erhöhten Splitterwirkung sollte der *Stahlhelm* von der Kampftruppe getragen werden. Gute *Sonnen- und Staubbrille* ist unbedingt notwendig.

Der *psychischen Hygiene* kommt beim langen Aufenthalt in der monotonen Einöde der Wüste, in der das Leben für den Soldaten besonders entsagungsvoll ist, große Bedeutung zu. Wo irgend möglich, muß für Unterhaltung im Kameradenkreis gesorgt werden. Beschaffung von Lektüre, Rundfunkgerät, Marketenderware muß auch von ärztlicher Seite betrieben werden[1].

Wichtig ist die Anpassung an das zunächst ungewohnte Klima vor Einsatz an der Front (z. B. Zwischenstation in Südeuropa), Erziehung durch erfahrene Kameraden und Truppenarzt.

Menschen, die zu vasomotorischen Störungen neigen (Astheniker), willensschwache Psychopathen und ganz besonders auch Soldaten mit anfälligem Magendarmsystem und mit empfindlicher Haut sollen nicht in warme Länder geschickt werden. Genügende Kaufähigkeit des Gebisses ist zu beachten!

Grundsätzlich sollen *keine jungen Rekruten*, sondern *ältere, wetterfeste, körperlich trainierte, kriegsgewohnte und seelisch gereifte Soldaten* in derartigen Kriegs-

---

[1] Siehe auch Abschnitt XI H: *„Seelische Wehrhygiene insbesondere bei der Luftwaffe"* S. 530 in diesem Lehrbuch.

gebieten eingesetzt werden, wo man vor allem frische, tatenfrohe, an Leib und
Seele gesunde Offiziere braucht. Das gilt besonders auch für Sanitätsoffiziere,
zumal für die Führer der Sanitätseinrichtungen.

Spätestens nach 12 Monaten soll eine vorübergehende Ablösung erfolgen,
damit der Soldat im heimatlichen Klima die alte Frische wiedererlangt. Dann
sollte in der Heimat eine sorgfältige ärztliche Untersuchung (Kreislauf, Stuhl!)
mit eventueller Behandlung erfolgen.

Anschließend einen Monat Urlaub, dann einige Wochen zum Ersatztruppenteil und,
falls tropendienstfähig, von dort auf Anforderung wieder zurück zur alten Einheit, so daß
der Soldat etwa ¼ Jahr wieder im heimatlichen Klima lebte.

Der *Arzt* muß enger *Mitarbeiter* und zuverlässiger *Berater der Truppenführung* und *-verwaltung* sein, denn der Krieg in heißen Ländern ist ein „Krieg
der Ärzte und Techniker" und des Nachschubs!

Schrifttum.

Düll: Wetter und Gesundheit 54, Teil 1 (1941). Dresden. — Handloser: Nichtinfektiöse
Krankheiten. Lehrbuch der Militärhygiene, Waldmann und Hoffmann. Berlin 1936. —
Horster: Erfahrungen über Wärme- und Ernährungseinflüsse auf deutsche Soldaten in
heißen Ländern. Bericht der 2. Arbeitstagung Ost der Beratenden Ärzte. Berlin 1942. —
Köppen: Grundriß der Klimakunde. Berlin u. Leipzig 1931. — Rikli: Das Pflanzenkleid
der Mittelmeerländer. Bern 1942. — Ruge, Mühlens, zur Verth: Krankheiten und Hygiene
der warmen Länder. Leipzig 1938. — Ruge: Schiffs- und Tropenhygiene. Lehrbuch der
Militärhygiene, Waldmann, Hoffmann. Berlin 1936; Handbuch der Geographischen Wissenschaft. Potsdam 1937. — Schreiber: Bericht über Dienstreise zum deutschen Afrika-Korps.
Juli 1941. — Anhang 2 zur H.Dv. 1a S. 61, lfd. Nr 14. — Feldkochbuch für warme Länder
vom 30. 6. 42.

E. Hygienische Erfahrungen bei militärischen
Unternehmungen im kalten Klima.

Von O. Muntsch-Prag.

Das klassische Beispiel für das Scheitern einer militärischen Unternehmung
im kalten Klima, ja für die Vernichtung eines ganzen Heeres bei Unterlassung
vorsorglicher und rechtzeitiger Maßnahmen ist der Feldzug Napoleons in Rußland 1812. Im *1. Weltkrieg* war trotz ausreichender Vorbereitung gegen Kälte-
einflüsse der Ersatzbedarf wegen Todes und aus Krankheitsgründen in den beiden
ersten Kriegsjahren im Osten höher als im Westen, und auch im *Winter 1941/42*
ist die deutsche Ostfront durch die Auswirkungen eines frühzeitigen und besonders
strengen Winters zeitweise hart mitgenommen worden.

Unter den durch unmittelbare Kälteeinwirkung verursachten gesundheitlichen Schädigungen stehen die allgemeinen und örtlichen *Erfrierungen* im Vordergrund. Insbesondere ist
es Kälte in Verbindung mit Nässe, welche zu Verlusten durch Erfrierungen führt. Weitere
Erkrankungen mit ausgesprochenem Wintergipfel sind die sog. *Erkältungskrankheiten*, nämlich schwerere und gehäuftere Formen von Erkrankungen der oberen und tieferen Atemwege, Erkrankungen des Urogenitalsystems sowie Grippe und rheumatische Erkrankungen.
Durch das engere Zusammenleben der Menschen in den Unterkünften werden schließlich in
der kalten Jahreszeit die *Infektionskrankheiten*, vor allem Scharlach, Diphtherie, Masern,
Fleckfieber und Tuberkulose, in ihrer Ausbreitung gefördert.

Soweit es die militärische Führung ermöglichen kann und die taktische Lage
erlaubt, sind daher für einen Winterfeldzug vorausschauend gegen die Unbilden
von Kälte und Klima *Maßnahmen der Abwehr und des Schutzes* zu treffen, deren
Durchführung sowohl dem Offizier wie dem Arzt obliegt; daneben muß der

Soldat darüber belehrt werden, wie er sich gegen die Gefahren des Winters schützen kann.

Die notwendigen Vorkehrungen umfassen Sicherung, hygienischen Ausbau und Instandhaltung der Unterkunft, Fürsorge und Durchführung der Körperpflege des einzelnen Mannes, Bereitstellung warmer und zusätzlicher Bekleidung, Regelung entsprechender Ernährung, nicht zuletzt aber auch sachgemäße Handhabung des Truppendienstes. Besondere Maßnahmen erfordert der Kälteschutz bei Eisenbahntransporten sowie die Versorgung von Kranken und Verwundeten. Schwierige Nachschublage und örtliche Verhältnisse zwingen sehr oft zu behelfsmäßigen Lösungen.

Bei Auswahl und Planung der *Unterkünfte* ist grundsätzlich eine Trennung der Truppe von der Zivilbevölkerung anzustreben (Räumung von Ortsteilen). Als *Wind- und Wärmeschutz* hat sich Aufwerfen von Schnee von außen bis in Fensterhöhe an den Haussockel, Einfüllung an der Nord- und Ostseite einschließlich der Fenster mit Moos, Aufstellen von Strohmatten oder Zäunen aus Kieferzweigen zur Verkleidung der Außenwände mit vor den Fenstern aufroll- oder aufziehbaren Teilen bewährt. Bei der Heizung der Unterkünfte sollen Übertemperaturen vermieden werden (Lüftung, Regulierung von Ofenklappen und Schiebern, trockenes Heizmaterial!). Prüfung und sachgemäße Bedienung der Abzüge sichert gegen Kohlenoxydgefahr. Gemauerte Öfen aus Ziegel- oder Feldsteinen dienen als gute Wärmespeicher.

Zweckmäßig werden einfache Eisenöfen und Ofenrohre von der Truppe mitgeführt, die auch für Schützengräben und Bunker geeignet sind. Aus Eisentonnen und Benzinfässern lassen sich durch Herausschneiden einer Beheizungstür und Einbau eines einfachen Rostes gutheizende Öfen herstellen.

Die Trinkwasserentnahmestellen müssen ständig hinsichtlich Sauberhaltung und Verhütung des Einfrierens überwacht werden; Planschwasser der engeren Umgebung wird durch Bau von Abflußrinnen abgeleitet und dadurch Vereisung verhütet. Bei tiefgefrorenem Boden sind alte Schuppen oder dgl. mit Latrinen nach dem Tonnensystem zu verwenden. Getrennte Anlage von Pißrinnen ist zu empfehlen. Auf Desinfektion der Latrinen ist zu achten.

Waschanlagen, insbesondere für Körperreinigung, lassen sich auch im Winter oft mit einfachsten, landesüblichen Mitteln herrichten; Bereithaltung von warmem Waschwasser zu bestimmten Tageszeiten ist zweckmäßig. Die Wäsche soll, wo irgend möglich, auch bei kleineren Einheiten zentral und unter Aufsicht gereinigt werden, da bei der Abgabe von Wäsche an Zivilpersonen die Möglichkeit der Läuseübertragung entsteht und häufig auch die Art des Waschens durch Landeseinwohner der Wäsche wenig zuträglich ist. Wollsachen dürfen nicht gekocht, sondern nur in lauwarmem Seifenwasser gewaschen werden; andernfalls verliert die Wollwäsche durch Verfilzung ihre Eigenschaft, den Schweiß aufzunehmen und Träger einer warmhaltenden Luftschicht zu sein.

Der Bekämpfung des Ungeziefers in den Unterkünften muß besonderes Augenmerk zugewandt werden. Vor allem muß der Zutritt für jede Art von Ungeziefer zu den *Verpflegslagerräumen* verwehrt sein, die frostfrei, sauber und trocken angelegt werden sollen.

Der einzelne Mann hat sich durch *Abhärtung* dem kalten Klima anzupassen. Körperliche Reinigung (am besten abends mit warmem, morgens mit kaltem Wasser), Hautpflege (Einfetten mit Frostschutzsalbe), Mundpflege, Haarpflege (kurzes Kopfhaar!) sowie Fußpflege (Wechselbäder, Einpudern der Socken oder Fußlappen, Frostschutzsalbe) sind zu beachten.

Die *Kleidung* darf nirgends zu eng sitzen und muß stets trocken sein. Dies gilt besonders für die Fußbekleidung. Wärmer und weniger schädlich als das

Überziehen von 2 oder 3 Paar Socken ist es, wenn nur ein Paar Socken getragen wird, dabei aber Bewegungsfreiheit und Spielraum für die Zehen erhalten bleibt. Gegen das Naßwerden der Strümpfe durch von oben eindringenden Schnee schützt das Überfallenlassen der Hose über den Stiefelrand, Hosen über den Stiefeln, oder in Form einer breiten Falte (Knickerbocker). Als guter Kälteschutz sind Einlagen aus Filz, Fell oder auch Papier bekannt. Zusätzliche Wollkleidung (Pullover, Muff, Kopf- und Ohrenschützer, Handschuhe, Leibbinden, Halsschal, Pulswärmer) ergänzen die Winterausrüstung.

Hinsichtlich *Ernährung* soll durch häufigere Ausgabe warmer Abendverpflegung und warmer Getränkeportionen, auch warmer Suppen, der kalten Jahreszeit Rechnung getragen werden. Sowohl in den Unterkünften wie in den Feldstellungen lassen sich meist behelfsmäßige Kochkisten zum Warmhalten heißer Verpflegung herrichten. Lebertran, Vitamindrops und Citronen müssen ausgegeben werden, wenn die verfügbaren Nahrungsmittel den Vitaminbedarf (A, D und C) nicht decken. Warme Getränke in Thermosflaschen sind für Posten nach deren Ablösung bereitzustellen. Bei Märschen ist Dörrobst sehr geeignet als Taschenproviant.

Vor dem Genuß von Alkohol ist bei Kälte zu warnen; vor größeren Märschen und Anstrengungen ist Alkohol ganz zu vermeiden, da sonst ernste Erschöpfungszustände erfahrungsgemäß auftreten.

Der Kälteschutz bei *Eisenbahntransporten* bedarf besonderer Vorbereitung. Die Truppe führt meist kleine Öfen, für deren Betrieb alle Vorsichtsmaßregeln gegen Feuers- und Rauchgefahren zu treffen sind, mit. Alle verfügbaren Decken sind auszugeben, für reichliche Strohunterlage ist zu sorgen. Die Feldküchen sind für Zubereitung heißer Getränke in Betrieb zu halten. Posten auf offenen Loren (Fliegerschutz, Küchenpersonal) sind durch Windschutz (Verschalung) und Pelzmäntel bzw. Überstiefel gegen Zugwind zu schützen[1].

Im Winter leiden ausgeblutete *Verwundete* unter der Kälte auch beim Abtransport im Krankenkraftwagen. Katalytöfen reichen meist zu deren Erwärmung nicht aus. Den Verwundeten bettet man daher in möglichst viel Decken (auch unter dem Rücken), ferner gibt man heißgemachte Ziegelsteine, Fußsäcke, Wärmeflaschen mit, die in Aufnahmestationen, die relaisartig in bestimmten Entfernungen errichtet werden, erneuert werden. Auch Wärmebeutel sind verwendbar (entwickeln bei Benetzung mit Wasser Wärme von 40—50° C).

An Stelle von *Krankenkraftwagen* treten bei starker Schneedecke *Pferdeschlitten*, die mit Aufbauten als Kälteschutz versehen werden. Man kleidet sie mit Fellen oder dicken Papierschichten aus und benutzt als Bodenbelag und Zudecke geflochtene Strohmatten. Warme Getränke in Thermosflaschen und Lebens- und Stärkungsmittel (Schokolade, Zwieback, Knäckebrot, Kognak usw.) sollen mitgegeben werden.

Marschfähige Verwundete werden marschierend zur nächsten Sanitätsdienststelle geleitet, um Erfrierungen vorzubeugen.

Schrifttum.

Sanitätsbericht über das deutsche Heer im Weltkrieg 1914/18, III. Band, S. 35.

---

[1] Siehe auch im Abschnitt II die Abhandlung „*Kälteschäden*" S. 215 in diesem Lehrbuch.

IX. Abschnitt.

Hygiene des Dienstes.

A. Arbeits- und wehrphysiologische Grundlagen.

1. Allgemeines über Leistung und ihre Grenzen.

Von O. F. Ranke-Berlin.

Mit 3 Abbildungen.

Die militärische Leistung einer Truppe ist abhängig von der *Führung*, der *Bewaffnung* und der *soldatischen Leistungsfähigkeit*. Dem Sanitätsoffizier obliegt unter vielen anderen auch die wichtige Aufgabe, die soldatische Leistungsfähigkeit des einzelnen zu beurteilen und den Truppenführer bei der pfleglichen Behandlung der Leistungsfähigkeit der ganzen Truppe zu beraten. Es handelt sich dabei teils um hygienische, sportärztliche und gewerbeärztliche, teils aber auch um physiologische Fragen.

Der erb- und umweltbedingte Entwicklungszustand des Körpers, besonders der maßgeblich an der Arbeit beteiligten Systeme *Muskulatur*, *Atmung* und *Kreislauf*, setzt zwar der Leistungsfähigkeit bestimmte Grenzen. Diese Grenzen können aber durch *Übung und Anpassung* der Organe weit verschoben werden. Von der körperlichen Leistungsfähigkeit wird nur so viel eingesetzt, als dem durch innere und äußere Ursachen gesteuerten *Leistungswillen* entspricht, der durch *Gewöhnung* gefestigt werden muß. Mit jeder Beanspruchung des Körpers sind Vorgänge verbunden, die durch *Ermüdung oder Erschöpfung* zu einer zeitlichen Begrenzung der Leistung führen. Innere Ursachen, wie Unlust, Restzustände von Krankheiten oder Übermüdung, steigern, andere, wie Wut, Ehrgeiz oder Lebensgefahr, aber auch äußere Ursachen, wie Zuspruch, Musik, vermindern den Einfluß der Ermüdung. Diese, allein durch den lebendigen Körper und Geist des Soldaten bedingten Leistungsgrenzen werden durch die Belastung durch Bekleidung und Ausrüstung, durch das Eingreifen von Klima und Technik herabgesetzt. Die Aufgabe des Arztes ist dabei nicht nur die Erkennung und wissenschaftliche Ordnung aller dieser genannten Einflüsse auf die Leistungsfähigkeit. Darüber hinaus kann durch zweckmäßigen Einsatz der körperlichen Kräfte, durch richtig gewählte Ernährungszulagen oder gelegentlich mit Hilfe von Medikamenten, endlich aber hauptsächlich durch Entwicklung von geeigneten Waffen und Gerät die Gesamtleistungsfähigkeit jedes einzelnen und damit der ganzen Truppe gesteigert werden. Die Voraussetzung zu solcher *Steigerung der Leistung* ist in jedem Fall die genaue *Kenntnis der leistungsbegrenzenden Einflüsse* sowie der *Grenzen*, deren *Überschreitung zu Gesundheitsstörungen* führen würde. Nicht jeder ist nach körperlicher und geistiger Veranlagung für die verschiedenen Waffengattungen gleich geeignet. Dieses umfangreiche und große Erfahrung erfordernde Gebiet der Eignung und der richtigen Auswahl muß den einschlägigen Vorschriften entnommen werden.

a) Leistungsgrenzen von Muskulatur, Atmung und Kreislauf.

Auf Grund von Verbrennungsvorgängen kann der Skelettmuskel etwa $^1/_3$ der umgesetzten Energie in mechanische Arbeit verwandeln, während $^2/_3$ der Energie zu Wärme werden. Der Bruch aus mechanischer Arbeit durch aufgewendete Energie (Wirkungsgrad) ist je nach der Art der Arbeit verschieden. Besonders klein ist er im ungeübten Zustand durch unnötige überschießende Bewegungen sowie durch krampfhaftes Gegenhalten der Antagonisten. Für jede Arbeitsform gibt es eine bestimmte Anordnung, bei der der Wirkungsgrad ein Maximum wird. Z. B. kann beim *Marschieren* durch Veränderung der Schrittzahl und Schrittlänge der Energieaufwand je Meter Weg in weiten Grenzen verändert werden.

In Abb. 1 ist nur der Mehrverbrauch in kleinen Calorien je Meter Weg gegenüber dem Ruheumsatz an die Kurven gleichen Energieverbrauchs angeschrieben. Hieraus ergibt sich das Maximum des Wirkungsgrades für etwa 50 m/min oder 3 km/st bei einer Schrittlänge von nur 58 cm. Berücksichtigt man den Ruheumsatz mit, so ist der Gesamtumsatz je Meter Weg bei geringen Geschwindigkeiten mehr zu erhöhen als bei größeren, und das Maximum des Wirkungsgrades wandert zu 78 cm Schrittlänge, 115 Schritten/min und 90 m/min oder

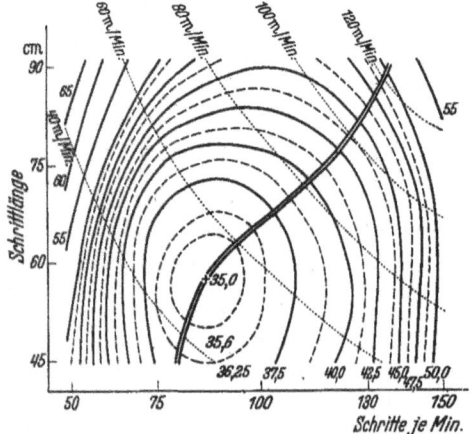

Abb. 1. (Aus Atzer: Körper und Arbeit. Leipzig 1927.) Arbeitsumsatz ohne Ruheumsatz in cal/m beim Gehen' ohne Last in der Ebene. Abszisse: Schrittzahl je Minute. Ordinate: Schrittlänge. Punktierte Linien: Geschwindigkeit in m/min. Die Schichtlinien geben die zusammengehörigen Werte von Schrittzahl und Schrittlänge, bei denen die angeschriebenen Arbeitsumsätze erreicht werden. Die doppelte Linie („Talweg") verbindet die relativen Bestwerte.

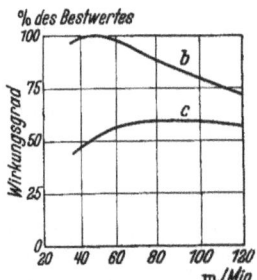

Abb. 2. Wirkungsgrad auf dem „Talweg" der Abb. 1 beim Gehen ohne Last in der Ebene, abhängig von der Geschwindigkeit, in Prozent des Bestwertes. *b* Bei Berücksichtigung nur des Arbeitsumsatzes. *c* Bei Berücksichtigung des Gesamtumsatzes einschließlich Ruheumsatz. Der Bestwert von *b* (Spazierengehen) liegt bei 50 m/min = 3 km/st, der von *c* bei 90 m/min = 5,4 km/st, 115 Schritt/min und einer Schrittlänge von 78 cm.

5,4 km/st. Ist für verschiedene Arten von Arbeiten das Maximum des Wirkungsgrades bekannt, so können Arbeiten mit demselben Ergebnis untereinander verglichen werden, z. B. das Heben einer Last von Hand oder durch die Seilwinde. Eine Übersicht über den Wirkungsgrad verschiedener Arbeitsformen gibt nachstehende Tabelle.

Arbeit	Optimaler Wirkungsgrad ohne Grundumsatz %
Gewichtheben	8,4—14
Hantelstoßen	10
Horizontaler Stoß	14
Horizontale Vorwärts- und Rückwärtsbewegung	23
Handkurbel ohne Schwungrad	18—22
Handkurbel mit Schwungrad	26
Radfahren	22—30
Gehen	23
Steigen	34
Rudern	25
Schieben von Lasten	26,8
Ziehen von Lasten	24

Der Wirkungsgrad ist um so kleiner, je mehr Muskeln allein zur Versteifung der Gelenke statische Haltearbeit leisten müssen, und um so höher, je mehr Muskelmasse des Gesamtkörpers an der Arbeit beteiligt wird.

Muskelgrenzleistung. Der Skelettmuskel ist befähigt, vorübergehend Vorschußarbeit auch ohne Nachlieferung von Sauerstoff durch den Kreislauf zu leisten. Doch ist seine höchste Leistung begrenzt. Bei einer einmaligen, günstigsten Kontraktion der gesamten Muskulatur könnte der Schwerpunkt des Körpers etwa um 2,40 m gehoben werden entsprechend einem kurzen Impuls von etwa 3—5 Pferdestärken, wenn sämtliche Muskeln in den Dienst dieses Sprunges gestellt werden könnten. Je länger die Dauer, desto niedriger wird die Höhe einer solchen Muskelgrenzleistung. Dauert diese Höchstleistung einige Sekunden, so kommt neben der größten Beanspruchbarkeit, der Festigkeit der Muskelfasern, auch die Grenze ihrer Vorschußarbeit in Betracht. Da diese Vorschußarbeit nachträglich durch Lieferung von Sauerstoff vom Kreislauf abgedeckt werden muß, wird sie in dem Schrifttum gewöhnlich Sauerstoffschuld genannt. Sie kann etwa bis $15 \, l \, O_2$ erreichen, ehe Erschöpfung der Muskeln eintritt. Eine geringe, der Arbeitsschwere entsprechende Sauerstoffschuld wird übrigens beim Beginn jeder, auch leichteren Arbeit eingegangen und am Ende der Arbeit nachgeatmet. Übersteigt die Gesamtarbeitsmenge den Grenzwert von 15 l Sauerstoffbedarf ($1 \, l \, O_2$ entspricht dabei etwa 5 Calorien oder, bei einem mittleren Wirkungsgrad von 20%, etwa 430 mkg), so kann die Muskulatur nur bei Nachlieferung von Sauerstoff und nur entsprechend der nachgelieferten Menge weitere Arbeit leisten. Für Leistungen mittlerer Schwere und etwa ab 30 Sekunden Dauer ist die Grenze daher um so mehr der Sauerstofftransport mit dem Kreislauf, je länger die Leistung verlangt wird.

Kreislaufumstellung. Im Gegensatz zur Muskulatur kann der Kreislauf erst im Verlauf von etwa 5—8 Minuten nach Beginn der Arbeit auf höchste Leistungsfähigkeit gebracht werden. Denn mit Beginn der Arbeit werden zahlreiche Capillaren in den arbeitenden Muskeln erweitert, und es muß erst durch Ausschüttung aus den Blutdepots und Einsparung an anderen Organen, wie den Nieren, der Kreislauf aufgefüllt und das Gesamtvolum zweckentsprechend gesteuert werden. Dazu kommt, daß entsprechend den Transportwegen einige Zeit vergeht, bis das stärker ausgenutzte Blut (in Ruhe: 6 Vol.-%, in Arbeit maximal 14 Vol.-% arteriell-venöse O_2-Differenz) aus den Muskeln zurückkommt. Eine vorübergehende Milchsäureausschüttung zusammen mit der durch die Arbeit hervorgerufenen Herabsetzung der Reizschwelle des Atemzentrums bedingt dazu etwa um die 5. Minute schwerer Arbeit eine Überventilation, die ihrerseits die Herzfüllung und Entleerung beeinträchtigt. Erst nach Überwindung dieses toten Punktes kommt der Kreislauf auf die der Arbeitsschwere entsprechende Dauerleistung. Durch langsame Steigerung der Arbeitsschwere im Beginn körperlicher Arbeit kann der tote Punkt umgangen werden. Der beim *Marschieren* etwa nach 1 Stunde eintretende tote Punkt hat mit dem Kreislauf nichts zu tun, er ist wahrscheinlich eine Stoffwechselangelegenheit.

Kreislaufgrenzleistung. Während in Ruhe mit einem Minutenvolum von 3—5 l etwa 3—400 ccm Sauerstoff antransportiert und 250—320 ccm Kohlendioxyd abtransportiert werden, kann der Kreislauf nach gasanalytischen Untersuchungen, besonders der schwedischen Forscher, bei Grenzleistungen mit mehr als 25 l Minutenvolum bis zu 4 l Sauerstoff in der Minute an die Verbrauchsstellen heranbringen. Im allgemeinen kann jedoch, außer bei ausgesprochenen Sportsleuten, kaum mit einer höheren Kreislaufgrenzleistung als etwa $3 \, l \, O_2/min$ gerechnet werden. Das ergibt bei einem mittleren Wirkungsgrad von 20% eine mechanische Leistung von 1300 mkg/min oder rund 0,3 Pferdestärken für Leistungen von einigen Minuten Dauer, z. B. einem sportlichen Wettlauf über Mittelstrecken oder einer militärischen Arbeit, etwa dem Transport einer Panzerabwehrkanone im Mannschaftszug. Je kürzer die Leistung verlangt wird, desto mehr fällt gegenüber dem mit dem Kreislauf antransportierten Sauerstoff die Vorschußarbeit auf Grund der möglichen Sauerstoffschuld von 15 l ins Gewicht. Ein anschauliches Bild des *Zusammenwirkens der Muskelgrenzleistung mit der Kreislaufgrenzleistung* geben die Abb. 3 und die folgende Tabelle.

Arbeitsform	Arbeitsdauer	Höchstleistung in mkg/sek^{-1}	PS	Beobachter
Bergsteigen	8 Std.-Tag	10,5	0,14	WEISBACH
Bergsteigen als Träger .	8 Std.-Tag	11	0,14	GERSTNER
Holzhauer	8 Std.-Tag	9,72	0,13	BECKER u. HÄMÄLÄINE
Holzhauer	8 Std.-Tag	8	0,11	BECKER u. HÄMÄLÄINE
Holzhauer	8 Std.-Tag	7,4	0,1	RUBNER
Treppensteigen	9 Min.	30,7	0,41	nach HILL berechnet
Treppensteigen	14,2 Sek.	67,16	0,9	BLIX (Vp. 5)
Treppensteigen ohne Last	3,8 Sek.	101,2	1,35	BLIX
Treppensteigen mit Last von 30,9 kg . .	4,4 Sek.	95,44	1,27	
Tretergometer	30 Sek.	60	0,80	BLIX
Rudern	22 Min.	33,75	0,45	HUNDERSON u. HAGGARD
Rudern	6 Min.	42,75	0,57	

Mit den Armen allein:

Am JOHANNSSONschen Armergographen . .	103,7 Min.	4,46	0,06	PEDER
Feuerspritze	2 Min.	30,0	0,401	HARTIG
Handkurbel	1 ½ Std.	12,5	0,166	SJÖSTRÖM
	41 Min.	13,5	0,18	SJÖSTRÖM
	5 Min.	19,5	0,26	SJÖSTRÖM
	1 ½ Min.	27,7	0,37	SJÖSTRÖM
	?	30,7	0,41	SJÖSTRÖM

Diese Tabelle zeigt zugleich, daß bei Arbeit allein des Schultergürtels und der Arme an der Handkurbel die Höchstleistungen beträchtlich geringer sind als bei Arbeit mit der umfangreichen Muskulatur der Beine.

Atemgrenzleistung. Im Gegensatz zur bewußt werdenden Empfindung ist die *Atemnot* bei schwerster Arbeit wenigstens beim Gesunden nicht durch eine Mangelleistung der Atmung, sondern durch die Gastransportschwierigkeiten des Kreislaufs bedingt. Sehr schnell nach Arbeitsbeginn, zunächst nervös, dann durch die veränderte Versorgung des verlängerten Marks und des Carotissinus steigt das Atemminutenvolum an. Bei schwerer Arbeit übersteigt seine Zunahme besonders beim Ungeübten den Bedarf, so daß die Ausnutzung der Atemluft absinkt. Nach vorübergehenden Steigerungen des Atemminutenvolumens zur Zeit des toten Punktes wird es besonders beim Geübten endgültig so eingestellt, daß der Kohlensäurepartialdruck des arteriellen Blutes konstant und derselbe wie in Ruhe bleibt. Beim Geübten steigt das Atemminutenvolum nicht leicht über 60 l/min, während der Ungeübte außerdem mit einer frequenteren, weniger vertieften Atmung vorübergehend bis zu 100 l/min atmet. Im Gegensatz zur Empfindung — der Atemnot — stellt die äußere Atmung nur bei Behinderung, z. B. durch die *Gasmaske*, einen engen Querschnitt für den Antransport der Gase dar. Ihre Grenzleistung liegt höher als die des Kreislaufs. Daher kommt es auch, daß durch bewußte Schulung der Atmung die Leistungen verbessert werden können. Denn die Überatmung des Ungeübten behindert auf dem Umweg über den dabei stark wechselnden Interpleuraldruck den Kreislauf.

Methodik: Der Wirkungsgrad der Muskulatur wird durch gleichzeitige Messung der mechanischen Arbeit, z. B. am Tetradergometer, und des Stoffwechsels bestimmt. Der Stoffwechsel kann leichter gasanalytisch — nach dem DOUGLAS-Sackverfahren für Arbeit in der Bewegung, sonst auch mit registrierenden Spirometern oder dem Stoffwechselgerät nach

Rein — als durch die umständliche und nur über lange Zeiten zum Erfolg führende Messung der Wärmeproduktion in einer Calorimeterkammer gemessen werden. Muskelergographen geben Einblick in die Art der Ermüdung, Umfangsmessungen in den Zustand der Muskeln, Volummessungen in ihre Durchblutung, allerdings gestört durch die Hautdurchblutung. Die entscheidende Methodik zur Untersuchung des Kreislaufs bleibt Blutdruckmessung und Pulszählung, die besonders während und sofort nach Arbeit fortlaufend bestimmt und dann graphisch dargestellt tiefen Einblick in den Kreislauf und seine Regelung erlauben. Die physiologisch-chemische Untersuchung des Blutes (Alkalireserve, Bindungskurve für Sauer-

stoff und Kohlendioxyd) und das Blutbild sind leichter anwendbar als moderne Methoden der Kreislaufregistrierung, die ein eingerichtetes Laboratorium verlangen. Die einfache Messung des Brustumfangs, ein- und ausgeatmet, gibt mehr über die Beweglichkeit des Thorax wie über die Atmung Auskunft. Diese wird besser durch Messung von Frequenz und Minutenvolum vor, bei und nach Arbeit zusammen mit der Stoffwechselbestimmung und durch Messung der Vitalkapazität gekennzeichnet. Erwünscht ist die Bestimmung der Atemmittellage, die jedoch nur mit Fremdgasmethoden durchführbar ist. Jede graphische Darstellung erhöht die Anschaulichkeit mehr als die Berechnung von Indices, deren Anwendung meist begrenzt, deren Berechtigung häufig umstritten ist. *Einzelversuche*, mit aller methodischen

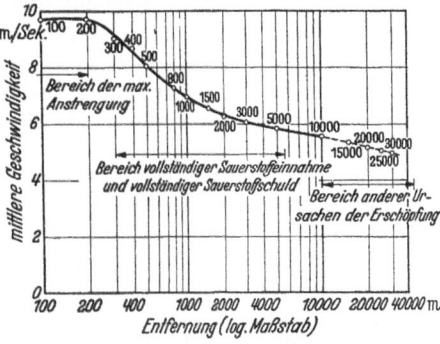

Abb. 3. Rekorde im Lauf. Abszisse: Laufstrecke in Metern (in logarithmischem Maßstab), Ordinate: mittlere Geschwindigkeit [aus Hill, Naturwiss. **26**, H. 6 (1938)].

Sorgfalt vorbereitet und durchgeführt, lassen wichtigere Schlüsse zu als wenig genau durchgeführte Massenversuche.

b) Ernährung[1].

Hier ist besonders darauf hinzuweisen, daß das sogenannte *physiologische Eiweißminimum* von rund 45 g Bruttoeiweiß in der Nahrung zwar das Stoffwechselgleichgewicht für Stickstoff herbeiführt, nicht aber zur vollen Leistungsfähigkeit ausreicht. Erst das bisher *hygienisches genannte Eiweißminimum* von rund 80 g Bruttoeiweiß in der Nahrung sichert die volle Leistungsfähigkeit, seine Überschreitung bringt zwar keine Nachteile, aber auch keine Vorteile. Der zusätzliche Energieverbrauch für körperliche Arbeit einschließlich der Haltungsarbeit auch bei Kopfarbeitern muß durch entsprechende *Zufuhr von ausnutzbaren Calorien* gedeckt werden.

Nach Kraut, Lehmann und Bramsel ist der Verbrauch aus sehr sorgfältig bearbeiteten Statistiken für einige bezeichnende Berufe in nachstehender Tabelle wiedergegeben.

Calorien je Tag

2400	Z. B.: Uhrmacher, Schreiber
2700	Z. B.: Optiker, Chemiker, Ingenieur, Telegraphist
3000	Z. B.: Weber, Schriftsetzer, Drucker, Drechsler, Lokomotivführer, Koch, Arzt
3300	Z. B.: Messerschleifer, Mechaniker, Sattler, Schuhmacher, Schaffner
3600	Z. B.: Gärtner, Melker, Maschinenarbeiter in der Metallindustrie, Schlosser, Bäcker, Fleischer
3900	Z. B.: Landarbeiter, Steinmetz, Tischler, Stellmacher, Matrose
4200	Z. B.: Schmied, Winzer, Maurer, Zimmermann, Dachdecker
4500	Z. B.: Walzwerks- und Sägearbeiter
4800	Z. B.: Holzfäller, Bergmann, Berufssportler
5100 5400	Ausnahmefälle bei verlängerter Arbeitszeit

---

[1] Wegen der Einzelheiten der Ernährung (besonders Eiweißminimum, erwünschte Fettmenge sowie Ausnutzbarkeit der Nahrung) siehe in diesem Lehrbuch Abschnitt III: „*Ernährung und Verpflegung des Soldaten*" S. 248.

Der *Infanterist* ist etwa dem Landarbeiter, der *Gebirgsjäger* dem Winzer, der *Feld-artillerist* dem Schmied, der *Fußartillerist* dem Walzwerksarbeiter und der *Pionier* dem Holz-fäller gleichzusetzen, wobei je nach der Art des Dienstes Zuschläge und Abstriche zu machen sind. Besonders in der *Ausbildungszeit der Rekruten* sind etwa 10% Zuschläge erforderlich. Die zivile Kriegsversorgung kennt neben dem Normalverbraucher und verschiedenen Kinder- und Jugendlichengruppen nur den Lang- und Nachtarbeiter, den Schwer- und den Schwerst-arbeiter.

c) Übung und Anpassung.

Das im Sportleben geläufige Wort *Training* umfaßt verschiedene Zustands-änderungen des Körpers, die Anpassung und die Übung. Anatomisch im Dicken-wachstum der Muskelfasern, auch des Herzens, faßbar ist die *Anpassung*. Die Voraussetzung hierzu ist die häufige Benutzung der Organe, deren Anpassung gefördert werden soll, bis an die Grenze ihrer Leistungsfähigkeit. Kurze schwere Beanspruchungen sind wirksamer als langdauernde weniger schwere. Bis zu 50% des Anpassungsgewinnes bleiben erhalten, wenn wöchentlich nur einmal geübt wird, bis zu 30%, wenn alle 14 Tage einmal geübt wird. Auch im funktionellen Geschehen gehen mit der Übung gewaltige Anpassungsvorgänge einher. In *Muskeln*, die an *schwere Dauerarbeit angepaßt* sind, ist die Zahl der Capillaren wesentlich erhöht, so daß der Gasaustausch beschleunigt vor sich geht. Der Hämoglobingehalt des Blutes steigt, ebenso die Alkalireserve des Blutes. Das *Herz*, das in ungeübtem Zustand Mehrarbeit vorwiegend durch Pulsbeschleuni-gung bewältigt, schlägt schon in Ruhe langsamer und leistet Mehrarbeit vor-wiegend durch Vergrößerung des Schlagvolumens. Im Beginn der Arbeit erfolgt die Umstellung, nach der Arbeit die Rückkehr zur Norm beschleunigt.

Der systolische Blutdruck steigt im Beginn der Arbeit beim Geübten im allgemeinen weniger als beim völlig Ungeübten, bei dem die innere Spannung sich auch am Vasomotoren-zentrum auswirkt. Durch entsprechende Senkung des diastolischen Bludrucks — bedingt durch die stärkere Eröffnung von Capillaren in den arbeitenden Muskeln — ist dagegen die Blutdruckamplitude beim Geübten stets größer als beim Ungeübten.

Die *Atmung* ist beim Geübten verlangsamt, und das Minutenvolum der Atmung ist für die gleiche Arbeit gegenüber dem beim Ungeübten herabgesetzt, entsprechend einer besseren Ausnutzung. Auch andere vegetative Gebiete er-leiden durch Übung tiefgreifende Anpassungsveränderungen. Leicht beobachtbar ist die bessere *Hautdurchblutung*, die sich in erleichterter Wärmeabgabe auch durch beschleunigt einsetzendes Schwitzen schon im Beginn schwerer Hitzearbeit be-merkbar macht.

Von den innersekretorischen Drüsen ist das Wachstum der Nebenniere faßbar, deren Corticosteron für die Phosphorylierung im Muskelstoffwechsel von Bedeutung ist.

Nicht zu vergessen sind endlich die anatomisch faßbaren Anpassungsvorgänge am Skelettsystem, die sich in erhöhter Belastungsfähigkeit und ausgiebigerer Ge-lenkbeweglichkeit ausdrücken, und die der Haut, die nicht nur gegen Witterungs- und Klimaeinflüsse, sondern auch — durch Schwielenbildung — gegen örtliche Mehrbeanspruchung an Händen und Füßen beträchtlich widerstandsfähiger wird. Abgesehen von Kreislauf, Atmung und sonstigen vegetativ gesteuerten Systemen werden nur die Organe angepaßt, die tatsächlich benutzt werden. Es ist daher für den Soldaten entscheidend wichtig, daß neben der besonderen Aus-bildung der für bestimmte Fähigkeiten erforderlichen Muskelgruppen der ganze Körper täglich durchgearbeitet wird. Kurze hohe Anstrengung ist dabei, wie ge-sagt, wichtiger als die Dauer der darauf verwendeten Zeit.

Untrennbar mit der Anpassung verbunden ist die *Übung*. Was darunter zu verstehen ist, wird am schnellsten mit einem Beispiel klar: Fertigkeiten wie *Radfahren*, *Schwimmen*, das *Führen von Kraftwagen* erfordern ein feines Zusam-menspiel der verschiedenen Muskelgruppen und eine mit Zunehmen der Übung immer weniger vom Bewußtsein gesteuerte Einschaltung der höheren wie der niederen Sinne. Das feine Gefühl beim „Karabiner auf Schulter" für die richtige Lage des Schwerpunktes, für den erforderlichen Schwung, für die zeitliche Aufeinanderfolge der einzelnen Bewegungen wird nur durch stetige *Übung des Zentralnervensystemes* erworben.

Man beobachte die ersten Versuche eines Kleinkindes, den Löffel in den Mund zu bringen, oder eines Rekruten, die Fingerspitzen an den Mützenrand zu legen, dann wird sofort der ungeheure Gewinn der Übung einleuchtend: Das Bewußtsein, das zunächst jede einzelne Bewegung steuern muß — und das dabei zum Schaden der Flüssigkeit der Bewegungen zunächst gegen das extrapyramidale Zusammenspiel von Agonisten und Antagonisten seine Ziele durchsetzen muß —, tritt allmählich wieder ganz zurück und kann sich anderen Aufgaben zuwenden. Die Sinnesorgane, unbewußt noch in die Steuerung der Bewegungen eingeschaltet, brauchen nicht mehr den normalen Ablauf, sondern nur noch gelegentliche Störungen aufzufassen, und nur zum Ausgleich solcher Störungen wird das Bewußtsein noch herangezogen.

Die Übung des Zentralnervensystems erfordert auch bei täglicher Benutzung eine merkliche Zeit, die gut beim Erlernen des Morsealphabets beobachtet werden kann.

In der ersten Woche werden die Zeichen auswendig gelernt. Rasch steigt dann die in der Minute mit dem Ohr aufgenommene Anzahl von Buchstaben auf 40 an. Erst in der 5. bis 6. Übungswoche kommt plötzlich eine eigenartige Umstellung. Während bisher das akustische Zeichen als Striche und Punkte bewußt in seine Bedeutung als Buchstabe übersetzt werden mußte, taucht nun unmittelbar mit dem Hören des Zeichens der zugehörige Buchstabe zugleich im Bewußtsein und in der schreibenden Hand auf, Zeichen und Buchstabe sind gleichbedeutend geworden.

Die Tatsache der Übungsfähigkeit des Gehirns ist in doppelter Weise für den Soldaten wichtig: Es ist ein wesentliches Merkmal der militärischen Ausbildung, daß die notwendigen Arbeitsgänge so wenig als möglich durch Bewußtseinsvorgänge belastet sein dürfen. Denn das Bewußtsein wird im Ernstfall von zahllosen Sinneseindrücken überfallen, die eine Versenkung in eine Tätigkeit verhindern. Nur die Arbeitsgänge, die automatisch und ohne Bewußtsein ablaufen, werden auch in der Erregung des Kampfes glatt verlaufen. Das *Ziel der Ausbildung* ist daher, *für alle üblichen militärischen Lagen die zugehörigen Bewegungen bis zur Automatie zu üben.*

Die Kehrseite der Übungsfähigkeit ist die Schwierigkeit, eine solche Automatie wieder zu beseitigen, wenn sie z. B. durch Änderung der technischen Entwicklung unnötig oder gar falsch geworden ist. Ein Radfahrer, der gewohnt ist, vor der Gefahr zu bremsen, wird nur mit unendlicher Mühe ein guter Kraftfahrer, der bei Gefahr zu wählen hat zwischen Gas und Bremse. Das Festhalten einmal gründlich erlernter Übungen ist auch der Grund, warum jeder Lehrer die Unkenntnis weniger fürchtet als eine erlernte falsche Methode.

Eine Grenze der Fähigkeit des Gehirns, neue Fertigkeiten durch Übung zu erlernen, ist bisher nicht gefunden worden, dagegen verliert das Gehirn mit zunehmendem Alter die Leichtigkeit der Übungserfolge, die es in der Jugend besitzt. Außerdem gibt es eine Grenze des Willens zum Erlernen neuer Übungsinhalte.

Im Berufsleben besonders auffallend ist, daß viele Handwerker es für unter ihrer Würde halten, das Werkzeug eines nicht erlernten Handwerks zu benutzen (der Schlosser hobelt nicht, sondern feilt auch bei Holzarbeiten), während besonders für viele Geistesarbeiter das Erlernen neuer Übungsinhalte geradezu ein Genuß ist.

Der Übungswille ist eine Rasseneigenschaft, die auch innerhalb Deutschlands ungleichmäßig verteilt ist.

d) Leistungswille und Gewöhnung.

Die militärische wie auch die sportliche Arbeitsleistung vollzieht sich mindestens im Kampf oder Wettkampf unter der Einwirkung stärkster Anregung von außen und innen. Der Leistungswille ist daher hier fast stets höher als die körperlich gezogenen Leistungsgrenzen, im Gegensatz zur industriellen Arbeit, bei der mannigfache äußere und innere Einflüsse den Leistungswillen auch unterhalb der Leistungsfähigkeit begrenzen. Es ist eine wesentliche Aufgabe der *militärischen Erziehung*, den *Leistungswillen zu stärken.* Der innere Antrieb zum Vollbringen einer Leistung wird gehoben durch Eiweißzufuhr bis mindestens zum hygienischen Eiweißminimum, durch Verstandeseinflüsse, wie Ehrgeiz, Vorbild und Vorstellung des Zieles, durch Gemeinschaftstriebe wie Kameradschaft, über vegetative und Sinneseinflüsse durch den Arbeitsrhythmus, z. B. mit Musik oder aber den Takt des Marschierens, endlich durch die Notfallsreaktionen wie Wut und Lebensgefahr. *Gelähmt* wird der *Arbeitswille*, außer durch die gleich zu besprechende Ermüdung durch Hunger und besonders Eiweißunterernährung, durch Verstandeseinflüsse wie Aussichtslosigkeit des Beginnens, undurchführbare Befehle oder Vorschriften, durch Eintönigkeit oder Störung, durch Übermüdung oder Krankheit und durch Angst. Auch der Befehl zur Arbeit unterliegt den inneren Abwandlungen durch die genannten Einflüsse und ist daher ohne die steigernde Hilfe allein nicht entscheidend. Die *militärische Erziehung* zielt darauf ab, mit möglichst wenig Worten oder Zeichen *durch die Gewöhnung* ein *Höchstmaß von Leistungswillen* auf bestimmte, scharf umrissene Ziele zu lenken.

Messenden Methoden ist der Leistungswille nicht zugänglich, wohl aber einer ärztlichen Beurteilung, bei der die äußeren, z. B. als Befehl gegebenen Anregungen in Beziehung zum Verhältnis zwischen Leistung und Leistungsfähigkeit gesetzt werden. Im einzelnen setzt ein ungestörtes Ablaufen der inneren Vorgänge vom Reiz bis zur Leistung voraus, daß die Aufnahme der Reize durch die Sinnesorgane, die kritische Verarbeitung der Sinneswahrnehmungen, die motorische Willensbildung und die motorischen Erfolgsorgane einschließlich der Versorgung durch Kreislauf, Atmung und Stoffwechselorgane voll leistungsfähig sind.

e) Ermüdung, Erschöpfung und geistige Abspannung.

Die durch die Eigenschaften der Organe, durch den Übungszustand und den Leistungswillen gegebene Leistungsfähigkeit nimmt je nach der Arbeitsschwere in verschiedenen Zeiten sowohl im Empfinden des Arbeitenden wie beobachtbar ab. Die teils örtlich in den Organen, teils als Allgemeingefühl empfundene *Ermüdung* gehört zu den Allgemeingefühlen wie Hunger und ist mit v. Muralt als Gefährdungsgefühl des vegetativen Gleichgewichts aufzufassen. Von ihr abzutrennen ist die als Vorbote des Schlafes und als Zeichen von Störungen der zentralen Leistungsfähigkeit, z. B. bei fieberhaften Erkrankungen, auftretende Müdigkeit sowie die als Zeichen akuter Gefahr aufzufassende *Erschöpfung.* Über das Zustandekommen des Ermüdungsgefühles wissen wir wie bei anderen Allgemeingefühlen nichts, sondern nur von den dazu erforderlichen Bedingungen im Körper. Einseitige Beanspruchung des Zentralnervensystems als des ermüdbarsten Organsystems ohne entsprechende Allgemeinermüdung führt zum Bild der geistigen Abspannung, dauernde Überlastung unter willensmäßiger oder erzwungener Durchbrechung der Ermüdung zur krankhaften Übermüdung oder „nervösen Erschöpfung".

Die *Erschöpfung* ist gekennzeichnet durch Beklemmungsgefühl und Atemnot. Sie tritt ein, wenn bei ausreichendem Leistungswillen ein Mißverhältnis zwischen geforderter Leistung und der Leistungsfähigkeit besteht, sowie die Sauerstoffschuld unerträglich groß geworden ist und durch den Rückstau von nicht abtransportiertem Kohlendioxyd das Atemzentrum übererregt ist. Mangelhafter Blutrückfluß zum Herzen geht fließend in den Kollaps über. Die Erscheinungen verschwinden innerhalb von Minuten bei Ruhe, soweit nicht Hitzeschäden hinzutreten[1]. Häufig wiederholte Erschöpfung kann zu Herzschäden führen. Die Erschöpfung

---

[1] Siehe Abschnitt II, 1 dieses Lehrbuches: „*Hitzschäden*", S. 209.

der Energievorräte bei langdauernden mittelschweren Anstrengungen (Marathonlauf) erfordert längere Erholungszeit von mindestens Stunden. Die Nahrungs- und Flüssigkeitszufuhr soll erst nach Abklingen der Atemnot und der Arbeitserwärmung erfolgen, weil die zusätzliche Kreislaufarbeit für Verdauung sonst Kollapsgefahr erzeugt.

Die *Ermüdung* kommt durch das Zusammenwirken von verschiedenen Einflüssen zustande, die je nach Art der Beanspruchung unterschiedlich stark beteiligt sind. Die Organermüdung des Muskels zeigt sich in verlangsamter, erniedrigter Kontraktion und nicht vollständiger Erschlaffung, verursacht durch Stoffwechselprodukte wie Milchsäure, die ihrerseits zur Quellung führen, und durch Verminderung der Fermentleistungen bei der Sauerstoffübertragung. Das praktisch unermüdbare periphere Nervensystem überträgt Schmerzreize der Haut (Blasen, Wunden) und aus dem Muskel (Quellung), die im Rückenmark und Gehirn hemmend wirken. Hierdurch und durch wahre Ermüdung des Zentralnervensystems geht das in der Übung erlernte feine Zusammenspiel von Agonisten und Antagonisten für die Abstufung der erforderlichen Kräfte und für den zeitlichen Ablauf wieder verloren, Hilfsmuskeln werden mit ungünstigem Wirkungsgrad und erhöhtem Willensimpuls herangezogen. Die Verarbeitung der Sinneseindrücke wird durch zentrale Ermüdung mangelhaft, Bewegungsfehler (Fehltritte) und fehlerhafte Stellungsverbesserungen (Taumeln) werden häufiger, bis zu Sinnestäuschungen oder besonders mangelhafter Aufnahme und Verarbeitung der Sinneseindrücke im Bewußtsein. Körperliche Einflüsse, wie Fieber, Hunger, Durst, und seelische, wie Angst, Hoffnungslosigkeit, Kummer, verstärken die zentrale Ermüdung. Die Blutversorgung aller Organe leidet durch Vasomotorenermüdung, die vielleicht auch auf Stoffwechselprodukte (Histamin), sicher auf Erschöpfung der Nebenniere (Corticosteron) zurückzuführen ist. Wasserverlust und Salzverlust erhöhen die Anstrengung der Vasomotoren. Permeabilitätsstörungen der Zellen (Kalium-Natrium-Austausch zwischen Zellen und Gewebsflüssigkeit) sind vielleicht ursächlich an der Organermüdung beteiligt.

Bei *Ermüdung durch gewohnte körperliche Arbeit* (harmonische Ermüdung) sind alle Teile gleichmäßig an der Leistungsminderung beteiligt, das Ermüdungsgefühl führt zur Müdigkeit und dem alle Teile auffrischenden *Schlaf*. Einseitige Beanspruchung, besonders der Sinnesorgane und des Zentralnervensystems, zu Aufmerksamkeitsleistungen ohne stärkere Muskeltätigkeit (Horchposten, Fernsprecher am Klappenschrank, Kraftfahrer), bedingt besonders beim Ungeübten die durch stärkere Unbehaglichkeit, oft fehlenden Hunger und unruhigen oder fehlenden Schlaf gekennzeichnete geistige Abspannung, bei der durch gehäufte Fehlleistungen, besonders bei der Verarbeitung der Sinneseindrücke, der erforderliche Mehraufwand von Leistungswillen stark bewußt wird, bis er an der Undurchführbarkeit seiner Arbeit im ermüdeten Gehirn verzweifelt: Es hat keinen Sinn mehr, weiterzuarbeiten.

Sämtliche *Ermüdungserscheinungen*, nicht dagegen die Erschöpfung, lassen sich für kurze Zeit durch *verstärkten Leistungswillen* völlig durchbrechen, sogar unter Überwindung starker Schmerzen. Solche Verstärkung des Leistungswillens erfolgt durch verstandesmäßige Überlegungen, wie Vorstellung des Zieles oder Überwindung einer Gefahr, durch Triebe, wie den der Selbsterhaltung oder Kameradschaft, und in zwingender Weise bis zur völligen Erschöpfung durch die Notfallsreaktionen Wut, Begeisterung und Todesangst, endlich z. B. im pathologischen Rausch. Durch die Notfallsreaktionen wird auf unbekannte Weise, meist mit starker Adrenalinausschüttung, für kurze Zeit die körperliche Leistungsfähigkeit ermüdet und unermüdet weit über das gewohnte Maß gesteigert. Die Hebung des Leistungswillens ist unter Berücksichtigung der verminderten Aufnahmefähigkeit der Sinnesorgane (klare, kurze, laute Befehle) Aufgabe des Vorgesetzten, der bei richtiger Erkennung der Ursache der Leistungsschwäche leicht an der richtigen Stelle anpacken kann. Die *Erschöpfung* läßt sich nicht ohne Gefahr schweren Schadens für das Herz durchbrechen, die Möglichkeit der Durchbrechung der Ermüdung und besonders der einseitigen, zentralen Ermüdung, der geistigen Abspannung, vereitelt alle die Leistung kurzfristig messenden Methoden außer der Zählung der Fehlerhäufigkeit und der -art, der Messung der Ungleichförmigkeit der Arbeitsbewegungen durch Heranziehung von Hilfsmuskeln und, bei statischer Haltearbeit, des Zitterns. Da die Ermüdung als Gefahrenwarnung aufzufassen ist, darf sie mit Arzneimitteln nur bekämpft werden, wenn die Gefahr gesundheitlicher Schädigung gering wiegt gegenüber dem zu erreichenden Ziel. Dabei sind *Coffein* und seine Verwandten, *Traubenzucker* und leicht verdauliche Kohlehydrate, stets harmlos, *Phosphorsäure* erst nach Tagen wirksam und dann oft schlafbehindernd, *Pervitin* und seine Verwandten, ebenso wie das *Cocain*, aber bei körperlicher Arbeit gefährlich, da sie das Gefahrenzeichen der Ermüdung bis zur Erschöpfung verschieben[1]. Jede Durchbrechung der Ermüdung ist nur beschränkte Zeit, höchstens etwa für 24 Stunden, ohne schädliche Nebenwirkung besonders auf den Kreislauf wirksam.

f) Leistungsminderung durch äußere Einflüsse.

Zu den Höchstleistungen im Sport werden sämtliche Hemmnisse, wie Vorermüdung, unzweckmäßige Ernährung und Bekleidung, hindernde Bodenbeschaffenheit oder Bewachsung und viele andere, beseitigt, um dem Körper die volle Entfaltung seiner Leistungsfähigkeit zu ermöglichen. In der industriellen Arbeit lohnt stets sowohl die Entwicklung der Werkzeuge, bei denen das Maximum des Wirkungsgrades erreicht wird, wie die Beseitigung technischer Arbeitserschwerung. Doch muß der Bergmann schon durch Hitze und unbequeme Stellung beeinträchtigt arbeiten. Beim *Soldaten* muß die *Bekleidung* und *Ausrüstung allen Zwecken gerecht* werden und hindert daher bei einzelnen Tätigkeiten. Durch schnelle Entwicklung neuer Waffen wird oft der Bestwert des Wirkungsgrades nicht erreicht, oder es müssen aus taktischen und technischen Gründen Belastungen des Menschen durch Enge, Unbequemlichkeit, Hitze, einseitige Beanspruchung einzelner Muskeln in Kauf genommen werden. Die durch solche Einwirkung der Umwelt bedingte Einschränkung der Leistungsfähigkeit kann durch Übung, Anpassung und Gewöhnung weitgehend ausgeglichen werden, während technische Entwicklung, Erprobung und Massenfertigung nicht nur die einzelnen Waffenfabriken, sondern die Gesamtwirtschaft belasten. Außerdem ist nach jeder technischen Neuerung ein Umlernen der ausgebildeten Soldaten erforderlich. So liegt die Last der Leistungssteigerung im Frieden auf der waffenentwickelnden Technik, im Kriege aber auf der Auswahl, Übung, Gewöhnung und Betreuung der Soldaten.

Die Atmung und dadurch mittelbar der Kreislauf werden durch die *Gasmaske* (mehr durch ihren Einatmungswiderstand als durch den Totraum) und durch Sauerstoffmangel und Kohlendioxydanhäufung in gasdicht geschlossenen Räumen beeinträchtigt. Bei der Gasmaske führt die Übung zu vertiefter, verlangsamter Atmung mit erniedrigter Atemmittellage, und bei langsamer Steigerung der Leistung im Beginn zur Überwindung des toten Punktes ist die Leistungsminderung beim Geübten gering[2]. *Kohlenoxyd* (CO) aus Verbrennungsmotoren und neuerdings aus dem Treibgas der Holzgasfahrzeuge, aus Waffen und besonders Hülsen und Kartuschen, seltener und nur in geschlossenen Räumen aus Sprenggasen[2], verbindet sich mit dem Hämoglobin und unterbindet damit den Sauerstofftransport. Etwa 30% Hb-Sättigung, mit 300 ccm CO (*ein* Atemzug von Sprenggasen), ist die zu Kopfschmerz und sofortigem Versagen bei Anstrengungen führende Angiftungsgrenze. Körperlich Arbeitende sind mehr gefährdet als Ruhende, daneben beschleunigen auch geringe Mengen CO die zentrale Ermüdung (Kraftfahrerunfälle!).

Während *Kälte* nur durch klamme Finger und die Unbeweglichkeit in dicker Kleidung die körperliche Leistungsfähigkeit beschränkt, sinkt mit steigender

---

[1] Siehe Abschnitt II, D dieses Lehrbuches: „*Gesundheitliche Gefahren der Genuß- und Reizmittel*“, S. 226.

[2] Siehe Abschnitt VIII: „*Lufthygiene und Klima*“ B 2: „*Gasschutz*“, S. 362, und Abschnitt X, C: „*Unterkunftsverhältnisse auf Unterseebooten*“, S. 442, sowie Abschnitt XI, C 2: „*Unterkunft isoliert untergebrachter Luftwaffeneinheiten, Treibstofflager usw.*“, S. 498.

Umgebungswärme Leistungswille und Leistungsfähigkeit rasch ab[1]. Das Erträgliche ist bei trockener Hitze weit höher als bei feuchter, *Wind* ist unterhalb Körpertemperatur günstig, oberhalb Körpertemperatur durch starke Austrocknung ungünstig. Mit ausreichenden Flüssigkeitsmengen ist zugleich, besonders bei Hitzeungewohnten, ½% Kochsalz für Schweißverlust nachzuführen. Schon bedeutungslose Hautverletzungen setzen durch Schonbewegungen den Wirkungsgrad körperlicher Arbeit beträchtlich herab und erhöhen damit die Ermüdbarkeit. Unbequeme Sitze oder Fußhebel, vorstehende Kanten und Ecken zwingen zu dauernder Muskelanspannung und führen damit zu vorzeitiger einseitiger Ermüdung. Starke und blendende Helligkeit verhindert beim Auge, Lärm oder Luftstoß und der Schalldruck von Detonation beim Ohr die volle Sinnesleistung. Unzweckmäßig verteilte oder überhaupt zu kurze oder *zu wenig Rasten* und *mangelnder Schlaf* lassen die Vorermüdung unzureichend beseitigen, Hunger und Durst, gelegentlich Überfüllung des Magendarmkanals, verhindern die volle Frische. Eine Darstellung im einzelnen kann hier nicht gegeben werden.

Schrifttum [2].

Anthony: Dtsch. med. Wschr. 67, Nr 49 (1941). — Atzler: Körper und Arbeit. Handbuch der Arbeitsphysiologie. Leipzig 1927. — Bracken: Handbuch Bethe-Bergmann XV/1, 1930. — Hansen: Handbuch der normalen und pathologischen Physiologie. Bethe-Bergmann XV/2, 1931. — Herxheimer: Die Dauerwirkung harter Muskelarbeit auf Organe und Funktionen (Trainingswirkungen). Handbuch Bethe-Bergmann XV/1, 1930. — Hill: Naturwiss. 26. Jg., H. 6 (1938). — Kraut, Lehmann u. Bramsel: Arbeitsphysiologie 10 (1939). — v. Muralt: Dtsch. med. Wschr. 67, Nr 49 (1941). — Parade: Dtsch. med. Wschr. 67, Nr 49 (1941). — Ranke: Arbeits- u. Wehrphysiologie mit Hinweisen auf die Sportphysiologie. Leipzig 1941. — Simonson: Arbeitsphysiologie. Handbuch Bethe-Bergmann XV/1, 1930; Der Umsatz bei körperlicher Arbeit. Handbuch Bethe-Bergmann XV/1, 1930.

2. Der Fußmarsch.
Von E. Baader-Prag.

Trotz der *starken Motorisierung* des Heeres hat nach den Erfahrungen des 1. wie des 2. Weltkrieges der *Fußmarsch* der Truppe seine große Bedeutung nicht verloren. Es ist nach wie vor Aufgabe der Truppenführung, Märsche so zu leiten, daß nach Möglichkeit der Energieverbrauch klein gehalten, Ermüdungen und Marschverluste vermieden werden.

Energieverbrauch und Ermüdungsquellen beim Marsch. Die beim Marsch den Energieverbrauch in erster Linie beeinflussenden Faktoren sind die *Marschgeschwindigkeit*, die *Beschaffenheit* und *Neigung des Weges* und die Höhe der *Traglast* des Soldaten (Tornister oder Rucksack, Brotbeutel, Waffen usw.).

Die zahlreichen Untersuchungen über die *optimale Marschgeschwindigkeit*, d. h. die Marschgeschwindigkeit, die den geringsten Energieaufwand erfordert, haben sehr verschiedene Ergebnisse gezeigt.

Zweifellos ist das Optimum stark abhängig von der Größe und den Proportionen des Marschierenden. Die niedrigsten Geschwindigkeitswerte fanden Atzler und Herbst unter Beachtung des den Energieumsatz beeinflussenden Verhältnisses von Schrittzahl zu Schrittlänge (siehe Ranke, S. 379). Im allgemeinen ergaben jedoch die vorliegenden Untersuchungen, daß bis zu einer Geschwindigkeit von 80 m pro Minute der Wirkungsgrad der Marscharbeit nicht ungünstig liegt und erst bei steigender Geschwindigkeit sich schneller zunehmend verschlechtert.

---

[1] Siehe Abschnitt VIII, C: „*Einfluß der Witterung und des Klimas auf den Soldaten in verschiedenen Zonen*", S. 368, und Abschnitt II: „*Hitzschäden*", S. 209 und „*Kälteschäden*", S. 215.
[2] Nur neueres Schrifttum.

Für die Einhaltung der größten noch ökonomischen Geschwindigkeit spricht die Tatsache, daß, wie bei jeder Arbeit, so auch beim Marsch, die Größe des Anteils der statischen Arbeit an der Gesamtanstrengung mitentscheidend ist für die ermüdende Wirkung des Marsches. Aus diesen Gründen erscheint eine *Marschgeschwindigkeit von ungefähr 80 m in der Minute* am vorteilhaftesten.

Das Marschgepäck erhöht nach den Untersuchungen von ZUNTZ und SCHUMBURG den Energieverbrauch parallelsteigend mit der bewegten Masse. Eine günstige Lastenverteilung verringert den Energieumsatz.

Je weniger das Gepäck den Körper aus seiner normalen Aufrechtstellung drängt, desto geringer ist die statische Arbeit beim Gepäcktragen. Bei schlecht am Körper angebrachtem Gepäck — Tornister und Rucksack sind in dieser Hinsicht keine günstige Anbringungsart — kann bei schwerer Belastung die von der statischen Beanspruchung herrührende Ermüdung erhebliche Grade erreichen.

Zur Vermeidung dieser Ermüdungsquelle und eines aus ihr und der steigenden Belastung an sich sich ergebenden zu großen Energieverbrauches soll die Gesamtbelastung des marschierenden Soldaten ein Drittel seines Körpergewichtes nicht überschreiten, am besten aber schon allgemein bei 20 kg stehenbleiben.

Überwindung von Steigungen führt zu erheblicher Erhöhung des Energieverbrauchs.

Nach Untersuchungen von SIGRIST sowie BREZINA und REICHEL wird zum Zwecke der Höhengewinnung bei einer Wegsteigung von etwa 20% mit dem geringsten Energieaufwand marschiert. Die beiden letzteren Autoren stellten auch fest, daß das Optimum der Last bei Überwindung von Steigungen um so niedriger liegt, je steiler der Weg ansteigt.

Ermüdung steigert infolge der durch sie hervorgerufenen Störung des Muskelzusammenspiels ebenfalls den Energieverbrauch (RANKE). Die Ermüdung kann durch rechtzeitig angesetzte *Marschpausen* hintangehalten werden.

Außer russischen Untersuchungen, die pro Stunde Eilmarsch (6,630 km pro Stunde) eine Viertelstunde Pause als zweckmäßigste Rastart angeben, liegen keine weiteren Untersuchungen hierüber vor. Erfahrungsgemäß soll bei einmalig vorgesehener Rast während des Marsches nach dem größeren Teil der zurückgelegten Strecke gerastet werden, jedoch soll sich ein Marsch ohne Rast möglichst nicht über 22 km ausdehnen. Bei längeren Märschen soll mindestens alle zwei Stunden gerastet werden. Äußere Umstände können ein öfteres Rasten notwendig machen, wie schwüles Wetter, Marsch bei Nacht u. a. Während der Marschpause soll möglichst das Gepäck abgelegt werden und der Mann sich setzen oder legen (nicht ins Feuchte), damit sich vor allem auch die statisch beanspruchte Muskulatur erholen kann.

In ganz besonderem Maße stören schmerzhafte Stellen an Füßen oder Beinen — Blasen, besonders entzündlich gereizte, Sehnenscheidenentzündungen, Wolf und ähnliches, den Bewegungsablauf beim Marsch, vergrößern dadurch den Energieverbrauch und statischen Arbeitsanteil und führen so zu vorzeitiger Ermüdung. Pflege der Füße und Fußbekleidung sind Voraussetzung einer guten Marschleistung!

Ferner fördern *Stockungen im Marsch* die Ermüdung, da die Einhaltung eines kraftsparenden Rhythmus dadurch behindert ist. Noch mehr ist dies der Fall, wenn schlechte Wege, wie tiefer Sand, Sumpf, Geröll u. ä., den Marsch erschweren.

Schließlich erhöht auch der Marsch mit aufgesetzter *Gasmaske* den Energieumsatz.

So steigt der Bruttoenergieverbrauch beim Gehen (110 Schritte in der Minute) nach russischen Untersuchungen von 4848 g/cal ohne Gasmaske auf 7324 g/cal mit Gasmaske.

Hygienische Gesichtspunkte für die Durchführung von Märschen. Da mangelnder *Schlaf* die Leistungsfähigkeiten einer Truppe herabsetzt, muß vor anstrengenden Märschen, soweit irgend möglich, für entsprechende Nachtruhe gesorgt werden. Kein unnötig frühes Wecken! Zeit zum *Frühstücken* soll jedoch gegeben sein, um die schnell greifbaren Energievorräte (Kohlehydrate) des Körpers zu erhöhen. Für Mitnahme eines kleinen Frühstücks im Brotbeutel, dem möglichst Zucker beizugeben ist, ist neben der Füllung der Feldflaschen (am besten Kaffee aus der Feldküche, kein Alkohol!) zu sorgen. Reichliche Nahrungsaufnahme setzt die Marschfähigkeit für 1—2 Stunden herab, durch die für die Verdauungsarbeit notwendige Blutverschiebung zu den Verdauungsorganen, Einengung der Zwerchfellbeweglichkeit und schließlich — bei Empfindlichen — auch durch Alteration der Verdauungsorgane infolge stärkerer Zwerchfellbewegung und Anspannung der Bauchmuskulatur. Bei Hitze sind rechtzeitig — d. h. schon vor Anfall der ersten Schlappen — *Marscherleichterungen* anzuordnen. Ferner ist für *Durchlüftung der Marschkolonne*, z. B. durch Marsch an beiden Wegrändern, zu sorgen. Rasten bei Hitze sind möglichst an sonnengeschützten, luftigen, bei Kälte an windgeschützten — sonnigen Orten durchzuführen. Die Rast wirkt nur dann wirklich erholend, wenn sie so lange ist, daß sich *Abnahme des Gepäckes* lohnt. Bei heißer oder schwüler Witterung ist für genügende *Flüssigkeitszufuhr* zu sorgen. Beim Einmarschieren ist die Truppe an geringe Flüssigkeitsaufnahme zu gewöhnen. Sie kommt dann auch bei Hitze mit einer geringeren Flüssigkeitsmenge schadlos aus und wird dadurch erfahrungsgemäß leistungsfähiger. Nach Beendigung eines sehr anstrengenden Marsches soll die Truppe nicht länger stehenbleiben wegen *Gefahr des orthostatischen Kollapses* (Absacken des Blutes in die durch die Marschanstrengung erweiterten Gefäße der Beine, nach Aufhören der „Muskelpumpe", verminderter Rückfluß des Blutes, Sinken des Blutdrucks und Ohnmacht).

Einfluß maximaler Marschleistung auf den Körper. Eilmärsche erfordern einen außerordentlich hohen Energieverbrauch. Dieser steigt naturgemäß um so mehr, je schneller und über je weitere Strecken marschiert wird.

Ein Marsch von 60 km auf glatter, ebener Bahn bei einer Marschgeschwindigkeit von 6 km pro Stunde beansprucht bei einem 70 kg schweren Mann einen *Mehrumsatz* von 2830 kg/cal. Gepäck oder auch nur das Tragen der Waffen und ungünstige Wegverhältnisse erhöhen diesen Energieaufwand im Felde fast stets sehr erheblich. Die Ernährung kann an den Marschtagen selbst diesen Kräfteverbrauch oft nicht ersetzen, da starke Ermüdung die Möglichkeit der Nahrungsaufnahme und Verwertung herabsetzen, Erschöpfungen die Nahrungsaufnahme unmöglich machen können oder unter Feldverhältnissen die nötigen Nahrungsmengen nicht beigeschafft werden können. Unter diesen Umständen erfolgt ein Rückgriff auf die Energiereserven des Körpers, und zwar zunächst auf die Fettdepots und schließlich auf das Körpereiweiß, was mehr oder minder schwere gesundheitliche Schäden zur Folge haben kann.

Eine Reihe von Untersuchungen von Teilnehmern an *Wettgepäckmärschen* beweisen, daß solche Märsche die Höhe der Anforderungen, die die schweren sportlichen Dauerleistungen — wie Marathonlauf, Skilanglauf u. ä. — an den Körper stellen, erreichen, ja infolge der beim Gepäckmarsch erschwerten Wärmeregulation übertreffen können.

So wurden beobachtet: akute Herzdilatationen und schwere Kollapszustände bei starken Senkungen des Blutzuckerspiegels oder starker Wärmestauung bis zum Hitzschlag mit seinen Folgen. Typisch für den Marsch mit schwerem Gepäck, das bei Beschleunigung des Tempos leicht zur Preßatmung führt mit ihrer Belastung des Kreislaufs, ist die wohl auf Ermüdung der Inspirationsmuskulatur beruhende starke *Senkung der Vitalkapazität* auch bei Nichterschöpften; ebenso typisch erscheinen die *großen Gewichtsverluste* (Wasserverlust mit entsprechendem Kochsalzverlust an Schweiß) bis zu 7,2 kg. SCHENK führt die von ihm nach Märschen gefundenen relativ *hohen Milchsäurewerte* im Blut auf die große beim Gepäckmarsch geleistete statische Muskelarbeit (in der vorwiegend statisch beanspruchten Muskulatur sammelt sich unter ungenügender Sauerstoffzufuhr während und infolge der Dauerspannung Milchsäure an, die dann später im Blut erscheint). Diese Steigerung des Milchsäurespiegels im Blut gibt dann Anlaß zum ebenfalls öfters beobachteten Auftreten von Eiweiß, Zylindern und roten Blutkörperchen im übersäuerten Harn. FEIGL konnte schließlich bei 11 von 22 vor und nach dem Marsch auf Oxyhämoglobin im Blutserum Untersuchten nach dem Marsch zweifellos gelöstes Oxyhämoglobin im Serum nachweisen, das auch im Harn gefunden wird (Marschhämoglobinurie).

Therapeutisch haben sich bei schweren Erschöpfungszuständen nach solchen Märschen intravenöse hypertonische (20—25proz.) *Traubenzuckergaben* sehr bewährt, bei Muskelkrämpfen 10proz. Calciumgaben intravenös.

Schrifttum.

ATZLER u. Mitarbeiter: Körper und Arbeit. 1927. — BEDALE: Industrial Fatigue Research Board, Report Nr 29. London 1924. — BREZINA u. KOLMER: Biochem. Z. **38**, 129 (1911); **65**, 16 (1914). — BREZINA u. REICHEL: Biochem. Z. **63**, 170 (1914); **65**, 35 (1914); Brückenb. Berlin 1925. — CATHCARD, RICHARDSON u. CAMPBELL: J. Army med. Corps. 1920. — FEIGL u. QUERNER: Z. klin. Med. **83** (1916). — SCHENK: Ärztliche Beobachtungen bei den Gepäckmärschen. Veröff. Heeressan.wes. 1928, H. 83. — SIGRIST: PFLÜGERS Arch. **212** (1926). — ZUNTZ u. SCHUMBURG: Physiologie des Marsches. Berlin 1901.

3. Zielen und Schießen.

Von O. F. Ranke-Berlin.

Mit 4 Abbildungen.

Ein charakteristisches, zugleich praktisch wichtiges Beispiel des *Zusammenwirkens von Mensch und Technik* ist das Schießen aus Handfeuerwaffen. Hier vereinigen sich physiologische Gegebenheiten der Sinnesorgane, die Übung der Muskulatur, die Gewöhnung an das Kriegshandwerk und die technischen Einrichtungen der Waffe in übersehbarer Weise zur militärischen Leistung.

Beim *Zielen* werden „Auge, Kimme, Korn und Ziel in eine gerade Linie"

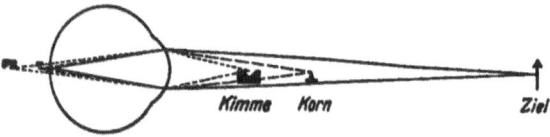

Abb. 1. Strahlengang beim Zielen.

gebracht. Es ist dabei hervorzuheben, daß dieser so einfach anmutende Satz eine physiologische Schwierigkeit enthält:

Die Kimme ist etwa 50 cm, das Korn etwa 100 cm vom Auge entfernt, so daß diese beiden nur unter entsprechender, für beide verschiedener Akkommodation scharf gesehen werden können, während das Ziel praktisch unendlich weit entfernt, ohne Akkommodation scharf auf die Netzhaut abgebildet wird.

Beim Zielen erlernt der Schütze bei Fixation allein des Zieles die richtige Lage der unscharfen Bilder von Kimme und Korn zu beurteilen.

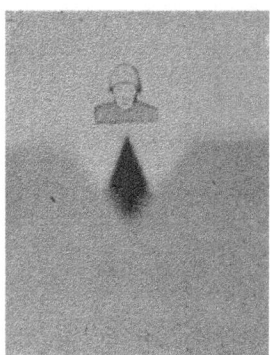 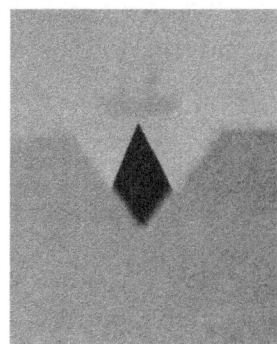 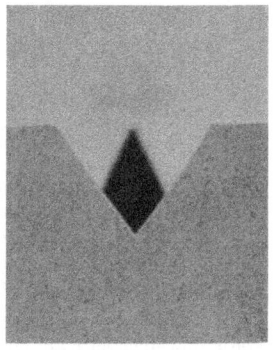

Abb. 2a. Ziel scharf.   Abb. 2b. Korn scharf.   Abb. 2c. Kimme scharf.

Hierzu dient in erster Linie das „Dreieckszielen".

Die genannte Gerade kann daher nicht durch eine einfache Sinnesempfindung — wie etwa das Ablesen der Übereinstimmung einer Strichmarke mit dem Teilstrich einer Skala —, sondern nur durch eine Urteilsbildung hergestellt werden. Bei einseitiger Beleuchtung erscheint die hell beleuchtete Seite nach bekannten sinnesphysiologischen Gesetzen durch Überstrahlung ebenso größer, wie der halbe Teil des Mondes gegenüber dem im Erdschein nur schwach beleuchteten Rest, so daß das Urteil hierdurch in bekannter Weise verschoben wird. Diese Schwierigkeiten werden beim *Zielfernrohr* auch an den leichteren Geschützen dadurch umgangen, daß das Ziel mittels einer Linse auf einer mit Marken oder Teilung versehenen Glasplatte abgebildet und beide zusammen durch eine weitere Linse betrachtet werden. Die Beobachtung der Deckung zwischen Marke und Bild des Zieles ist dann nur eine einfache Sinneswahrnehmung.

Eine zweite grundsätzliche Schwierigkeit beim Schießen liegt in der physiologischen *Unmöglichkeit*, das *Gewehr wirklich völlig bewegungslos* im Anschlag zu halten, bis der Schuß bricht.

Durch die tetanische Innervation der Muskulatur, durch die Massenverschiebung des Blutes mit dem Herzschlag bewegt sich der Körper auch bei angehaltenem Atem etwas, darüber hinaus erfolgen stets langsame Schwankungen des Tonus, wie sie sich auch in den Hering-Traubeschen Wellen des Blutdrucks ausdrücken. Den Einfluß richtiger Stellung auf diese Körperschwankungen zeigt Abb. 4a—b.

Das richtig im Anschlag gehaltene Gewehr macht dabei dauernd geringe Schwankungen mit. Hierdurch wird der Unterschied zwischen Ziel und Sitz des Schusses verständlich. Der geübte Schütze lernt allmäh-lich, die Zeit zum Durch-krümmen richtig abzuschät-zen, und schon vor dem be-obachteten Durchgang der Visierlinie durch Ziel das Durchkrümmen so zu ver-ändern, daß der Schuß beim Durchgang der Visierlinie durch Ziel bricht. Dieser

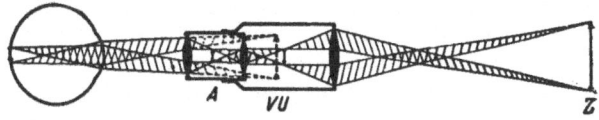

Abb. 3. Strahlengang im Zielfernrohr. *A* aufrechtes Bild, Ort der Strich-platte oder des Fadenkreuzes, *V* virtuelles vergrößertes Bild, *U* umge-kehrtes, reelles Bild, *Z* Ziel.

Vorgang ist grundsverschieden von „Reißen", bei dem plötzlich durchgekrümmt wird, wenn der Durchgang der Visierlinie durchs Ziel beobachtet wird.

Außer der unvermeidlichen Bewegung des Gewehres lernt der Schütze auch noch die *Eigenbewegung des Zieles* durch entsprechendes Vorhalten zu berück-sichtigen. Die Überlegung, geschweige denn die Berechnung aller dieser Relativ-

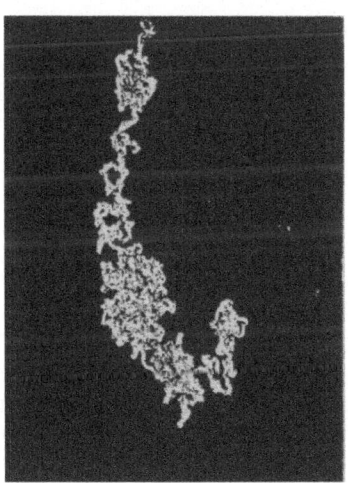 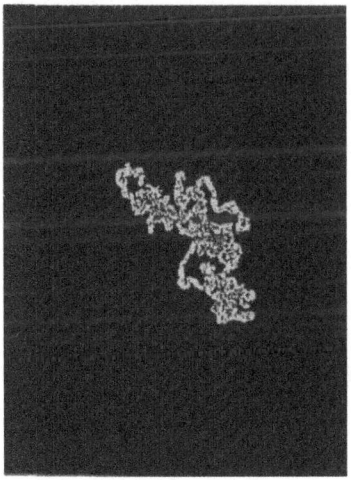

Abb. 4a—b. Cephalogramme eines gut trainierten Unteroffiziers; *a* in der Grundstellung mit hängenden Armen ohne Waffen, und *b* in der Anschlagstellung (nach Leitenstorfer).

bewegungen des Zieles, des Gewehres und des durchkrümmenden Zeigefingers beansprucht lange Zeit. Im Gegensatz dazu bringt es das Gehirn durch Übung fertig, diese Überlegung durch unbewußtes, subcorticales Handeln zu über-springen. Derartige Übung wird aber nur in wochenlanger täglicher Benutzung des Gewehres gewonnen, während die vorgeschriebenen Schul- und Gefechts-schießen dem Schützen noch nicht einmal zur verstandesmäßigen Beherrschung aller Einflüsse verhelfen.

Beim *Abschuß* bleibt der Schwerpunkt von Gewehr *und* Geschoß in Ruhe. Wenn daher das Geschoß mit 12,8 g die Mündung mit einer Mündungsgeschwin-digkeit von 500 m/sek verläßt, so hätte das Gewehr von 5 kg Gewicht zur selben Zeit eine nach rückwärts gerichtete Geschwindigkeit von $\frac{12,8}{5000} \cdot 500 = 1,28$ m/sek, wenn sein *Rückstoß* nicht durch den Körper des Schützen gebremst, damit die nach rückwärts bewegte Masse um einen großen Teil des Gewichts des Schützen vermehrt und dadurch die Geschwindigkeit vermindert würde. Ist dagegen das Gewehr zur Zeit des Abschusses nicht fest eingezogen, so ist der Rückstoß so stark, als ob das Gewehr aus etwa 85 cm frei fiele, ein Schlag, der sogar zu Brüchen des Schlüsselbeines führen kann.

Im Freien werden die *Treibgase* so schnell verdünnt und durch Wind und Wärmeströmung beseitigt, daß noch nie eine *Vergiftung*, auch nicht am MG., bekannt geworden ist. In geschlossenen Räumen, z. B. *Bunkern, Panzern, Geschütztürmen der Kriegsschiffe*, dagegen können die stark CO-haltigen Treibgase, die aus dem Schloß, besonders aber aus den Hülsen und bei Gasladewaffen aus dem Ladekolben austreten, schon nach verhältnismäßig geringen Schußzahlen zur Angiftung mit CO führen, wenn nicht durch Hülsensäcke und Belüftung für die Beseitigung des CO gesorgt wird. Im allgemeinen reizt das Schwefeldioxyd der Treibgase[1] rechtzeitig zu starkem Husten und zur Tränensekretion, ehe Vergiftung mit CO eingetreten ist. Angiftung mit CO vermindert die Konzentrationsfähigkeit, die Muskelkraft und die Sinnesleistungen, damit natürlich auch die Schußleistung.

Eine nicht ausreichende Sehleistung muß durch eine fachärztlich verordnete *Schießbrille* ausgeglichen werden.

Schrifttum.

FLIK: Arch. Psychol. **94**, 122 ff. (1935). — WEBER: Arch. Psychol. **94** (1935). — WIRTH: Die ersten Versuche der praktischen Anwendung eines psychophysischen Apparates zur Kontrolle des Abkommens beim Leerschuß in der Schießausbildung. Industr. Psychotechnik **15** (1938).

4. Der Sport.

Von E. BAADER-Prag.

Der Sport erhält und erhöht die körperliche Leistungsfähigkeit des Soldaten, er stählt den Körper, verleiht ihm Kraft und Ausdauer, Schnelligkeit und Wendigkeit[2]. Dieses vielseitige Ziel ist nur erreichbar, wenn die körperliche Erziehung zweckbewußt aufgebaut wird.

Richtlinien für den Aufbau der körperlichen Erziehung. Nach biologischen Gesetzen geben nur kräftige Beanspruchungen entsprechende Entwicklungsreize für den Körper, seine Organe und Funktionen. Zu starke Leistungsanforderungen schädigen den Körper durch Überanstrengung. Die sportliche Erziehung hat die Aufgabe, die Entwicklungsreize richtig zu dosieren, d. h. weder zu große noch zu geringe Anforderungen an den Körper zu stellen.

Da jede größere körperliche Leistung von einer guten Funktion von Kreislauf und Atmung abhängt, muß stets im Mittelpunkt der körperlichen Ertüchtigung die Erhöhung der Leistungsfähigkeit von Kreislauf und Atmung stehen. Diese erfolgt am besten durch den Lauf, bei dem bei richtiger Atemführung das Zusammenspiel zwischen Kreislauf und Atmung am zweckmäßigsten ist und deshalb steigende Leistungsanforderungen mit der geringsten Gefahr der Überbeanspruchung erlaubt.

Steigend mit der Menge und der Beanspruchungsintensität der Muskulatur — beim Lauf also mit zunehmender Schnelligkeit — wird der *Kreislauf* und die *Atmung* angekurbelt.

---

[1] Siehe auch Abschnitt X, C: *„Unterkunftsverhältnisse auf Unterseebooten"*, S. 442, sowie Abschnitt XI, C: *„Unterkunft isoliert untergebrachter Luftwaffeneinheiten, Treibstofflager usw.“*, S. 498 in diesem Lehrbuch.

[2] Leitsatz der Sportvorschrift für das Heer. H.Dv. 475.

Die schwersten Anforderungen an den Kreislauf stellen harte und länger dauernde Leistungen wie die in größtmöglicher, für die Dauer des Laufes noch durchhaltbarer Schnelligkeit durchgeführten Mittel- und Langstreckenläufe (Ranke) oder entsprechende Leistungsanforderungen beim Rudern, Skilauf, Schwimmen usw. Ein auf solche Leistungen lange und intensiv durchgeführtes *Training* ist es in erster Linie, das zu den im vorhergehenden Abschnitt vermerkten Anpassungserscheinungen führt.

Die Ausbildung der Muskulatur in ihren verschiedenen Eigenschaften — Kraft, Schnellkraft bzw. Schnelligkeit und Ausdauer — erfolgt durch die diesen Eigenschaften adäquaten Reize.

Wachstums- und damit Kräftigungsreize für die Muskulatur geben vor allem mit möglichst hoher Spannung einhergehende dynamische wie auch statische Arbeitsleistungen — wie das Drücken schwerer Gewichte, Klimmzüge am Reck, Tauziehen oder Stützen des Körpergewichts beim Handstand oder der Waage beim Turnen. Weiterhin kräftigen die Muskulatur alle Beanspruchungen auf Schnellkraft. Das sind schnelle Muskelkontraktionen gegen einen mehr oder minder großen Widerstand, wobei z. B. beim Sprung der Körper, beim Wurf das geworfene Gewicht den Widerstand bietet. Je größer der Widerstand ist, gegen den gearbeitet wird, desto größer wird der Kraftanteil, je geringer der Widerstand — wie beispielsweise das geringe Gewicht des geworfenen Gegenstands —, desto größer wird der Schnelligkeitsanteil an der Übung und damit der entsprechende Ausbildungsreiz.

Da reine Kraftübungen stets mit starken und vor allem länger dauernden *Pressungen*[1] einhergehen, die für vasolabile Menschen und bei allzu häufiger Anwendung auch allgemein für den Kreislauf sich nachteilig auswirken können, soll der junge Soldat seinen Kräftigungsreiz von Schnellkraftübungen, wie Sprung, Wurf und Kurzstreckenlauf, und den vorwiegend die wichtige Rumpfmuskulatur kräftigenden — zu lange Pressungen bei richtiger Atemführung jedoch vermeidenden — Übungen der Körperschule[2] erhalten. Nur bei Tauziehen ist Vorsicht geboten.

Übungen der Muskeln auf Ausdauer führen u. a. zu einer Erhöhung des Glykogengehaltes, ferner zu einer mit der Länge der Übungen steigenden Vascularisation der Muskeln, die eine Besserung der Sauerstoffversorgung der Muskeln mit Förderung ihres Stoffwechsels (verbesserte Resynthese der Zwischenstoffwechselprodukte) und eine Entlastung des Kreislaufs durch erhöhte Sauerstoffausnutzung zur Folge hat.

Überwachung des Gesundheitszustandes beim Sport. Die Beobachtung auf dem Sportplatz ist die beste Überwachung des Gesundheitszustandes der Truppe. Unter der Belastung der sportlichen Anforderung zeigen sich oft sonst schwer erkennbare körperliche Schwächen funktioneller oder somatischer Natur. Der selbst *im Sport aktive bzw. erfahrene Truppenarzt* kann dabei beratend auf die richtige Dosierung der sportlichen Beanspruchung hinwirken.

Überanstrengungen werden meist hervorgerufen durch Überbeanspruchung bei schweren Dauerleistungen oder, was leicht vergessen wird, wenn starke, aber nur kurz dauernde Anstrengungen so oft und schnell hintereinander wiederholt werden, daß es zu einer Kumulierung der Belastung im Sinne einer *Dauerleistung* kommt; so können beispielsweise die verschiedenen Spiele zu schwersten Dauerleistungen werden. Bei *Wettkämpfen* ist die Gefahr der Überanstrengung natur-

---

[1] Pressung erfolgt, wenn der Rumpf in sich versteift werden muß, um den an ihn ansetzenden Kräften der Gliedmaßen, besonders der Arme, bei großer Kraftbeanspruchung den nötigen Rückhalt zu geben: Einer tiefen Einatmung folgt eine kräftige Ausatembewegung bei nahezu oder völlig geschlossenem Kehlkopf. Dadurch wird der Innendruck im Brustkorb erheblich erhöht und der Lungenblutkreislauf erschwert, während der Rückfluß des Blutes zum Herzen verringert wird. Versagt unter diesen Umständen die Kreislaufregulation, so kommt es infolge cerebraler Anämie zur Ohnmacht (Gefährdung beim Tauchen, Klettern und ähnlichem). Bei Lösung der Pressung stürzt das vorher zurückgestaute Blut in großer Menge in das zuvor infolge der Pressung selbst schlechter mit Sauerstoff versorgte Herz, was zu einer Überdehnung des rechten Herzens führen kann.

[2] H.Dv. 475.

gemäß erhöht gegeben, da der aufs höchste angespannte Wille im Endspurt gegebenenfalls dem von der vorhergehenden Beanspruchung schon ermüdeten Kreislauf das Letzte abverlangt.

Schädigungen infolge Überanstrengung sind möglich in erster Linie bei zu hohen Dauerleistungsanforderungen an noch nicht voll ausgewachsenen Jugendlichen, die hierfür wenig leistungsbereit sind, oder an schon im Altersabbau begriffene Menschen (ab spätestens 45. Lebensjahr sollte körperlich anstrengender Wettkampfsport nicht mehr betrieben werden. Schon ab 35. Lebensjahr etwa ist bei Schnellkraftübungen Vorsicht geboten, während Dauerleistungen mit geringer Beanspruchung in der Zeiteinheit noch länger — gutes Training vorausgesetzt — durchgeführt werden können).

Die *schwersten Sportschäden* ergeben sich erfahrungsgemäß aus einer *zu frühen Wiederaufnahme des Sportes nach Infektionskrankheiten*, wobei auch leicht verlaufene Mandelentzündungen und Grippen infolge ihrer immer wieder zu beobachtenden toxischen Wirkung auf das Herz oder auf die vegetativen Regulationszentren eine überraschend große Rolle spielen können.

Eine mehrmonatige Fernhaltung vom anstrengenden Sport nach schweren infektiösen Erkrankungen ist selbstverständlich. Aber auch Mandelentzündungen sollten aus obigen Gründen möglichst zu einer vierzehntägigen Sportpause führen — auf jeden Fall *keine Wiederaufnahme des Sportes*, bevor die *Blutsenkungsgeschwindigkeit regelrechte Werte zeigt!* — In zweifelhaften Fällen können Belastungs-Elektrokardiogramme allein oder in Verbindung mit Belastungsproben anderer Art, wie die nach SCHELLONG, klärend wirken.

Die *Überwachung der außerdienstlich für Wettkämpfe hart trainierenden Soldaten* bedarf zusätzlicher Maßnahmen:

Bei Beginn des Trainings eingehende klinische Untersuchung, wobei auf fokale Herde zu achten ist, wie chronische Tonsillitis, Zahngranulome usw. Anlage einer *Gewichtskurve* mit mindestens einmaliger Eintragung in der Woche und, wenn möglich, einer entsprechenden Spirometerkurve ist erforderlich. Die Beobachtung auf dem Sportplatz hat, wie übrigens auch beim Truppensport, die *Erholungszeit* nach anstrengenden Übungen zu beachten. Diese ist für die Bewertung des Leistungszustandes wichtiger als das Zustandsbild beim Eintreffen im Ziel. Langes Nachwirken der Anstrengungen, wie mehrere Stunden anhaltende Appetitlosigkeit, gestörter Schlaf, nächtliche Herzstiche und Beklemmungsgefühle auf der Brust, müssen zu einer eingehenden klinischen Nachuntersuchung Anlaß geben. Die Bewertung *röntgenologischer* und *elektrokardiographischer* Herzbefunde verlangt oft sportärztliche Spezialkenntnisse. Sport entwickelt im allgemeinen Körper- und Herzmuskulatur gleichmäßig. Das Röntgenbild zeigt dementsprechend bei muskelstarken Leuten ein großes Herz mit gerundeten Herzbögen. Bei dazu veranlagten Menschen, die sich jahrelang einem intensiven Training — insbesondere auf Dauerleistung — unterziehen, kann es zu die Norm überschreitende Herzvergrößerungen, und zwar zu nicht pathologischen tonogenen Dilatationen und späterhin zu einer Hypertrophie der tonogen-dilatierten Herzen mit vorzugsweiser Beteiligung der rechten Herzhälfte kommen. Die tonogene Dilatation des Herzens (wahrscheinlich unter parasympathischem Einfluß Tonusverlust und damit vermehrte Dehnungsfähigkeit der Herzwände, die eine Erhöhung des Schlagvolumens ermöglicht) wirkt sich vor allem in einer Vergrößerung der Längsachse aus, weniger in einer Verbreiterung des Herzschattens. Sie kehrt nach Aufhören der sportlichen Belastung in kürzerer, bei zusätzlicher Hypertrophie nach längerer Zeit zur Norm zurück.

Ein Überziehen der Beanspruchung = *Übertraining* zeigt sich im Sinken der Leistung und der Gewichts- bzw. Spirometerkurve an, meist aber vorher schon durch nervöse Reizerscheinungen, wie Unlustgefühl bei der sportlichen Arbeit, Reizbarkeit gegenüber Kameraden, beginnende Schlafstörungen u. ä.

Der *hochtrainierte* Mensch zeigt in Ruhe Anzeichen eines erhöhten Parasympathicus-Tonus (langsamer Puls, niedriger Blutdruck, langsame — tiefe Atmung, erhöhte Sauerstoffausnutzung in der Peripherie usw.), dem ein erhöhter potentieller Sympathicus-Tonus bei Arbeitsbelastung entspricht. (Das Überwiegen des Parasympathicus in Ruhe steigt deutlich mit der Länge der trainierten Strecke.) Bei *überzogenem Training* kommt es zu einem Dauererregungszustand beider Teile des vegetativen Nervensystems, wobei dann neben den schon oben beschriebenen Zeichen Magendruck, starke Schweißneigung, spastische Obstipation, mitunter auch steigende Pulszahl und Steigen des Blutdrucks zu beobachten sind. Je nach Schwere der Erscheinung muß die Leistungsanforderung herabgesetzt oder das Training für mehr oder minder lange Zeit unterbrochen werden.

Beim *Überwachen des Trainings* ist noch besonders zu beachten:

Alkohol und Nicotingenuß sind mit einem harten Training nicht vereinbar. Die Flüssigkeitsaufnahme ist niedrig zu halten; übermäßige Flüssigkeitsaufnahmen belasten den Kreislauf und sind besonders abends vor dem Schlafengehen und im unmittelbaren Anschluß
an große sportliche Leistungen zu vermeiden. Nach starken Schweißverlusten muß natürlich
für genügende Flüssigkeitsnachfuhr gesorgt werden. — Deshalb soll nach anstrengenden
Übungen mit bereitgehaltenen warmen Getränken zunächst der Mund gespült und dann
erst langsam und schluckweise getrunken werden.

Weitere hygienische Gesichtspunkte für den Sportbetrieb. Der Sport ist möglichst im Freien und in leichtester Kleidung (Sporthosen und — je nach Sport-
art und Bodenbeschaffenheit — in Sportschuhen) auszuüben, um die Einwirkung
des Sonnenlichtes und der Temperaturreize auf die Haut tunlichst auszunützen[1].
Richtig dosierte *Sonnenbestrahlung* kann durch ihre ultravioletten Strahlen eine
der Einwirkung eines Trainings sehr ähnliche Umstellung der vegetativen Regulation hervorrufen, wie Verlangsamung und Vertiefung der Atmung, Verringerung der Pulszahl, Herabsetzung des Blutdrucks usw.

Überdosierte Sonnenbestrahlung schädigt.

Die Schädigung wird vermieden durch langsam steigende Angewöhnung. Das lange
Liegen in der prallen Sonne ist zu verbieten; es ist erfahrungsgemäß mit körperlichen Höchstleistungen nicht vereinbar. (Die Olympiakämpfer 1936 waren auffallend wenig sonnen-
gebräunt.) Im Winter haben sich künstliche ultraviolette Strahlen im hohen Norden und
im Tiefland als leistungssteigernd bewährt.

In zu nahem Anschluß an eine größere Nahrungsaufnahme angesetzte Sport-
stunden verfehlen ihren Zweck. Bei Beanspruchung auf Schnellkraftleistung, wie
durch Kurzstreckenlauf, Sprung, Wurf, sind bei kühler und windiger Witterung
durch lockere Läufe, leichte Gymnastik oder Massage die Muskeln vorher anzu-
wärmen, d. h. besser zu durchbluten. Die Leistungsbereitschaft der Muskulatur
steigt dadurch, die Verletzungsgefahr sinkt. Ermüdung stört das Muskelzusam-
menspiel (Ranke) und damit die Geschicklichkeit. Gefahren bergende Übungen
sind deshalb nur mit frischen Kräften anzugehen und nicht zu lange durchzuführen. Aus diesem Grunde und auch wegen Überbeanspruchungsgefahr des Kreislaufs bzw. Stoffwechsels dürfen ernsthafte sportliche Wettkämpfe für die Truppe
nur angesetzt werden, wenn dafür gesorgt ist, daß sie *ausgeruht zum Wettkampf*
antritt. Deshalb *Vorsicht* beim Ansetzen von *Sportfesten auf Truppenübungsplätzen oder im Felde!* Von der Muskelpflege in Form von Duschen und Massage,
die auch den Kreislauf günstig beeinflussen, soll nach Möglichkeit Gebrauch gemacht werden. *Duschen* bezwecken eine vermehrte Durchblutung der Peripherie
und härten bei sinngemäßer Anwendung durch Einübung der Gefäßreaktion auf
Temperaturreize ab.

Nach anstrengenden Leistungen sind warme Duschen vorzuziehen. Nach kalten Duschen
soll kräftig abfrottiert werden. Frieren nach kalten Duschen zeigt deren Unbekömmlichkeit
an. Wechselduschen geben einen besonders starken hyperämisierenden Reiz und sind für
nicht vasolabile Leute empfehlenswert.

Massage vor dem Kampf wird mit leichten Massagegriffen durchgeführt,
Massage nach schwerer Beanspruchung mit kräftigen Walk- und Knetgriffen.

Diese letztere bezweckt die schnelle Entfernung der in der Muskulatur liegengebliebenen
„Ermüdungsstoffe" (vorwiegend saure Zwischenstoffwechselprodukte) auf dem Blut- und
Lymphwege. Massage an übungsfreien Tagen ist ebenfalls mit kräftigen Knet- und Walk-
griffen auszuüben, denen sich Kräftigungs- (Widerstands-) und Dehnübungen anschließen.
Nicht alle Menschen vertragen eine harte Massage (Finnische Sportmassage). Individuelle
Anpassung ist deshalb notwendig.

---

[1] Bei kühlem und windigem Wetter muß von dem Sportschutzanzug Gebrauch gemacht
werden: *vor* den Übungen zur Verhinderung der Abkühlung, schlechten Durchblutung der
Muskulatur und *nach* den Übungen zur Vermeiduug von Erkältungen.

Bei sehr kräftigem Muskelkater sind kurze *heiße Bäder* (3—4 Minuten) von etwa 40° vorzuziehen.

Das finnische Schwitzbad, *Sauna*, führt zu einer sehr kräftigen Durchblutung der Peripherie und wirkt bei unmittelbarem Übergang aus der Badestube in kaltes Wasser oder gar Schnee als stärkster Übungsreiz für die Vasomotoren. (Für gefäßempfindliche und ältere Menschen nicht empfehlenswert.)

Wegen der beim *Schwimmen* und *Boxen* auftretenden Gefahrenmomente ist die Überwachung dieser Sportarten von besonderer Wichtigkeit.

Das *Schwimmen* sollte jeder Soldat nicht nur aus praktisch militärischen, sondern auch aus gesundheitlichen Gründen beherrschen. Es führt zu einer harmonischen Ausbildung der Körpermuskulatur und stellt gleichzeitig eine gute Ausbildungsbeanspruchung für den Kreislauf- und Atemapparat. Das Schwimmen bringt je nach Temperatur des Wassers eine mehr oder weniger große Wärmeentziehung mit sich. Ein Bad von 12° bei 4 Minuten Dauer entzieht dem Körper bereits 100 Calorien. Der anfängliche Wärmeverlust wird normalerweise durch verstärkte Wärmebildung überkompensiert, die Abkühlung zu großer Blutmengen durch Zusammenziehen der peripheren Blutgefäße verhindert. Diese Reaktionen sind bei den meisten, aber nicht allen Menschen vorhanden oder leicht einübbar. Langsames Angewöhnen hilft weiter, brüskes Vorgehen durch Zwang ist zwecklos, ja kann Schaden anrichten. Vasolabile Menschen sind beim Sprung ins Wasser mit erhitztem Körper gefährdet. Ohnmachtsgefahr infolge Schockwirkung auf die Vasomotoren mit Versackung des Blutes in die Bauchgefäße. Gefördert werden diese Unfälle durch Baden mit vollem Magen infolge der Blutverschiebung nach dem Bauch für die Verdauungsarbeit. Zu langes Liegen in der Sonne oder zu langes Verbleiben auch in relativ warmem Wasser steigert durch Irritation des vegetativen Systems die Kollapsneigung und damit die Gefahr des Badetodes. Schwindelanfälle infolge Eindringens von Wasser in das Mittelohr bei Trommelfellverletzungen können ebenfalls zum Ertrinkungstode führen.

Das *Boxen* bringt öfters Verletzungen mit sich, die wie Nasenbeinbrüche und Schädigungen des Gebisses nur schwer, wie Mittelhandbrüche und Distorsionen des Daumengrundgelenks wohl oft durch gute Lehrmethoden sich vermeiden lassen. Ob der K. o.-Niederschlag eine Gehirnerschütterung darstellt oder nicht, ist noch umstritten. Dagegen spricht die schnelle Erholungstendenz, dafür die mitunter zu beobachtende retrograde Amnesie. Nicht ungefährlich ist ein Weiterboxen, wenn der Boxer angeschlagen (groggy) ist. Personen mit alten Schädelverletzungen oder die früher Gehirnerschütterungen erlitten haben, reagieren oft mit langanhaltenden Kopfschmerzen, wenn nicht Schlimmerem bei Schlägen gegen den Kopf. Sie sind von der Teilnahme am Boxen zu befreien.

Schließlich fällt auch die *hygienische Überwachung des Sportplatzes* und die Bereitstellung von Verbandkästen auf Sportplätzen und Rettungskästen in Badeanstalten in den Aufgabenbereich des Truppenarztes.

Schrifttum.

Altrock: Kleine Sportkunde. Leipzig 1928. — Borgard, Matthiessen u. Zaeper: Klin. Wschr. Jg. 16, Nr 11 (1937). — Bruns: Arb. physiol. 11, H. 3 (1941). — Full: Finnische Sportmassage. Charlottenburg 1925. — Knoll u. Arnold: Normale und pathologische Physiologie der Leibesübungen. Leipzig 1933. — Kohlrausch: Lehrbuch der Krankengymnastik bei inneren Erkrankungen. 1940. — Mallwitz: II. Internationaler Sportärztekongreß. Berlin 1936. — Rein: Einführung in die Physiologie des Menschen. 1941. — Reindell: Verh. dtsch. Ges. Kreislaufforsch. 1937. — Schellong: Regulationsprüfung des Kreislaufs. 1938. — Schenk: Die Ermüdung gesunder und kranker Menschen. Jena 1930; Herz- und Blutkreislauf bei schwerer körperlicher Arbeit. Verh. dtsch. Ges. inn. Med. 1936. — Schoppe: Zbl. inn. Med. Jg. 61, Nr 7 (1940). — Waldmann u. Hoffmann: Lehrbuch der Militärhygiene. 1936.

5. Der Gebirgsdienst.

Von W. Schaefer-St. Johann.

Der Dienst bei der *Gebirgstruppe* stellt höchste Anforderungen an den Soldaten. Nicht nur körperlich wird von ihm Kraft, Härte und Ausdauer in besonderem Maße gefordert, auch seelisch muß er eine gefestigte Persönlichkeit sein. So wird er zum *Einzelkämpfer* erzogen, der sich bewußt ist, daß nur von eigener Kraft und Leistung Erfolg und Lebenshaltung abhängt. Über die infanteristische Ausbildung hinaus geht die eigentliche Gebirgsausbildung in Schnee, Eis und Fels. Lawinen, Gletscherspalten, Steinschlag, Nebel, Stürme, Kälte und Sonnenstrahlung bringen Gefahren mit sich, zu deren Beurteilung und Überwindung jeder einzelne erzogen werden und eigene Erfahrung sammeln muß. Auf steilen Gebirgspfaden, durch zerklüftetes Gebirgsgelände in schwierigem Waldgelände müssen durch Kraftleistungen über das normale Maß hinaus Waffen, Gerät und Ausrüstung getragen werden, muß Nachschub und Abschub sichergestellt sein.

Diese besonderen Anforderungen verlangen von selbst eine *Auswahl* derjenigen, welche *für den Gebirgsdienst geeignet* sind.

Im allgemeinen ist der Gebirgsbewohner, vertraut mit Gefahren und Anstrengungen, der Rekrut der Gebirgstruppe. Aber trotzdem fällt auf, daß gerade junge Bergbauern oft nicht geeignet sind. Andererseits bilden Freiwillige aus allen Teilen des Reichs, welche Bergsteiger aus sich selbst heraus sind, ein großes und wertvolles Kontingent.

Bei der *Musterung für die Gebirgstruppe* müssen die physischen und psychischen Anforderungen besonders berücksichtigt werden.

Ohne eingehende Prüfung von Herz und Kreislauf kann eine zuverlässige Entscheidung, ob der zu Untersuchende geeignet für den Gebirgsdienst ist oder nicht, nicht getroffen werden. Trotzdem hat sich gezeigt, daß die Erhebung der Anamnese, aus welcher hervorgeht, daß bereits Leistungen im Gebirge vollbracht wurden, genügt, um die Eignung, wenn auch nicht sicherzustellen, so doch erwarten zu lassen.

Die oberflächliche Beurteilung des allgemeinen Kräftezustandes führt häufig zu Fehlschlüssen. Nicht von der Masse der Muskulatur, sondern von der Leistungsfähigkeit der Organe und dem Trainingszustand des Körpers ist die Eignung für den Gebirgsdienst abhängig. Dabei ist der *kräftige, schlankwüchsige* Mann in der Regel der geeignetere.

Wenn nach erfolgter Musterungsuntersuchung die *Einstellung bei der Gebirgstruppe* erfolgt ist, so ist damit noch nicht erwiesen, daß der Mann auch tatsächlich die volle Eignung zum Gebirgsdienst, insbesondere dem Hochgebirgsdienst, besitzt.

Die für besondere alpine Leistungen bestimmten Leute — es ist zu denken an Heeresbergführer, Langdienende, aktive Offiziere, Spähtruppleute, Wettläufer u. a. m. — müssen einer eingehenden Untersuchung unterzogen werden, wobei die Funktionsprüfung von Herz und Kreislauf im Vordergrund steht.

Wie soll nun am zweckmäßigsten eine derartige Untersuchung durchgeführt werden?

Der geschulte Blick wird sofort bei der Erfassung des ganzen Menschen eine grobe Entscheidung fällen können.

Der Untersucher kennt den für den Gebirgsdienst geeignetsten Konstitutionstyp, wie ihn der kräftige und schlankwüchsige Mann darstellt. Wenn er dazu die Anamnese einer regelmäßigen Gebirgsleistung heranziehen kann, so wird er schon ein vorläufiges Urteil bilden können, bevor er mit der eigentlichen Untersuchung beginnt. An diese Gesamterfassung des Menschen schließt sich die Voruntersuchung an. Aus den gefundenen Werten lassen sich insbesondere Rückschlüsse auf die Eignung für Dauerleistungen ziehen, sie geben ferner einen Hinweis auf einen guten Trainingszustand des Atmungsapparates. Die Hauptuntersuchung braucht hier nicht näher erörtert zu werden, da sie sich von einer normalen nicht unterscheidet, wenn auch die Prüfung des Kreislaufsystems dabei im Vordergrund steht. Über diese Untersuchungsergebnisse hinaus sind noch folgende Einzelerhebungen notwendig: Feststellung der Höhenfestigkeit und Anpassungsfähigkeit, Geschicklichkeitsprüfung, Prüfung auf Schwindelfreiheit, Erprobung von Mut und Ausdauer (BALKE).

Die Durchführung derartiger Untersuchungen erfordert von dem betreffenden Arzt viel Erfahrung und eigene Kenntnis der zum Bergsteigen notwendigen körperlichen, geistigen und seelischen Voraussetzungen, da gerade in der Auswahl dieser Besten der Gebirgstruppe Fehlurteile mit Sicherheit vermieden werden müssen. Von solchen ausgesuchten Leuten können auch dann besondere Leistungen erwartet werden als berufene Führer im Hochgebirgskrieg.

Der Dienst im Gebirge ist mit einer beständig hohen Leistung verbunden. Mehrtägige *Höchstleistungen mit schwerstem Gepäck in sauerstoffverminderter Luft ohne ausreichende Erholungsmöglichkeit* werden gefordert. Eine erhöhte Leistung gegenüber der normalen Leistung wird allein schon durch den vermehrten Calorienverbrauch nachgewiesen. Ein Organismus, welcher einer erhöhten Beanspruchung für längere Zeit unterzogen wird, verlangt eine besondere Überwachung. Seine Leistungsfähigkeit muß erhalten bleiben, ja, sie muß sogar in den meisten Fällen noch gesteigert werden.

Grundlage und Voraussetzung einer ständigen Leistungsfähigkeit ist das *Training*. Diesen Begriff des Trainings ersetzt RANKE durch *Anpassung* (erreichbar durch richtige Einstellung der körperlichen Funktionen), *Übung* (nervöses Zusammenspiel) und *Gewöhnung* (seelische Komponente). Diese Dreiteilung ist gerade für den Gebirgsdienst besonders treffend.

Die Zeit zur Erreichung einer *Anpassung* ist im Gebirge eine verhältnismäßig lange. Das Gehen im schwierigen Gelände, in Schrofen, Geröll, steilen Grashalden, das Klettern im Fels, das Begehen von Eishängen mit Steigeisen, den Skilauf im alpinen Gelände ausreichend zu erlernen, erfordert hohe körperliche Leistungen. Die *Übung*, sich im Gebirgsgelände im Sommer und im Winter zu bewegen, das nervöse Zusammenspiel im Organismus für diese Arbeit auszubilden, erfordert Zeit und planmäßige Ausbildung. Die *Gewöhnung* aber an einen Aufenthalt im Gebirge und die damit verbundene innere Einstellung zum Gebirge ist nicht für jeden gleichermaßen zu erreichen.

Leistungssteigernde und leistungsmindernde Einflüsse sind bereits von RANKE eingehend beurteilt und behandelt[1]. Ihre Wirkung auf den Gebirgsdienst hat CREMER dargestellt. Wichtig ist nur die Feststellung, daß sich der Soldat der Gebirgstruppe fast beständig im Zustand einer erhöhten Leistung befindet, der allein durch das Gebirgsgelände bedingt ist. Alle derartigen Einflüsse wirken sich daher bei ihm nach der positiven und der negativen Seite hin vermehrt aus.

Hygiene im Gebirgsdienst. Die sanitätsdienstliche Versorgung der Gebirgstruppe nimmt im Rahmen des allgemeinen Sanitätsdienstes eine eigene Stellung ein. Das Sanitätspersonal der Gebirgstruppe braucht eine eingehende *Spezialschulung*, die Sanitätsausrüstung muß der besonderen Verwendung im Gebirge entsprechen, und die Krankentransportmittel des Flachlandes sind für den Gebirgstransport ungeeignet. Schwierigkeiten des Geländes, starke Temperaturschwankungen, Mangel an Unterkünften, erschwerte Versorgung, hohe körperliche Anforderungen an den einzelnen Mann verlangen *besondere hygienische Maßnahmen* und hygienische Überwachung. Der *Sanitätsoffizier der Gebirgstruppe* muß ein erfahrener *Sportarzt* sein, er muß die Truppe begleiten und muß damit im Bergsteigen und Skilauf geübt sein. Die Ausbildung in der ersten Hilfe wird vom Offizier bis zum Gruppenführer gefordert.

Ihre Kenntnis und ihre praktische Anwendung ist die wichtigste vorbeugende Maßnahme. Einfache Verletzungen, leichte Erkrankungen verschlimmern sich schnell im Gebirge, wenn sie unsachgemäß und mangelhaft behandelt werden, denn zu der körperlichen Schädigung an sich treten schädigende klimatische und geländemäßige Einflüsse, welche dem Gebirge eigentümlich sind, hinzu.

Der Gebirgssoldat muß gerade vom Sanitätspersonal dazu erzogen und ständig ermahnt werden, die körperliche Leistungsfähigkeit beeinträchtigende Einflüsse, wie Ausschweifungen, Alkohol- und Nicotinmißbrauch, von sich fernzuhalten, er muß zur Selbstbeobachtung und -verantwortung erzogen werden. Es ist erstaunlich, eine wie große Zahl von Angehörigen der Gebirgstruppe abstinent ist. Diese Tatsache geht zweifellos auf die eigene Erfahrung des einzelnen zurück, der an sich selbst feststellen konnte, wie er beispielsweise am Tage nach einer derartigen Ausschweifung in seiner Leistung beim Bergsteigen beeinträchtigt wurde.

Einige *hygienische Maßnahmen* sollen kurz zusammengefaßt werden:

Verpassung bequemer Bekleidung, welche die Atmung nicht behindert und das Unterziehen von Wollwesten u. dgl. gestattet.

---

[1] Siehe S. 379.

Gewöhnung der Haut an starke Temperaturwechsel durch Wechselbäder, Saunabenützung mit anschließendem Schneebad usw. Sorgfältigste Fußpflege.

Schlafen in kalten Schlafräumen, häufige Übungen auch im winterlichen Biwak.

Langsame, sinnvolle Steigerung der Anforderungen beim Steigen.

Anfangs genügend kleinere Ruhepausen einlegen, damit sich der Organismus auf die Leistungssteigerung einstellen kann.

Rechtzeitige und großzügige Marscherleichterung befehlen.

Die erhitzte Truppe nicht unnötig herumstehen lassen, da im Gebirge immer eine starke Abkühlung eintritt; bei Rasten sofort Anlegen von Bekleidungsstücken befehlen.

Erhitzte nur vorsichtig trinken lassen, Gebirgswasser ist fast immer zu kalt zum sofortigen Genuß und mineralisch meistens ungeeignet.

Frühzeitig aufstehen lassen, damit ausreichend Zeit zur Einnahme einer ausreichenden Frühkost vorhanden ist. Alle Vorbereitungen grundsätzlich am Vorabend treffen lassen.

Hauptmahlzeit auf den Abend verlegen, da die anschließende Nachtruhe eine bestmögliche Nahrungsmittelverwertung sichert, bei starker körperlicher Anstrengung ist die Verdauung nicht ausreichend.

Schutzmaßnahmen vor Sonne und Kälte frühzeitig befehlen und ständige Überwachung; Sonnenbrille, Lichtschutz- und Heilsalbe, Frostschutz- und Heilsalbe gehören zur ständigen, mitzuführenden Ausrüstung.

Wenn man von den Besonderheiten des Gebirgsdienstes spricht, so meint man damit den Einfluß, welchen *Gebirgsgelände* und *Gebirgsklima* auf den Gebirgssoldaten ausüben. Während der Soldat des Flachlandes und des Mittelgebirges sein Einsatzgebiet in der Ebene, im Wald und im mäßigen Höhengelände findet, so steigern sich diese Gebiete für den Gebirgssoldaten zu steilen Waldgebieten, Felswänden und Gletschern. Die Überwindung dieses Hochgebirgsgeländes zwingt den Soldaten zu Anstrengungen, die mit denjenigen anderer Waffengattungen nicht zu vergleichen sind. Hinzu kommt, daß alle diese Leistungen vollbracht werden müssen mit Gepäck und Ausrüstung, ohne ständigen Nachschub und im Einsatz.

Schon im Frieden ist der Gebirgssoldat damit ständig den Gefahren des Gebirges ausgesetzt, die ihn als Kämpfer härter und einsatzbereiter werden lassen.

Das *Gebirgsklima* ist gekennzeichnet durch den schroffen Temperaturwechsel. Die Durchschnittstemperaturen sinken mit zunehmender Höhe. In einer bestimmten Höhe erfolgen die Niederschläge nur noch in Form von Schnee. Diesem Klima ist der Gebirgssoldat ausgesetzt, vor ihm muß er sich und müssen wir ihn schützen. Die Einwirkung dieses Klimas ist um so stärker, da durch die erhöhte Anstrengung der Körper sich stark erwärmt und durch Kälte und Wind desto mehr abkühlt; zudem fehlen im Gebirge und besonders im Gebirgskrieg geeignete Unterkünfte, die einen Schutz bieten könnten.

Der Sauerstoffdruck der Luft nimmt mit zunehmender Höhe ab. In einer Höhe von etwa 3000 m beträgt er nur noch zwei Drittel des Sauerstoffgehalts der Luft in Meereshöhe. Diesem verminderten Sauerstoffgehalt muß sich der Organismus anpassen. Die vollständige Anpassung erfolgt zunächst durch eine vermehrte Ausschüttung des Blutes aus den Depots, später durch Vermehrung der roten Blutkörperchen und des Blutfarbstoffs. Hinzu kommen Steigerung des Atemvolumens, geringe Verschiebung in der Wasserstoffionenkonzentration und Erhöhung des Herzminutenvolumens. Anpassungsveränderungen im Gewebe selbst werden angenommen, sind aber noch nicht erwiesen. In größeren Höhen wird der Körper durch die zunehmende Lufttrockenheit einem Wasserverlust unterzogen, welcher durch eine entsprechende Ernährung ausgeglichen werden muß. Die Intensität der Sonnenbestrahlung nimmt durch die Staubfreiheit der Luft und infolge der stärkeren Rückstrahlung zu.

Die *geringen Unterkunftsmöglichkeiten* im Gebirge machen es notwendig, die Gebirgstruppe in der *Einrichtung von Biwaks* zu schulen. Bei zweckmäßiger Einrichtung und richtigem Verhalten ist es zweifellos möglich, bei jeder Witterung im Gebirge zu biwakieren.

Das gebräuchliche Sommerbiwak ist das *Zelt*, welches die Gebirgstruppe stets mit sich führt. Aber auch aus Steinen und Ästen läßt sich mit einfachen Mitteln ein gutes Biwak einrichten. Das einfachste Biwak im Winter ist die *Schneehöhle*[1], welche für wenige Leute schnell gegraben werden kann. Der sog. *Iglu*, eine von den Eskimos übernommene Biwakart, läßt sich auch in verhältnismäßig kurzer Zeit einrichten und bietet auch bei längerem Aufenthalt sicheren Schutz vor Kälte. In ihm läßt sich schon durch kleine Wärmequellen eine wohnliche Temperatur erzielen. Diese Schneehütten gewinnen für den Sanitätsdienst immer mehr Bedeutung, da sie sich für die Verwundetenversorgung besonders gut eignen[2]. Einzelheiten über die Bauweise finden sich in den einschlägigen Dienstvorschriften.

Eine besonders schwierige Frage ist die *Ernährung*[3] der Gebirgstruppe. Der Aufenthalt in der Höhe und die erhöhte körperliche Leistung haben einen gesteigerten Stoffwechsel zur Folge. Der Blutzuckerspiegel scheint anzusteigen, und die Toleranz für Kohlehydrate ist erhöht. Es besteht infolge der oft hohen und unvermutet langen Leistung besonders beim Untrainierten die Gefahr eines hypoglykämischen Zustandes; eine Störung des Fettstoffwechsels ist nicht wahrscheinlich. Die praktische Folgerung aus diesen Beobachtungen ist, daß der Soldat im Gebirge einen größeren Verbrauch an Nahrungsstoffen hat, wodurch eine Erhöhung der normalen Verbrauchssätze notwendig wird.

Gerade die *genügende Fettzufuhr* ist von Wichtigkeit, weil diese bei geringem Gewicht und geringer Belastung des Magens den weitaus größten Anteil an der Zufuhr der notwendigen Calorienmenge hat. Außerdem hält durch die langsame Fettverdauung das Sättigungsgefühl längere Zeit an. Die Zufuhr kleiner Mengen von *Traubenzucker* vor dem Auftreten des sog. „toten Punkts" gerade beim Steigen hat sich als sehr zweckmäßig erwiesen. Die Wirkung dieser Darreichung scheint ihren Grund in der Behebung einer vorübergehenden Schwierigkeit in der Kohlehydratmobilisierung zu haben.

Die *Körpergewichtsverluste* nach längerem anstrengendem Aufenthalt im Gebirge sind beträchtlich. Wenn auch zweifellos ein Teil davon auf die vermehrte Wasserabgabe zurückgeht, so werden auch die Körperdepots sehr stark zur Deckung des Calorienbedarfs mit herangezogen. Dieser Verlust, der auf die Dauer zu ernsten Schädigungen führen muß, kann nur durch eine *zweckentsprechende Nahrungsmittelzufuhr* ausgeglichen werden.

In erster Linie ist die Zuführung von Fett notwendig. Dieser Forderung muß die Kost Rechnung tragen. Der erhöhte Verbrauch an Kohlehydraten läßt sich leichter ausgleichen. Sehr häufig wird es nicht möglich sein, die eingesetzte Gebirgstruppe mit dem normalen Nachschub zu versorgen. Die Truppe muß ihre Nahrungsmittel selbst mit sich führen und zubereiten. Für diese Fälle ist eine *Sonderkost* zweckmäßig, welche sich aus konzentrierten Nahrungsmitteln, am besten in entwässertem, also getrocknetem Zustand zusammensetzt. Es stehen bereits eine Reihe dieser Nahrungsmittel zur Verfügung, wie Trockenfleisch, Müsliflocken, Schmarrenpulver, Trockenmarmeladen, Trockenmilch, Trockenkartoffel und -gemüse u. a. m., dazu Dauerbrot und Konserven verschiedener Art.

Mit der Weiterentwicklung der Gebirgstruppe wurde auch der Frage einer *zweckmäßigen Gebirgskleidung*[4] nähergetreten. Es wurden einige Sonderbekleidungsstücke eingeführt:

Bergmütze, deren Seitenteile zugleich als Ohrenschutz heruntergeklappt werden können.
Windjacke, welche, hergestellt aus imprägniertem Stoff, Wind- und Regenschutz geben soll.
Berghose, welche keilförmig geschnitten in dem Bergschuh getragen wird und durch ihren weiten Schnitt den Beinen genügend Lüftung geben soll.
Unterjacke, hergestellt aus Wolle in Art eines Pullovers.
Trikothemd, welches in besonderem Maße schweißaufsaugend ist, dazu einheitliche Hosenträger, so daß die Feldbluse ohne Beeinflussung des soldatischen Aussehens ausgezogen und auf dem Rucksack getragen werden kann.
Überziehhandschuhe, welche besonders für den Skilauf geeignet sind.

---

[1] Siehe auch die Abschnitte V: „*Unterkunftshygiene*", S. 305 und VIII: „*Hygienische Erfahrungen bei militärischen Unternehmungen im kalten Klima*", S. 376.
[2] Siehe auch Abschnitt II: „*Kälteschäden*", S. 215.
[3] Siehe auch Abschnitt III: „*Ernährung*", S. 248.
[4] Siehe Abschnitt VII: „*Bekleidung und Körperreinigung*", S. 341 in diesem Lehrbuch.

Bergschuhe, welche trotz ausreichender Benagelung zugleich als Skistiefel getragen werden können.

Kletterschuhe für das Gehen im Fels.

Gelenkbinden, um einen festen Abschluß zwischen Schuh und Hose zu erzielen, der bei Schnee und kleinem Geröll notwendig ist.

Neuerdings ist diese Sonderbekleidung erweitert worden um eine sehr praktische Überziehbekleidung, die *Windbluse* (Anorak) und die *Windhose*. Diese Bekleidung ist beiderseitig tragbar, zweifarbig, braun und weiß (Tarnanzug). Die Entwicklung der Gebirgssonderbekleidung ist damit jedoch keineswegs abgeschlossen. Die jetzige Bekleidung hat noch einige Nachteile.

Die Berghose ist im Sommer zu warm; praktisch wäre eine eigene kniefreie Sommerhose mit einem Aufschlag, welcher zugleich bei Regen heruntergeklappt werden kann und unter dem Knie zusammengehalten wird. Auch käme eine Unterhose in Frage, welche in Form einer sog. „short" im Sommer getragen wird und das Ausziehen der Berghose gestattet. Der herunterschlagbare obere Teil der Bergmütze muß mehr nach innen geschnitten sein, damit er an den Ohren besser anliegt, der untere mehr nach außen, damit das Tropfwasser über den Feldblusenkragen ablaufen kann. Zweckmäßiger wäre eine Gebirgsbluse, welche in ihrem Schnitt der Panzerbluse entspricht. Besser als die Windjacke wäre eine vorn und hinten zipfelig geschnittene, sog. Lodenkotze, welche ohne Ärmel bei gutem Regen- und Windschutz eine sehr gute Entlüftung des erhitzten Körpers gewährleisten würde.

Alle *Verletzungen* und *Erkrankungen* gewinnen im Gebirge eine erhöhte Bedeutung durch den Einfluß der klimatischen Verhältnisse, den Mangel an geeigneten Schutzräumen und die Schwierigkeit einer ärztlichen Versorgung verbunden mit schlechten Abtransportmöglichkeiten. Aber es gibt auch einige Erkrankungen, welche gerade dem Hochgebirge eigentümlich sind. Im Vordergrund steht die *Bergkrankheit*.

Diese tritt auf mit Schwindelgefühl, Ataxie, Zittern und bis zum Erbrechen gesteigertem Übelkeitsgefühl; der Betroffene fühlt sich atemlos, stark geschwächt, er wird teilnahmslos gegen seine Umgebung. Die Krankheit tritt fast immer erst in einer Höhe von 3000—4000 m auf. Die Erscheinungen der Höhenkrankheiten lassen sich auch experimentell hervorrufen. Dabei wurde beobachtet, daß bei einem Sauerstoffpartialdruck der Alveolarluft unter 45 mm Hg mit Sicherheit mit dem Auftreten der Erscheinungen gerechnet werden kann. Wenn auch die Ursache der Bergkrankheit noch nicht vollständig geklärt ist, so steht doch fest, daß das auslösende Moment zweifellos der Sauerstoffmangel ist und die Erscheinungen durch die Sauerstoffverarmung des Zentralnervensystems ausgelöst werden.

Durch die klimatischen Verhältnisse bedingt treten *Erfrierungen* (örtliche und allgemeine) im Gebirge gehäuft auf. Der allgemeinen Erfrierung geht dabei in der Regel ein Erschöpfungszustand voraus, der gerade unter winterlichen Verhältnissen zu einer großen Gefahr wird.

Durch die Staubfreiheit der Luft und die häufigere Wolkenlosigkeit im Gebirge werden die *Sonnenstrahlen intensiver*, die Ultraviolettbestrahlung stärker. Ohne vernünftigen Schutz der Haut kommt es zu schweren Schädigungen, die meistens erst deshalb später bemerkt werden, weil während der Besonnung durch die fast immer herrschende kühle Luft die Strahlungswärmeempfindung verringert ist. Ebenso schädigend wirkt die intensive Höhensonne auf das Auge.

Ob dabei nur die Hornhaut oder auch die Netzhaut geschädigt wird, ist noch nicht übereinstimmend geklärt. Der beste Schutz gegen die durch die Schädigung verursachte Schneeblindheit ist das gefärbte Brillenglas, welches mindestens 50, am besten aber 75% Absorptionskraft besitzen muß. Mit Corodenin, einem ultraviolette Strahlen absorbierenden Mittel, läßt sich die Empfindlichkeit des Auges stark herabsetzen, aber als dauernder Schutz reicht es nicht aus, da es die reinen Blendungserscheinungen nicht verhindern kann.

In größeren Höhen macht sich der verminderte Feuchtigkeitsgehalt der Luft insofern bemerkbar, als er leicht zu *katarrhalischen Erscheinungen* der oberen Luftwege führt und die Heilung bereits bestehender Katarrhe verzögert.

Schrifttum.

ANCEL-KEYS: Die Wirkung des Höhenklimas und die Akklimatisierungsprozesse in großer Höhe. Laboratorium für Arbeitsphysiologie Minnesota, USA. — BALKE: Vortrag 1. Geb. Physiol. Tagung St. Johann und Referat Klin. Wschr. **1943**. — CREMER: Klin. Wschr. **1943**. — LUFT: Höhenanpassung. Erg. Physiol. Bd. 44. — RANKE: Arbeits- und Wehrphysiologie mit Hinweisen auf die Sportphysiologie. Leipzig 1941. — RAUCH: Die Hygiene im Gebirgsdienst. Lehrbuch der Militärhygiene von WALDMANN-HOFFMANN. Berlin 1936. — Sportmedizin und Olympische Spiele. Festschrift der Sportärzteschaft.

B. Hygiene bei den Spezialtruppen.

1. Pioniere.

Von H. TELLER-Berlin.

Der Dienst der Pioniere, seien es Gebirgs-, Panzer-, Mot-, Eisenbahn- oder Pioniere bei Infanteriedivisionen, ist einer der vielseitigsten und schwersten in unserer Wehrmacht. Von Führer und Mann wird ein hohes Maß geistiger und körperlicher Fähigkeiten gefordert. Als Sturmpionier mit besonders wichtigen, gefahrvollen Aufgaben betraut, wird von jedem einzelnen unbedingte Einsatzbereitschaft, Unerschrockenheit und schnelles Erfassen der Situation verlangt. Der Pionier muß wassergewohnt sein, die pioniertechnischen Arbeiten erfordern technisches Geschick, dabei körperliche Härte.

Nach den Musterungsbestimmungen werden für die Pionierwaffe mittelgroße bis große kräftig gebaute Soldaten, nicht unter 1,65 m, benötigt. Zweckmäßig werden für den Pionierdienst Handwerker besonders aus den Holz verarbeitenden Gewerben, Binnenschiffer, Motorenschlosser, Forstleute und Tiefbauer gezogen. Für den Offizierersatz sind Hoch- und Tiefbauingenieure, Forstbeamte, Markscheider und Geologen bevorzugt.

Mannschaften mit stärkeren Wirbelsäulen- und Fußdeformitäten sind für die Pionierwaffe ungeeignet. Besonders beim Brückendienst, bei dem der Pionier schwere Lasten in oft schwierigem Gelände zu tragen hat, wirken sich derartige Fehler erschwerend aus. Ersatzmannschaft mit chronischem *Mittelohrleiden* sowie *Rheumatiker* werden hier häufig rückfällig, da beim Wasserdienst Durchnässungen nicht zu vermeiden sind. *Rot-Grün-Blindheit* schließt den Dienst bei den Pionieren aus. Das sichere Erkennen von Lichtzeichen beim Nachtdienst sowie der Befeuerung von Fahrrinnen und Wasserfahrzeugen muß vom Pionier verlangt werden.

Die *Ausbildung* der Pioniere besteht neben einer rein infanteristischen, kraftfahrtechnischen bzw. Reit- und Fahrausbildung aus dem eigentlichen pioniertechnischen Teil. Dieser gliedert sich im wesentlichen in *Sperr- und Sprengdienst, Behelfs- und Kriegsbrückenbau* und in die *Ausbildung zum Sturmpionier.*

Bezüglich der rein infanteristischen Ausbildung sei auf die betreffenden Abschnitte verwiesen.

Der *Sperrdienst* befaßt sich mit Anlage und Beseitigung von Sperren aller Art. Der Pionier kennt u. a. Minen-, Baum-, Draht-, Starkstrom- und Wassersperren sowie solche durch Sprengungen.

Der Sperrdienst ist vielseitig und schwer. Er bringt zahlreiche *Gefahrquellen*, besonders für den in der Ausbildung befindlichen, noch wenig geübten Pionier mit sich. Unfälle beim Verlegen und Aufnehmen scharfer *Minen* werden schon bei der Friedensausbildung, um so mehr im Felde beobachtet. Das Aufnehmen von Minensperren unter Feindeinwirkung ist einer der häufigsten Pioniereinsätze und verlangt auch vom Sanitätspersonal bei der Bergung und Versorgung Verletzter aus vermintem Gelände besonders ruhiges und umsichtiges Arbeiten. Die *Minenverletzungen* sind vielseitig und oft ausgedehnt. Die Wunden sind wegen der Verschmutzung durch das Erdreich in besonderem Maße gasödemgefährdet. Außerdem kommen hierbei häufig *Ohrschädigungen* und *Gehirnerschütterungen* vor.

Zur Vermeidung der dabei nicht ganz seltenen Augenschädigungen wurde die von DIETER, Breslau, entwickelte Schutzbrille eingeführt.

Baumsperren werden zur Sperrung von Hohlwegen und bestimmter Waldstreifen angelegt. Die zum Baumfällen verwandte Kraftsäge ist bei sachgemäßer Handhabung zwar eine geringe, aber doch eine Unfallquelle.

Folgende Vorsichtsmaßnahmen sind beim Arbeiten mit der Kraftsäge zu beachten (BREKENFELD):

1. Nicht über die laufende Säge steigen.
2. Vorsicht beim Schneiden loser Hölzer (Splittergefahr).
3. Bäume erst bei genügender Sicherung anschneiden.

Bei allen Verletzungen, die im Zusammenhang mit Holzarbeiten auftreten, ist immer an die Gefahr der *Infektion mit Wundstarrkrampf* zu denken.

Bei der Anlage von *Drahtsperren* sind *Rißwunden* mit nachfolgenden Zellgewebsentzündungen keine Seltenheit. Besonders wenn Ungeübte mit Stacheldraht arbeiten, treten diese Verletzungen auf.

Starkstromsperren werden zur Verstärkung von Drahthindernissen verwandt. Spannung und Widerstand des menschlichen Körpers, Größe und Leitfähigkeit der Berührungsflächen und der Austrittsstellen des Stromes sind für die Wirkung der Sperre maßgebend. Sichere Wirkung ist bei einer Spannung von 750 Volt zu erwarten. Bei der Beseitigung von Starkstromsperren ist auf eine sorgfältige *Isolierung der eingesetzten Pioniere* zu achten.

Die Isolierung wird bewirkt durch das Tragen von Handschuhen und Stiefeln aus Gummi sowie durch Befestigung von trockenen Holzbrettern unter den Stiefelsohlen. Die Verwendung isolierter Drahtscheren ist selbstverständlich.

In engem Zusammenhang mit dem Sperrdienst steht der *Sprengdienst*. Die gebräuchlichsten Pioniersprengmittel enthalten im wesentlichen Pikrinsäure, Trinitrotoluol und Schwarzpulver. Bei ihrer Verbrennung entsteht u. a. Kohlenoxyd. Die Verbrennungsgase der Pikrinsäure enthalten etwa 52,4%, die des Trinitrotoluols etwa 56,4% dieses Gases. Im Freien ist das im allgemeinen ohne besondere Bedeutung. In geschlossenen Räumen, Schächten, Minierstollen, Bunkern und Hohlwegen hält sich das Kohlenoxyd noch längere Zeit in Konzentrationen, die zur Vergiftung führen können.

Alle Pioniersprengmittel sind handhabungssicher, man kann sie anbohren, mit dem Messer zerschneiden oder mit Holz zerstampfen. Das Sprengmittel Gr. 88 bildet insofern eine Ausnahme, als es ätzend wirkt. Es darf daher nicht mit Wunden, Schleimhäuten, Eßwaren oder Kleidung in Berührung gebracht werden. Gewerbliche Sprengmittel (Schwarzpulver, Sprengsalpeter, Dynamite und Sprenggelatine) werden gelegentlich verwandt. Gegen Stoß, Schlag und Reibung sind diese Sprengmittel besonders empfindlich.

Zur *Vermeidung von Unfällen* sind folgende *Sicherheitsbestimmungen* bei der *Verwendung von Spreng- und Zündmitteln* zu beachten:

1. Die Spreng- und die Zündmittel sind stets getrennt voneinander zu lagern.
2. Die Absperrung des Sprengplatzes im Bereich der Flugweite von Sprengstücken ist unbedingt notwendig. Der Sicherheitsbereich umfaßt bei Steinsprengungen einen Kreis von 500, bei offenen Stahlsprengungen von mindestens 700 m Radius. Die Ausdehnung des Sicherheitsbereiches richtet sich auch nach der Stärke der Ladungen.
3. An die Sprengstelle dürfen nur die für den Auftrag benötigten Spreng- und Zündmittel mitgenommen werden.
4. Kein Rauchen und offenes Feuer in der Nähe von Spreng- und Zündmitteln.
5. Gesprengte Gebäude und Brücken dürfen erst dann betreten werden, wenn keine Einsturzgefahr mehr besteht.
6. Minenstollen sind wegen der in ihnen bei den Sprengungen entstehenden giftigen Gase (CO) erst nach gründlicher Entlüftung und Anlegen von Sauerstoffschutzgeräten zu betreten. Prüfung der Luft wird mit Kohlenoxydprüfpapier 42 durchgeführt. Graubraune bis grauschwarze Verfärbung wenn positiv, bei grauschwarzer Verfärbung tödliche Konzentration. Die Mannschaften sind vor Betreten anzuseilen und mit besonderen Signalleinen zu versehen. Rettungstrupps mit bereitgelegten Heeresrettungsgeräten müssen dabei immer zur Verfügung gehalten werden.

7. Bei Versagen einer Zündung und nach Sprengung mehrerer Ladungen darf die Sprengstelle nicht vor Ablauf einer halben Stunde betreten werden.

8. Sanitätsdienstgrade müssen bei Sprengungen immer zugegen sein.

Verschüttungen können bei der Anlage von Minenstollen und anderen Feldbefestigungen, auch bei Sprengungen, leicht vorkommen. Verschüttete, welche unter losem Sand liegen, können mindestens 20 Minuten atmen; unter festliegendem Erdreich tritt jedoch die Erstickung eher (10 Minuten) ein. Bei Rettungsarbeiten ist deshalb das unbedachte Festtreten der Erde über dem Verschütteten zu vermeiden (BREKENFELD). Mit schweren Quetschungen, Knochenbrüchen und inneren Verletzungen ist bei Verschüttungen stets zu rechnen. Schienenmaterial zur Ruhigstellung gebrochener Gliedmaßen ist deshalb vorsorglich bereit zu halten.

Der *Kriegs- und Behelfsbrückenbau* ist mit dem *Wasserdienst* die anstrengendste Form des Pioniereinsatzes.

Beim Einbau des Brückengeräts können durch undiszipliniertes Arbeiten der Bautrupps Verletzungen der verschiedensten Art, z. B. durch Quetschungen, entstehen. Das Setzen von Böcken und Pfahljochen von Hand verlangt schwerste Arbeit im Wasser. Hierbei sind, wo immer möglich, Wasserhosen zu tragen. Die Bereitstellung von Trockenräumen und Ersatzbekleidung für die Wasserbautrupps ist nach Möglichkeit vorsorglich anzustreben.

Bei jedem Brückenbau und Wasserdienst wird ein *Rettungsdienst* eingeteilt.

Dieser besteht aus Rettungsleuten, Rettungsfahrzeugen und -gerät. Die Rettungsleute müssen ausgebildete Wasserfahrer, ausdauernde Fahrtenschwimmer (möglichst Inhaber des Grund-, Lehr- oder Prüfscheines der Deutschen Lebensrettungsgesellschaft) sein.

Trotz aller beim Brückenbau und Wasserdienst angeordneten Sicherheitsmaßnahmen treten bei den Pionieren immer wieder Verluste durch *Ertrinken* ein.

Jeder Pionier muß deshalb Freischwimmer sein, jeder Unteroffizier den Grundschein der Lebensrettungsgesellschaft besitzen. Die hierzu notwendige häufige Schwimmausbildung im Sommer und Winter begünstigt das Auftreten von Ohrenerkrankungen. Auch auf Bindehautentzündungen ist zu achten.

Die Pioniertruppe ist vom Truppenarzt in den wichtigsten Fragen der *ersten Hilfeleistung*, besonders in der Durchführung von Wiederbelebungsversuchen, auszubilden.

Die Sanitätsdienstgrade und Hilfskrankenträger müssen bei den Pionieren auf allen Gebieten des praktischen Sanitätsdienstes gründlich geschult sein. Beim Einsatz sind die Pioniereinheiten oft auf weitem Raum verteilt. Der Truppenarzt hält sich dann zweckmäßig am Schwerpunkt des Bataillonseinsatzes auf. Der guten Ausbildung des Sanitätsunterpersonals kommt bei den Pionieren eine ganz besondere Bedeutung zu.

Bei dem Einsatz der *Sturmboote* ist folgendes zu beachten: Wegen der Gefahr des Kenterns der flachgebauten Boote ist das Stehen im Boot nur dem Bootsführer gestattet. Kentert das Boot, so ist durch den Fahrer der *Motor auszuschalten*, um die sehr *gefährlichen Verletzungen der im Wasser Treibenden durch die laufende Schraube* zu verhindern. Besondere Vorsicht ist auch bei der Aufnahme von im Wasser Treibenden durch Sturmboote (Gefahr des Kenterns, Verletzung durch laufende Schraube) geboten.

Die *Nahkampfausbildung* der Sturmpioniere sieht Gewöhnungssprengungen, kriegsmäßiges Anbringen und Zünden von Ladungen, Ausbildung in der Handhabung des Flammenwerfers sowie der Handgranate und geballten Ladung vor. Der Pionier muß, soll er den an ihn gestellten Nahkampfaufträgen gerecht werden können, jede Scheu vor scharfen Spreng- und Zündmitteln verloren haben. Folgende *Sicherheitsmaßnahmen* sind bei der Nahkampfausbildung und Anwendung von Gewöhnungssprengungen zu beachten:

1. Beim Zünden scharfer Sprengladungen nimmt die Truppe volle Deckung in vorhandenen Trichtern, Mulden usw. In völlig flachem Gelände sind Deckungen zu schaffen.

2. Es dürfen nur so viel Leute bei scharfen Sprengungen in unmittelbarer Nähe beteiligt sein, daß der Leitende den Überblick und damit die Aufsicht in der Hand behält.

3. Abstand von der Ladung soll immer mindestens 5 m betragen.

4. Nach erfolgtem Zerknall ist 5 Sekunden zu warten.

Unfälle bei der Nahkampfausbildung werden sich nicht immer vermeiden lassen. Beim Gebrauch des *Flammenwerfers*, insbesondere beim Füllen, kommt es nicht selten zu leichten Hautreizungen durch verspritztes Flammenöl.

Die Anwendung von *künstlichem Nebel* kann Schleimhautreizungen der oberen Luftwege und Bindehautentzündungen hervorrufen.

Krankenbewegung. Entsprechend der Vielseitigkeit und Härte des Pionierdienstes sind die Krankenzahlen und Unfallziffern der Pioniertruppe gegenüber anderen Waffen im Krieg und Frieden verhältnismäßig hoch. Die häufigsten Erkrankungen bei den Pionieren sind diejenigen, welche durch den Einfluß des Wasserdienstes bedingt sind. Dazu gehören Ohrenerkrankungen, Bindehauterkrankungen, Frostschäden, rheumatische Erkrankungen, statische Beschwerden.

Der Truppenarzt bei der Pionierwaffe muß vor allem durch sein unermüdliches, *vorbeugendes* ärztliches *Wirken* dafür sorgen, daß die in schwerstem Dienst stehenden Soldaten seiner Truppe vor den verschiedenen durch die Eigenart des Dienstes bedingten Gesundheitsschäden bewahrt werden.

Schrifttum.

BREKENFELD: Hygiene bei den Spezialtruppen. „Pioniere." Lehrbuch der Militärhygiene von WALDMANN u. HOFFMANN. Berlin 1936. — Die zur Zeit im Gebrauch befindlichen Dienstvorschriften der Pionierwaffe.

2. Kraftfahrtruppe.

Von O. MUNTSCH-Prag.

Der spezielle Dienst des Kraftfahrers spielt sich ab in den *Instandsetzungswerkstätten* und *Wagenhallen (Garagen)* sowie als *Fahrdienst* im Einzel- und Kolonnenfahren.

In den *Werkstätten*, auch in Vorratslagern, drohen dem Kraftfahrer neben der Gefahr von *Hauterkrankungen*, die infolge Verunreinigung auftreten können, vor allem Vergiftungen durch *Auspuffgase* (Kohlenoxyd), durch Benzol- und Benzindämpfe, deren Auftreten vorzubeugen ist.

Zur Entfernung schmutzigen Öles von der Haut müssen dem Kraftfahrer Reinigungsmöglichkeiten (Warmwasser, Brausen) und Reinigungsmittel (Seife und Seifenersatz) zur Verfügung stehen.

Das Arbeiten in geschlossenen Garagen ist zur Vermeidung von Unfällen infolge Anreicherung der Luft mit schädlichen Gasen und Dämpfen verboten. Beim Umgang mit Betriebsstoffen muß der Kraftfahrer die nötige Vorsicht walten lassen (Feuersgefahr, Verbot offenen Lichtes, Rauchverbot!).

Die *Kraftstoffe* sind Gemische verschiedener leicht brennbarer Stoffe. Die Hauptbestandteile der sog. *Dreiergemische* sind *Benzin, Benzol* und *Methylalkohol* (Methanol). Unvermischtes Benzin wird wegen gewisser technischer Mängel nicht verwendet. Durch den Zusatz von Benzol und Weingeist wird es kompressionsfester, weiter werden auch sonstige Stoffe, vor allem *Antiklopfmittel* beigegeben. Die wesentlichen Bestandteile des Motorenbenzins sind Kohlenwasserstoffe. Abgesehen von Feuersgefahr ist die Gesundheit vor allem durch Einatmen von Dämpfen gefährdet. Eine besondere Gefahrenquelle bildet die Verdampfung aus offenen Behältern, aus größeren Ansammlungen am Boden, Pfützen, bei Benetzung, Abspritzen und Abwaschen von warmen Motoren und sonstigen Maschinenteilen. Viele Unfälle ereignen sich in der heißen Jahreszeit, beim Füllen, Entleeren, Reinigen oder gar beim Einsteigen in Behälter oder Tanks, aber auch in mangelhaft gelüfteten Garagen, kleinen Arbeitsräumen, geschlossenen Hallen. Benzin und Benzol werden wie andere organische Flüssigkeiten auch durch die Haut hindurch resorbiert. Jede stärkere Verunreinigung von Kleidungsstücken sowie längerdauernde Benetzung großer Hautbezirke ist daher gefährlich, weil resorptive Schädigungen auftreten können.

Benzin und Benzol wirken zunächst als *lokale Reizstoffe* und weiter als *zentrale Narkotica*. Nach Einatmung kommt es daher neben den Reizerscheinungen an den Schleimhäuten der Atemwege zu Veränderungen der Stimmungslage, oft zu unmotivierter Heiterkeit, zu Unfähigkeit, feinere Arbeit zu leisten, zu Herabsetzung der Urteilskraft, zu leichter Trunkenheit, zu Verwirrung, Rausch und schließlich Verlust des Bewußtseins. Später treten Lähmungserscheinungen peripherer und zentraler Natur auf, Sprach- und Sehstörungen, auch Muskelstarre, Zuckungen, Krämpfe. Das weitere *Vergiftungsbild* wird durch Schädigungen der blutbildenden Organe, des Blutes und der Blutgefäße verwickelt und vielseitig. In *schweren Fällen* tritt der *Tod* unter Temperatursteigerung, Sauerstoffmangel, oft unter dem Bilde des Lungenödems ein. Bei der Leichenöffnung ist der Benzol-Benzin-Geruch der Körperhöhlen und Organe sowie die enorme Blutfüllung aller Organe kennzeichnend. Zum chemischen Nachweis muß das flüchtige Benzol-Benzin aus den Organen durch Destillation abgetrennt werden. Die Identifizierung gelingt durch Sulfurierung, Nitrierung und verschiedene Farbreaktionen.

Als Zusätze zu den Treibstoffen verwendet man als *Antiklopfmittel* Bleitetraäthyl, ferner Carbonylverbindungen der Metallreihe (z. B. Eisencarbonyl) und organische Verbindungen (z. B. Phenole, Amine, Ester u. a.). Das Bleitetraäthyl kann bei unsachgemäßer Verwendung zu Vergiftungen führen, die in ihrem Verlauf der Bleivergiftung entsprechen.

Auspuffgase können entweder von außen durch Luken und Ritzen in das Wageninnere gelangen oder unmittelbar vom Motor aus in Hallen und Garagen, die schlecht belüftet sind, wirken. WIRTH und KÜSTER fanden in einer geschlossenen Garage von 42 cbm Rauminhalt, in der ein 6/30 PS-Steyr im Leerlauf mit Benzin lief, nach 15 Minuten 0,234% CO, nach 20 Minuten 0,344% CO. Nach KEESER ist bereits ein Gehalt von 0,07% CO in der Luft gesundheitsgefährlich. Laufenlassen von Motoren und Arbeiten unter dem Wagen in geschlossenen Garagen ist daher streng verboten. Durch ständige Luftzufuhr und gute Ventilation wird die Gefahr herabgemindert.

Kohlenoxyd stört, bereits in kleinen Mengen eingeatmet, das Beobachtungsvermögen infolge Einengung des Gesichtsfeldes und Verminderung der Lichtempfindlichkeit der Netzhaut sowie den Gleichgewichtssinn. Es kann somit zu Unfällen führen, ehe die eigentlichen Vergiftungserscheinungen auftreten: Schwindel, Kopfschmerz, Atemnot, Übelkeit. Über die Vergiftungserscheinungen bei CO-Vergiftung siehe S. 355 und 408. HALBERSTADT und TSCHERNIN stellten im Führerraum von Zugmaschinen bei schlechter Durchlüftung 0,06 bis 0,07 mg/l CO fest, wobei sie die höchstzulässige, noch ungefährliche Menge mit 0,02 mg/l angeben. Der Kraftfahrer hat also auch auf dem Führersitz bei LKW oder im Innern von PKW stets auf ausreichende Luftzufuhr zu achten.

Die im Winter zugesetzten glykolhaltigen *Frostschutzmittel* (Glysantin) können zu schweren Nierenschädigungen führen, wenn sie, selbst nur in geringen Mengen, durch Unachtsamkeit mit Getränken oder Speisen zusammen aufgenommen werden. Die vergifteten Speisen fallen durch süßlichen Geschmack auf. (THÜRAUF.)

Unter den *Schmierölen* führen insbesondere die kohlenwasserstoffhaltigen zu Hautschädigungen aller Art. Im Vordergrund stehen Entzündungen, Verstopfung der Talgdrüsen und Veränderungen des Epithels. Die chronischen *Hauterkrankungen* durch derartige Substanzen bilden ein wichtiges Kapitel aus dem schwierigen und therapeutisch unbefriedigenden Gebiet der Gewerbeekzeme. Hierher gehören das Schmierölekzem, die „Ölkrätze" und die „Ölacne".

Als vorbeugende Maßnahme ist am wichtigsten die Aufklärung. Jeder Soldat muß über die Gefahren des bei der Motorisierung im Mittelpunkt stehenden Kohlenoxyds unterrichtet werden, vor allem über die besondere Gefährdung im geschlossenen Raum. Er muß weiterhin wissen, daß auch die Kraftstoffe selbst, Benzin und Benzol, zu Vergiftungen führen können, wenn er leichtfertig und vorschriftswidrig mit ihnen umgeht. (Warnungstafeln!)

Unter den *Verhütungsmaßnahmen* unterscheidet man betriebstechnische und konstruktive: Zu den ersteren zählen häufige und sorgsame Kontrolle des Motors, der Kolbenringe, Ventile, Abdichtungen und der Verbindungsstücke sowie der äußerlichen Sauberhaltung der Motorteile und des Wageninnern. Die Auspuffdichtungen müssen ganz besonders genau beobachtet werden, und es müssen genau passende Dichtungen bei Auswechslung eingesetzt werden. Entlüfterstutzen am Kurbelgehäuse, bei denen die Gase, falls die Kolben schon etwas abgenützt sind, unmittelbar unter die Haube gelangen können, dürfen nicht zugelassen werden. Die Bodenbretter sind so dicht wie möglich zu halten, und es ist für gute Abdichtung der Fußhebel zu sorgen. Bei Omnibussen, bei denen hinter dem Wagen ein stärkerer Unterdruck herrscht, erscheint es fehlerhaft, die Auspuffrohre nach hinten zu führen, da die Gase dann durch jede Öffnung hinten in den Wagen gelangen. Der Auspuff soll zweckmäßig im hinteren Viertel des Wagens schräg seitlich abgeführt werden. Frischluftheizungen sind besonders zu überwachen, bei denen am Auspuffrohr vorbeigesaugte Luft in das Wageninnere geführt wird. Unter den konstruktiven Maßnahmen ist die Abdichtung des Motorraumes sowie die richtige Berechnung der Ventilation im Wageninnern zu beachten.

In den Kraftfahrzeughallen empfehlen SCHAD und HARTLEBEN zur Ventilation und zum Abführen der schweren Benzingase Entlüftungsschieber in den unteren Füllungen aller Tore

sowie Öffnungen in den Rückwänden aller Sände, nach außen fallend, außen mit Drahtsieb, innen verschließbar mit Schieber.

Der *Fahrdienst* stellt höchste Anforderungen an Körper- und Geisteskräfte
des Fahrers, für den gesunde Sinnesorgane, eiserne Nerven und verantwortungs-
bewußter, besonnener Charakter Voraussetzung sind.

Wichtig ist ein *Brillenschutz* der Augen gegen Staub und Sonnenblendung.
Zur Verhütung nachteiliger Einflüsse ist dem Kraftfahrer das Rauchen während
der Fahrt verboten[1]. Der Fahrer darf bei Antritt einer Fahrt nicht unter Alkohol-
oder Rauchgifteinwirkung stehen. Während der Dauer des Fahrdienstes ist jeder
Alkoholgenuß untersagt.

Die *Gesundheit* des Berufsfahrers kann unter der Länge und Unregelmäßigkeit des Dienstes leiden. Häufiger *Nachtdienst* und *unregelmäßiges Einnehmen der
Mahlzeiten* bedingen Beschwerden allgemein nervöser Art und Störungen der
Verdauungstätigkeit. Der Fahrer ist häufig Zugluft, Lärm und Erschütterungen
ausgesetzt. Vornehmlich sind Lastkraftwagenfahrer auf mangelhaft geschützten
Führersitzen durch Wind und Wetter zu jeder Tageszeit und Jahreszeit ungünstig beeinflußt, so daß die Vorbedingungen zum Auftreten von *Erkältungs-
und rheumatischen Erkrankungen* in erhöhtem Maße gegeben sind.

Gegen *Ermüdungserscheinungen* hilft heißer Kaffee aus der Feldflasche.
Gute Erfahrungen sind mit Pervitin gemacht worden, vorausgesetzt, daß die
ärztliche Verordnung eingehalten wird[2]. Bei längeren Fahrten sind wiederholt
Rastzeiten einzulegen.

WESKI weist auf die Gefahren einer *Paradentose* hin, die insbesondere für den Kradfahrer
durch das Aufeinanderstoßen des Gebisses infolge der *dauernden Erschütterungen beim Fahren*
entsteht. Abhilfe ist möglich durch eine Gummikappe, die dem Gebiß aufgelegt wird.

Über die Bedeutung der Blutalkoholbestimmung für die Beurteilung von Verkehrs-
unfällen siehe HECKSTEDEN.

Der Fahrer eines Kraftfahrzeuges muß sich stets der Verantwortung bewußt sein, die
er gegenüber *Mitfahrern* hat. Diese Verantwortung ist besonders groß bei *Lastkraftwagen-
kolonnen*, auf denen Truppeneinheiten verladen sind, sowie bei Nachtfahrten mit abgeblen-
detem Licht (Einhalten des nötigen Abstandes und Tempos).

Jedes Kraftfahrzeug, außer Kraftrad und Zugmaschine, ist mit einem *Verbandkasten*
ausgerüstet. Der Inhalt stellt die sofortige „Erste Hilfe" bei Verletzungen und Unfällen
sicher. Inhalt: Jod bzw. Sepsotinktur, Brandkompressen, Zinkkautschukpflaster, kombinierte
Preßstücke (Mullbinden und Mullstreifen), Watte, Verbandpäckchen, Verbandtuch, Papp-
schienen, Abschnürbinde, Sicherheitsnadeln, anat. Pinzette, gerade Schere und Kleiderschere[3].

Da der Kraftfahrer vielfach auf Selbsthilfe angewiesen ist, soll er in der Handhabung
der „Ersten Hilfe" unterrichtet sein.

Rücksichtsvolles Fahren, namentlich im Interesse der Mitmenschen, sowie
genaueste Beachtung der Verkehrs- und Fahrvorschriften zur Vermeidung von
Unfällen muß dem Kraftfahrer zur Pflicht und Gewohnheit werden.

Schrifttum.

BAADER: Gewerbekrankheiten, 2. Aufl. Berlin-Wien 1943.—FLURY: Dtsch. Mil.arzt **1936**,
H. 7. — HECKSTEDEN: Die Kraftfahrkampftruppe, H. 11. Berlin 1938. — KEESER und Mit-
arbeiter: Texikologie und Hygiene des Kraftfahrwesens: Schr. Gesamtgeb. Gewerbehyg. **1930**,
H. 29. — KOELSCH: Lehrbuch der Gewerbehygiene. Stuttgart 1937. — LEHMANN u. FLURY:
Texikologie und Hygiene der technischen Lösungsmittel. Berlin 1938. — SCHAD u. HART-
LEBEN: Innere Medizin und Hygiene, Taschenbücher des Truppenarztes, 4. Aufl. München-
Berlin 1938. — THÜRAUF: Dtsch. Mil.arzt **1943**. — TSCHERNIN u. HALBERSTADT: Arbeits-
hygiene und Arbeitsschutz, Nr 1. Kiew 1936. — Ungenannt: Dtsch. Motorwacht, Nr 11
(CO-Gehalt in Kraftfahrzeugen). Berlin 1936. — WIRTH-MUNTSCH: Die Gefahren der Luft,
3. Aufl. Berlin 1940.

[1] Ausbildungsvorschrift f. Kraftfahrtruppen H. 1, Ziff. 9.
[2] Siehe Abschnitt II: „*Gesundheitliche Gefahren der Genuß- und Reizmittel bei der Ermüdungsbekämpfung und Leistungssteigerung*", S. 226 und XI, B 2: „*Wachhaltemittel im Flugbetrieb*", S. 492 in diesem Lehrbuch.
[3] Packordnung H.Dv. 208/4.

3. Panzertruppe.

Von O. MUNTSCH-Prag.

Der Dienst bei der Panzertruppe im Panzerkampfwagen unterscheidet sich vom Dienst des Kraftfahrers durch die Eigenart und Bauweise des Fahrzeugs sowie durch den besonderen Einsatz·dieser Truppe im Kampf.

Die *hohe Innentemperatur* des geschlossenen Kampfwagens, die *ohrenbetäubende Schallwirkung im Fahrzeuginnern* beim Fahren, die *militärische Aufgabe im Kampf* erfordern *volle körperliche und geistige Tauglichkeit* des Panzersoldaten.

Anlage 9 der Wehrmachtersatzbestimmungen[1] fordert für den Panzersoldaten gutes Seh- und Hörvermögen, freie Nasehatmung, keine Anzeichen von Augenbindehautkatarrhen und von Hautkrankheiten, guten Kräftezustand und Beweglichkeit, Größe von 160—176 cm. Darüber hinaus ist zu fordern: Gewandtheit und geistige Geweektheit, gesundes Nervensystem, kein Brillenträger. Als ungeeignet für Kraftfahrkampftruppen sind auf jeden Fall abzuweisen Leute mit Neigung zu Erkältungskrankheiten, mit chronischen Katarrhen der oberen Luftwege, mit häufigen Mandelentzündungen sowie alle Mundatmer. Für alle Truppenangehörige sind während der Ausbildungszeit täglich ausgleichende Körperübungen und Maßnahmen zur Abhärtung unbedingt· zu fordern. In Versuchen und auf Grund von Erfahrungen, die bereits vor dem Kriege 1939 in Deutschland gemacht wurden, hat sich erwiesen, daß Pykniker, die zwar nach SYMANSKI für CO weniger empfänglich zu sein scheinen als Astheniker, für die Anstrengungen des Panzerdienstes keinesfalls geeignet sind.

Die *Luftverhältnisse* im Panzerwagen erfordern besondere Aufmerksamkeit einerseits durch das Auftreten des sog. Panzerklimas, andererseits durch die Gefahren einer Luftverschlechterung infolge von Abgasen und Anreicherung durch Kohlensäure. Noch kurz vor dem jetzigen Kriege wurden in Kampfwagen bei geschlossenem Turm und bei Einsatz im Sommer Temperaturen bis zu 50 °C gemessen. OLBRICH hat damals folgende Schlüsse gezogen: „Wird ein Kampfwagen der Sonnenbestrahlung ausgesetzt, so wird sich die in Wärmeenergie umgesetzte Strahlung auf jeden Fall auf die Innentemperatur des Wagens auswirken. Es ist möglich, durch Einschaltung technisch geeigneter Wärmeschutzstoffe vor die Außenflächen und hinter die Innenflächen der Pz.-Wände den Wärmeaustausch zeitlich so zu verzögern, daß er während der Gefechtstätigkeit nicht voll zur Wirkung kommt. Die Maßnahmen, welche den Zweck haben, die Besatzung eines Kampfwagens vor störenden Temperatureinflüssen zu schützen, sind bestimmt durch die jeweiligen klimatischen Verhältnisse eines Landes. Wird hier und da in der Literatur bei älteren Wagentypen von der ‚Hölle des Kampfwagens‘ gesprochen, so erscheint dies insofern übertrieben, als letzten Endes alle unvollständigen Erstlingskonstruktionen schwerwiegende Nachteile haben."Wenn auch bei den neuen Kampfwagentypen in dieser Hinsicht außerordentliche Verbesserungen getroffen werden konnten, so bleibt doch die Tatsache, daß bei geschlossenen Wagen sehr hohe Innentemperaturen entstehen können, die in Zusammenhang mit schlecht funktionierenden Ventilationseinrichtungen Ermüdungs- und Erschöpfungszustände, ja sogar Ohnmachten herbeiführen können. Abgase, insbesondere das gefährliche Kohlenoxyd, können sowohl vom Motor her wie als Pulvergase ins Wageninnere dringen und schon in geringsten Konzentrationen zu Schädigungen führen. Auch hier haben Neukonstruktionen wesentliche Verbesserungen gebracht und die Gefahren gemindert. RONENBLUM und TSCHIRKIN stellen für die Berechnung der Luftaustauschvorrichtung im Wageninnern die Formel auf: $L = \dfrac{k}{p - a}$, wobei $L =$ Luftbedarf pro Mann und Stunde ist, $k =$ Menge der CO_2, die pro Stunde erzeugt wird, $a = CO_2$-Gehalt der Außenluft (0,4 %) und $p =$ zulässige Konzentrationen an CO_2 (3,0 %). Als Luftaustauschvorrichtung haben sich Exhaustoren, die vorn angebracht sind, nützlich erwiesen.

Häufige *Überprüfung der Luft im Panzerwagen* mittels des *Kohlenoxydpapiers* und Durchlüftung des Wagens bei jeder sich bietenden Gelegenheit ist daher notwendig.

Die Gefahr der gegenseitigen Ansteckung der Wagenbesatzung durch Tröpfcheninfektion, welche bei der Überhitzung und Trockenheit des Innenraumes nicht gering ist, erfordert eine besonders sorgfältige Überwachung durch den Truppenarzt (häufigere Untersuchungen und Belehrungen!).

Die besondere *Kleidung* der Panzerwagenbesatzungen hat den Zweck, Ver-

---

[1] D 3/1 (H.Dv. 252/1, Anhang II).

letzungen der Besatzung im Wageninnern zu verhindern und die Temperaturunterschiede innerhalb und außerhalb des Wagens auszugleichen, also Erkältungskrankheiten vorzubeugen.

Erkältungskrankheiten, zu denen auch Erkrankungen der Schleimhäute der Augen, des Mundes und der oberen Luftwege durch Trockenheit der Luft und starke Staubentwicklung kommen, kann nur durch sorgfältige Pflege und hygienische Überwachung des eigenen Körpers entgegengewirkt werden. Die als Wärmespender ausgegebenen Taschenöfchen mit Holzkohlenfeuerung sind wegen ihrer Handlichkeit und gleichmäßigen Wärmeabgabe beliebt. Tragen von Leibbinden, insbesondere auch zur Vorbeugung gegen Nierenschädigungen, wird empfohlen.

Die Gefahr von *Gehörschädigungen* bei gesunden Leuten ist, auch bei längerem Einsatz im Panzerkampfwagen, gering.

Hauterkrankungen (z. B. Furunkulose, Schweißekzeme, Öl- und BenzinBenzolekzeme) treten nicht selten auf (siehe unter Kraftfahrtruppe).

Zur Vermeidung von *Magen-Darm-Störungen* bedarf die *Kost* der regelmäßigen Überwachung durch den Truppenarzt. Bei längeren Fahrten, insbesondere im Winter, ist Mitgabe von warmen Getränken (Kaffee oder Tee) in Thermosflaschen angezeigt[1]. Unvermeidliche längere Eßpausen werden durch Ausgabe von Schokolade (Colaschokolade) überbrückt. Rauch- und Trinkverbot muß nach Möglichkeit von jedem Angehörigen der Panzertruppen gefordert werden.

Jeder einzelne Panzermann muß in erster Hilfe ausgebildet sein, da im taktischen Einsatz Panzerwagen sehr oft einzeln abgezweigt werden und ärztliche Hilfe dann erst nach geraumer Zeit zu erreichen ist.

Die Hauptaufgabe für die bei Pz.-Truppen Dienst tuenden Sanitätsdienstgrade ist die genaue Vertrautheit mit den technischen Einrichtungen der Pz.-Wagen. Für den San.-Offizier ist die Zusammenarbeit mit dem Truppeningenieur nicht nur zweckmäßig, sondern unerläßlich. Sanitätsoffiziere wie Sanitätsdienstgrade müssen über das Öffnen der Pz.-Wagen von innen und außen genau Bescheid wissen. Daher ist jeder Sanitätsdienstgrad mit einem *Vierkantschlüssel* auszurüsten, der ihm das *Öffnen der seitlichen Einsteigluke*, sofern sie von innen her nicht durch Riegel verschlossen ist, ermöglicht. Ist ihm dies unter günstigen Umständen gelungen, so muß er sich sofort ein Bild machen, durch welche Luke (Seite oder Turm) der Verletzte herausgeholt werden kann. Als Hilfsmittel stehen ihm zur Verfügung zwei Dreiecktücher und zwei Tragegurte.

Als sehr häufige Verletzungen sind bei Pz.-Besatzungen die *Verbrennungen* hervorzuheben. Ihre Behandlung erfolgt nach allgemeinen Regeln (Tanninbehandlung, Löhrsche Behandlung).

Haut- und Bindehautreizungen der Besatzungen von Panzerflammwagen nach Flammölspritzern erfordern eine besondere Ausstattung dieser Kampfwagen mit entsprechenden Schutz- und Heilmitteln.

Schließlich muß auch noch an die *Verhütung von Unfällen* gedacht werden, die durch das Fahren auf unwegsamem Gelände und die dadurch hervorgerufenen Stöße eintreten können, zumal wenn rasche Schwenkungen vorgenommen oder Tiefen und Höhen genommen werden müssen. Haltegriffe, Gummipolsterungen und Polstereinlagen im Mützenrand mildern die Wagenstöße. Auch Schutzmützen sind ausgegeben worden. Die für Kraftfahrer ausgegebenen Sturzhelme eignen sich für Panzerbesatzungen infolge ihrer Schwere ebensowenig wie die aus wasserdichten Stoffen hergestellte Gummi- und Lederbekleidung (Mäntel) der Kraftfahrer, die zwar die Durchnässung von außen abwehrt, aber die Hautfeuchtigkeit nicht genügend verdunsten läßt.

Schrifttum.

Alexandrow: Beiträge zum Studium der Gesundheitsverhältnisse, unter denen der Panzersoldat in Garagen und Werkstätten arbeitet. Woj. Sanit. Djelo (russ.) **1936**, Nr 10. — Brandt: Mil. Wochenbl. **1936**, Nr 46. — Heigl: Taschenbuch der Tanks. München-Berlin 1938. — Kersting: „Panzerwagen" in Lehrbuch der Mil.-Hygiene von Waldmann-Hoffmann. Berlin 1936. — Olbrich: Wehrtechn. Mh. **1936**, Nr 5/6. — Ronenblum und Tschirkin: Verbrennungsgase im Innern von Kampfwagen. Woj. Sanit. Djelo (russ.) **1936**, Nr 5.

---

[1] Siehe auch Abschnitt III: „*Ernährung und Verpflegung des Soldaten*", S. 248 in diesem Lehrbuch.

4. Artillerie.

Von O. F. Ranke-Berlin.

Durch die Aufsplitterung der Artillerie in zahlreiche grundsätzlich verschiedene Waffengattungen, vom Panzerjäger über das Sturmgeschütz und die
leichte und schwere Artillerie bis zu Eisenbahngeschützen, Mörsern und Festungs-
geschützen, sind die Anforderungen an den Artilleristen außerordentlich verschieden. Während bei den leichten Geschützen die Bedienung im Gefecht die
geringere, das *Instellungbringen* dagegen gelegentlich schwerste körperliche
Arbeit bedingt — es sei nur an den Transport der Gebirgsgeschütze auf Wegen,
die selbst für das Maultier nicht mehr gangbar sind, erinnert —, ist das *Heranbringen der Munition* und das *Laden schwerer Geschütze* eine nur mit Übung zu
bewältigende schwere Belastung. Dazu kommt, daß die Tätigkeit der einzelnen
Nummern am Geschütz, noch mehr die der verschiedenen Dienstzweige, ganz
entgegengesetzte körperliche Konstitutionen und geistige Beweglichkeiten erfordern. Neben der eigentlichen *Geschützbedienung* werden zahlreiche Männer im
Vermessungsdienst, für die *Nachrichtenmittel* und zur *Bedienung der Instrumente
auf Beobachtung* benötigt. So lassen sich nicht leicht allgemeine Richtlinien
geben. Immerhin ist für die leichte Artillerie die Befähigung zum Reiten, für die
schwere und schwerste Artillerie starke körperliche Belastungsfähigkeit bei nicht
zu kleiner Körperlänge Voraussetzung. Je leichter die Waffe, desto mehr spielt
daneben auch für die Geschützbedienung schnelle Auffassungsgabe und Vielseitigkeit der Ausbildung auch in der Benutzung der Infanteriewaffen eine entscheidende Rolle.

Für den reitenden Artilleristen gelten dieselben hygienischen Gesichtspunkte
wie für alle Reiter.

Das Aufreiten, das besonders bei mangelnder Übung vorkommen kann, wird begünstigt
durch ungeeignete Unterwäsche. Das Tragen langer Unterhosen ist daher notwendig. Haut-
rötungen sind rechtzeitig mit Hirschtalg oder anderen entzündungswidrigen Salben vom
Mann selbst zu behandeln. In der *kalten Jahreszeit* kann die Wärmeabgabe an den Steigbügel
durch Umwickeln derselben mit Stroh vermindert werden. Der Schutz mindestens der Zügel-
hand erfordert wasserdichte, weite Handschuhe. Auf längeren Märschen ist sowohl den
Reitern wie den aufgesessenen Kanonieren durch Absitzen Gelegenheit zum Aufwärmen
durch die eigene Muskelarbeit zu geben, obwohl auch das Sitzen aufgesessen wegen der Aus-
gleichsbewegungen gegen Stöße eine merkliche körperliche Anstrengung darstellt.

Beim *Schießen* sind noch zwei für die Artillerie charakteristische Gesichtspunkte zu berücksichtigen.

Je kürzer das Rohr und je höher die Anfangsgeschwindigkeit des Geschosses ist, desto
höher und schärfer wird der Abschußknall, der noch dazu durch die Mündungsbremse moderner Geschütze nach rückwärts umgeleitet wird. Übersteigt der dabei auftretende Luftdruck bestimmte Grenzen, dann können *Trommelfellrisse* vorkommen. Besonders ist dies in
ungünstigen Stellungen zu dem Gasstrom der Mündungsbremse (unter 45° zur Rohrrichtung)
und durch Reflexion der Luftstoßwelle an Schutzschilden, aber auch Hauswänden möglich.
Geringere Grade der Trommelfellschädigung sind die einige Stunden bis Tage örtlich schmerzhaften Verprellungen des Ohres, gelegentlich mit Hammergriffblutungen. Der begleitende
Schall ist um so unangenehmer, je höheren Frequenzen er angehört, er ist daher bei leichteren Flachbahngeschützen störender als bei schwereren oder Steilfeuergeschützen.
Die gelegentlich auftretenden *Innenohrschädigungen* verraten sich durch subjektive Ge-
räusche und können bleibende Innenohrschwerhörigkeiten hinterlassen. Gegen Luftstoß und
Schalldruck hilft der völlige Abschluß des Ohres mit den Fingern, nicht lose hineingesteckte
Watte. Mindestens der dem feuernden Geschütz zugewendete Gehörgang soll mit dem Finger
verschlossen werden, weniger zweckmäßig ist das Andrücken der Handfläche ans Ohr. Die
Verwendung paraffingeträkter Watte hilft nur bei festem Verschluß des Gehörganges wirklich, und dadurch wird die Übermittlung von Befehlen unzuträglich erschwert. Auf Sonder-
einrichtungen für Einzelzwecke kann hier nicht eingegangen werden.

In geschlossenen Räumen, besonders Bunkern oder Geschütztürmen der Marine, bildet das *Kohlenoxyd der Treibgase* eine ernste Gefahr, bestehen diese doch zu 47% aus CO, und schon ein Gehalt der Raumluft von 0,03% ist auf die Dauer bedenklich, wenn auch noch nicht lebensgefährlich. Besonders aus den Hülsen und Kartuschen, bei Wind von vorne, aber auch aus dem offenen Verschluß, treten Schwaden von Treibgasen aus. Durch geeignete technische Maßnahmen, wie Hülsensäcke und Ausblasevorrichtungen, sowie durch rasche Beseitigung der noch nachrauchenden Kartuschen aus dem Geschützraum muß der Eintritt von CO in den Raum erschwert, durch entsprechend kräftige Lüftung die Anreicherung vermieden werden. Besonders gefährlich ist das Einatmen der konzentrierten Abgase, wo unter Umständen schon ein Atemzug zu schweren, lebensbedrohenden Erscheinungen führen kann. Glücklicherweise enthalten die Treibgase stets auch etwas Schwefeldioxyd, das zu heftigem Hustenreiz führt, so daß konzentrierte Treibgase nicht leicht eingeatmet werden und außerdem das schleimhautreizende SO_2 vor dem heimtückischen, geruchlosen CO warnt. Das Auftreten von Kopfschmerzen, leichte Ermüdbarkeit bei Muskelarbeit oder von Magenbeschwerden bei Geschützbedienungen muß stets den Verdacht auf Kohlenoxydschädigung lenken, auch wenn die äußeren Bedingungen zunächst andere, dem Soldaten weniger fernliegende Erklärungen nahelegen. An Kohlenoxyd kann sich der Körper nicht gewöhnen. In jedem Fall muß daher das Auftreten schädlicher Konzentrationen durch technische Mittel verhindert werden. Besonders bei heißem, windstillem Wetter in engen Tälern oder zwischen Mauern kann schon ohne wirklichen Abschluß von der Außenluft die Anreicherung der Luft merklich werden, wenn auch bisher gefährliche Konzentrationen ausschließlich in umschlossenen Räumen beobachtet wurden.

5. Nachrichtentruppe.
Von E. Schilling-Berlin.

Im Vergleich zu den anderen Waffengattungen ist der Dienst bei der Nachrichtentruppe völlig anders geartet. Die *Nachrichtentruppe* ist eine „*Führungstruppe*". Sie ist in der Hand der taktischen Führung das „Instrument", um führen zu können. Der Nachrichtendienst verlangt im besonderen Maße schnelle Auffassungsgabe, geistige Beweglichkeit und Verantwortungsbewußtsein, außerdem elektrotechnisches Verständnis und Geschick für Feinmechanik. Deshalb melden sich zum Dienst bei der Nachrichtentruppe in erster Linie Elektrotechniker, Feinmechaniker, kaufmännische Angestellte, Schüler höherer Schulen und Angehörige Technischer Lehranstalten. Ein Nachrichtensoldat soll in der Allgemeinbildung möglichst *über dem Durchschnitt* stehen.

Körperliche Mängel, wie *Schwerhörigkeit*, gleich auf welcher Grundlage, *Stottern* oder andere Sprachfehler, dürfen auf keinen Fall vorhanden sein. Eine etwas schwächere *Sehleistung*, die durch Brillengläser ausgeglichen wird, ist kein Hinderungsgrund für die Einstellung zur Nachrichtentruppe bei sonst guter körperlicher Beschaffenheit.

Während der Dienst bei den Funkkompanien hauptsächlich an die Sinnesorgane, besonders das Hören, große Anforderungen stellt, müssen die Fernsprecher auch über ausreichende Körperkräfte verfügen. Sie haben oft stundenlang querfeldein und auf schlechten Wegen schwere Feldkabeltrommeln oder Kabelkarren zu tragen bzw. zu ziehen und müssen auf ihrem Rücken das Gewicht eines Fernsprechgerätes aushalten, das bis 70% ihres Körpergewichtes beträgt.

Es ist erforderlich, daß der *Truppenarzt die Gefahren und Eigentümlichkeiten der verschiedenen Dienstzweige genau kennt,* um durch sachgemäße Belehrung und vorbeugende Fürsorge Krankheiten und Unfälle zu verhüten.

Bei den *Einstellungsuntersuchungen* hat der Truppenarzt besondere Sorgfalt walten zu lassen. Er findet oft Anwärter für die Nachrichtentruppe, die der falschen Meinung sind, daß der Dienst in der Nachrichtentruppe nicht so schwer sei und nicht so hohe körperliche Anforderungen an den Mann stelle wie der Dienst bei anderen Truppen. Daher begegnet man auch oft bei Reihenuntersuchungen zierlich gebauten und schwächlich aussehenden Rekruten. Durch Reihenröntgenuntersuchungen müssen genau wie bei anderen Truppengattungen tuberkulöse Affektionen ausgeschlossen werden. Schon bald nach den erfolgten abgeschlossenen Einstellungsuntersuchungen der Rekruten müssen Truppenführer und Truppenarzt die Rekruten für die Ausbildung als Funker oder Fernsprecher nach ihrer körperlichen und geistigen Eignung aussuchen.

Bei der Nachrichtentruppe gibt es drei verschiedene Dienstzweige: *Funk-*, *Fernsprech-* und *Blinkdienst*. Entsprechend der Verschiedenartigkeit der drei Dienstzweige und auch ihrer taktischen Bedeutung sind Funk- und Fernsprechkompanien ganz- oder teilmotorisiert. Diesen Anforderungen entsprechend ist ein Teil der Mannschaften als Kraftfahrer ausgebildet oder beritten.

Die *Krankheiten* und *Verletzungen* bei der Nachrichtentruppe laufen parallel mit der Verschiedenartigkeit des Dienstes. Ziffernmäßig pflegen sie der Eigenart des Funk- und Fernsprechdienstes entsprechend nicht sehr hoch zu sein. Die bei Kraftfahrern und Reitern vorkommenden gesundheitlichen Sonderheiten sind in den betreffenden Kapiteln behandelt. Hier soll von der Hygiene des Funk-, Fernsprech- und Blinkdienstes die Rede sein.

Funkdienst. Der Empfangs- und Sendedienst erfordert neben dem völligen Beherrschen der Funktechnik stundenlange anstrengende Aufmerksamkeit. Der Dienst geht mit vierstündiger Ablösung Tag und Nacht und setzt für den Funker mit Gerät und den Schlüsseler dauernde Konzentration, schnelle Anpassung und geistige Wendigkeit voraus. Da die geistige Anstrengung eine Auslösung oft erst nach stundenlangem Warten findet, tritt besonders des Nachts ein schneller Verbrauch der Körperkräfte ein. Augen und Nervensystem werden bei manchmal schlechter Beleuchtung, bei der die Funker kriegsmäßig oft stundenlang Funksprüche aufnehmen müssen, ganz besonders stark beansprucht. Bei Funkern, die oft monatelang bis Jahre in demselben Dienst eingespannt sind, werden bisweilen Anzeichen nervöser Erschöpfung, wie Schlaflosigkeit, Kopfdruck und Gedächtnisschwäche, beobachtet. In diesen Fällen ist umgehende Herausnahme aus dem Funkdienst unerläßlich. Äußerst anstrengend ist oft der Dienst während der Fahrt. Hier können Störungen von seiten des Magen- und Darmkanals auftreten. Die seelische Belastung eines Funkers ist oftmals besonders groß, wenn der Funkdienst mitten im Gefecht trotz Bomben- und Granateinschlägen ungestört weitergehen muß.

In Funkstationen, die mit Starkstrom arbeiten, treten z. B. beim Bedienen der Morsetasten häufig sehr unangenehme *elektrische Schläge* auf. Auch sonst ist die Isolierung noch nicht vollkommen. Es ist zu fordern, daß die *Technik* unter allen Umständen Apparate konstruiert, bei denen *Körperschädigungen* auch nur leichter Art *ausgeschlossen* sind. Das Außerbetriebsetzen und Erden der Funkstation bei Gewitter hat so rechtzeitig zu geschehen, daß eine Gefährdung der Funker durch Blitzschlag vermieden wird.

Fernsprechdienst. Im Gegensatz zu der mehr sitzenden Lebensweise des Funkers werden an den Fernsprecher auch in körperlicher Hinsicht große Anforderungen gestellt. Das Tempo des Nachrichtenmannes ist der Laufschritt. An diesen Grundsatz muß schon der Rekrut bei der Ausbildung gewöhnt werden. Der Fernsprecher baut die Leitungen *vor dem Gefecht*, während ein großer Teil der anderen Waffengattungen noch ruht. *Während des Gefechtes* muß er mit der vorwärtsdrängenden Infanterie Schritt halten können. Außerdem versieht er seinen anstrengenden Vermittlungs- und Aufnahmedienst, der seine ganze Aufmerksamkeit verlangt, während des Gefechtes weiter. Selbst *nach dem Gefecht*, wenn andere Waffengattungen bereits zur Ruhe übergegangen sind, baut der Fernsprecher wieder Leitungen ab oder beseitigt Störungen. Große Wegstrecken sind oft von den Bau- und Störungstrupps mit ihren zum Teil schweren Geräten zu Fuß zurückzulegen.

Der Fernsprecher trägt neben seinem eigentlichen Fernsprechgerät (Kabeltrommeln, Drahtgabeln, Feldfernsprecher, Bauzangen) auch noch seine Waffen, das sind Gewehr oder Maschinenpistole, Gasmaske und Handgranaten, stets bei sich.

Er ist somit beim Bau in seiner Beweglichkeit infolge des Waffentragens nicht unerheblich behindert, und es erfordert ein großes Maß körperlicher Gewandtheit und Ausdauer, trotz dieser zusätzlichen, nicht vermeidbaren Belastung den Leitungsbau schnellstens weiterzutreiben. Der Truppenarzt muß diese *hohen Anforderungen des Fernsprechdienstes* kennen, um diesen Soldaten die nötige Fürsorge angedeihen zu lassen. Schon vor der Ausbildung zum Fernsprechdienst hat er die verantwortungsvolle Aufgabe, nur wirklich organisch gesunde Soldaten auszusuchen, um spätere gesundheitliche Schädigungen nach Möglichkeit von vornherein auszuschließen.

Die Auflösung der Fernsprechkompanie in Trupps, die oft tagelang im Gelände ihre Kabel legen oder in der Vermittlung sitzen, macht die regelmäßige *Verpflegung* aller Leute sehr *schwierig*, oft unmöglich.

Eine Ziffer der Dienstvorschrift, welche den Feldkabelbau behandelt, trägt dem Rechnung. Sie sagt: „Der anstrengende und verantwortliche Fernsprechdienst macht es erforderlich, mit den Kräften der Leute hauszuhalten, wo es irgend geht. Besonders haben die Nachrichtenoffiziere und die Truppführer durch angemessenes Ablösen bei Bau und Betrieb sowie durch Sorgen für Verpflegung den Dienst zu erleichtern."

Um in ruhigen Zeiten die körperliche Leistungsfähigkeit der Soldaten zu erhalten, haben sowohl Funker als auch Fernsprecher als Ausgleich für ihre in geschlossenen Räumen länger andauernde Tätigkeit in sitzender Stellung *Sport an frischer Luft* zu treiben.

Die *Hauptgefahren* für die Gesundheit drohen dem Fernsprecher *beim Kabellegen* in der *Nähe von Starkstromleitungen*. Hier ist besondere Vorsicht geboten. Wenn auch nach der Vorschrift in der Nähe von Starkstromleitungen kein Kabel verlegt werden und kein Kabel an Starkstrommasten abgebunden werden soll, so kann es bisweilen trotzdem nicht vermieden werden, daß besonders in Städten mit Straßenbahnen oder in Ortschaften, in denen die Stromzuführung zu den Häusern oberirdisch von der Straße her erfolgt, der Bautrupp mit dem Kabel in die Nähe der Stromleitung kommt. Wenn auch der Draht isoliert ist, so ist er erfahrungsgemäß an vielen Stellen schadhaft. Die kleinste Berührung mit dem Drahtkabel kann für den Fernsprecher zu schweren gesundheitlichen Schäden führen.

Beim schulmäßigen Bau werden *Vorsichtsmaßregeln* immer wieder geübt, und es wird durch Unterricht stets wieder auf die besonderen Gefahren beim Bau in der Nähe von Starkstromleitungen hingewiesen. Jedoch kann es beim Bau infolge der Schnelligkeit, auf die es im Einsatz allein ankommt, trotzdem vorkommen, daß ein Fernsprecher mit der Starkstromleitung in Berührung kommt. Das alles muß auch der Truppenarzt wissen, um bei Belehrungen auf diese Gefahren ausdrücklich hinweisen zu können. Die Fernsprecher müssen im Unterricht über erste Hilfe auch über die Behandlung von Starkstromverletzungen belehrt werden.

Es ist selbstverständlich, daß der Fernsprecher bei *Gewitter* den Betrieb rechtzeitig einzustellen und den Apparat zu erden hat. Schwerste Gesundheitsstörungen, Nervenschädigungen, Verbrennungen und sogar der Tod könnten sonst die Folge sein, wenn diese Bestimmungen nicht absolut gewissenhaft beachtet werden. Zu erwähnen ist schließlich noch die häufig schlechte Beleuchtung (Kerzen, Notbehelfslampen), bei welcher Funker und Fernsprecher kriegsmäßig gezwungen sind, oft stundenlang Funk- und Fernsprüche aufzunehmen. Der Dienst unter schlechten Beleuchtungsverhältnissen erfordert eine besonders angespannte Aufmerksamkeit und führt leicht zur Übermüdung von Augen und Nerven. Unter solchen Verhältnissen muß ein schnellerer Schichtwechsel eingelegt werden.

Blinkdienst. Dieser tritt hauptsächlich in Tätigkeit, wenn Funk- und Fernsprechverbindung nicht möglich sind. *Schädigungen der Augen* wurden bisher *nicht beobachtet.* Sie könnten nur auftreten, wenn der Blinker aus nächster Entfernung in das grelle Blinklicht sieht. Ein kurzer Hinweis im Unterricht wird derartige Schädigungsmöglichkeiten ausschalten.

Das Arbeiten im *heißen Klima*, wie es jeder Krieg mit sich bringen kann, erfordert naturgemäß auch bei der Nachrichtentruppe entsprechende erhöhte körperliche Belastung. Fürsorge des Truppenarztes ist deshalb in heißen Gegenden ganz besonders vonnöten, in erster Linie für die Bautrupps.

Die Nachrichtenzentralen der höheren Führung sind in *bomben- und schußsicheren Unterständen* untergebracht. Das bedeutet den anstrengenden *Dienst unter Tage* mit all seinen Schattenseiten. Hier ist es Aufgabe des Truppenarztes, immer auf die Folgen dieser zusätzlichen Belastung zu achten und durch besondere aufmerksame Überwachung der Ernährung und der Länge der Dienstzeit vorsorglich zu wirken sowie durch Einschaltung geeigneten leichten Sports während der Freizeit Ausgleich zu schaffen. Das dauernde Fehlen des Tageslichtes während des Dienstes langer Einsatzperioden könnte zu Erscheinungen des Vitaminmangels (Vitamin D) führen. Höhensonnenbestrahlungen in regelmäßigen Abständen sind — besonders im Stellungskrieg mit Betonunterständen — eine nutzbringende Fürsorgemaßnahme.

6. Hygiene bei Eisenbahntransporten.

Von **B. Schmidt**-Berlin.

Die hygienische Überwachung des Eisenbahnverkehrs und seiner Einrichtungen ist in *Friedenszeiten* ausschließlich Aufgabe der Reichsbahnbehörde. Im *Kriege* werden *auf bahneigenem Gelände häufig Wehrmachteinrichtungen* geschaffen, deren *hygienische Betreuung der Wehrmacht* selbst obliegt[1].

So wurden z. B. bei Kriegsbeginn auf Bahnsteigen und Bahnhofsvorplätzen Wehrmachtunterkünfte, Soldatenheime mit Übernachtungsmöglichkeit und Wehrmachtverpflegungsstellen eingerichtet, um zu vermeiden, daß sich Soldaten während längerer Aufenthalte auf den Bahnsteigen, in den Wartesälen und auf dem Gelände in unmittelbarer Nähe des Bahnhofes aufhalten. Die bei der Auswahl der hierzu benötigten Räume und ihrer Wartung zu beachtenden *hygienischen Gesichtspunkte* unterscheiden sich nicht von den in den betreffenden Abschnitten bereits genannten.

Der Seuchen- und Ungezieferbekämpfung kommt hierbei ganz besondere Bedeutung zu. So sind in Zeiten, in denen die Gefahr der Einschleppung ansteckender Darmkrankheiten besteht, die Wohlfahrtsräume regelmäßig, möglichst unter Zusatz von Desinfektionsmitteln, gründlich zu scheuern. In *grenznahen Bahnhöfen* und in den *besetzten* und *Frontgebieten* ist oft *regelmäßige Entwesung der Unterkunftsräume* notwendig. Bei der Bereitstellung einwandfreien *Trinkwassers* (abgekocht oder mit Hilfe von Filtergeräten aufbereitet), besser noch von Tee, Kaffee, kohlensäurehaltigen Wässern aus hygienisch überwachten Herstellungsstätten, ferner bei der Zubereitung, Aufbewahrung und Ausgabe von *Mahl-*

---

[1] Einzelheiten, besonders über die Aufgaben der für die hygienische Überwachung auf Bahnhöfen zuständigen Dienststellen, s. Verf. „Oberkommando der Wehrmacht Nr 1703/43 CH W San v. 23. 7. 1943 betr. Hygienische Maßnahmen auf Bahnhöfen und in Entlausungsanstalten". Ferner siehe Abschnitt VI: „*Hygienische Fragen beim Kranken- und Verwundetentransport beim Heere*", S. 336 in diesem Lehrbuch.

zeiten an durchreisende Wehrmachtangehörige, meist mit Unterstützung des Deutschen Roten Kreuzes oder der NSV., ist die Beratung und Überwachung durch den Sanitätsoffizier nicht zu entbehren. Zur Ausgabe der einzelnen Mahlzeiten und Getränke muß eine genügend große Anzahl Eßgeschirre und Trinkbecher vorrätig und eine einwandfreie Säuberung nach Gebrauch möglich sein, um einer Übertragung ansteckender Krankheiten vorzubeugen.

Vor allem wichtig ist also die *hygienische Überwachung des gesamten Wehrmachtreiseverkehrs*, besonders wenn er sich unter so ungünstigen Umweltbedingungen abspielen muß, wie sie meist jenseits der ostwärtigen Reichsgrenze vorgefunden werden.

So sind an den *Grenzbahnhöfen* im Osten *Großentlausungsanstalten* erbaut, durch die jeder aus dem Osten ins Reich Einreisende hindurchgehen muß. An anderen Stellen sind Entlausungszüge (Eisenbahnzüge) eingesetzt. — Feilbieten von zubereiteten Nahrungsmitteln, von Fleisch und Wurst, Limonaden, Speiseeis, Enteneiern, nicht schälbaren Früchten durch „fliegende Händler" an durchreisende Wehrmachtangehörige ist wegen der Gefahr der Übertragung ansteckender Krankheiten (Trichinose, Fleischvergiftung, Typhus u.a. grundsätzlich zu unterbinden. Besonders gilt dies für das Gebiet jenseits der Reichsgrenzen. Im Sommer ist es, besonders in warmen Gegenden, zweckmäßig, Früchte bereitzustellen, die zur Abtötung anhaftender Krankheitskeime 30 Sekunden lang in kochendes Wasser getaucht wurden, anschließend nicht abgetrocknet und so aufbewahrt wurden, daß sie nicht wieder infiziert werden können. Einwandfreies Trinkwasser liefernde Brunnen und Zapfstellen sind mit Schildern „*Trinkwasser*", alle anderen Wasseranlagen mit Schildern „*Kein Trinkwasser*" zu versehen. An geeigneten Stellen sind Wegweiser anzubringen, die das Auffinden der Trinkwasserentnahmestellen erleichtern. Es ist verboten, Wasser aus den Lokomotiv-Wasserzapfstellen zu Trinkzwecken wie auch zum Tränken der Pferde zu benutzen, da es zur Verhütung von Kesselsteinbildung nicht selten mit Chemikalien versetzt ist, die Darmstörungen verursachen können, zum Teil auch ohne Filterung offenen Wasserstellen entnommen wird und dann bakteriell verunreinigt ist.

Wichtig ist der Bau genügend großer, fliegensicherer *Abortanlagen* mit *Waschgelegenheit*, besonders an den Stellen, an denen die Wehrmachtzüge regelmäßig halten (vielfach außerhalb der Bahnhöfe), ihre Sauberhaltung, Desinfektion und regelmäßige Entleerung (Mückenplage). Bei Ruhrgefahr muß am Ausgang der Abortanlagen ein Händedesinfektionsmittel bereitgestellt werden. Entsprechende Wegweiser zu den Aborten sind in genügender Zahl anzubringen. — Wesentlich ist ferner eine zweckmäßige Beseitigung der Abfälle.

Werden größere *Gefangenentransporte* erwartet, so sind abseits der Bahnhöfe *Notaborte* zu errichten. Ferner ist Trinkwasser bereitzustellen, unter Umständen Verpflegungsausgabe vorzusehen.

In *malariaverseuchten* Gegenden ist *Assanierung des Bahnhofsgeländes* notwendig.

Durch laufende Überwachung muß die Entstehung neuer Mückenbrutplätze infolge unzweckmäßigen Verhaltens der Truppe (Abwasserbeseitigung usw.) verhütet werden. Durch Beratung der Transportdienststellen seitens des örtlich zuständigen Hygienikers schon bei der Planung neuer Bahnstrecken, Einrichtung der Halte- und Umschlagpunkte sowie beim Bau neuer Bahnhofsanlagen und ihrer hygienischen Einrichtungen können der Truppe erhebliche Ausfälle durch Malariaerkrankungen erspart werden. So können unter Umständen Haltepunkte in durch Malaria weniger gefährdeten Gebieten vorgesehen werden. Andernfalls müssen mückensichere Unterkünfte (auch Abortanlagen) gebaut oder bestimmte mechanische Schutzmaßnahmen beim Halten eines Zuges auf einer malariagefährdeten Station nach Sonnenuntergang rechtzeitig befohlen werden, wie Schließen der Fenster, Aussteigeverbot, Tragen von Mückenschleiern und Handschuhen für die Zugwache, medikamentöse Malariaprophylaxe u.dgl. Auf den Haltepunkten ist *Atebrin* zur Ausgabe an durchfahrende Truppenteile, die aus irgendeinem Grunde mit diesem Malariavorbeugungsmittel nicht ausgerüstet sind, bereit zu halten. Der Transportführer muß schon vor Antritt der Fahrt in ein Malariagebiet über zu treffende Vorsichtsmaßnahmen unterrichtet werden. Wichtig ist dies auch für kleine Transportgruppen, Begleitkommandos für Materialtransporte usw. der Transportregimenter, denen kein Sanitätsoffizier angehört (siehe auch „Malaria"[1]).

Transport[2]. Als Sitzplatzbreite sind vorgesehen: Für jeden Offizier oder jede Person

---

[1] S. 137 in diesem Lehrbuch.
[2] Die Bestimmungen über Truppentransporte sind in der Wehrmacht-Eisenbahnordnung (W.E.O., H.Dv. und L.Dv. 67, M.Dv. 287), im Wehrmachttarif (H.Dv., L.Dv., M.Dv. 69) und in der Vorschrift „Wehrmachttransporte auf Eisenbahnen, Merkheft für die Kriegsdauer" (Vorschr. ohne Nr. Anh. 2 zu H.Dv. 1a S. 21 lfd. Nr 11 v. 1. 1. 42) niedergelegt.

gleichen Ranges etwa 0,75 cm, für jeden Mann mit Marschausrüstung etwa 0,62 cm, für jeden Mann ohne Marschausrüstung eine solche wie im öffentlichen Verkehr.

Die Führer geschlossener Transporte sind für die Sauberhaltung der Eisenbahnwagen verantwortlich. Sie haben vor Einladung folgendes bekanntzugeben[1]:

„Die Entnahme von Trinkwasser auf Bahnhöfen ist nur aus einwandfreien Brunnen zulässig, die mit dem Schild ‚Trinkwasser‘ versehen sind. Lokomotivspeisewasser darf nicht als Trinkwasser verwendet werden. Es ist verboten: Die Benutzung der in den Zügen befindlichen Aborte während des Haltens auf Bahnhöfen, ferner die Verunreinigung der Bahnkörper auf Bahnhöfen oder in deren Nähe. (Hinweis auf die Gefahr der Übertragung von Seuchen)."

Geschlossene Transporte werden im allgemeinen von einem Sanitätsoffizier und dem zuständigen Sanitätspersonal begleitet. Der Sanitätsoffizier versieht auch während des Transportes den hygienischen Dienst und berät den Transportführer bzw. den Verladeoffizier. So hat z. B. der Verladeoffizier, bevor die Truppe in die Nähe des Verladebahnhofs kommt, u. a. Verpflegungsplätze, Trinkanlagen, Eßgeschirr-Reinigungsmöglichkeiten und Latrinen zu erkunden. Bei längeren Eisenbahntransporten sind genügend Waschmöglichkeiten für die Truppe auf geeigneten Stationen zu schaffen.

Kranke werden, soweit es sich nicht um einzelreisende *Kranke* handelt, als kleine oder große Sammeltransporte, und zwar in besonderen Abteilen oder besonderen Wagen, in *Leichtkrankenzügen* oder *Lazarettzügen* befördert[2].

Die *gesundheitlichen Gefahren eines Eisenbahntransportes* für die Truppe bestehen im wesentlichen in *Unfällen* durch unzweckmäßiges Verhalten beim Ver- und Entladen und während der Fahrt, *Augenerkrankungen* durch Zugluft oder Fremdkörper und *Erkältungen*, meist durch unzweckmäßige Beheizung der Wagen. Sie lassen sich durch Belehrungen auf ein Mindestmaß beschränken. Zur Verhütung von Unglücksfällen, auch durch Munitions- und Sprengstofftransport, sind in der Wehrmacht-Eisenbahn-Ordnung[3] genaue Anweisungen gegeben.

Werden, wie das in Kriegszeiten nicht zu umgehen ist, zur Truppen- und Verwundetenbeförderung auch *Güterwagen* benutzt, so muß durch die Wehrmacht rechtzeitig für ausreichende Bedeckung des Bodens mit Stroh, Ausgabe von Decken und besonders im Winter für Aufstellen von Öfen mit freiem Abzug für den Rauch, Ausgabe von Wärmebeuteln oder Kruken u. dgl. gesorgt werden. Öftere Abgabe warmer Mahlzeiten und Getränke ist dann von besonderer Bedeutung. Ferner müssen Bettschüsseln und Harnenten mitgeführt werden.

Wehrmachttransporte werden *verpflegt* durch *Truppenverpflegung* (Feldküchenverpflegung oder kalte Kost), *Bahnhofsverpflegung* (Rotes Kreuz, NSV.) oder *Selbstverpflegung*.

Bei *Transporten mit Feldküchen* werden im allgemeinen keine besonderen Verpflegungsaufenthalte eingelegt.

Die Feldküche muß während des Transportes im Winter außer zur Zubereitung warmer Mahlzeiten dauernd zur Herstellung heißer Getränke in Betrieb gehalten werden. Dies bedeutet eine besondere Beanspruchung des Feldküchenpersonals, zumal die Feldküchen meist auf offenen Loren transportiert werden müssen. Durch Verschalung der Loren ist das Personal soweit wie irgend möglich vor Witterungseinflüssen, vor allem gegen Zugwind und Kälte, zu schützen. Ähnliche Vorkehrungen sind für die *zur Feindabwehr eingeteilten Kommandos* (Fliegerschutz) zu treffen. Pelzmäntel und Pelzstiefel sind vor allem an die Soldaten, die während der Fahrt der Kälte am meisten ausgesetzt sind, auszugeben. Häufige Ablösung ist notwendig. Hierfür wie auch für das Tränken der Pferde sind die Betriebsaufenthalte vorgesehen. Bei Transporten größerer Verbände soll im Einvernehmen mit der Transportleitung ein derartiger Aufenthalt mit einer Mindestdauer von 30 Minuten erstmalig nach 6—8 Stunden stattfinden. Soweit erforderlich, hat der Bahnhof durch eigenes Personal das Trinken und Tränken derart vorzubereiten, daß die hierfür festgesetzten Zeiten innegehalten werden

---

[1] Siehe Verf. Oberkommando der Wehrmacht Nr 1703/43 Chef W San v. 23. 7. 1943 betr. Hygienische Maßnahmen auf Bahnhöfen und in Entlausungsanstalten.

[2] Siehe Abschnitt VI: „*Hygienische Fragen des Kranken- und Verwundetentransports beim Heer*", S. 336, und Abschnitt XI, D: „*Hygienische Fragen bei dem Kranken- und Verwundetentransport mit dem Flugzeug*, S. 509.

[3] H.Dv. 67.

können. Der Bahnhof hat ferner für Ergänzung der Wasservorräte für die Feldküchen und zur Reinigung der Eßgeschirre zu sorgen.

Bei *Transporten ohne Feldküchen*, z. B. in Schnellzügen für *Fronturlauber*, sind *Eisenbahnküchenwagen*, hergerichtet aus vierachsigen D-Zug- und Eilzugpackwagen, eingesetzt, in denen einfache warme Gerichte zubereitet und durch die Kochmannschaft ausgegeben werden. Derartige Küchenwagen werden auch auf Bahnhöfen mit starkem Wehrmachtverkehr, solange feste Kochanlagen fehlen, oder an Stellen, an denen warme Verpflegung notwendig, aber auf andere Weise nicht beschafft werden kann, eingesetzt.

Die *Beleuchtung*, ferner die *Reinigung*, *Entseuchung* und *Entwesung* der zu Wehrmachttransporten benutzten Wagen und der zugehörigen Wagenausrüstungsgegenstände obliegt der Reichsbahn nach Maßgabe der allgemeinen vom Reiche erlassenen Bestimmungen und der hiernach bestehenden Entseuchungsvorschrift der Reichsbahn. Dies gilt auch für die von der Wehrmacht auf den Bahnhöfen benutzten bahneigenen Verpflegungsräume, Trink- und Tränkeinrichtungen, Abortanlagen und ihre Umgebung.

Für Reinhaltung der Wagenaborte hat die Truppe selbst zu sorgen. In *Güterwagen*, in denen keine Aborte vorhanden sind, müssen *Notaborte* mitgeführt werden, oder es müssen auf Befehl des Transportführers Betriebsaufenthalte zur Befriedigung der Bedürfnisse ausgenutzt werden. Die Wagen, mit Ausnahme der entseuchungspflichtigen, sind nach der Entladung von der Wehrmacht besenrein zurückzugeben. Ihre Reinigung wird gegebenenfalls von der Reichsbahn auf Kosten der Wehrmacht vorgenommen. Das Auftreten einer ansteckenden Krankheit, insbesondere Darmkrankheit, während der Fahrt ist vom Transportführer dem Zugführer sofort mitzuteilen, damit die notwendigen Entseuchungsmaßnahmen ergriffen werden können. Die Reinigung, Entseuchung und Entwesung der Lazarett- und Leichtkrankenzüge ist Aufgabe der Wehrmacht. Die notwendigen Maßnahmen werden im allgemeinen durch das militärische Begleitpersonal durchgeführt. Die Reinigungs-, Entwesungs- und Entseuchungsmittel werden von den Sanitätsparks, evtl. über die Transportkommandanturen, ausgegeben.

Schrifttum.

Brekenfeld: Hygiene bei den Spezialtruppen, in Waldmann und Hoffmann: Lehrbuch der Militärhygiene. Berlin 1936. — Deutscher Eisenbahn-Verkehrsverband. Kundmachung 7: Vorschriften für die Beseitigung von Ansteckungsstoffen bei Beförderung von lebenden Tieren, fäulnisfähigen, übelriechenden oder ekelerregenden Stoffen auf Eisenbahnen (Entseuchungsvorschriften), gültig vom 1. Januar 1936 ab.

C. Tropenhygiene.
Von E. Rodenwaldt-Heidelberg.

Bei jeder Verwendung *europäischer Truppeneinheiten in warmen Ländern* ist der Erfolg in hohem Grade abhängig von der *hygienischen Vorbereitung des Einsatzes* und der hygienischen Betreuung der Einheiten.

Jeder Krieg in warmen Ländern ist ein „doctors war", wie ein englisches Wort den Kampf der Engländer im Sudan gegen die Derwische und den Sieg bei Omdurman treffend bezeichnete.

I. Allgemeines.

Die *Vorbereitung* hat von folgenden Voraussetzungen auszugehen:

1. Das *Klima* warmer Länder, sowohl *feuchtwarmes* wie *trockenheißes* Klima, ist für den *Europäer*, der rassisch das Kind einer Scholle gemäßigten Klimas ist, belastend. Er steht vor der Anforderung, sich anpassen, akklimatisieren zu müssen. Er kann das, wenn bestimmte Vorbedingungen erfüllt sind, die er teils mitbringen muß, teils müssen sie ihm geschaffen werden. Die Anpassung ist eine individuelle, relative und als solche zeitbegrenzt. Ihre Dauer hängt davon ab, wie und wie lange jene Vorbedingungen erfüllbar sind. Im *Krieg* ist das weitaus

schwieriger als im Frieden, aber nicht unmöglich. Für die Auswahl der Menschen, die man entsendet, gelten daher bestimmte Forderungen. Die Lebensbedingungen, die man ihnen schafft, müssen das äußerste an Gunst der Lebenslage aus den gegebenen Umweltumständen herausholen.

2. Der Europäer kommt in Gebiete, in denen ihm noch mehr als in Kriegsgebieten der gemäßigten Zone der friedensmäßige Schutz hygienisch geregelter Lebensumstände fehlt, die sich im Gegenteil fast überall noch in hygienischer Hinsicht auf mittelalterlichem Niveau befinden. In ihnen herrschen noch uneingeengt die *kosmopolitischen Seuchen*, der Bauchtyphus, die bakteriellen Dysenterien, die Rückfallfieber, gebietsweise auch Pocken, die Pest und die Cholera, außerdem aber sind sie der Sitz weiterer endemischer Seuchen, der Malaria, des Gelbfiebers, der Amöbendysenterie, der Wurmkrankheiten, der Leishmaniosen, der Lepra, der Framboesie, der Schlafkrankheit und gewisser Arten von Fleckfiebern.

Der Schutz gegen beide Gruppen von Seuchen durch Impfungen (Typhus, Dysenterie, Cholera, Gelbfieber, Pocken, Pest) und prophylaktische Arzneimittelgaben (Malaria, Schlafkrankheit, Amöbendysenterie) ist die *Voraussetzung für die Erhaltung der Gefechtskraft der Einheiten*. Die Durchführung solcher Schutzmaßnahmen ist notwendig, auch wenn erfahrungsgemäß der Schutz kein absoluter ist (Typhus, Malaria).

3. Dem für den *Europäer* belastenden Klima ist der *Eingeborene* der warmen Länder rassisch angepaßt. Als Soldat verwendet ist er daher als Gegner und als Hilfstruppe weniger durch das Klima gefährdet als der Europäer. Seine Widerstandsfähigkeit gegen das Klima geht gepaart mit einer in der Folge einer harten Selektion durch die unhygienische Umwelt erworbenen Resistenz (Feiung, Immunität, Prämunition) gegen mehrere der oben genannten Seuchen. Die allgemeine Seuchenlage eines solchen Landes kann daher günstiger erscheinen als sie, besonders für den Europäer, tatsächlich ist (Malaria, Gelbfieber). Eine Unterschätzung dieser Gefahrenlage kann verhängnisvoll sein.

4. Da der *Eingeborene dem Klima angepaßt* ist und über eine gewisse Resistenz verfügt, unter diesen Umständen auch dort scheinbar ungefährdet lebt, wo die Umweltbedingungen hygienischen Forderungen nicht entsprechen, da er ferner unter diesen Umständen zum *Virusreservoir* für zahlreiche Seuchen geworden sein kann (Malaria, Gelbfieber, Amoebiasis, Wurmkrankheiten), unterliegt der *Europäer* in warmen Ländern gleichzeitig der klimatischen Belastung und der Bedrohung durch Seuchen in Gebieten ohne Hygiene. Er ist *doppelt gefährdet* aus Gründen der Person und der Umwelt, zugespitzt ausgedrückt, er kommt *mit einem Maximum von Disposition in ein Maximum von Exposition*.

Eine Grundforderung der Hygiene in warmen Ländern ist daher, vom Eingeborenen und seinen Siedlungen so weit wie möglich Abstand zu halten. Wo das nicht möglich ist, muß versucht werden, den ganzen Apparat vorbeugender Hygiene auch auf die Eingeborenen auszudehnen. Man kann *keine Europäerhygiene* durchführen, *ohne gleichzeitig Eingeborenenhygiene* zu treiben.

II. Tropendienstfähigkeit.

Die Voraussetzungen an Belastung und Gefährdung sind zugrunde zu legen für die Beurteilung der Tropendienstfähigkeit, festgelegt in den „Richtlinien für die Untersuchung auf Tropendienstfähigkeit vom 7. 12. 42[1]".

---

[1] H.Dv. 209/1, M.Dv. 284, L.Dv. 800, Merkblatt XXIV.

Für die Zuerkennung der *Tropendienstfähigkeit* sind aber nicht allein entscheidend die Einzelfaktoren der seelischen und körperlichen Tauglichkeit, sondern in erster Linie die Feststellung, ob der Untersuchte sich als *Gesamtpersönlichkeit* im Zustand völliger geistiger und körperlicher Reife befindet. Über die geistige Reife kann nur durch ausgedehnte Erhebungen ein sicheres Urteil gewonnen werden. Hinsichtlich des körperlichen Ausgereiftseins geben uns die Erfahrungen aus dem *ostafrikanischen Feldzug 1914—18* und aus dem *nordafrikanischen Feldzug dieses 2. Weltkrieges* wenigstens den sicheren Hinweis, daß zu jugendliche Individuen, auch wenn sie scheinbar die körperlichen Bedingungen der Tropentauglichkeit erfüllen, noch nicht die ausreichende körperliche und seelische Festigkeit besitzen, um unter den belastenden Einflüssen des fremden Klimas der Sonderbeanspruchung durch Kriegsleistung und Seuchenbedrohung standzuhalten.

III. Klima.

Die Belastung durch das Klima ist verschieden in trockenheißen (Wüsten und Steppe) und feuchtwarmen (tropische Küsten) Gebieten.

Im feuchtwarmen Klima sind wir belastet durch die Schwierigkeit, unseren Wärmehaushalt auf der Norm zu erhalten in einer Atmosphäre von gleichzeitig dauernd hoher Temperatur und dauernd hoher Luftfeuchtigkeit. In ihr steht uns für die Verdunstung aus der Lunge und von der Haut her, d. h. für die *Entwärmung* unseres Körpers, nur ein geringes Sättigungsdefizit zur Verfügung. Wir befinden uns dauernd in der Gefahr der *Wärmestauung*, gewissermaßen auf dem ersten Schritte des Weges, der zum Hitzschlag führt. Hilfe und Erleichterung aber bietet uns innerhalb des feuchtwarmen Klimas jede Luftbewegung, also *Wind oder Ventilation*. Die bewegte Luft entfernt von unserer Haut die zu 100% mit Feuchtigkeit beladene Verdunstungsschicht und bietet damit der Haut die Möglichkeit, auch das geringste Sättigungsdefizit für die notwendige Entwärmung auszunutzen.

Die Ausnutzung der natürlichen Luftbewegungen oder die Schaffung künstlicher Luftbewegung sind daher die *Grundlage alles hygienischen Handelns in feuchtwarmen Ländern*. Die gesamte Hygiene der Unterbringung, der Kleidung, mittelbar auch die Ernährungshygiene, auch die ganze Lebensführung müssen auf diese Grundforderung eingestellt sein.

Das Klima der feuchtwarmen Länder erleichtert die Erfüllung dieser Forderung insoweit, als im Gegensatz zu der Unregelmäßigkeit der Luftbewegungen in der Unstetigkeitszone der gemäßigten Klimate dort *Winde* wehen *von verläßlicher Regelmäßigkeit*, die See- und Landwinde als Lokalwinde, die Monsune und Passate. Sie sind das entlastende, lebenerhaltende und lebenfördernde Element, auf dessen Ausnutzung jede Leistung des Europäers in den Tropen beruht.

Im trockenheißen Klima stehen wir unter den entgegengesetzten Einflüssen. Die Verdunstungsmöglichkeit des Körpers ist unbehindert, die Entwärmung, die Regulierung des Wärmehaushalts ungefährdet. Dafür herrscht in diesem Klima am Tage in der Regel eine höhere Temperatur als im feuchtwarmen Klima. In einer Luft, deren Temperatur über 38° steigt, ist der Wind nicht mehr ein Faktor der Entlastung, sondern der Belastung. Die Luftbewegung wirkt nicht mehr abkühlend, sondern erhitzend. An Stelle der Abkühlung der Haut tritt bei stärkerer Luftbewegung eine *Austrocknung und Reizung der Haut und der Schleimhäute*, und zwar gleicherweise, ob der Wind sich gegen uns bewegt oder wir uns gegen ihn. Im fahrenden Auto wirkt dann der Wind nicht abkühlend, sondern brennend. Schutz gegen diesen Wind (geschlossenes Auto, weite, aber abschließende Kleidung, Burnus) wird unter diesen Bedingungen selbst auf Kosten der höheren Temperatur innerhalb des Schutzraumes von Unterkunft und Kleidung vorgezogen.

Dazu kommt in diesen Ländern, infolge der starken nächtlichen Ausstrahlung innerhalb des sehr trocknen Landes, eine starke *nächtliche Abkühlung*, mitunter bis unter den Gefrierpunkt. Es entstehen stärkere Tagestemperaturschwankungen als selbst die, an die der Europäer gewöhnt ist. Sie zu kompensieren, ist Aufgabe richtiger Bekleidung und, wenn möglich, der Unterkunft.

Also auch in trockenheißem Klima ist die Erkennung seiner Besonderheit die Grundlage allen hygienischen Handelns in Bekleidung, Unterkunft und Lebensführung.

Zwischen den beiden Extremen des Klimas warmer Länder bestehen zahlreiche Zwischenstufen, z. B. in Randgebieten der feuchtwarmen Tropen, in Übergangsgebieten zwischen

Steppe und Wüste. Denn die warmen Länder sind keine einheitliche Gegebenheit. Die *örtliche klimatische Lage* festzustellen, auf sie *alles hygienische Handeln einzustellen*, ist die vordringlichste Aufgabe des Tropenhygienikers.

IV. Unterkunft.

Die Ortswahl wird durch die Kriegslage bestimmt. Sie ist daher noch mehr eingeengt, als sie schon in Friedenszeiten in den Tropen von jeher durch die die Kolonialwelt beherrschenden wirtschaftspolitischen und geopolitischen Bedingungen bestimmt war, die eine Rücksichtnahme auf hygienische Forderungen nicht kannten[1].

Um so mehr kommt alles darauf an, aus der gegebenen Lage ein Maximum an hygienischem Vorteil herauszuholen und die Bedrohung auf ein Minimum zurückzubringen.

Die Vermeidung des Verbleibens der Truppe in oder bei Siedlungen der Eingeborenen ist die vielleicht wichtigste Forderung.

In Gebieten schwerer endemischer *Malaria* kann schon *eine Nacht* des Lagerns *in unmittelbarer Nähe der Eingeborenen* die Truppe so schwerer Infektion aussetzen, daß der Prophylaxeschutz teilweise durchbrochen wird.

Ferner bringt das Lagern oder Biwakieren im Bereich der Siedlung die Truppe in die Gefahrenzone verunreinigter, verseuchter Bodenoberfläche und verseuchten Wassers. Je weiter der Abstand, um so geringer die Gefährdung.

Für die Vermeidung der Malariabedrohung muß dabei die *Flugweite* der übertragenden *Anophelen* des Gebiets in Rechnung gestellt werden, für die Darmseuchen die in menschlichen Siedlungen warmer Länder unvermeidliche *Fliegenplage*, für Gelbfieber und Dengue, für Pappatacifieber und die Leishmaniosen die Bindung der *übertragenden Aedinen* und *Phlebotomen* an die Umgebung des Menschen, für Rückfallfieber und fleckfieberähnliche Seuchen die normale Besetzung jeder Eingeborenenbevölkerung und -siedlung mit *Ektoparasiten* (Läuse, Zecken), für die Pest die *Ratte* als Commensale in der Behausung primitiver Menschen.

In Hinblick auf die Gefechtskraft der Truppe hat man sich vor Augen zu halten, daß selbst Seuchen mit einer fast fehlenden Mortalität, wie die Dengue oder eine Malaria tertiana, die Truppe bis zu einem Hundertsatz lähmen können, daß sie handlungsunfähig wird.

Ist die Unterbringung der Truppe für längeren Zeitraum zu berechnen, so sind hierfür entscheidend Wind und Wasser. Je nachdem man in feuchtwarmen oder trockenheißen Gebieten lagern muß, sind die Lösungen der Aufgabe extrem verschieden.

1. Im *feuchtwarmen Klima* Auflockerung des *Lagers*, weite Abstände, Anlage auf der Hauptwindrichtung zugekehrter und geneigter Geländelage, damit ein rascher Ablauf der Regenwasser gesichert ist. Zu den überhöht angelegten, quer zur Windrichtung gestellten Unterkünften soll jede Windbewegung ungehindert Zutritt haben. Erhaltung begrünter Bodenfläche innerhalb des Lagers hält die Erhitzung des Bodens hintan, die in ihrer Wirkung auf das Wohlbefinden lästiger sein kann als die Wärmestrahlung der Sonne.

Wo die Anlage des Lagers in der *Nähe der Eingeborenensiedlung unvermeidlich* ist, muß sie querab zur Windrichtung gesucht werden, um das Überwehen von Walm und Gerüchen, vor allem aber das Überfliegen von Insekten zu vermeiden.

Nächst dem Aufbau der Unterkünfte ist ein den vollständigen *Ablauf aller Regenwasser* sicherndes *Grabensystem* anzulegen. Die Nähe einer möglichst wenig durch die Eingeborenen beanspruchten ausgiebigen *Wasserentnahmestelle* ist Vorbedingung für Lagern auf längere Sicht.

Für die Unterkunft selbst können in den Tropen *außer Zelten Barackenbauten* aus Gras, mit Graswänden und Grasdach, unter Verwendung möglichst *termiten-*

---

[1] Siehe Abschnitt V: „*Unterkunftshygiene*", S. 305 in diesem Lehrbuch.

festen Holzes für lange Zeit zweckmäßig sein. Meist sind sie kühler und luftiger als das Zelt. Importierte Baracken aus Europa werden selten zur Verfügung stehen und erfüllen meist nicht die hygienischen Forderungen, die das Klima stellt.

2. Ganz anders die Lösung der Unterkunftsfrage im *trockenheißen Klima.*

Der Schutz gegen heiße Winde ist hier ebenso wichtig wie der Schutz gegen die Wärmestrahlung der Sonne und gegen die Rückstrahlung des hocherhitzten Bodens. Wo nicht militärische Gegengründe vorliegen, ist daher gegen enge Zusammenlegung der Unterbringung mit engen Lagergassen zwischen den Baulichkeiten nichts einzuwenden, weil dadurch die Überhitzung des meist nicht begrünten Bodens vermindert wird. Wo die Benutzung oder der Bau fester Unterkünfte möglich ist, sollen sie sich der Bauweise des Landes anschließen. Diese bevorzugt Bauten mit dicken nach außen abschließenden wärmedämmenden Mauern und Öffnung der Räume nach einem begrünten Innenhof (Araberhaus).

Zeltlager sollen mit den *Öffnungen der Zelte dem Winde abgewandt* angelegt werden.

Fehlt jede feste Unterkunft, so schützt die Herrichtung von *Erd-* oder *Felshöhlen* oder das Ausgraben oder Aussprengen solcher Höhlen einigermaßen sowohl gegen die unerwünschte Wirkung des heißen Windes wie gegen die Überhitzung des Bodens.

Abstand von jeder Eingeborenensiedlung und Vorsicht in der Benutzung verlassener Siedlungen ist ebenso zu fordern wie für das Lagern in feuchtwarmem Klima.

Der starke Wechsel der Temperatur zwischen Tag und Nacht rät bei Lagern auf lange Sicht zum Aufbau fester Unterkünfte mit wärmedämmenden Wänden. Bei Benutzung von Zelten ist die Ausstattung mit einem Schutzdach ebenso zu fördern wie eine möglichst dichte Verschließbarkeit des Zeltes, möglichst auch des Raumes zwischen Dach und Schutzdach sowie zwischen etwaigen Doppelwänden des Zeltes.

V. Abwasser und Abfall.

Die *Beseitigung* von Abwasser, Fäkalien und Abfall wird ganz und gar von der Notwendigkeit beherrscht, die *Fliegenplage* in erträglichen Grenzen zu halten. Mit ihrem Überhandnehmen·steigt die Gefahr der Darminfektion mit Keimen der Typhus-Paratyphusgruppe, der Dysenteriegruppe und mit Entamöben, in zweiter Linie der Wurminfektionen bis zu dem Grade, daß Schutzimpfungen und prophylaktische Arzneigaben die einzige, mitunter bei massenhafter Infektion versagende Abwehrmaßregel darstellen.

Dem Abbau der Fäkalien kommen die physikalischen, chemischen und biologischen Bedingungen in warmen Ländern entgegen. Man kann auf raschen Abbau vergrabener Fäkalien (Spatengang) und Abfälle und innerhalb fliegensicher angelegten Latrinen rechnen. Wo es möglich ist, Bohrlatrinen bis ins Grundwasser zu führen, ist auch die Gefahr der Wurminfektionen (Ankylostomiasis)[1] behoben.

Für alle auf lange Sicht berechneten Unterkünfte ist die Anlage von Faulkammern die wichtigste Aufgabe. Falls Stein und Zement zur Verfügung stehen, ist ihre Anlage dringlicher und wichtiger als der Bau fester Unterkünfte.

VI. Wasser.

Je dichter die Eingeborenenbevölkerung des Landes, um so bedenklicher der Zustand der Wasservorräte des Gebiets. Sie verstehen mit ihnen nicht hygienisch umzugehen. Selbst Brunnen und Wasserleitungen, die früher einmal einwandfrei angelegt waren, verdienen kein Vertrauen. Meist weisen sie Defekte auf, die das Wasser für Trinkzwecke unbrauchbar machen[2]. Selten wird man eine gefahrvolle Bodenverunreinigung innerhalb einer Bevölkerung, die das Virusreservoir zahlreicher Seuchen ist, mit Sicherheit ausschließen können.

Überall also, wo *Geologe* und *Hygieniker* nicht ausdrücklich die *Trinkbarkeit*

---

[1] Siehe Abschnitt I: „*Wurmkrankheiten*", S. 164 in diesem Lehrbuch.
[2] Siehe auch Abschnitt IV: „*Trinkwasserversorgung*", S. 294 und Abschnitt X B: „*Wasserversorgung und -bereitung an Bord*", S. 436.

des Wassers bestätigt haben — der Techniker ist dazu nicht befugt —, muß das Wasser abgekocht oder chemisch sterilisiert werden, selbstverständlich daher in jeder primitiven Lage, auf Streifen und Expeditionen. Es ist eine der ernstesten Aufgaben von Offizier und Sanitätsoffizier, in solchen Lagen beispielgebend so lange mit dem Trinken zu warten, bis ein einwandfreies Getränk (Tee, Kaffee) hergestellt ist.

Bei allen Truppenbewegungen größeren Maßstabes in warmen Ländern wird man heute Einheiten einsetzen, deren besondere Aufgabe die Erschließung, Gewinnung und Aufbereitung von Wasser und seine Zufuhr in einwandfreien Gefäßen (Kanister) zur Truppe ist. Von Filtration, chemischer Aufbereitung, auch von Destillierverfahren wird dabei je nach den örtlichen Verhältnissen Gebrauch gemacht. Nur *engste Zusammenarbeit von Techniker, Geologen und Hygieniker* wird hier den Erfolg sichern.

Nun fordert aber der Ersatz des sowohl in feuchtwarmem wie in trockenheißem Klima starken Wasserverlustes des Körpers die Bereitstellung reichlicher Flüssigkeitsmengen. Wenn auch dem Körper die nötige Wassermenge geboten werden muß, so ist doch die Aufnahme des Wassers auf 2, höchstens 3 Zeitpunkte des Tages zu beschränken, um die Inanspruchnahme der Haut durch dauerndes Schwitzen zu vermeiden.

Der Salzverarmung des Körpers bei dauerndem starkem Schwitzen beugt man vor, indem statt eines möglichst süßen Wassers ein Wasser mit geringem Salzgehalt (1 Eßlöffel Salz auf 1 l Wasser) ausgegeben wird.

Auch die *Körperreinigung* ist in beiden Klimaten eine dringende Notwendigkeit, denn die Haut ist das Organ, das in erster Linie die klimatische Belastung zu kompensieren hat.

Schweiß und Staub fordern im warmen Klima eine sorgfältige Körperpflege, wenn man die häufigen *Pilzerkrankungen der Haut* vermeiden will. Dem Baden im Freien, in Teichen, Seen und Flüssen stehen aber in den Tropen schwere Bedenken entgegen. An Ufern und in Wassern, die der Verunreinigung mit Fäkalien von Eingeborenen ausgesetzt gewesen sind, enthalten Boden und Wasser die Larvenstadien von Würmern, die, in die unverletzte Haut eindringend (Ankylostoma, Bilharzia), schwere chronische Erkrankungen herbeiführen können. Benutzung einfacher, nötigenfalls improvisierter Duschen (Duscheimer) und entkeimten Wassers (Tabletten) ist daher überall anzuraten, wo jene Gefahr nicht mit Sicherheit ausgeschlossen werden kann.

Wenn Unterwäsche mit Kleidungsstücken der Eingeborenen gemeinsam gewaschen wird, können die Sporen von Hautpilzen übertragen werden, die chronische, quälende Krankheiten der Haut verursachen. Die Einrichtung von *einwandfreien Wäschereien* ist daher überall anzustreben.

VII. Kleidung.

Entscheidend für die Brauchbarkeit der Kleidung[1], also auch der Uniform, für warme Länder sind weder Farbe noch Webart, noch Stoffart, sondern der Schnitt der Kleidung. Für beide Klimagebiete gilt für den Tag die Forderung „leicht und wenig", jedoch mit der Einschränkung, daß eine zu weitgehende Entblößung der Körperoberfläche in beiden Klimaten bedenklich ist und daß im trockenheißen Klima zu Zeiten des Wehens heißer Winde das Bedürfnis zur Umhüllung des Körpers mit einem weiten hemdartigen Kleidungsstück (Burnus) besteht.

Für alle in feuchtwarmem Klima operierende Truppeneinheiten empfiehlt alle Kolonialerfahrung die kurze, kniefreie Hose und das Jagdhemd mit leicht zu öffnendem Kragen und Ärmeln, die die Unterarme frei lassen. Überall, wo bei Kampfhandlungen oder Märschen im Busch das Knie Verletzungen ausgesetzt wäre, muß die kurze Hose durch lange Hosen ersetzt

---

[1] Siehe auch Abschnitt VII: „*Bekleidung und Körperreinigung*", S. 341, Abschnitt X E: „*Die Bekleidung bei der Kriegsmarine*", S. 454 und Abschnitt XI E: „*Fliegersonderbekleidung*", S. 512.

werden oder es muß die kurze Hose mit einem herunterklappbaren Streifen ausgestattet sein, der unter die Wickelgamasche oder den Schnürstiefel eingebunden werden kann.

Für Stunden der Ruhe und für Abendstunden müssen lange Hosen und Jacke zur Verfügung stehen, für die kühlen Nächte des trockenheißen Klimas zuverlässig wärmende Mäntel und Decken (Schlafsäcke).

Die *Unterwäsche* unterscheidet sich nicht von der europäischen. Das Tragen eines Netzhemdes empfinden die angenehm, denen das Schwitzen lästig ist. Das Tragen einer Leibbinde ist besonders in trockenheißen Gebieten für die kühlen Nächte eine Notwendigkeit, um Darmstörungen zu vermeiden. Ihr Tragen im feuchtwarmen Klima hängt von der individuellen Empfindlichkeit ab.

Das *Schuhwerk* ist die gleichgültigste Frage der Tropenkleidung. Jedes Schuhwerk und jede Gamasche, die Fuß und Unterschenkel vor Verletzungen und damit vor der Entwicklung von Geschwüren schützt, sind gut. Die Segeltuchlederstiefel des Afrikakorps haben sich bewährt.

Seit neuere Untersuchungen gezeigt haben, daß die unmittelbare Wärmestrahlung der Sonne in den Tropen weitaus geringer ist, als früher angenommen, ist es zweifelhaft geworden, ob der *Tropenhelm* wirklich für die Tropen unentbehrlich ist. In weiten Gebieten der Tropen wird er schon seit langem nicht mehr getragen, auch nicht von Menschen, die tagsüber im Freien tätig sind, wie z. B. von Pflanzern. Auch unsere Truppen in Afrika machten von ihm nur sehr wenig Gebrauch. Eine die Augen schützende leichte Mütze mit breitem Schirm genügt ihnen als Schutz.

Ob die Behauptung begründet ist, gerade im tropischen Afrika sei der Tropenhelm nach wie vor unentbehrlich, könnte nur Erfahrung im Großen lehren. Zunächst sollte für den Krieg in der eigentlichen Tropenzone noch nicht auf den sicheren Schutz des Tropenhelmes verzichtet werden, denn der Soldat hat nicht immer die Möglichkeit, sich starker Sonneneinwirkung zu entziehen, wie dies im Frieden der Tropeneuropäer zu tun pflegt.

VIII. Ernährung.

Instinktmäßig vermeidet der Europäer im heißen Klima eine *unnötig starke Nahrungsaufnahme*, die, wärmeerzeugend, die an sich schwierige Wärmeabgabe (Entwärmung) des Körpers noch weiter erschwert.

Appetitlosigkeit ist in den Tropen in gewissen Grenzen als physiologisch anzusehen, eine Gewichtsabnahme als ein Zeichen geglückter Anpassung, wenn sie ohne Beeinträchtigung der Leistungsfähigkeit sich ausbildet.

In Kriegsverhältnissen, vor allem bei Nachschubschwierigkeiten hinsichtlich der Menge, Qualität und Vielseitigkeit der Nahrung[1] kann aber rasch und zunächst unbemerkt die Grenze des Pathologischen überschritten werden. Abgegessensein, Appetitlosigkeit führt dann rasch zu einer schwächenden Abnahme des Gewichts, die auch mit anderen Störungen des physiologischen Gleichgewichts vergesellschaftet sein kann (Hypotonie).

Eine der größten Schwierigkeiten im Kriege liegt darin, daß die Vielseitigkeit der Nahrung, die der Europäer in den Tropen in Friedensverhältnissen sich verschaffen und damit seine Akklimatisation erleichtern kann, im Kriege selten in dem Maße durchzuführen ist, wie dem Bedürfnis des Europäers entspricht. Das sind pikante, gebratene, scharf gewürzte, kompendiöse, nicht magenfüllende Speisen, Fett, zwar ausreichend, aber nicht in flüssiger Form, Eiweiß in den physiologischen Forderungen entsprechenden Grenzen, aber nicht im Übermaß, Kohlehydrate in reichlichen Mengen, guter Qualität und in mundender Zubereitungsform (Reisgerichte). Allzu großes Einschränken der Fett- und Eiweißzufuhr, d. h. einseitig kohlehydratische Nahrung, scheint nach neueren Untersuchungen das Haften von Krankheitserregern (Amöben) zu begünstigen und muß daher vermieden werden.

Zusammengekochte Gerichte, Kesselessen, besonders wenn die Bestandteile

---

[1] Siehe auch Abschnitt III: „*Ernährung und Verpflegung des Soldaten*", S. 248, ferner Abschnitt X A: „*Verpflegung an Bord der Kriegsschiffe*", S. 433 und Abschnitt XI B 1: „*Besonderheiten in der Ernährung des fliegenden Personals*", S. 487.

zu sehr zerkocht sind und ein stärkeres Würzen nicht stattfinden konnte, widerstehen rasch bis zu dem Grade, daß die Nahrungsaufnahme eingeschränkt und zu gering wird. Das gleiche Ergebnis kann die tägliche Ausgabe ein und derselben Konserve haben. Nichts lehnt der Europäer auf die Dauer in den Tropen mehr ab als konservierte Nahrung, nichts bringt ihn körperlich rascher an die untere Grenze seiner Leistungsfähigkeit.

Der Versorgung der Truppe erwachsen hieraus Schwierigkeiten, die der Krieg in Europa nicht kennt und die zu überwinden, auch der vorausschauendsten, gewissenhaft alle diese Umstände berücksichtigenden Versorgungsbasis nicht immer gelingt. Die Folge kann ein rascher Verschleiß an Vitalität bei den eingesetzten Einheiten, die Notwendigkeit raschen Austausches mit frischem Ersatz aus der Heimat sein.

Besonders *empfindlich* ist *jugendlicher Ersatz* für solche Ernährungsschwierigkeiten. Wo sie nicht zu vermeiden sind, sollte das Verbleiben in einem tropischen Kriegsgebiet nicht ohne zwingende Gründe über ein Jahr ausgedehnt werden.

Überall, wo die klimatischen Verhältnisse des Landes und die Kriegslage es zulassen, muß die Truppe unverzüglich an die Anlage von *Gemüsegärten* gehen, und zwar gleichgültig, wer erntet, ob sie selbst oder eine nachrückende Truppe oder die Bevölkerung des Landes. Denn deren guter Ernährungszustand ist ein wichtiger Sicherheitsfaktor. Jedes hungernde Volk ist waffenlos gegenüber dem Angriff von Seuchen und wird damit zur Gefahr für jede mit ihm in Berührung stehende Truppe.

Die Ausnutzung der *tropischen Früchte*, die teilweise (Citrusfrüchte) einen reichen Gehalt an Vitaminen haben, ist in jeder Weise zu fördern.

Jedoch muß gefordert werden, daß Früchte nur als Ganzes angekauft werden und vor dem Genuß vom Verzehrer selbst geschält werden, am besten nach vorherigem Eintauchen in heißes Wasser für eine halbe Minute. Solch ein kurzes Abbrühen ist auch beim Verzehren frischer Gemüse der sicherste Schutz gegen Infektion. Jedoch sollte Gemüse in rohem Zustand überhaupt nur gegessen werden, wenn seine Herkunft bekannt ist und feststeht, daß keine Kopfdüngung der Gärten mit menschlichen Ausscheidungen stattgefunden hat.

Der Genuß von Nahrung, die in zubereitetem Zustande von den Eingeborenen des Landes angeboten wird (Garküchen, fliegende Händler), muß sich beschränken auf warme, noch dampfende Speisen. Erkaltete Speisen sind bei der allgemeinen Verbreitung der Fliegen immer gefahrbringend.

Fische und Kruster (Garnelen, Krebse, Krabben, Hummern, Langusten) dürfen nie in gekochtem Zustande gekauft werden, sondern müssen nur frisch, Kruster noch lebend, in den Kochtopf getan werden.

Der Genuß von Alkohol[1] muß mit Maß geübt werden. ,,Kein Alkohol vor Sonnenuntergang'' ist eine seit langem in Kolonialländern befolgte Losung.

IX. Lebensführung.

Die moderne Tropenhygiene fordert für den Europäer eine planmäßig gesteuerte *disziplinierte Lebenshaltung* in Hinblick auf die Einteilung des Tages in Arbeit, Schlaf und Sport und die Ausnutzung des Tages nach der klimatischen Gunst und Ungunst der Stunden. Das soldatische Leben, des Dienstes ewig gleichgestellte Uhr, entspricht an sich dieser Forderung. Kriegerische Handlungen aber heben diese Regelmäßigkeit der Lebensführung für längere oder kürzere Zeit völlig auf und fordern an ihrer Stelle ein Bereitsein ohne jede Rücksicht auf die hygienische Lage der Umwelt. In tropischer Umwelt entsteht dadurch eine zusätzliche Belastung und ein gesteigerter Verbrauch der Lebensreserven.

---

[1] Siehe auch Abschnitt II E: „*Alkohol und Wehrmacht*", S. 237 in diesem Lehrbuch.

Um so notwendiger ist für alle Ruhezeiten in den Tropen eine hygienisch gesteuerte Lebenshaltung der Truppe, die Sorge für ausreichenden Schlaf, für Mußestunden und Ausgleichsport und die Verlegung anstrengenden Dienstes auf die klimatisch günstigen Stunden des Tages. Ruhezeiten müssen in erster Linie Zeiten der Erholung und der Kompensation der voraufgegangenen Überbelastung sein, keinesfalls einer weiteren Beanspruchung der Körperreserven durch Überanstrengung oder durch Exzesse.

Der Aufgabenbereich der Sanitätsoffiziere bei Einheiten in warmen Ländern greift damit weit hinaus über deren eigentliche sanitäre Betreuung. Der *Sanitätsoffizier* wird zum *Berater der Truppenführung* für die gesamte Lebenshaltung der Truppe, deren Bedrohung und Belastung durch die Einflüsse der tropischen Umwelt gerade zu Beginn des Einsatzes häufig unterschätzt, späterhin ebenso häufig überschätzt wird. Planvolles Haushalten mit den Lebensreserven der Truppen, Ausnutzung aller lebenfördernden und lebenerhaltenden Möglichkeiten der Umwelt ist für die Tropen die Vorbedingung für jede vorbeugende Truppenhygiene.

Die *Entscheidung in den Tagen des Kampfes* wird nicht zum wenigsten davon abhängen, daß *Kapital und Reserven an Gesundheit der Truppe unangetastet geblieben sind.*

Schrifttum.

Bormann, Kortenhaus u. Schmidt-Dannerz: Taschenbuch der Hygiene und Krankheiten in den tropischen Ländern, 3. Aufl. Leipzig 1943. — Mühlens: Gesundheitlicher Ratgeber für die warmen Länder. Leipzig 1939. — Rodenwaldt: Tropenhygiene, 4. Aufl. Stuttgart 1943. — Rose: Tropenhygiene, in: Carl Flügges Grundriß der Hygiene, 11. Aufl. 1940. — Tiemann-Rodenwaldt: Gesundheitsratgeber für warme Zonen. Berlin 1941.

D. Die Organisation des Hygienedienstes des Heeres im Feld und in der Heimat.

Von W. Bickert-Stuttgart.

Mit 1 Abbildung.

Wirklich ernsthafte Seuchengefahren können in mitteleuropäischen Ländern im *Frieden* erfahrungsgemäß soweit wie nur irgend möglich durch die *systematische Arbeit der Hygieniker und Ärzte* ausgeschaltet werden. Im *Kriege*, wenn die Geschehnisse auf allen Gebieten nach ganz anderen Gesetzen als im Frieden und nicht selten auf nicht vorherzusehenden Bahnen ablaufen, bedürfen die *Arbeiten auf dem Gebiet der Hygiene besonderer Aufmerksamkeit* und *Vorsorge.*

Der im Frieden systematisch arbeitende, festgefügte Organismus von *Seuchenabwehr* und *Seuchenbekämpfung*, der in der Heimat im wesentlichen ortsgebunden arbeiten kann, steht bei dem oft wechselnden Einsatz des Krieges vor immer wieder neuartigen Problemen, die von heute auf morgen auftauchen und sich ändern können, z. B. wenn die Absichten der Führung sich auf Grund der Kriegslage ändern müssen. Hinzu kommt, daß bei Operationen in Feindesland, besonders solchen, die im Osten Europas oder in heißen Ländern ablaufen müssen, mit ganz anderen endemischen Verhältnissen zu rechnen ist, als das in Friedenszeiten in der Heimat der Fall ist.

Dem *deutschen Soldaten* ist die *notwendige persönliche Hygiene* für unsere *mitteleuropäischen* Verhältnisse so anerzogen, daß er ihren Erfordernissen durch

sein gewohnheitsmäßiges Verhalten Rechnung zu tragen pflegt. Kommt er im
Kriege in Länder mit uns *fremden klimatischen* und *andersartigen seuchenendemi-
schen Verhältnissen*[1], als sie in seiner Heimat vorliegen, so muß er sich diesen
für ihn neuartigen Umweltsbedingungen auch auf dem Gebiete hygienischer Anforderungen schnell anpassen können. Dazu sind *Belehrung*, die möglichst vor
dem Einsatz in dem fremden Gebiet erfolgen soll, bzw. Unterweisung durch zu
diesem Zweck aufgestellte *Merkblätter* notwendige Maßnahmen, welche die
vorausschauende Arbeit der verantwortlich zuständigen *Hygieniker* bzw. *Tropenhygieniker* erfordern und — wie der *zweite Weltkrieg* bisher gelehrt hat — sehr
oft notwendig werden.

Im *ersten Weltkrieg* waren es — für das Heer wenigstens — die westlichen Grenzgebiete
Rußlands, ferner die Balkanhalbinsel, Kleinasien, Syrien, Palästina und Mesopotamien,
die solche besonderen hygienischen Probleme aufwarfen. Im zweiten Weltkrieg sind es die
Balkanhalbinsel, Italien, Tunesien und Libyen, also Küstengebiete des Mittelmeeres, in
welchen unsere Truppen lange Zeit eingesetzt werden mußten oder müssen. Dazu kommt
der besetzte gewaltige Raum in Sowjetrußland vom nördlichen Eismeer bis zu den Küsten
des Schwarzen Meeres. Ganz verschiedene Klimaräume liegen hier vor; damit auch ganz
verschiedene seuchenendemische und unter Umständen Ernährungsverhältnisse.

Im Vordergrund unter allen Seuchen des Ostraumes stand und steht hinsichtlich seiner wehrhygienischen Bedeutung in beiden Weltkriegen das *Fleckfieber*[2]. Aber auch andere gefährliche Seuchen, die durch Feindtruppen aus
dem fernen Osten nach dem osteuropäischen Kriegsschauplatz verschleppt
werden können, müssen hinsichtlich vorsorglicher Bekämpfungsmaßnahmen in
Betracht gezogen werden.

Die Kriegsgeschichte kennt zahlreiche Beispiele von der Vernichtung großer Armeen
durch Weite, Klima, endemische und Ernährungsverhältnisse des osteuropäischen Raumes.
Der eisige Winter dieser kontinentalen Gebiete mit seinen gewaltigen Stürmen und das
Fleckfieber haben einst die große *Armee Napoleons I.* zerschlagen, Ernährungsschwierigkeiten, vor allem der *Skorbut*, haben der *Armee Karls XII.* von Schweden in der Ukraine
das Ende bereitet.

So lehrt auch auf diesem Gebiet — um ein Wort des Grafen SCHLIEFFEN zu
gebrauchen — die Kriegsgeschichte, „wie es gekommen ist, wie es kommen
mußte und wie es wieder kommen kann". Einer der vielen Faktoren, die in ihrer
Gesamtheit das kriegsgeschichtliche Geschehen beeinflussen — und kein ganz
unwichtiger — ist auch die *Art, wie die Arbeit getan wird*, die der *Wehrhygiene*
dient.

Infolgedessen muß die *Organisation des Hygienedienstes im Kriege* ganz besonders elastisch und anpassungsfähig, das Netz ihrer Dienststellen engmaschig
und fest gefügt sein, damit die *Wehrhygiene und mit ihr die militärische Gesundheitsführung* den Anforderungen, die der Krieg stellt, auch tatsächlich gerecht
werden können.

Auch im *Frieden* stellt die *Wehrhygiene andere Aufgaben als die Hygiene des
zivilen Medizinalwesens*. Die Kasernierung und gemeinsame Unterbringung der
waffentragenden Jugend unseres Volkes, die Gemeinschaftsernährung bei der
Truppe, die gleichartige Bekleidung, die auf Wünsche des einzelnen und Verschiedenheit der Gewohnheiten keine Rücksicht nehmen und nur das große
Ganze im Auge haben kann, ergeben in einer Zeit der schnellen Weiterentwicklung der Technik immer wieder neue und besondere hygienische Aufgaben.
Die Wehrhygiene stellt infolgedessen die Fachrichtung in der wissenschaftlichen Medizin dar, welche von allen ärztlichen Sparten wohl am stärksten die

---

[1] Siehe auch Abschnitt IX C: „*Tropenhygiene*", S. 419 und VIII C: „*Der Einfluß der Witterung und des Klimas auf den Soldaten in verschiedenen Zonen*", S.368 in diesem Lehrbuch.
[2] Siehe Abschnitt I, S. 49.

Entwicklung der Dinge in der Wehrmacht beeinflußt, soweit der Arzt zu ihr ein Wort zu sagen hat.

Es bedarf keiner besonderen Erörterung, daß die *militärische Gesundheits-führung* auch die *militärische Führung* selbst gelegentlich beeinflussen wird. Unsere Geschichtsepoche ist die der gewaltigen Weltkriege. Die Millionenheere treten auf. Auf den verschiedensten Kriegsschauplätzen werden die Kampf-handlungen ausgetragen. An die oberste Führung des Heeres treten Aufgaben heran, wie sie nie zuvor gestellt wurden. Im *Vordergrund* des militärischen Inter-esses steht immer die *Erhaltung der Schlagkraft des Heeres* und damit in erster Linie die *Verhütung*, in zweiter erst die *Behandlung der Krankheiten*. Aber auch hinsichtlich der Behandlung der Krankheiten ist der Krieg wie in allem der große Lehrmeister aller Dinge. Die Ausrichtung nicht nur des Sanitätswesens, sondern auch der Truppe auf den Grundsatz, daß die vorbeugende Verhütung von Krankheiten von besonderer Wichtigkeit ist, ist Aufgabe der militärischen Gesundheitsführung.

Krieg und *Seuchen* sind von jeher untrennbare Begriffe gewesen. An den vor-her erwähnten Beispielen, die mit zu den augenfälligsten auf diesem Gebiet der Kriegsgeschichte gehören, der Feldzug Napoleons I. nach Rußland und der Feldzug Karls XII. in der Ukraine, ist leicht zu erkennen, wie stark Kriege ver-gangener Jahrhunderte in ihrem Ablauf durch Krankheiten oder Seuchen be-einflußt wurden. Keiner von ihnen ist in seinem Ablauf durch Krankheiten oder Seuchen unbeeinflußt geblieben, ja die Krankheit hat wohl immer das Bild des Krieges maßgeblicher gestaltet als die Waffe und nicht selten den End-sieg im Waffengang entschieden. Im *ersten Weltkrieg geschah es zum erstenmal in der Geschichte, daß große Heere vor Seuchen so weitgehend bewahrt wurden, daß die Ausfälle durch Waffenwirkung größer waren als die durch Seuchen und Krank-heiten.*

Die Erfahrungen und wissenschaftlichen Erkenntnisse haben dazu geführt, daß *vor dem zweiten Weltkriege* eine *Organisation des militärischen Hygienedienstes* geschaffen wurde, die sich während dieses gewaltigen, fast Erdteile umspannen-den Völkerringens voll bewährt hat.

Auf Einzelheiten hinsichtlich der Zahl, Stärke und Ausrüstungsnachwei-sungen der verschiedenen für den *Hygienedienst beim Feldheer* zur Verfügung stehenden Einrichtungen kann aus naheliegenden Gründen z. Z. nicht einge-gangen werden. Ebenso werden auch die Aufgabengebiete derselben nicht fest umrissen. Das Prinzip des elastischen Einsatzes der Truppe muß auch auf Ein-satz und Tätigkeit der im Hygienedienst stehenden Einrichtungen jederzeit übertragen werden.

1. Die *Hygieniker im Stab der Armeeärzte* usw. sind mit der Bearbeitung aller laufenden hygienischen Aufgaben sowie auch meist mit der Wahrnehmung der Geschäfte des Beraten-den Hygienikers beauftragt. Zu ihrem Arbeitsgebiet gehört in erster Linie:

Allgemeine Seuchenbekämpfung[1]. Beobachtung der endemischen Verhältnisse im Ein-satzgebiet, der Infektionskrankheiten, vermehrtes Auftreten, Maßnahmen zur Verhütung der Weiterverbreitung, Seuchenstatistik, Impfschutz, Sammlung von Erfahrungen bei den kriegswichtigen Seuchen und Infektionskrankheiten, Insekten- und Schädlingsbekämpfung.

Ernährung[2]. Quantität, Qualität, Zustand und Herkunft der ausgegebenen Nahrungs-mittel und ihre küchenmäßige Zubereitung, Ernährungszustand der Truppe, Ernährungs-schäden und ihre Verhütung, Ernährungslage der Bevölkerung in den besetzten Gebieten, Ernährungslage der Kriegsgefangenen.

Wasserversorgung[3]. Organisation der Wasserversorgung beim Vormarsch, in ausgebauten

---

[1] Siehe Abschnitt III: „*Die Ernährung und Verpflegung des Soldaten*", S. 248 in diesem Lehrbuch.

[2] Siehe Abschnitt I: „*Infektionskrankheiten*", S. 1—164.

[3] Siehe Abschnitt IV: „*Trinkwasserversorgung*", S. 294 in diesem Lehrbuch.

Stellungen, Festungen, im besetzten Gebiet, in Gefangenenlagern usw. Beurteilung von Mängeln in der Wasserversorgung und ihre Abstellung.

Unterkünfte[1]. Truppenunterkünfte, Lazaretteinrichtungen, Gefangenenlager, ferner Soldatenheime, Heeresbetreuungseinrichtungen, Entlausungsanstalten, Abfallbeseitigung.

Bekleidung[2]. Normale Dienstbekleidung, Sonderbekleidung.

Badewesen[2], *Bestattungswesen*.

Dienstgestaltung. Belastung der Truppe, der Rekruten, Feldstrafgefangenen, Kriegsgefangenen usw.

Im *Stabe des Heeresarztes im Hauptquartier* befindet sich ein Hygieniker. Sein Arbeits-

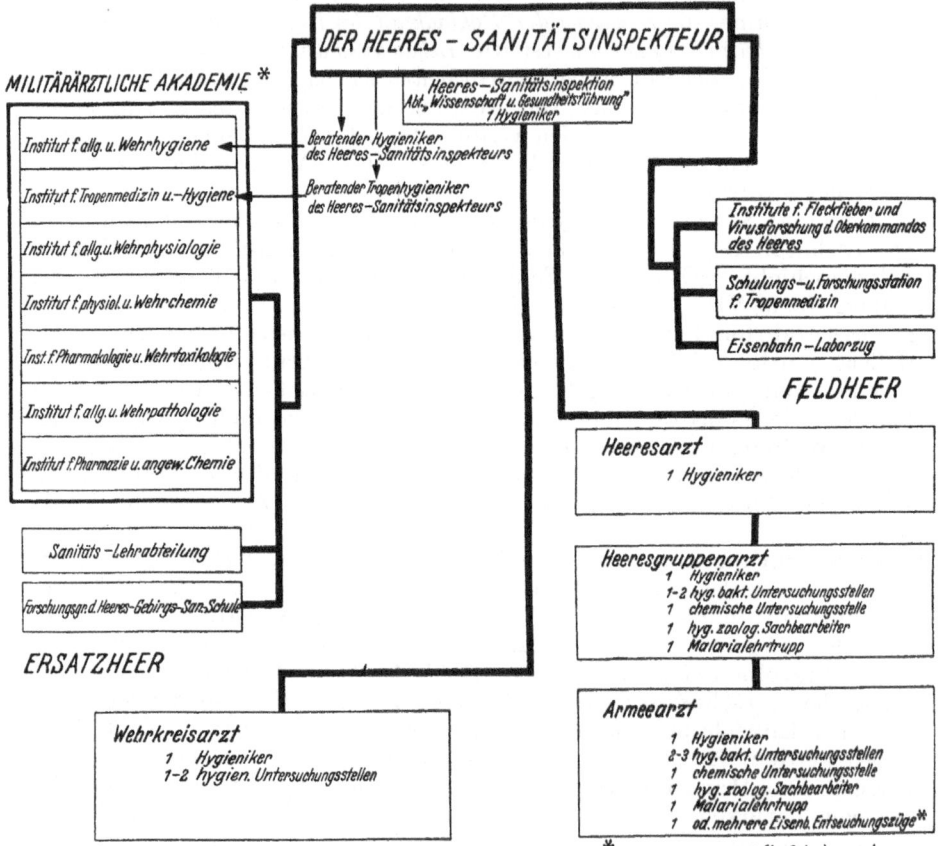

* es sind nur die Institute der Militärärztl. Akademie aufgeführt, die für den Hygienedienst unmittelbar od. mittelbar in Betracht kommen und in diesen eingeschaltet werden.

* v. Heeresgruppenarzt (im Osten) zugewiesen.

Abb. 1. Die **Organisation des Hygienedienstes**.

und Aufgabenkreis umfaßt die *Gesundheitsführung des gesamten Feldheeres*, einschl. der unterstellten Verbände der verbündeten Mächte, landeseigenen Verbände und Hilfswilligen, ferner der Zivilbevölkerung in den besetzten Gebieten.

Das oben geschilderte Arbeitsgebiet des Hygienikers im Stabe des Armeearztes erfährt hier eine Erweiterung, indem es sich auf das gesamte Feldheer erstreckt, ferner durch Bearbeitung folgender Fragen:

Gesundheitszustand des Feldheeres, Gesundheitspflege, Heilfürsorge.

Seuchenbekämpfung, Seuchenstatistik, Auftreten und Bewegung von Seuchen in den für die Kriegsführung wichtigen Räumen, Auswerten von Abwehrmeldungen, Gefangenenaussagen. Impfschutz, Impfstoffe, Sera, Sondergeräte.

---

[1] Siehe Abschnitt V: „*Die Unterkunftshygiene*", S. 305 in diesem Lehrbuch.
[2] Siehe Abschnitt VII: „*Bekleidung und Körperreinigung*", S. 341.

Ernährung, Bekleidung, Unterkunft, insbesondere unter Berücksichtigung der geographisch-klimatischen Einflüsse der verschiedenen Kriegsschauplätze, Wasserversorgung.

Eisenbahnentseuchungszüge, Untersuchungsstellen, Feldlaboratorien, Malaria-Lehrtrupps.

Auswertung der bei der Behandlung Verwundeter und Kranker gemachten Erfahrungen (Erfahrungsberichte der Leitenden San.-Offiziere und Beratenden Ärzte). Neue Heilmittel. Behandlungsmethoden.

2. *Hygienisch-zoologischer Sachbearbeiter.* Er befindet sich bei der Armee-San.-Abteilung der betreffenden Kommandobehörde, bearbeitet alle Fragen auf dem Gebiete der Insekten- und Schädlingsbekämpfung in Verbindung mit dem Hygieniker, macht Vorschläge für Großbekämpfungsmaßnahmen, beteiligt sich an den Ausbildungskursen für Entwesung und Entseuchung.

3. *Hygienisch-bakteriologische Untersuchungsstellen.* Einsatz ortsfest oder beweglich (motorisiert), evtl. Feldlaborwagen.

Ausrüstung mit dem „Bakteriologischen Feldlaboratorium"[1]. Personelle Besetzung meist mit 1 Bakteriologen, 1 bakteriologisch-serologisch ausgebildeten technischen Assistentin und 2—3 Sanitätsdienstgraden mit Laboratoriumsausbildung.

Aufgaben. Ausführen aller bakteriologischen und serologischen Untersuchungen, soweit diese unter Feldverhältnissen ausgeführt werden können. (Verboten und von besonderer Genehmigung des Heeresarztes abhängig ist das Arbeiten mit lebenden Erregern von Aussatz, Gelbfieber, Pest und Tularämie.) Bereitstellen von Testseren für Blutgruppenbestimmungen, evtl. Ausführen dieser Untersuchungen, bakteriologische Untersuchungen von Wasser und Lebensmitteln in Verbindung mit der Chemischen Untersuchungsstelle (Heeresapotheker der Chemischen Untersuchungsstelle ist gleichzeitig Lebensmittelchemiker)[2]. Hygienische Untersuchungen, Ausbildungskurse in Entwesung und Entseuchung.

4. *Chemische Untersuchungsstellen* (sie gehören zum pharmazeutischen Dienst, arbeiten jedoch eng mit den hygienisch-bakteriologischen Untersuchungsstellen zusammen). Einsatz ortsfest oder beweglich (motorisiert), evtl. Feldlaborwagen.

Ausrüstung mit dem „Chemischen Feldlaboratorium". Durch weitere Zuteilung des physiologisch-chemischen Untersuchungsgerätes, des großen Reagenzienkastens, eines Gasschutz-Feldlaboratoriums und anderer Geräte können fast alle chemischen, nahrungsmittelchemischen usw. Untersuchungen ausgeführt werden.

Personelle Besetzung mit 1 Heeresapotheker, der zugleich staatlich geprüfter Lebensmittelchemiker ist, 1 Laboranten, 1—2 chemisch-technischen Assistentinnen.

Aufgaben. Ausführen von chemischen, lebensmittelchemischen, toxikologischen, physiologisch-chemischen und chemisch-technischen Untersuchungen, ferner von kampfstoffchemischen Untersuchungen. In Verbindung mit dem Hygieniker, der hygienisch-bakteriologischen Untersuchungsstelle und den Verpflegungsdienststellen erfolgt eine laufende Überprüfung der Lebensmittel, der Lagerhaltung sowie der Lebensmittelherstellungsbetriebe in den besetzten Gebieten.

5. *Malaria-Lehrtrupp*[3].

Einsatz beweglich durch Personen- und Lastkraftwagen.

Ausstattung. Aus der Tropen-Sanitätsausrüstung die Koffer mit Aufschrift: „Blut", „Stuhl", „Entomologe". Ferner Mikroskope, Färbeeinrichtungen, Tische, Bänke, Zelte.

Personelle Besetzung mit 1 San.-Offizier (Malariologe), 1 Entomologe, 1 San.-Dienstgrad (Laborant), 2 Kraftfahrer.

Aufgaben. Abhalten von kurzfristigen Lehrgängen für San.-Offiziere und San.-Dienstgrade über Epidemiologie, Parasitologie, Klinik und Behandlung der Malaria. Aufklären der epidemischen und endemischen Lage des Armeebereichs bzw. Einsatzgebietes im Hinblick auf die Malaria in Zusammenarbeit mit dem Hygieniker der Armee (Feststellung der Parasiten- und Milzindices von Bevölkerungsgruppen, Erkundung der Anophelenbrutplätze, der als Überträger in Frage kommenden Arten und ihrer Biologie). Ausarbeiten von Vorschlägen über Angrenzung von Gebietsteilen je nach dem Grade der Gefährdung durch Malaria (Malarialage [für Unterbringung von Truppenteilen verbotene, freizugebende oder bedingt freizugebende Gebiete]), Überwachen der Bekämpfungsmaßnahmen (soweit nicht andere Organisationen dafür zur Verfügung stehen). Unterrichten der Truppe über richtige Durchführung der medikamentösen Malariaprophylaxe sowie der Anwendung des persönlichen und mechanischen Mückenschutzes.

Einsatz und Aufgabenstellung werden je nach Seuchenlage und endemischen Verhält-

---

[1] Siehe Abschnitt I E: *„Die bakteriologische Ausrüstung des Feldheeres",* S. 11.

[2] Siehe Abschnitt I F: *„Die chemischen Untersuchungsgeräte in der Feldsanitätsausrüstung",* S. 24 in diesem Lehrbuch.

[3] Siehe die Abhandlung über *„Malaria"* im Abschnitt I, S. 137.

nissen des jeweiligen Einsatzgebietes durch die Heeres-Sanitätsinspektion (Beratender Tropenhygieniker) gesteuert.

6. *Entseuchungszug (Eseu-Zug)*[1].

Einsatz wird vom Heeresgruppen- bzw. Armeearzt befohlen.

Personelle Besetzung mit 2 San.-Unteroffizieren und 7 San.-Soldaten.

Aufgaben. Baden, Entwesen, Entseuchen, gegebenenfalls Entgiften.

Der Eseu-Zug ist eine schienengebundene Entseuchungs-Entwesungsanlage, die mit strömender Heißluft arbeitet. Er gliedert sich im allgemeinen in:

1. Wagen: Bade- und Reinigungsanlage,
2. Wagen: Entseuchungszelle,
3. Wagen: Aufenthaltsraum für, entseuchte, entweste Soldaten, enthält auch die Stromerzeugungsanlage,
4. Wagen: Aufenthalts- und Schlafraum für das Begleitpersonal,
5. Wagen: Mannschafts- und Gerätewagen.

Für besondere Verhältnisse gibt es auch Eseu-Züge mit größerer Wagenzahl.

7. *Eisenbahnlaboratoriumszug*[2]. Einsatz auf besonderen Befehl von der Heeres-Sanitäts-inspektion in Verbindung mit Heeresarzt. Wissenschaftliche Steuerung durch den Beraten-den Tropenhygieniker des Heeres-Sanitätsinspekteurs.

Personelle Besetzung mit 4 San.-Offizieren (1 Chefarzt, 1 Entomologe, 2 Bakteriologen), 1 Offizier z. b. V., 1 Beamter, 3 San.-Uffz. und 15 Mann, dazu 2 technische Assistentinnen und 3 Mann Zugpersonal.

Aufgaben. Sonderaufgaben werden jeweils befohlen. Zur Durchführung der Aufgaben kann ein Teil der Ausrüstung auf mitgeführtem LKW verlastet und das erforderliche Per-sonal mit PKW beweglich gemacht werden.

8. *Schulungs- und Forschungsstation für Tropenmedizin.*

Personelle Besetzung. San.-Offizier als Leiter, San.-Offiziere, Offiziere und Sonderführer für Forschungsaufgaben bzw. wissenschaftliche Hilfsarbeit. 1 San.-Hauptfeldwebel, Mann-schaften, ferner technische Assistentinnen und Schreibkräfte.

Aufgaben. Schulungskurse für San.-Offiziere und San.-Personal auf dem Gebiet der *Malaria* und anderer im Mittelmeerraum vorkommender Erkrankungen. *Kurse für Truppen-offiziere* zur Orientierung über Vorbeugungsmaßnahmen bei Malaria und anderen Erkran-kungen. *Forschung auf den Gebieten der Krankheiten der warmen Länder.*

Beim *Ersatzheer* entspricht die Organisation des Hygienedienstes der des Friedensheeres.

9. *Die Hygieniker bei den Wehrkreisärzten* sind gleichzeitig die Leiter der

10. *Hygienischen Untersuchungsstellen,* deren es in jedem Wehrkreis eine bis zwei gibt. Sie haben die gleiche Aufgabe wie in der zivilen Medizinalverwaltung die Medizinal-Untersuchungsämter und sind hinsichtlich des Personals und der Geräte entsprechend aus-gestattet.

Für besondere Aufgaben steht das

11. *Institut für Allgemeine und Wehrhygiene der Militärärztlichen Akademie* zur Ver-fügung. Es ist reichhaltig mit Laboratorien ausgestattet und verfügt über entsprechende Untersuchungs- und Forschungsmöglichkeiten. Die übrigen auf Tafel I angeführten wissen-schaftlichen Institute stellen nur den Teil der *Wehrmedizinischen Forschungsinstitute der Militärärztlichen Akademie* dar, der für den Hygienedienst unmittelbar oder mittelbar in Betracht kommt und für ihn eingeschaltet wird.

Sofort nach Beginn des zweiten Weltkrieges wurde

12. das *Institut für Fleckfieber- und Virusforschung des Oberkommandos des Heeres* in *Krakau* geschaffen, dem später eine Zweigstelle in *Lemberg* angegliedert wurde. Die For-schungsaufträge werden von der Heeres-Sanitätsinspektion gegeben. In dem Institut wird der Impfstoff zur Fleckfieber-Schutzimpfung hergestellt sowie die Entwicklung von Ver-fahren zur Vereinfachung der Fleckfieberdiagnosik[3] betrieben. Das Institut ist im Laufe des zweiten Weltkrieges zu einer *sehr beachtlichen Impfstofferzeugung* gekommen.

Nicht unmittelbar zum Hygienedienst gehörig, aber hinsichtlich ihrer Auswirkung mit ihm auf das engste verbunden sind die

13. *Röntgen-Reihenuntersuchungsstellen.*

Diese Untersuchungsstellen sind an den Grenzübergangsbahnhöfen im Osten unter An-lehnung an die dort bestehenden Entlausungsanstalten eingerichtet, um die an Tuberkulose Erkrankten rechtzeitig zu erkennen und der Behandlung zuzuführen. Mit Hilfe des *Schirm-*

---

[1] Siehe Abschnitt I H: „*Desinfektion, Sterilisation und Entwesung*", S. 172.
[2] Siehe Abschnitt I E: „*Die bakteriologische Ausrüstung des Feldheeres*", S. 11.
[3] Siehe die Abhandlung „*Fleckfieber*", S. 49 in diesem Lehrbuch.

bildverfahrens sollen aus dem Osten kommende in Richtung Reichsgebiet reisende Urlauber, kommandierte und sonstige Wehrmachtsangehörige (einschließlich weibliches Wehrmachtgefolge) erfaßt werden. Zu jedem Schirmbildgerät gehören zwei Trupps, um den ununterbrochenen Betrieb durchführen zu können.

Personelle Besetzung. Jeder Trupp hat einen Sanitäts-Oberfeldwebel, Sanitäts-Dienstgrade, außerdem weibliche Angestellte. Die Auswertung erfolgt durch die beratenden Tuberkulosefachärzte.

Einsatz und Betrieb der Röntgen-Reihenuntersuchungsstellen wird durch die *Heeressanitätsinspektion, Abteilung Wissenschaft und Gesundheitsführung*, gesteuert.

Die Aufgaben, die an den *Hygienedienst in der Heimat* herantreten, gewinnen während des Krieges infolge der fast immer durch das Heimatkriegsgebiet hindurchführenden Truppenbewegungen zwischen den einzelnen Kriegsschauplätzen eine besondere Bedeutung hinsichtlich der Seuchenverhütung.

14. Auf die *Entlausungsanstalten*, deren es eine große Zahl gibt, kann hier nicht näher eingegangen werden. Die *Großentlausungsanstalten* gehören zur *Heeresbetreuung*. Ihr ärztlicher Dienst sowie die Weiterentwicklung der angewendeten Verfahren wird durch die Heeressanitätsinspektion gesteuert. Kleinere Entlausungsanstalten gibt es überall an den Fronten, auf den Truppenübungsplätzen, bei den Kriegslazarettabteilungen und den Kriegslazaretten, entsprechend dem Grundsatz, *daß nur die Dezentralisierung der Entlausung eindeutige Erfolge verspricht*. Sie gehören sämtlich zum Sanitätsdienst[1].

Die Fäden des Hygienedienstes des Heeres im Felde und in der Heimat laufen in der Abteilung „*Wissenschaft und Gesundheitsführung*" der *Heeressanitätsinspektion* zusammen; sie werden vom Hygieniker im Stabe der Heeressanitätsinspektion bearbeitet. Fragen, die besonderer wissenschaftlicher, vor allem experimenteller Bearbeitung bedürfen, werden den verschiedenen *Instituten der Militärärztlichen Akademie* zugeleitet, beziehungsweise den Beratenden Ärzten des Heeressanitätsinspekteurs.

Zur Unterrichtung und wissenschaftlichen Führung der Sanitätsoffiziere des Feld- und Ersatzheeres werden die Erfahrungen aus den zahlreichen Einzelbeobachtungen nach wissenschaftlicher Prüfung und Sichtung als *Merkblätter* bekanntgegeben, die in der *Heeresdienstvorschrift 209/1*, Marinedienstvorschrift 284 und Luftwaffendienstvorschrift 800, gesammelt werden oder als „*Anordnungen zum Ärztlichen Dienst*" in der *Heeresdienstvorschrift 209/2* erscheinen. Außerdem werden von den *Beratenden Ärzten des Heeressanitätsinspekteurs* an die Heeresgruppen, Armee, Wehrkreisärzte und an die Beratenden Ärzte bei diesen Dienststellen *Sammelberichte* herausgegeben. Daneben erscheinen Druckvorschriften verschiedenster Art, wie z. B. „*Malaria*", „*Truppenhygiene im Winter*" und andere. Dadurch gelingt es der Gesundheitsführung des Heeres, stets elastisch zu bleiben, sich den durch die militärische Lage gegebenen Verhältnissen in kurzer Zeit anzupassen und so zum Wohl der Verwundeten und Kranken, darüber hinaus aber vorbeugend für die *Gesunderhaltung des Heeres* und damit der *Erhaltung seiner Schlagkraft* zu arbeiten.

X. Abschnitt.

Hygiene des Dienstes bei der Kriegsmarine.

A. Die Verpflegung an Bord der Kriegsschiffe.

Von W. KREHNKE-Berlin.

Die *Besonderheiten* bei der Verpflegung an Bord von Kriegsschiffen[2] liegen in den *beschränkten Lagerfristen für Frischproviant* und in den *räumlich begrenzten*

---

[1] Siehe Abschnitt I H: „*Desinfektion, Sterilisation und Entwesung*", S. 172.
[2] Siehe auch Abschnitt III: „*Die Ernährung und Verpflegung des Soldaten*", S. 248 in diesem Lehrbuch.

Lagermöglichkeiten bei der gleichzeitigen Notwendigkeit, gegebenenfalls für Wochen oder Monate die Versorgung der Besatzungen sicherzustellen, ohne dabei auf Nachschub rechnen zu können. Dazu kommen auf den kleinen Einheiten die eingeschränkten Koch- und Backmöglichkeiten, so daß auch z. B. *Brot für die ganze Fahrt* mitgenommen werden muß.

Verantwortlich für die gesamte Verpflegung ist der *Verpflegungsausschuß*, der sich aus einem Seeoffizier, dem Verwaltungsoffizier und dem *Schiffsarzt* zusammensetzt.

Dem Schiffsarzt obliegt dabei die Aufgabe, die Auswahl der mitzunehmenden Nahrungsmittel nach hygienischen Gesichtspunkten zu überprüfen und sich durch Essenproben und Einblicknahme in den Kombüsenbetrieb davon zu überzeugen, daß die Zubereitung der Nahrungsmittel mit der notwendigen Sorgfalt und Sachkenntnis geschieht und die Nährstoffe genügend erschlossen werden. Die gelagerten Lebensmittel sind auf eventuelles Verderben hin zu kontrollieren und können gegebenenfalls in den *hygienischen und chemischen Untersuchungsstellen* und Abteilungen der Kriegsmarine untersucht werden. Auch ist stets das Urteil des Schiffsarztes einzuholen, wenn Waren als *verdorben* und *nicht abnahmefähig* anzusehen sind.

Die *Schiffsverpflegungsvorschrift* bildet die verwaltungsmäßige Grundlage für die Verpflegung an Bord der Kriegsschiffe.

Im Anhang enthält sie eine Tabelle zur Berechnung der Nährwerte. Die friedensmäßige „Verpflegungsrolle für Kriegsschiffe" ist durch die „Bestimmungen für den besonderen Einsatz" außer Kraft gesetzt, die „Portionssätze" sind gesondert in einem Beiheft festgelegt. Durch die halbjährlichen Nährwertberechnungen und Gewichtsprüfungen der Besatzungen, in Verbindung mit einem Bericht des Schiffsarztes über Qualität, Menge und Zubereitungsweise der Nahrungsmittel, ist eine ständige Kontrolle der gesamten Verpflegungslage wie auch der Verhältnisse bei den einzelnen Kommandos gesichert.

Die für die einzelnen Energieträger zu fordernden Sätze[1] betragen *im Frieden für eingeschiffte Soldaten* täglich: 150 g Eiweiß, 100—120 g Fett und 550—650 g Kohlehydrate. Die *Nährwertberechnungen während des 2. Weltkrieges* haben gezeigt, daß die Ernährung *voll ausreichend* geblieben ist. Durch Schaffung verschiedener Gruppen innerhalb der Portionssätze wurde eine Anpassung der Verpflegung an die Einsatzbedingungen der einzelnen Kommandos erreicht.

Auf den *großen Schiffen* stehen zur Unterbringung der Nahrungsmittel ausreichend Lasten und Kühlräume zur Verfügung. Bedeutend schwieriger ist die Lebensmittellagerung bei den *kleinen Einheiten.* Auf den *U-Booten*[2] sind zwar Proviantspinde vorhanden, der größte Teil der Lebensmittel muß aber frei im Boot verstaut werden. Es ist nur ein kleiner Kühlschrank eingebaut, der die Mitnahme von Frischfleisch für einige Tage gestattet.

Die Nahrungsmittel sind also den im U-Boot herrschenden klimatischen Einflüssen — Temperatur und Feuchtigkeit — und dem Geruch voll ausgesetzt, so daß trotz sorgfältiger Pflege und ständiger Kontrolle sehr leicht Verderben einsetzt und die Lebensmittel oft den charakteristischen „U-Boots-Geruch" annehmen.

Das *Kommißbrot* wird in den Marinebäckereien als angeschobenes Kastenbrot oder auch als freigeschobenes Korbbrot gebacken.

Aus Raumersparnisgründen wird hauptsächlich das angeschobene Brot hergestellt. Wo es jedoch auf längere Haltbarkeit ankommt, wird das freigeschobene Brot vorgezogen, denn wegen der ringsumgehenden Kruste schimmelt es nicht so leicht. Die Haltbarkeit des Brotes hängt vom Temperatur und Feuchtigkeit ab, in den Lasten mit Lagerungstemperaturen unter 10° hält es sich recht lange. Auf den U-Booten beginnen die Brote dagegen nach etwa 10 Tagen zu schimmeln und bleiben bei guter Pflege 5—6 Wochen genießbar. Die großen Schiffe können sich ihr Brot an Bord selbst backen, die meisten U-Boote werden mit Büchsenbrot ausgerüstet, das gut schmeckt und sehr haltbar ist; nur die großen U-Boote haben die Möglichkeit, auch an Bord Brot zu backen.

---

[1] Siehe Fußnote 2 S. 433.
[2] Siehe auch das Kapitel: „*Unterkunftsverhältnisse auf Unterseebooten*" in diesem Abschnitt S. 442.

Ein noch nicht restlos befriedigend gelöstes Problem stellt die Konservierung von *Kartoffeln* dar.

Die Haltbarkeit der Kartoffeln ist begrenzt, und die Trockenkartoffel bietet noch keinen vollwertigen Ersatz. Wenn sie auch gut zu Bratkartoffeln und Kartoffelbrei verwendet werden kann, so wird doch auf die Dauer das vollkommene Fehlen der frischen Kartoffel vermißt.

Frisches Fleisch kann in den Kühlräumen der großen Schiffe für längere Zeit gelagert werden, auf den U-Booten ist die Besatzung nach wenigen Tagen völlig auf *Büchsenfleisch* angewiesen. Räucherwaren setzen auf den Booten sehr bald Schimmel an, bleiben aber bis zu 5 Wochen genießbar.

In der Konservierung von *Obst* und *Gemüse* findet das *Tiefgefrieren* steigende Bedeutung.

Während den Besatzungen nach Verbrauch von Obst und Frischgemüse früher nur Büchsenkonserven zur Verfügung standen, haben die nach den BIRDSEYE- bzw. HECKER-MANN-Verfahren eingefrorenen Obst- und Gemüsekonserven bereits eine gewisse Verbreitung gefunden. Wenn auch bei dem Tiefgefrieren natürlich ein wichtiger Faktor der frischen Substanz, nämlich der lebende Zustand der Zellen und Gewebe, verlorengeht, so kommen doch die Tiefgefrierkonserven dem frischen Material am nächsten. Besonders hervorzuheben ist dabei die Schonung des natürlichen Vitamingehaltes.

Für die kleinen Einheiten wurde als *Eikonserve* ein Trockeneipulver eingeführt, das, in Blechbüchsen verpackt, bei vorzüglichem Geschmack eine gute Haltbarkeit besitzt.

Damit wurden die Schwierigkeiten in der Eierversorgung, hervorgerufen durch die großen, selbst bei bester Lagerung auftretenden Bruchschäden und die auch bei guter Pflege begrenzte Haltbarkeit des Frischeies ausgeschaltet.

Besonders bei der *Ausrüstung für längere Fahrten* ist die Sicherstellung der *optimalen Vitaminversorgung* der Besatzung zu bedenken. Da eine bedeutende Schädigung des Vitamins A bzw. des Provitamins beim haushaltsüblichen Kochen und Sterilisieren nicht stattfindet und der Vitamin A-Gehalt der Butter bei Lagerung unter Luft- und Sauerstoffabschluß auch erhalten bleibt, ist mit Vitamin A-Mangelerscheinungen nicht zu rechnen. Da aber die *Hemeralopie* als erstes Anzeichen einer *A-Hypovitaminose* besonders für das *seemännische Personal* eine *wesentliche Beeinträchtigung* der dienstlichen Leistungsfähigkeit mit sich bringen würde, finden laufende Beobachtungen statt, die bis jetzt allerdings nirgends einen Anhalt für ernährungsbedingte Herabsetzung der Dunkelseh-fähigkeit erbracht haben. — Größere Bedeutung ist dagegen der Versorgung mit den Vitaminen des B-Komplexes und dem Vitamin C beizumessen. Die gute Versorgung der Besatzungen mit Brot sichert den Bedarf an B_1 und B_2, denn das hochausgemahlene Kommißbrot enthält reichlich Vitamin. Während bei allen anderen Vitaminen verhältnismäßig leicht nachgeprüft werden kann, ob die zu fordernden Mengen auch in genügendem Maße in der Nahrung enthalten sind, da allgemein anerkannte Bedarfszahlen vorliegen, ist das für das Vitamin C nicht der Fall. Solange noch frische Kartoffeln in ausreichender Menge und Qualität zur Verfügung stehen, wird auch der Vitamin C-Bedarf sicher gedeckt. Der C-Gehalt der Trockenkartoffeln ist je nach dem Ausgangsmaterial schwankend, einwandfreie titrimetrische Bestimmung ist nicht möglich. So bleiben für die C-Versorgung hauptsächlich Obst und Gemüse in frischer und konservierter Form übrig. Gute und richtig hergestellte Konserven enthalten oft auch noch beachtliche Mengen an Vitamin C. Vitamin B- und C-Tabletten werden mitgenommen, verbleiben aber als Reserve in der Hand des Sanitätsoffiziers und werden nur auf seine Anordnung hin ausgegeben.

Im allgemeinen erübrigt sich die Verabfolgung synthetischen Vitamins. Auch für die Einführung besonderer Vitaminpräparate, die mit der Verpflegung verausgabt werden, hat sich keine Notwendigkeit herausgestellt, denn eindeutige Vitaminmangelerscheinungen sind bis jetzt nicht vorgekommen. Im übrigen haben Untersuchungen und praktische Erfahrungen gezeigt, daß der Vitamingehalt von kombinierten Präparaten, die die Vitamine B und C enthalten, und von mit Ascorbinsäure angereicherten Nahrungs- oder Genußmitteln bei den in der Kriegsmarine zu stellenden Anforderungen nicht die notwendige Lagerbeständigkeit aufweist.

Die Versorgung des Körpers mit *Mineralstoffen* geschieht durch die Nahrung, wobei auf längeren Fahrten das aus Meerwasser destillierte *Trink- und Kochwasser* als Mineralstoffträger ausfällt[1]. Die Erfahrung hat jedoch gezeigt, daß Erscheinungen, auch von seiten der Zähne, die auf mangelnde Zufuhr von Mineralien zurückgeführt werden könnten, bei der Kriegsschiffsverpflegung nicht auftreten.

Um *Versuche mit neuen Nahrungsmitteln und Zubereitungsverfahren* durchführen zu können, wurde bei einem Marineverpflegungsamt eine *Muster- und Versuchsküche* in Betrieb genommen und zur wissenschaftlichen Bearbeitung der für die Kriegsmarine wichtigen Lagerungs- und Konservierungsverfahren in Hannover das Versuchs- und Forschungsinstitut für Lebensmittelfrischhaltung gegründet. Ernährungsphysiologische Fragen werden entweder in den hygienischen Abteilungen der Sanitätsämter Kiel und Wilhelmshaven oder im Auftrage des Marinemedizinalamtes bei den für das betreffende Gebiet zuständigen zivilen Instituten bearbeitet.

B. Wasserversorgung und -bereitung an Bord[2].

Von F. GRUNSKE-Berlin.

Die Wasserversorgung und -bereitung an Bord in See gehender Schiffe ist immer ein wichtiges Kapitel der *Schiffshygiene* gewesen.

Bis zum Anfang des vergangenen Jahrhunderts, bis man die eisernen Wasserbehälter — Tanks — erfand, wurde Wasser auf den alten Segelschiffen während der damals monatelangen Reisen in Holzfässern mitgenommen. Obgleich es naturgemäß bald zu stinken begann, mußte es zwangsläufig — teilweise mit Branntwein vermischt — getrunken werden.

Bei der Wasserversorgung unserer *modernen Kriegsschiffe* unterscheidet man die folgenden Wasserarten:

1. *Seewasser*, das zu Feuerlöschzwecken, Reinschiff und zum Spülen der Aborte benutzt wird.

2. *Kesselspeisewasser*, das bekanntlich besonders entsalzt und entkalkt sein muß.

3. *Wasch-* und

4. *Trinkwasser*.

Diese verschiedenen Arten von Gebrauchswässern werden an Bord aus getrennten und besonders gekennzeichneten Rohrleitungssystemen entnommen.

Das Seewasser steht naturgemäß überall in den erforderlichen Mengen zur Verfügung. Für die Trink- und Waschwasservorräte sind in den Doppelböden der Schiffe besondere Trink- und Waschwasserzellen eingerichtet. Die Innenwandungen dieser Zellen sind größtenteils mit Zement-, teilweise auch mit Bitumenanstrichen versehen[3]. Die Wasserlasten dürfen, um bei Grundberührungen nicht zu platzen, nur bis zu 85% ihres Fassungsvermögens aufgefüllt werden.

---

[1] Siehe auch Abschnitt IV: „*Trinkwasserversorgung*", S. 294 in diesem Lehrbuch, sowie in diesem Abschnitt das Kapitel „*Wasserversorgung und -bereitung an Bord*", S. 436.

[2] Siehe auch Abschnitt IV: „*Die Trinkwasserversorgung*", S. 294 in diesem Lehrbuch.

[3] Die *Zementanstriche*, die auf den deutschen *Kriegsschiffen* schon in den 70er Jahren angewandt wurden, haben sich zur Erhaltung des Wassers wie der Behälter am besten bewährt und sich bei allen Kriegsmarinen wie allgemein auch auf Handelsschiffen eingebürgert. Um Gewicht zu sparen, wurden insbesondere in den anderen wasserführenden Zellen, den Wasch- und Speisewasserlasten, bis heute zahlreiche leichtere Anstriche, meist mit *bituminösen* Mischungen verschiedenster Zusammensetzung, erprobt, die sich zwar teilweise elastischer und auch als haltbar erwiesen, jedoch an das Wasser größtenteils einen abnormen Geschmack bzw. Geruch abgaben. Jedenfalls ist ein wirklich brauchbarer Ersatz für den bewährten Zementanstrich, im besonderen für Trinkwasserzellen, noch nicht gefunden.

Der *Wasserbedarf* richtet sich weitgehend nach der Jahreszeit wie nach dem Aufenthaltsort der Schiffe; im heißen Sommer wird naturgemäß mehr Wasser verbraucht als im Winter, in tropischen Gewässern kann der Bedarf auf das Dreifache und mehr ansteigen. Im Hafen bei direkter Verbindung mit Land ist eine Drosselung der Trink- und Waschwassermengen kaum je erforderlich. Sobald sich aber die Schiffe in See befinden, wird eine straffere *Rationierung* der mitgenommenen *Wasservorräte* in den Trink- und Waschwasserzellen erforderlich, um möglichst lange mit den vorhandenen Mengen auszukommen.

Nach einer im Januar 1939 erlassenen Anordnung sind als *Höchstgrenzen* für alle größeren in Dienst befindlichen Kriegsschiffe an Waschwasser 40 l und an Trinkwasser 10 l pro Kopf und Tag festgesetzt; auf kleineren Schiffen, auf denen Gewichts- und Raumverhältnisse besonders beschränkt sind, darf der Verbrauch pro Kopf und Tag im Durchschnitt 30 l für Wasch- und 10 l für Trinkwasser nicht übersteigen. Diese Einschränkungen sind erforderlich, um den Fahrbereich der Schiffe zu erhöhen, denn der Bedarf an Raum für mitgeführte Wasch- und Trinkwassermengen geht zu Lasten des Brennstoffvorräte und besitzt somit kriegswichtige Bedeutung. Auf neueren Schiffen wird deshalb der Umfang der Wasch- und Trinkwasseranlagen, und zwar sowohl die Größe der Zellen wie auch der Pumpen und Rohrleitungen, nach diesen festgesetzten Höchstmengen bemessen, so daß diese Anlagen bei Überschreitung der Höchstmengen den Anforderungen nicht genügen würden. Erfahrungsgemäß hat sich aber ergeben, daß die vorgesehenen Höchstmengen an Wasch- und Trinkwasser stets ausreichen; unter besonderen Verhältnissen muß allerdings eine zeitweilige, d. h. *stundenweise Unterbindung der Möglichkeit, Wasch- bzw. Trinkwasser aus den Leitungen zu entnehmen*, in Kauf genommen werden, ohne daß jedoch derartige einschneidendere Maßnahmen, wenn sie einmal erforderlich werden, gesundheitliche Nachteile für die Besatzungen im Gefolge gehabt haben. Wie neuerliche Ermittlungen im Sommer *1942* ergeben haben, stehen auf allen größeren Schiffen unserer Kriegsmarine pro Tag und Kopf der Besatzungen mindestens 6 l, meist 8—10 l an Trinkwasser und ca. 25—50 l an Waschwasser zur Verfügung. Auf den *kleineren Schiffsverbänden* (Minensuch-, Räumboots-, Vorposten-, Sperrbrecher- und U-Boots-Jagdflottillen), zu denen auch zahlreiche, z. Z. von der Kriegsmarine übernommene Zivilfahrzeuge gehören, auf denen es vielfach nur einen gemeinsamen, für Trink- und Waschwasser bestimmten Wasserbehälter gibt, sind die zur Verfügung stehenden Wassermengen sehr unterschiedlich, liegen aber nirgends unter etwa 2 l an Trink- und 5 l an Waschwasser bzw. etwa 10—25 l an Gesamtwasser (Trink- und Waschwasser) pro Tag und Kopf. Da diese kleineren Schiffsverbände aber nur zu kurzfristigen Unternehmungen an den Küsten eingesetzt werden und keinen größeren Aktionsradius besitzen, spielt die Wasserfrage hier eine weniger wichtige Rolle.

Die an Bord mitgeführten Trink- und Waschwasservorräte reichen im allgemeinen etwa ½—1 Woche, bei schärferer Rationierung auch länger. Auf unseren *U-Booten* liegen naturgemäß bei ihrem heutigen Kriegseinsatz besondere Verhältnisse vor, auf deren Einzelheiten an dieser Stelle nicht näher eingegangen werden kann, jedoch reicht ein U-Boot mit seinem im Auslaufhafen an Bord genommenen Wasservorrat im allgemeinen bis zu 3 Wochen, wobei pro Kopf und Tag etwa 4 l zur Verfügung stehen.

Den *ersten Versuch, an Bord Süßwasser aus Seewasser* herzustellen, hat wohl Hawkins als Kommandant eines englischen Kriegsschiffes im Jahre 1588 gemacht; diese Versuche können aber nicht sehr ermutigend gewesen sein, denn von destilliertem Wasser hörte man zunächst für längere Zeit nichts mehr. Im 17. Jahrhundert hielten es die verschiedenen Experimentatoren nach den damaligen naturwissenschaftlichen Anschauungen für notwendig, dem Seewasser vor der Destillation Höllenstein, Kalk oder Knochenkohle zuzusetzen. An diesem Übelstande scheiterten auch spätere Versuche, das auf diese Weise destillierte Wasser war einfach nicht zu genießen. Erst im 18. Jahrhundert ging man dazu über, ohne Zusatz zu destillieren. Die zuerst von Lind, Poissonier und Irving konstruierten Apparate bedeuteten für die damalige Zeit einen wesentlichen Fortschritt. Als nachteilig wurde jedoch auf die Dauer empfunden, daß das gewonnene Wasser durch empyreumatische Substanzen einen wenig angenehmen, brenzligen Geschmack annahm und vor allem, daß die Kessel bei Seegang überkochten und das Destillat verdarben. Hinzu kam, daß Anfang des 19. Jahrhunderts von den verschiedensten Seiten die Ansicht vertreten wurde, der Genuß von destilliertem Wasser sei gesundheitsschädlich[1].

---

[1] Größtenteils zitiert nach R. Ruge.

Die endgültige *Einführung der Wasserdestillation* mit verbesserten Apparaten während längerer Seefahrten ließ sich aber trotz aller Einwendungen nicht aufhalten, und heute sind wir imstande, wenn erforderlich, auch auf großen Schiffen einwandfreies destilliertes Wasser zu Trink- und Waschzwecken in ausreichenden Mengen zu erzeugen.

Da die Länge der Seefahrten jedoch infolge der Fortschritte der Technik erheblich abgenommen hat, da man ferner heute in allen größeren Häfen der Welt einwandfreies Trinkwasser, das entweder aus besonders für diese Zwecke eingerichteten Wasserfahrzeugen oder auch direkt an der Pier übernommen wird, erhalten kann, spielt die Erzeugung von Trink- und Waschwasser aus Seewasser unter Friedensverhältnissen nicht mehr die Rolle wie in früheren Zeiten.

Aber auch die Kriegserfahrungen bei größeren Feindunternehmungen unserer Kriegsschiffe (einschl. der Handelsstörer und Unterseeboote) haben gezeigt, daß es jederzeit möglich ist, die erforderlichen Mengen an Trink- und Waschwasser *während monatelanger Unternehmungen durch Destillation aus Seewasser an Bord* selbst herzustellen, wenn auch in außergewöhnlichen Fällen eine straffere Rationierung notwendig wird.

Seewasser soll, um Infektionsmöglichkeiten auszuschalten, nicht in Flußmündungen, Häfen bzw. überhaupt nicht in der Nähe der Küsten, sondern stets auf freiem Meere zur Destillation entnommen werden.

Die Herstellung größerer Mengen von Trink- und Waschwasser im Hochdruckverdampfer bei Temperaturen von über $+100°$ C ist jedoch recht kostspielig, deshalb wird in der Praxis fast ausschließlich im Niederdruckverdampfer bei Temperaturen von etwa $+70$ bis $+80°$ verdampft. Zu den von verschiedenen Seiten geäußerten Vermutungen, daß der Genuß *destillierten Wassers gesundheitsschädlich* sei, kann auf Grund umfangreicher *Fronterfahrungen* nur gesagt werden, daß *ungünstige Auswirkungen auf den Gesundheitszustand* der Besatzungen — selbst nicht bei monatelangen Unternehmungen ohne jede Verbindung mit Land — bisher *nirgends objektiv* nachgewiesen werden konnten.

Auch der fade Geschmack des destillierten Wassers, über den zeitweilig geklagt worden ist, spielt eine untergeordnete Rolle, da erfahrungsgemäß die Besatzungen allgemein an Bord nur geringe Mengen des destillierten Wassers zum Trinken verwenden und durch Bereitstellung ausreichender Mengen von Tee, Kaffee, Fruchtlimonaden usw., die laufend zur Verfügung stehen, jegliche Durstgefühle vermieden werden können. Die Frage der *Geschmacksverbesserung* durch Zusatz von Mineralsalzen aber ist jetzt im Kriege nicht weiterverfolgt worden, da sich eine Kriegsnotwendigkeit auf Grund von Erfahrungen der Front nicht ergeben hat.

Aufgabe des Schiffsarztes ist es, zu entscheiden, ob das *an Bord genommene Wasser* ohne Schädigung der Gesundheit als *Trinkwasser* verbraucht werden kann. Diese Entscheidung spielt im allgemeinen in allen Häfen des Heimatgebietes wie darüber hinaus in allen größeren Häfen der ganzen Welt eine untergeordnete Rolle, da heute überall einwandfreies Trink- und Waschwasser zur Verfügung steht. In *kleineren Häfen* des Auslandes, die *abseits der großen Verkehrswege* liegen, kann diese im Interesse der Gesundheit der Besatzungen liegende Entscheidung jedoch von besonderer Bedeutung sein. Nachteilig ist dann zunächst der Umstand, daß es im Auslande meist schwierig bzw. überhaupt nicht möglich ist, durch die in der Hygiene als erste Voraussetzung geltende *Ortsbesichtigung*[1] den Wasserursprung an Land sachgemäß zu kontrollieren, weiterhin können die Wasserprähme und die zur Übernahme dienenden Schlauchleitungen verschmutzt sein und Krankheitserreger — z. B. *Typhus- und Paratyphuskeime*, unter Umständen sogar *Choleravibrionen* — enthalten.

In Ausnahmefällen kann lediglich eine *chemische Untersuchung* von Wasserproben mittels des auf allen größeren Schiffen sollmäßigen Reagenzienkastens[2] ausgeführt werden.

---

[1] Siehe S. 295.   [2] Siehe S. d. S., M.Dv. Nr 271, 6.

Die Anstellung der einzelnen Reaktionen[1] wird nach der von Tresh in die Praxis der Wasseruntersuchung eingeführten Pastillenmethode, die für deutsche Maße und Gewichtsverhältnisse eingerichtet und in einigen Punkten verbessert worden ist, vorgenommen. Mit Ausnahme des bekannten Nesslerschen Reagens zur Ammoniakbestimmung, das in Glasröhrchen eingeschmolzen ist, sind alle Reagenzien in Pastillenform vorhanden. Die Methode ermöglicht es auch dem weniger Geübten, sofern er nur Verständnis für chemische Wasseranalysen besitzt, ohne Schwierigkeit, die einzelnen Reaktionen auszuführen und leistet, was man von einer approximativen Methode erwarten kann. Eine *bakteriologische Wasseruntersuchung kann an Bord nicht* ausgeführt werden, da derartige fachliche Untersuchungen an ein bakteriologisches Laboratorium und einen bakteriologisch geschulten Sanitätsoffizier gebunden sein müssen, um verwertbare Ergebnisse zu ermöglichen. Es haben sich jedoch auf Grund praktischer Erfahrungen im Verlauf eines Menschenalters — im Krieg wie im Frieden — noch keine nachteiligen Folgen daraus ergeben, daß bakteriologische Wasseruntersuchungen an Bord der Schiffe nicht ausgeführt werden können. Die alleinige chemische Wasseruntersuchung (Höhe des $KMnO_4$-Verbrauches, des Abdampfrückstandes, Gehaltes an salpetriger Säure usw.) läßt meist in verdächtigen Fällen bereits ein Urteil über die Güte des Wassers zu. In allen Zweifelsfällen muß eben fragliches Wasser im Auslande wie auch in heimatlichen Gewässern vor der Freigabe *abgekocht* werden.

Schließlich gehört auch zur Aufgabe des Schiffsarztes, in Zusammenarbeit mit dem leitenden Ingenieur und seinem Personal, darüber zu wachen, daß sich insbesondere die Trinkwasserzellen einschließlich der zu- und ableitenden Rohrleitungen bis zu den Entnahmestellen in den Decks usw. ständig in sauberem Zustande befinden und daß in den Trinkwasserzellen eine allmählich zunehmende Ansammlung von gesundheitsgefährdenden Niederschlägen, in denen sich unter Umständen Krankheitserreger ansammeln können, vermieden wird. Aus diesem Grunde wurde eine besondere *Desinfektion der Trinkwasserzellen*, die im allgemeinen einmal im Jahre gelegentlich der Werftliegezeiten nach Entfernung gröberer Verunreinigungen durch gründliche Spülung vermittels gesättigtem Heißdampf von $+ 100°$ C, der *höchstens* ½ Stunde, aber *nicht weniger* als 25 Minuten in den entleerten Zellen einwirken soll, angeordnet.

Eine längere Einwirkung des 100°-Dampfes ist zur Herbeiführung bakteriologisch ausreichender Reinheit nicht erforderlich und darf auch, im besonderen bei Bitumenanstrichen der Zellen, nicht erfolgen, damit keine Erweichung bzw. Tropfenbildung der Anstriche infolge der hohen Temperaturentwicklung eintritt.

Ist eine Heißdampfdesinfektion aus besonderen Gründen, z. B. auf *U-Booten*, nicht möglich, wird derselbe Erfolg durch *Chlorierung* mit dem etwa 70% Chlor enthaltenden Caporit der I. G. Farbenindustrie erreicht, das in Mengen von 3 g pro Kubikmeter Rauminhalt der Zellen nach vorheriger wässeriger Auflösung in einem gewöhnlichen Eimer den mit Wasser gefüllten Trinkwasserzellen zugesetzt wird und mindestens 24 Stunden in denselben verbleiben soll; eine gründliche Nachspülung der Zellen mit reinem Wasser muß sich der Chlorierung anschließen.

Eine derartige Desinfektion der Trinkwasserzellen vermittels Heißdampf oder Chlorierung ist naturgemäß auch *jederzeit möglich*, wenn der Verdacht besteht, daß das Trinkwasser Ursache krankhafter Erscheinungen unter den Besatzungsangehörigen ist. Wenn irgend möglich, sollte nach jeder Desinfektion der Trinkwasserzellen an Bord der Schiffe von den Schiffsärzten eine bakteriologische Untersuchung des Trinkwassers durch die Leiter der hygienischen Abteilungen in *Kiel* bzw. *Wilhelmshaven* veranlaßt werden, um einen objektiven Beleg über den Reinheitsgrad des Trinkwassers wie der Trinkwasserzellen in Händen zu haben.

Die an den Entnahmestellen des Trinkwassers in den Decks seit alters her eingeschalteten *Kohlefilter*, die heute aus Aktivkohle (Hydraffin) bestehen, halten erfahrungsgemäß Krankheitserreger wie überhaupt Bakterien nicht zurück, sondern dienen zur Bindung gröberer Schwimmstoffe sowie zur Geschmacksverbesserung (Adsorption unangenehmer Geschmacks- und Geruchsstoffe). Die Einschaltung von sicher bakterienzurückhaltenden Filtern, z. B. von Seitz-(*Asbest-*)*Filtern* u. a., zur Entkeimung verdächtiger Wässer im Kreislauf der

---

[1] Siehe M.Dv. Nr 280.

Trinkwasserleitungen an Bord, die nach ärztlich-hygienischen Forderungen als Sicherheitsfaktoren in bestimmten Situationen, besonders im Auslande, eine Berechtigung haben, konnte bisher infolge technischer Schwierigkeiten nicht weiterverfolgt werden.

Schrifttum.

RUGE u. RIEGEL: Handbuch der Gesundheitspflege an Bord von Kriegsschiffen Bd. 1. (1914). — Marinedruckvorschrift Nr 280 (M.Dv. Nr 280). — Soll der Sanitätsausrüstungen (S. d. S., M.Dv. Nr 271, 6).

C. Unterkunftsverhältnisse an Bord der Kriegsschiffe.

1. Auf Überwasserschiffen.

Von L. STUTZ-Wilhelmshaven.

Die Unterkunftsverhältnisse an *Bord* unterscheiden sich von denen an *Land* in mancher Hinsicht stark. Das liegt darin begründet, daß auf Schiffen in einer Einheit Kampfmittel, Fortbewegungsmittel, Unterkünfte und alles, was dazu gehört, zusammengefaßt sind. Das bedingt zahlreiche Wechselbeziehungen, die sich gerade auf die Unterkunftsverhältnisse oft ungünstig auswirken. Grundsätzlich sind aber für die Unterkünfte an Bord die gleichen Regeln gültig, die für andere militärische Unterkünfte[1] angewendet werden. Einschränkungen sind um so einschneidender, als das dauernde Leben an Bord den Menschen körperlich und seelisch-geistig ganz besonders beansprucht.

Infolge der *Raumknappheit* müssen die Unterkunftsräume der Mannschaften außer als Wohn-, Eß- und Schlafraum oft noch anderen Zwecken dienen. Gänge müssen gelegentlich als Schlafstätte verwendet werden. Vom Kreuzer an aufwärts schlafen die Mannschaften in *Hängematten*, auf kleineren Fahrzeugen in *Kojen* oder raumsparenden *Klappkojen*.

Die Hängematten sollen möglichst nur in einer Lage aufgehängt werden. Die Deckfläche beträgt je Hängemattschläfer 2—2,2 m². Der Querabstand der Hängematten von Mitte zu Mitte beträgt 0,6 m und der Kopfabstand zweier hintereinander liegender Schläfer 2,2 m. Daraus errechnet sich bei der üblichen Raumhöhe von 2,2 m ein *Luftraum* je Hängematte von $0,6 \times 2,2 \times 2,2 = 2,90$ cbm.

Hinzu kommen der Luftraum der frei zu haltenden Gänge, die Abstände von den Wänden sowie die Tatsache, daß gewöhnlich nicht alle Bewohner gleichzeitig anwesend sind. Je Schläfer ergibt sich dadurch bei einlägiger Aufhängung der Hängematten ein Luftraum von etwa 3,5 cbm.

Wesentliche Verminderungen des Luftraumes und der Wohnfläche können bei überplanmäßigen Einschiffungen (Lehrgängen usw.) eintreten. Anordnung der Hängematten in zwei Stockwerken kann bei derartigen Überbelegungen vorübergehend nötig werden. Technisches und seemännisches Personal werden voneinander getrennt und die Unteroffiziere für sich untergebracht. Den Kammerbewohnern (Offizieren, Portepeeunteroffizieren) steht mehr Raum zur Verfügung. Die Normalkammer mißt $2,5 \times 3,0 \times 2,2 = 16,5$ cbm. Jeder Mann hat ein Kleiderspind im Schlafraum, jeder Heizer außerdem ein Spind für schmutzige Wäsche, das in der Nähe des Bades liegen soll.

Die *Lüftung* der Unterkünfte erfolgt, soweit möglich, auf natürlichem Wege durch Seitenfenster, Türen und Niedergänge. Die weitgehende Unterteilung der größeren Schiffe in wasserdichte Abteilungen behindert eine natürliche Luftzirkulation und macht eine *künstliche Lüftung* nötig.

---

[1] Siehe auch Abschnitt V: „*Die Unterkunftshygiene*", S. 305 in diesem Lehrbuch.

Mittels Windmaschinen wird frische Luft von außen durch Luftkanäle in die Unterkünfte und Arbeitsräume gepreßt und verbrauchte Luft nach außen befördert. Das Maß für die Lufterneuerung ist der stündliche Luftwechsel. In den Unterkünften ist ein *10 bis 15facher stündlicher Luftwechsel* nötig. Die Höhe des Luftwechsels ist durch den entstehenden, gesundheitsschädigenden Zug und störende Geräusche nach oben begrenzt. Durch richtige Anbringung und Ausbildung der Luftaustrittsöffnungen muß eine zugfreie Lüftung erreicht werden. In mehrfach belegten *Schlafräumen* ist eine *zugfreie Nachtlüftung* vorhanden. Der Luftaustritt bei der Nachtlüftung erfolgt etwa 400 mm über Deck, während die Lüftermündungen der Taglüftung unter Deck liegen. Der Querschnitt der Nachtluftkanäle beträgt $^1/_2$—$^2/_3$ der Tagesluftkanäle. Durch die tiefe Anordnung des Lufteintrittes bei der Nachtlüftung wird erreicht, daß die Schläfer nicht von dem kühlenden Luftstrom unmittelbar getroffen werden.

Eine *Ozonisierung* der Luft in Wohn- und Arbeitsräumen wird *abgelehnt*.

In Mengen, die gegen Bakterien und Geruchsstoffe wirksam sind, reizt das Ozon die Schleimhäute des Menschen.

Viel angewendet werden, besonders in der heißen Jahreszeit, die *Kammerlüfter* (Flügelventilatoren), die durch die erzeugte Luftbewegung Kühlung verschaffen. Mit dem Quecksilberthermometer kann diese Kühlwirkung nicht erfaßt werden, wohl aber mit dem *Katathermometer* nach Hill, das sich zu raumklimatischen Messungen gut eignet. Gemessen wird hierbei die Zeit, in der das künstlich erwärmte Gerät eine bestimmte Abkühlung erfährt. Die errechnete Abkühlungsgröße (Katawert) bringt die Kühlwirkung gut zum Ausdruck (s. Tab.).

Datum	Ort	Lufttemperatur °	rel. Luftfeuchte %	Katawert	Ventilator
5. 5. 39	Rotes Meer	29,6 30,2	63 62	4,5 2,0	an aus
10. 5. 39	Aden	30,8 31,2	75 74	3,4 1,9	an aus
25. 6. 39	Lobito	25,8 27,0	63 61	3,2 2,6	an aus
6. 9. 39	Boma/Kongo	25,0 25,7	74 72	4,3 3,0	an aus

Einfluß des Kammerlüfters auf Lufttemperatur, relative Luftfeuchte und Katawert im Wohnraum an Bord (aus noch nicht veröffentlichten Messungen des Verfassers).

Bei der künstlichen Lüftung von Wohn- und Arbeitsräumen wird etwas mehr Luft zugeführt als abgesaugt wird. Der Überschuß verliert sich durch Seitenfenster, Türen usw. In Räumen mit Geruchsquellen (Aborten, Küchen, Anrichten) beträgt die Zuluft 10% weniger als die Abluft. Dadurch wird vermieden, daß störende Gerüche sich von solchen Räumen ausbreiten.

Die *Lüftung* der Unterkünfte hat weniger den *Zweck*, Sauerstoff heranzubringen und Kohlensäure zu entfernen, die beide unter normalen Bedingungen nie schädliche Grenzen nach unten und oben erreichen. Es sollen durch die Lüftung vor allem *Wärme, Feuchtigkeit* und *Geruchsstoffe beseitigt* werden. Letztere entstehen, außer durch menschliche Ausdünstung, durch bakterielle Zersetzung organischer Substanz. Da die Zersetzung des Schmutzes (Schweiß, Hautdetritus usw.) in den Kleidungsstücken bei Durchnässung verstärkt ist, sollen *nasse Kleidungsstücke* in dem *Trockenraum* aufgehängt werden. Gesundheitsschädlich sind derartige Geruchsstoffe nicht.

Ausgüsse und Abortleitungen sind mit Geruchsverschlüssen versehen.

Das *Baumaterial neuzeitlicher Schiffe* hat mit seinem vorzüglichen Wärmeleitvermögen einen *ungünstigen Einfluß* auf den *Wärmehaushalt* der Unterkünfte. Der Wärmeüberleitungskoeffizient beträgt für Eisen 60, für eine Backsteinmauer 0,7 und für Holz 0,2. Die Folge davon ist, daß bei niedriger Außentemperatur die Räume rasch auskühlen. Außerdem kommt es an Wänden und Decken zu Schwitzwasserbildung. Hierzu ist kein besonders hoher Feuchtigkeitsgehalt der Raumluft nötig. Es genügt, daß in den Grenzschichten an Wänden und Decken der Taupunkt erreicht ist. Bei hoher Außentemperatur leiten die Eisenwände Wärme nach innen. Auch die aus Wärmequellen an Bord stammende Wärme (Heiz- und Maschinenräume, Küche, Waschräume, Leitungen), die sogenannte wilde Wärme, kann sich durch das Eisen gut ausbreiten. Abhilfe gegen zu starke Auskühlung, Schwitzwasserbildung und Überhitzung von außen bringt eine Verkleidung (Wegerung) der Decken und Wände. Die zwischen Wand und Verkleidung stehende Luftschicht wirkt isolierend. Die Isolierung kann noch verstärkt werden durch die Einlage einer Aluminiumfolie, durch welche die Wärmewellen reflektiert werden. Aluminiumfolien isolieren auch gegen Schall. Dampfleitungen sollen nicht durch Unterkünfte geführt werden, insbesondere nicht in der Nähe von Kojen und Hängematten. Auch Kühlschränke stören in Unterkünften durch die von ihnen abgegebene beträchtliche Wärmemenge.

Klimaanlagen sind für die Unterkünfte an Bord nicht vorgesehen. In Einzelfällen, in denen die Lüftermündungen an Oberdeck bei schlechtem Wetter überspült werden können, ist für die betroffenen Unterkünfte eine Lufterneuerungsanlage vorhanden, durch die Kohlensäure gebunden (Kalipatrone) und Sauerstoff zugesetzt werden kann.

Die *Heizung* der Unterkünfte erfolgt ausnahmslos mit Dampf. Die Nachteile der Dampfheizung sind die schlechte Regulierbarkeit und die hohe Heizkörpertemperatur. Das bekannte Gefühl der Trockenheit der Schleimhäute in dampfbeheizten Räumen ist durch die Verbrennungsprodukte des Staubes auf den Heizkörpern verursacht. Die Verbrennung des Staubes beginnt bereits bei einer Oberflächentemperatur des Heizkörpers von 70°. Beide Nachteile werden in neueren Anlagen dadurch vermieden, daß im Heizkörper durch den zugeführten Dampf Wasser erwärmt wird, das dann der eigentliche Wärmeüberträger ist. Die Heizkörper werden an der kältesten Wand, gewöhnlich der Außenwand, angebracht.

Schrifttum.

ZUR VERTH, BENTMANN, DIRKSEN, RUGE: Handbuch der Gesundheitspflege an Bord von Kriegsschiffen. Jena 1914. — REITER und MÖLLERS: Grundriß der Hygiene von FLÜGGE. 11. Auflage. Berlin 1940. — JOHOW-FOERSTER: Hilfsbuch für Schiffbau. 5. Auflage. Berlin 1928. — TACKE: Das moderne Kriegsschiff als Wohnraum und sein Einfluß auf den Gesundheitszustand der Besatzung, 1909, Manuskript.

Vorschriften über den Bau der Unterkünfte finden sich in „Allgemeine Bauvorschrift für den Schiffskörper (A.B.V.S.)" und in „Allgemeine Baubestimmungen für die Schiffsbauten der Kriegsmarine (A.B.B.)". Für Sonderschiffe liegen Sondervorschriften vor.

2. Unterkunftsverhältnisse auf Unterseebooten.

Von G. LÜBBEN-Berlin.

Die Unterkunfts- und Lebensverhältnisse auf einem *U-Boot* sind grundsätzlich andere als die eines *Überwasserschiffes*, wie auch schiffbaulich das U-Boot nicht mit einem Überwasserfahrzeug zu vergleichen ist.

Das U-Boot ist bei *Unterwasserfahrt* dem mit der Tauchtiefe zunehmenden *Wasserdruck* ausgesetzt. Die daher notwendige *Druckfestigkeit* des Bootskörpers bedingt seine Form und

Bauweise. Der alle wichtigen Maschinenteile und die Wohnräume enthaltende Druckkörper hat die Form eines Zylinders mit etwas spitz ausgezogenen Enden. Etwa in der Mitte ist der ebenfalls druckfeste Turm aufgesetzt, und nach unten gruppieren sich um den Druckkörper die Tauch- und Treiböltanks, so daß äußerlich eine schiffsähnliche Form entsteht. Die unbedingt notwendigen Durchbrüche des Druckkörpers (Luks, Antriebswellendurchführung, Zu- und Abluftschächte usw.) müssen, um die Druckfestigkeit des Bootes nicht zu gefährden, möglichst klein gehalten werden. Das Innere des Bootes ist durch druckfeste Kugelschotten in mehrere Abteilungen unterteilt. Der Antrieb erfolgt über Wasser durch Dieselmotoren, unter Wasser durch E-Maschinen mit einer Akkumulatorenbatterie als Stromquelle.

Für die *hygienischen Belange* bedingt das Zusammendrängen aller Teile in dem naturgemäß möglichst klein gehaltenen Druckkörper, also der Raummangel, und der auch bei der Überwasserfahrt weitgehende Abschluß des Bootsinnern von der Außenwelt die Hauptschwierigkeiten.

Bei einer hygienischen Betrachtung des Lebens auf dem U-Boot steht die Frage der *Luftverhältnisse*[1] an erster Stelle. Auf dem getauchten, von der Atmosphäre abgeschlossenen Boot ist die Besatzung auf die im Druckkörper enthaltene Luftmenge angewiesen. Je nach dem pro Kopf vorhandenen Luftraum, der bei den engen Verhältnissen nicht groß ist, und der jeweiligen Arbeitsleistung der Besatzung wird die *Raumluftzusammensetzung* durch Kohlensäureausatmung und Sauerstoffverbrauch mehr oder weniger schnell verschlechtert, so daß ohne Gegenmaßnahmen die Leistungsfähigkeit der Besatzung absinken und die Tauchdauer zeitlich begrenzt würde.

Der *Grenzwert für die Kohlensäure*, bei dem auch bei länger dauerndem Aufenthalt die körperliche und geistige Leistungsfähigkeit nicht beeinträchtigt wird, liegt bei 2%. Für den *Sauerstoff* liegt derselbe Wert bei 14%. Hierbei ist jedoch ein normaler Kohlensäuregehalt der Einatmungsluft Voraussetzung, da die Sauerstoffsättigung von der gleichzeitigen Kohlensäurespannung im Blut abhängig ist. Im U-Boot muß also der Sauerstoffgehalt der Raumluft höher gehalten werden und soll nicht unter 17% absinken. Bei einem respiratorischen Quotienten von annähernd 1, d. h. also die gleiche Menge Kohlensäure wird ausgeatmet, wie Sauerstoff verbraucht wird, ist leicht zu ersehen, daß die *Sorge für die Kohlensäurebeseitigung gegenüber der Sauerstoffergänzung weit im Vordergrund* steht. Denn beim Anstieg der Kohlensäure von 0 auf 2% ist der Sauerstoffgehalt erst von 21 auf 19% gefallen. Eine für den Organismus noch unbedeutende Verminderung.

Durch die auf jedem Boot eingebaute *Luftaufbereitungsanlage* wird die überschüssige Kohlensäure aus der Raumluft entfernt und Sauerstoff zugesetzt. Die Luft wird zu diesem Zweck durch Rohrleitungen aus allen Räumen angesaugt, durch *Alkalipatronen* gedrückt und wieder im ganzen Boot verteilt. In den Alkalipatronen wird die Kohlensäure chemisch gebunden. Sauerstoff kann aus *Druckflaschen* der Luft laufend genau dosiert zugesetzt werden. Mit Hilfe dieser Anlage wird erreicht, daß auch bei langen Tauchfahrten die genannten Kohlensäure- und Sauerstoffwerte nicht über- bzw. unterschritten werden.

Bei der Art der *Kohlensäurewirkung auf den Menschen* ist die laufende Überwachung ihrer Konzentration in der Raumluft sehr wichtig. Bei Anstieg auf über 2% macht sich neben Kopfschmerzen, Müdigkeit, Erhöhung der Atemtiefe und Frequenz eine Herabsetzung der geistigen Leistungsfähigkeit bemerkbar. Diese Erscheinungen gehen bei 4—6% in ein toxisches Stadium über, wobei besonders die auftretende Entschluß- und Kritiklosigkeit zu einer Gefahr wird, so daß die Besatzung sich ihrer Situation nicht mehr bewußt wird und es unter-

---

[1] Siehe auch Abschnitt VIII A: „*Gasförmige Verunreinigungen der Luft*", S. 355 in diesem Lehrbuch.

läßt, Gegenmaßnahmen zu treffen. Die Kohlensäuremessungen erfolgen in einfacher Weise durch Absorption des Gases.

Das über Wasser fahrende U-Boot steht mit der Außenwelt nur durch das Turmluk in Verbindung, und dieses muß bei schlechtem Wetter und überkommendem Seewasser auch noch geschlossen werden. Das Boot ist also auch in aufgetauchtem Zustand auf *künstliche Belüftung* angewiesen. Die Lüftungsanlage drückt Frischluft von außen in die Räume und saugt die verbrauchte Luft ab; bei Unterwasserfahrt wird sie zum Umwälzen der Luft im Boot benutzt, um einen Wärmeausgleich herbeizuführen und eine durch die Mannschaftsverteilung bedingte Kohlensäureanhäufung in einzelnen Räumen zu verhindern. Gut belüftet ist der Motorenraum, da die Diesel ihren Luftbedarf aus dem Raum saugen, der besondere Zuluftschächte besitzt, durch die Frischluft nachströmt.

Der Betrieb der Dieselmotoren bringt es mit sich, daß auf den heißen Maschinenteilen Treib- und Schmieröl verdampfen, so daß die Luft der Motorenräume derartige *Öldämpfe*[1] enthält. Während der Tauchfahrt werden diese auch über die anderen Räume des Bootes verteilt, da die gestoppten Motoren bis zum Kaltwerden noch eine Zeitlang nachdunsten. Die Dämpfe schlagen sich im Boot nieder, überziehen alles mit einem dünnen Ölfilm, sind eine Geruchsbelästigung und teilen sich dem nicht entsprechend verpackten Proviant mit. Gesundheitsschädigend sind sie in den auftretenden Konzentrationen nicht, da es sich um hochsiedende Mineralöle handelt, die keine der in ihrer chronischen Wirkung gefürchteten leichter flüchtigen Bestandteile enthalten.

Neben den Öldämpfen wird die Raumluft noch durch die sog. *Ekelstoffe* verunreinigt. Diese bewirken mit dem Öldunst zusammen den auf allen U-Booten gleichen und charakteristischen Geruch, den sog. „U-Boots-Mief". Die Quellen sind die Ausdünstungen der Besatzung, des Proviantes, nasser Kleidung, die Bilge mit ihren Verunreinigungen und verschiedenes mehr. Sie sind zum Teil so geringfügig, daß sie auf Überwasserfahrzeugen gar nicht in Erscheinung treten würden. Auf dem U-Boot aber summieren sich die Einflüsse, wobei die engen Raum- und Wohnverhältnisse, die hohe Luftfeuchtigkeit, die zwangsweise eingeschränkte Körperpflege und die schwierigen Lüftungsmöglichkeiten maßgebend beteiligt sind. Einen schädigenden Einfluß haben diese Stoffe nicht, und da sehr bald eine Gewöhnung eintritt, werden sie von den U-Boots-Soldaten kaum mehr empfunden. Trotzdem stellen sie und die Öldämpfe eine Belästigung dar. Um sie möglichst weitgehend auszuschalten, muß bei Überwasserfahrt die Raumluft häufig erneuert werden, die Lüftung also mit großem Luftwechsel arbeiten. Wenn dies wegen der damit verbundenen Abkühlung oder auch Erwärmung der Innentemperatur nicht möglich ist und während der Unterwasserfahrt kann entsprechend der Luftaufbereitung eine Filtrierung erfolgen, wobei die unerwünschten Verunreinigungen absorbiert werden.

Zu Beginn der U-Boots-Entwicklung spielten auch verschiedene *giftige Gase* für die *U-Boots-Medizin* eine Rolle. Die Boote fuhren mit Petrolmotoren. Der Treibstoff, dessen Siedepunkt wesentlich niedriger liegt als der der jetzt verwandten Dieselöle, enthielt flüchtige Anteile, die bei Verdampfen und längerem Einatmen chronisch-toxische Schädigungen verursachen konnten. Durch Undichtigkeiten der technischen Anlage, Fehlzündungen und schadhafte Ventile gelangte Kohlenoxyd mit den Verbrennungsgasen der Motoren in das Bootsinnere, ebenso Schwefel- und Schwefligsäuredämpfe beim Laden der Batterie. Phosphorwasserstoffvergiftungen sind durch vorzeitiges Anreißen der aus Phosphorcalcium bestehenden Leuchtspitze der Übungstorpedos vorgekommen. Diese Gefahrenquellen sind heute durch die technische Weiterentwicklung beseitigt, und die Raumluft der Boote ist frei von schädigenden Stoffen.

---

[1] Siehe auch Abschnitt XI G: *„Hygiene des Flugdienstes"*, S. 523 in diesem Lehrbuch.

Die *Raumtemperaturen* eines U-Bootes sind wesentlich von den äußeren Einflüssen[1] abhängig und daher stark schwankend. Neben der Temperatur der Außenluft ist vor allem die Wasserwärme maßgebend. Schon bei Überwasserfahrt liegen etwa $^5/_6$ des Bootskörpers unter der Wasseroberfläche, bei Tauchfahrt das ganze Boot. Die Räume sind nur durch die dünne eiserne Druckkörperwand mit guter Wärmeleitfähigkeit vom Wasser getrennt. Andererseits ist aber im aufgetauchten Zustand die Sonnenstrahlung trotz der kleinen bestrahlten Oberfläche sehr wirksam. Sie trifft auf einen fast völlig geschlossenen Stahlzylinder und kann die Innenluft in kurzer Zeit stark erwärmen. Neben diesen äußeren Faktoren üben die Wärmequellen im Boot ihren Einfluß aus. Die Wärmeabgabe der laufenden Dieselmotoren wirkt sich im wesentlichen nur auf den Maschinenraum selbst aus, sie teilt sich dem übrigen Boot kaum mit, da die Motoren ihren Luftbedarf aus dem Raum saugen und hier einen geringen Unterdruck gegenüber den anderen Abteilungen des Bootes erzeugen. Es strömt also vom Maschinenraum keine Warmluft in das Boot ab. Anders ist es während der Unterwasserfahrt. Die E-Maschinen und Luftverdichter sind dann bei weitem die Hauptwärmequellen, alle übrigen, wie Besatzung, Kombüse, Batterie und Nachstrahlung der gestoppten Dieselmotoren, treten dagegen zurück. Durch die Lüftungsanlage kann ein Wärmeausgleich zwischen den einzelnen Räumen bewirkt werden. Die Heizung der Wohnräume erfolgt neben einer Warmwasserheizung, die als Wärmequelle die Dieselabgase hat, durch elektrische Heizkörper, deren Ausnutzung von der im Augenblick vorhandenen, immer sehr wertvollen gespeicherten elektrischen Energie abhängig ist und daher nicht immer voll erfolgen kann. Die Folgen dieser Verhältnisse sind: Zwischen den einzelnen Räumen und in den Räumen selbst zwischen Kopf- und Fußhöhe bestehen größere Temperaturdifferenzen. Im Winter oder in kalten Zonen ist es im Boot nur bei ausreichender Heizung erträglich. In warmen Gewässern und im Sommer wird es sehr warm. Die höchsten Temperaturen werden bei der Unterwasserfahrt erreicht.

Die *Luftfeuchtigkeit* ist erheblich höher als in bewohnten Räumen anderer Fahrzeuge. Die an sich schon feuchte Seeluft wird im U-Boot angewärmt und mit Feuchtigkeit angereichert; die Wasserdampfabgabe der Besatzung, das Verdunsten von Bilgenwasser und von Kondenswasser an der Druckkörperwand, das Kochen der Mahlzeiten, die Ausdunstungen der nassen Kleidung des Brückenpersonals, überkommendes Seewasser usw. spielen hierbei die Hauptrolle. Während auf den Überwasserschiffen die Bilge von den Wohnräumen abgeschlossen ist und das etwa an der relativ viel kleineren Außenwand der Wohnräume entstehende Kondenswasser dorthin oder außenbords abläuft, liegt die Bilge des U-Bootes unmittelbar unter den Wohnräumen nur durch Flurplatten lose abgedeckt, so daß das Wasser wieder in den Raum hinein verdunstet. Werte einer ständigen relativen Feuchtigkeit von 70—80% und bei Unterwasserfahrt von 90% und mehr müssen in Rechnung gestellt werden und erfordern verschiedene vorbeugende Maßnahmen.

Zusammen mit den Temperaturen im Boot ist die hohe Luftfeuchtigkeit für das Wohlbefinden und die Leistungsfähigkeit der Besatzung von großer Bedeutung. Bei Kälte ist der Wärmeverlust des Körpers größer als bei gleichen Temperaturen in trockener Luft. Bei Hitze wird die Wärmeregulation des Organismus durch das eingeschränkte Wasserabdunstungsvermögen gefährdet. Die Behaglichkeitskurve (Lancaster) wird auf U-Booten in warmen Gewässern leicht überschritten, und in den Tropen besteht die ernste Gefahr der Wärmestauung und des Hitzschlages. Boote, die in solchen Gewässern operieren sollen, müssen

---

[1] Siehe auch Abschnitt VIII C: *„Der Einfluß der Witterung und des Klimas auf den Soldaten in verschiedenen Zonen"*, S. 368 in diesem Lehrbuch.

daher mit Klimaanlagen ausgerüstet werden. Die Raumluft wird dabei in erster
Linie entfeuchtet, die eigentliche Abkühlung steht an zweiter Stelle.

Die *Luftdruckunterschiede* bewegen sich in mäßigen Grenzen. Da das Boot
druckfest gebaut ist, beeinflußt die Tauchtiefe den Innendruck nicht. Trotzdem
entstehen während jeder Tauchfahrt durch verschiedene technische Vorgänge
Druckdifferenzen, teils langsam, teils plötzlich. Sie übersteigen aber selten Werte
von 150—200 mb. Die Gefahr der Taucher- oder Caissonkrankheit ist also nicht
vorhanden, derart hohe Werte (1,3 atü oder 1275 mb) werden im U-Boot niemals
erreicht. Empfunden werden die Druckänderungen nur vom Ohr. Sie sind aber
auch hier beim Ohrgesunden, wie es jeder U-Boots-Soldat ist (Tauglichkeits-
bestimmungen!), belanglos. Durch Übung, d. h. häufiges Ertragen von Luft-
druckänderungen, wird die Durchgängigkeit der Tube besser, so daß der Druckausgleich zum Mittelohr leichter erfolgt und eingefahrene U-Boots-Soldaten die
Druckschwankungen nicht mehr empfinden. Nur bei Katarrhen und dadurch
bedingter Schleimhautschwellung der Tuben kann es in Ausnahmefällen zu
Trommelfellreizungen und ganz selten auch zu Transsudatbildungen im Mittelohr kommen. Erscheinungen, die sich nach Ausschalten der Ursache schnell
zurückbilden.

Die U-Boots-Besatzung ist durch Form und Größe des Bootskörpers gezwungen, *auf engstem Raum zu leben*. Platzmangel herrscht überall. Er erfordert
intensive Raumnutzung unter Zurückstellen der persönlichen Bequemlichkeit.
Eine Einzelunterbringung — eine durch einen Vorhang abgetrennte Ecke —
steht nur dem Kommandanten zur Verfügung. Die übrige Besatzung wohnt in
Gruppen nach Dienstgraden getrennt in den verschiedenen Abteilungen des
Bootes. Diese Räume dienen gleichzeitig militärischen Zwecken und der Unterbringung von Material und Proviant. Der dem einzelnen Mann zustehende Spind-
raum ist äußerst gering, die Kojen sind mehrstöckig angebracht und liegen an der
Außenwand. Durch die Wohnräume geht ständig der ganze Verkehr des Bootes,
besondere Betriebsgänge gibt es nicht, laufende Störungen sind die Folge. Gleich
beschränkt in ihrem Platz sind alle Nebenräume, wie Küche, Vorratslasten,
Aborte usw., besondere Waschräume sind nicht vorhanden. Vergleiche in der
Besatzungsunterbringung mit Überwasserschiffen der Kriegsmarine, auch mit
den Kleinfahrzeugen, wie Schnell- und Räumbooten, sind nicht zu ziehen. Hierbei
muß besonders berücksichtigt werden, daß die U-Boots-Unternehmungen Wochen
und Monate dauern.

Auch die Lebensweise des U-Boots-Soldaten, bedingt durch die militärischen
Forderungen und die Platzverhältnisse an Bord, stellt andere Anforderungen als
der Dienst an Land oder sonst auf einem Kriegsfahrzeug. Fast die gesamte Besatzung außer dem wenigen Brückenpersonal ist gezwungen, sich auch bei Überwasserfahrt im Inneren des Bootes aufzuhalten. Die Notwendigkeit, jeden Augenblick in kürzester Zeit tauchen zu müssen, erlaubt es nicht, daß sich die Freiwache
auf dem Turm aufhält. Der Genuß des Sonnenlichtes und der frischen Luft fällt
also für einen großen Teil der Besatzung praktisch für die gesamte Unterneh-
mungsdauer aus. Der Schlaf wird durch Alarme, Wachwechsel, Geräusche usw.
unter den engen Raumverhältnissen oft gestört und ist bei der ständigen Alarmbereitschaft unruhig und durch die geschilderten Luftverhältnisse und das an-
gezogene Schlafen wenig erfrischend. Die körperliche Bewegung ist ungenügend,
was ebenfalls wieder durch die engen Verhältnisse bedingt ist. Waschwasser ist
auch heute auf dem U-Boot trotz Frischwassererzeuger noch ein rationierter
Stoff, der nicht in unbegrenzten Mengen zur Verfügung steht. Aber abgesehen
davon ist das Waschen in den engen Räumen bei den ständigen Bootsbewegungen
durch Seegang eine Aktion, die mit viel Zeitaufwand und Umstand verbunden

ist. Die Körperpflege kommt also zwangsmäßig zu kurz. Nur gelegentlich besteht die Möglichkeit zum Duschen mit Seewasser, so daß vereinzelt Reinigungsbäder bei Benutzung von Seewasserseife genommen werden können.

Eine sehr wichtige Frage zur Erhaltung der Schlagkraft eines Bootes ist die *Verpflegung*. Die klimatischen und Lagerungsverhältnisse an Bord, besonders die hohe Luftfeuchtigkeit, setzen die Haltbarkeit des Frischproviantes herab, so daß früher Schwierigkeiten bestanden, ein Boot für eine lange Unternehmung so zu verproviantieren, daß die Ernährung allen Anforderungen entsprach. Durch Ausnutzung der modernen *Konservierungstechnik* und weitgehende Verwendung des *Tiefgefrierverfahrens* und entsprechende Ausrüstung der Boote mit Kühllasten und -schränken ist auch diese Frage gelöst, so daß die U-Boots-Besatzungen eine abwechslungsreiche, den körperlichen Anforderungen und modernen Ernährungsgrundsätzen entsprechende Verpflegung erhalten. Hypovitaminosen und andere Ernährungsschäden sind nicht aufgetreten und auch nicht zu befürchten. Die Ausgabe von Vitaminpräparaten an die Besatzung ist nur in seltenen Ausnahmefällen erforderlich[1].

Das U-Boot ist für den Kampf und Einsatz gegen den Feind gebaut. Bei der Konstruktion stehen die militärischen Forderungen an erster Stelle. Auf die Besatzung, ihre persönlichen Bedürfnisse und auf hygienische Forderungen kann nur in beschränktem Maße Rücksicht genommen werden. An den U-Boots-Soldaten müssen daher besondere Anforderungen gestellt werden. Es ist aber andererseits auch gelungen, mit Hilfe von Wissenschaft und Technik die Lebensbedingungen so zu verbessern, daß die *Leistungsfähigkeit der Besatzungen voll erhalten* wird und sich *gesundheitliche Schädigungen vermeiden* lassen. Vorbedingung dazu ist eine sorgfältige Auswahl der Soldaten, ihre laufende Überwachung und eine ausgleichende Betreuung zwischen den Unternehmungen in den Stützpunkten, Erholungs- und Sportheimen.

In den vorstehenden Ausführungen konnte nur ein Überblick über die Fragestellungen im großen Rahmen gegeben werden, da aus naheliegenden Gründen eingehendere Angaben z. Z. nicht gemacht werden können.

Schrifttum.

Heydrich: Dtsch. Mil.arzt **8**, 324 (1938). — Lübben: Unterseeboothygiene OKM. 1941 (N. f. D.). — Schulze: Dtsch. Mil.arzt **8**, 322 (1938). — Wessel: Handbuch der Gesundheitspflege an Bord von Kriegsschiffen. Jena: G. Fischer 1914.

D. Lazarettschiffe.

1. Umbau und Einrichtung von Lazarettschiffen.

Von F. Pohle-Kiel.

Mit 3 Abbildungen.

Man unterscheidet „*Große*" und „*Kleine Lazarettschiffe*". Die „Großen" gleichen schwimmenden Lazaretten mit allen Fachabteilungen außer der Abteilung für Nerven- und Geisteskranke. Die „Kleinen Lazarettschiffe" dienen vorwiegend dem Verwundeten- und Kranken*transport*. Ihre Einrichtung ist daher einfacher gestaltet. Gewöhnlich erhalten diese Schiffe eine chirurgische und eine innere Abteilung, wobei nach Bedarf nur eine Erkrankungsart geführt wird.

Laut Artikel 5 des Genfer Abkommens sind unsere militärischen Lazarettschiffe durch einen äußeren weißen Anstrich mit einem waagerecht laufenden etwa 1½ m breiten grünen

---

[1] Siehe auch Abschnitt III: „*Die Ernährung und Verpflegung des Soldaten*", S. 248.

Streifen kenntlich gemacht. An der Gaffel oder am Heck wird die Reichsdienstflagge und im Großtopp die weiße Flagge mit dem roten Kreuz geführt. Die Boote dieser Schiffe sind mit einem ähnlichen Anstrich versehen. An beiden Seiten der Schornsteine und an Deck ist das Genfer Kreuz auf weißem Grunde aufgemalt. Die Schornsteine können bei Dunkelheit durch Scheinwerfer angestrahlt werden.

Lazarettschiffe, die bereits friedensmäßig als solche fahren, wie z. B. bei den Amerikanern, gab es in Deutschland nicht. Wir mußten also zu Beginn des Krieges Schiffe aus dem Passagier- und Frachtverkehr herausziehen und sie für den Verwundeten- und Krankentransport umbauen. Hierfür standen zur Verfügung und eigneten sich als „Große Lazarettschiffe" *Überseepassagierdampfer* von etwa 20000 BRT.

Für den Umbau zu „Kleinen Lazarettschiffen" von etwa 1000 BRT wurden dagegen bis auf wenige Ausnahmen *Frachtschiffe* mit einzelnen Passagierkammern

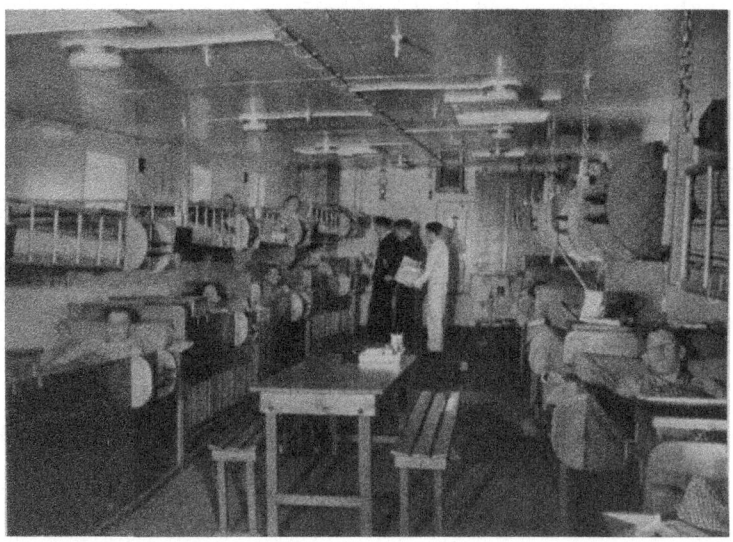

Abb. 1. Krankenraum auf einem „Kleinen Lazarettschiff".

bevorzugt. Im Vergleich mit *Personenschiffen* gleicher Größe entfällt bei den Frachtern ein Arbeitsgang, denn Kammern und Gänge auf kleinen und mittleren Passagierdampfern sind häufig so eng bemessen, daß der Verwundeten- und Krankentransport mit der Trage auf Schwierigkeiten stößt. Infolgedessen ist der Schiffbauer dort genötigt, die Mehrzahl der Kammern herauszureißen und Trennwände zu beseitigen, um große, übersichtliche und gut zugängliche Räume zu gewinnen.

Bei der *Planung* gelangen die Vorschriften für den *Krankenhausbau* zur Anwendung, soweit das an Bord möglich ist.

Erster Gesichtspunkt bleibt nach ZUR VERTH die räumliche Fernhaltung der Schiffsbesatzung von den Kranken. „Auch die nach der Erkrankungsart zusammengestellten Krankenabteilungen werden möglichst örtlich getrennt. Die besten Räume werden den am schwersten Erkrankten zuerkannt. Ansteckende Kranke werden abgesondert. Eine gewisse Trennung ist auch nach Dienstgraden erforderlich."

Apotheke und medizinische Bäder gehören in den Bereich der inneren Abteilung; Rö-Einrichtung, medikomechanische Apparate, zahnärztliche Werkstatt und Operations- und Verbandräume in den der chirurgischen; Desinfektionseinrichtung, Laboratorien mit Versuchstierställen und Sektionsraum in den der Infektionsabteilung. Wenn es sich machen läßt, werden mehrere Abteilungen und der Ambulanz dienende Räume, wie z. B. die Rö-Abteilung, leicht von außen zugänglich für alle Abteilungen eingerichtet. Für die Wäscherei ist örtlicher Zusammenhang mit der Desinfektionsanlage wünschenswert.

Organisatorisch zusammenhängende Raumgruppen bleiben auch örtlich benachbart. Vertikalverkehr von Personen und Waren geschieht möglichst mechanisch durch Aufzüge. Anrichten, Waschräume, Baderäume und Aborte müssen von jedem Krankenraum aus unmittelbar erreichbar sein.

Große, lichte und luftige Räume sind für Behandlung und Krankenunterbringung Voraussetzung. Neben viel natürlichem Licht, das eventuell durch Einschneiden von Bullaugen noch vermehrt werden kann, muß ausreichend *künstliche Beleuchtung* vorhanden sein. Dabei ist auf den Einbau von 2 Stromkreisen Gewicht zu legen. Notbeleuchtung mittels Akkumulator, Trockenbatterie und Öl oder Petroleum ist vorzusehen. Die Anzahl der Lichtquellen soll über das gewohnte Maß hinausgehen. Auch die Wattzahl der Lampen ist höchsten Ansprüchen anzupassen, wobei allerdings eine Überlastung des Stromnetzes vermieden werden muß. Steckdosen sind verteilt an der Wand oder besser noch am Bett selbst anzubringen. Sie dienen dem Anschluß von Heizkissen, Lichtbügel, Bestrahlungslampe sowie der fahrbaren Rö-Einrichtung.

Sorgfalt ist auf die Anlage elektrischer Anschlüsse in den Operations- und Behandlungsräumen zu verwenden mit ihren vielseitigen Ansprüchen für Deckenbeleuchtung, Rö-Apparat, Sterilisieranlage, Warmwasserbereiter, Kühlschrank, Operations- und Hilfsoperationslampen, Mikroskopierlampe, Zentrifuge, Bestrahlungsaggregate, Hand- und Tischlampen.

Die *Aufbereitung der Luft* muß in den Wohn- und Krankenräumen vorbildlich sein, denn von ihr hängen Gesundung und Behagen der Kranken ab, ebenso die Arbeitskraft der Besatzung und des Pflegepersonals.

Die Möglichkeiten der Raumbelüftung sind folgende:

I. Freie Lüftung	*II. Erzwungene Lüftung*
a) Lüftung der Räume durch Öffnen der Fenster, Türen und Oberlichter. b) Sie unter a), aber Beschleunigung des Luftwechsels unterstützt durch Abluftschächte. c) Lüftung der Räume durch Zuluftschächte. d) Lüftung der Räume durch Zu- und Abluftschächte. e) Wie unter d), aber Erhöhung des Auftriebes in den Abluftschächten durch Erwärmung der Abluft.	a) Lüftung durch Saugelüfter. b) Lüftung durch Drucklüfter. c) Verbundlüftung (Sauge- und Drucklüftung). d) Erzwungene Lüftung in Verbindung mit der Regelung der Reinheit, Temperatur, Feuchte und Bewegung der Luft (Klimaanlage).

Erstrebenswert ist eine *Klimaanlage*. Bei ihr sind Temperatur, Feuchtigkeit und Reinheit der Luft optimal gewährleistet. Für den Sommer bietet eine *Kühlanlage* zusätzliche Erleichterung. Vorteilhaft ist, daß Apparate und Maschinen für Lüftung *und* Heizung der Schiffsräume baulich und betrieblich vereint sind.

Wird die Heizung als besondere Anlage betrieben, so gibt es folgende Ausführungsmöglichkeiten:

I. Art des Heizmittels	*II. Art der Raumbeheizung*
a) Zudampf (Frischdampf). b) Abdampf bzw. Anzapfdampf. c) Wasser. d) Wärmezufuhr auf elektrischem Wege.	a) Wärmezufuhr auf direktem Wege (Heizkörper im zu beheizenden Raum). b) Indirekte Beheizung (Luft wird außerhalb des zu beheizenden Raumes erwärmt und durch Lüfter nach dem Ort der Verwendung geführt).

Zweifellos bringt die *elektrische Heizung* große Vorteile, zumal die Dampf und Wasser führenden Rohre fortfallen, hiermit die lästigen Leckagen und deren oft schwierige Beseitigung. Gute Umkleidung aller Arten von Heizkörpern ist sicherzustellen, damit Verbrennungen durch Berührung vermieden werden und Gelegenheit zum Trocknen von Kleidungsstücken (z. B. von Schiffbrüchigen) zusätzlich möglich ist.

Es liegt nicht im Sinne dieser Ausführungen, die technischen Vorteile der einen oder der anderen Art, das Schiff zu belüften, oder zu beheizen gegeneinander abzuwägen. Solange wir nicht Lazarettschiffe besitzen, die bereits friedensmäßig hierfür eingesetzt sind, werden in erster Linie die vorgefundenen Anlagen Verwendung finden und zusätzliche Einbauten sich danach zu richten haben, wie z. B. vermehrte Lüftung und Einbau der Heizung in Operationsräumen sowie Behandlungs- und Krankenräumen, die in ehemaligen Laderäumen liegen. Es muß dem Fachberater überlassen bleiben, aus der Fülle der Möglichkeiten die günstigste herauszufinden.

Die innere *Ausstattung der Behandlungs- und Krankenräume* hat ebenfalls allen modernen Grundsätzen zu entsprechen. Unsere neuesten Erkenntnisse auf dem Gebiete der Krankenhauseinrichtungen sollen sinngemäße Angleichung an die Bordverhältnisse finden.

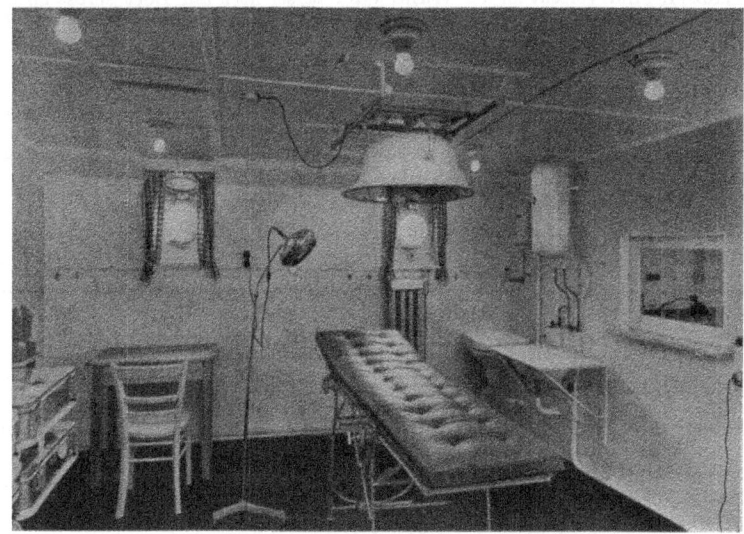

Abb. 2. Operationsraum eines „Kleinen Lazarettschiffes".

Alle Decken und Wände müssen verschalt (Schweißwasser), fugenlos und abwaschbar sein. Der Anstrich ist hell und freundlich zu gestalten.

Die *Operationsräume* sind wenigstens am Boden mit Fliesen auszulegen und abzuschrägen, damit der Abfluß des Spülwassers nach außen gewährleistet ist. Die Aufstellung des Operationstisches, die Anbringung von Waschbecken für fließendes warmes und kaltes Wasser, gegebenenfalls unter Verwendung eines elektrischen Warmwasserbereiters, des Sterilisierapparates, der Hilfstische, die Unterbringung der Instrumentenbestecke, der Verbandkästen und der übrigen Ausrüstung gemäß „Soll" der Sanitätsausrüstung sowie die Anbringung der Operationslampe richten sich nach den jeweiligen Raumverhältnissen. Bestens bewährt hat sich auch die Anlage eines Ausgußbeckens mit Spülung und dickem *Abflußrohr* mit einem Durchmesser von mindestens 25 cm *nach außenbords* zur Aufnahme sämtlicher Abfälle aus dem Operations- und Verbandraum.

In den *Krankenräumen* gelangen feststehende Kojen zur Aufstellung, deren Breite 80 cm und deren Länge 190 cm beträgt. Schwingekojen sind überflüssig. Ungehinderter Krankentransport mit der Trage muß gewährleistet sein. Im allgemeinen sind die Kojen mit Seegrasmatratzen ausgerüstet. Bei Mangel genügen auch Strohsäcke. Darunter hat sich eine Drahtmatratze mit verstellbarem Kopfteil zu befinden. Ist letzteres nicht zu beschaffen, muß behelfsmäßig dafür gesorgt werden. Sämtliche Kojen sind zur besseren Orientierung fortlaufend zu numerieren. Unterhalb der Kojen hat sich im allgemeinen eine Halterung zur Aufnahme der *Schwimmwesten* zu befinden. In anderen Fällen pflegt die Schwimmweste unter dem Kopfkissen zu liegen oder aber unter den Niedergängen in Lattengestellen aufbewahrt zu werden. Zu jeder Koje gehören ebenfalls ein Essensbrett, ein Utensilienkasten und ein Gestell für Flasche und Glas.

Um auch Verwundete über den üblichen Etat an Bord nehmen zu können, müssen genügend *Hängematten* vorhanden sein und in den Decks Hängematthaken in entsprechender Anzahl angebracht werden.

Für Leichtverwundete und Leichtkranke sind geeignete *Aufenthaltsräume* zu schaffen. Auf „Großen Lazarettschiffen" macht es keine Schwierigkeiten, Raum hierfür abzuteilen. Auf den „Kleinen Lazarettschiffen" läßt sich in jedem Krankenraum ein Platz hierfür vorsehen, wo Tische, Bänke und sonstige Sitzgelegenheiten (gegebenenfalls die raumsparenden Klappstühle) aufgestellt sind. Bestens bewährt haben sich Bänke aus Holz mit oder ohne schwenkbare Rückenlehne.

In den *Abortanlagen* ist zur besseren Säuberung der Fußboden ebenfalls mit Fliesen auszulegen. Die Fäkalien sind direkt außenbords zu leiten. Gegen das hereinschlagende Seewasser sind Sturmklappen einzubauen. Zur Spülung genügt Seewasser.

Für die *Waschgelegenheit* haben trotz gewisser Bedenken wegen der Zertrümmerungsgefahr Porzellanwaschbecken mit fließendem Wasser zu dienen. Ihre Aufstellung richtet sich

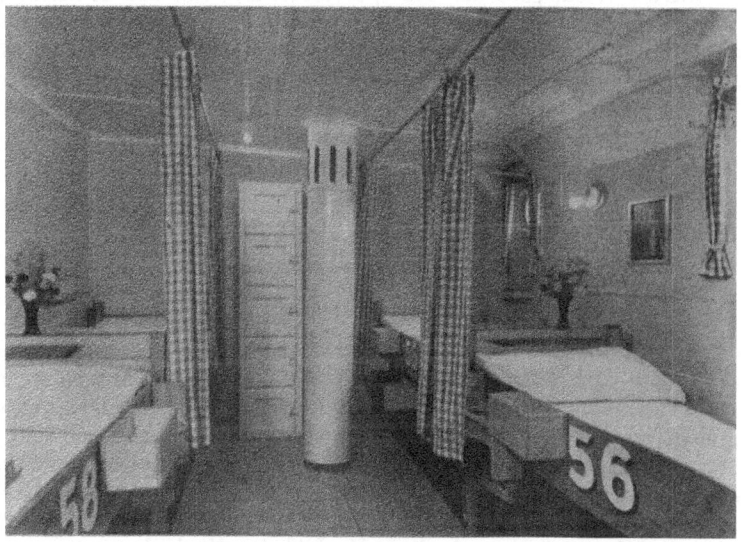

Abb. 3. Blick in den Isolierraum auf einem „Kleinen Lazarettschiff".

nach der Kopfstärke. Sie erfolgt einzeln im Krankenraum selbst oder besser zu mehreren zusammengefaßt in einem Nebenraum.

Für *Trinkwasser* sind in jedem Raum BERKEFELD-Filter an der Wand anzubringen, unter deren Armatur sich ein Leckbrett oder ein Auffangbecken befinden sollte. Auf diese Weise ist der Genuß nur einwandfreien Wassers gewährleistet, was besonders im Ausland von Nutzen sein kann.

Badegelegenheit ist sicherzustellen. Auf „Kleinen Lazarettschiffen" bereitet gewöhnlich das Geschirrwaschen Schwierigkeiten. Der rechtzeitige Einbau von Abwaschbecken, gegebenenfalls mit Dampfzuleitung, schafft Abhilfe.

In jedem Krankenraum sollte unmittelbar neben dem Ein- und Ausgang außer der Notbeleuchtung ein *Feuerlöscher* angebracht sein. Seine Anwendung soll im Bedarfsfall den kritischen Augenblick zwischen Feuerausbruch und dem Heranbringen des Feuerlöschschlauches an den Brandherd überbrücken.

Schränke zur Aufnahme von Wäsche, Eßgeschirr, Reinigungsgeräten, Gasmasken, Waffen, Isoliergeräten, Schlüsseln usw. sind in möglichst großer Zahl aufzustellen. Solche Unterbringungsräume lassen sich auch durch Ausnutzen von Ecken oder Winkeln, z. B. unter den Niedergängen, schaffen.

Von Wichtigkeit ist das Anbringen von *Halterungen* für alle Geräte, die sonst frei im Raume untergebracht sind und bei Seegang Gefahr laufen, sich selbständig zu machen. Gedacht ist hierbei an Operationshilfstische, Sauerstoffbomben, Wiederbelebungsgeräte, Stativlampen, Kühlschränke, Verbandeimer,

Schalen, Flaschen und alle sonstigen der Krankenpflege dienenden Geräte. Zum Schluß sei die Anbordnahme und der Einbau der zahlreichen *Rettungseinrichtungen* und *-geräte* erwähnt, die der Aufnahme Schiffbrüchiger dienen.

Sauberkeit und Ordnung haben an Bord der Lazarettschiffe in besonderem Maße vorzuherrschen. Alle Einrichtungen sollen nicht nur zweckmäßig sein, sondern nach Möglichkeit durch Formschönheit und durch den Anstrich angenehm für das Auge wirken. Die Krankenräume müssen einfach, aber geschmackvoll ausgestaltet sein und sollen wohnlich wirken. Hierfür wurde im Laufe des Krieges mit wenig zur Verfügung stehenden Mitteln von unseren Soldaten und Schwestern viel Sinn bewiesen. Der Einbau einer Rundfunkanlage darf neben einer Bücherei für die *Freizeitgestaltung* nicht fehlen.

Diese kurze Wiedergabe der Haupterfordernisse für die Einrichtung eines Lazarettschiffes darf nur als Überblick gelten. Große praktische Erfahrung, schiffbauliches Verständnis und gutes Anpassungsvermögen an die verschiedenen Schiffstypen sind unerläßlich, um ein Lazarettschiff entstehen zu lassen, das für unsere verwundeten und kranken Soldaten ein Hort des Vertrauens, der Geborgenheit, der Behaglichkeit und der Gesundung sein soll.

2. Ärztliche Aufgaben.

Von H. KUTSCHER-Berlin.

Mit 2 Abbildungen.

Das Kommando an Bord der Lazarettschiffe hat ein Marinesanitätsoffizier. Personal für die Fortbewegung des Schiffes, für Deck und Maschine, Küchen- und Bedienungspersonal wird von der Handelsmarine gestellt. Die seemännische Führung liegt in den Händen eines Kapitäns der Handelsmarine. Den Lazarettdienst, Signalverkehr, Nachrichtendienst, Verwaltung, Bootsverkehr, militärischen Wach- und Sicherheitsdienst versieht die Kriegsmarine. Der rein ärztliche Dienst auf den *großen Lazarettschiffen* (Abb. 1) mit ihren 400—600 Betten erfolgt in seinen Grundzügen nach dem Vorbild der *Marinelazarette*.

Es sind alle Fachabteilungen — auch die hygienische Abteilung und Zahnstation außer der psychiatrischen Abteilung — vertreten, wobei bedingt durch die Aufgaben mehr oder weniger die chirurgische Abteilung in den Vordergrund tritt. Dienstanweisungen regeln den inneren Dienstbetrieb. In der Transport-, Wach-, Feuer- und Verschlußrolle, Leckrolle, Mann-über-Bord-Rolle, Abblenderrolle ist der besondere Dienst festgelegt.

Grundsätzlich ist der Dienst auf den *kleinen Lazarettschiffen* (Abb. 2) der gleiche, wobei die geringere Besatzungsstärke die Übernahme mehrerer Funktionen durch den einzelnen mit sich bringt.

Die 600—1400 t großen Schiffe mit ihren 60—150 Betten sind mit 2 Sanitätsoffizieren — möglichst 1 Chirurg und 1 Internist — besetzt. Chirurgische Erstversorgung Verwundeter und Versorgung Schiffbrüchiger stehen im Vordergrund. Rettungsübungen zur Rettung der Verwundeten, Kranken und Besatzung bei eigenem Schiffsuntergang werden wie bei den großen durchgeführt. Mehr als bei diesen wird die Bergerolle geübt, einmal die Rettung Schiffbrüchiger von Bord selbst aus, was der niedrige Freibord bei vielen Schiffen erlaubt, dann aber auch mit ausgesetzten Booten und Flößen.

Die jeweilige Kriegslage bedingt den Einsatz der Lazarettschiffe. Vorgeschobene Blockadelinien mit Loslösung der Flotteneinheiten von ihrer Basis erfordern große Lazarettschiffe. Die ursprüngliche Hauptaufgabe — Befreiung der Kriegsschiffe von Verwundeten oder Kranken — erfährt bei Kriegsschauplätzen über See eine Erweiterung. Klimatische oder Verkehrsverhältnisse zwingen bei diesen Kriegsschauplätzen zur zeitweisen Verankerung der Schiffe und damit zu den Aufgaben eines stationären Lazaretts. Heimtransport von solchen Verwundeten und Kranken, bei denen eine Wiederherstellung der Kriegsverwendungsfähigkeit in einem bestimmten Zeitraum nicht zu erwarten ist, wird

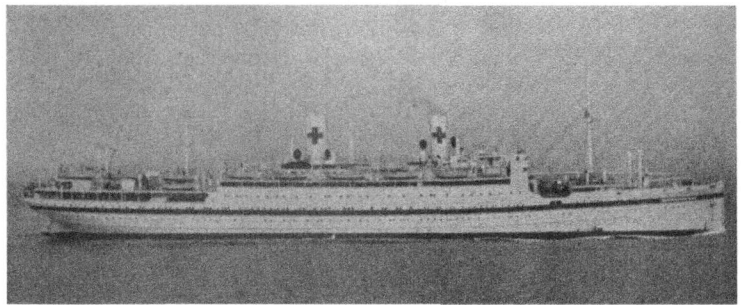

Abb. 1. ,,Großes Lazarettschiff.''

stets im Vordergrund stehen, wenn die Verhältnisse an Land die Errichtung der notwendigen Lazarette erlauben. Uneingeschränkte Behandlungsmöglichkeit bei großem Bettenraum sind die Vorzüge dieses schonenden erschütterungsfreien Seetransportes.

Beim Kampf im Küstenvorfeld treten die kleinen Lazarettschiffe in den Vordergrund. Sie haben einen genügend großen Tiefgang, um bei größtmöglicher Seetüchtigkeit auch bei stärkerem Seegang mit genügender Schnelligkeit schonende Transporte durchführen zu können. Auf den Kriegsstraßen des Küstenvorfeldes patrouillieren sie mit ihren *Rettungseinrichtungen, um bei Massenunglücksfällen auf offener See* in Tätigkeit treten zu können. Auch einzelne Verwundete und Kranke

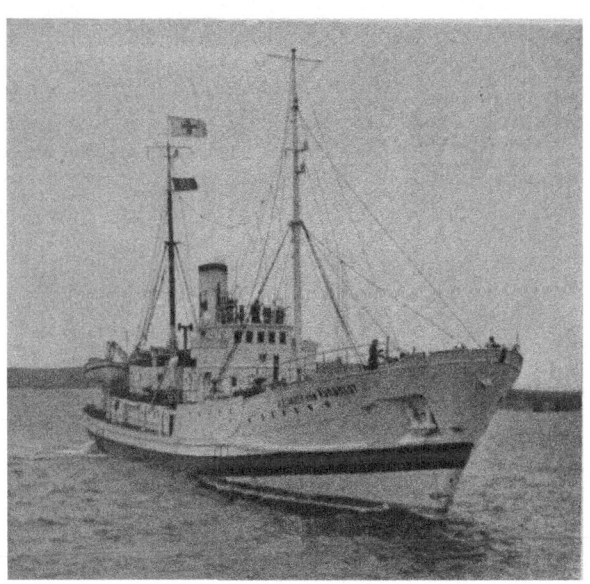

Abb. 2. Kleineres Lazarettschiff.

werden von Streitkräften und Stützpunkten an Land gebracht. Hinzu kommt die regelmäßige ärztliche Versorgung abgelegener nur auf dem Wasserwege erreichbarer Einheiten. Bei gemeinsamen Landungsoperationen übernehmen die kleinen Lazarettschiffe Verwundetenversorgung und Transport.

E. Die Bekleidung bei der Kriegsmarine.

Von E. Bock-Hamburg.

Innerhalb der Einheiten der Kriegsmarine unterscheidet man zwischen *Landkommandos* und *Bordkommandos*. Infolge ihrer verschiedenen militärischen Aufgaben ist auch ihre Bekleidung unterschiedlich. Soweit es sich um Kommandos mit reiner Landverwendung handelt, wie z. B. bei der Marineartillerie, bei der Marineflak, bei den Marinelandesschützen, bei dem Flugmeldewesen der Marine usw., tragen die zugehörigen Soldaten feldgraue Uniform, welche bezüglich Zuschnitt und Ausführung mit der feldgrauen Uniform des Heeres völlig übereinstimmt. Die Unterscheidung von den Angehörigen des Heeres ist lediglich durch die Besonderheit der dienstlichen Abzeichen und durch die vergoldeten Stickereien und Uniformknöpfe möglich. Über die hygienischen Besonderheiten der feldgrauen Uniform und über die allgemeine Hygiene der Bekleidung siehe den Abschnitt VII B[1] in diesem Lehrbuch.

Die Uniform der eingeschifften Marinekommandos und der blau eingekleideten Landmarineteile, die eigentliche *Marineuniform*, unterscheidet sich dagegen grundlegend von den Uniformen aller anderen Wehrmachtsteile. Die blaue Farbe und der besondere Schnitt der Uniform erklären sich aus der historischen Entwicklung und gehen auf die *praktischen Erfordernisse* der früheren Segelschiffszeit zurück, in der die *unbehinderte Beweglichkeit* eine Grundbedingung für die Arbeit des Seemannes an Deck und in der Takelage darstellte. So erklärt sich nicht nur die *internationale Übereinstimmung im Schnitt der Marineuniformen* aller Nationen, sondern auch der Unterschied in der Bekleidung der Offiziere und Portepeeunteroffiziere einerseits und der Unteroffiziere und Mannschaften andererseits. Die Tätigkeit der ersteren bestand im wesentlichen in der Befehlsgabe und Aufsicht von Deck aus, so daß die unbehinderte Beweglichkeit für sie ein geringeres Erfordernis war als bei den in der Takelage eingesetzten Unteroffizieren und Mannschaften.

Innerhalb der Bekleidungsbestimmungen der Kriegsmarine wird unter *Normalbekleidung, zusätzlicher Bekleidung* und *Schutzbekleidung* unterschieden.

Der Umfang der an den Marinesoldaten in der Heimat verausgabten Normalbekleidung richtet sich nach den Ausrüstungsplänen im Sinne des § 2 der Bekleidungsvorschrift[2]. Zusätzliche Bekleidung wird bei Einsatz unter klimatisch abweichenden Bedingungen, Schutzbekleidung im allgemeinen nur während besonderer dienstlicher Verrichtungen getragen.

Die im Frieden bei der Kriegsmarine für Unteroffiziere und Mannschaften allgemein geübte und bewährte Kleidergeldwirtschaft mit einem monatlichen Kleidergeld von 9.— RM ist während dieses Krieges durch die fiskalische Materialwirtschaft abgelöst. Offiziere sind, wie bisher, Selbsteinkleider.

Normalbekleidung der Unteroffiziere und Mannschaften. Die *Oberbekleidung* besteht aus dem sogenannten „blauen Hemd" und einer blauen Hose. Das Hemd stellt nicht ein Hemd im landläufigen Sinne dar, sondern ist eine bis zur halben Höhe der Oberschenkel reichende Jacke aus blauem Wollstoff (geköpertem Molton) mit einem breiten Kragen, der etwa bis auf die Schulterblätter herunterfällt. Die lange weite Brustöffnung des Hemds, der sogenannte Brustschlitz, der durch zwei blaue Schnüre geschlossen werden kann, ist ein charakteristisches Merkmal der Matrosenuniform. („Der Seemann trägt die Brust frei.") Trotzdem das Hemd eng am Oberkörper anliegt, ist es doch durch zwei seitliche Schlitze am unteren Teil völlig beweglich. Es wird in die Hose hineingesteckt und der Rand der Hose durch eine Überschlagfalte bedeckt. Infolgedessen ist das Tragen von Hosenträgern unmöglich. Die *Marinehose* besitzt keinen Vorderschlitz, sondern zeichnet sich durch den besonderen Klappenverschluß aus, der nach P. Schmidt wahrscheinlich ebenfalls auf die Segelschiffszeit zurückgeführt werden kann, in der er beim Reiten und Vornüberbeugen auf den Raaen den Druck auf die Ge-

---

[1] S. 343. Von Interesse ist auch Abschnitt XI E: „*Fliegersonderbekleidung*", S. 512.
[2] M.V.Bl. 1941 S. 743.

schlechtsteile verhinderte. Zur Oberbekleidung gehören ferner der Exerzierkragen („Matrosen-
kragen"), dessen Unterteil unter dem Hemd festgebunden, dessen Oberteil dagegen um den
Hals, frei nach hinten fallend getragen wird, sowie ein schwarzes Seidentuch, das mit einem
besonderen Knoten vorn unter dem Kragen herauskommt.

Für Arbeits- und Exerzierdienst kann weißes Arbeitszeug und für schmutzige Arbeiten
das sogenannte Takelzeug aus grauem Drill getragen werden, beides vom gleichen Schnitt
wie die blaue Uniform. In heißen Gegenden besteht die Oberbekleidung aus dem weißen
Hemd und der weißen Hose, dem sogenannten Paradezeug.

Als *Unterkleidung* dient der „Troyer", ein Unterhemd mit langen oder halblangen Ärmeln,
sowie eine lange Unterhose.

Die *Kopfbedeckung* bildet die bekannte Matrosenmütze mit dem schwarzseidenen Mützen-
band, das hinten in zwei langen Enden frei herunterfällt. Außerdem wird im Dienst die
sogenannte Bordmütze in der bekannten Schiffchenform getragen.

Die *Fußbekleidung* unterscheidet sich von derjenigen des Heeres lediglich dadurch, daß
an Bord für leichteren Dienst der Segeltuchschuh getragen wird, ein aus Segeltuchleinen
bestehender und durch dünne Lederstreifen am Fußrand und über der Ferse verstärkter
Schnürhalbschuh. Die üblichen Schnürschuhe und Schaftstiefel („Seestiefel") besitzen an
Bord keine Benagelung zur Schonung der Decke.

Normalbekleidung der Offiziere und Portepeeunteroffiziere. Der Schnitt der Offiziers-
und Portepeeunteroffiziersuniform ähnelt demjenigen zweireihiger Ziviljacketts. Auch die
Hosen haben die allgemein sonst übliche Form. Als Unterkleidung wird weiße Wäsche mit
einem schwarzen Binder getragen. Die Kopfbedeckung besteht aus einer blauen oder weißen
Schirmmütze — bei Offizieren mit goldener Schirmstickerei —, an Bord aus der entsprechenden Bordmütze. Gegen Nässe und Kälte schützt ein langer Tuchmantel bzw. ein Wetter-
mantel aus gummiertem Leinen.

In warmen Gegenden und zu besonderen Gelegenheiten kann weiße Uniform getragen
werden, dagegen ist das Tragen der im Frieden üblichen Offizierdienst- und Gesellschafts-
uniform, des blauen Rocks und des Messeanzugs in Kriegszeiten nicht gestattet.

Die Normalbekleidung der Kriegsmarine ist auf die besonderen Bedürfnisse
des Dienstes an Bord zugeschnitten. Daß sie sich nicht nur praktisch bewährt,
sondern auch allen gesundheitlichen Anforderungen vollauf genügt hat, beweist
die Tatsache, daß seit etwa einem halben Jahrhundert an der jetzigen Marineuniform nichts Grundlegendes geändert worden ist. Ihr besonderer *hygienischer
Vorteil* liegt in der Möglichkeit *freien Luftzutritts* und damit der sich einstellenden
Abhärtung gegen die Unbilden der Witterung, wobei trotzdem die Uniform durch
die Auswahl der Stoffe und die Art des Uniformschnitts neben genügender
Wärmeabgabe in der Hitze auch einen völlig ausreichenden Kälteschutz besitzt.

Für besondere Verhältnisse, sowohl dienstlicher als auch vor allem klimatischer Art, stellt die Kriegsmarine **zusätzliche Kleidung** zur Verfügung, welche
die in Frage kommenden Umweltsverhältnisse berücksichtigt und den daraus
entstehenden hygienischen Forderungen Rechnung trägt.

So wird in der heißen Jahreszeit in den Schwarzmeer- und Mittelmeerländern sowie
in *subtropischen* und *tropischen* Gebieten statt blauer und feldgrauer Uniform eine Khaki-
uniform, bestehend aus Khakifeldbluse, Khakihose und Khakihemd mit schwarzem Binder,
getragen. In tropischen Gebieten ist das Tragen der kurzen Khakihose („shorts") gestattet.
Auch sonst ist die Bekleidung durch Verausgabung von Tropenunterzeug, Tropenstrümpfen,
Tropenhelm usw. den klimatischen Besonderheiten angepaßt. Eine wollene Leibbinde schützt
vor zu starker Abkühlung der Bauchorgane bei schwankender Temperatur, doch sollte sie
möglichst nur nachts und bei besonderen Temperaturstürzen getragen werden, um unnötiger
Verwöhnung zuvorzukommen. Gegen die starke Sonnenblendung des südlichen Himmels
wird eine Sonnenschutzbrille mit farbigen Gläsern („Umbralgläser") benutzt. Zum Schutze
gegen Moskitos stehen Moskitonetze und Mückenschleier zur Verfügung (siehe I F 23).

Auch für die *kalte Jahreszeit*, insbesondere des russischen Raumes, ist zur Verhütung
von Kälteschäden durch Ausgabe zusätzlicher Bekleidungsstücke, wie Wachtmäntel, Filzschuhe, Pelzbekleidung usw., hinreichend gesorgt.

Neben der Normalbekleidung und der beschriebenen zusätzlichen Bekleidung
enthält die Bekleidung der Kriegsmarine eine Reihe von **Schutzbekleidungs-
stücken.**

Diese werden aus Reichsmitteln beschafft und für dienstliche Tätigkeit verausgabt,
„bei der die Kleidung über das gewöhnliche Maß hinaus verschmutzt und abgenutzt wird,

oder für die eine besondere Kleidung zur Unfallverhütung gesetzlich vorgeschrieben ist bzw. zum Schutze gegen Witterungsunbilden, körperliche Schäden, Ansteckung usw. getragen werden muß, wobei die Beschaffung auf eigene Kosten dem Träger billigerweise nicht zugemutet werden kann". Die Schutzbekleidung steht nicht zum uneingeschränkten Gebrauch, sondern jeweils nur für die Zeit ihrer unbedingten dienstlichen Verwendung zur Verfügung, im Gegensatz zur Uniform, die dem Träger als Eigentum oder zum ständigen leihweisen Gebrauch überlassen ist. Die „Vorschriften über die Schutzbekleidung[1] und ihre Verwendung im Bereich der Kriegsmarine" enthalten im einzelnen die einschlägigen Richtlinien und das Verzeichnis der sollmäßigen Schutzbekleidungsstücke.

Die für das militärische Personal der Kriegsschiffe in Frage kommende Schutzbekleidung dient fast ausschließlich zum Schutze gegen Nässe und Kälte sowie zum Schutze der Haut gegen Öl und die Einwirkung anderer technischer Nebenprodukte. Somit bleibt erstere fast ausschließlich dem *seemännischen*, letztere vorwiegend dem technischen Personal vorbehalten (auf U-Booten, Kleinfahrzeugen usw. jedoch auch für seemännisches Personal). Untenstehende Zusammenstellung gibt eine Übersicht über die an Bord der Kriegsschiffe vom militärischen Personal getragene Schutzbekleidung.

Übersicht über die Schutzbekleidung des militärischen Personals an Bord von Kriegsschiffen.

Für Schlechtwetter- und Kälteschutz	Zum Schutze gegen Öl usw.
Wachtmäntel	Arbeitsanzüge aus dunklem Drell, Pilotstoff
Filzschuhe	u. dgl. (Jacke und Hose)[5]
Ölanzüge (Rock, Hose, Südwester)	Maschinenanzüge (Jacke und Hose)[6]
Gummiregenzeug[2]	Kesselanzüge (in einem Stück mit abknöpf-
Gummihosen (Hose mit angesetztem Gummi-	barer Kapuze)[7]
stiefel)[3]	Lederzeug (Jacke und Hose)[8]
Kaltwetteranzüge (Jacke und Hose in einem	Säureanzüge[9]
Stück aus Gummi)[4]	
Kopfschützer	
Isländerjacken	

F. Marineeigentümliche Tropenhygiene.

Von J. Zschucke-Berlin.

Mit 4 Abbildungen.

1. An Bord.

Auf *hoher See* kommt der Vorbeugung und Bekämpfung von Tropenkrankheiten bei weitem nicht die überragende Bedeutung zu, die sie an *Land* in den Mittelpunkt jeder tropenärztlichen und hygienischen Tätigkeit stellt[10].

Wie selten ausgesprochene Tropenkrankheiten an Bord ärztlich betreuter Kriegsschiffe tatsächlich geworden sind, ergibt sich aus einem Bericht über die *Auslandsreisen der Schul-*

---

[1] Sch.Bekl.-M.Dv. Nr 624.
[2] Nur für Besatzungen von U-, UZ.-, UZS.-, R.- und S.-Booten.
[3] Nur für seemännische Besatzung von Segelschulschiffen.
[4] Nur für Besatzung der U-Boote.
[5] Bei Reinigungs- und Instandsetzungsarbeiten.
[6] Für technisches Personal im technischen Dienst, gleichzeitig Sommerbekleidung der U-Boots-Besatzungen.
[7] Bei Kesselarbeiten.
[8] Für technisches Personal, ebenso für gesamte U-Boots-Besatzung.
[9] Bei Bedienung der Akkubatterien.
[10] Siehe auch Abschnitt IX C: „*Tropenhygiene*", S. 419 in diesem Lehrbuch.

schiffe der deutschen Kriegsmarine in den Jahren 1925—1937; es kamen an Bord von 7 Schiffen mit insgesamt 14 206 Mann Besatzung auf 24 meist in die Tropen gerichtete Reisen, während deren 483 ausländische Häfen angelaufen wurden, innerhalb von 5982 Reisetagen insgesamt 5831 Kranke in Zugang, d.h. 410,46 °/₀₀ der Kopfstärke und damit weniger als in der gleichen Zeitspanne in der Heimat.

Von den *Erkrankungen* entfielen auf Tropenkrankheiten und kosmopolitische, in den Tropen besonders häufige Erkrankungen folgende:

Malaria	3,23 °/₀₀
Ulcus tropicum	3,09 °/₀₀
Lymphogranuloma inguinale	2,32 °/₀₀ [1]
Oberflächliche Pilzerkrankungen der Haut	1,61 °/₀₀ [2]
Bakterienruhr	0,91 °/₀₀ [3]
Pappatacifieber	0,7 °/₀₀
Unterleibstyphus	0,63 °/₀₀
Sonnenstich	0,49 °/₀₀
Amöbenruhr	0,35 °/₀₀
Denguefieber	0,21 °/₀₀
Schlafkrankheit	0,07 °/₀₀
Hitzschlag	0,07 °/₀₀
	13,68 °/₀₀

d. h. nur 3,38 % der Gesamtmorbidität.

An der 1,68 °/₀₀ betragenden *Gesamtsterblichkeit* waren die Tropenkrankheiten relativ stark beteiligt, nämlich mit 16,7 °/₀ (2 mal Bacillenruhr und je 1 mal Malaria und Hitzschlag).

Vorbeugungsmaßnahmen müssen in erster Linie eine *Einschleppung der Tropenkrankheiten an Bord verhüten* und werden dementsprechend im Abschnitt *Hafenhygiene* abgehandelt. Auf hoher See sind sie teilweise überflüssig, wie bei den durch Stechmücken oder -fliegen übertragenen Seuchen, teilweise beschränken sie sich auf die üblichen Isolierungs-, Entkeimungs- und Entwesungsverfahren.

Zur Eindämmung der in den Tropen äußerst häufigen und lästigen Epidermophytien (z. B. Hongkong foot) — es können nach amerikanischen Mitteilungen bis zu 93 % einer Kriegsschiffsbesatzung befallen werden — empfiehlt es sich, die Holzgrätings in den Duschräumen entweder grundsätzlich zu entfernen oder mit Ölfarbe zu streichen und ebenso wie die Linoleumfußböden der Ankleideräume täglich zu entkeimen (z. B. mit Jocodon 1 : 3000). Gegen Erkrankung an Tropengeschwüren bietet gewissenhafte Behandlung auch kleinster Verletzungen den besten Schutz, gegen alle übrigen Hautkrankheiten eine sorgfältige Körperpflege: Täglich 1—2 Duschbäder[4], Gebrauch gut überfetteter Seife[5], energisches Abtrocknen[6], tunlichst täglicher Wäschewechsel bei scharfer Kontrolle der Wäscherei und des (farbigen) Waschpersonals.

---

[1] Andere Geschlechtskrankheiten wurden nicht häufiger beobachtet als in der Heimat; das venerische Granulom fehlte völlig.

[2] Leichte Fälle von Rotem Hund (Lichen tropicus) und Hongkong foot (Erosio interdigitalis mycotica) sind nicht in die Statistik aufgenommen, ebensowenig relativ harmlose ortsgebundene oder epidemisch auftretende Entzündungen des äußeren Gehörganges (Singapore-Ohr, Monsum-Ohr, Schwimmbad-Otitis). Der Anteil der letzteren dürfte schätzungsweise 3,87 °/₀₀ betragen.

[3] Ortsgebundene, ätiologisch noch nicht geklärte und dabei relativ harmlose Darmerkrankungen von kurzer Dauer (z. B. Canarisches Fieber) sind nicht aufgeführt. Ihr Anteil dürfte schätzungsweise 6,09 °/₀₀ betragen.

[4] Falls nicht genügend Süßwasser vorhanden ist (U-Boote), genügt Seewasser, das — altem Aberglauben zum Trotz — fast von allen Menschen auch ohne Nachspülen mit Süßwasser gut vertragen wird. Wannenbäder sind für ein Kriegsschiff ein überflüssiger Luxus, resp. bei Benutzung durch einen größeren Personenkreis gefährlich, weil sie ebenso wie gemeinsam benutzte Waschbecken Hautinfektionen übertragen können (Furunkulose des technischen Personals).

[5] Beim Waschen mit Seewasser hat sich Seewasserseife sehr gut bewährt.

[6] Für sehr empfindliche Haut sind gute Hautcreme und -öle, bei Neigung zu starkem Schwitzen Puder evtl. mit Schwefel ratsam. Vor Kölnischwasser ist dagegen zu warnen (Berlocke-Exanthem).

Daß weiterhin die *Ernährung* und Versorgung in qualitativer und quantitativer Beziehung den Vorschriften der Ernährungsphysiologie in jeder Weise entsprechen muß, ist eine selbstverständliche Forderung, die sich beim heutigen Stand der *Konservierungstechnik* und mit den an Bord vorhandenen *Kühlräumen* und Eisschränken auch dort ohne besondere Schwierigkeiten verwirklichen läßt, wo die ideale Lösung mit Hilfe des *Tiefgefrierverfahrens* noch nicht durchgeführt

werden kann. Die prophylaktische Verabreichung von Vitaminen zur Vermeidung von Mangelkrankheiten wie Skorbut, Beriberi und Segelschiff-Beriberi ist in der Regel überflüssig[1].

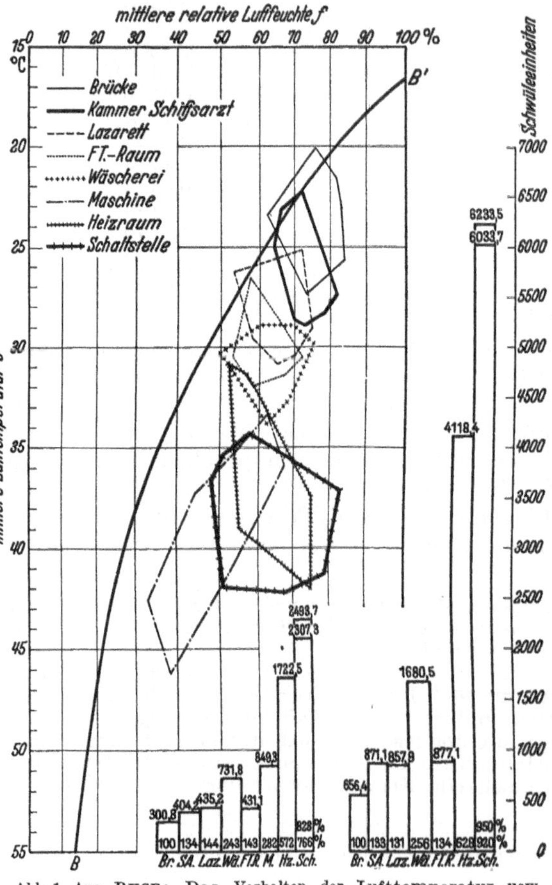

Während also Infektions- und Mangelkrankheiten ihre noch vor 50 Jahren oft verhängnisvolle Rolle für die Kriegsschiffahrt ausgespielt haben[2], stellen die besonderen klimatischen Bedingungen an Bord in den Tropen nach wie vor eine schwere Belastung für die Besatzung dar.

Ein Vergleich der von RUGE auf einem Kreuzer während der Fahrt von Afrika nach Südamerika aufgenommenen Klimagramme und Schwüleeinheiten mit den Jahresmitteln von Tiko in Kamerun (Abb. 1 und 2) zeigt, daß sich Temperatur- und Feuchtigkeitswerte auch auf einem modernen Kriegsschiff mit Ölfeuerung viel weiter von der Behaglichkeitsgrenze entfernen, als in einem notorisch ungesunden und klimatisch besonders ungünstigen Ort an der berüchtigten Küste Westafrikas. Wenn auch die Grenze der Behaglichkeit nicht mit derjenigen der Erträglichkeit zusammenfällt[3] und die Schwüle an Bord entsprechend der Steigerung der Abkühlungsgröße durch eine Ventilation bis zu 14 m/sek Windgeschwindigkeit nicht richtig

Abb. 1. Aus RUGE: Das Verhalten der Lufttemperatur usw. (siehe Literaturverzeichnis). II. Teil der Reise. Fahrt Lobito—Rio de Janeiro—Vigo. 21° 3′ S 17° 16′ W 42° 15′ N 7° 44′ W. 30. IX.—26. XI. 30. Gesamttagestemperaturmittel von je 3 Tagen. 5524 Messungen.

empfunden und gewertet wird, so ist doch durch die Koppelung hoher Lufttemperatur mit großer Luftfeuchtigkeit die Gefahr einer Überwärmung gegeben, die sich folgendermaßen manifestieren kann:

---

[1] Eine Ausnahme bildet höchstens Vitamin B bei Hitzearbeit.

[2] Noch 1896 starb das italienische Kriegsschiff „Lombardia" vor Ilha Grande südlich von Rio de Janeiro durch Gelbfieber fast aus.

[3] Die Erträglichkeitsgrenze dürfte u. a. auch von der Konstitution sowie seelischen Faktoren abhängen und demgemäß großen individuellen Schwankungen unterliegen; jedenfalls findet sich bei gesunden männlichen Personen im Alter von 19—35 Jahren zwischen der Behaglichkeitsgrenze und denjenigen Temperatur- und Feuchtigkeitsgraden, die Krankheitserscheinungen auslösen, eine ziemlich breite Erträglichkeitszone (RUGE), deren untere Grenze bisher noch nicht in exakten Zahlen festgelegt ist.

a) als *Hitzeerschöpfung* in einem Versagen des Kreislaufes, klinisch angedeutet resp. gekennzeichnet durch Schwindel, Kopfschmerz, Beklemmung, Brechreiz, Erhöhung der Pulsfrequenz über die kritische Schwelle von 180 und Kollaps,

b) als *Hitzschlag* in einem Versagen der physikalischen Wärmeregulation,

c) als „*Heizerkrämpfe*" in einer akuten Kochsalz- und Wasserverarmung, klinisch gekennzeichnet durch unter Umständen zum Tode führende Konvulsionen.

Als *Vorbeugungsmaßnahmen* gegen die erwähnten, sämtlich *lebensbedrohlichen Zustände* kommen in Betracht:

1. Sorgfältige Auswahl der Mannschaft durch gewissenhafte Untersuchung auf Tropendienstfähigkeit[1]. Dabei ist zu beachten, daß Lebensalter unter 25 Jahren durchschnittlich im Kampf um die Erhaltung der Eigenwärme geringere Widerstandskraft aufweisen werden als oberhalb dieser Grenze.

2. Unterweisung der Mannschaften, besonders der in klimatisch ungünstigen Räumen tätigen, über die Vorboten schwerer Gesundheitsstörungen sowie Sorge für reichliche Flüssigkeits- und Salzzufuhr (Haferschleim, kalter Tee, Kaffee, gut gesalzene Speisen)[2].

3. Den klimatischen Bedingungen angepaßte Einteilung des Dienstes, besonders unter Deck (Verlängerung der Freizeit, Erlaubnis zum Nachmittagsschlafen an Deck, Einschränkung des praktischen Dienstes zugunsten des Unterrichts, Erleichterung der Akklimatisierung durch Gymnastik an Deck usw.).

4. Erledigung der „ganztägigen Hitzearbeiten", besonders der Wäschereinigung, durch Eingeborene (Chinesen).

5. Verbesserung der Belüftung durch Ausbau der Lüfter und Anbringung großflügeliger Fächerventilatoren[3].

6. Eine ideale Lösung des Problems würde durch Klimatisierung mit künstlich gekühlter, gewaschener und getrockneter Luft möglich sein; leider beanspruchen die bisher auf Passagierdampfern üblichen Verfahren so viel Energie und Raum, daß sie für Kriegsschiffe nur ausnahmsweise tragbar sind. Diese Ausnahme trifft zu für die zu Operationen in tropischen Meeren eingesetzten U-Boote sowie für Lazarettschiffe[4].

Bei *Aufenthalt an Deck* und unvorsichtiger Exposition der *Sonnenstrahlung*

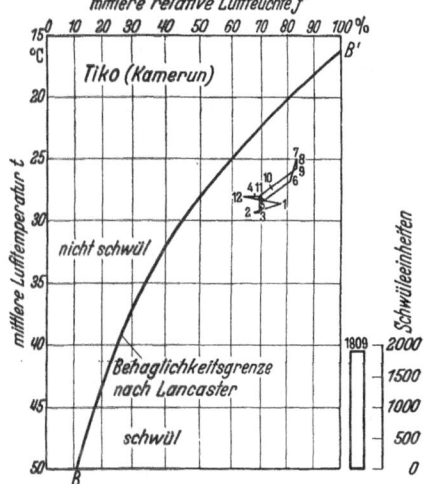

Abb. 2. *Klimagramm von Tiko in Kamerun (15 m ü. M.)*. Tagesmittel der verschiedenen Monate (von SEMMELHACK gezeichnet nach einer Klimatabelle in SEMMELHACK: Physiologische Klimakarte von Kamerun und den Nachbargebieten. Mitteilungen der Gruppe Deutscher Kolonialwirtschaftlicher Unternehmungen Bd. 5, 1942). Zeichenerklärung: t = mittlere Lufttemperatur (°C) in der Ordinate; f = mittlere relative Luftfeuchte in der Abszisse, Schwüleeinheiten nach RUGE: Halbes Produkt aus der Überschreitung der Behaglichkeitsgrenze um $^1/_{10}$° C und 1% relative Feuchtigkeit in graphischer Darstellung. (Linie *BB'* ist die Behaglichkeitsgrenze nach LANCASTER.)

---

[1] V.U. Wm. Trop. Neudruck 1942.

[2] Durch die Arbeiten des *Kaiser Wilhelm-Instituts für Arbeitsphysiologie* ist einwandfrei nachgewiesen, daß bei *Hitzearbeit* ein *größerer Bedarf an Vitamin B₁* besteht und daß sich durch Zulage einer Kombination von B₁-Traubenzucker eine deutliche Steigerung der Leistungsfähigkeit resp. eine Verzögerung der Hitzeerschöpfung erzielen läßt. Wieweit sich diese Feststellung praktisch für die Kriegsmarine ausnutzen läßt, ist zur Zeit noch nicht zu übersehen.

[3] Die Möglichkeit, durch die Windmaschine die Wärmeabgabe des menschlichen Körpers zu erleichtern, ist nur bei Lufttemperaturen unter 36° und einem Feuchtigkeitsgehalt von weniger als 40% gegeben; auch entfällt die Möglichkeit einer Entwärmung durch die Lunge bei einem Wassergehalt von mehr als 14 g H_2O/cbm, wie überhaupt in den Betriebsräumen eines Schiffes die absolute Feuchtigkeit in gesundheitlicher Beziehung maßgeblicher ist als die der Außenluft gegenüber stets verringerte relative.

[3] Bei der Unterwasserfahrt eines mittelgroßen Bootes werden —— Fahrtstufe A.K. vorausgesetzt —— laufend ungefähr folgende Wärmemengen erzeugt:

gegenüber drohen örtliche Verbrennungen und Sonnenstich; auch in letzterem
Falle handelt es sich um einen rein thermischen Effekt, nämlich Speicherung
der Sonnenwärme in Haar, Kopfschwarte und den oberflächlichen Blutgefäßen
mit Weitertransport auf die Hirnhäute[1] und einer dadurch bedingten unter Umständen tödlichen Hyperämie derselben; außerdem besteht die Gefahr der Entstehung von Blutarmut.

Soweit keine Sonnensegel gespannt werden können, ist ebenso wie für den Landaufent-
halt das Tragen des Tropenhelms von 8 Uhr bis 16 Uhr nachmittags zu befehlen; die Mütze
gewährt nur einen völlig unzureichenden Schutz.

Sonnenbäder, d.h. Bestrahlungen in Ruhelage, sind nicht nur wegen der Gefahr örtlicher
Verbrennung, sondern auch deswegen zu verbieten, weil sie latente Infektionen provozieren,
besonders Malaria und Lungentuberkulose; man kann aber dem „Pigmentprotzentum"
insoweit entgegenkommen, als bei einem entsprechenden Schutz des Kopfes der übrige
Körper solange der Sonne ausgesetzt werden kann, wie er in Bewegung bleibt (Turnstunde,
Bordspiele usw.).

Die für die Tropen charakteristische geringe Wetterhaftigkeit[2] bedingt auf
der anderen Seite eine erhöhte Empfindlichkeit plötzlicher Abkühlung, gegenüber
der bei der an Bord allenthalben vorhandenen Zugluft in der Form Rechnung
getragen wird, daß der an Land mit Recht auf Krankheitsfälle[3] beschränkte Gebrauch der Bauchbinde für die Tagesstunden von 18 Uhr abends bis 6 Uhr morgens obligatorisch gemacht wird.

2. Im Hafen.

Alle zivilisierten Länder wissen sich gegen *Einschleppung von Seuchen auf
dem Seeweg* durch eine gesundheitliche Überwachung der Seeschiffe zu schützen.

Diese ist seit Gründung des internationalen Gesundheitsamtes (1907) resp. Abschluß des
internationalen Sanitätsabkommens vom 21. 6. 26 für diejenigen Staaten weitgehend ver-
einheitlicht, die diesem Abkommen beigetreten sind (Deutschland durch das Gesetz vom
18. 3. 30). Die in der „Verordnung über die gesundheitliche Behandlung der Seeschiffe in
Deutschen Häfen" vom 31. 12. 31[3] niedergelegten Bestimmungen sind also in einer großen
Anzahl von Auslandshäfen auch für die deutschen Schiffe bindend; die Verantwortung für
ihre Durchführung liegt nach § 30 auf Schiffen der Reichsmarine dem Schiffskommando

E-Maschinen-Lüfter	115350 We/h
Hilfsmaschinen.	3500 We/h
Beleuchtung	4100 We/h
Mannschaftsanteil	7400 We/h
Zusammen	130350 We/h*

* Weniger bedeutende Wärmequellen, wie Batterie, Kochherd und Umformer, sind absichtlich weggelassen worden, ebenso nur vorübergehend wirksame, wie die Dieselmaschinen
nach plötzlichem Tauchen.

Durch die Kühler der E-Maschinen werden 88000 We/h abgeführt, die verbleibenden
42 350 We/h erzeugen bei einer für die tropischen Meere durchschnittlichen Außenwasser-
temperatur von 28° C ziemlich schnell Innentemperaturen bis zu Werten, die in Anbetracht
der fast völligen Sättigung der Luft mit Wasserdampf als unerträglich bezeichnet werden
müssen, so daß die militärische Verwendungsfähigkeit nicht klimatisierter U-Boote in den
Tropen stark eingeschränkt ist.

[1] Glatzköpfige sind daher weniger gefährdet als Personen mit starkem dunklem Kopfhaar; regelmäßiges Untertauchen in kurzen Abständen schützt ebenfalls vor Sonnenstich
und ermöglicht Seebäder auch um die Mittagszeit. Eine Gewöhnung an die Sonnenwirkung
tritt dagegen beim Europäer, wenigstens in Afrika, nicht ein.

[2] Unter Wetterhaftigkeit versteht man die Neigung zu größeren unperiodischen Schwankungen der Lufttemperatur und Luftfeuchtigkeit.

[3] Bei Landexpeditionen, bei denen längere Zeit Unterbringung im Zelt nötig ist, ist
das Anziehen der Bauchbinde nachts anzuraten.

[4] M.Dv. Nr 280.

ob. Die genaue Kenntnis dieser Verordnung sowie anderer internationaler Abkommen[1] ist für den *Schiffsarzt* nicht nur zwecks sachgemäßer Beratung des Schiffskommandos, sondern auch deswegen notwendig, damit er die bestimmungsgemäß den Hafenbehörden zufallenden Entkeimungs- und Entwesungsmaßnahmen im Bedarfsfalle schon während der Fahrt vorbereiten und vornehmen kann[2]. Ferner kann er sein Schiff vor der in manchen Häfen noch immer üblichen Belastung durch unbegründete sanitäre Maßnahmen schützen (z. B. überflüssige Entrattung, Forderung nicht vorgeschriebener Gesundheitsatteste usw.).

Wichtiger ist es natürlich, vom Standpunkt der Kriegsmarine aus gesehen, daß die *Einschleppung von Krankheiten* von Land an Bord mit allen Mitteln *verhütet* wird. Voraussetzung ist eine eingehende Kenntnis der *derzeitigen Gesundheitslage in den jeweils angelaufenen Häfen*, die nur teilweise aus dem Studium der einschlägigen Lehrbücher[3], Zeitschriften[4] oder marineeigenen Informationsmaterials erworben werden kann und jedenfalls umgehend durch *persönliche Rücksprache* mit dem *Hafenarzt* und besonders den ortsansässigen *eigenen Konsularbehörden* zu ergänzen ist.

Von den *für Kriegsschiffe erforderlichen Schutzmaßnahmen* kann im Rahmen dieser Abhandlung nur auf einige besonders wichtige hingewiesen werden:

1. *Schutzimpfungen* entweder vor oder tunlichst bald nach dem Auslaufen[5].

2. *Abwehr* krankheitübertragender *Insekten*. Wenn das Schiff 1,5 km vom Land entfernt liegt, ist es durch aktiven Einflug von Anophelen (Malaria), Culiciden (Dengue, Gelbfieber, Filarien), Glossinen (Schlafkrankheit), Chrysopsfliegen (Filarien), Phlebotomen (Leishmaniosen, Pappataci), Simulien (Filarien) und Stubenfliegen (bacilläre und Amöbenruhr) nicht gefährdet oder wenigstens nur gelegentlich bei sehr starken ablandigen Winden; dagegen bieten längsseit anlegende Kohlenleichter, Wasserschiffe, Bumboote und Pinassen den erwähnten Insekten Gelegenheit zur Überfahrt und müssen kontrolliert und durch Flitspray entwest werden; ebenso soll nach Ablegen Deck und Anlegeseite durch Abspritzen gereinigt werden.

Ist die Entfernung bis zum Land geringer als 1,5 km, so sind Seitenfenster, Oberlichtöffnungen und Türen durch Moskitoeinsätze aus Phosphorbronzedraht (12 Maschen auf 20 mm) mückendicht zu machen (gegen Phlebotomen wirkungslos), ebenso nachts alle irgendwie entbehrlichen Lichter zu löschen. Ferner ist bei Gelbfieber- und starker Malariagefahr dienstlicher und besonders außerdienstlicher Verkehr mit Land vor Sonnenauf- resp. nach Sonnenuntergang auf das absolut erforderliche Mindestmaß zu beschränken und Urlaubsverbot zu erlassen.

3. Maßnahmen zur *Verhütung einer Einschleppung von Pest*. Bereits vor Anlaufen eines befallenen Hafens ist nach den „Richtlinien für die Feststellung der Anwesenheit von Ratten auf Schiffen"[6] nach diesen Tieren zu fahnden und das Schiff tunlichst rattenfrei zu machen. Mißlingt dieser Versuch oder ergibt die Untersuchung den Verdacht von Rattenpest an Bord, so ist umgehend Entwesung durch die Hafenbehörde zu fordern. Bei Liegen am Kai müssen in pestverseuchten Häfen die Stellinge nachts eingezogen und die Festmacheleinen mit Schutztrichtern versehen werden.

4. Ärztliche *Kontrolle* der Versorgung mit *Trinkwasser* und *Nahrungsmitteln*. Die Überwachung der *Trinkwasserversorgung* durch die zuständigen Behörden ist in vielen tropischen Häfen außerordentlich mangelhaft. Es ist daher zweckmäßig, im Ausland an Bord genommenes Trinkwasser zu entkeimen oder nur in abgekochtem Zustand zu verabreichen[7].

---

[1] Z. B. Internationales Abkommen zum gegenseitigen Schutz gegen Denguefieber vom 25. 7. 34 (Athen). Internationales Abkommen über Abschaffung der Konsulatsichtvermerke usw. vom 22. 12. 34 (Paris).

[2] Z. B. Desinfektion der Bilge durch Kalkbrühe, 60—120 l pro Meter Schiffslänge; laufende Entrattung durch Auslegen von Giftködern und Aufstellen von Fallen usw.

[3] Z. B. Ruge, Mühlens, zur Verth: Krankheiten und Hygiene der warmen Länder. Leipzig 1938.

[4] Reichsgesundheitsblatt, Reichsverlagsamt Berlin NW 40, Scharnhorststr. 4. Bulletin Provisoire de l'Office International d'Hygiène Publique, Paris 21, Boulevard Bazin Royat.

[5] Marineverordnungsblatt Mittler & Sohn, Berlin SW 68, Kochstr. 68. Kreuzerhandbuch Reichswehrministerium, Marineleitung, Flottenabteilung.

[6] M.Dv. Nr 280.

[7] Die durch M.Dv. Nr 280 gegebene Anleitung zur Untersuchung des Trinkwassers genügt bei dem notgedrungenen Verzicht auf bakteriologische Untersuchung nur zu einer oberflächlichen Orientierung über die Qualität eines Wassers, gestattet aber kein abschließendes Urteil über seine Eignung zu Genußzwecken. In Zweifelsfällen muß es vor dem Genuß abgekocht werden.

Auch *Nahrungsmittel* (Fleisch, Gemüse, Früchte) dürfen nur in gekochtem oder ge-bratenem Zustande genossen werden, es sei denn, daß vorher die Schale mit entsprechender Vorsicht entfernt wird (Bananen und Apfelsinen). Als besonders gefährlich gelten: grüner Salat, Erdbeeren, Fische, Austern und Krebse, ferner ungekochte Milch und Milchprodukte wie Käse, Butter und besonders Speiseeis.

5. *Farbigen* ist das *Betreten des Schiffes*, soweit möglich, zu *verbieten*. Diese Vorschrift gilt besonders für farbige Händler, deren Waren u. a. auch auf Insekten zu kontrollieren sind (Wanzen, Läuse usw.).

6. Medikamentöse *Malariaprophylaxe*[1]. Die an Land vielfach schon selbstverständliche Anordnung dieser Maßnahmen setzt an Bord die Berücksichtigung folgender nicht allgemein bekannter Tatsachen voraus:

a) Es gibt keine kausale medikamentöse Malariaprophylaxe, d. h. kein Mittel, das in der üblichen Dosierung imstande ist, Sporozoiten und E-Formen abzutöten und somit das Haften der Infektion von vornherein zu verhüten.

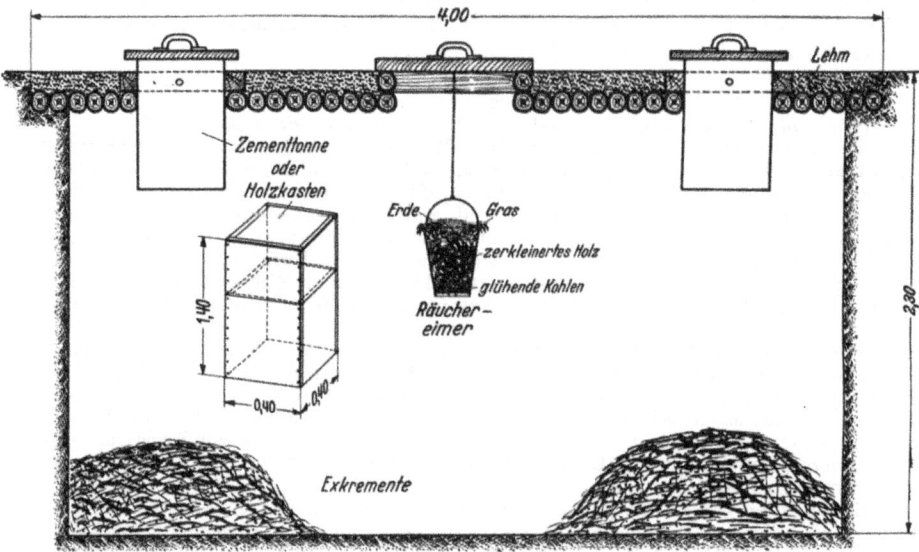

Abb. 3. Rauch-Abortanlage nach Angabe von Dr. PETERS, Bahnarzt der K.M.B. Duala. M. 1:25.

b) Die für die Prophylaxe allein verwendbaren Schizontenmittel sind während der mindestens 8-, durchschnittlich 10 tägigen Inkubation völlig wirkungslos, so daß eine Ver-ordnung vor der Landung zwecklos ist.

c) Die sogenannte Prophylaxe ist tatsächlich eine Dauerbehandlung mit untertherapeu-tischen Dosen, die im Verein mit den Abwehrkräften des Organismus die klinischen Erschei-nungen bis zur völligen Unterdrückung abschwächen, die Infektion aber nur dann zur Aus-heilung bringen kann, wenn sie lange genug fortgeführt wird, und zwar mindestens 6 Wochen nach Aufhören der letzten Infektionsmöglichkeit; von anderer Seite wird statt dessen auch eine Abschlußbehandlung in der für Heilzwecke üblichen Dosierung und Dauer empfohlen. Sie stellt also eine langwierige und kostspielige Maßnahme dar, die nur dann zu rechtfertigen ist, wenn die Wahrscheinlichkeit, daß eine Infektion stattgefunden hat, entsprechend groß war.

3. An Land.

Die von der deutschen Kriegsmarine bisher in tropischen Gegenden an Land durchgeführten Unternehmungen bestanden aus *Landungen* und *Expeditionen*, erstere in dauernder Verbindung mit dem Schiff oder dem Schiffsverband, letztere durch eine längere Etappenstraße von ihrer maritimen Basis getrennt; sie tragen vielfach den Charakter von Improvisationen. Dieser Charakter haftet in besonderem Grade den sanitären Maßnahmen an, die so stark von den je-

---

[1] Siehe auch Abschnitt I unter „*Malaria*", S. 137 in diesem Lehrbuch.

weiligen örtlichen Verhältnissen abhängig sind, daß allgemeingültige Regeln nicht gegeben werden können.

Die *für Landungszwecke vorgesehene Ausrüstung* ist bei der Raumbeschränkung an Bord und der Seltenheit des Bedarfes relativ gering; vielfach wird sie durch *Requisitionen* an Land ergänzt werden können, wobei an die tropenärztliche Ausbildung des Schiffsarztes und seine *Begabung für Improvisationen* erhebliche Anforderungen gestellt werden.

Gesundheitliche Belehrung der Teilnehmer vor der Landung gehört zu den wichtigen Aufgaben des Sanitätsdienstes und sollte durch Mitgabe von Demonstrationsmaterial für Vorträge (Stehfilme) unterstützt werden.

Erschwert wird die Gesundheitsführung durch den Umstand, daß *Landungsoperationen* der Kriegsmarine oft in besonders *ungesunden und unwegsamen Küstengeländen* (Mangrovensümpfe) durchgeführt werden und dementsprechend für den Transport auf Eingeborenenhilfe (Träger) angewiesen sind, die einer besonderen ärztlichen Betreuung und gleichzeitig möglichster räumlicher Trennung von der europäischen Truppe bedürfen.

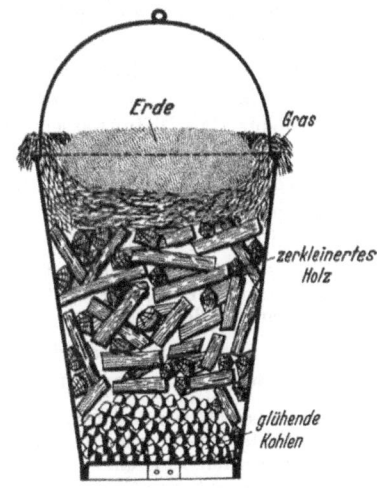

Abb. 4. Räuchereimer für die Abortgrube, (Nach Angabe von Dr. Peters, Duala.)

Einige der wichtigsten Grundregeln für ihre Behandlung sind folgende: Marschleistung 25—30 km am Tage bei 5 km Stundengeschwindigkeit, Gewicht der Last max. 30 Kilo, Sorge für gute Verpflegung, Müll- und Abfallbeseitigung (Rauchklosett Abb. 3 und 4).

Die aus dem Schutz tropischer Häfen, Flottenstützpunkte oder Küsten erwachsenden hygienischen Aufgaben unterscheiden sich in keiner Weise von denjenigen der *Tropenhygiene* an Land einschließlich der Hafenhygiene.

Schrifttum.

Andruzzi: Rivista medica tropicale e studi di medicina indigena 4, Nr 2/3, S. 55—58 (1940). — Bauer: Veröff. Marinesan.wes. 1940, H. 31, Berlin. — Droese: Münch. med. Wschr. 1941, Nr 33, S. 1909; Arb.physiol. 12 (1942). — Droese u. Wildemann: Arb.physiol. 11, H. 5, S. 481 (1941). — Guild: J. Roy. Nav. Med. Serv. Ind. Med. 28, 411 (1940). — Handbuch der Gesundheitspflege an Bord von Kriegsschiffen, herausgegeben von zur Verth, Dirksen, Bentmann u. Ruge. Jena 1914. — Kortenhaus: Der Schiffsarzt. Jena 1937. — Lattes u. Salvi del Pero: Ann. Med. nav. e colon 1937 I, S. 522—533. — Mann u. Hume: Mil. Surgeon 82, 439 (1938). — Mills: Amer. J. Physiol. 133, 525 (1941). — Riege: Aufgaben des Sanitätsdienstes bei Landungen und bei Expeditionen in tropischen und subtropischen Gegenden. Veröff. Marinesan.wes. 1910, H. I. — Röpke: Deutsche Tropenmedizinische Zeitschrift 45, H. 11, S. 339 (1941). — Ruge: Das Verhalten der Lufttemperatur und Luftfeuchtigkeit auf einem modernen Kreuzer in den Tropen. Ein Beitrag zur Frage der praktischen Brauchbarkeit von Schwülekurven. Veröff. Marinesan.wes. H. 22 (1932). — Schlegel u. Böttner: Dtsch. Arch. klin. Med. 187, 173 (1941); Klin. Wschr. 21, H. 24, S. 533 (1942). — Raydt: Dtsch. Mil.arzt 1940, 377—386.

G. Desinfektion und Entwesung an Bord.

Von G. Nerlich-Berlin.

Die **Desinfektion** wird in der Kriegsmarine an *Land* und an *Bord* nach den gleichen Grundsätzen durchgeführt[1]. Gewisse Unterschiede in der Desinfektionspraxis sind jedoch durch *Eigentümlichkeiten der Bordverhältnisse* bedingt, die

---

[1] Siehe auch Abschnitt I H: „*Desinfektion, Sterilisation und Entwesung*", S. 172 in diesem Lehrbuch.

an Desinfektionsmittel- und Desinfektionstechnik bestimmte Anforderungen stellen. Umfangreiche Desinfektionen sind an Bord im allgemeinen selten, doch können sie bei Massenerkrankungen notwendig werden. Unter besonderen Umständen werden auch an Infektionskrankheiten leidende Besatzungsmitglieder an Bord behandelt werden, obgleich allgemein die Regel gilt, solche Kranke nach Möglichkeit auszuschiffen.

Die *dichte Belegung der Kriegsschiffe*, die die Besatzung Tag und Nacht, in und außer Dienst in engste Berührung bringt, die Aufbewahrung der Hängematten in Kästen, die gemeinsame Benutzung zahlreicher Geräte und anderes können die Verbreitung übertragbarer Krankheiten begünstigen. Explosionsartig werden sie besonders dann auftreten, wenn Krankheitskeime in Nahrungsmittel oder das Trinkwasser gelangt sind.

So kann das *Desinfektionswesen an Bord plötzlich* vor sehr große und wichtige Aufgaben gestellt werden. Nur geschultes Personal und eine sachgemäße und reichliche Ausrüstung werden ihnen gewachsen sein. Desinfektoren sind an Bord die Sanitätssoldaten.

Sie werden in alljährlich stattfindenden Kursen dazu ausgebildet. Diejenigen, die solche Kurse noch nicht durchgemacht haben, müssen eine ausreichende Ausbildung an Bord erhalten, für die der Schiffsarzt verantwortlich ist.

Gegenüber den *Landverhältnissen* kann als Vorteil gelten, daß die Desinfektion an Bord fast immer unter Anleitung und *Aufsicht eines Arztes* stattfindet.

Wenn bei Massendesinfektionen das eingeschiffte Sanitätspersonal nicht ausreicht, wird auf die Hilfskrankenträger oder andere geeignete Angehörige der Schiffsbesatzung zurückgegriffen werden müssen.

Die *chemischen* und *physikalischen* Desinfektionsmittel können an Bord im allgemeinen genau so verwandt werden wie an Land, wenn auch an Bord ihre Zahl notwendigerweise eingeschränkt sein muß.

Bei der *Formaldehyddesinfektion* ist eine *Besonderheit* wissenswert.

Eine zuverlässige Desinfektion kommt bekanntlich nur da zustande, wo sich monomolekulares Formaldehyd zugleich mit Wasserdampf niederschlagen und genügend lange als Flüssigkeit einwirken kann. Deshalb muß in dem betreffenden Raum, wenigstens zeitweise, eine *relative Feuchtigkeit von 80—90*% erreicht werden. Hierin liegt *an Bord eine Schwierigkeit*. Da die Desinfektion die Abstellung jeder künstlichen und natürlichen Belüftung zur Voraussetzung hat, wird in Schiffsräumen, die nahe bei Wärmequellen liegen, die Wärme ansteigen, während die relative Feuchtigkeit sinken wird, wenn der Luft nicht genügend Wasser zur Aufnahme zur Verfügung steht. Hierdurch wird das Ergebnis der Desinfektion ungünstig beeinflußt. Ebenso können Flächen und Körper (Wände, Rohrleitungen usw.), die wärmer sind als die Raumtemperatur, die Desinfektionswirkung örtlich beeinträchtigen. Sie müssen für sich mit einem anderen Desinfektionsmittel behandelt werden.

Andererseits wird es immer gewisse Räume, namentlich unter der Wasserlinie, geben, die als *Schwitzwasserbildner* bekannt sind. Hierdurch kann die Desinfektionswirkung ungünstig beeinflußt bzw. die Formaldehydwirkung gänzlich aufgehoben werden.

Das hervorragende *physikalische* Desinfektionsmittel, der *gesättigte Dampf* von 100° C, steht an Bord immer zur Verfügung, und außerdem *kochendes Wasser* von 100°.

Art und Umfang der Desinfektion bestimmt der Schiffsarzt.

Diese Entscheidung kann außerordentlich schwierig und verantwortungsvoll sein, wenn es sich bei der Schlußdesinfektion um ihre Abgrenzung handelt. Einerseits müssen alle noch ansteckungsfähigen Keime mit Sicherheit vernichtet und andererseits dürfen der militärische Dienst und der Schiffsdienst nicht mehr als nötig beeinträchtigt werden. Da die Besatzung eines Kriegsschiffes nicht so fest an bestimmte Teile des Schiffes gebunden ist wie auf einem Handelsschiff, müssen die *Back*, das *Spind* und der *Schlafplatz* als eine Art Mittelpunkt des Bordlebens gelten. Diese Räume sowie die *Hängematte*, die *Bekleidung*, die *Gebrauchsgegenstände* und außerdem die *Aborte* werden in erster Linie als infiziert anzusehen sein, wenn überhaupt eine Zerstreuung von Krankheitskeimen angenommen werden kann.

Eine weitere Infektionsquelle können die *Bilgeräume* und die *Kettenlasten* bilden. Die Bilgeräume sind zu entseuchen, wenn nach Lage der Verhältnisse angenommen werden kann, daß Krankheitskeime in das Bilgewasser gelangt sind. Kettenlasten sind wie Bilgeräume zu desinfizieren.

Besonderer Wert ist auf eine energische mechanische Reinigung der *Ankerkette* zu legen.

Im Schlamm, der zwischen den Kettengliedern sitzt, ist z. B. für den *Choleravibrio* eine Lebensdauer von mehr als 3 Monaten und für den *Typhusbacillus* eine von 2 Monaten festgestellt worden. Selbst der Einwirkung von Desinfektionsmitteln können die von Schlamm eingehüllten Bakterien entzogen sein. Dadurch ist sowohl die Gefahr einer Seuchenverschleppung in einen anderen Hafen, als auch die der Verseuchung des Schiffes selbst gegeben.

Das *Deck*, das *Spill*, die *Ankergeräte* sowie *Leinen* und *Trossen* sind zu desinfizieren, wenn sie mit versuchtem Wasser in Berührung gekommen sind. Umständlicher ist die Desinfektion der beim Ankermanöver Beteiligten und ihrer Kleider.

Unter Umständen muß der Schiffsarzt auf die Grenzen hinweisen, die einer wirksamen Desinfektion gesetzt sind. Selbst eine sachgemäß ausgeführte Entseuchung ist nur ein Teil der Maßnahmen, durch die an Bord Seuchen verhütet werden können. Engste *Zusammenarbeit mit dem Kommando* ist hier, wie überall im Sanitätsdienst, unbedingt notwendig.

Auf die *besonderen Lebensverhältnisse der Besatzung* muß bei jeder Entseuchung Rücksicht genommen werden.

Zu beachten sind ferner die Übertragungsmöglichkeiten von Krankheitskeimen, die sich aus der gemeinsamen Reinigung des Backgeschirrs und der gemeinsamen Benutzung und Berührung von Teilen und Geräten des Schiffes, z. B. *Geländer*, *Taue* usw., ergeben.

Gegebenenfalls muß auch an das *Trinkwasser*, seine Behälter und Leitungen gedacht werden, für deren Entseuchung die allgemeinen Regeln gelten.

Die *Schwierigkeiten* wachsen mit der *Länge der Zeit*, die *zwischen dem Beginn der Ausscheidung von Krankheitserregern* und der Möglichkeit liegt, eine *Schlußdesinfektion* durchzuführen. Wenn der Schiffsarzt erst nachträglich davon benachrichtigt wird, daß ein Ausgeschiffter an einer Infektionskrankheit leidet, wird er sich vielfach damit begnügen müssen, die Räume zu desinfizieren, in denen nach sorgfältiger Prüfung der besonderen Umstände die Mehrzahl der etwa ausgeschiedenen Krankheitskeime zu vermuten ist.

Nötigenfalls müssen alle Mittel recht sein, die geeignet sind, einen Seuchenausbruch an Bord zu verhüten. Selbst *Räumung und Desinfektion des ganzen Schiffes* sind unter Umständen gerechtfertigt. Vorher muß aber gewissenhaft geprüft werden, ob Neuerkrankungen wirklich aus infizierten Schiffsräumen kommen und nicht etwa von Bacillenträgern bzw. Dauerausscheidern ausgehen oder andere Ursachen haben.

Sowohl für die *laufende* als auch für die *Schlußdesinfektion* gelten dieselben Regeln wie an Land. Als *Besonderheit* wird bemerkt, daß Gegenstände, die an Land verbrannt zu werden pflegen, in See *undesinfiziert über Bord* gegeben werden können, da das Verbrennen in den Heizräumen umständlich und hinsichtlich einer Verschleppung von Krankheitskeimen nicht unbedenklich ist, weil der Transport des infektiösen Materials dorthin unter Umständen lang und, namentlich bei starker Schiffsbewegung, schwierig sein kann.

Voraussetzung ist allerdings, daß das Schiff nicht im Verbande fährt, keine hohe Fahrt läuft, Wind und Seegang mäßig sind und eine ausgesprochene Leeseite benutzbar ist.

Wegen der Gefahr von Versprühung sollen *Flüssigkeiten nicht undesinfiziert über Bord* gegeben werden.

Die **Entwesung** hat die Aufgabe, Schädlinge zu bekämpfen, die zur Weiterverbreitung von ansteckenden Krankheiten beitragen, dem Menschen lästig fallen oder Nutztieren, Nutzpflanzen und Vorräten Schäden zufügen.

An *Bord* findet eingeschlepptes oder eingewandertes *Ungeziefer* sehr *günstige*

Lebensbedingungen, da Unterschlupf und Nahrung reichlich vorhanden sind. So erklärt es sich, daß schädliche Nager und Insekten sich auf Schiffen rasch zu einem massenhaften Auftreten mit gewaltiger Schadwirkung vermehren. Der angerichtete Schaden ist verschiedener Art.

Ratten und *Mäuse* fressen wertvolle Ladung oder teueres Schiffsmaterial an und beschädigen es mitunter bis zur Unbrauchbarkeit. *Kakerlaken, Fliegen, Ameisen* usw. verschmutzen die Speisevorräte und rufen durch ihr zudringliches Wesen und ihre Kotablage Unbehagen und Ekelgefühl hervor. *Wanzen, Flöhe, Läuse* und andere blutsaugende Insekten stören durch ihre lästige Anwesenheit und ihre quälenden Stiche die Besatzung im Schlaf und wirken sich dadurch auf die Erhaltung der Leistungsfähigkeit und Stimmung ungünstig aus[1].

Aber nicht allein aus diesen Gründen muß dem Ungeziefer der Vernichtungskampf angesagt werden, sondern weil es auch ein gefährlicher Verbreiter von Infektionskrankheiten sein kann.

Gerade die gefährlichsten dieser Seuchen werden so weiterverschleppt, wie z. B. die *Pest,* die nur durch die *auf Ratten schmarotzenden Flöhe* verbreitet wird. Jedes rattenverseuchte Schiff bildet daher eine ernste Gefahr.

Die *Schädlingsbekämpfung* wird an Bord nach denselben Grundsätzen und Verfahren durchgeführt wie an Land, so daß sich ihre Aufzählung im einzelnen hier erübrigt[1]. Auch die *Entwesungsmittel* sind dieselben. Die Verwendung bakterienhaltiger Mittel ist innerhalb der Wehrmacht verboten.

Da die Giftigkeit eines Stoffes gleichermaßen, wenn auch gradmäßig verschieden, für Mensch und Schädling gilt, sind eine Anzahl dieser Stoffe auch Gifte für den Menschen. Dazu gehören vor allem Blausäure (Zyklon B), Äthylenoxyd (T-Gas) und Kohlenoxyd (Generatorgas). Sie dürfen deshalb innerhalb der Wehrmacht nur von den dazu amtlich zugelassenen Firmen unter deren Verantwortung benutzt werden[2].

Im folgenden soll als *Besonderheit der Entwesung an Bord* in erster Linie auf die *Rattenbekämpfung* näher eingegangen werden.

Die Erkenntnis, daß die Bekämpfung der gemeingefährlichen Seuchen, vor allem der *Pest* und der *Cholera*, nur im Zusammenwirken aller an dieser Frage interessierten Länder wirkungsvoll durchgeführt werden kann, führte zum Abschluß einer Reihe von internationalen Vereinbarungen.

So wurde am 21. 6. 26 in Paris das internationale Sanitätsabkommen von 67 Staaten unterzeichnet. Dieses Abkommen bezweckt ein internationales, gleichmäßiges Vorgehen auf dem Gebiet der Seuchenverhütung und bestimmt insbesondere die Maßnahmen, die eine Verschleppung von gemeingefährlichen Krankheiten durch den *internationalen Schiffsverkehr* verhindern sollen. Im Interesse der Pestbekämpfung ist die dauernde *Überwachung der Seeschiffe auf Rattenfreiheit* und ihre *regelmäßige, halbjährliche Entrattung* vorgeschrieben.

Von *Kriegsschiffen* sind die Ratten mehr und mehr verschwunden, seit die wasserdichte, vertikale Unterteilung der Schiffe sie in ihrer Bewegungsfreiheit mehr und mehr einschränkte. Dazu kommt noch das Fehlen von Ladung, die sie anziehen könnte. Trotzdem gelangen sie durch Zuwanderung oder Einschleppung immer noch an Bord, so daß auch auf Kriegsschiffen ihre Bekämpfung nicht außer acht gelassen werden darf.

Ungünstiger werden die Verhältnisse auf den *Handelsschiffen* liegen, die hier deshalb erwähnt werden müssen, weil, besonders im Kriege, eine große Anzahl von Schiffen der Handelsmarine in den Dienst der Kriegsmarine gestellt sind.

Jeder Entrattung muß eine gründliche Untersuchung des Schiffes vorausgehen. Sie hat sich auf das Vorhandensein von lebenden oder toten Ratten, von Rattenkot, Fuß- und Nagespuren, Rattenschlupfwinkeln und Rattengeruch zu erstrecken. Bei der Verwertung der genannten Anzeichen ist es wichtig zu unterscheiden, ob sie frisch oder alt sind. Sind sie alt, so braucht trotz solcher Merkmale keine lebende Ratte an Bord zu sein. Um bei der Untersuchung des Schiffes keinen Raum zu übersehen, ist es zweckmäßig, die Reihenfolge der zu besichtigenden Räume vorher festzulegen. Die Besichtigung muß sich besonders auf solche Stellen erstrecken, wo die Tiere Nahrung und Ruhe finden. Dazu gehören die Laderäume mit ihren Nebenräumen, alle Verkleidungen von Kabeln, Röhren, Steuerketten usw., Abfallbehälter, Vorrats- und Lebensmittelräume, Kühlräume und ihre Isolierung, Wohn-

---

[1] Siehe auch Abschnitt I. H: „*Entwesung*“, S. 188 in diesem Lehrbuch.
[2] M.Dv. Nr. 277.

und Schlafräume, Speiseräume, Deckräume und Rettungsboote. Bei der Schätzung der Rattenzahl spielt, neben der Menge der Rattenspuren, ihre räumliche Verteilung eine gewisse Rolle. Es gilt als allgemeine Regel, die Zahl der gesichteten Ratten mit 20 zu multiplizieren, wenn man ihre Gesamtzahl auf dem Schiff schätzen will.

Das Fehlen von Ratten ist anzunehmen, wenn keine frischen Spuren, insbesondere kein frischer Kot, gefunden werden.

Die hauptsächlichen Methoden der Schiffsrattenbekämpfung sowie auch der Ungeziefervernichtung überhaupt sind in erster Linie die *Durchgasung des ganzen Schiffes mit Blausäure* (Zyklon B), *schwefeliger Säure* (Claytongas), *Kohlenoxyd* (Generatorgas, Nocht-Giemsa-Verfahren), in einzelnen Räumen Anwendung von *Äthylenoxyd* (T-Gas), Legen von *Giftspeisen*, Aufstellen von *Fallen*.

Nach einer Arbeit von Peters über die Rattenbekämpfung im Hafen Groß-Hamburg ist dort die größte Anzahl der Schiffe nach dem Blausäureverfahren durchgast worden, das von Jahr zu Jahr in allen Häfen der Welt in zunehmendem Maße Anwendung findet.

Im folgenden sei daher auf die Durchführung einer *Durchgasung mit Blausäure auf Schiffen* kurz eingegangen.

Es wird im allgemeinen in Form von Zyklon B in einer Gasstärke von 0,4 Vol.-% bei mindestens 6stündiger Einwirkungszeit angewandt.

Am Tage vor der Durchgasung wird an der Stellung des betreffenden Schiffes eine Tafel ausgehängt, die den Zeitpunkt der Durchgasung und *Verhaltungsmaßregeln für die Schiffsbesatzung* enthält. Mindestens eine Stunde vor Beginn der Durchgasung muß das Schiff von allen Personen geräumt werden. Gleichzeitig mit der Räumung wird die Flagge der Durchgasungsgesellschaft gesetzt und eine Warnungstafel angebracht, die erst nach Freigabe des Schiffes entfernt werden dürfen. Der aufgestellte Posten hat die Aufgabe, jedem Unbefugten das Betreten des Schiffes zu verwehren.

Wasch- und Trinkwasser, offen aufbewahrte Nahrungsmittel, Kartoffeln, Rohkaffee, Tee sowie lebende Pflanzen, photographische Artikel, Leukoplast und ähnliche Verbandstoffe müssen aus den Räumen entfernt werden. Die Ventilationsanlage wird abgestellt. Die im Reichsgesundheitsamt bearbeiteten Ratschläge über erste Hilfe und ärztliche Behandlung bei Blausäurevergiftung sind zu beachten und die vorgeschriebenen Sauerstoffatmungs- und Rettungsgeräte in Bereitschaft zu halten. Die Einwirkungszeit und die Dauer der Entlüftung hängen von verschiedenen Faktoren ab. Bevor das *Schiff für die Besatzung wieder freigegeben wird*, ist der *Gasrestnachweis* nach der Benzidin-Kupferacetatreaktion anzustellen.

Man unterscheidet die vorläufige und die endgültige *Freigabe*. Erst nach der letzteren dürfen die Räume wieder zum dauernden Aufenthalt und zum Schlafen benutzt werden.

Nach der Durchgasung von Quarantäneschiffen müssen etwa *aufgefundene tote Ratten unberührt liegenbleiben*, bis sie vorschriftsmäßig gesammelt und zur Untersuchung gebracht werden können.

Da sich auf den Schiffen Ratten oft in Schlupfwinkeln an Deck aufhalten, muß eine *Decksentrattung* durchgeführt werden. Dazu dient das Calcid, ein 90proz. Cyancalcium in Tablettenform.

Besondere Beachtung verlangen auch die *Gefrier- und Kühlräume*. Entgegen der allgemeinen Annahme bilden sie, wenn in ihnen Gefrierfleisch, Wild, Geflügel, Fische, Fette, Käse usw. aufbewahrt werden, eine beliebte Brutstätte für *Mäuse* und ähnliches Ungeziefer.

Es wird meist mit der Verpackung eingeschleppt, die ein vorzügliches Material zum Bau von warmen Nestern liefert. Futter ist im Überfluß vorhanden. So werden Mäuse sogar in Gefrierräumen angetroffen, und Nester mit Jungen sind keine Seltenheit.

Bei niedrigen Temperaturen, also auch bei der Durchgasung von *Kühl- und Gefrierräumen* mit Zyklon B ist die Anwendung einer *höheren Gaskonzentration* notwendig.

Das Durchgasen mit *schwefeliger Säure* ist auf Schiffen *nur bedingt anwendbar*.

Maschinenteile wie auch wertvolle Einrichtungsgegenstände von Schiffskammern usw. werden angegriffen, so daß eine völlige Entrattung des Schiffes mit diesem Verfahren nicht durchzuführen ist. Außerdem ist es für eine ganze Reihe von Nahrungsmitteln nicht indifferent.

Das *Kohlenoxydverfahren* nach Nocht-Giemsa hat sich seit Jahren gut bewährt.

Es hat den Vorteil, daß das Gas weder Nahrungsmittel noch die Ladung oder irgendwelche Gegenstände an Bord angreift.

Das *Äthylenoxyd* (T-Gas) eignet sich besonders für die Entwesung einzelner Räume an Bord.

Es ist weniger giftig als Blausäure, aber giftiger als schwefelige Säure, hinterläßt keinen Geruch und verschwindet beim Lüften schneller aus den Räumen als diese. Allerdings ist es nicht bei allen Temperaturen gleich wirksam. Bei *Feuchtigkeit* zersetzt sich das Äthylenoxyd und wird *unwirksam*.

Für das *Giftlegen* wird in erster Linie eine mit wirksamem *Phosphor* (1 : 100), unter Benutzung geeigneter Köder, zubereitete Speise verwandt. An Stelle von Phosphor können auch *Meerzwiebel*präparate treten.

Auf *Tankdampfern* darf *Phosphor nicht* benutzt werden.

Sowohl für das Auslegen von Gift als auch für die mechanischen Mittel zur Rattenvertilgung, wie Schlag-, Klapp- und Drahtfallen, ist es wichtig zu wissen, daß als Lockspeise solche Nahrungsmittel am wirksamsten sind, die den Ratten für gewöhnlich nicht zur Verfügung stehen, von ihnen aber. gerne gefressen werden.

Ebenso wie auf *Schiffen*, muß auch an *Land* im *Hafengebiet* den Ratten dauernd nachgestellt werden.

Ihre Einnistung in Schuppen, Lagerhäusern usw. verhindert geeignete Bauweise mit Vermeidung von Schlupfwinkeln. Die Ansammlung von Unrat muß im gesamten Hafengebiet peinlichst vermieden werden.

Liegt das *Schiff am Kai*, ist darauf zu achten, daß *Ratten* nicht an Bord kommen.

Es ist zweckmäßig, nachts die *Stelling* wegzunehmen sowie alle sonstigen Verbindungswege für Ratten unpassierbar zu machen. Die *Festmacherleinen* sind mit einem festsitzenden Schutztrichter zu versehen. Es ist nachgewiesen, daß die Schiffsratte auch an den *Bordwänden* hochklettern kann. Infolgedessen sind Seitenfenster und Speigatts gegen ihr Eindringen abzuschließen. Weniger gefährdet sind Schiffe, die *vor Anker* oder *an einer Boje* liegen. Hier muß verhindert werden, daß Ratten über Ankerkette, Bojenleine oder anlegende Boote usw. an Bord gelangen.

Beim Abwägen aller Vor- und Nachteile der geschilderten Entwesungsverfahren ergibt sich, daß die *Blausäure* (Zyklon B) mit Recht *an erster Stelle* steht.

Wenn irgend möglich, wird also die *Durchgasung des ganzen Schiffes* das Verfahren sein, das ganze Arbeit leistet.

Ihr gegenüber müssen die anderen Entwesungsmittel zurücktreten. Sie brauchen hier nicht im einzelnen behandelt zu werden, weil die Entwesung mit ihnen an Bord keine Abweichungen von der an Land bietet. Nur auf einige Punkte soll noch hingewiesen werden. Schon *beim Bau der Schiffe* ist es von allergrößter Bedeutung, darauf Rücksicht zu nehmen, daß alle Teile übersichtlich, leicht zugänglich und gut zu reinigen sind. Sauberkeit ist die beste Vorbeugungsmaßnahme gegen Ungezieferausbreitung.

Gelegentlich kann auch mit dem *Ballast* Ungeziefer eingeschleppt werden.

So entstand z. B. eine *Ameisenplage* auf einem Lazarettschiff dadurch, daß die Ameisen mit dem als Ballast an Bord genommenen Sand auf das Schiff gelangten (G. WAGNER).

Zumal im Kriege spielt die Gefahr der *Verlausung* eine gewisse Rolle. Ihre Bekämpfung geschieht nach den allgemeinen Regeln.

Das Halten von Tieren empfiehlt sich nicht auf Schiffen. Abgesehen von mancherlei Unzuträglichkeiten, die ihr Aufenthalt an Bord mit sich bringt, wird die Gefahr der Krankheitsübertragung durch sie erhöht.

Für *Desinfektion und Entwesung* an Bord steht also eine *Reihe von wirksamen Mitteln* zur Verfügung. Der Abwehrkampf gegen Krankheit und Ungezieferplage muß ständig geführt und dem neuesten Stand der Bekämpfungstechnik angepaßt werden. Grundsätzlich darf man sich nicht auf ein Verfahren festlegen, sondern muß dasjenige benutzen, das *je nach den Umständen am besten anwendbar* ist und den *sichersten Erfolg* verspricht. Der *Schiffsarzt* findet somit reiche Möglichkeit, auch auf diesem Gebiet der Hygiene für die Gesunderhaltung der ihm anvertrauten Besatzung zu wirken.

Schrifttum.

Die einschlägigen Vorschriften für die Wehrmacht finden sich in der „Entseuchungs- und Entwesungsvorschrift für die Wehrmacht" (M.Dv.277), in der Wehrmachtsanitätsvorschrift (M.Dv.270) und der Wehrmachtverwaltungsvorschrift 2. Teil (M.Dv.531, Teil 2 — H.Dv.194 und L.Dv. 416 —).

Antonelli: Z. Med.beamte Nr 3, 1. 2. 31. — Behringwerke: Behringwerke-Merkbl. Nr 9c b. 1. 8. 40 (H. Schmidt). — Benthmann: Handbuch der Gesundheitspflege an Bord von Kriegsschiffen. Jena 1914. — Betke: Zbl. Gewerbehyg. **1931,** 249. — Brekenfeld: Med. Wschr. Nr 49 (1938). — Bruns: Dtsch. med. Wschr. **1939,** Nr 49, S. 1762. — de Bruyne: Prakt. Desinfektor **1934,** 130.—Buttenberg: Z. Unters. Lebensmitt. **1929,** H.2/3; Z. Med.-beamte **1926,** 538—549; Techn. Gemeindebl. Jg.28, Nr 6; Z.Fleisch- u. Milchhyg. **1927,** 345. — Buttenberg, Deckert u. Gahrtz: Z. Unter. Nahrungsmitt. usw. **1925,** H. 1/2. — Buttenberg u. Weiss: Z. Unters. Nahrungsmitt. usw. **1924,** H. 1. — Buttenberg u. Deckert: Z. Kälte-Ind. **1925,** H. 2. — Clauberg u. Pflaum: Z. Hyg. **1942,** 115—124. — Deckert: Naut. Rundschau **1924,** 34; Z. Desinf. **1929,** H. 4. — Eyer: Prakt. Desinfektor **1941,** Nr 5, S. 49. — Fetscher: Reichsgesdh.bl. **1927,** Nr 11 u. 12. — Flury: Anz. Schädl.-kunde **1927,** H.3, S. 26. — Flury u. Heubner: Biochem. Z. **1919,** H. 3/4, S. 249. — Frickhinger: Z. Med.beamte **1933,** 1; Prakt. Desinfektor **1932,** H. 8, 9 u. 10; Landesverein d. staatl. gepr. Desinfekt., Sachsen **1932,** H. 33, S. 14. — Gassner: Z. hyg. Zool. **1940,** Nr 12, S. 225; Gasmaske **1933,** H. 1. — Greimer-Michael: Handbuch der praktischen Desinfekt. Dresden 1937. — Greve: Dtsch. Ärztebl. **1941** II, 374. — Hase: Münch. med. Wschr. **1934,** Nr 31, S. 1207; Z. hyg. Zool. **1937,** H. 3, S. 65; Öff. Gesdh.dienst **1940,** Nr 19; Z. ärztl. Fortbildg **1940,** 4; Öff. Gesdh.dienst **1940,** H. 4, 7 u. 8. — Hase u. Reichmuth: Z. hyg. Zool. **1939,** H.9/10, S.267. — Haller: Grundriß der Hygiene **1940.** — Hartleben u. Schad: Taschenbücher des Truppenarztes Bd. 1. München. — Kaiser: Wien. klin. Wschr. **1939,** Nr 45, S. 1025. — Kemper: Prakt. Desinfektor **1928,** 6; Z. hyg. Zool. **1941,** H. 2/3. — Kliewe: Leitfaden der Entseuchung und Entwesung, S. 97. Stuttgart 1937. — Konrich: Die bakterielle Keimtötung durch Wärme, Desinfektion und Sterilisation durch Wärme, S. 144. Stuttgart 1938. — Konschak: Z. hyg. Zool. **1938,** H. 1. — Liese: Z. hyg. Zool. **1941,** H. 1. — Loff: Kommandobrücke **1928,** H. 10 u. 11. — Massani: Ann. med. nav. e colon. **68,** 115—124 (1942). — Martini: Z. hyg. Zool. **1938,** H.2/3. — Peter: Z. hyg. Zool. **1937,** H. 12, S. 337; **1940,** H. 9, S. 157. — Peters: Angew. Chem. **1939,** Nr 8, S. 178; Z. hyg. Zool. **1940,** Nr 10/11, S. 179. — Peters u. Rasch: Z. hyg. Zool. **1941,** Nr 8/9, S. 133. — Rasch: Danzigs Hafen und Handel **1927,** H. 10; Prakt. Desinfektor **1935,** 147. — Reichmuth: Z. hyg. Zool. **1941,** Nr 4, S. 65. — Smolxzyk: Gasmaske **1935,** Nr 2. — Sudendorf u. Kröger: Chemik.-Ztg **1931,** Nr 59, S. 570. — Tesch: Z. Gesdh.-Technik u. Städtehyg. **1933,** Nr 6; Über das neue Einzelraumentwesungsmittel Tritox. — Wagner: Z. Med.beamte **1919.** — Weber u. Hase: Veröff. Geb. Volksgesdh.dienst **1941,** Nr 10. — Weber: Hansa, Dtsch. naut. Z. **1930,** 1675; RdErl. d. RMdI. v. 13. 2. 42. Ratschläge über 1. Hilfe u. ärztl. Behandlung b. Blausäurevergiftung. Merkblatt des Reichsgesundheitsamtes.

H. Die Bekämpfung der Geschlechtskrankheiten bei der Kriegsmarine.

Von F. Grunske-Berlin.

Mit 1 Abbildung.

Die Bekämpfung der Geschlechtskrankheiten[1] durch vorbeugende Maßnahmen mußte bei der *Kriegsmarine* von jeher eine besondere Rolle spielen. Das monate- und jahrelange enge Zusammenleben zahlreicher Menschen in und außer Dienst an Bord, der ständig wechselnde längere bzw. kürzere Aufenthalt der Schiffe in *ausländischen Hafenstädten* der ganzen Welt und die hiermit verbundene enge Berührung der Besatzungen mit den verschiedensten Völkern, aber auch die ganz verschiedene Organisation des Gesundheitswesens in den einzelnen Ländern mußten die deutschen Marinesanitätsoffiziere gerade auf dem Gebiete der Geschlechtskrankenbekämpfung zu aktivem Handeln zwingen.

---

[1] Siehe auch das Kapitel „*Die Geschlechtskrankheiten*" im Abschnitt I S. 150 in diesem Lehrbuch.

Einen interessanten und überzeugenden Einblick in diese Verhältnisse bieten z. B. die nüchternen Angaben im *statistischen Sanitätsbericht der Kaiserlich deutschen Marine* vom 1. 4. 1893—31. 3. 1895: „Die gefährlichste Station in dieser Hinsicht ist immer Ostasien gewesen, wo 1893/94 nicht weniger als *631,9°/₀₀* und *1894/95 376,6°/₀₀* venerisch erkrankt waren. Auf dem Kanonenboot Wolf waren 85% in Behandlung. — Im letzten Jahre haben sich auch die afrikanischen Stationen durch eine hohe Krankenziffer ausgezeichnet (298,5°/₀₀), auf dem Kreuzer Seeadler stieg die Zahl der Fälle auf 50%!"

Auf diese vor der Jahrhundertwende herrschenden Zustände, besonders auf den in Ostasien stationierten deutschen Kriegsschiffen, ist die Einführung der sog. **Pflichtschutzbehandlung** in der deutschen Kriegsmarine zurückzuführen, der sich jeder vom *Landurlaub an Bord* bzw. in die Kaserne zurückkehrende Soldat nach außerehelichem Geschlechtsverkehr zu unterziehen hatte, wenn er nicht bestraft werden wollte.

Die erste Mitteilung über diese wesentliche Vorbeugungsmaßnahme zur Bekämpfung der Geschlechtskrankheiten findet sich unter dem Abschnitt „Ostasien" in dem *Sanitäts-bericht* von 1899—1901; nach diesem Bericht wurde die Schutzbehandlung in der 2. Hälfte des Berichtsjahres 1900/01 auf einigen Schiffen des ostasiatischen Geschwaders geübt und, nachdem der hierdurch erzielte Erfolg erwiesen war, im März 1901 für alle Schiffe eingeführt. Aber auch auf den Schiffen der übrigen ausländischen Stationen (Südsee, Afrika, Mittelmeer, Westindien und Amerika), auf den Heimatschiffen und bei den Landmarine-teilen in den Schutzgebieten wie in der Heimat wurde die Pflichtschutzbehandlung auf Grund der gesammelten Erfahrungen allgemein eingeführt und ohne Unterbrechung für die gesamte Kaiserliche Marine bis zum Ausbruch der Revolution im November 1918 beibehalten. Als dann die Geschlechtskrankheiten in den Jahren nach 1918 wiederum erheblich anstiegen, entschloß man sich sehr bald, die bewährte Pflichtschutzbehandlung bei der damaligen Reichsmarine von neuem einzuführen. Im Jahre 1922 meldeten bereits 21 Kommandos die Wiedereinführung, im Jahre 1923 40 Dienststellen; offiziell wurde die Pflichtschutzbehand-lung allgemein im Flottenbereich am 21. 6. 23, im Nordseebereich am 11. 8. 23 und im Ost-seebereich am 5. 5. 24 angeordnet und bis zum heutigen Tage bei der Kriegsmarine auf-rechterhalten.

Ausführung der Pflichtschutzbehandlung. Nach der *ursprünglichen Vorschrift* für die in Ostasien stationierten Schiffe wurde nach gründlicher mechanischer Reinigung mit warmem Wasser und Seife durch kräftiges Abreiben aller evtl. in Frage kommenden Stellen am Glied mit in 1 prom. Sublimatlösung eingetauchten Wattebäuschchen und Einträufeln einer 2 proz. Höllensteinlösung, die 3 Minuten lang zurückgehalten werden mußte, in die fossa navicularis urethrae eine ausreichende Desinfektion zu erzielen gesucht. Außerdem wurden bei Leuten, bei denen Erosionen bestanden, die erodierten Stellen mit einem kleinen, in 1 prom. Sublimat-lösung eingetauchten Mullstreifen bedeckt.

In *späteren Jahren* mußte die in vielen Fällen örtlich reizende 2proz. Höllensteinlösung bald durch 10—20% wässerige Lösungen organischer Silberpräparate (Protargol, Albargin u. a.), teilweise mit 10% Glycerinzusatz, ersetzt werden; außer der 1 prom., teilweise sogar 2—3 prom. Sublimatlösung, der nach W. SIEBERT empfohlenen Sublimat-Alkohollösung (1910/11) — Hydrargyr. bichlorat. 0,2, Spiritus 20,0 Aq. ad. 100,0 zur Steigerung der Desinfektionswirkung — wurden auch jahrelang, allerdings nicht befriedigende Versuche mit der von METSCHNI-KOFF angegebenen etwa 33 proz. Kalomelsalbe angestellt; neben der einfachen Seifenwaschung vor der eigentlichen· Sublimatdisinfektion wurden zeitweise zur vorherigen Entfettung der Haut Waschungen mit Benzin, Äther oder mit einer Lösung folgender Zusammensetzung: Hydrargyr. bichlor. 2,0 — Aq. dest., Äther, Alkohol āā 333,0 angewandt (1908/09).

Nach der heutigen Vorschrift[1] werden insbesondere die vorderen Teile des Gliedes nach einer Waschung mit Wasser und Seife mit der bewährten 1 prom.-Sublimatlösung abgewaschen und in einem Porzellanschälchen gebadet, 1 Targesinsstäbchen (10 proz.) in die Harnröhre bis zum Schmelzen eingeführt und Vorhaut, Eichel usw. mit 0,5 proz. Sublimatsalbe (Hydrargyr. bichlor. 0,5, Eucerin c. Aq. ad. 100,0) eingefettet. Alle zur Pflichtschutzbehandlung not-wendigen Utensilien finden sich in einem besonderen, aus Panzerholz hergestellten Kasten, der jedem Schiffskommando bzw. Marineteil geliefert wird; für Unterseeboote und andere Boote mit einer Besatzung bis zu 20 Köpfen sind kleinere Kästen entwickelt.

Außer der Pflichtschutzbehandlung haben **aufklärende und erzieherische Maßnahmen** sämtlicher Soldaten auf sexuellem Gebiet durch die Schiffs- und Abteilungsärzte der Land-marineteile von jeher eine besondere und wichtige Rolle gespielt. Alle Aufklärungs- und Er-ziehungsmaßnahmen können aber nur sichtbare und nachhaltige Erfolge zeitigen, wenn der *Sanitätsoffizier* bei seinem Kommando *nicht als der alleinige Verantwortliche* angesehen wird

---

[1] M.Dv. Nr. 271, 5 — S. d. S.

(s. u.). Eine zweckmäßige Ergänzung dieser ärztlichen Belehrungen bietet erfahrungsgemäß die gelegentliche Vorführung eines guten *Aufklärungsfilmes* in Gegenwart *aller* Angehörigen der einzelnen Kommandos. Als weitere Ergänzung hat sich die erzieherische Aufklärung, insbesondere der jüngeren Soldaten, über die gegenseitigen biologischen Beziehungen zwischen den Geschlechtern im allgemeinen sowie im speziellen über die sittlichen Forderungen der heutigen Zeit an den deutschen Menschen zur Erreichung eines sauberen Geschlechtslebens wie zur Reinhaltung und Förderung des Rassegedankens als notwendig erwiesen. Gerade auf diesen, auch im soldatischen Leben eine wichtige Rolle spielenden Gebieten kann ja nur der Sanitätsoffizier auf Grund seiner Dienststellung und Vorbildung Berater seines Kommandanten bzw. Kommandeurs für alle unterstellten Soldaten sein.

Vorbedingung für diese wichtige Aufklärungs- und Erziehungsarbeit muß aber das verständnisvolle *Eingehen der Kommandanten und Kommandeure* auf die vielfachen *Anregungen der unterstellten Sanitätsoffiziere* als Gesundheitsführer und Sachberater für die Allgemeinheit sein, ferner die unterstützende erzieherische Mitwirkung aller Offiziere und verantwortungsbewußten Unteroffiziere, die in gesonderten Vorträgen über die Wichtigkeit aller dieser für die Schlagkraft und die Einsatzbereitschaft eines Schiffes bzw. eines Marineteils wesentlichen Fragen zu überzeugen und zur tätigen Mitarbeit „mit offenen Augen" aufzufordern sind, denn alle übrigen militärischen Vorgesetzten haben weit mehr als der Sanitätsoffizier — sowohl dienstlich wie außerdienstlich — die Möglichkeit und Gelegenheit, auf die unmittelbaren Untergebenen erzieherisch einzuwirken und so manchen Fehltritt auch auf sexuellem Gebiet zu verhüten. Letzten Endes müßte als erstrebenswertes Aufklärungsideal zu erreichen versucht werden, daß jeder einzelne im Interesse des Ganzen auf seinen Nebenmann achtet und in Stunden der „Gefahr", wie sie besonders jetzt in *Kriegszeiten* in den besetzten Gebieten täglich vorkommen, ein wahrhaft kameradschaftliches Verhalten zeigt. Aber auch durch geeignete Anleitung der Untergebenen zur zweckmäßigen Ausnutzung der Freizeit — Ablenkung von banalen Augenblicksgenüssen in zweifelhaftem Milieu, Studium anregender und weiterbildender Bücher, Anregung zu sportlicher und sonstiger die körperlichen und geistigen Eigenschaften der Soldaten fördernder Betätigung, wohnliche, also hygienische Verbesserung der Unterkünfte usw. — vermag gerade unter den erschwerenden Verhältnissen des Krieges in den *besetzten Gebieten* viel Gutes geleistet zu werden.

Mit den ärztlichen Belehrungen werden seit alters her die sog. „Gesundheitsbesichtigungen" verbunden, die unvermutet angesetzt werden und deren Hauptaufgabe es ist, verheimlichte bzw. von einzelnen unbemerkte Krankheiten, in erster Linie Haut- und Geschlechtskrankheiten, zu ermitteln. Diese Gesundheitsbesichtigungen sollen unter möglichster Schonung des Schamgefühls der Soldaten — Unteroffiziere und Mannschaften getrennt, Rücksichtnahme auf Verheiratete — durchgeführt werden. Verfasser hat an Bord diese Gesundheitsbesichtigungen, um ihren anrüchigen Beigeschmack abzumildern, mit kurzem Unterricht in Frage und Antwort über ein früher behandeltes Thema aus der allgemeinen Gesundheitslehre verbunden.

Als weitere besondere Maßnahme zur Bekämpfung der Geschlechtskrankheiten ist schließlich die *Ermittlung der Ansteckungsquellen* in Zusammenarbeit mit den zivilen Behörden und Unschädlichmachung durch Überführung in ärztliche Behandlung — bis zur erwiesenen Ausheilung — zu nennen.

So wurden z. B. in den Jahren 1934—37 den Gesundheitsbehörden durch Marinelazarette und Schiffe insgesamt 1308 weibliche Wesen gemeldet, von denen 733 (= 56,04%) geschlechtskrank waren.

Schwieriger, manchmal nahezu aussichtslos sind diese Ermittlungen der Ansteckungsquellen in den *Auslandshäfen*.

Schon in den ältesten *Sanitätsberichten* finden sich immer wieder Vermerke über die völlig unzureichende Beaufsichtigung der Prostitution durch die örtlichen Gesundheitsbehörden: so waren z. B. die Hauptliegehäfen in Ostasien — Hongkong, Singapure, Shanghai usw. — stets als wahre Seuchenherde der Geschlechtskrankheiten gefürchtet. Auch in den im jetzigen Kriege besetzten Gebieten, besonders in Frankreich und mehr noch auf dem Balkan, bereiten die ansteigenden Geschlechtskrankenzahlen den einzelnen Kommandos wieder erhebliche Schwierigkeiten. So wurden z. B. im 4. Kriegshalbjahr, von März bis einschl. August 1941, gemeldet:

Bei *Landmarineteilen* im Ostseebereich 5,78°/₀₀, im Nordseebereich 7,49°/₀₀, in Norwegen 5,63°/₀₀ in Dänemark 13,14°/₀₀, in Frankreich 17,82°/₀₀ und im Südostraum 36,22°/₀₀.

Die Hauptschwierigkeiten in den besetzten Gebieten bereiten naturgemäß die freien Prostituierten, deren Ermittlung trotz aller Aufklärung der Soldaten leider zu oft unmöglich ist, ferner aber auch die meist *mangelhafte, lässige*, zuweilen verständnislose *Arbeitsweise der ausländischen Ärzte und Gesundheitsbehörden*, die sich nur unter Schwierigkeiten zu zweckentsprechender Mitarbeit — nach deutschem Maßstab — gewinnen lassen; umfangreiche *Razzien* in einzelnen Städten brachten ebenfalls keine nachhaltigen Erfolge.

Die bei der Besetzung vorgefundenen *Bordelle* waren meist in einem derartigen Zustande, daß sie sofort geschlossen bzw. unter strenge Kontrolle gestellt werden mußten. Nach den bisher gesammelten Erfahrungen hat sich in den besetzten Gebieten als erfolgversprechend erwiesen, eigene „*Wehrmachtbordelle*", verbunden mit tarnendem Wirtschaftsbetrieb usw. unter straffer Kontrolle der Mädchen, einzurichten. Der Gedanke an eine „dienstliche Einrichtung" beim Besuch eines solchen Bordells darf überhaupt nicht aufkommen, wenn die freie Prostitution wirksam verdrängt werden soll. In einem Ort des besetzten Westens hat sich bei der Kriegsmarine auch die Einrichtung einer besonderen *Sanierstube* im Erdgeschoß eines eröffneten Bordells als sehr wirksam erwiesen; diese Sanierstube mußte vor dem Betreten der eigentlichen Bordellräume in den oberen Geschossen wie beim Verlassen des Bodells passiert werden. Allerdings wird ein solches Verfahren bei entsprechend großzügiger Einrichtung mit einer ausreichenden Zahl von Mädchen nur in kleineren Städten, in denen auch eine kleinere Besatzungstruppe untergebracht ist, Erfolge zeitigen.

Einen zusammenfassenden Überblick über das in den amtlichen Sanitätsberichten der vergangenen 50 Jahre mitgeteilte Vorkommen der Geschlechtskrankheiten (Gesamtzugänge) in der *früheren Kaiserlichen Marine, der Reichsmarine* und der *heutigen Kriegsmarine* bis einschl. August 1941 bietet Abb. 1.

Überprüft man dieses über den Zeitraum eines halben Jahrhunderts in Kurven dargestellte Zahlenmaterial, so ist der *auffallende Rückgang der Gesamtzugänge an Geschlechtskrankheiten* sowohl um die Jahrhundertwende während der Einführung der Pflichtschutzbehandlung wie in den Jahren 1922—24 während ihrer Wiedereinführung ganz offenkundig. Diese Tatsachen lassen es auch im Hinblick auf die Gesamtheit als äußerst gewagt erscheinen, ausgerechnet jetzt in Kriegszeiten die Pflichtschutzbehandlung, wie schon öfter auf Grund gewisser Mängel, die sich bei zeitlich und örtlich begrenzten Beobachtungen herausgestellt haben, abzuschaffen.

Als besondere *Nachteile* werden immer wieder genannt:

1. Anreiz zum Geschlechtsverkehr und damit zu unsittlichem Lebenswandel.

2. Die Möglichkeit, die Schutzbehandlung erst anzuwenden, wenn sich nach einem Verkehr verdächtige Zeichen an den Geschlechtsorganen eingestellt haben, um eine Bestrafung zu vermeiden.

3. Die Möglichkeit, regelmäßig in gewissen Zeitabständen die Schutzbehandlung anzuwenden, um nach einem gelegentlichen Verkehr gedeckt zu sein.

4. Der Versuch der Soldaten, sich bei Krankheitsbeginn ohne vorherige Anwendung der Pflichtschutzbehandlung heimlich in zivilärztliche Behandlung zu begeben und damit eine nachteilige Auswirkung auf das Vertrauensverhältnis zwischen den Sanitätsoffizieren und den ihrer Obhut anvertrauten Soldaten.

5. Das unerwünschte Bekanntwerden von persönlichen Angelegenheiten im Dienstbetrieb.

6. Die mangelhafte Schutzwirkung gegen Syphilis[1].

7. Das Auftreten lokaler Reizungen an den Geschlechtsorganen.

Diesen Nachteilen gegenüber muß aber bei kritischer Beurteilung unter Berücksichtigung der *jahrzehntelang gesammelten Erfahrungen* betont werden, daß die Pflichtschutzbehandlung sich als *brauchbares Hilfsmittel* bei der Geschlechtskrankenbekämpfung einwandfrei erwiesen hat und daß gelegentliche Nachteile unter Berücksichtigung des Ganzen mit in Kauf genommen werden müssen; *zur richtigen Zeit* — bis einigen Stunden nach einem außerehelichen Verkehr — *und in sachgemäßer Weise angewandt* — durch besonders in der Handhabung ausgebildete Leute — stellt die *Pflichtschutzbehandlung eine sichere und nachweisbare Schutzmaßnahme gegen die Gonorrhoe*[2] dar, die *von jedem Soldaten zur Erhaltung der eigenen Gesundheit und Dienstfähigkeit verlangt* werden muß.

Sicher bieten auch *Kondome* und allgemein anerkannte *chemische Taschenprophylaxen*,

---

[1] Hierbei sei auf die folgende Ziffer 2 verwiesen.

[2] Nicht so überzeugend und eindeutig ist bei kritischer Würdigung des gesamten Erfahrungsmaterials die Schutzwirkung gegen *Syphilis* zu beurteilen, da bisher nicht bewiesen werden konnte, daß die desinfizierende Sublimatwirkung noch nach Stunden die Erreger in der Schleimhaut zu vernichten vermag. Auch die statistischen Angaben der Sanitätsberichte lassen einen einwandfreien Erfolg fraglich erscheinen. Da die Syphilis aber bei der Kriegsmarine stets weit seltener vorgekommen ist als der Tripper, würde auch diese Feststellung keinen zwingenden Grund darstellen, die Pflichtschutzbehandlung aufzugeben.

wenn sie *sachgemäß* angewandt werden, eine mehr oder weniger sichere Schutzwirkung, aber die Angaben der Soldaten über diese persönlichen Schutzmittel sind erfahrungsgemäß völlig unzuverlässig; außerdem hat die Erfahrung immer wieder gelehrt, daß gerade die Taschenprophylaxen des Handels „in der Praxis“ größtenteils unsachgemäß angewandt werden, so daß eine evtl. mögliche Schutzwirkung meist gar nicht stattfinden kann — Anwendung im Freien irgendwo im Dunkel der Nacht usw.

Gegen die einzelnen oben angeführten *Nachteile* der Pflichtschutzbehandlung wäre noch folgendes zu sagen:

Zu 1. Die Schutzbehandlung bedeutet bei sachgemäßer Anwendung, wie in den ärztlichen Aufklärungsvorträgen immer wieder betont werden muß, im Vergleich zu anderen Schutzmitteln einen im allgemeinen sicheren, aber keinen unfehlbaren Schutz gegen Infektionen. Beweise, daß Soldaten durch die Pflichtschutzbehandlung zum Verkehr bzw. unsittlichen Lebenswandel, von seltenen Einzelfällen vielleicht abgesehen, verleitet wurden, konnten niemals erbracht werden.

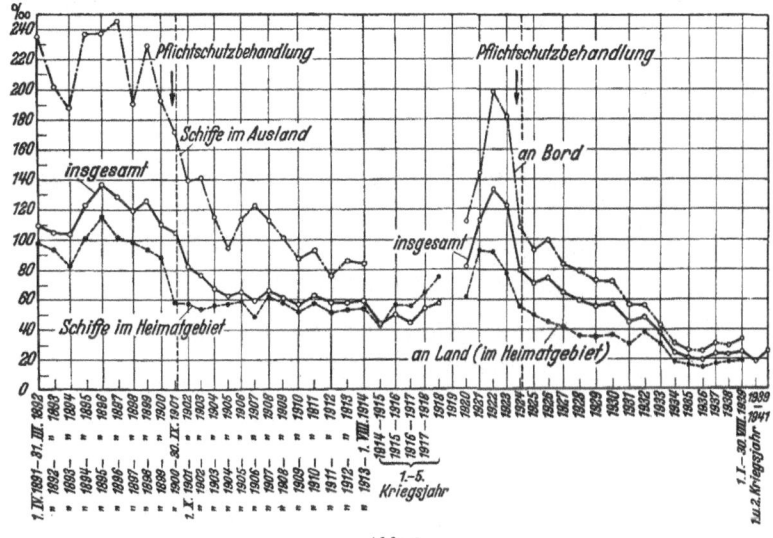

Abb. 1.

Zu 2. Von den Möglichkeiten, eine versäumte Pflichtschutzbehandlung nachzuholen, wenn sich die ersten Krankheitszeichen bemerkbar machen, bzw. eine regelmäßige Anwendung „für alle Fälle“ vorzunehmen, wird ebenfalls gelegentlich Gebrauch gemacht, um eine evtl. Bestrafung zu vermeiden. Bei der neuzeitlichen Tripperbehandlung spielen diese Vorkommnisse jedoch eine untergeordnete Rolle, bei einer syphilitischen Infektion mit ihrer längeren Inkubationszeit sind sie praktisch ohne Bedeutung.

Zu 4. Eine heimliche Behandlung durch Zivilärzte ist gelegentlich immer vorgekommen und läßt sich durch keine Maßnahme vermeiden; soweit sich aber bisher nachweisen ließ, haben diese Fälle im Vergleich zur Gesamtheit stets eine untergeordnete Rolle gespielt; auf Schiffen, die längere Zeit in See sind und wechselnd ausländische Häfen anlaufen, ist sie praktisch nicht möglich. Daß das Vertrauensverhältnis zwischen Arzt und Mann nicht nachteilig beeinflußt wird, hängt immer von dem Persönlichkeitswert des jeweiligen Sanitätsoffiziers ab.

Zu 5. Das ärztliche Berufsgeheimnis läßt sich im militärischen Rahmen niemals so aufrechterhalten wie im Zivilleben; trotzdem muß von jedem Sanitätsoffizier erwartet werden, daß er sowohl die militärisch allgemein notwendigen wie die persönlichen Belange des einzelnen nicht leichtfertig, sondern mit dem erforderlichen Ernst berücksichtigt, ferner aber auch in jedem Einzelfall die unmittelbaren militärischen Vorgesetzten in der zweckmäßigsten Weise unter psychologisch richtiger Berücksichtigung der Persönlichkeit des Erkrankten beeinflußt.

Zu 6. Siehe Fußnote 2 auf S. 472.

Zu 7. Gelegentlich einmal durch die Schutzbehandlung hervorgerufene lokale Reizungen lassen sich, sofern keine anderen Ursachen vorliegen, in kürzester Zeit ausheilen.

Die *speziell bei der Kriegsmarine* angeordneten *Bekämpfungsmaßnahmen* gegen die Geschlechtskrankheiten haben vermocht, auch diese die militärische Kampfgemeinschaft schädigenden Krankheiten in jahrzehntelanger, unermüdlicher Kleinarbeit auf einen relativ niederen Stand herabzudrücken. Die Durchführung der notwendigen allgemeinen Bekämpfungsmaßnahmen wird zwar immer zum größten Teil auf der Initiative und der Persönlichkeit der einzelnen Sanitätsoffiziere ruhen müssen, darüber hinaus aber ist zur ständigen Verbesserung der Enderfolge eine stets bereite, verständnisvolle und verantwortungsbewußte *Mitarbeit aller dienstlichen Vorgesetzten* unerläßlich.

Schrifttum.

Handbuch der Gesundheitspflege an Bord von Kriegsschiffen. Jena 1914. — Kriegssanitätsbericht über die deutsche Marine 1914—18. — Sanitätsberichte über die Deutsche Reichsmarine von 1920—34, über die Deutsche Kriegsmarine von 1935—37. — Sanitätsberichte über die Kaiserlich deutsche Marine von 1891—1914. — Veröff. Mar.san.wes. **1927**, H. 13.

XI. Abschnitt.

Hygiene des Dienstes bei der Luftwaffe.

A. Sonderfragen auf dem Gebiet der Infektionskrankheiten.

1. Die motorisierten bakteriologischen Laboratorien der Luftwaffe[1,2].

Von **M. Knorr**-Würzburg.

Mit 1 Abbildung.

Für die Diagnose von Infektionskrankheiten, vor allem für die Seuchenverhütung und Seuchenbekämpfung sind mikroskopische, bakteriologische und serologische Untersuchungen die selbstverständliche Grundlage. Ihre Durchführung muß auch im Kriege unter ungünstigen äußeren Arbeitsbedingungen gesichert sein. Je schneller und zuverlässiger die Diagnosen gestellt werden, desto weniger wird die Truppe in ihren Aufgaben gestört oder gar ihnen entzogen. Deshalb wurden schon im *Weltkrieg* neben zahlreichen stationären Untersuchungsstellen bewegliche *Koffer*laboratorien eingesetzt. Darüber und über die Entstehung und die Ausrüstung beweglicher Laboratorien überhaupt berichten Dörr, Schreiber[3] u. a.:

Die Bedeutung der Tätigkeit solcher Einrichtungen geht aus folgenden Weltkriegszahlen hervor: Nach amtlichen Angaben[4] betrug im *1. Weltkrieg* die Zahl der in allen Lazaretten an *übertragbaren Krankheiten* behandelten Soldaten 897250, von denen 46044 gestorben sind. An *Verwundeten* sind in den Lazaretten des deutschen Feld- und Besatzungsheeres in den 4 Kriegsjahren 1914—1918 behandelt worden: 4208142.

Im zweiten Weltkriege ist infolge seiner Ausdehnung und bei der noch nie gekannten Durchmischung der Zivilbevölkerungen die Forderung nach beweglichen

---

[1] Herstellerfirma F. & M. Lautenschläger, München, Lindwurmstr.

[2] Die bisherige Ausstattung der Feldlaboratorien kommt in Zukunft in Fortfall.

[3] Siehe auch Abschnitt I. E: „*Die bakteriologische Ausrüstung des Feldheeres*", S. 11 in diesem Lehrbuch.

[4] „Sanitätsbericht über das deutsche Heer im Weltkrieg 1914/18" Bd. III S. 91 und S. 101 Tafel 68.

Laboratorien vordringlich. Für die Entwicklung der Laboratorien der Lw. war die Aufstellung einer *Einheit* „Feldlabor mot." maßgebend. Eine Einheit konnte wie jede andere Spezialtruppe ausgebildet werden. Die Motorisierung ermöglichte eine der Ausbildung entsprechende *handelsübliche* Ausstattung der Laboratorien, die durch heikle Raum- und Gewichtsfragen nicht beengt wurde. Das Feldlabor erhielt so alle neuzeitlichen technischen Einrichtungen, soweit sie Leistung und Einsatzfähigkeit erhöhen.

Das Feldlabor besteht aus 1. 20 sog. Möbelkästen (= 4 Labor-, 2 Küchen-, 1 Schreibtisch, 1 Schrank für Akten, Bücher und Wäsche, 10 Regale, 7 Untersatzkästen mit Schubladen, 2 Spültröge, 1 Werkzeugschrank), 2. 4 Deckelkästen, 3. der elektr. Einrichtung. Insgesamt sind 26 Laborteile in üblichen Wehrmachtsegeltuchhüllen vorhanden. Die Packordnung ist infolge Verzicht auf das Prinzip der Ineinanderschachtelung einfach und übersichtlich. Die Kästen und ihre Abteilungen sind mit Metallschildern gekennzeichnet. Ein zerlagbarer Rollwagen, Traggurte und stabile, einfache Griffe sichern den leichten Transport. *Das Feldlabor*

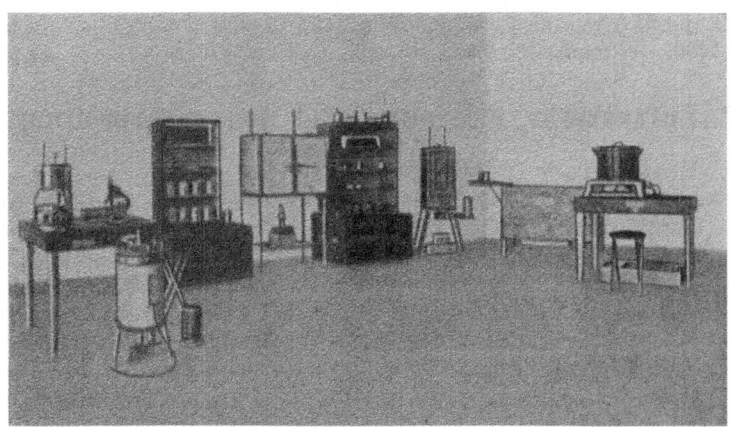

Abb. 1. „Kleines Labor" aus 6 Möbelkästen.

ist innerhalb 3 Std. arbeitsfähig, ohne daß irgendein Provisorium oder eine zusätzliche Leistung eines Handwerkers nötig wäre.

Im einzelnen ist hervorzuheben: 1. *Sofortiger Einsatz unabhängig von stationären Einrichtungen* (z. B. zivilen Laboratorien u. ä.). Dem entsprach weitgehende Ausbildung der Verpackungskästen als Labormöbel (s. a. KRAUS und WINTER, RIMPAU). Die Unabhängigkeit von Heizung und Beleuchtung ist durch flugsanddichten *Stromerzeuger* (Benzinmotor[1]-Drehstromgenerator-Lade-Dynamo) und Akku-Batteriewagen oder elektr. Notbeleuchtung und Benzin- bzw. Petroleumheizung gegeben. 2. *Arbeitsfähigkeit ohne geregelten Nachschub.* Der Nährbodenbedarf wurde durch reichliche Ausstattung mit Trocken- und Konservennährböden — ohne Verzicht auf die Geräte zur Selbstherstellung aus den üblichen Rohstoffen — sichergestellt. Auch Sera, Glaswaren, Chemikalien usw. sind in erprobter bruchsicherer Verpackung ausgiebig vorhanden. Ein *Eisschrank* mit Eisgewinnung verringert Verderb und Verlust. Die Werkzeugausrüstung ermöglicht auch die Ausführung großer Reparaturen. 3. *Teilbarkeit der Einheit* (kleines und großes Labor). Die bei fast jedem Einsatz notwendigen Geräte sind doppelt, und zwar abgesehen von den Brutschränken (60 × 50 × 40) und Heißluftsterilisatoren (50 × 30 × 30) in größerer und kleinerer Type vorhanden (z. B. Autoklav, Wasserbad, Zentrifuge, Destillierapparat, Waage usw.). Es erübrigen sich damit für besondere Einsätze Speziallaboratorien. Dem entspricht auch die optische Ausrüstung (4 Mikroskope, 1 Dunkelfeld, 1 heizbarer Objektisch, Mikro- und Makrophotoeinrichtung „Contax"), ferner die Einrichtung für chem. Wasseruntersuchung, Anaerobenzüchtung, keimfreie Filtration und einfache klinisch-chem. mikr. Untersuchungen.

---

[1] Benzinverbrauch 2,5 l/Std. bei vollem Betrieb.

Gegenüber 2 kleinen Laboratorien mit *allgemeiner* Verwendungsfähigkeit wird Personal und Ausstattung ohne Minderung der Leistungsfähigkeit eingespart.

Bei Gefahr eines Seuchenausbruchs soll der Untersucher auch Berater an Ort und Stelle sein. Sachgemäße Auswahl der Untersuchungsstoffe und sofortige Verarbeitung verhindern die planlosen, belastenden Masseneinsendungen und sichern rasche, zuverlässige Untersuchungsergebnisse.

Seit Frühjahr 1941 sind die Feldlabor mot. der Lw. im Einsatz. Sie haben *Flugzeug-, Schiffs-* und *Bahntransporte* und Tausende von Kilometern im *Landmarsch* ohne ernste Beschädigung überstanden. Ihre rasche Arbeitsfähigkeit unter ungünstigen äußeren Verhältnissen ist erwiesen. Ohne Wunsch kein Fortschritt. Grundsätzliche Verbesserungsvorschläge, abgesehen von der Motorisierung, die nunmehr auch allen Anforderungen entspricht, sind jedoch nicht eingelaufen.

Schrifttum.

(dort auch weitere Angaben).

DOERR: Mobile Laboratorien. Handbuch d. path. Mikroorg. — KNORR: Jkurse ärztl. Fortbildg **1936**. — SCHREIBER: Dtsch. Mil.arzt Jg. 3, H. 2 (1938).

2. Luftverkehr, Flugzeuge und Seuchenverbreitung.

Von G. ROSE-Berlin.

Der wesentliche *Anteil des Verkehrs,* und zwar sowohl der verkehrenden Menschen, Güter wie der Verkehrsmittel, an der *Verbreitung menschlicher Seuchen* ist seit alters her bekannt. Aus der sinnlosen *Verkehrsbehinderung* früherer Zeiten hat die neuzeitliche Erkenntnis des Wesens übertragbarer Krankheiten und der Gesetze ihrer Verbreitung eine sinnvolle *Regelung und Überwachung des Verkehrs* gemacht, die sich den biologischen Gesetzen der einzelnen Seuche und den technischen Eigentümlichkeiten des Verkehrsmittels anpaßt. Vor allem aber ist das Rüstzeug der Seuchenabwehr über die *Absperrung* hinaus derartig mannigfaltig und im Zusammenwirken seiner verschiedenen Waffen so zuverlässig geworden, daß die Sicherheit, die die anderen Waffen geben, es ermöglicht, verkehrsbehindernde Maßnahmen in wesentlich geringerem Umfange anzuwenden, ohne die Sicherheit des Seuchenschutzes zu vermindern. Im Seuchenschutz des *Luftverkehrs* muß dieser Gedanke stets leitend sein. Die hygienische Maßnahme darf den gewaltigen technischen Fortschritt der Beschleunigung des Verkehrs nicht lähmen. Der Hygieniker muß sorgfältig die Besonderheiten des Luftverkehrs prüfen und sich ihnen anpassen. *Beschleunigung des Verkehrs* und *wirksamer Seuchenschutz* sind Forderungen, die gleichberechtigt nebeneinander bestehen, die miteinander in Einklang zu bringen sind und sich gegenseitig nicht beeinträchtigen dürfen.

Die grundsätzlichen Aufgaben des Seuchenschutzes sind im Verkehr zu Land, zur See und in der Luft die gleichen.

An erster Stelle ist die Verschleppung übertragbarer Krankheiten aus einem befallenen Gebiet in ein seuchenfreies Gebiet und ihre Ausbreitung dort zu verhindern. Ebenso sind kosmopolitische Infektionskrankheiten dem Verkehr fernzuhalten. Wenn sie auch keine Neueinschleppung bedeuten, so sind sie doch eine Gefahr für die Verkehrsteilnehmer. Verschiedenheit der Stämme von Krankheitserregern, Verschiedenheit ihrer Virulenz können bei ihrer Verschleppung sich ähnlich ungünstig bemerkbar machen wie tatsächliche Neueinschleppungen.

Der Luftverkehr bedarf der *Überwachung*, damit nicht durch ihn eine Lücke in dem bewährten Wall des Seuchenschutzes im zwischenstaatlichen Verkehr entsteht. Besonders gilt das in *Kriegszeiten*, in denen der Umfang des Luftverkehrs nur hinsichtlich der Zahl der verbundenen Länder eingeschränkt, absolut aber durch wechselnde Lufteinsätze in verschiedenen Räumen und die Notwendigkeiten des militärischen Verkehrs gegenüber Friedenszeiten auf eine außerordentliche Höhe gesteigert ist. Die Verantwortung für den Seuchenschutz dieses Kriegsverkehrs liegt fast ausschließlich in den Händen der Wehrmachtdienststellen, in erster Linie des Sanitätsoffiziers.

Die *Besonderheiten des Flugzeuges* gegenüber anderen Verkehrsmitteln sind mannigfaltig.

Es überbrückt natürliche Hindernisse, die andere Verkehrsmittel nicht überwinden können. Es ist nicht an überlieferte, von der Erdgestaltung vorgezeichnete Wege gebunden, verbindet Räume miteinander, die ohne das Flugzeug keine unmittelbaren Beziehungen hatten, ist technisch unbeschränkt in der Wahl seines Landungsraums und macht nicht die altüberlieferten Grenzen und Küsten, sondern jeden Platz des Binnenlandes zur möglichen Eintrittsstelle zwischenstaatlichen Verkehrs.

Das Flugzeug überwindet sehr große Entfernungen in einer für andere Verkehrsmittel ungewohnt kurzen Zeit. Durch die *Verkürzung der Verkehrszeit* fällt ein wesentlicher Schutzfaktor, die *Beobachtung an Bord*, fort. Die Flugzeiten, auch über größte Erdentfernungen, sind so kurz, daß sie die *Inkubationszeiten* wichtiger, hochgefährlicher Seuchen unterschreiten. Ein ärztlicher Dienst an *Bord von Flugzeugen* besteht mit Ausnahme von Sanitätsflugzeugen nicht. Der ärztliche Dienst der *Flughäfen* ist kein gleichwertiger Ersatz für die Funktionen, die z. B. an Bord des Schiffes der Schiffsarzt wahrnimmt. Selbst wenn in seltenen Ausnahmefällen eine übertragbare Krankheit an Bord des Flugzeuges auftritt, ist ihre Erkennung oder selbst die berechtigte Feststellung des Verdachts bei der Landung fast niemals möglich. Eine Möglichkeit zur Absonderung von Kranken an Bord besteht nicht. Aus diesen Gründen liegt der Schwerpunkt der Verhütung der Seuchenverbreitung im Luftverkehr in der *gesundheitlichen Überwachung vor dem Abflug*. Das kommt bei allen Einzelmaßnahmen eindeutig zum Ausdruck.

Diese nachteiligen Eigentümlichkeiten werden nach der günstigen Seite dadurch ausgeglichen, daß Pferchung und Überbelegung, wesentliche Gefahrenquellen der anderen Verkehrsmittel, im Luftverkehr fehlen, daß die Teilnehmer des Luftverkehrs sowie die Besatzungen von Luftfahrzeugen sowohl in wirtschaftlicher wie auch intellektueller Hinsicht eine Auslese nach oben darstellen, daß — vom Standpunkt der Seuchenverbreitung aus besonders gefährliche — Verkehrsteilnehmergruppen des Massenverkehrs der See- und Landmittel im Luftverkehr völlig fehlen. Es sind daher Erleichterungen in der Überwachung und Beobachtung der Luftverkehrsteilnehmer möglich, wie sie sich intellektuell und wirtschaftlich bevorzugten Gruppen gegenüber auch bei anderen Verkehrsarten bewährt haben.

Nachteilig wirkt mitunter die Neigung dieser Gruppen, selbst gemilderte Vorschriften zu umgehen und Ausnahmen zu beanspruchen. Die Erfahrung zeigt eindeutig, daß die erwähnten Nachteile durch die Vorteile mehr als ausgeglichen werden. Unter militärischen Verhältnissen verwischt sich zwar dieser Unterschied zwischen den Teilnehmern des Luftverkehrs und der anderen Verkehrsformen etwas, wenn auch nicht vollständig.

Der entscheidende Vorteil des militärischen Luftverkehrs besteht darin, daß seine Teilnehmer ständig vor und nach der Luftreise unter der Überwachung einheitlich geleiteter Wehrmachtssanitätsdienststellen stehen.

Zu berücksichtigen sind im Luftverkehr die Verbreitung von Krankheitskeimen durch *Kranke*, durch *Keimträger* und durch *krankheitsübertragende Insekten* sowie die Verbreitung der krankheitsübertragenden Insekten selbst und in geringfügigem Umfange die Verbreitung von Krankheitskeimen durch totes Material. Weiter ist wesentlich der Schutz der Besatzungen wie der Fluggäste gegen Infektionen während des Fluges und vor allem an Zwischenlandeplätzen.

In Kriegszeiten sind nur die Verhältnisse, die sich aus dem Verkehr mit Flugzeugen ergeben, zu berücksichtigen. Die Sonderfragen der Luftschiffe stellen sich nur im Friedensverkehr.

Die Maßnahmen, die vom *Flughafenarzt* zu treffen sind, wenn bei der *Landung* eines Flugzeuges eine übertragbare Krankheit festgestellt wird, unterscheiden sich durch nichts von den Maßnahmen, die sonst in derartigen Fällen zu treffen sind.

Sie ergeben sich aus den gesetzlichen Bestimmungen und den Wehrmachts-Dienstvorschriften für die einzelnen Krankheiten und sind sinngemäß in solchem Fall auf die Kranken, die Krankheitsverdächtigen, die Ansteckungsverdächtigen und ihr Gepäck anzuwenden. Für die gemeingefährlichen Krankheiten sind sie durch ein internationales Abkommen und die Ausführungsverordnung festgelegt. Die *Besonderheiten der Seuchen* finden sich in dem *speziellen* Teil dieses Lehrbuches: „*Infektionskrankheiten*", S. 27—171.

Bei *Typhus, Bakterienruhr* und den *kosmopolitischen Infektionskrankheiten der Atemwege* liegen die Verhältnisse im Luftverkehr durchweg günstiger als bei anderen Verkehrsmitteln.

Es ist außerordentlich selten, daß Kranke dieser Art an Bord von Flugzeugen gelangen. Sie vermeiden den Antritt der Luftreise selbst oder werden von ihr wegen ihres Zustandes ferngehalten.

Wenn auch ansteckende Kranke allgemein an dem Luftverkehr nicht teilnehmen sollen, sind doch die Verhältnisse für 5 Krankheiten, das Fleckfieber, die Pocken, die Pest, die Cholera und das Gelbfieber, besonders geregelt.

Bei *Fleckfieber* sind *Kranke und Krankheitsverdächtige vom Luftverkehr ausgeschlossen, Ansteckungsverdächtige nach zuverlässiger Entlausung* ihrer Person und ihres Gepäcks zugelassen, soweit ihre vorgeschriebene *Beobachtung am Ziel ihrer Reise* sichergestellt ist. Der Fleckfieberkranke und -krankheitsverdächtige ist vom Transport im Sanitätsflugzeug nicht ausgeschlossen, wenn nur durch diesen Transport seine ärztliche Versorgung sichergestellt wird. Er ist vor dem Transport zu entlausen, soll trotzdem nicht mit Kranken anderer Art oder Verwundeten zusammen befördert werden. Bei Flugzeugen und Sanitätsflugzeugen, die von Fleckfieberkranken und -krankheitsverdächtigen benutzt wurden, sind grundsätzlich die Kabinen sofort zu entlausen, unabhängig davon, ob Läuse nachgewiesen wurden oder nicht. Bei epidemischem Auftreten von Fleckfieber in einem Gebiet ist Läusefreiheit von Besatzungen und Fluggästen zu fordern, gegebenenfalls durch Nachschau zu prüfen und durch Entlausung herbeizuführen. Verlauste sind vom Flug auszuschließen. Personen, die aus fleckfieberverseuchten Gebieten einfliegen, ohne im Besitz der vorgeschriebenen Bescheinigung über Entlausung bzw. Ungeziefferfreiheit zu sein, sind grundsätzlich bei ihrer Ankunft mit ihrem Gepäck zu entlausen. Landehäfen, die mit derartigen Einflügen rechnen müssen, sind in ausreichendem Umfange mit Entlausungseinrichtungen (Heißluft- oder Gasverfahren) zu versehen.

Die Besatzungen von *Sanitätsflugzeugen* und *Transportflugzeugen*, die bei ihrem Rückflug im Kranken- und Verwundetentransport eingesetzt sind, sind, wenn ihr Krankengut aus fleckfieberverseuchten Gebieten stammt, in gleichem Umfange wie Sanitätspersonal von Seuchenabteilungen als erhöht fleckfiebergefährdet zu betrachten und daher bevorzugt gegen Fleckfieber zu impfen, da stets mit der Möglichkeit gerechnet werden muß, daß sie unerkannte und verlauste Fleckfieberkranke transportieren.

Unter Friedensverhältnissen gewährt eine *Schutzimpfung gegen Fleckfieber*, die 14 Tage vor Antritt des Fluges beendet sein muß, einen wirksamen Schutz gegen die Verbreitung von Fleckfieber durch Fluggäste, da Läuse sich an dem Geimpften, auch wenn er trotz Impfung erkrankt, nicht mehr infizieren, so daß Geimpfte als Infektionsquellen ausfallen.

Bei Fleckfiebererkrankung unter dem *Bodenpersonal* eines Flughafens braucht dieser für den Durchgangsverkehr nicht gesperrt zu werden, wenn eine zuverlässige Absonderung des Bodenpersonals und der örtlichen Bevölkerung von den Teilnehmern des Durchgangsverkehrs gewährleistet ist. Für das Personal des befallenen Hafens selber gelten die allgemeinen Bestimmungen.

Die sogenannte *Verlausung der Flugzeuge*[1] wird erfahrungsgemäß oft überschätzt.

Entwesungen der Kabinen wegen Verlausung sind nur dann durchzuführen, wenn tatsächlich lebende Läuse oder Läuselarven in der Maschine nachgewiesen werden. Läusebefall im Flugzeug erfolgt durch Übergang von mitreisenden verlausten Personen auf läusefreie Personen, durch verlauste Tragen und Decken, nur ganz ausnahmsweise durch Verlausung des Flugzeuges selber. Zur Entlausung von Flugzeugkabinen ist die Scheuer- und Wischentwesung ausreichend[1].

---

[1] Siehe auch Abschnitt I, Kapitel H: „*Desinfektion, Sterilisation und Entwesung*", S. 172 in diesem Lehrbuch.

Gegenüber der Einschleppung von *Pocken* und ihrer epidemischen Ausbreitung gewährt die Impfung in Deutschland weitgehenden Schutz.

Länder ohne ausreichenden Impfschutz, wie z. B. England, sind bei der langen Inkubationszeit der Pocken in höherem Maße durch den Luftverkehr gefährdet. Sicherung bietet die Vorschrift, nur solche Reisende zur Lufteinreise zuzulassen, die mindestens 12 Tage vor Antritt der Reise gegen Pocken geimpft sind. Gegenüber Kranken, Krankheitsverdächtigen und Ansteckungsverdächtigen gelten die allgemeinen Bestimmungen. Zu berücksichtigen ist, daß Pocken auch durch totes Material übertragen werden können, so daß gegebenenfalls Desinfektion der Kabine, des Gepäckraums und des Aborts erforderlich wird.

Bei *Pest* kommen die Maßnahmen der allgemeinen Vorschriften gegen Kranke, Krankheitsverdächtige und Ansteckungsverdächtige in Frage, wobei bei Lungenpest auch an Bakterienausscheidung bei Rekonvaleszenten zu denken ist.

Weiter ist die Möglichkeit der Verschleppung von *Ratten und Rattenflöhen* mit der Fracht und dem Gepäck zu berücksichtigen.

Die Gefahr ist bei Flugzeugen gering, da die Massengüter, die sonst in der Rattenverschleppung eine wichtige Rolle spielen, im Luftverkehr fehlen. Ein Rattenbefall der Flugzeuge im Sinne der Ansiedlung der Ratten an Bord tritt bei der Bauart der Flugzeuge nicht ein. Die wesentlichen Schutzmaßnahmen gegen Rattenbefall liegen in der Rattenbekämpfung auf den Abflughäfen. Eine Entrattung von Flugzeugen ist zwar gesetzlich bei begründetem Verdacht auf Rattenbefall vorgesehen; Verhältnisse, die zur Feststellung eines begründeten Verdachts führen könnten, sind bei Flugzeugen äußerst unwahrscheinlich. Ebenso ist ein Flohbefall von Flugzeugen in dem Sinne, daß es zur ständigen Ansiedlung und Larvenentwicklung im Flugzeug kommt, unwahrscheinlich. Verschleppung von Ektoparasiten der Ratte mit ihren Larven kann ausnahmsweise durch Transportgüter erfolgen. Vorbeugung durch hygienische Maßnahmen der Abgangsflughäfen in pestverseuchten Gebieten, wobei nur ausnahmsweise Entwesung der Güter vor ihrer Verladung notwendig wird. Falls Entrattung von Flugzeugen angeordnet wird, so ist sie fast stets mit einfacheren Mitteln als der Vergasung zu erreichen.

Bei *Cholera* kommen die Maßnahmen der allgemeinen Vorschriften gegen Kranke, Krankheitsverdächtige und Ansteckungsverdächtige in Frage.

Die Notwendigkeit einer Absonderung von Fluggästen aus cholerabefallenen Gebieten wird durch die Schutzimpfung, die 6 Tage vor Antritt der Reise beendet sein muß, vermieden. Bei der kurzen Inkubationszeit der Cholera ist Ausbruch der Erkrankung an Bord eher möglich als bei anderen Krankheiten, so daß die Anwendung der gesetzlichen Maßnahmen gegen Kranke und Krankheitsverdächtige notwendig werden kann. Ein Verbot der Einfuhr von frischen Früchten, Gemüsen, Fischen und Muscheln aus Cholerabezirken ist stets angezeigt.

Cholerakranke können in Sanitätsflugzeugen, jedoch nicht mit anderen Kranken zusammen transportiert werden, wobei die besonderen Sicherungen für den Transport von Cholerakranken in Krankenfahrzeugen überhaupt zu beachten sind. Transport ist nur zulässig, wenn eine ärztliche Versorgung auf andere Weise nicht sichergestellt werden kann.

Das *Gelbfieber* ist eine Seuche, deren Wanderung mit dem Seeverkehr in vergangenen Zeiten beobachtet wurde. Gelbfieber und Cholera sind Schulbeispiele von Verkehrsseuchen.

Epidemisches Auftreten von Gelbfieber ist an das Vorhandensein gewisser klimatischer Bedingungen und an das Vorkommen bestimmter Mückenarten (in erster Linie Aedes) gebunden. Diese Voraussetzungen sind in vielen warmen Ländern, die heute gelbfieberfrei sind, erfüllt. Es ist durchaus verständlich, daß diese Länder die Bedrohung, die das Gelbfieber darstellt, in jeder Weise von sich fernzuhalten suchen. Die Möglichkeit einer Einschleppung dieser Seuche in ein jungfräuliches Gebiet durch einen einzigen Krankheitsfall und die Entwicklung einer Seuchenkatastrophe in Ländern mit einem unzulänglichen Hygienedienst, wie er in vielen Tropenteilen die Regel ist, ist keine überspitzte theoretische Konstruktion, sondern eine tatsächliche Gefahr. Der Schutz gegen Gelbfieberverbreitung spielt daher im Luftverkehr zwischen gelbfieberbefallenen und gelbfieberfreien, aber empfänglichen Ländern eine beherrschende Rolle. Als gelbfieberbefallene Länder sind dabei auch die sogenannten stummen Gelbfieberzonen und die Gebiete der Dschungelform zu betrachten. Die gesundheitspolizeilichen Maßnahmen dabei sind Meldevorschriften, Sondervorschriften über Kranke, Krankheitsverdächtige und Ansteckungsverdächtige, körperliche Untersuchung von Besatzungen und Flugzeugen, Gesundheitszeugnisse, obligatorische Schutzimpfung und mehrtägige Überwachung (Vorquarantäne) vor dem Abflug, Überprüfung von Flugzeugen und Fracht auf Mückenfreiheit, regelmäßige Entmückung, vor allem aber die Schaffung von gelbfiebersicheren Flughäfen in gelbfieberverseuchten Gebieten.

Da die *Dengue* durch die gleiche Mücke wie das Gelbfieber übertragen wird, sind ihre Verbreitungsmöglichkeiten an sich grundsätzlich ähnlich.

In der praktischen Handhabung sind die Schutzmaßnahmen wegen der geringeren Gefährlichkeit bei weitem nicht so streng. Unter Kriegsverhältnissen ist bei epidemischem Auftreten von Dengue der Verhütung ihrer Verbreitung erhöhte Aufmerksamkeit zuzuwenden, da Dengue zwar nur ausnahmsweise lebensbedrohend ist, bei epidemischem Auftreten jedoch schlagartig die Einsatzfähigkeit ganzer Verbände gefährden kann. Ausschluß von Kranken und Ansteckungsverdächtigen vom Verkehr, Entmückung der Flugzeuge, Sperre befallener Flughäfen.

Bei der *Malariaverbreitung* sind Kranke und Parasitenträger im Luftverkehr praktisch belanglos und nicht Gegenstand der Überwachung.

Parasitenträger werden auf anderen Verkehrswegen in wesentlich größerem Umfange verbreitet. Eine Gefahr stellt der Luftverkehr nur dadurch dar, daß mit ihm besonders gefährliche Anophelesarten verschleppt werden, sich dann am Einschleppungsort ansiedeln und dadurch den Charakter der Malaria grundsätzlich nach der ungünstigen Seite hin verändern können. Schutz dagegen besteht in der *Entmückung der Flugzeuge*, in *Mücken- und Brutplatzbekämpfungsmaßnahmen* weitester Art in den *Abgangshäfen*.

Praktisch wichtiger als die Verbreitung der Malaria oder ihrer Überträger durch den Luftverkehr ist jedoch der Schutz des Luftverkehrs selber gegen die Malaria (Besatzungen, Fluggäste, Bodenpersonal). Der Schwerpunkt der Schutzmaßnahmen liegt dabei in der Malaria- und Anophelesbekämpfung auf den *Horsten*, da eine medikamentöse Prophylaxe bei den Teilnehmern des Luftverkehrs durch malariaverseuchte Gebiete in wirksamer Form nicht durchführbar ist.

Die *Lepra* stellt im Luftverkehr kein anderes Problem dar als für sonstige Verkehrsarten und wird einschließlich des Transports von Leprakranken nach den gleichen Grundsätzen behandelt.

Die *Schlafkrankheit* hat im Luftverkehr keine besonderen Überwachungsmaßnahmen.

Insbesondere besteht kaum die Möglichkeit einer Verbreitung der Schlafkrankheitsüberträger, der Glossinen, durch das Flugzeug, da die ökologischen Verhältnisse auf Flugplätzen für die Glossinen ungünstig sind, so daß sie ihnen fernbleiben. Kontrollmaßnahmen gegen Glossinenverbreitung, wie sie stellenweise im Kraftfahrverkehr notwendig sind, erübrigen sich daher. Außerdem würden Glossinen ohnehin von den Entmückungsmaßnahmen mit betroffen, die in den fraglichen Gebieten vorgeschrieben sind.

Bei *Pappatacifieber* liegen Erfahrungen über die Verbreitung durch den Luftverkehr noch nicht vor.

In Friedensverhältnissen ist vor allem mit einer Verbreitung durch Kranke im Inkubationsstadium, in Kriegszeiten auch mit einer Verbreitung der Phlebotomen durch das Flugzeug zu rechnen. Da das plötzliche massenhafte Auftreten von Pappataci-Erkrankungen sehr störende Ausfälle hervorrufen kann, ist der Phlebotomenbekämpfung auf Flugplätzen besondere Aufmerksamkeit zu schenken. Von Pappatacifieber befallene Flugplätze sind beschleunigt durch gründliche Bekämpfung der erwachsenen Phlebotomen zu sanieren. Der Durchgangsverkehr auf ihnen ist, soweit irgend möglich, auf kurze Versorgungslandungen ohne Übernachtung zu beschränken. Für die Übernachtung größerer Verbände sind befallene Flughäfen zu sperren.

Die Verschleppung von Stechmücken und Stechfliegenarten, die *Filarienüberträger* sind, ist bisher nur Gegenstand theoretischer Erörterungen gewesen, eine praktische Bedeutung hat die Frage nicht gehabt.

Sie dürfte im allgemeinen dadurch gelöst sein, daß in den Gebieten, in denen sie von Bedeutung werden könnte, mit Rücksicht auf Gelbfieber oder Malariabedrohung Entwesungsmaßnahmen gegen Mücken durchgeführt werden.

*Rückfallfieber*erkrankungen im Luftverkehr, die Verschleppung seiner Zwischenwirte, spielen eine so untergeordnete Rolle, daß die Forderung besonderer Sicherungsmaßnahmen nicht gerechtfertigt ist.

Bei der *Luftfahrthygiene* stehen zwar die Maßnahmen gegen die Verbreitung menschlicher Seuchen im Vordergrund. Bei der Verbreitung krankheitsübertragender Insekten sind aber zusätzlich auch die Überträger einer Reihe von *Tierseuchen* zu berücksichtigen.

Als solche kommen in Frage: Pferdesterbe, Blauzunge, einige Formen der Encephalomyelitis der Pferde, Geflügelpest, Geflügelpocken und die Herzfilariose der Hunde.

Darüber hinaus können durch Mitnahme von Tieren an Bord sowohl Tierseuchen als auch Krankheiten des Menschen, für die Tiere die Infektionsquelle sind, verschleppt werden. Zur Verhütung dieser Gefahren ist die sorgfältige Beachtung der veterinärpolizeilichen Bestimmungen erforderlich. Diesen Fragen ist vom Sanitätsoffizier besondere Aufmerksamkeit zu schenken, da der Luftverkehr des Krieges von der normalen veterinärpolizeilichen Kontrolle kaum erfaßt wird. Die Fetischtiere fliegender Verbände, unter denen Hunde die Hauptrolle spielen, stellen dabei die Hauptgefahr dar. Krankheiten, die durch sie verbreitet werden können, sind in erster Linie die Tollwut (S. 131), dann die Leishmaniosen (S. 148).

Schließlich ist auch die Verschleppung *landwirtschaftlicher Schädlinge* durch den Flugverkehr zu berücksichtigen.

Tierische Schädlinge, als Vollkerfe wie auch im Larvenstadium, sowie pflanzliche Schädlinge können mit der Ladung verschleppt werden, für deren Behandlung daher dieselben Regeln zu beachten sind wie bei der Einfuhr auf anderem Wege. Außerdem können Schädlinge als fliegende Insekten genau so wie krankheitsübertragende Insekten durch das Flugzeug verbreitet werden und besondere Bekämpfungsmaßnahmen notwendig machen.

Aus der Darlegung der Einzelfragen ergibt sich, daß der Schutz von Flugzeugen gegen das *Eindringen fliegender Insekten* eine der *wichtigsten Maßnahmen der Flugzeughygiene* ist. Die Gefahren, die von dieser Seite drohen, sind mannigfaltig.

Infizierte Insekten können die Insassen des Flugzeuges durch Stiche in der Kabine gefährden. Sie können weiter in Flughäfen, die später berührt werden, Ansteckungen hervorrufen. Diese Gefahr wiegt besonders schwer, wenn auf diese Weise Krankheiten an Orte verschleppt werden, die zwar frei von der Seuche sind, aber durch das Vorhandensein der Zwischenwirte dieser Seuche und der zur Entwicklung des Erregers im Zwischenwirt notwendigen klimatischen Bedingungen besonders gefährdet sind. Weiter ist die Verschleppung von krankheitsübertragenden Insekten auch dann gefährlich, wenn die verschleppten Stücke selbst zwar nicht infiziert sind, an dem neuen Ort aber geeignete Entwicklungsbedingungen finden, so daß sie sich hier ansiedeln können und für die Zukunft Seuchengefahren schaffen, die ohne Einschleppung dieser neuen Überträgerarten nicht bestehen würden. Epidemiologisch sind derartige Verschleppungen viel ernster zu werten als die gelegentliche Verschleppung gefährlicher Tropenkrankheiten durch Kranke in Gebiete, in denen die Voraussetzungen für eine natürliche Weiterverbreitung dieser Seuche fehlen. Diese Gefahren sind nicht etwa nur mutmaßliche Möglichkeiten, sondern ernste Wirklichkeit. Bei einer Kontrolle von 3000 Flugzeugen wurden 3761 verschleppte Insekten, darunter 3476 Dipteren festgestellt, die 106 verschiedenen Arten angehörten. In der Praxis besonders gefürchtet ist die Verschleppung von Aedes aegypti und Anopheles costalis.

Die Insekten können nicht nur in der Kabine und im Gepäckraum, sondern auch in anderen Teilen des Flugzeuges, Tragflächen, Steuerflächen, verschleppt werden. Besonders gefährlich sind Nachtlandungen mit Ein- und Ausladen, da das beleuchtete Flugzeug auf fliegende Insekten eine besondere Anziehungskraft ausübt. Ein echter Befall von Flugzeugen durch Insekten in Form von Daueransiedlungen an Bord ist bisher nur bei Schaben beobachtet worden.

Schutzmaßnahmen gegen Insektenübertragung sind Sicherung der Öffnungen des Flugzeuges gegen Mückeneintritt, bei weiten Strecken Wechsel der Maschinen in den Zwischenlandehäfen, Überwachung der Flugzeuge auf Mückenbefall, Vernichtung der Mücken, die in das Flugzeug eingedrungen sind. Die Entlausung ist bereits bei Erörterung des Fleckfiebers besprochen.

Die *Entmückung* erfolgt in erster Linie durch Vernebelung oder Versprühung pyrethrumhaltiger Mittel. Dazu sind möglichst keine Handapparate zu benutzen, da sie wenig wirksam sind und sich schnell abnutzen. Vernebelungspistolen, die mit Druckluft aus Stahlflaschen oder mit Motorluftpumpen betrieben werden, sind vorzuziehen. Besondere Sorgfalt ist auf Prüfung der Wirksamkeit der verwandten Mittel und Feststellung des Pyrethringehalts zu verwenden. Die Entmückung kann vor dem Abflug, bei der Ankunft und sogar während des Fluges erfolgen, ist im letzten Fall freilich auf die Verwendung handbetriebener Sprühgeräte beschränkt. Blausäure mit Reizgaszusatz in Form von Cyclon B ist versucht worden.

setzt aber wegen der hohen Giftigkeit des Präparats die Beachtung umständlicher Vorsichtsmaßnahmen und besonders ausgebildetes und zugelassenes Personal voraus. Eine völlig befriedigende Lösung für die Insektenvernichtung an Bord von Flugzeugen ist bisher noch
nicht gefunden worden. Die Anwendung der bisher verfügbaren Mittel vermindert die Gefahren aber erheblich. In warmen Ländern wirkt die Überhitzung bei Maschinen durch
Sonnenbestrahlung, die ohne Sonnenschutz auf dem Rollfeld stehen, dem Insektenbefalle
entgegen, da oft Temperaturen erreicht werden, die insbesondere bei geringen Feuchtigkeitsgraden ausreichen, um wenigstens Mücken abzutöten. Die Zukunftslösung dieser Frage
sehe ich in der Verwendung und regelmäßigen Erneuerung von Innenanstrichen mit insekten-
tötenden Zusätzen nach Art des Gesarol und Neozid.

Die *Entseuchung von Flugzeugen* spielt gegenüber der Entwesung nur eine
untergeordnete Rolle, da sie nur bei dem Auftreten bestimmter ansteckender
Krankheiten an Bord notwendig wird. Notwendige Entseuchungen werden
durch den Flughafenarzt, nicht durch die Besatzungen durchgeführt.

Im allgemeinen wird die Scheuer- und Wischdesinfektion für die Kabine und den Abortraum genügen. Bewegliches Desinfektionsgut wird in entsprechendem Gerät bzw. in einer
Desinfektionsanstalt behandelt.

Zur *Verhütung unnötiger Sperrmaßnahmen* ist Austausch regelmäßiger *Meldungen* über das Vorkommen von gefährlichen Infektionskrankheiten in den Flughäfen selbst und in dem von ihnen versorgten Bereich üblich.

Hierbei ist Vorsorge zu treffen, daß die Meldungen von den austauschenden Dienststellen
den beteiligten Flughafenärzten ohne Verzug zugeleitet werden. Gesundheitspapiere für Flugzeuge bzw. Eintragungen gesundheitlicher Vorkommnisse in das Bordbuch sind fakultativ.
Man sucht sie zu vermeiden, da ihre Beibringung stets mit störenden Zeitverlusten verbunden
ist. Der Austausch von Meldungen ermöglicht Beschränkung der besonderen Überwachung
auf Flugzeuge, die aus befallenen Häfen bzw. verseuchten Ländern kommen oder solche
berührt haben. Er ermöglicht ferner die Lenkung des Luftverkehrs auf bestimmte Flughäfen, die entweder seuchenfrei sind oder besondere Möglichkeiten der Überwachung und
Bekämpfung haben; im Rahmen solchen überwachten Verkehrs sind Sondermaßnahmen für
den Fall von Notlandungen vorzusehen. Erforderlichenfalls können Häfen für den Verkehr
gänzlich gesperrt werden.

Fluggäste, die an *gefährlichen übertragbaren Krankheiten* leiden oder bei
denen Verdacht auf solche Erkrankungen besteht, sind *vom Flug auszuschließen.*
Ausnahmen nur bei Sanitätsflugzeugen. Zur Sicherung dieser Regel können
Gesundheitsbesichtigungen vor dem Abflug angeordnet werden. Sie dürfen den
Flug jedoch nicht verzögern.

Die einfache Pulskontrolle, erforderlichenfalls ergänzt durch Fiebermessungen, ist in
vielen Fällen ausreichend. Unter besonderen Verhältnissen kann die Vorlage von Gesund-
heitszeugnissen und Impfbescheinigungen gefordert werden. Bei Fleckfiebergefahr Nachschau nach Ungeziefer bzw. Bescheinigung über Entlausung. Landehäfen, die Gesundheitszeugnisse verlangen müssen, erzwingen ihre Beibringung durch Verhängung von empfindlichen Geldstrafen oder Quarantänemaßnahmen beim Fehlen der Zeugnisse.

Während des Fluges und an Zwischenlandeplätzen erworbene *Erkrankungen*
kommen *an Bord nur selten* zum Ausbruch.

Bei den während des Fluges auftretenden Infektionskrankheiten handelt es sich fast ausnahmslos um Fälle, die im Stadium der Inkubation den Flug angetreten sind. Es kommt
daher fast nie an Bord zur Entwicklung eines klaren, die Diagnose ermöglichenden Krankheitsbildes. Todesfälle an Infektionskrankheiten an Bord sind theoretisch in Ausnahmefällen
etwa bei Meningitis epidemica siderans oder raschem Verlauf der Cholera denkbar. Solche
Ausnahmefälle rechtfertigen keine Sondervorschriften. Sie sind durch sinngemäße Anwendung der allgemein geltenden Bestimmungen zu erledigen. Mit einer Ausbreitung von
Infektionskrankheiten an Bord selbst ist bei den Sonderverhältnissen des Flugverkehrs nicht
zu rechnen. Erkrankungen an Bord sollen vorausgemeldet werden, um Ausladung und Versorgung des Kranken bei der Landung vorzubereiten und die rasche Durchführung der erforderlichen Maßnahmen zu sichern. Diese können in Absonderung von Kranken, Krankheitsverdächtigen und Ansteckungsverdächtigen unter Ausschluß des freien Verkehrs sowie
in Überwachung von Ansteckungsverdächtigen durch die Gesundheitsbehörden ohne Behinderung des freien Verkehrs bestehen. Die erste *Absonderung* kann auf den Flughäfen
selber erfolgen, im allgemeinen erfolgt sie nicht dort, sondern in geeigneten, gut erreichbaren
Krankenhäusern.

Vorherige *Schutzimpfung* und die Beibringung von *Impfzeugnissen* wird zur Verhütung der Seuchenausbreitung im Flugverkehr vielfach verlangt.

Der Impfstand der Beteiligten ist in vielen Fällen Hauptgrundlage der zu treffenden Maßnahmen. Besonders wird darauf geachtet, daß die Schutzimpfung in ausreichendem zeitlichem Abstand vor Antritt des Fluges erfolgte, um ihre Wirksamkeit zu sichern (z. B. bei Cholera weniger als 6 Monate, aber mindestens 6 Tage, bei Pocken weniger als 3 Jahre, mindestens 12 Tage). Sie bezweckt Schutz vor Erkrankung, vor allem die Ausschaltung des Schutzgeimpften als Infektionsquelle. Bei Gelbfieber, Pest und Fleckfieber ist die Berücksichtigung des Impfstandes zwar nicht gesetzlich festgelegt, aber trotzdem notwendig angesichts der Entwicklung, die die Erzeugung wirksamer Impfstoffe gegen diese Seuchen in den letzten Jahren genommen hat.

Bei *Impfungen*, die nicht *durch medizinalpolizeiliche Vorschriften* gefordert werden, sondern die nur der Sicherung der Gesundheit des einzelnen dienen, der in verseuchte Länder einreist, tritt erfahrungsgemäß im Flugverkehr eine besondere Gefährdung oft dadurch ein, daß das Flugzeug als Verkehrsmittel nicht nur zur Zeitersparnis, sondern auch wegen der plötzlichen Dringlichkeit der Reise gewählt wird, so daß die Zeit zur Durchführung der notwendigen Schutzimpfungen fehlt.

Man findet daher unter Luftreisenden ungewöhnlich häufig einen unzureichenden Impfschutz, und zwar nicht nur bei schwerer beschaffbaren Impfstoffen wie gegen Gelbfieber und Fleckfieber, sondern auch gegenüber Typhus, Cholera und Pocken. Auch im kriegsmäßigen Flugverkehr wird dieser Mißstand oft beobachtet. Da eine Verschiebung der Reise zur Durchführung der Impfung meist nicht möglich ist, läßt sich diese besondere Gefährdung nur dadurch verhüten, daß grundsätzlich alle Personen auch in nichtgefährdeten Gebieten, vor allem im Heimatgebiet, die dienstlich mit der Möglichkeit derartig plötzlicher Einsätze in gefährdeten Gebieten zu rechnen haben, ihren Impfschutz auf der gleichen Höhe halten, wie er für die dauernd in gefährdeten Gebieten Tätigen notwendig ist.

Der *Schutz der Flugzeugbesatzungen* gegen Infektionskrankheiten *in warmen Ländern* ist von besonderer Bedeutung, da der Ausfall von Besatzungsmitgliedern dort auf erhöhte Ersatzschwierigkeiten stößt.

Es ist daher notwendig, daß die Besatzungen die Regeln der gesundheitlichen Lebensführung in warmen Ländern genau kennen (Ernährung, Getränke, Baden, Mückenschutz, Geschlechtskrankheiten) und daß die Beachtung dieser Regeln überwacht wird. Soweit ein Impfschutz möglich ist, muß er durch Impfung der Besatzungen gesichert sein. Die regelmäßige Durchführung der Wiederholungsimpfungen ist besonders zu überwachen.

Bei der Darstellung der *Maßnahmen an Bord* wird auf die Schilderung luftfahrtmedizinischer Regeln für das fliegende Personal verzichtet. Wenn sie auch in das Gebiet der Hygiene gehören, haben sie doch mit der Verhütung der Seuchenverbreitung nichts zu tun.

Die Seuchensicherungsmaßnahmen an Bord sind wenig umfangreich. Trinkwasser, Getränke und Nahrungsmittel, die an Bord verabfolgt werden, müssen einwandfrei beschaffen sein und einwandfrei aufbewahrt werden. Den Temperatur- und Druckschwankungen, denen die Nahrungsmittel ausgesetzt sind, ist Rechnung zu tragen. Blähende Nahrungsmittel sollen weder an Bord noch an Zwischenlandeplätzen verabfolgt werden und sind auch an Tagen vor dem Flug zu vermeiden.

Flugzeuge dürfen nichts abwerfen, was Krankheiten verbreiten kann.

Es muß sich daher ein Abortkübel, bei Verkehrsmaschinen ein Abortraum an Bord befinden. Für die Entladung, Reinigung und Desinfektion der Abortgefäße nach Landung muß in einwandfreier Weise gesorgt sein.

Der *Schwerpunkt in der Hygiene des Luftverkehrs liegt bei den Flughäfen.* Hygienische Erwägungen müssen neben den an erster Stelle stehenden flugtechnischen Erwägungen schon bei der *Anlage* von Flugplätzen maßgeblich berücksichtigt werden; eine Regel, gegen die oft mit dem Ergebnis erheblicher gesundheitlicher und wirtschaftlicher Schäden verstoßen wird. Besonders in warmen Ländern ist bei der Auswahl des Flugplatzes, jedenfalls bevor mit seinem *Ausbau* begonnen wird, der Hygieniker stets zu hören.

Seine Erhebungen erstrecken sich auf Malariasicherheit, die bei der Anlage durch ausreichende Entfernung von menschlichen Siedlungen und Anophelesbrutplätzen erreicht wird. Er hat darüber zu wachen, daß durch Erdbewegungen beim Ausbau des Platzes und durch die Entwässerung des Platzes keine neuen Anophelesbrutstätten oder Brutstätten für andere Krankheitsüberträger entstehen. Wo die völlige Anophelesfreiheit des Flugplatzes nicht erreichbar ist, müssen Unterkunftsräume des Flughafenpersonals und die Räume für Durchreisende, Besatzungen und Fluggäste mit zuverlässigem mechanischem Mückenschutz versehen werden. Eine zusätzliche Bekämpfung der zufällig trotz des Schutzes eingedrungenen Mücken ist regelmäßig in diesen Räumen durchzuführen, ebenso eine regelmäßige Larvenbekämpfung mit den üblichen Mitteln in den Anophelesbrutplätzen (vgl. Kapitel Malaria) im Bereich des Platzes. In Gegenden mit Pappatacifiebergefahr sind die entsprechenden Sicherheitsmaßnahmen gegen Phlebotomen durchzuführen (vgl. Kapitel Leishmaniosen). Eine einwandfreie Wasserversorgung, Wasch- und Badeeinrichtung, Abwasserbeseitigung, Abfallbeseitigung, am besten Verbrennungsanlage, sind bei der Planung sicherzustellen. Die Latrinen müssen fliegensicher und hygienisch völlig einwandfrei sein. Flugplätze, auch · Feldflugplätze, sind im hygienischen Sinne Daueranlagen, auf denen Provisorien nicht geduldet werden können.

Im *Betrieb des Flugplatzes* ist stets zu berücksichtigen, daß Flugplätze Brennpunkte eines außerordentlich wichtigen, vor jeder Gefährdung zu schützenden Verkehrs sind. Ihre hygienischen Einrichtungen müssen nicht nur für die Bedürfnisse des ortsfesten Bodenpersonals, sondern auch für Höchstbeanspruchungen im Durchgangsverkehr ausreichen und entsprechend geplant werden. Die Instandhaltung der Reserveeinrichtungen für den Durchgangsverkehr ist durch Überwachung zu sichern.

Hygienische Überwachung der Küche und Speicherräume, in warmen Ländern insbesondere des Fliegenschutzes, sind ständige Aufgaben des Flughafenarztes.

Der *Flughafen* und sein *Personal* sind gegen Einschleppung von Krankheiten aus der Umgebung zu sichern.

Zivilbevölkerung, die zu Arbeiten auf dem Flugplatz herangezogen wird, ist entsprechend ärztlich zu überwachen. Auch in verseuchten Ländern mit unzulänglicher Hygieneverwaltung muß der Flughafen die Oase in der hygienischen Wüste sein.

Bauten auf Flugplätzen müssen rattensicher sein, insbesondere Unterkünfte, Gepäckräume, Frachtspeicher, Küchen- und Vorratsräume. Auch bei sonstigen Anlagen, Entwässerung, Abwasser und Abfallbeseitigung ist der Rattenschutz zu berücksichtigen. Als Rattensicherheit genügt Unterbindung der Rattenansiedlung.

Die Sondervorschriften über gelbfiebersichere Flugplätze, mit denen ein internationaler Flugverkehr auch in Epidemiezeiten zugelassen ist, fordern Freiheit von Aedesbrutplätzen, ausreichende Entfernung von Ortschaften, mückensichere Wasserversorgung, Entwässerung und Abwasserbeseitigung, mückensichere Unterkünfte für Bodenpersonal, Besatzungen und Fluggäste, mückensichere Räume zur Absonderung bzw. Beobachtung von Gelbfieberkranken bzw. -verdächtigen.

Die gesetzlichen und verwaltungsmäßigen Schlußfolgerungen, die aus dem geschilderten Sachverhalt gezogen worden sind, sind im anschließenden Kapitel dargestellt.

Schrifttum.

CLAUBERG: Med. Klin. **1940**, 644—647. — KORTENHAUS: Der Schiffs- und Hafenarzt. Jena 1937. — Reichsgesetzbl. **1935 II**, 815. — Bull. mens. Off. internat. Hyg. publ. **33**, 279 (1941); ibidem S. 288.

3. Gesetze und Verordnungen gegen Weiterverbreitung der Infektionskrankheiten durch den Luftverkehr.

Von S. ATMER-Berlin.

Im Kapitel „Krankheitsübertragung durch das Flugzeug" sind die durch den Luftverkehr drohenden Gefahren einer Verschleppung von Seuchen auf dem Luftwege geschildert. In Erkenntnis dieser Gefahren, die von den Verhältnissen beim Land- und Seeverkehr hauptsächlich durch die Überwindung größerer

Strecken in kürzerer Zeit abweichen, ist im Jahre 1933 das „*Internationale Sanitätsabkommen für die Luftfahrt*" vom 12. 4. 33 getroffen worden, dem sich die Mehrzahl der für den Luftverkehr wichtigen Staaten angeschlossen haben. Für das Deutsche Reich trat das Abkommen am 15. 8. 35 in Kraft[1].

Vom Reichsminister des Innern und vom Reichsminister der Luftfahrt wurde die „**Verordnung gegen die Verbreitung übertragbarer Krankheiten durch die Luftfahrt**" vom 2. 6. 37 erlassen, die am 1. 7. 37 in Kraft getreten ist[2].

Sie enthält im wesentlichen die für die Durchführung des Internationalen Sanitätsabkommens erforderlichen Vorschriften, die sich in erster Linie auf die Verhütung der Übertragung der gemeingefährlichen Krankheiten (mit Ausnahme der Lepra, also Cholera, Fleckfieber, Gelbfieber, Pest und Pocken) beziehen (§ 1).

§ 2 erläutert die im Internationalen Sanitätsabkommen und in der Verordnung gebrauchten Begriffe. Wichtig hiervon sind folgende:

„*Flughafenarzt*" ist derjenige Arzt, dem der Bereitschaftsdienst bei Unfällen übertragen ist. Er ist in seiner Eigenschaft als Flughafenarzt dem örtlich zuständigen Gesundheitsamt unterstellt.

„*Krankheitsverdächtig*" sind solche Personen, welche unter Erscheinungen erkrankt sind, die den Ausbruch einer Krankheit befürchten lassen.

„*Ansteckungsverdächtig*" sind solche Personen, bei denen zwar Krankheitserscheinungen noch nicht vorliegen, bei denen aber infolge ihrer nahen Berührung mit Kranken die Besorgnis gerechtfertigt ist, daß sie den Ansteckungsstoff in sich aufgenommen haben. Als ansteckungsverdächtig gilt eine Person nur bis zum Ablauf der „Inkubationsfrist", gerechnet von dem Tage an, an welchem sie zum letzten Male der Ansteckung ausgesetzt war.

Die „*Inkubationsfrist*" beträgt

bei Cholera	5 Tage,
bei Pest und Gelbfieber	6 Tage,
bei Fleckfieber	12 Tage,
bei Pocken	14 Tage.

„*Absonderung*" bedeutet Absonderung in einem geeigneten Raum mit Verkehrsbeschränkung.

„*Beobachtung*" ist die Überwachung ohne Einschränkung der freien Beweglichkeit.

„*Sanitätsflughäfen*" sind solche zugelassenen Flughäfen, welche vom Reichs- und Preußischen Minister des Innern und vom Reichsminister der Luftfahrt als solche bezeichnet werden und in denen zu jeder Zeit zur Verfügung stehen:

a) ein Arzt und ärztliches Hilfspersonal mit der Maßgabe, daß diese Personen auf dem Flughafen nicht dauernd zugegen zu sein brauchen;

b) ein Raum für die ärztliche Untersuchung;

c) die erforderlichen Einrichtungen, um nötigenfalls die Kranken und Krankheitsverdächtigen abzusondern, zu befördern und zu pflegen, die Ansteckungsverdächtigen von den Kranken getrennt abzusondern und alle anderen vorbeugenden Maßnahmen in geeigneten Räumen in dem Flughafen selbst oder in seiner Nachbarschaft ausführen zu können;

d) die Ausrüstung zur Entnahme und Versendung von verdächtigem Material zum Zwecke der Untersuchung in einer Medizinaluntersuchungsanstalt;

e) das erforderliche Material, um gegebenenfalls die Desinfektion und Entwesung im Benehmen mit dem zuständigen Gesundheitsamt vornehmen zu lassen.

§ 3 regelt die gesundheitliche Besichtigung der Reisenden und der Besatzung durch den Flughafenarzt.

Nach § 4 sind Kranke, die an Cholera, Fleckfieber, Pest oder Pocken leiden, sowie Krankheitsverdächtige von der Beförderung in Luftfahrzeugen ausgeschlossen. Ansteckungsverdächtige sowie Keimträger und Dauerausscheider können vom beamteten Arzt ausgeschlossen werden. Ist kein Arzt anwesend, so kann die Flughafenleitung die Abreise der genannten Personen bis zur Erstattung eines ärztlichen Gutachtens hinausschieben.

In § 5 sind die Maßnahmen festgelegt, die bei Ausbruch einer der in § 1 genannten Krankheiten an Bord eines Luftfahrzeuges oder bei Verdacht darauf vorzunehmen sind. Die betreffenden Personen sind sofort abzusondern. Ansteckungsverdächtige sind einer Beobachtung bis zum Ablauf der jeweiligen Inkubationszeit zu unterziehen, sie dürfen trotzdem die Reise fortsetzen. Bei Pocken dürfen ansteckungsverdächtige Personen der Beobachtung nur

---

[1] Reichsgesetzbl. **1935 II**, 815.
[2] Reichsgesetzbl. **1937 I**, 611.

dann unterzogen werden, wenn sie nicht durch Impfung oder Überstehen der Pocken als hinreichend geschützt anzusehen sind. Erforderlichenfalls kann die Pockenschutzimpfung vorgenommen werden. Bei Fleckfieber ist eine Entlausung durchzuführen. In besonderen Fällen kann statt der Beobachtung eine Absonderung angeordnet werden.

Von den im Flugzeug mitgeführten Gegenständen werden Briefe, Drucksachen usw. keinerlei Maßnahmen unterworfen, Postsendungen nur dann, wenn sie aus einer von Cholera befallenen Gegend kommen und frische Lebensmittel enthalten.

Nach § 6 sind bei Luftfahrzeugen, die nicht dem zwischenstaatlichen Verkehr dienen (d. h. nur innerhalb Deutschlands verkehren), auch weitergehende Maßnahmen als in den vorhergehenden Paragraphen vorgeschrieben zulässig.

§ 7 regelt die Maßnahmen, die beim *Abflug* von Luftfahrzeugen aus einer von Cholera, Fleckfieber, Pest oder Pocken befallenen Gegend anzuwenden sind: Reinigung des Luftfahrzeuges, ärztliche Untersuchung der Reisenden und der Besatzung, Ausschluß von Krankheitsverdächtigen und Ansteckungsverdächtigen, Besichtigung der persönlichen Gebrauchsgegenstände auf genügende Sauberkeit. Bei Pest ist eine Entrattung des Luftfahrzeuges vorzunehmen, wenn Verdacht auf die Anwesenheit von Ratten besteht. Bei Fleckfieber sind diejenigen Personen, die für die Übertragung in Betracht kommen, und ihr Reisegepäck zu entlausen.

Nach § 8, der Bestimmungen über die Maßnahmen bei der *Ankunft* von Luftfahrzeugen enthält, die aus einer von Cholera, Fleckfieber, Gelbfieber, Pest oder Pocken befallenen Gegend kommen, können solche Luftfahrzeuge bei Vorliegen besonderer epidemiologischer Verhältnisse verpflichtet werden, in bestimmten Flughäfen zu landen. Der Führer des Luftfahrzeuges hat gleich nach der Landung dem Flughafenarzt die erforderlichen Auskünfte zu erteilen und die entsprechenden Papiere vorzulegen. Es dürfen folgende Maßnahmen angeordnet werden: Ärztliche Untersuchung der Flugzeuginsassen, Beobachtung auf die genannten Krankheiten in einem San.-Flughafen während der Inkubationsfrist (diese rechnet vom Tage des Abfluges aus der befallenen Gegend an; bei Pocken gilt die in § 5 genannte Einschränkung bezüglich des Impfschutzes), nötigenfalls Entrattung und Entwesung von Waren bei Herkunft aus pestbefallenen Gegenden und Entmückung bei Herkunft aus gelbfieberbefallenen Gegenden, Verbot des Ausladens gewisser frischer Nahrungsmittel aus cholerabefallenen Gegenden.

Im Falle einer *Notlandung* hat nach § 9 der Führer des Luftfahrzeuges der nächsten örtlichen Polizeibehörde oder dem zuständigen Luftamt sofort Anzeige zu erstatten, falls das Flugzeug aus einer von Cholera, Fleckfieber, Pest oder Pocken befallenen Gegend kommt oder einer seiner Insassen selbst befallen ist. Ohne Erlaubnis des zuständigen Gesundheitsamtes darf keine Ware ausgeladen werden und kein Insasse sich vom dem Luftfahrzeug entfernen.

In weiteren Paragraphen der Verordnung (§§ 10—13) sind Vorschriften über die Gebühren, die Eintragung gesundheitlicher Vorkommnisse und Maßnahmen in das Bordbuch, die Ausstellung von Bescheinigungen über durchgeführte gesundheitliche Maßnahmen getroffen.

Nach § 14 sind die bereits in einem anderen deutschen oder ausländischen San.-Flughafen getroffenen Maßnahmen in weitestgehendem Maße zu berücksichtigen.

Für den Führer des Luftfahrzeuges besteht nach § 15 kein Zwang, sich den auf Grund dieser Verordnung auferlegten Verpflichtungen zu unterwerfen, vielmehr steht es ihm frei, den Flug fortzusetzen. In diesem Falle darf er jedoch auf einem anderen deutschen Flughafen nur zur Aufnahme von Betriebsstoff, Ersatzteilen usw. landen. Das Ausladen von Waren und die Reiseunterbrechung von Fluggästen setzen voraus, daß in den §§ 5 und 8 dafür vorgesehenen bzw. vom Gesundheitsamt vorgeschriebenen Maßnahmen durchgeführt werden.

Die restlichen Paragraphen der Verordnung enthalten Bestimmungen über das Meldewesen und über die Maßnahmen, die zur Verhütung anderer als der in § 1 genannten Krankheiten getroffen werden können. Nach § 18 können nach dem Gutachten des Flughafenarztes solche Personen von der Mitnahme ausgeschlossen werden, die Erscheinungen von übertragbaren Krankheiten aufweisen. Die Flughafenleitung kann bei Fehlen eines Arztes die Abreise solcher Personen von der Einholung eines ärztlichen Gutachtens abhängig machen. Bei Auftreten einer in § 1 nicht genannten übertragbaren Krankheit an Bord eines Luftfahrzeuges sind die gesetzlich vorgeschriebenen Maßnahmen anzuwenden; der Kranke kann von der Beförderung ausgeschlossen und abgesondert werden.

Nicht in die Verordnung vom 2. 6. 37 übernommen sind die Bestimmungen des „Internationalen Sanitätsabkommens für die Luftfahrt", die im Falle von **Gelbfieber** anzuwenden sind (Kapitel II des Abkommens), weil sie auf das Deutsche Reich zum größten Teil keine Anwendung finden.

Sie sind unterteilt

a) in Bestimmungen für Gebiete, in denen das Gelbfieber festgestellt wurde oder in endemischer Form herrscht,

b) in Bestimmungen für Länder oder Gebiete, in denen das Gelbfieber zwar nicht herrscht, jedoch seine Entstehung begünstigende Bedingungen finden könnte und

c) in Bestimmungen für Länder oder Gebiete, wo keine Voraussetzungen dafür vorhanden sind, daß sich das Gelbfieber festsetzen kann.

Nur diese letzteren kommen für Deutschland in Frage, ihnen ist im §8 der Verordnung vom 2. 6. 37 Rechnung getragen. Danach können in solchen Ländern oder Gebieten, in denen keine Voraussetzungen für das Festsetzen von Gelbfieber vorhanden sind, die aus gelbfieberbefallenen Gebieten kommenden Luftfahrzeuge in jedem San.- oder zugelassenen Flughafen landen. Das Luftfahrzeug und seine Ladung sind auf das Vorhandensein von Mücken (d. h. in diesem Falle Aedes aegypti) zu untersuchen. Gegebenenfalls sind diese zu vernichten. Die Reisenden und die Besatzungsmitglieder sind ärztlich zu untersuchen.

Wesentlich ausführlicher sind die Bestimmungen über Länder oder Gebiete, in denen Gelbfieber herrscht oder doch begünstigende Bedingungen für seine Entstehung vorhanden sind. Dabei ist besonders der Begriff des „gelbfiebersicheren Flughafens" von Wichtigkeit, dessen Lage, Wasserversorgung und Sicherung gegen Mücken die Weiterverbreitung des Gelbfiebers auf dem Luftwege ausschließen soll.

Durch den Ausbruch des Krieges ist die Gültigkeit des Internationalen Sanitätsabkommens und der Verordnung vom 2. 6. 37 grundsätzlich nicht berührt worden, wenn auch infolge der Einschränkung des zwischenstaatlichen Luftverkehrs und der kriegerischen Ereignisse in der praktischen Auswirkung wesentliche Einschränkungen eingetreten sind. Für den Luftverkehr der Wehrmacht sind naturgemäß in erster Linie die militärischen Erfordernisse maßgebend.

Im Laufe des Krieges hat nur das **Fleckfieber** besondere Maßnahmen zur Verhütung der Weiterverbreitung auf dem Luftwege erforderlich gemacht. Durch eine Verfügung des Oberkommandos der Wehrmacht[1] sind genaue *Bestimmungen für die Entlausung bei Einreise in das Reich* getroffen worden. Dieser OKW.-Erlaß ist durch einen Zusatz des Reichsministers der Luftfahrt und Oberbefehlshabers der Luftwaffe (Az. 49 p Nr 51 349/42 L. In. 14/2 I B vom 24. 8. 42) auf *alle Lufttransporte* ausgedehnt worden. Der Zusatz lautet — soweit er sich auf die Lufttransporte bezieht — folgendermaßen:

„Die Entlausung aller Flugzeugbesatzungen und auf dem Luftweg Reisenden ist entsprechend den (OKW.-Erlaß) befohlenen Maßnahmen durchzuführen.

Die Bescheinigungen über Freisein von Ungeziefer für alle Flugteilnehmer sind den Flugleitern an der Reichs- bzw. der Ostgrenze des Gen.-Gouvernements vorzulegen. Bei Nichtvorhandensein der Bescheinigungen darf Startgenehmigung nicht erteilt werden. Flugteilnehmer und Besatzungen sind dem zuständigen Truppenarzt zuzuführen. Fluggäste sind so lange vom weiteren Mitfliegen auszuschließen, bis sie die vorgeschriebenen Bescheinigungen beibringen."

B. Verpflegung.

Von U. Luft-Berlin.

1. Besonderheiten in der Ernährung des fliegenden Personals.

Bei keiner Waffengattung wird der Soldat im Dienst so weitgehend aus den gewohnten physiologischen Umweltbedingungen herausgerissen wie bei der Luftwaffe. Die enge Verbundenheit mit Flugmaschinen, deren Spitzengeschwindigkeit sich der Schallgeschwindigkeit nähert und deren Gipfelhöhen bis in die Stratosphäre reichen, stellt an den Organismus Anforderungen, die trotz aller technischen Hilfsmittel, wie Höhenatemgerät, Sonderbekleidung u. a. m., so eingreifend sind, daß eine besondere Berücksichtigung auch in der Ernährungsweise notwendig ist. In diesem Zusammenhang ist es zunächst naheliegend, nach der

---

[1] 49 p $\dfrac{12/14}{2600/42}$ AHA H/S In. WiG (I) vom 15. 10. 42 Heeres-Verordnungsblatt 1942, Teil B, Ziffer **348** und 856 und Luftwaffenverordnungsblatt 1942, Ziffer 1666 und 2248.

Größe des *Energieverbrauches beim Flieger* zu suchen. Die Messungen, die hierüber vorliegen, sowie Schätzungen nach bekannten Maßen der Arbeitsphysiologie (G. LEHMANN) stimmen darin überein, daß der Energieverbrauch beim fliegenden Personal etwa dem bei mittlerer körperlicher Arbeit zu vergleichen ist. Je nach dem Flugauftrag, dem Flugzeugmuster und auch den wechselnden meteorologischen Bedingungen kann allerdings der Energieverbrauch bedeutend höher liegen. Man kann jedoch annehmen, daß der *allgemeine Wehrmachtsverpflegungssatz*[1] in quantitativ-calorischer Hinsicht *für die Bedürfnisse des fliegenden Personals ausreichend* ist. Eine Sonderstellung für die Fliegerernährung ist vielmehr in der Zusammensetzung der Kost, in der Form der Zubereitung sowie in der Einteilung der Mahlzeiten in engster Anlehnung an die Erfordernisse des Einsatzes zu verlangen.

Eine kurze Betrachtung derjenigen Einflüsse, die während des Fluges auf den Stoffwechsel und auf die Tätigkeit der Verdauungsorgane wirksam sind, mag dies begründen. Während die durch das Triebwerk bedingten *Schwingungen* des Flugzeugs lediglich zu einer geringen Steigerung des Energieverbrauches führen können, lösen Änderungen der Fluglage und Beschleunigungswirkungen infolge Böen Reizungen des Otolithenorganes und der Bogengänge aus, die über das vegetative Nervensystem auf Magen und Darmtrakt sich auswirken. Die *Luftkrankheit*, der Seekrankheit wesensgleich, kann je nach individueller Empfindlichkeit zu Übelkeit und Erbrechen mit Durchfällen führen. Prophylaktisch ist eine leichte Kost mit häufigen, kleineren Mahlzeiten günstig. Für die Erträglichkeit hoher *Beschleunigungskräfte* beim Sturzflug und Kunstflug ist der Füllungszustand der Verdauungsorgane nicht ohne Bedeutung. Bei völliger Nüchternheit treten erfahrungsgemäß unter hohen Beschleunigungsgraden eher Kollapszustände auf als nach einer Mahlzeit[2].

Beim Flug in große Höhen ist mit erheblichen *Kältegraden* zu rechnen, die je nach dem Kälteschutz willkürliche oder unwillkürliche Muskelbewegungen und damit einen *gesteigerten Energiebedarf* mit sich bringen. Von größerer Bedeutung sind die Folgen der *Erniedrigung des Barometerdruckes* in der Höhe.

Wenn auch seit Einführung des Höhenatemgerätes zur Sicherung der Sauerstoffversorgung bei Flügen oberhalb 4000 m im allgemeinen ein ausreichender Schutz gegen den Sauerstoffmangel gewährleistet ist, kann es bei Höhenzwischenfällen durch Unterbrechung der Sauerstoffzufuhr durch technische Mängel oder durch Feindeinwirkung rasch zur akuten *Höhenkrankheit* kommen. Auch Flüge oberhalb 10000 m Höhe ohne Überdruckkabine führen trotz Atmung reinen Sauerstoffs in den Bereich der Höhenkrankheit. Immer wieder ist es der *Sauerstoffmangel*, der den Flieger bedroht. Über seinen Einfluß auf den menschlichen Organismus sind unzählige Beobachtungen gemacht worden, die sich auch auf die Reaktionen der Verdauung und des Stoffwechsels erstrecken. So hat man am Menschen eine Verlängerung der Entleerungszeit des Magens und eine Hemmung der Sekretion der Verdauungssäfte beobachtet, die bereits in 2500 m Höhe beginnt (VAN LIERE). Längerer Aufenthalt in Höhen um 4000m führt zur Verminderung der Acidität des Magensaftes, die sich in Verdauungsstörungen bemerkbar macht. Über den Einfluß des Sauerstoffmangels auf den intermediären Stoffwechsel liegen am Menschen erst wenige Untersuchungen vor. Nach pathologisch-anatomischen Befunden im Tierversuch, aber auch am Menschen ist mit einer rasch einsetzenden Störung der Leberfunktion zu rechnen. Besonders das Zentralnervensystem scheint im Sauerstoffmangel einen erhöhten Zuckerbedarf aufzuweisen. Allein aus der Tatsache, daß zur Verbrennung von Kohlehydraten weniger Sauerstoff erforderlich ist als bei Eiweiß und Fett, ist die besondere Eignung der Kohlehydrate als Energieträger unter den Bedingungen verminderter Sauerstoffzufuhr ersichtlich. Man hat darauf hingewiesen, daß eine Erhöhung des respiratorischen Quotienten bei vorwiegender Kohlehydratkost eine relativ hohe Sauerstoffspannung in der Lunge und im Blut bedingt, wodurch die Höhentoleranz gesteigert wird. In zahlreichen Tierversuchen hat sich auch eine eiweiß- und fettarme Diät in großen Höhen am besten bewährt.

---

[1] Siehe auch Abschnitt III: „*Die Ernährung und Verpflegung des Soldaten*", S. 248 in diesem Lehrbuch.

[2] Siehe auch Abschnitt XI F: „*Lufthygiene für den Flieger in der Tropo- und Stratosphäre*", S. 517.

Aus alledem geht hervor, daß bei *Höhenflügen einer Kost mit geringer motorischer und chemischer Belastung der Verdauungsorgane der Vorzug zu geben ist, wobei eine reichliche Zufuhr von leicht assimilierbaren Kohlehydraten erwünscht ist.*

Mit der Verlagerung der Einsatzhöhen für Fernaufklärer und Jagdflugzeuge an die Grenze der Stratosphäre gewinnt die *physikalische Wirkung* des *niedrigen Barometerdruckes* auf die *in den Hohlräumen des Körpers enthaltenen Gase* immer mehr an Bedeutung.

Bereits in Höhen von 5000—7000 m können durch Ausdehnung der *Darmgase* lästige Blähungen auftreten. In 10 000 m Höhe sind die im Darm enthaltenen Gase bestrebt, sich auf das 4fache ihres Volumens in Bodenhöhe auszudehnen. Die elastischen Kräfte der Darmwand werden hierbei stark beansprucht, und die Folge ist eine Erhöhung des Binnendruckes im Darm. Durch den erhöhten Druck können spastische Kontraktionen ausgelöst werden, die unerträgliche, kolikartige Schmerzen verursachen. Falls ein Druckausgleich auf natürlichem Wege nicht zustande kommt, führt die zunehmende Raumgröße des Bauchhöhleninhaltes sowohl zu einer starken Auftreibung des Abdomens als auch zum Zwerchfellhochstand auf Kosten des Thoraxraumes. Regelmäßig ist eine Verminderung der Vitalkapazität und eine Verschiebung der Mittellage der *Atmung* mit geringerer Atemtiefe die Folge. Auch die Lage des *Herzens* und der großen Gefäße wird beeinträchtigt.

Das Auftreten eines derartigen hochgradigen „*Höhenmeteorismus*" kann wegen bedrohlicher Erscheinungen zum Abbruch des Höhenfluges führen. Da der Hauptsitz des störenden Meteorismus der untere Dünndarm und der Dickdarm ist, muß vor Flügen über 8000 m Höhe eine *Diät* gefordert werden, die 24 Stunden vor dem Start einzusetzen hat. *Vor allem sind alle Cellulose enthaltenden Nahrungsmittel sowie alle stark Gärung anregenden Stoffe zu vermeiden.* Ebenso sind moussierende und mit Kohlensäure beladene Getränke nicht zuträglich.

Abgesehen von den vielfach abnormen, physischen Bedingungen, denen der Flieger ausgesetzt ist, muß man berücksichtigen, daß der fliegerische Einsatz weniger zu einer rein körperlichen Ermüdung führt, als vielmehr eine starke nervöse Belastung bedeutet. Die Durchführung wichtiger Flugaufträge mit dem Bewußtsein, oft weit über Feindesland oder über Wasser bei unsichtigem Wetter oder in der Dunkelheit auf sich allein angewiesen zu sein, führt zu starker, seelischer Anspannung.

Auch hierin liegt ein Grund, die *geistige Spannkraft* nach Möglichkeit durch eine *qualitativ hochwertige und abwechslungsreiche Ernährung* zu erhalten. Welche *praktischen Folgerungen* sind aus diesen Überlegungen für die Ernährung des fliegenden Personals zu ziehen?

Es wurde bereits ausgeführt, daß der Energieverbrauch des Fliegers keineswegs höher ist als bei dem Bodenpersonal oder bei den anderen Waffengattungen. In Zeiten gehäufter Flugeinsätze ist sogar eine Einschränkung des Verzehrs an Kartoffeln, Rüben, Hülsenfrüchten, Kohl und Schwarzbrot ratsam. Der Ausfall an stark cellulosehaltigen Lebensmitteln muß durch Mehlspeisen, Grieß, Reis und Haferflocken sowie Butter und Magerfleisch zum größten Teil ausgeglichen werden. Schwerverdauliche Gerichte aus Schweinefleisch, fettem Hammelfleisch und fetthaltige Mehlgerichte sind ungünstig. Milch, Käse, Fisch- und Eierspeisen, ferner Leber und Gehirn sind zu empfehlen. Frisches Obst, grüne Salate und Tomaten sollten je nach der Jahreszeit in mäßigen Mengen oft zur Verfügung stehen. Anstatt des besonders in frisch gebackenem Zustand gefährlichen Schwarzbrotes ist Weißbrot, Zwieback oder Keks zu verabreichen.

Eine derartige „*Höhenfliegerkost*", die an Ballaststoffen arm ist, soll jedoch in Zeiten geringerer fliegerischer Beanspruchung durchaus von der üblichen Soldatenverpflegung abgelöst werden. Die sinngemäße Durchführung dieser Maßnahmen verlangt engste Zusammenarbeit von Küchenverwaltung und Truppenarzt.

Bei der Einteilung der Mahlzeiten muß stets auf die Erfordernisse des Flugdienstes Rücksicht genommen werden. Grundsätzlich gilt: *es darf weder nüchtern geflogen werden noch soll unmittelbar nach einer schweren Mahlzeit gestartet werden.* Um dieser Forderung zu entsprechen, hat sich die Notwendigkeit ergeben, eine besondere *Startverpflegung* einzuführen. Diese hat den Zweck, dem Flieger vor dem Einsatz in Form eines leicht verdaulichen Frühstückes kräftigende Nahrung zuzuführen.

Die Startverpflegung soll, gleichgültig ob bei Tag oder bei Nacht gestartet wird, eine Stunde vor dem Flug verabreicht werden. Falls der Start in die Zeit unmittelbar nach einer Hauptmahlzeit fällt, soll die Startverpflegung an ihre Stelle treten. Diese Einrichtung hat sich besonders bewährt bei Flügen über mehr als zwei Stunden, bei denen der Flugauftrag in Höhen über 6000 m führt oder die mit Sturzflügen verbunden sind. Auch bei mehreren aufeinanderfolgenden Flügen oder bei lang dauernder Startbereitschaft, die eine Teilnahme an den Hauptmahlzeiten ausschließt, ist die Startverpflegung geeignet, einen Ausgleich zu schaffen.

Die Bestandteile der Startverpflegung sind so gewählt, daß eine Milchsuppe mit Haferflocken, Grieß oder Reis zubereitet werden kann. Dazu ein Ei sowie Weißbrot, Keks und Butter. Der Nährwert beträgt etwa 25—30% des Tagesbedarfs.

Da vor dem Flug nur eine leichte Mahlzeit eingenommen wird, ist *bei einer Flugdauer von mehr als 4 Stunden* mit dem Auftreten von *Hungergefühl* zu rechnen. Um die mit dem Hunger verbundenen Ermüdungserscheinungen zu verhüten und einer Hypoglykämie, die in Verbindung mit der Höhenwirkung gefährlich werden kann, vorzubeugen, ist eine häufige Zufuhr von kohlehydratreichen Nahrungsmitteln in geringen Mengen angezeigt. Diesem Zweck dient die *Bordverpflegung*. Die Anforderungen, welche an die Bordverpflegung zu stellen sind, lassen sich auf Grund der angeführten, physiologischen Überlegungen folgendermaßen zusammenfassen:

1. Die Bordverpflegung soll Nahrung in konzentrierter Form enthalten (günstiges Verhältnis Nährwert zu Gewicht und Volumen).
2. Die Bestandteile müssen, ohne die Verdauungsorgane zu belasten, ein anhaltendes Sättigungsgefühl hervorrufen.
3. Alle Stoffe, die Gasbildung im Darm begünstigen, sind zu vermeiden.
4. Der Genuß der Bordverpflegung darf kein Durstgefühl erzeugen.
5. Die Nahrungsmittel sollen erfrischend und wohlschmeckend, aber nicht appetitanregend sein.
6. Form und Verpackung müssen mundgerecht und hygienisch einwandfrei sein.

Besonders *geeignet* sind bittere Schokolade, Butterkeks, ferner Erzeugnisse aus getrockneten Südfrüchten (Rosinen, Sultaninen, Nüsse), Marzipan sowie Trauben- und Malzzuckerpräparate. Der Nährwert der Bordverpflegung für 4—6 Stunden beträgt etwa 25% des Tagesbedarfs. Bei Fernkampfverbänden, deren Flugzeiten 10 Stunden überschreiten, ist die Mitführung warmer Mahlzeiten oder ihre Zubereitung aus Fertigkonserven während des Fluges wünschenswert.

Es ist selbstverständlich, daß die Aufnahme von Nahrung in fester Form nur in Höhen unterhalb 4000 m erfolgen darf, da ein Absetzen der Höhenatemmaske in größen Höhen auch für nur wenige Atemzüge gefährlich ist. Da bei Höhenflügen in der Regel auf eine Stärkung verzichtet werden muß, ist in diesen Fällen eine ausreichende Startverpflegung besonders wichtig. Falls erforderlich, besteht die Möglichkeit, mittels eines besonderen Ansatzes an der Höhenmaske durch einen Schlauch aus einer Thermosflasche Suppen und nahrhafte Getränke auch bei Höhenflügen zu sich zu nehmen.

Die Notverpflegung. Bei einer *Notlandung* oder nach einem *Notabsprung* am Fallschirm über unbewohnten Landstrichen oder über Wasser werden die Aussichten auf Rettung — von körperlichen Verletzungen, Ertrinken und Unterkühlung abgesehen — wesentlich davon abhängen, ob die in Not befindliche Flugzeugbesatzung sich in ihrem Schlauchboot oder auf dem Marsch zur eigenen Linie so lange vor Hunger und Durst bewahren kann, bis die Suchaktionen der Kameraden Erfolg haben oder die Männer sich aus eigener Kraft in Sicherheit bringen. Da schon im Flugzeug selbst und erst recht im Rettungsschlauchboot für den Notproviant neben der übrigen Ausrüstung Raum und Gewicht nur in sehr beschränktem Maße zur Verfügung stehen, muß die Auswahl der Nahrungsmittel und Getränke der eisernen Ration besonders sorgfältig erfolgen.

Bei der Notwendigkeit, die Maschine in der Luft durch Fallschirm zu verlassen, kann der Flieger allenfalls eine Portion Schokolade, Traubenzuckertafeln und Kaugummibonbons in den Taschen seiner Kombination bereit halten. Diese geringe *Notabsprungsverpflegung* kann ihm bei zweckmäßiger Einteilung vielleicht über einige Tage hinweghelfen. Bei Jagdfliegern ist dieses die einzige Möglichkeit. Aber auch bei mehrsitzigen Maschinen sollte für den Fall des Einzelabsprunges dieser Mindestsatz mitgeführt werden. *Im Proviantbehälter des Rettungsschlauchbootes* ist der Vorrat an *Trinkwasser* von größerer Wichtigkeit als der Proviant, da der Tod durch Verdursten eher eintritt als durch Hunger. Im Schlauchboot stehen daher 1 l Trinkwasser, ferner 400 g Zwieback, 200 g Schokolade und 50 g Traubenzucker zur Verfügung. Falls die in Seenot geratenen Flieger gesichtet werden, ohne daß unmittelbar zur Rettung geschritten werden kann, werden *Seenotproviantbojen* als schwimmbare Wasser- und Proviantbehälter in ihrer Nähe vom Seenotdienst abgeworfen. Neben einer Dauerfüllung mit Trockenfrüchten (150 g) und Schokakola (100 g) können frische Nahrungsmittel und vor allem Getränke beigefügt werden.

Bei Notfällen über Land besteht eher die Möglichkeit der Wasserbeschaffung sowie einer notdürftigen Versorgung mit pflanzlichen und tierischen Nahrungsmitteln. Auch muß die Möglichkeit zum Abkochen in der Notausrüstung berücksichtigt werden. Wegen der stark abweichenden klimatischen Bedingungen an den verschiedenen Kriegsschauplätzen ist die Zusammensetzung der Notverpflegung für gemäßigtes und kaltes Klima von derjenigen für heiße Zonen getrennt entwickelt worden. Besondere Rücksicht auf die Bekömmlichkeit unter den gegebenen klimatischen Bedingungen sowie der Haltbarkeit ist geboten. Bei Einsätzen über *winterlichem Kampfgebiet* führt der Flieger in der Packhülle seines Sitzfallschirmes neben der Winternotbekleidung eine eiserne Ration, bestehend aus 200 g Schweinefleisch in Büchsen, 250 g Feldzwieback und 100 g Schokolade. Im Flugzeug selbst ist ein Notproviantbehälter „Winter" vorhanden, der mit Zwieback (500 g), Dauerbrot (100 g), Schweinefleisch (800 g), Schmalzfleisch (400 g) und Suppenkonserven (400 g), Schokakola (300 g), Traubenzucker (300 g) Lebensmittel für ausreichend 4 Tage enthält (pro Tag etwa 3000 Cal.). Die *Notausrüstung für die Tropen* sieht eine Reihe von Lebensmitteln vor, die zu einzelnen Tagesrationen verpackt sind und eine Mindestversorgung für 6 Tage bezwecken (1000 Cal. pro Tag). Die Hauptbestandteile sind: Magerfleischkonserven, Sojagebäck, Trockenfrüchte, Schokakola und Traubenzucker. Für Notlandungen im Wüstengebiet ist eine ausreichende Trinkwasserversorgung, die mindestens 1 l pro Tag betragen muß, unerläßlich. Die Wasserbehälter dazu müssen vor jedem Flug frisch gefüllt werden.

An die *Lagerfähigkeit* aller Bestandteile sowohl der Bordverpflegung als auch des Notproviantes sind hohe Anforderungen zu stellen. Die Bordverpflegung muß im allgemeinen eine Lagerung von 6 Monaten auch unter ungünstigsten klimatischen Bedingungen vertragen. Die Notproviantbehälter können aus technischen Gründen nur alle 12 Monate geprüft werden. Luftdicht verschlossene Behälter zur Verhütung des Zutrittes von Feuchtigkeit mit Schimmelbildung oder Verunreinigungen sind notwendig. Da es während Höhenflügen zu erheblichen Untertemperaturen kommen kann, dürfen die Bestandteile der Bord- und Notverpflegung und ihre Verpackung durch Kälte ebensowenig Schaden nehmen wie durch tropische Hitze.

Eine *rechtzeitige Belehrung* über Zweck und Inhalt der verschiedenen Notverpflegungen sowie eine Anweisung für die sinngemäße Einteilung im Ernstfalle ist eine wichtige Voraussetzung für den Erfolg.

Schrifttum.

Lehmann u. Müller: Unveröffentlicht. — Liere: Physiologic. Rev. **21**, 307 (1941).

2. Wachhaltemittel im Flugbetrieb[1].

Der *Dienst im Flugzeug* mit seiner anhaltenden Anspannung der *Aufmerksamkeit* bei einer gewissen *Gleichförmigkeit* der geistigen Arbeit *ohne* wesentliche *körperliche Betätigung* führt leicht zu *Ermüdungsgefühl*. Besonders wenn längere Flüge zu einer Zeit durchgeführt werden, die im rhythmischen Tageslauf schon physiologisch ein Schlafbedürfnis mit sich bringen. Als *zusätzliche Ermüdungsmomente* sind im Flugzeug das *monotone Motorengeräusch*, die *Vibrationen* der Maschine sowie die *Kälte* in großen Höhen anzusprechen. Offensichtlich ist die *Ermüdung des Fliegers grundsätzlich anderer Natur als bei starker Inanspruchnahme der körperlichen Arbeitskapazität*, wie sie etwa bei großen Marschleistungen bei der Infanterie zu erwarten ist. Es handelt sich vielmehr um die Folgen einer Dauerbelastung der Antriebskräfte mit einem Absinken der Reizbarkeit auf gleichbleibende sensorische Reize. Bei der *Ermüdungsbekämpfung im Flugbetrieb* ist es naheliegend, nach den Stoffen zu greifen, deren Wirkung auf einer Steigerung der Antriebsfähigkeit, des Assoziationsvermögens und der zentralen Reizbarkeit beruht. Hierzu gehören zunächst Substanzen aus der Gruppe der Purinderivate: *das Coffein*, das *Theobromin* und ihre Kombination im *Extrakt der Colanuß*.

Die *Bordverpflegung* sieht bei jedem Feindflug und bei allen Flügen über 4 Stunden Dauer heißen Kaffee (aus 20 g Kaffeebohnen mit 0,01—0,02 g Coffein) oder Tee (3 g Teeblätter mit etwa 0,06 g Coffein, Theobromin und Theophyllin) vor. Ferner wird in Form von Schokolade mit Colaextrakt eine besonders günstige Wirkung erzielt, die wohl auf einen spezifischen Effekt der Kombination von Coffein, Cola, Theobromin und Zucker beruht, die über die Wirkung des Coffeins allein hinausgeht (Graf).

Die wachhaltende Wirkung des Coffeins klingt bei der angewandten Dosis nach 3—4 Stunden ab, so daß *Schlafstörungen nach dem Einsatz nicht zu befürchten* sind. Die durch die Purinderivate geförderte *Diurese* kann allerdings im Flugzeug gelegentlich zu Unbequemlichkeiten führen. Die Anwendung dieser Mittel in der genannten Dosierung ist auch bei täglicher Abgabe als unbedenklich anzusehen. Coffein und Theobromin bewirken nicht nur eine zentrale Anregung, sondern führen außerdem zu einer vorteilhaften Regelung des Kreislaufes sowie zu einer besseren Ökonomie des Muskelstoffwechsels. Anders steht es mit der Wirkung der Substanzen der Phenylalkylamingruppe (*Pervitin*, *Benzedrin*, *Elastonon* u. a.). Hier steht die zentralanaleptische Wirkung beim Menschen allein im Vordergrund. Trotz der anerkannten Bedeutung des Pervitins als Wachhaltemittel und zur Leistungssteigerung durch erhöhte Antriebskraft und Beschleunigung des Arbeitstempos[1] halten wir vom ärztlichen Standpunkt seine *Verwendung im Flugzeug* für bedenklich.

Das Ermüdungsgefühl ist ebenso wie Hunger, Durst, Atemnot und Frieren zu den „vegetativen Gefährdungsgefühlen" zu zählen (v. Muralt). Die medikamentöse Dämpfung des Müdigkeitsgefühles bedeutet ein Ausschalten eines wichtigen **Warnsignals**. Infolgedessen kann es ganz *unvermittelt* zum *völligen*

---

[1] Siehe auch Abschnitt II D: *„Gesundheitliche Gefahren der Genuß- und Reizmittel bei der Ermüdungsbekämpfung und Leistungssteigerung"* in diesem Lehrbuch S. 226.

Versagen kommen. Auf Grund der schlafvertreibenden Eigenschaften des Pervitins (Wirkungsdauer 8—10 Stunden) ist nach seiner Verwendung eine ausreichende Erholungszeit unbedingt erforderlich, die im täglichen Flugbetrieb nicht immer gewährleistet ist. Die naheliegende Überbrückung der Erholungsphase durch erneute Pervitineinnahme bedeutet groben Raubbau an der Widerstandskraft. Die Folgen davon sind *Übermüdungszustände,* welche die Einsatzfähigkeit in Frage stellen. Eine weitere Gefahr des Pervitins ist in der Unberechenbarkeit der *individuellen Reaktion* zu sehen. Auch die unter Pervitinwirkung stets vorhandene „Überventilation" (Lehmann) bedeutet eine gewisse Gefahr beim Höhenflug.

Nur in den Fällen, wo eine *lebensbedrohende Ermüdung* zu einer *einmaligen Leistung* überwunden werden muß, ist die Anwendung von Pervitin ärztlich gerechtfertigt. Diese Situation wird häufig in Fällen von *Seenot* oder nach *Notlandungen im Feindgebiet* gegeben sein. Die Möglichkeit der Rettung kann von ununterbrochener Wachsamkeit abhängen, entweder um die Aufmerksamkeit der Rettungsaktion auf sich zu lenken oder aber in Feindesland der Entdeckung und der Gefangennahme zu entgehen. Bei der *Absprungnotausrüstung,* die jeder Flieger bei sich tragen soll, ist daher eine Packung Pervitin (4 Tabletten zu 0,006 g) enthalten. Im Notfall soll erst bei Auftreten von Ermüdung eine Tablette eingenommen werden. Bei tagelang anhaltender Gefahr kann die Dosis in Abständen von 6 Stunden wiederholt werden. Für Seenotzwecke ist das Pervitin in besonderer Form in Dextroenergentafeln mit einem wasserdichten Überzug hergestellt worden, um auch für im Wasser Treibende verwendungsfähig zu sein. Die Abgabe von Pervitin geschieht nur unter Überwachung durch den Truppenarzt.

Schrifttum.

Graf: Arb.physiol. **10**, 370 (1939). — Lehmann, Straub u. Szakall: Arb.physiol. **10**, 680 (1939). — v. Muralt: Dtsch. med. Wschr. **1941**. 1337.

C. Unterkunft.

1. Luftschutz in Wehrmachtunterkünften.

Von M. Uckermark-Berlin.

Luftschutz und Hygiene sind zwei Begriffe, die sich nur schwer auf einen Nenner bringen lassen. Die Luftschutzmaßnahmen in Unterkünften, Anstalten und Anlagen der *Wehrmacht*[1] bezwecken die Sicherung der Gebäude und der in ihnen untergebrachten Personen und Sachen gegen Angriffe aus der Luft. Nur diese Aufgaben innerhalb der Wehrmacht sind hier zu erörtern.

Die *Durchführung der Luftschutzmaßnahmen* soll den *Forderungen der Hygiene* Rechnung tragen.

Bombensichere LS.-Bauten. Vollkommenen Schutz gegen Angriffe aus der Luft bieten nur bombensichere LS.-Bauten, die zugleich gassicher sind. Der Begriff bombensicher ist nicht feststehend. Er wandelt sich mit den Änderungen der Angriffstaktik und der Angriffsmittel.

Da die Erstellung bombensicherer LS.-Bauten mit sehr hohen Anforderungen an Baumaterial und Arbeitskräften verbunden ist, sind bombensichere LS.-Anlagen in den Unterkünften der Wehrmacht nicht allgemein geschaffen worden. Die Forderung auf Bombensicherheit ist untrennbar mit der Notwendigkeit ver-

---

[1] Siehe auch Abschnitt V: *„Die Unterkunftshygiene",* S. 305 in diesem Lehrbuch.

bunden, Raum zu sparen. Deshalb muß für eine ausreichende und mit möglichst wenig Belästigung der Insassen durch Geräusch verknüpfte *künstliche Belüftung* gesorgt werden. Die Lösung liegt in einer Trennung der Belüftung für die Zeit, in der keine Fernhaltung von Gas- oder Brandschwaden erforderlich ist, und für die Zeit, in der Eindringen von Kampfstoff oder Brandschwaden vermieden werden muß. Mit der Belüftung ist bei Großanlagen eine Einrichtung zur Regelung der *Raumlufttemperatur* zu verbinden. Durch Einbau von Dieselmotoren und Maschinen zur Erzeugung *elektrischen Stromes* und durch Erbohrung eigener Brunnen sind bombensichere LS.-Bauten von der äußeren Zufuhr von Strom und Wasser völlig unabhängig zu machen.

Nichtbombensichere LS.-Räume. Zur Zeit sind in den Anlagen der Wehrmacht in erster Linie nichtbombensichere Räume vorhanden. Durch sie soll erreicht werden: Trümmer-, Splitter- und Gassicherheit. Die Ansichten über die zur Erlangung dieses Zieles notwendigen Maßnahmen haben sich im Laufe des Krieges erheblich gewandelt. Das gilt besonders für den *Splitter- und Gasschutz*. Auf Grund der bisherigen Kriegserfahrungen wird verlangt, daß nichtbombensichere LS.-Räume völlig unter Erdgleiche liegen und die Fenster ganz zugemauert werden bis auf einen in gebrochener Linie geführten und vollkommen abdichtbaren Luftschlitz. Der für die Person erforderliche *Luftraum* beträgt 3 cbm. Er kann bis auf 1 cbm verringert werden, wenn eine entsprechende künstliche *Entlüftung* und *Belüftung* möglich ist.

Die *Beheizung* der LS.-Räume muß sich den vorhandenen Möglichkeiten anpassen. Offenes Feuer soll vermieden werden. Kamine müssen abgedichtet werden können.

In Wehrmachtsanlagen ist meist *elektrisches Licht* vorhanden. Wo es fehlt, muß auf Petroleum-, Spiritus- und Kerzenbeleuchtung zurückgegriffen werden. Auch dort, wo über elektrischen Strom verfügt wird, sind Petroleum, Spiritus und Kerzen als Notbeleuchtung sicherzustellen.

Für je 20 Personen, in größeren Anlagen für je 30, ist ein *Abort* vorzusehen. Spülklosetts sind anzustreben. Doch müssen neben ihnen noch Notaborte mit Torfmullstreuung vorhanden sein, für den Fall, daß die Wasserzufuhr unterbrochen wird. Die Aborte sollen so angelegt werden, daß eine Geruchsbelästigung vermieden wird.

Abdeckbare Gefäße mit *Trinkwasser* sind stets in ausreichendem Maße in den LS.-Räumen aufzustellen. Das Wasser muß regelmäßig gewechselt werden.

Soweit durchführbar, ist für jeden Mann *Liegemöglichkeit* einzurichten. Diese wird am besten in Form von Luftschutzbetten oder Pritschen geschaffen. Durch Betten mit Strohsäcken wird eine ergiebige Nachtruhe erreicht. Hygienischer sind abwaschbare Pritschen. Zum mindesten muß jeder Mann Sitzgelegenheit haben.

Der Umfang der *Luftschutzraumanlage* richtet sich nach der Höchstbelegungsmöglichkeit der Gesamtanlage. Der Einzelraum ist für 50 Mann vorzusehen. Der Zugang und Abgang erfolgt durch Gasschleusen. Einzelne LS.-Räume können miteinander in Verbindung stehen. Für jede Anlage muß mindestens ein zweiter Ausgang vorhanden sein, der wegen der sonst drohenden Gefahr gleichzeitiger Verschüttung möglichst weit von dem Eingang entfernt anzulegen ist. Notausgänge sind erwünscht. Ihre Zahl darf aber nicht zu groß sein, da sie schwache Punkte der Anlage darstellen. Räume, durch welche Hauptrohrleitungen gehen, sind als Luftschutzräume möglichst nicht zu verwenden. Müssen sie aber dennoch für LS.-Zwecke benutzt werden, so sind geeignete Sicherungsmaßnahmen zu veranlassen.

Für die LS.-Bereitschaftskräfte sind besondere Bereitschaftsräume zu bestimmen. Diese müssen mit der LS.-Befehlsstelle und, soweit sie für LS.-San.-Kräfte eingeteilt sind, auch mit dem LS.-San.-Raum in unmittelbarer Verbindung stehen.

LS.-San.-Maßnahmen. In jedem LS.-San.-Raum sind 5 Satz Verbandpäckchen (je ein großes und ein kleines) zu lagern. Für jede Gasschleuse ist ein Hilfskrankenträger einzuteilen. Dieser muß in erster Hilfe bei mechanischen Verletzungen und bei Begiftung durch Kampfstoffe geschult sein. Ihm stehen eine Waschschüssel, Wasservorrat, eine LS.-Hausapotheke, eine Trommel mit 25 kg Entgiftungsstoff und eine luftdicht abschließende Kiste für begiftete Kleidung zur Verfügung. Die Truppe, welche die LS.-Räume in Anspruch nimmt, ist für die Besetzung der Gasschleusen mit geeigneten Hilfskrankenträgern verantwortlich.

Jeder Mann muß angewiesen sein, sich vor Aufsuchen der LS.-Räume anzukleiden, seine gefüllte Labeflasche, eine Decke und im Winter auch den Mantel mitzunehmen.

In jedem LS.-Raume ist an geeigneter Stelle Werkzeug zur *Selbstbefreiung* unterzubringen.

Allgemeine LS.-Maßnahmen. Aufstellung eines LS.-Planes, Beschaffung und Bereitstellung von LS.-Gerät, Einteilung und Ausbildung von LS.-Bereitschaftskräften gegen Brandgefahr, mechanische Gebäudeschäden und Begiftung der Anlagen durch Kampfstoffe sind erforderlich. Auf Einzelheiten kann hier nicht eingegangen werden.

Der LS.-Sanitäts-Raum. Für jede Wehrmachtsanlage ist ein LS.-San.-Raum vorzusehen. Der LS.-San.-Raum besteht im allgemeinen nicht aus einem Einzelraum, sondern aus einer Mehrheit von Räumen, deren Größe und Zahl sich nach den vorhandenen Möglichkeiten und nach der Bedeutung der zu betreuenden Wehrmachtsanlage richtet. In der Regel soll der LS.-San.-Raum unter dem Krankenrevier eingerichtet werden und folgende Räume umfassen:

   1. Eingangsschleuse.
   2. Verteilerraum zur Trennung nur mechanisch Verletzter und nur Kampfstoffbegifteter bzw. gleichzeitig mechanisch und Kampfstoffgeschädigter.
   3. Personenentgiftungsanlage: a) Auskleideraum, b) Brauseraum, c) Ankleideraum.
   4. Warteraum.
   5. Behandlungsraum.
   6. Liegeräume.
   7. Ausgangsschleuse.
   1. und 2. können bei Raummangel miteinander vereint werden. Aus 2. müssen 3. und 4. bzw. 5. getrennt erreichbar sein.

Bei großen Wehrmachtsanlagen und ausreichendem Kellerraum sind für den LS.-San.-Raum ein Maschinenraum (für unabhängige Stromerzeugung und Wasserversorgung und zur Aufstellung der Belüftungsanlage) und eine Teeküche vorzusehen.

Im Bedarfsfalle können als LS.-San.-Raum auch die Kellerräume von Unterkunftsgebäuden, die dem Krankenrevier benachbart sind, ausgebaut werden.

Für Krankenreviere in Barackenform kommen als LS.-San.-Raum Sonderbauten in Betracht.

Der LS.-San.-Raum soll grundsätzlich mit künstlicher *Be- und Entlüftung* (mit Motor- oder Handantrieb) versehen sein.

Entgiftung. Zu Entgiftungszwecken muß ein Reserveboiler für mindestens 1500 l Warmwasser angelegt werden. Bei Versagen der Wasserleitung wird behelfsmäßig mit Gießkannen entgiftet.

Ist in einer Wehrmachtsanlage eine größere weibliche Gefolgschaft untergebracht oder sind benachbarte Siedlungen auf die Wehrmachtsanlage angewiesen, so muß die Personenentgiftungsanlage zur gesonderten Entgiftung für Männer und Frauen eingerichtet werden.

Die in jeder Wehrmachtunterkunft vorhandenen Duschräume sollen, soweit sie im Erdgeschoß oder Keller liegen, als Behelfsentgiftungsanlagen vorbereitet werden. Damit Begiftung von Treppen, Fluren und Wohnräumen vermieden werden, ist der Eingang möglichst durch ein Fenster zu nehmen.

Als *Mindesteinrichtung* enthält jeder LS.-San.-Raum:

1 Tisch, der für Operationen geeignet ist, 1 Satz O_2-Behandlungsgerät (mit Koffer und 7 l Vorratsflasche), 1 LS.-Gastasche mit Inhalt für Ärzte, 1 LS.-Verbandkasten mit Inhalt, 2 zusammenlegbare Krankentragen mit Gurten, 1 Packung Entgiftungsstoff von 25 kg mittlere Gasbekleidung (Zahl der Sätze liegt noch nicht fest), 1 Neutralitätsflagge, 10 Strohsäcke, 10 Kopfpolster, 10 Wolldecken, 3 Waschschüsseln, 2 Wassereimer, 4 Stühle.

Soweit möglich, soll die Ausstattung aus den Beständen des Krankenreviers ergänzt und den jeweiligen Bedürfnissen angepaßt werden.

In dem für die Kranken des Reviers eingeteilten LS.-Raum soll *für die ansteckenden Kranken ein Absonderungsraum* vorhanden sein.

Heizung und *Beleuchtung* des LS.-San.-Raumes müssen seiner Bestimmung angepaßt sein. Im Behandlungsraum sind die Decke und ein 1 m breiter Streifen der anschließenden Wand mit Leuchtfarbe zu streichen.

Unter den LS.-Maßnahmen in Wehrmachtunterkünften, Anlagen und Anstalten nehmen die Maßnahmen für *Lazarette* eine gewisse Sonderstellung ein. Zwar werden auch im LS.-San.-Raum Kranke und Verletzte betreut, aber doch nur in kleiner Zahl. In den Lazaretten dagegen müssen z. T. Hunderte von mehr oder minder hilflosen Menschen, in *Seuchenlazaretten* oder -abteilungen Menschen, die außerdem eine Gefahr für ihre Umgebung bilden, gegen die Auswirkungen von Luftangriffen geschützt werden. Dabei sind bei häufigen Alarmen sehr erhebliche Arbeitsleistungen lediglich durch den Transport der bettlägerig Kranken in die LS.-Räume und zurück in die Krankenräume zu bewältigen.

Die *bisherigen Kriegserfahrungen* haben zu folgenden grundsätzlichen Erkenntnissen geführt: Obere Stockwerke, die bereits durch Stabbrandbomben gefährdet sind, dürfen nicht mit Schwerkranken oder schwer transportablen Kranken belegt werden, da bei überraschenden Luftangriffen eine genügend schnelle Räumung nicht durchführbar ist. Schwere Brandbomben schlagen zwar auch in tiefere Stockwerke durch, werden aber nicht in so großen Mengen abgeworfen wie Stabbrandbomben.

Bei Beginn des Luftangriffes müssen sich alle Insassen eines Lazarettes mit Ausnahme der Brandbeobachter in den Luftschutzräumen befinden. Diese Räume sollen vollkommen unter Erdgleiche liegen, gas-, splitter- und trümmersicher sein und gegen Volltreffer durch leichtere und mittlere Bomben durch möglichst viele feste Decken gesichert sein. Soweit diese Forderungen nicht vollständig erfüllt werden können, muß versucht werden, unter Ausnutzung aller Möglichkeiten ihnen weitgehend zu entsprechen.

Notmaßnahmen. Können unter Verhältnissen, die nicht zu ändern sind, nicht alle Kranken eines Lazaretts in Luftschutzräumen unter Erdgleiche untergebracht werden, so ist ein besonders geeigneter Teil der Anstalt im Erdgeschoß ohne Rücksicht auf dadurch notwendige Zerreißung von Stationen splitter- und gassicher zu gestalten.

Nur im äußersten Notfall und wenn eine teilweise Räumung des Lazarettes nicht möglich ist, dürfen Mittel- und Seitenflure, nachdem sie splittersicher gemacht worden sind, als Behelfsschutzräume benutzt werden. In allen Zweifelsfällen ist die Entscheidung des zuständigen Luftgaukommandos (Luftgauarzt) herbeizuführen.

Die Luftschutzraumanlage für *ansteckende Kranke* soll mit den übrigen LS.-Räumen möglichst nicht in Verbindung stehen und muß die getrennte Unterbringung der verschiedenen ansteckenden Kranken gestatten. Beim Aufsuchen des Luftschutzraumes sollen diese Kranken getrennte Zugänge benutzen. Da dies in den meisten Lazaretten nicht durchführbar ist, muß das Pflegepersonal mit besonderen Anweisungen versehen werden. Das gilt auch für die während des Aufenthaltes in den Luftschutzräumen erforderliche Betreuung der Kranken.

Um die luftschutzmäßige Unterbringung der ansteckenden Kranken zu erleichtern, kann angeordnet werden, daß bestimmte Lazarette nur bestimmte Infektionskranke aufnehmen.

Luftschutzräume zur besonderen Verwendung. Die Notwendigkeit, während eines Luftangriffes unaufschiebbare Operationen und Entbindungen durchzuführen, zwingt zur Einrichtung von Behelfsoperations- und Entbindungsräumen. Hierfür sind besonders geeignete Räume im Luftschutzkeller der Lazarette auszuwählen. Sie sollen nach Möglichkeit über fließendes Wasser verfügen, in der Nähe eines Einganges liegen und von dem übrigen Luftschutzraum abgesondert sein. Die Decke und ein 1 Meter breiter Wandstreifen sind auch hier mit Leuchtfarbe anzustreichen. Die Ausstattung erfolgt aus den Beständen des Lazarettes. Sie muß bei Beginn eines Luftangriffes vollzählig an Ort und Stelle sein. Für Frischoperierte und -entbundene ist gesonderte Lagerung vorzusehen.

Notmaßnahmen. Da jederzeit damit gerechnet werden muß, daß eine lang anhaltende Unterbrechung der Strom- und Wasserzufuhr eintritt und die Wirtschaftsanlagen zerstört werden, so muß Vorsorge getroffen sein, daß durch *Behelfsmaßnahmen* jedes Lazarett in der Lage ist, für mindestens zwölf Stunden allen auftretenden Schwierigkeiten aus eigener Kraft Herr zu werden. Bei Großangriffen ist kaum vorher ausreichende Hilfe von außerhalb möglich.

Barackenlazarette. In Barackenlazaretten, die nicht unterkellert sind, müssen in ausreichender Zahl Luftschutzbunker zur Aufnahme aller Kranken und des Personals geschaffen werden. Die Bunker müssen Schutz gegen Splitter, Brandbomben, Luftstoß und Kampfstoff gewähren.

Gasschutz. In den neueren Wehrmachtlazaretten sind die Luftschutzräume gassicher. In den älteren Anstalten muß der Gasschutz behelfsmäßig geschaffen werden. Da Behelfsmaßnahmen versagen können, ist Vorsorge zu treffen, daß bei Kampfstoffeinsatz jeder Lazarettinsasse über eine Gasmaske bzw. eine Gasschutzhaube verfügt. Luftschutzräume zur besonderen Verwendung müssen unter allen Umständen gassicher sein. Ihre Insassen *können durch Gasmasken nicht geschützt werden.* Gasbettchen und Gasjäckchen in Lazaretten mit größeren Frauen- und Kinderstationen sind wegen Mangels an geschultem Bedienungspersonal ungeeignet.

Versorgung Schwerverletzter, die zugleich durch Kampfstoff vergiftet sind Lazarette mit chirurgischen Stationen haben die Pflicht, mit Kampfstoff vergiftete Schwerverletzte, die sofort chirurgisch versorgt werden müssen, aufzunehmen, auch wenn vorher keine Entgiftung stattgefunden hat. Solche Lazarette müssen daher über Einrichtungen verfügen, die eine behelfsmäßige Entgiftung ermöglichen. Bei der Raumauswahl ist zu bedenken, daß die Entgiftung im Liegen erfolgen, daß der Schwerverletzte dabei umgelagert werden muß. Der Raum soll daher Bewegungsfreiheit gewähren. Der Entgiftungsvorgang ist durch einen Arzt zu überwachen, der vor Beginn für Schmerzlinderung und während der Entgiftung für Stützung der Herztätigkeit und des Kreislaufes zu sorgen hat. Schwere Gasschutzkleidung wird im allgemeinen nicht vorhanden sein. Personal und Arzt müssen daher, damit Selbstbegiftung vermieden wird, sehr sorgfältig praktisch vorgeschult werden. Es ist zweckmäßig, daß für das Auskleiden des Vergifteten ein eigener Raum bestimmt wird, der mit dem Duschraum unmittelbar in Verbindung steht. Die vergifteten Kleider müssen in einer luftdicht verschließbaren rostsicheren Kiste untergebracht werden. Längerer Transport der

Vergifteten durch das Lazarett ist zu vermeiden. Die Entgiftungsanlage soll möglichst unmittelbar neben dem Behelfsoperationsraum liegen. Ist dies nicht durchführbar, so ist neben oder in der Nachbarschaft des Duschraumes ein Raum für
erste Versorgung der Entgifteten einzurichten.

2. Unterkunft isoliert untergebrachter Luftwaffeneinheiten, Treibstofflager usw.

Von E. Schulz-Münster i. W.

Der Sanitätsoffizier wird im *Kriege* mehr als im *Frieden* vor die Aufgabe gestellt, die Gefolgschaftsmitglieder (Gfm.) von *Wehrmachtbetrieben* gesundheitlich
zu betreuen. In Betrieben, die weitab vom nächsten größeren Ort in abgelegener
Gegend liegen, muß die Zahl der Gfm. aus Gründen der *Kriegsnotwendigkeit* bedeutend erhöht werden und die Unterbringung dieser Frauen und Männer *in besonderen Lagern* erfolgen. Die ärztliche Betreuung durch einen Zivilarzt aus der
näheren Umgebung in Form von regelmäßigen Sprechstunden im Lager genügt
nicht mehr. Infolge der Zunahme der Zahl der Gfm., der Lage des Lagers und
sonstiger Verhältnisse übernimmt ein im Betrieb wohnender Sanitätsoffizier die
ärztliche Versorgung. Dieser ist schon deshalb notwendig, weil es sich in der
Regel um *Betriebe mit erheblicher Gesundheitsgefährdung* (*Lufttanklager*, Muni-
tionsanstalten) handelt, für die eine *vorbeugende Gesundheitsfürsorge* besonders
gewissenhaft durchzuführen ist. Der *Sanitätsoffizier* ist also als *Lagerarzt* und als
Betriebsarzt mit der Überwachung der Gesundheit der Gfm., der gesundheitlichen Verhältnisse der Unterkünfte und der Arbeitsschutzmaßnahmen beauftragt. Diese Aufgabe ist besonders wichtig zur Erhaltung und Steigerung der
Leistungsfähigkeit. Sie umfaßt folgende Gebiete:

1. Die ärztliche Untersuchung. Sie dient einmal der Begutachtung neueinzu-
stellender Gfm., um den Gefolgschaftsführer bei der Frage ihres Arbeitseinsatzes
zu beraten. Die Grundlage für diese Begutachtung ist die Konstitution, die maßgebend ist für die Neigung zu Ermüdung, vorzeitiger Abnützung und für die
Widerstandskraft gegen krankmachende Einflüsse.

Die Organe müssen nicht nur normal gebaut und gesund sein, sie müssen auch die Fähigkeit besitzen, sich anzupassen und gegen Schädlichkeiten des Berufes Widerstand zu leisten.
Eine Hasenscharte macht z. B. ungeeignet für Gift- und Staubarbeit, starke Schweißabsonderung ist von Bedeutung für Wärmeausgleich, Giftaufnahme durch die Haut und Neigung
zu Hautkrankheiten. Auf jugendliche und weibliche Individuen wirken Einflüsse der Be-
triebsarbeit, der Lebensführung usw. viel nachhaltiger als auf ältere Männer. Körperliche
Fehler sind je nach dem gedachten Einsatz verschieden zu beurteilen. Besonderes Augenmerk
ist zu richten auf die Sinnesorgane (Geruch, Geschmack, Gesicht), auf die Haut, die Atmungs-
und die Verdauungsorgane, auf den Blutkreislauf und auf das Zentralnervensystem.

Durch regelmäßige *Nachuntersuchungen*, insbesondere der Jugendlichen, Frauen und
Mütter, müssen die Gfm. gesundheitlich überwacht werden. Alle Angaben der Gfm. müssen
sorgfältig möglichst mit den Worten und Ausdrücken der Gfm. selbst schriftlich festgelegt
werden. Der Arzt muß den Menschen am Arbeitsplatz während der Berufsausbildung genau
beobachten, sobald Klagen über Schädigung geäußert werden. Auch die Arbeitskameraden
sind dann zu beobachten und zu untersuchen, ob sie noch völlig gesund sind oder bereits bewußt oder unbewußt dieselben Krankheitszeichen erkennen lassen. Bei Feststellung von Gesundheitsschäden ist zu prüfen, ob sie einzig und allein durch die Arbeit hervorgerufen wurden
(Gifte, Strahlungen, abnorme Temperatur und Feuchtigkeit, Schmutz, Staub, Arbeit im
Dunkeln, Sauerstoffmangel, üble Gerüche, Lärm, Erschütterung, einseitige Beanspruchung,
Überanstrengung) und Beseitigung durch entsprechende Vorbeugemaßnahmen anzustreben.

2. Arbeitsschutz. Die gesetzlichen Grundlagen über die Fragen des Arbeits-
schutzes in gewerblichen Anlagen sind festgelegt in den Unfallverhütungsvor-
schriften der Berufsgenossenschaften, in der Reichsgewerbeordnung bzw. den
Sondervorschriften des Reichsarbeitsministers und in den polizeilichen Bauvor-

schriften. Gewerbehygienische Vorschriften betreffen z. B. die *Arbeitsschutzkleidung* für Gift-, Hitze- und Kältearbeiter.

Je nach Bedarf muß die Kleidung säurebeständig, staub- oder wasserundurchlässig, gasdicht usw. sein und kann aus Handschuhen, Schürzen, *Schutzbrillen, Masken, Atemfiltern,* Schutzanzügen, *Frischluftgeräten* und ähnlichem bestehen. Stets ist darauf zu achten, daß die Schutzkleidung unfallsicher ist (eng anliegend, keine losen Bänder) und regelmäßig gereinigt wird. Auch muß die Wirksamkeit in gewissen Zeitabständen nachgeprüft werden.

Weiterhin sind gesetzlich geregelt: *Arbeitstisch* und -sitz, Beleuchtung, Heizung und Belüftung, Luftbefeuchtung, Bau und Einrichtung der Arbeitsräume, kurz alles, was zur hygienischen Gestaltung des *Arbeitsraumes* beiträgt. Die beiden militärisch wichtigen Gebiete, *Sprengstoff* und *Bleibenzin,* werden später zusammenhängend behandelt.

Hier soll nur noch kurz die immer wiederkehrende Frage der *Belüftung* besprochen werden.

Die *Richtlinien für die Luftversorgung* verlangen, daß die Arbeitsräume ausgiebig, jedoch zugfrei entlüftet werden müssen (durch Luftzutritt im oder dicht über dem Fußboden, durch Kippfenster oder durch gemauerte gut ziehende Luftkamine). Entwickeln sich erhebliche Mengen Staub, üble Dünste, schädliche Gase usw., dann sind mechanisch betriebene *Absaugevorrichtungen* anzubringen, und zwar dort, wo die Schädlichkeiten entstehen. Die abgesaugte Luft darf weder die Nachbarschaft belästigen noch in die Arbeitsräume zurückgelangen. Es sollen nicht nur Gesundheitsschädigungen vermieden werden, sondern darüber hinaus erträgliche Aufenthaltsverhältnisse geschaffen werden. Hierzu gehört eine Atemluft, die frei ist von unangenehmen Beimengungen, wie Staub und üble Gerüche, und bei der die Temperatur und Feuchtigkeit sich in Grenzen halten, die eine normale Entwärmung des menschlichen Körpers ohne Zugbelästigungen zulassen. Schlechte Atemluft führt zu Leistungsminderung, Unfallneigung und schädigt die Gesundheit. Zu hoher Feuchtigkeitsgehalt führt schon bei normalen Temperaturen zu Wärmestauung. Der Körper benötigt zum Behaglichkeitszustand unbedingt eine gewisse *Wärmeabgabe,* die durch Luftbewegung leichter zu erreichen ist als nur durch Kälte. Deshalb sind Be- und Entlüftungseinrichtungen stets notwendig. Ventilatoren sind die besten Lüfter. Sie dürfen aber nicht eine Luftgeschwindigkeit erzeugen, die als Zugluft empfunden wird und zu Erkältungskrankheiten führt. Ist eine gewisse Luftgeschwindigkeit nicht zu umgehen, dann muß die *Luft vorgewärmt* werden, um Belästigungen oder Erkrankungen zu verhüten. Die Temperatur der eingeblasenen Luft soll nicht mehr als 5° unter der Raumtemperatur liegen, was besonders im Winter zu beachten ist. Luftgeschwindigkeiten über 0,3 m/sek sind bei mehr als 3° Temperaturunterschied in der Regel nicht mehr als erträglich anzusehen. Man führt also kalte Luft nicht dort ein, wo sich Personen in der Nähe der Einströmungsöffnung aufhalten müssen, und verwendet größere Kanalquerschnitte als bei Einführung warmer Luft. Muß trotzdem ein kleinerer Querschnitt genommen werden, so ist dafür zu sorgen, daß der Luftstrom keine Person unmittelbar trifft und mit der Raumluft gut durchmischt ist, wenn er in den Bereich der Atmungsorgane kommt: Einführung nahe der Raumdecke, Aufsetzen von Luftverteilern (Aufprallflächen für die Luft) unmittelbar hinter die Austrittsöffnungen, Vermehrung der Öffnungen, Verteilung durch Diffusoren (allmähliche Rohrerweiterungen) oder durch Anemostaten (Luftverteiler mit mehreren konzentrisch angeordneten Trichtern, deren größere Öffnungen nach außen zeigen). Die Kanäle aller Ventilatoren müssen alle 6—9 Monate gründlich gereinigt werden, da Lüftungsanlagen leicht verschmutzen und dann die Atemluft künstlich verunreinigen.

Es kommt vor, daß trotz einwandfreier Ventilatoren immer wieder *Klagen über Zugluft* oder schlechte Wirkung vorgebracht werden. Hier kann mitunter nur durch praktische Versuche festgestellt werden, ob durch anderen Einbau Abhilfe geschaffen werden kann oder welche Störungen zu beseitigen sind. Oft liegt es aber lediglich an der unsachgemäßen Anwendung und Bedienung. Wenn im Winter kalte Luft eingelassen wird, wenn ein Teil der vorhandenen Klappen geschlossen bleibt oder wenn die Ventilationsanlage bei geöffnetem Fenster in Tätigkeit gesetzt wird, sind derartige Klagen nicht erstaunlich.

In besonderen Betrieben sind sog. *Klimaanlagen* eingebaut, die eine Regelung der Luftbeschaffenheit, der Lufttemperatur, der Luftfeuchtigkeit und der Luftbewegung ermöglichen.

Müssen unangenehme *Dünste* oder *giftige Gase* abgeführt werden, dann wird eine *Absaugung* vorgenommen. Diese muß stets möglichst *am Ort der Entstehung* dieser Dünste erfolgen, da alle entfernter liegenden Raumteile vom Ventilatorsog unbeeinflußt bleiben. Die Rohrleitungen müssen also überall dort enden, wo diese

Dünste entstehen und sie absaugen, ehe sie sich im Raum verbreiten. Ist dies
nicht möglich, müssen die Arbeiter Gesichtsmasken aufsetzen. Sehr gut haben
sich die *Frischluftmasken* bewährt. Dies sind große, verhältnismäßig leichte
Kopfhauben, die ähnlich wie ein Taucherhelm aufgesetzt werden und freie Kopf-
bewegungen zulassen. Die Frischluft wird durch eine Schlauchleitung zugeführt
und wird vor allem deshalb sehr angenehm empfunden, weil die Atmung nicht
erschwert ist und durch den ständigen Luftstrom übermäßiges Schwitzen verhindert wird.

3. Wohnräume, Wohlfahrtseinrichtungen. Der Mangel an Quartieren hat
dazu geführt, *Gemeinschaftslager* zu schaffen. Diese gehören zur Betriebseinrich-
tung und müssen so eingerichtet sein, daß ein ausreichender Schutz für Leben
und Gesundheit der darin untergebrachten Arbeiter gewährleistet ist. Die Vorschriften hierüber sind gesetzlich geregelt. Es müssen alle Einrichtungen zur
Förderung der Gesundheit und zur Aufrechterhaltung der guten Sitten getroffen
werden. Im einzelnen ist folgendes zu beachten:

Schlafräume: Es dürfen nicht mehr als 20 Arbeiter in einem Schlafraum untergebracht
werden. Luftraum pro Arbeiter mindestens 10 cbm (besonders wichtig wegen der Verdun-
lung), Zimmerhöhe mindestens 2,3 m, wetterdichte Wände und Dächer, trockener, fußwarmer
Fußboden. Für jeden Arbeiter eine Bettstelle, die vom Fußboden durch einen mindestens
0,3 m hohen Luftraum getrennt ist. Mehr als 2 Betten dürfen nicht übereinanderstehen,
möglichst ist auch die Zusammenstellung von je 2 Betten zu vermeiden. Für jedes Bett Stroh-
sack, Kopfkissen, 1—2 Wolldecken, 1 Laken, 2 Bezüge; Bettwäsche monatlich wechseln,
Stroh nach Bedarf, mindestens vierteljährlich. Jeder neu eintretende Arbeiter erhält sein
Bett, frisches Stroh und saubere Bezüge. Für jeden Arbeiter ein verschließbarer Kleider-
behälter oder Schrank mit Wäsche- und Speisefächern. Kleinigkeiten, wie z. B. Vorrichtungen zum Ablegen der Tageskleidung während der Schlafenszeit, tragen sehr zur Behaglichkeit und Ordnung bei. Trockenvorrichtungen zum Trocknen nasser Kleidung und Schuhe.
Tische und Sitze aus gehobeltem Holz so, daß jeder Arbeiter am Tisch sitzen kann. Koch-
stellen zum Wärmen von Speisen und Getränken, besonders in Frauenunterkünften. Die
Beleuchtung besteht mit Rücksicht auf die Schlafenden am besten aus einer allgemeinen
Deckenlampe (Kugelleuchte) und einer nach oben abgeblendeten Tischlampe für den Wohn-
tisch. Die Lüftung ist besonders bei enger Belegung wichtig (ausreichende Dachentlüfter,
aufklappbare Oberfenster). Mit Rücksicht auf die Verdunkelung ist es angebracht, die Fenster
nach außen aufgehen zu lassen oder den Verdunkelungsvorhang in einem Abstand von etwa
36 cm vom Fenster anzubringen mit lichtdichtem Abschluß oben und an den Seiten, damit
bei halbgeöffnetem Fenster von unten Luftdurchtritt möglich ist. Die Fenster sollen eine
Fläche von mindestens $^1/_{10}$ des Fußbodens einnehmen.

Aufenthalts- und Speiseräume: Die Gfm. leiden oft darunter, daß sie getrennt von ihren
Familien leben und die Bequemlichkeit des eigenen Heimes vermissen müssen. So entsteht
der Wunsch nach Behaglichkeit, und es ist angeordnet worden, daß *in jeder Wohnbaracke*
noch ein *Tagesraum* vorzusehen ist. Der Verlust von 10—15 Schlafgelegenheiten wird ausgeglichen durch die damit erreichte Ruhe für die Schlafenden und die seelische Auswirkung
auf die Arbeiter. Dieser Raum soll einen gemütlichen Wohncharakter haben und für jeden
Arbeiter eine Bodenfläche von mindestens 1 qm vorsehen. Außentüren dicht verschließbar,
von der Wetterseite abgewandt. Vor den Eingängen Fußabtreter.

Auch in den Betrieben soll möglichst nahe an der Arbeitsstätte (Zeitersparnis während
der Pausen) zum Aufenthalt während der Pausen bei ungünstiger Witterung und zur Einnahme der Mahlzeiten ein besonderer Raum zur Verfügung stehen. Dieser muß heizbar und
genügend groß sein mit Tischen und Sitzgelegenheit für alle Gfm.; Einrichtungen zum
Wärmen mitgebrachter Speisen sollen vorgesehen sein. Die Beleuchtung muß genügen, um
an den Tischen auch lesen und schreiben zu können. Zur ausreichenden Lüftung dienen
gegebenenfalls Ventilatoren. Bodenfläche wie bei den Tagesräumen (1 qm pro Kopf).

Ruheräume für Frauen: Werden Frauen in größerer Zahl beschäftigt, so ist ein besonderer
Ruheraum für diese mit Liegegelegenheit bereitzustellen. In diesem können sich Frauen aus
gesundheitlichen Gründen gelegentlich während der Arbeitszeit für kurze Zeit erholen.

Kleiderablagen: Möglichst nahe an den Arbeitsstätten sind besondere Umkleideräume für
Männer und Frauen getrennt vorzusehen, auch wenn die Arbeiter in der Nähe in einem
Arbeitslager wohnen. In diesen Umkleideräumen wird die Straßenkleidung gegen die Arbeitskleidung umgewechselt. Hierfür erhält jeder Arbeiter einen ausreichend großen, verschließbaren Schrank, der bei Schmutzarbeiten für die Arbeitskleidung ein besonderes Fach enthält
und gegen Feuchtigkeit, übelriechende oder schädliche Dünste und gegen Staub dicht ab-

schließt. Ist die Beschaffung nicht möglich, dann müssen wenigstens Kleiderhaken und über diesen Bordbretter mit Einzelfächern angebracht werden.

Die Waschgelegenheiten: Sowohl in Unterkünften als auch im Betrieb selbst müssen ausreichend Waschgelegenheiten vorhanden sein. In besonderen Räumen, für Männer und Frauen getrennt, möglichst fließendes, auch warmes Wasser, für je 5 Gfm. einer Schicht mindestens eine Zapfstelle. Geht die Arbeit mit starker Verschmutzung einher, müssen warmes Wasser, Seife oder andere lösende Stoffe und Handtücher zur Verfügung gestellt werden. Außerdem muß dann für je höchstens 20 Gfm. eine Dusche mit kaltem und warmem Wasser vorhanden sein. Wasch- und Baderäume sind heizbar und werden mit wasserundurchlässigem Boden am besten auch in Baracken massiv hergestellt. Bei ständiger Benutzung sind Holzroste als Fußbretter nicht zu empfehlen, da sich an dem feuchten Holz Krankheitskeime entwickeln und zu Fußinfektionen führen können. In beschränkter Zahl werden auch Wannenbäder vorgesehen, besonders für weibliche Gfm. Auf sauberen Zustand aller Wasch- und Badeeinrichtungen ist besonders zu achten.

Aborte: Für Unterkünfte sind notfalls besondere Aborte oder Abortbaracken zu errichten. Freistehend, von der Straße abgewandt, von Unterkunft und Trinkwasserbrunnen mindestens 20 m entfernt, gute Zugangswege, wetterdicht, fliegendicht, Licht- und Lüftungsöffnungen. Boden und Sitzbretter sind mindestens einmal wöchentlich zu scheuern. Besteht kein Anschluß an öffentliche Entwässerung, Kalkmilch, Chlorkalk oder dgl. zur Desinfektion bereitstellen. Bei Wasserspülung können auch Aborte in den Wohnbaracken angelegt werden, diese müssen gut zu entlüften, ausreichend hell und bei Nacht beleuchtet sein; außerdem müssen sie einen besonders entlüfteten Vorraum haben. Es ist für höchstens 20 männliche und je höchstens 15 weibliche Gfm. mindestens eine verschließbare Zelle vorzusehen, für Männer und Frauen getrennt und deutlich bezeichnet. Für Männer außerdem ein ausreichender Bedürfnisstand.

Heizung: Öfen müssen feuersicher aufgestellt sein, Rauchgase dürfen sich nicht entwickeln. Holz und Kohlen dürfen in den Räumen nur für den Tagesbedarf vorhanden sein. Geheizt werden muß bei einer Außentemperatur von weniger als 10° C Wärme.

Ungeziefer, Reinigung: Alle Räume sind ungezieferfrei zu halten und regelmäßig zu reinigen. Gescheuert werden sollen Fußböden und Sitze einmal wöchentlich, Tische täglich. Auf Aschenbecher, Abfallbehälter, tägliche Beseitigung der Speisereste usw. ist besonders zu achten.

4. Küchen, Kantinen. Ein nicht unwesentlicher Teil der Aufgaben eines Betriebsarztes ist die Beratung der Gfm. in allen Ernährungsfragen und des Gefolgschaftsführers in der Einrichtung der *Werkküche* und gegebenenfalls von *Diätküchen.* Gerade in schweren Zeiten ist die Tätigkeit des Arztes auf diesem Gebiet besonders segensreich. Die Werkküche soll zu angemessenen Preisen eine warme Mahlzeit herstellen, die unter Anpassung an die Ernährungslage auch nahrhaft und gut schmeckend ist. Hierzu gehört nicht nur die Beschaffung und küchentechnische Herrichtung, auch sachgemäße Vorrats- und Kühlräume, einwandfreie Kücheneinrichtung, Sauberkeit, kurz alle Grundsätze der Küchen- und Nahrungsmittelhygiene sind zu beachten, um das Leben und die Gesundheit der Gfm. zu schützen.

Arbeitet der Betrieb mit Tag- und Nachtschicht, so bleibt auch die Küche Tag und Nacht in Gang. Sie muß dann ausreichend groß und hoch sein und für die Zeit der Verdunkelung einen besonders guten Wrasenabzug haben. Allgemein und besonders bei Umgang mit giftigen Stoffen ist besonderer Wert darauf zu legen, daß jeder Arbeiter schon bei Beginn seiner Arbeit ein warmes Essen in Form einer Suppe, eines Glases Milch oder dgl. erhält. Ein Mensch mit vollem Magen erträgt Schädlichkeiten leichter als ein Mensch mit leerem Magen.

5. Die Pausen- und Freizeitgestaltung, die zweckmäßige Regelung der Arbeitszeit, der Urlaubseinteilung und -gestaltung, Anlage und Ausnutzung von Sporteinrichtungen tragen mit dazu bei, als vorbeugende Gesundheitsmaßnahmen das Entstehen von körperlichen Schäden der Gfm. zu verhindern und die Leistungsfähigkeit der Gesamtheit zu steigern.

6. Krankheitsfürsorge. Für jede Unterkunft mit über 50 Gfm. ist eine *Krankenstube* mit mindestens zwei Betten und entsprechender Einrichtung vorzusehen. Betriebssanitäter und Unfallvertrauensmänner müssen ausgebildet und

überwacht werden. Einrichtungen, Geräte und Mittel zur ersten Hilfe sind bereitzustellen. Erkrankte Gfm. sind genau auf die Krankheitsursache zu untersuchen.
Fürsorgemaßnahmen durch die Krankenkassen, Verschickungen zu Kuren usw.
sind durch den Arzt einzuleiten.

Mindestanforderung für die Unterkunft:

	Deutsches Lager	Lager für auslän- dische Arbeitskräfte
Schlafraum: Mindesthöhe in m	2,30	2,30
Schlafraum: cbm Luft pro Kopf	10	5
1 Waschschüssel auf Personen	1	5
1 Wasserzapfstelle auf Personen	5	10
Tagesraum: qm Bodenfläche pro Kopf	1	0,75
Aborte: 1 Abort auf männliche Personen	20	20
1 Abort auf weibliche Personen	15	—
1 Krankenstube mit 2 Betten bei Insassen . . .	50	75

Alles in allem hat der *Sanitätsoffizier eine vielseitige neue Aufgabe* bekommen,
für die er nicht nur seine Erfahrungen als Truppenarzt benötigt, sondern darüber
hinaus *Kenntnisse der Gewerbehygiene* und des *Gesundheitsschutzes beim Umgang
mit schädlichen Stoffen*[1]. Hier handelt es sich vor allem um Schädigungen, die von
Sprengstoffen herrühren, und um Erkrankungen durch *Bleibenzin*. Beide Begriffe
haben für Sanitätsoffiziere eine zunehmende Bedeutung bekommen, so daß sie
besonders behandelt werden müssen.

*Gesundheitsschäden und Gesundheitsschutz bei Umgang mit Sprengstoffen
(aromatische Nitroverbindungen und Salpetersäureester).*

1. Organische Salpetersäureester (Nitroglycerin und Nitroglykol). Es handelt
sich um ölige, schwach gelbe, geruchlose, leicht flüchtige Flüssigkeiten, die stark
fettlöslich sind. Die wesentliche Gefahrenquelle ist Aufnahme mit der Atmung
und durch die Haut. Diese Salpetersäureester sind in erster Linie akut gift-
gefährlich. Methämoglobinbildung kommt in Frage.

Akute Vergiftung. Schwere kollapsartige Kreislaufschwäche oder Angina
pectoris, die in kurzer Zeit zum Tode führen kann.

Chronische Vergiftung. Blutdrucksenkung (vorwiegend systolische), die bei
Arbeitsunterbrechung (z. B. Wochenendpause) rasch zurückgeht. Bei Beginn der
Beschäftigung treten Kopfschmerzen, Druck in Stirn und Hinterkopf, Erregbar-
keit und Schlafstörungen auf.

Überwachung. Es sind besonders fernzuhalten Personen mit organischen Erkrankungen der Gefäße, Hypotonie oder Neigung zu Blutdrucksenkung.

2. Aromatische Nitroverbindungen. Die Nitroverbindungen entstehen aus
den Kohlenwasserstoffen der aromatischen Reihe. Die einfach nitrierten Verbindungen sind ölige Flüssigkeiten (z. B. Mononitrobenzol), die höher nitrierten
durchweg feste Körper, teils farb- und geruchlos (z. B. Dinitrobenzol), die meisten von gelber bis rötlicher Farbe mit zum Teil charakteristischem Bittermandel-
geruch (z. B. Trinitrotoluol; Trinitrophenol = Pikrinsäure). Sie sind fettlöslich
und nur wenig flüchtig.

Aufnahme in den Körper erfolgt durch die unverletzte Haut (z. B. beschmutzte
Kleidung), durch die Atmung (Verdampfung in der Wärme) oder in Staubform.
Die Giftwirkung kennzeichnet diese Stoffe als ausgesprochene Blut- und Nerven-
gifte. Umwandlung des roten Blutfarbstoffes zu Verdohämoglobin, mit massen-

---

[1] Siehe auch Abschnitt VIII. A: „*Gasförmige Verunreinigungen der Luft (unter Berücksichtigung der Unterkünfte)*", in diesem **Lehrbuch** S. 355.

haftem hämolytischem Zerfall roter Blutzellen, dem Strukturveränderungen in Form morphologisch und färberisch charakteristischer Bildungen (Heinzscher Körperchen) vorangehen. Am Nervensystem überwiegt die zentrale — krampf- erregende und vor allem narkotische — Wirkung gegenüber der peripheren, lähmenden Wirkung auf sensible und sensorische Nerven. An der Leber an- greifende Giftwirkung (durch Dinitrobenzol und Trinitrotoluol) führt zu toxischem Ikterus und tödlicher Leberatrophie. Bei einigen Verbindungen treten Stoff- wechselwirkungen, Kreislaufwirkungen und vor allem akute Reizwirkungen auf die Haut auf (Ekzeme, Erytheme).

Akute Vergiftung. 1. Stadium. Müdigkeit, Schwäche, Schwindel, Taumeln, Stirnkopfschmerz, Augenflimmern, Ohrensausen, periphere Taubheitsempfin- dungen, Herzklopfen, Schweißausbrüche und andere vegetativ-nervöse Erschei- nungen. Daneben oder noch früher macht sich als erstes objektives Krankheits- symptom eine schiefergraue („cyanotische“) Verfärbung der Haut und der sicht- baren Schleimhäute bemerkbar, am deutlichsten Lippen, Ohren, Nase, Wangen und Fingerspitzen (Methämoglobinbildung im Blut). Diese Verfärbung wird diffus düster dunkelblau-grau bei auffallend kühler, feuchter Haut, und es treten auf: Kurzatmigkeit, Pulsbeschleunigung, Sinken des Blutdruckes, Benommen- heit, Muskelkrämpfe, Koma, Kreislaufschwäche, Atemlähmung und Tod nach Stunden.

Bei Ausgang in Heilung verschwinden die cyanotische Verfärbung und die Begleiterscheinungen oft erst nach Tagen. Es entsteht das *2. Stadium* als Folge der starken Blutveränderung: Heinzsche Innenkörper in den Erythrocyten mit Anisocytose und Poikilocytose, später Polychromasie und Regeneration des roten Blutbildes. Infolge des starken Blutkörperchenzerfalls entwickelt sich ein Ikterus, der Harn wird dunkelbraunrot (Abbauprodukte der Gifte, Urobilin, Urobilinogen, Hämatoporphyrin).

Diagnose. Die typische Cyanose bei Kenntnis der Beschäftigung (gelbbraune und rötliche Färbung der Haare, charakteristischer Geruch) ist im 1. Stadium kennzeichnend, im 2. Stadium das Blutbild mit den Heinzschen Körperchen, der Ikterus und der Harnbefund.

Die *Prognose* ist nach Überwindung des komatösen Stadiums meist gut.

Therapie: Entfernen der Kleidung, mäßig warmes Reinigungsbad zur Ent- fernung der Giftreste. Sauerstoffatmung, Bluttransfusion, 0,1—0,4 Methylenblau i.v. oder i.m., Herz- und Gefäßmittel. Im 2. Stadium Anregung der Blutregene- ration durch kräftigende Maßnahmen. Eisen-Arsen, Bluttransfusionen, bei Ikterus strenge Diät mit Insulin-Traubenzuckertherapie. Unbedingt zu *vermeiden* sind Alkohol und leberschädigende Mittel, Vorsicht geboten ist mit Arzneimitteln der Phenetidin- und Pyrazolongruppe.

Chronische und subakute Vergiftung: In *leichtesten* Fällen geringe Vermin- derung des Hb-Gehaltes und der Erythrocytenzahl mit starker Hautblässe (leichter Subikterus), subjektiv Ermüdbarkeit, Herzklopfen, Kopfschmerz, Schwindel.

In *stärkeren* Fällen sekundäre Anämie (bis unter 50% Hb und 500000 Eryth.), Polychromasie, basophile Punktierung; klinisch Ikterus, nervös-somatische All- gemeinbeschwerden wie bei der akuten Vergiftung.

Bei *vorübergehend erhöhter Giftwirkung* verschlimmert sich dieses Bild. Es treten auf: schwere Cyanose, Benommenheit, Heinzsche Innenkörperchen, stärkerer Ikterus (Hepatose). Nach 1—3 Monaten kann toxischer Ikterus mit Verdauungsbeschwerden, Lebervergrößerung, Gallenfarbstoffausscheidung im Harn auftreten und schließlich zur akuten gelben Leberatrophie führen.

Diagnose: sekundäre Anämie in Verbindung mit Ikterus, oft auch Heinzsche

Körperchen. Schwierig ist meist die Entscheidung, ob ein starker Ikterus durch Blutzerfall oder hepatocellulärtoxisch bedingt ist. Fortschreitender stärkerer Ikterus ohne erhebliche Anämie, Cyanose oder dgl. spricht stets für beginnende Hepatose. Der gleiche Verdacht besteht, wenn bei Ikterus durch Blutzerfall stärkere Verdauungsbeschwerden, Druckgefühl im Oberbauch, Appetitmangel mit üblem Geschmack, stark belegte Zunge, Durstgefühl, Übelkeit, Verstopfung, Apathie auftreten. Objektiv findet man dann stärkeren Gallenfarbstoffgehalt des Harns und erhöhten Bilirubingehalt des Serums.

Therapie: entspricht der Behandlung im 2. Stadium der akuten Vergiftung.

Gesundheitsschutz. In erster Linie müssen Gefährdete von der Einstellung ausgeschlossen werden. Verboten ist die Beschäftigung von männlichen Jugendlichen unter 18 Jahren, von Frauen unter 20 Jahren sowie von werdenden und stillenden Müttern. Auszuschließen sind ferner schwächliche Personen und solche, die an Kreislauf-, Nieren-, Leber-, ernsten Verdauungskrankheiten, chronischen Infekten leiden oder gelitten haben, Überempfindliche und Alkoholiker.

Einmal monatlich muß eine ärztliche Nachuntersuchung stattfinden; bei Beschäftigung mit Dinitrobenzol, in den ersten 4 Monaten nach der Einstellung in den Betrieb, bei besonders empfindlichen und nicht sicher gesunden Gfm. sind die Untersuchungen alle 14 Tage vorzunehmen. Neben der allgemeinen körperlichen Untersuchung (Cyanose, Gewichtsabnahme, Gelbsucht, subjektive Klagen über Verdauungsstörungen) ist stets der Harn auf Gallenfarbstoffe, das rote und weiße Blutbild und gegebenenfalls der Magensaft zu untersuchen. Zeitweiliger Ausschluß von der Beschäftigung ist bis 2 Wochen nach völliger Wiederherstellung anzuordnen: Bei Anämie mit Hb-Gehalt unter 70%, bei wiederholter oder massenhafter Feststellung HEINZscher Körperchen, bei ausgesprochener Leukopenie, bei stärkerer und anhaltender Cyanose, bei jedem Ikterus, der den Verdacht einer Störung der Leberfunktion nahelegt, bei jeder fieberhaften Erkrankung, bei Verdauungs- oder anderen die Ernährung beeinträchtigenden Gesundheitsstörungen.

Die gelbbraune und rötliche intensive Verfärbung der Haut und der Haare, teils auch an den Skleren bemerkbar, ist durch äußere Anfärbung, teils auch durch allgemeine Gewebsanfärbung bedingt und gesundheitlich harmlos. Sie hat nichts mit Ikterus zu tun! Einige Wochen bis Monate nach Beendigung der Beschäftigung mit diesen Stoffen verschwindet die Verfärbung von selbst wieder.

Die besonders in der Anfangszeit häufig auftretenden *Hautekzeme* sind manchmal ein Zeichen von Überempfindlichkeit. Sie treten dann bei kleinstem Anlaß immer wieder auf, so daß das Gfm. aus dem Betrieb entfernt werden muß. Meist verschwinden sie nach Eingewöhnung, sie sind krätzeähnlich („Pulverkrätze") mit Juckreiz und Knötchenbildung bis zur Hautablösung. Zum Schutze der Haut ist Sauberkeit, Duschen, Verwendung von Hautcreme und starke Einpuderung mit Talkum zu empfehlen, sehr gut bewährt hat sich Taktokut.

Bei allen sich bietenden Gelegenheiten muß der Arzt die Gfm. belehren. Er muß sie vor allem auf Umstände hinweisen, die die Empfänglichkeit für die Giftwirkung steigern: Alkoholgenuß, Tabakgenuß, abendliche Exzesse jeder Art, Ausschweifungen, Übermüdung, vorübergehender Nüchtern- und Hungerzustand (stets bei Beginn der Arbeit eine warme Mahlzeit!!), Frauen in der Menstruationsperiode oder Schwangerschaft, akute Erkrankungen. Dagegen ist einzuwirken auf eine zuträgliche Ausnutzung der Freizeit, leichte körperliche Betätigung im Freien, ausgiebige Nachtruhe, reichliche Nahrungsaufnahme mit zweckmäßiger Verteilung der Mahlzeiten, so daß während der Arbeit Nüchternzustand vermieden wird.

Gesundheitsschäden und Gesundheitsschutz bei Umgang mit Treibstoffen und deren Beimengungen (Benzol, Ethylfluid)[1].

Chemie und technische Verwendung. Von den metallorganischen Verbindungen des Bleis wird bisher nur das *Bleitetraäthyl* gewerblich verwendet. Gemischt mit flüchtigen Halogenkohlenwasserstoffen (Äthylenbromid für Flugzeugkraftstoffe bzw. Äthylenbromid und Trichloräthylen für Autokraftstoffe) wird es dem Betriebsstoff zugesetzt, um das infolge detonationsartiger Verbrennung bei stärkerer Kompression der Gase im Motor auftretende schädliche „Klopfen" zu verhüten (Klopfbremse).

Bleitetraäthyl ist eine schwere, ölige, klare Flüssigkeit (spez. Gew. 1,65), wenig flüchtig, in Wasser unlöslich, dagegen leichtlöslich in Fetten und Fettlösungsmitteln. Es wird an die Benzinmischanlagen als „*Ethylfluid*" abgegeben. Dieses enthält etwa 60% Bleitetraäthyl, 35% Äthylenbromid, blauen Farbstoff, Petroleum usw. und wirkt praktisch genau so giftig wie reines Bleitetraäthyl (Äthylenbromid und das vorher genannte Trichloräthylen sind an sich Narkotica mit Reizwirkung auf die Bindehaut und Schleimhäute der oberen Atemwege). In den Mischanlagen („Mischplatte") wird der gebrauchsfertige Flugbetriebsstoff mit einem Gehalt von etwa 0,5‰ Bleitetraäthyl hergestellt.

Vergiftungsgefährdung. Nach langjährigen amerikanischen Erfahrungen und den bisherigen Erfahrungen in Deutschland bestehen ernsthafte Vergiftungsgefahren fast ausschließlich bei der Herstellung und in den Mischbetrieben (Platzen eines Ethylfluidfasses beim Verladen, beim Transport oder im Lagerkeller, Verspritzen von Ethylfluid beim Abfüllen bzw. beim Ausspülen der Fässer mit Benzin auf der Mischplatte).

Infolgedessen ist in Tanklagern mit Mischanlagen besondere Vorsicht geboten bei Arbeiten im Ethylfaßlagerkeller und mit Ethylfässern, auf der Mischplatte, im Pumpenkeller, bei Entgiftungsarbeiten und bei Reparaturen an entsprechenden Teilen der Anlage.

Beim *Umgang mit gebrauchsfertigen Betriebsstoffen* (Betriebsstofflaboratorium, Pumpstation, Tankstellen, Tankdampfer usw.) sind bisher nur Anzeichen einer chronischen Bleivergiftung bei vorschriftswidrigem Umgang mit diesen Kraftstoffen vorgekommen: Unsauberes Arbeiten, Verschütten größerer Mengen in mehr oder weniger geschlossenen Räumen und Einatmung des verdampften Stoffes. Trotz der hohen Giftigkeit des Bleitetraäthyls ist Flugzeugkraftstoff wegen der hohen Verdünnung und der geringen Flüchtigkeit des Bleitetraäthyls verhältnismäßig wenig gefährlich. Einzelne Spritzer auf die Haut oder kurze Einatmung von Bleibenzindämpfen sind auch bei Wiederholung ungefährlich. Der Sanitätsoffizier muß in dieser Hinsicht immer wieder übertriebene Angst durch Belehrung zerstreuen. Aus Unkenntnis oder auch aus Wunschvorstellungen heraus sind die verschiedensten Zustände unberechtigt als „Bleivergiftung" angesprochen worden: Reizbarkeit, Erregungszustände, psychopatische Reaktionen, Ausschreitungen unter Alkoholeinwirkung usw. Die Beschäftigung in einem Fliegerhorst ist auch noch kein Beweis für Bleigefährdung! Hier müssen die Sanitätsoffiziere viel aufklären und jeden Fall kritisch werten.

Anders liegt es bei *Reinigung von Flugkraftstoffbehältern*. Da der Tank mit Benzindämpfen angefüllt ist und da der innere Wandbelag Reste von Bleitetraäthyl enthält, sind besondere später beschriebene Vorsichtsmaßnahmen angeordnet.

Bei der *Reparatur von Flugzeugmotoren* bestehen Vergiftungsmöglichkeiten,

---

[1] Siehe auch Kapitel G: „*Hygiene des Flugdienstes*" in diesem Abschnitt S. 523 dieses Lehrbuchs.

weil im Verbrennungsraum und in den Auspuffleitungen Verbrennungsprodukte sich erheblich anreichern können. Diese anorganischen Bleiverbindungen (Blei-oxyde, Bleibromid usw.) bilden einen bräunlichen harten Belag, der abgeschlagen und abgefeilt werden muß. Durch den dadurch entstehenden Staub können sich die Monteure eine chronische Bleivergiftung zuziehen (Einatmung, Verunreini-gung der Nahrung).

Erbeutetes oder sonst aufgefundenes Bleitetraäthyl ist als Beize bzw. Anstreich-mittel gehalten und verwendet worden. Schwere akute Vergiftungen und Todes-fälle waren die Folge.

Aufnahme in den Körper und allgemeine Giftwirkung. Das unverdünnte Bleitetraäthyl ist ein lipoidaffines Gift, das leicht durch die unverletzte Haut aufgenommen wird und auch durch die Einatmung seiner Dämpfe tödliche Ver-giftungen hervorruft. Trotz seiner geringen Flüchtigkeit genügt schon die bei normaler Temperatur mögliche Luftsättigung! Es wird im Körper allmählich in wenigen Tagen bis zu 2 Wochen unter Bildung anorganischer Bleiverbindungen zersetzt, die bei entsprechender Menge alle Erscheinungen einer chronischen Blei-vergiftung hervorrufen können. Bei rascher und reichlicher Aufnahme wirkt der unzersetzte Stoff als schweres Nervengift und als Muskelgift.

Vergiftungserscheinungen. Bei dem Krankheitsbild ist eine Trennung zwischen folgenden Giftwirkungen vorzunehmen:

1. Die Vergiftung mit unverdünntem und unzersetztem Bleitetraäthyl.
2. Die chronische Bleivergiftung durch Bleibenzin und durch die Abbau-produkte des Bleitetraäthyls.

1. Das unverdünnte und unzersetzte Bleitetraäthyl verursacht in *leichten Fällen* schon einige Stunden nach der Vergiftung: Kopfschmerzen, Schwindel, Appetit-losigkeit, Übelkeit, morgendliches Erbrechen, Schlaflosigkeit, Hautjucken und regelmäßig Muskelschwäche und Mattigkeit. Objektiv findet man: Hautblässe, grobschlägiges Zittern (Intentionstyp), Gewichtsverlust, niedrigen Blutdruck (80/50 mm Hg und weniger), Bradykardie (50—60 p. M.) und Temperatur-senkung. Bei chronischem Verlauf können sich auch charakteristische Symptome von Bleivergiftung entwickeln.

Bei *schwerer akuter Vergiftung* stehen zentrale Störungen im Vordergrund, die früher zu der Bezeichnung „Wahnsinnsgas" geführt haben; Motorische Unruhe mit Schlaflosigkeit, Erregungszuständen (delirös oder manisch), Sinnestäuschun-gen, Reizbarkeit bis zu Tobsuchtsanfällen. Daneben Gehstörungen und Störungen des Sensoriums. Schließlich Tod im Erschöpfungszustand.

Auf der Haut führt das unverdünnte Bleitetraäthyl zu Blasenbildung und tiefgehenden nekrotischen Prozessen. Dies kann geschehen, wenn der Stoff z. B. in einen Stiefel gelangt.

Nachprüfung experimentell zweckmäßig; Blasenbildung nur für Benzin und Benzol bekannt!

2. Bleibenzin führt bei wiederholter Einwirkung zu einer Ansammlung von anorganischem Blei im Organismus und damit zu den Erscheinungen einer chronischen Bleivergiftung. *Verbrennungsprodukte* (Bleioxyde, Bleibromid) im Motor führen ebenfalls zu einer *chronischen Vergiftung mit anorganischem Blei*. Dieses Krankheitsbild bekommt der Arzt wohl am häufigsten zu Gesicht. Es ist nicht immer charakteristisch und läßt eigentlich nie ein vollständiges Beisammen-sein aller Krankheitserscheinungen erkennen. Je nach Dauer, Tempo und Stärke der Bleiaufnahme (tägliche Einatmung von 1—2 mg Blei im Staub genügen schon) und je nach Krankheitsbereitschaft werden einzelne Symptome dauernd oder abwechselnd im Vordergrund stehen. Der Verlauf ist ungefähr folgender: Nach etwa wochenlanger bis monatelanger Einwirkung machen sich Appetitmangel, Gewichtsabnahme, Unlust, Mattigkeit und mitunter leichte nervöse Beschwerden bemerkbar. Objektiv treten Hautblässe, Bleisaum (nicht zu verwechseln mit bläulicher Zahnfleischverfärbung), Basophilie und weniger konstant Porphyrinurie auf. Später entwickeln sich das typische Bleicolorit, Verdauungsbeschwerden und Anämie.

Bei schwerer chronischer Bleivergiftung folgen jetzt nicht selten ganz plötzlich die Bleikolik, die Bleilähmung und die zentralnervösen Störungen (Nachlassen des Intellektes, Bewußtseinstrübungen, Lähmung von Hirnnerven, epileptiforme Anfälle) der Bleiencephalopathie und schließlich nach jahrelanger Bleieinwirkung die bleibenden Gefäßveränderungen (viscerale Arteriosklerose, Bleischrumpfniere).

Ekzeme, die bei Tankwarten usw. auftreten können, hängen vorwiegend mit der Entfettung der Haut durch die Kraftstoffe zusammen. Sie können auch auf Überempfindlichkeit gegen gewisse Benzolbeimengungen beruhen (durch Hauttestung nachweisbar).

Therapie. Bei *akuter Bleitetraäthylvergiftung* gibt man innerlich Alkalien (z. B. Natr. bic.), die Ausscheidung wird durch salinische Abführmittel und Diuretica gefördert, in schweren Fällen physiologische Kochsalzlösung und Traubenzucker i.v. Bei Schlaflosigkeit und Erregungszuständen Luminal, Magnes. sulf. i.v. oder als Klysma. Kein Opium oder Chloralhydrat.

Bei *chronischer Bleivergiftung* sofortige Entfernung von der Arbeitsstätte und Krankenhausbehandlung.

Meldung. Jeder Fall ist als *Berufskrankheit* auf vorgeschriebenem Formblatt an die Reichsausführungsbehörde für Unfallversicherung, Berlin SW 68, Neue Grünstr. 17, zu melden.

Differentialdiagnose. Es ist wichtig, jeden einzelnen Fall genau zu klären und stets auch die Nebenumstände zu berücksichtigen. Nach Möglichkeit ist die Diagnose durch den chemischen Giftnachweis zu erhärten. Porphyrin im Harn wird spektroskopisch festgestellt. Zur Bleibestimmung im Blut werden 20 bis 30 ccm Blut im sauberen Gläschen (Vorsicht vor Verunreinigung mit Blei) in ein entsprechendes Laboratorium geschickt; weniger als 0,04 mg Blei in 100 ccm Blut ist belanglos, Bleigefährdung ist erst bei 0,06 und mehr Milligramm anzunehmen. Zur Bleibestimmung im Stuhl wird eine 24stündige Gesamtmenge Stuhl eingesandt; weniger als 0,2 mg Blei in dieser Tagesmenge ist normal, mehr als 1 mg spricht für Gefährdung.

Meist beruhen vorgebrachte Beschwerden überhaupt nicht auf Bleischädigung, da die heutigen Sicherheitsmaßnahmen diese praktisch ausschalten. Es werden deshalb die differential-diagnostisch wichtigsten Krankheitsbilder kurz skizziert. Bei Vergiftungen ist in erster Linie an den Kraftstoff selbst zu denken.

1. Benzin ist wenig gefährlich, kann aber durch Einatmen in geschlossenen Räumen, bei Reinigen noch warmer Motoren und vor allem bei Arbeiten im Innern von Tankkesseln zu Schädigungen führen. 1 mg im Liter Luft darf nicht überschritten werden. Häufige Einatmung kleiner Mengen führt meist zu Gewöhnung, es gibt auch Benzinsucht (Erregungsmittel). Die akuten Krankheitserscheinungen sind: Kopfschmerz, Schwindel, Übelkeit, Herzklopfen, Benzinrausch mit Tobsucht und retrograder Amnesie wie beim pathologischen Rausch und sogar mit Delirien und Halluzinationen. Bei schweren Vergiftungen Temperaturabfall, Cyanose und Bewußtlosigkeit. Chronische Vergiftung äußert sich zuweilen in Glieder- und Gelenkschmerzen, Parästhesien, Benommenheit, Gedächtnisschwäche und Angstzuständen, ferner Anämie.

2. Benzol ist sehr gefährlich, Vergiftungsmöglichkeit wie bei Benzin, höchstzulässige Konzentration im Arbeitsraum 1,1 mg im Liter Luft. Auch kleine

Mengen täglich eingeatmet führen zu Schädigungen. Die akute Vergiftung gleicht der Benzinvergiftung, jedoch steht im Vordergrund eine euphorische Erregung mit Einsichtsarmut. Chronische Wirkung äußert sich in aplastischer Anämie, Neutropenie und später Leukopenie, Thrombopenie, Herabsetzung der Blutgerinnung, positives RUMPEL-LEEDsches Zeichen, Haut- und Schleimhautblutungen (oft erst im schwersten Stadium). Die subjektiven Beschwerden sind mehr allgemein (Appetitmangel, Schwäche), gelegentlich nervöse Reizbarkeit mit hartnäckiger Schlaflosigkeit trotz großer Müdigkeit.

3. *Übermüdung und nervöse Erschöpfung* führt zu nervöser Überreizbarkeit, Verdauungsbeschwerden, funktionellen Herzstörungen, Hypotonie und geringer Leukopenie, ohne daß irgendwelche schädlichen Stoffe eingewirkt haben.

4. *„Lärmkrankheit"* durch großen Lärm, z. B. an Motorenprüfständen, führt zu Benommenheit im Kopf, Reizbarkeit, Schlaflosigkeit, seelischen Depressionen, Pulsbeschleunigungen, Verdauungsunregelmäßigkeiten u. a. m.

5. *Motorengase* können nie durch Benzin bzw. Benzol giftig wirken, sondern stets nur durch *Kohlenoxyd. Akute Vergiftung:* Kopfschmerz, Erbrechen, Schwere des Kopfes, Apathie oder erhöhte Reizbarkeit, Ohrensausen, Benommenheit, Dämmerzustand, Krämpfe, Atemnot, Bewußtlosigkeit. Nachkrankheiten sind retrograde Amnesie, Gedächtnisstörungen, organische Demenz, pyschische Veränderungen, Neuritiden. Bei *chronischer Vergiftung* treten mehr subjektive Klagen auf: Kopfweh, Schwindel, Arbeitsunlust, Energielosigkeit, schlechter Schlaf, Angstgefühle, Reizbarkeit. Objektiv findet man sehr zeitig Schwindel beim Blick nach oben und unsicheren Gang, ferner Blässe, hyperchrome Anämie oder in anderen Fällen Erythrocytenwerte und Hb erhöht.

Arbeitsschutzmaßnahmen. Zur Verhütung von Körperschäden sind folgende Schutzmaßnahmen getroffen worden:

1. *Ärztliche Untersuchung.* Etwa vierteljährlich wird die gesamte Belegschaft ärztlich kontrolliert: Harn, Stuhl, Blut und allgemeine körperliche Untersuchung.

2. *Verpflegung und Körperhygiene.* In jedem Fall Gemeinschaftsverpflegung mit täglich ¹/₂ l *Vollmilchzulage* als Kräftigungsmittel (Milch ist kein Entgiftungsmittel für Blei und Benzol). Vor Beginn der Arbeit erhält jeder Arbeiter eine warme Suppe oder Milch, um Arbeiten mit nüchternem Magen zu verhindern. Speisen und Genußmittel dürfen nicht zum Arbeitsplatz mitgenommen werden. *Während der Arbeit ist das Essen, Trinken, Rauchen, Schnupfen, Kauen von Tabak usw. verboten.* Vor jeder Nahrungsaufnahme werden die Arbeitskleider abgelegt, die Hände mit Seife und Bürste gründlich gereinigt und die Zähne geputzt. Waschmittel, Zahnbürste und Zahnpasta werden den Arbeitern gestellt. Schließlich wird für gesunde Lebensweise, sportlichen Ausgleich und Wechsel in der Beschäftigung gesorgt.

3. *Arbeitszeit.* Ein Arbeiter darf im Monat höchstens 6 Tage zu 8 Stunden mit mindestens je 1 Tag Zwischenraum auf der Mischplatte beschäftigt sein. Während dieser Arbeit vermeidet er körperliche Anstrengungen (z. B. Heben), um ein tiefes Atmen in der mit Ethylgasen angereicherten Luft zu verhindern.

4. *Schutzbekleidung.* Vor *Arbeitsbeginn* wird die *eigene Kleidung* und *Wäsche gegen besonderes Unterzeug und einen weißen Monteuranzug gewechselt.* Ethylfluid macht blaue Flecke, so daß Spritzer sofort gesehen werden. Je nach der Arbeit wird entweder der vollständige Gummischutzanzug mit Kopfbedeckung, Gasmaske, Handschuhen und Schuhen oder nur eine Auswahl einzelner Stücke angelegt.

Verspritztes Ethylfluid wird von Gummizeug durch Übergießen mit Petroleum entfernt. Das abgespülte Petroleum wird mit Chlorkalkbrei vermischt, der das hochgiftige Bleitetraäthyl in weniger giftiges Bleichlorid umwandelt. Andere damit benetzte Kleider werden sofort abgelegt und sachgemäß gereinigt.

5. *Arbeiten an Motoren* dürfen nur mit Staubmasken oder unter einem Abzug ausgeführt werden. Gebleite Kraftstoffe dürfen nicht zum Reinigen von Motoren benutzt werden.

6. *Arbeiten in Benzinbehältern* (Reinigung, Reparaturen). Wenn auch die Tanks vorher mit durchgeleitetem Wasserdampf gespült und gelüftet werden, so sind in ihnen doch noch Benzin- und Benzoldämpfe in erheblicher Konzentration; auch enthält der Wandbelag außer Resten von Bleitetraäthyl noch dessen Abbaustoffe (u. a. Bleitriäthylverbindungen, die die Bindehäute und Nasenschleimhäute stark reizen). Bei *Einsteigen in Tanks* und *Flugkraftstoffbehälter* sind deshalb *besondere Vorsichtsmaßnahmen*, wie allseitig geschlossene Kesselanzüge, säurefeste Gummihandschuhe, Heeresatmer bzw. Frischluftgeräte (Gasmasken verboten), Anseilen und besondere Wachen vor der Einstiegöffnung, angeordnet.

Schrifttum.

Dienstvorschriften und Verordnungen.

Anweisung für Truppenärzte über Gesundheitsschäden durch Kraftstoffe und deren Beimischungen. Der Insp. des Sanitätswesens der Luftwaffe, Az. 49a Nr 25280/42 (2 I B) vom Oktober 1942. — Arbeitsschutzmaßnahmen bei Arbeiten mit Ethylfluid und Bleibenzin (insbesondere in Lufttanklagern). 1. D.R.d.L. u. Ob.d.L., Az. 31 n Nr 50557/40 (L.D. 8 I C) vom 18. 6. 40. 2. L.V.Bl. 1941, Nr 43, S. 830, Ziff. 1437. — Ausführungsverordnung zum Gesetz über die Unterkunft bei Bauten vom 24. 10. 38 (Reichsgesetzbl. I S. 1516). Arbeitsschutz **1938**, Nr 11, S. 266. — Dritte Verordnung über Ausdehnung der Unfallversicherung auf Berufskrankheiten vom 16. 12. 36. Erläutert von BAUER, ENGEL, KOELSCH, KROHN u. LAUTERBACH: Arbeit und Gesundheit **1937**, H. 29. — Erlaß betreffend Gesundheitsschutz der Arbeiter in der Sprengstoffindustrie nebst Richtlinien und Merkblatt für Ärzte. Sonderdruck aus dem Reichsarb.bl. **1941**, Nr 4. — Gesundheitliche Betreuung der Gefolgschaftsmitglieder, Vorbeugende Gesundheitsfürsorge durch Betriebsärzte. Vfg. D.R.d.L. u. Ob.d.L., Az. 31 n (L.D. IV 13) vom 7. 7. 42. — Überwachung von Gemeinschaftslagern durch die Gewerbeaufsicht. Arbeitsschutz **1941**, Nr 10, S. 396.

Lehrbücher.

BREZINA: Die gewerblichen Vergiftungen und ihre Bekämpfung. Stuttgart 1932. — KOELSCH: Lehrbuch der Gewerbehygiene. Stuttgart 1937. — WIETFELDT: Die Be- und Entlüftung des Normalarbeitsraumes. Berlin 1937.

D. Hygienische Fragen beim Kranken- und Verwundetentransport[1] mit dem Flugzeug.

Von R.-W. RANGE-Berlin.

Mit 2 Abbildungen.

Als Sanitätsflugzeuge werden planmäßig das seit langem im Luftverkehr bewährte Großflugzeug *Ju 52* und der *Fieseler-Storch* insbesondere für Einzeltransporte — auch unter schwierigen Start- und Landeverhältnissen — eingesetzt. Daneben werden vor allem leer zurückfliegende *Transportflugzeuge* zur Beförderung von Kranken und Verwundeten aus dem Frontgebiet in die Feldlazarette und in die Heimatlazarette herangezogen.

Die hygienischen Fragen beim Kranken- und Verwundetentransport mit dem Flugzeug werden im folgenden am Beispiel des Flugzeugmusters *Ju 52* besprochen. Das *Sanitätsflugzeug Ju 52* ist mit Tragen, Anschnallgurten, Anschnall-

---

[1] Siehe auch den Abschnitt VI: „*Hygienische Fragen des Kranken- und Verwundetentransports beim Heer*", S. 336 in diesem Lehrbuch.

riemen und gegebenenfalls zusätzlich mit Doppelsitzbänken derart ausgerüstet, daß außer der Besatzung (Flugzeugführer, Bordwart, Bordfunker und Sanitätssoldat) 12 Schwerverletzte und 3 Leichtverletzte gleichzeitig unterzubringen sind. Bei der höchsten Belastung ist demnach die Ju 52 mit 19 Personen belegt. Bei dem Rauminhalt der Zelle von etwa 20 m³ kommt auf einen Mann bei dieser Höchstbelastung etwa 1 m³ Luftraum. Es ist aber zu bedenken, daß der Aufenthalt in diesem engen Raum höchstens Stunden dauert. Auch in den Kabinen der meisten modernen Flugzeuge steht jedem Fluggast nicht mehr als 1 m³ Luftraum zur Verfügung. Die Kabine ist mit einer besonderen Sperrholzverkleidung versehen, die durch Fortfall aller Kanten, Winkel und Ecken eine jederzeitige einwandfreie *Desinfektion* erlaubt.

Durch eine gute *Schallabdichtung* sind die Verwundeten und Kranken im Flugzeug vor dem lästigen Motorengeräusch weitgehend geschützt.

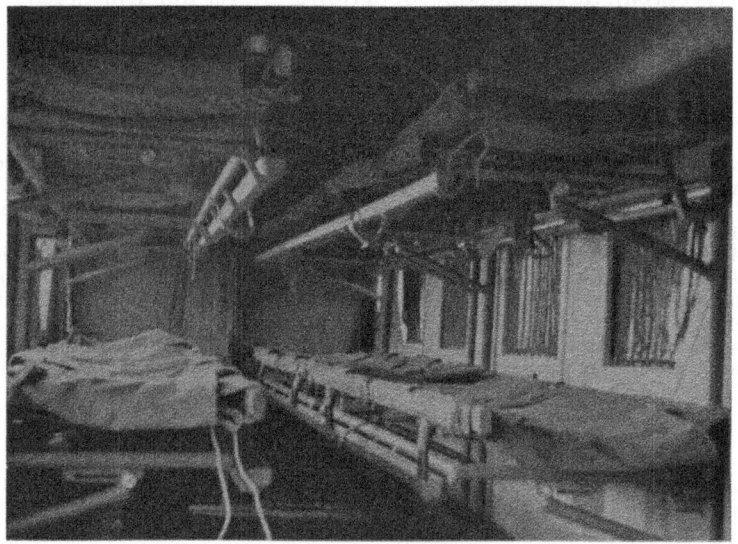

Abb 1. Inneneinrichtung einer San Ju 52. Man erkennt die Anbringung der Tragen und die Spezialverkleidung der Zelle.

Für die Verwundeten und Kranken werden je nach der Lage sowohl erfrischende, kühle als auch heiße Getränke in Thermophorgefäßen mitgeführt.

Zur Verfügung des wenn notwendig mitfliegenden San.-Offiziers wie auch des San.-Dienstgrades befindet sich an Bord ein San.-Kasten, der alle zur ersten Hilfeleistung wie zur dringenden Versorgung der Kranken und Verwundeten erforderlichen Medikamente neben Spritzen, Schienen, Verbandmaterial usw. enthält. Ganz besonders wird auf die Mitführung von *Sauerstoffbehandlungsgeräten* geachtet.

Das Flugzeug enthält in besonderem Raum ein *Torfmullklosett*. Für Schwerverletzte, die die Tragen nicht verlassen können, ist ein einfacher Urinbehälter aus einem Kunststoff eingeführt.

Trotz der verhältnismäßig guten Abdichtung besteht noch immer genügend Ventilation während des Fluges; überdies wird durch eine Frischluftheizung für entsprechende Lufterneuerung gesorgt. Diese Frischluftheizung reicht allerdings für Flüge im Winter, in kalten Breitengraden und in großen Höhen nicht aus, vor allem nicht für Kranke und Verwundete, die besonders nach größeren

Blutverlusten vermehrt wärmebedürftig sind. Daher sind für jeden Kranken und Verwundeten ausreichend warme Decken neben wärmehaltenden Geräten, wie Wärmeflaschen, chemischen Wärmebeuteln u. dgl., vorgesehen. Daß neben den sonst einzuhaltenden gewerbehygienischen Vorschriften beim Bau von Flugzeugen gerade der Frage der *CO-Konzentration* der Kabinenluft bei San.-Flugzeugen erhöhte Beachtung zu schenken ist (höchstzulässige Werte 0,0025 Vol.-%), sei nur kurz vermerkt.

Es gehört mit zur hygienischen Vorsorge, daß die Kranken und Verwundeten vor dem Verladen ins Flugzeug nicht auskühlen. Wo kein heizbarer Raum vorhanden ist, dürfen die Verletzten erst knapp vor der Verlademöglichkeit auf den Flugplatz gebracht werden. Ebenso muß die Verbindung mit dem Landeflughafen die *rechtzeitige Bereitstellung geheizter Krankenkraftwagen* gewährleisten.

Übermäßige Hitzebelästigung kann im Sanitätsflugzeug wie in allen anderen Maschinen durch zusätzliche Kühlung durch den Fahrtwind nach Öffnung eines Kabinenfensters leicht verhindert werden.

Im Krieg wird es oft notwendig, *ansteckende Kranke* im Flugzeug zu befördern. Da sind vor allem die Fälle, für die eine Sicherstellung der richtigen ärztlichen Versorgung auf anderem Wege gar nicht zu erreichen wäre. Wo an Seuchen erkrankte

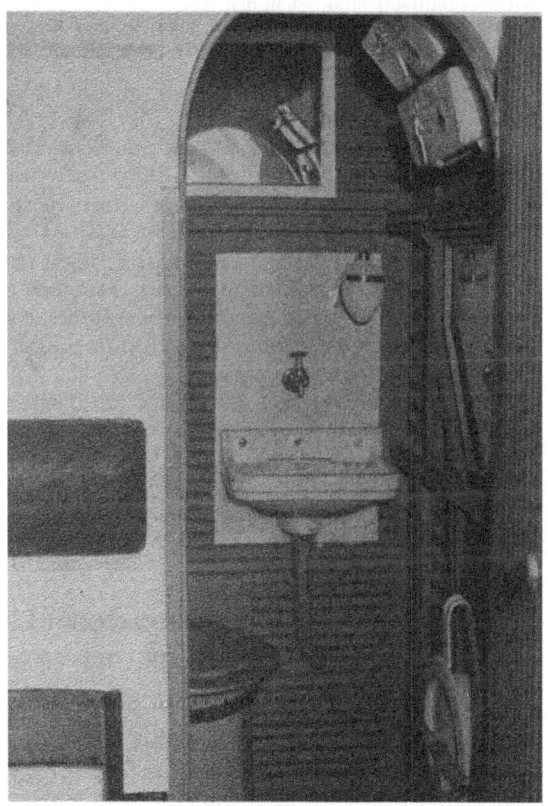

Abb. 2. Torfmullklosett und Wascheinrichtung an Bord einer SanJu 52.

Soldaten im San.-Flugzeug befördert werden müssen, wird vor allem getrachtet, daß Verwundete, die nicht seuchenkrank sind und an Krankheiten anderer Art leidende Soldaten nicht im gleichen Flugzeug befördert werden.

In solchen Transportfällen werden schon vor dem Flug Tragen, Sitzbänke, Gegenstände usw. durch waschbare Tücher vor der Verunreinigung mit Absonderungen der ansteckungsfähigen Kranken geschützt. Diese Tücher, Bezüge, alle Decken usw. werden dann in den Entseuchungsanstalten des angeflogenen Heimathafens entseucht.

Der Boden der Kabine, die Metallteile der Tragen, soweit sie unbedeckt waren, und Gegenstände in der Kabine, mit der die Kranken in Berührung gekommen sein können, werden alle mit einem geeigneten Entseuchungsmittel, wie verdünntem Kresolwasser, Alkalysol oder 2proz. Sagrotan oder dgl. gründlich abgewaschen. Ebenso werden Leitern und sonstige Einsteigeeinrichtungen behandelt, über die Seuchenkranke ein- oder ausgeladen werden. Von der Formaldehyddurchgasung kann abgesehen werden. Daß das Personal des Flugzeuges, insbesondere der San.-Dienstgrad, eine gründliche Entseuchung seiner Hände und seines Schutzanzuges durchführen muß, ist selbstverständlich.

Auch *Fleckfieberkranke* können unter Einhaltung der eben besprochenen Maßnahmen im Flugzeug befördert werden, wenn eine sichere Entlausung des Kranken und seiner Habe vor dem Betreten des Flugzeuges stattgefunden hat[1].

Entsprechende Einrichtungen bestehen bereits in allen Fliegerhorsten.

Das Personal solcher Flugzeuge, insbesondere der San.-Dienstgrad, soll gegen Fleckfieber geimpft sein. Das ist nicht nur zum Schutze dieses einer Infektion besonders ausgesetzten Personals, sondern auch zur Verhinderung weiterer Übertragungen notwendig.

In Ländern, in denen Malaria, Gelbfieber und andere durch Mücken übertragbare Krankheiten endemisch sind, ist in den Abflughäfen für eine Sauberhaltung der Kabine vor den Mücken durch Mückenschleier und gründliches Absuchen der Kabine vor dem Abflug zu sorgen. Gegebenenfalls muß zur Mückenvertilgung ein pyrethrumhaltiges Mittel im Flugzeug versprüht werden.

Die Mitnahme von Tieren aller Art, insbesondere von Hunden, ist im San.-Flugzeug grundsätzlich verboten.

Bei Flugzeugen, die für den *Seuchenkrankentransport* eingesetzt sind, ist auf die einwandfreie Aufbewahrung aller Ausscheidungen der Kranken besonders zu achten. Dies gilt vor allem für den Transport von Typhus- und Ruhrkranken. Nie dürfen solche Ausscheidungen von Bord abgeworfen werden. Nach solchen Flügen muß die sorgfältige Entleerung der Abortgefäße, die Entseuchung dieser Ausscheidungen mit Kalkmilch, die Reinigung und Entseuchung der Abortgefäße selber nach der Landung besonders beachtet werden. Das vorstehend Gesagte gilt mit entsprechenden Abänderungen auch für die *Durchführung von Transporten mit dem San.-Flugzeug Fieseler-Storch.* Es ist zwar einfacher ausgestattet, hat sich jedoch als heute im Verwundetentransport *nicht mehr entbehrlich erwiesen.*

Schrifttum.

HIPPKE: Dtsch. Mil.arzt **5**, 10 (1940). — KOWALZIG: Dtsch. Mil.arzt **5**, 10 (1940). — SCHMIDT: Dtsch. Mil.arzt **5**, 7 (1940). — TÖNNIS: Dtsch. Mil.arzt **5**, 5 (1940).

E. Fliegersonderbekleidung[2].

Von R.-W. RANGE-Berlin.

Mit 3 Abbildungen.

Bei der *Bekleidung* des fliegenden Personals der Luftwaffe müssen die besonderen Verhältnisse des *Fliegens zu allen Jahreszeiten, in allen Höhenlagen und in allen Maschinen* wie auch schließlich *über Land und See* berücksichtigt werden.

Zu diesen besonderen Verhältnissen gehören vor allem die Einwirkung von *Hitze* und *Kälte*, letztere nicht nur bei Flügen im Winter oder in nördlichen Zonen, sondern auch bei Höhenflügen. Bei *Höhenflügen* kann im *raschen Wechsel* unmittelbar auf lästige Hitzewirkung schwerste Kälteeinwirkung folgen. Ferner gehören zu diesen besonderen Verhältnissen die *Wind- und Zugbelästigung* einer-, die *Schwüle* andererseits. Weiter bedingen auch die neuen Flugzeugmuster gewisse besondere Raumverhältnisse, die wieder auf die Kleidung rückwirken. Manche Maschinen sind zur Erreichung besserer Flug- bzw. Kampfleistungen im Raum *beengt*, andere verlangen, um die verschiedenen Funktionen der Besatzungsmitglieder, etwa des Bordfunkers in einem Kampfflugzeug, der gleichzeitig ein oder zwei Maschinengewehre bedienen muß, zu gewährleisten, eine gewisse *Beweglichkeit* im Flugzeug. Nicht unerwähnt darf der Schutz der Inneneinrichtung des Flugzeuges gegen Beschädigung durch grobes Schuhwerk bleiben. Auch die *lange Flugdauer* stellt bestimmte Forderungen an die Kleidung hin-

---

[1] Siehe S. 49 und 172 sowie 476.
[2] Siehe auch Abschnitt VII: „*Bekleidung usw.*", S. 341 in diesem Lehrbuch.

sichtlich der Bequemlichkeit, soll nicht die Gefahr einer vorzeitigen Ermüdung, mitbedingt durch enge oder sonst lästige Kleidung, bei solchen Höchstleistungen Auftrag, Maschine und Leben der Besatzung gefährden. Schließlich ist zu berücksichtigen, daß der Flieger in die Lage kommen kann, die verlorene Maschine im Fluge mit dem Fallschirm verlassen oder eine Notlandung durchführen zu müssen. Die Kleidung muß sich dann auch bei der *Selbstrettung* der Besatzung *auf See* wie *auf Land* und da wieder in der *Schneewüste* Rußlands wie in der *Sandwüste* Nordafrikas bewähren.

Alle diese besonderen Verhältnisse haben die *Gestaltung, Material und Schnitt der Bekleidung* des fliegenden Personals beeinflußt, die im folgenden als *Fliegersonderbekleidung* in ihren einzelnen Teilen besprochen werden soll.

Da es in den meisten Fällen unmöglich sein wird, im Flugzeug selber die Kleidung zu wechseln, muß bereits *beim Start* dafür gesorgt sein, daß den geschilderten Gegebenheiten während des Fluges möglichst weitgehend Rechnung getragen wird.

Im folgenden wird im wesentlichen auf die Bekleidung und Ausrüstung in Militärflugzeugen eingegangen, da hier begreiflicherweise diese Probleme die größte Rolle spielen.

Oberkleid des Fliegers: Die bekannten *Fliegerkombinationen* für Land aus weichem dichtem Gewebe, als *Sommerkombination* ungefüttert, als *Winterkombination* für offene Maschinen, für Höhenflüge und für Flüge in kalter Jahreszeit und in kalten Zonen gefüttert mit weichem Lammfell oder Wolle, schließlich die Fliegerkombination für See aus Stoff und Leder (Kalbinleder) befriedigen den Flieger von heute nicht mehr. Den Vorteilen dieser Kombinationen, nämlich dem großen Kälteschutz und der verhältnismäßigen Sicherheit für den Absprung aus der Maschine, stehen große Nachteile entgegen. Erwähnt seien nur die Hitzebelästigung bei der Alarmbereitschaft der Jäger, die Beengtheit bei Langstreckenflügen in wechselnden Höhenlagen und die schlechte Beweglichkeit in der Maschine. Dabei ist zu bemerken, daß durch die geschlossenen Kabinen der modernen Flugzeuge und durch ihre Heizung der Schutz gegen Kälte nicht mehr die überragende Bedeutung von einst hat. So erwies sich gegenüber der beengenden Pelzkleidung die Schappeseide als ausgezeichnetes Gewebe für Fliegerschutzbekleidung.

Diese wird im Sommer ungefüttert, mit 6 mm dickem Plüsch gefüttert im Winter getragen. Bei ausreichendem Kälteschutz, der noch verstärkt wurde durch eine Kunstseidenzwischenlage, die an den „Kältestellen" (Nacken, Oberarm, Nierengegend, Knie) verdoppelt war, blieb doch die lästige Wärmestauung wie in der Pelzkombination aus.

Die plüschgefütterte Winterkombination hat eingebaute *Heizanschlüsse* für *Heizhandschuhe* und für *Heizstiefel*. Es besteht auch eine solche gefütterte Kombination für See mit wasserabweisender Imprägnierung, Gummiabschlüssen für Handgelenke und Knöchel und wasserdichtem Reißverschluß.

Aber die Entwicklung blieb dabei nicht stehen. Immer mehr setzte sich der *geteilte Schutzanzug* durch. Hier waren es die Jagdflieger vor allem, die der neuen Entwicklung Bahn brachen. Litten sie doch am meisten unter der Unbequemlichkeit der Kombination bei der Alarmbereitschaft. Für die Fertigung der zweiteiligen, aus Jacke und Hose bestehenden Fliegerschutzanzüge wird heute allgemein die Schappeseide verwendet, sie ist gut gegen Wind und Zugluft schützend und doch genügend durchlässig gegen die Schweißbildung des Körpers. Das Gewebe wird in zwei besonderen Verfahren wasserabweisend und flammensicher imprägniert.

Der aus Schappeseide gefertigte Schutzanzug gestaltet sich wie folgt:

1. *Die leichte Sommerjacke* als zusätzliche Sonderbekleidung für Jagdflieger. Sie ist mit Kunstseide gefüttert und reicht bis unter die Lendengegend. Ein gewirkter Wollstreifen ist der untere Abschluß der Jacke. Die Ärmel lassen sich durch eine Stoffduplikatur mit Druck-

knöpfen winddicht schließen. Die Jacke wird mit einem Reißverschluß in der Mitte vorn verschlossen. Der Kragen ist so gestaltet, daß er der Kehlkopfmikrophonanlage nicht im Wege steht.

2. Die „*Kanalhose*". Die Hose ist weit und reicht bis über die Lenden an den Brustkorb herauf. Sie wird mit Hosenträgern getragen und ist nur über den Knien mit Plüsch gefüttert. Außen sind 5 große kastenförmige Taschen angebracht für die Aufnahme von Signalmitteln, Verbandzeug, Kappmesser und Proviant. In jede Tasche ist eine Fangleine eingenäht, mit der der Tascheninhalt gesichert wird, der unangebunden beim „Aussteigen" leicht verlorengeht. Die Kanalhose wird über der Tuchhose und in den Fliegerpelzstiefeln getragen. Die Hose wird in der Mitte vorn und an den Hosenbeinen unten mittels Reißverschluß verschlossen.

3. *Jacke* wie 1., aber *mit* Plüschkragen und *Plüschfutter*. Das Plüschgewebe hat eine Haarlänge von 6 mm. Zwischen Schappeseide und Plüschfutter ist eine Kunstseidenzwischenlage eingefügt. Sie hat eine Heizdrahtzuführung für die elektrische Heizung der Fliegerhandschuhe. Die Ärmelöffnungen sind mit Reißverschluß eng zu schließen. Im übrigen gleicht die Jacke im Schnitt der ungefütterten Jacke.

4. *Die gefütterte Fliegerhose* ist ebenso mit Plüschfutter versehen. Als Zwischenlage dient wieder die

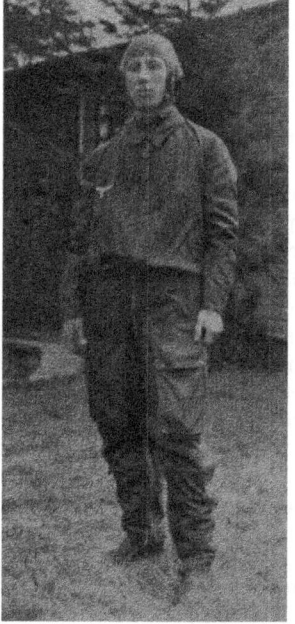

Abb. 1. Der geteilte Schutzanzug.

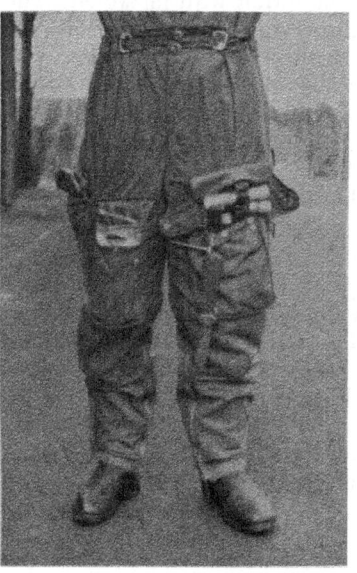

Abb. 2. Die „Kanalhose".

Kunstseide. 4 Reißverschlüsse, in der Mitte vorn, an der Seite und seitlich am linken Knie sorgen für Paßform, Sitz und als Taschenverschluß. Im Schnitt und in der Ausstattung gleicht sie der „Kanalhose".

1. und 2. zusammen gelten als *Sommerbekleidung*, 3. und 4. als *Winterbekleidung* bzw. als Kleidung bei Höhenflügen und Flügen in kalten Zonen. Es haben sich auch andere Zusammenstellungen als praktisch erwiesen.

Zum Schluß dieses Abschnittes muß ein Kleidungsstück erwähnt werden, das bereits einen Übergang zu den elektrischen Geräten darstellt. Es ist der *elektrisch heizbare Anzug*. Zu ihm gehören außerdem elektrisch geheizte *Unterziehhandschuhe* und ebenso geheizte *Unterziehschuhe*, die man in den Pelzstiefeln trägt.

Der elektrisch geheizte Anzug ist ungeteilt. Dem inneren Wollfutter liegen die Heizdrähte auf, die auf der Brust, in der Nackengegend und in der Nierengegend dichter liegen. In den Gelenkumgebungen (Knie, Gesäß) sind sie ausgespart, weil dort durch die vermehrte mechanische Beanspruchung leicht Beschädigungen auftreten könnten. In den Unterziehhandschuhen, die nur aus dem Wollhandschuh und den außen aufliegenden Heizdrähten bestehen, sind der Zeigefinger und die Pulsgegend besonders dicht geheizt. Sie schützen allein

nicht gegen Erfrierung, besonders bei starkem Wind. Über ihnen sind daher auf jeden Fall
Lederhandschuhe zu tragen. Die elektrisch geheizten Unterziehschuhe stellen Füßlinge vor,
in denen zwischen Baumwollgeweben Heizdrähte eingenäht sind. Sie liegen über Zehen,
Sohle und Ferse dichter. Die Gesamtheizung des Anzuges, die an das Bordnetz anzuschließen
ist, erfordert 240 Watt.

Der elektrisch heizbare *Krummfingerlederhandschuh* wird zur gefütterten
Schappeseidekombination und zum geteilten Schutzanzug getragen. An dessen
gefütterter Jacke befinden sich die Heizanschlüsse.

Ein solcher Handschuh besteht aus dem äußeren Lederhandschuh, in den die Leder-
finger so geschnitten sind, daß durch die längeren Lederstücke am Fingerrücken die Finger-
krümmung vorgebildet wird. Zwischen dem Leder und dem Wollfutter befinden sich die
Heizdrähte. Ein Lederstulpen für Pulsgegend und Unterarm ist angesetzt.

Dieser 5-Finger-Handschuh hat sich gegenüber allen Versuchen mit Fäustlingen und Zusammenlegung einzelner Finger im Handschuh
durchgesetzt.

Von den über den Schuh zu ziehenden Un-
terziehstiefeln ist man in der Luftwaffe abgekommen. Allgemein wird der *elektrisch heizbare
Fliegerpelzstiefel* getragen, der auf den Fuß pas-
send angefertigt ist.

Der Fliegerpelzstiefel besteht aus einer Gummisohle, dem wasserdicht angesetzten Oberleder, das
bis zur Höhe von 5 cm über die Gummisohle hinauf-
gezogen ist. Der Schaft besteht aus Rauhkalbleder,
innen aus Lammfell. Ein Riststriemen schafft dem
Stiefel einen besseren Sitz am Fuß. An der Innenseite
des Stiefels befindet sich der Reißverschluß. Der Anschluß für die Heizung befindet sich am Oberrand
des Stiefels. Er schließt an die Leitung der gefütterten „Kanalhose" an, deren Hosenbeine im Stiefel getragen werden. Die Heizung gilt der besonderen Heiz-
sohle, einer Wolleinlage mit Heizdrähten.

Einer besonderen Sorge galt bei den Fliegern von jeher die Kopfbedeckung. Eine *Win-
terkopfhaube* wurde entwickelt aus Ziegenleder,
mit leichtem Lammfell gefüttert. Die Sommerhaube ist aus Gabardine gefertigt. Die Kopf-
hörer oder Eigenverständigungsanlage (Ei-V)
sind eingebaut. An der Haube sind auch die

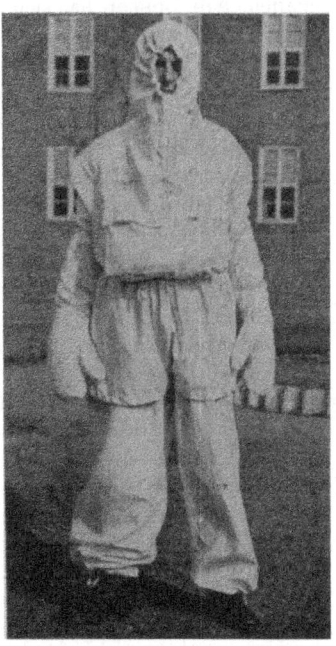

Abb. 3. Winternotbekleidung.

Mikrophonhalsbänder für das Kehlkopfmikrophon der Ei-V-Anlage befestigt.

Diese leichten Sommerkopfhauben erwiesen sich für lange Flüge noch als zu
schwer und lästig. Darum wurde die *Netzkopfhaube* (leichte Sommerhaube für
Jagdflieger) geschaffen. Eine Art „Schnelltrennstelle", ein bei geringer Kraft-
anwendung aufreißbarer Knopfverschluß an den Mikrophonhalsbändern, verhindert die Drosselung des Halses beim „Aussteigen" mit ungelöster Mikrophon-
verbindung. Sosehr sich die Netzhaube für die Alarmbereitschaft und für langes
Fliegen bewährt hat, so hat sie sich doch als ungenügender Kälteschutz erwiesen
bei Kälteflügen (Aufstieg auch im Sommer in große Höhen usw.). Deshalb wurde
eine *wollgestrickte Überziehkopfhaube* entwickelt. Die Kombination dieser beiden
Kopfhauben hat sich allgemein bewährt.

Als weiterer Schutz gegen die Kälte dient der *Fliegerhalsschal* aus Wolle
$1,50 \times 30$ für den Winter, der gelbe *Fliegerseidenschal* $1,16 \times 45$ für den Sommer.
Der letztere hat sich auch gegen Aufscheuern des Nackens im Sommer und damit
als Schutz gegen die darauf oft folgenden Furunkel bewährt und ist auch als

Signalmittel in Seenotfällen gedacht. Ein *Brust- und Rückenwärmer* aus einem großen, einseitig gerauhten Flanellstück, das um den Rumpf gebunden wird, kann zusätzlich getragen werden.

Ein warmer *Sweater*, hochgeschlossen, mit Ärmeln aus Wolle in grau-blauer Luftwaffenfarbe, ist für fliegendes Personal zuständig.

Unter der „Kanalhose" trägt der Flieger eine Tuchhose oder eine *Fliegertuch-hose* im *Keilschnitt* in Form der Skihose mit Steg für die Fersen.

Besondere *Knieschützer* aus Plüsch, mit Gummibändern an Ober- und Unterschenkel zu befestigen, werden zusätzlich an fliegende Verbände auf Wunsch ausgegeben.

Es wurde auch eine *besondere Unterwäsche* für das fliegende Personal geschaffen. Am besten hat sich eine Mischung aus 40 Teilen Wolle aus dem Garn des Angorakanin und aus je 30 Teilen Wolle und Zellwolle bewährt, die zur sogenannten *Angoraunterwäsche* verarbeitet wurde. Sie trägt sich leicht und angenehm und saugt die Körperfeuchtigkeit auf. Im einzelnen werden ausgegeben: *Angoraunterhemden*, lange *Unterhosen* und Füßlinge.

Die *Leibbinden*, die an fliegendes Personal ausgegeben werden, bestehen aus einem Angora-Wollgemisch.

Die zusätzliche Fußbekleidung besteht aus den *Fliegerschnürschuhen* mit erhöhtem Schaft und Gummisohlen. Sie schonen die Inneneinrichtung der Maschine, verhindern das häßliche Herausrutschen der Kniehose aus dem Schuh und geben dem Fuß erhöhte Sicherheit gegen Verletzungen. Die *Bordschuhe* für Mechaniker (Schnürschuhe mit dünner Sohle aus Gummi) sind ebenfalls zum Schutz der Inneneinrichtung des Flugzeuges eingeführt. Der *Gummistiefel* für Startpersonal See reicht bis zum Oberschenkel hinauf. Gegen Kälteschäden werden in ihn große Roßhaarfüßlinge (Unterziehschuhe aus Roßhaar) eingelegt.

Zur Fliegersonderbekleidung gehören auch die Brillen. Die *Fliegerbrille* mit Zubehör besteht aus großen gewölbten Gläsern mit sehr großem Ausblick, verstellbarem Steg für alle Gesichtsbreiten bzw. Pupillenabstände, aus Gummihaltebändern und einem verstellbaren Verschluß.

Eine Verbesserung stellen die *Ultrasinsplitterschutzbrillen* für Tag und Nacht dar.

Die Splitterschutzwirkung wird durch die Wölbung der Gläser und durch ihre Stärke, schließlich auch durch Aufeinanderkleben verschiedener Gläser erreicht. Die Tagesgläser absorbieren auch so viel Licht, daß sie als Sonnenschutzbrillen dienen. Besondere mit Filter gebaute Gläser dieser Fabrikation schalten durch Polarisationswirkung überdies Glanzlichter, spiegelnde Flächen usw. aus. Diese Gläser lassen sich auch für Kurzsichtige, Übersichtige und Anastigmaten schleifen.

Die zweckmäßige Zusammenstellung einer nach Witterung, Beanspruchung und dem Raum im Flugzeug entsprechenden Auswahl der aufgeführten Bekleidungsstücke ist die Aufgabe des Einheitsführers.

Für besondere Einsätze oder solche, die zu besonderen Situationen führen können, wie *Notwasserung* im Winter oder *Notlandung* in Schnee- und Eisgebieten, Sumpflandschaft wie auch in der Wüste, sind Sonderbekleidungen geschaffen, über die an dieser Stelle noch nicht abschließend berichtet werden kann. Erwähnt sei jedoch, daß der *Schaumanzug*, der auf dem Körper getragen wird, bei Notwasserungen die tödliche Unterkühlung bis zu 3 Stunden hinauszuschieben vermag. Er gibt unseren fliegenden Besatzungen das Gefühl erhöhter Sicherheit und hilft das Leben vieler der Besten erhalten.

F. Lufthygiene für den Flieger in der Tropo- und Stratosphäre.

Von H. Strughold-Berlin.

Mit 8 Abbildungen.

Die *Troposphäre*, die Wetterzone der Atmosphäre, reicht in unseren Breitengraden bis etwa 11000 m. Der obere Teil, *Tropopause* oder auch *Substratosphäre* genannt, leitet über in die Stratosphäre, deren Charakteristika Wetterlosigkeit und bis etwa 30000 m Isothermie sind (Abb. 1). Ein Flug bis in diese Zonen wirft Probleme auf, wie sie angenähert sonst nur auf Hochgebirgs- und Polarexpeditionen uns entgegentreten. Sie ergeben sich aus Luftdruck, Sauerstoffdruck und Temperatur. In der Abb. 2 sind die Werte für Luftdruck und Temperatur bis zu einer Höhe von 15000 m wiedergegeben. Auf Kältewirkung und Kälteschutz soll hier nicht eingegangen werden, da die Temperaturerniedrigung zwar charakteristisch, jedoch nicht spezifisch für große Höhen ist. Höhenspezifisch dagegen ist das Absinken des *Luftdrucks* und des *Sauerstoffteildrucks*. Die Auswirkung dieser beiden Faktoren soll im folgenden kurz behandelt werden, und zwar in der Rangfolge ihrer Wichtigkeit und in der Reihenfolge ihres Auftretens im Zuge steigender Höhe.

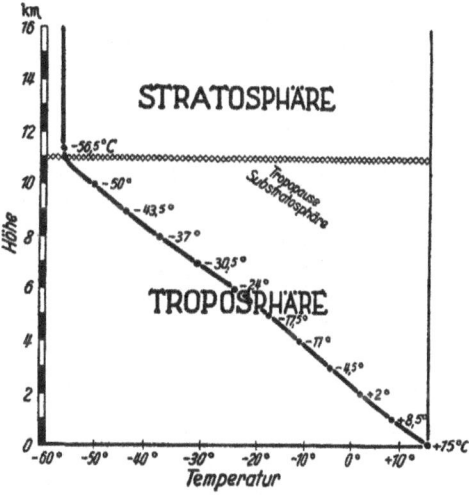

Abb. 1. Aufbau der Lufthülle nach physikalischen Gesichtspunkten.

Der Sauerstoffmangel ist das erste, was uns beim Höhenflug störend in den Weg tritt. Es handelt sich hierbei jedoch nicht um eine Abnahme des Prozentgehaltes der Luft an Sauerstoff — denn noch bis 30000 m beträgt derselbe immer noch über 20 Vol.-% —, sondern es ist die Abnahme der absoluten Zahl der Sauerstoffmoleküle in der Raumeinheit, m. a. W. die Erniedrigung des Sauerstoffteildruckes, die diesen „Lebensstoff" schließlich in nicht mehr genügender Menge den Zellen des Organismus zuströmen läßt. Obwohl zunächst Atmung, Blut und Kreislauf als einheitlicher Sauerstoffversorgungsapparat durch Steigerung ihrer Tätigkeit einen Ausgleich zu schaffen suchen, tritt bereits bei 4000 m eine deutliche Leistungsverminderung ein (*Störungsschwelle*), und im Durchschnitt bei 7000 m treten kritische Symptome in Form von Bewußtlosigkeit, Krämpfen usw. auf (*kritische Schwelle*). Während der alveolare Sauerstoffdruck in Meereshöhe rund 100 mm Hg beträgt, fällt er auf diesen beiden Höhenstufen auf 45 bzw. 30 mm Hg ab (Abb. 3). Diese einfache Tatsache läßt die hygienischen Notwendigkeiten offenbar werden, wie und von welcher Höhe an wir dem Sauerstoffmangel begegnen müssen. Es kommt darauf an, durch Sauerstoffzusatz zur Luft den alveolaren O_2-Druck auf seiner physiologisch notwendigen Höhe zu erhalten. Die Benutzung der dazu dienenden *Höhenatemgeräte* ist notwendig von 4000 m ab (*Sicherheitsgrenze* bei Luftatmung). Bei lang dauernden Flügen in diesem Höhenbereich empfiehlt es sich, schon bei 3000 m damit zu beginnen, da die angespannte Abwehrtätigkeit von Atmung und Kreislauf leicht zu allgemeiner Ermüdung führt. Notwendig ist die Verwendung einer *Gesichtsmaske*, da von 8000 m an reiner

Sauerstoff geatmet werden muß und nur eine gutsitzende Maske den Flieger vor *Nebenluft* schützt, die mit ihrem hohen Stickstoffgehalt beim Höhenflug das-

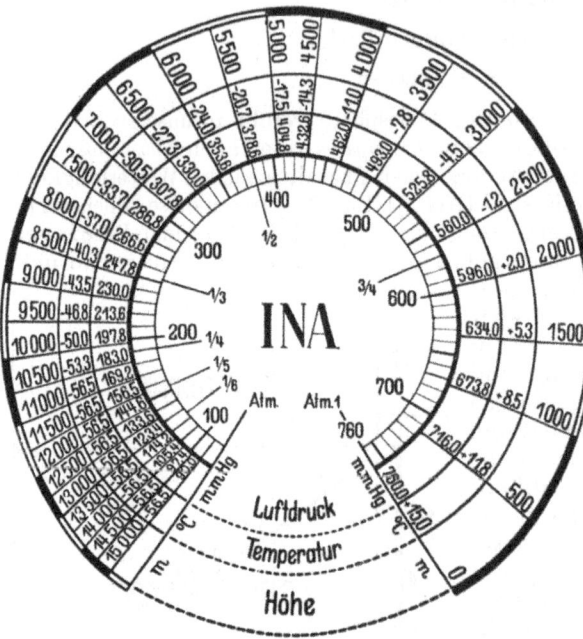

Abb. 2. Internationale Normalatmosphäre (INA).

selbe bedeutet wie Giftgas für den Erdkampf. Auf diese Weise gelingt es, mittels der heutigen modernen Höhenatemgeräte bis zu einer Höhe von 12000 m die Sauerstoffversorgung des Organismus zu sichern (Abb. 4 und 7). Hier jedoch tritt uns erneut Sauerstoffmangel entgegen, der gradmäßig fast demjenigen in 4000 m bei Luftatmung entspricht (Abb. 3).

In Abb. 5 sind die physiologischen Vergleichshöhen für Luft- und Sauerstoffatmung wiedergegeben, wobei als Bezugsgrundlage der alveolare Sauerstoffdruck zu dienen hat. Über 12000 m hinaus wird man mit dem Sauerstoffgerät im allgemeinen nicht fliegen; nur bei besonderer Höhenfestigkeit (nach Höhenanpassung) wird man bei kurz dauernden Aufstiegen noch etwa 1000 m zugeben dürfen. Im allgemeinen gilt 12000 m bei *reiner Sauerstoffatmung* als die *Sicherheitsgrenze* gegen Sauerstoffmangel. Darüber hinaus tritt der Flug mit Überdruck in seine Rechte, aber nicht nur wegen des Sauerstoffmangels, sondern noch aus zwei anderen Gründen.

Druckfallbeschwerden. Bei rasch erfolgenden Aufstiegen beobachtet man schon in der Substratosphäre bisweilen unangenehme Schmerzen beson-

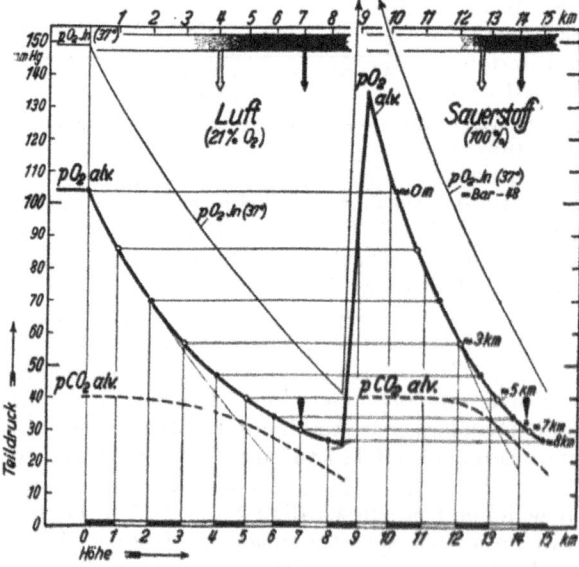

Abb. 3. Der alveolare Sauerstoffdruck (dicke Kurve) bei Luftatmung von 0 bis 8000 m und bei Sauerstoffatmung von 8000 bis über 14000 m (nach E. OPITZ).

ders in den Gelenken, trotz guter Sauerstoffatmung. Sie stellen ein Analogon dar zur Krankheit der *Caissonarbeiter* und *Taucher*.

Ähnlich wie hier kommt es auch beim Abfall des normalen Luftdruckes zum Freiwerden von Stickstoff, der sich im Blute zu 1% und in lipoidhaltigem Gewebe (Gelenkschmiere) zu 5% in Lösung befindet. Es bilden sich kleine Bläschen, die Schmerzen verursachen und u. U. auch Blutcapillaren verstopfen. Vorbedingung für ihre Entstehung ist ein *rascher* Druckabfall, und zwar um den Mindestbetrag von 60% des Ausgangsdruckes. Daher ist mit diesen Druckfallerscheinungen (Aeroembolismus im angelsächsischen Sprachgebrauch) von 8000 m ab zu rechnen.

Die Druckfallbeschwerden, die man häufig bei Jägern im 10000-m-Bereich beobachtet und die durchaus deren Aktionsfähigkeit in Frage stellen können, schwinden sofort nach Heruntergehen um einige tausend Meter. Man beugt ihnen vor durch etwa 20 minutiges Atmen von Sauerstoff vor dem Start, wobei der Stickstoff durch die Lungen langsam abdunstet.

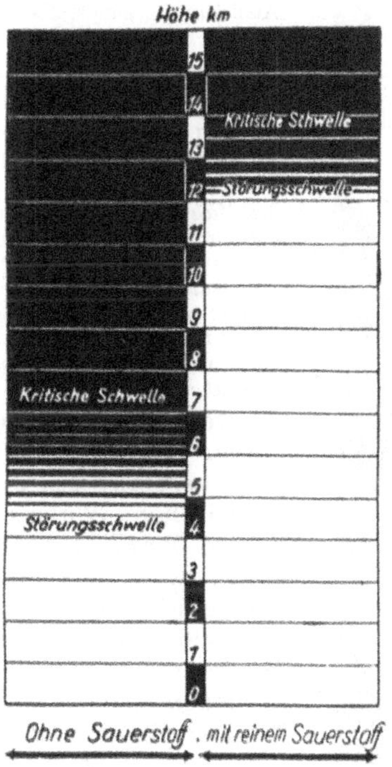

Abb. 4. Höhengewinn durch Sauerstoff.

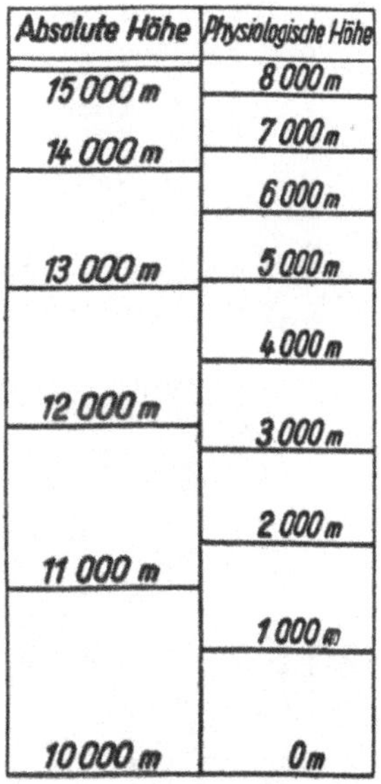

Abb. 5. Vergleichshöhen bei Sauerstoffatmung und Luftatmung auf der Basis des alveolaren Sauerstoffdruckes (nach U. Luft).

Mechanischer Effekt der Luftdruckänderung. Eine weitere Folge der Luftdruckerniedrigung beobachten wir an den gasenthaltenden Körperhöhlen. Normalerweise steht unser Körper unter dem Druck einer Atm., d. h. auf 1 cm² seiner Oberfläche wirkt die Kraft von 1 kg. Infolge des Luftdruckabfalles haben wir in 5500 m nur mit $\frac{1}{2}$ und etwas oberhalb 10000 m nur mit $\frac{1}{4}$ kg/cm² zu rechnen. Infolgedessen kommt es zur *Ausdehnung* der nicht knochengestützten gasgefüllten Körperhöhlen, wie *Magen* und *Darm* (Abb. 6). Sie engt durch Hochdrängen des Zwerchfells die Atmung ein (Verkleinerung der Vitalkapazität der Lungen) und äußert sich häufig in Blähungsbeschwerden und bisweilen in kolikartigen Schmerzen. Mit diesem *mechanischen Effekt* der Luftverdünnung ist ernstlich erst in der Substratosphäre, d. h. oberhalb 7000 m, zu rechnen. Durch Vorbeugen machen wir ihn erträglich, indem man vor dem Höhenflug stark gaserzeugende Speisen, wie Kohl, Hülsenfrüchte, Kommißbrot usw., und moussierende Getränke vermeidet. (Näheres hierüber von U. Luft S. 487.)

Unangenehme Beschwerden können auch von den luftenthaltenden Höhlen des Schädels (*Nasennebenhöhlen, Paukenhöhle*) ausgehen. Normalerweise findet hier allerdings ein genügender Druckausgleich statt. Bei Schleimhautverschwellungen der Ausführungsgänge infolge Erkältung ist dieser jedoch erschwert bzw. aufgehoben. Da diese Höhlen — weil knochengestützt — sich nicht ausdehnen können, kommt es zu starken Druckdifferenzen zwischen innen und außen. Erhebliche Schmerzen und u. U. auch Gewebszerreißungen (Ruptura

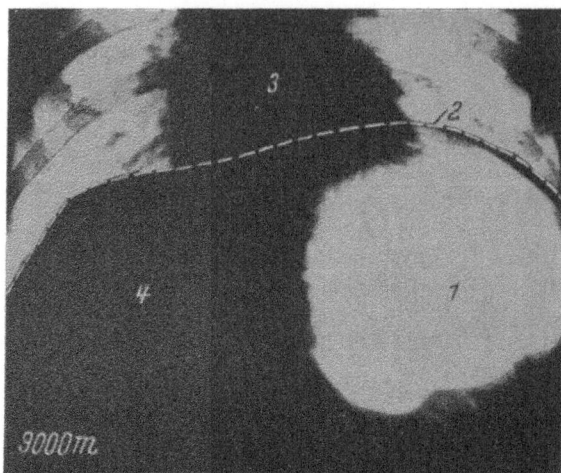

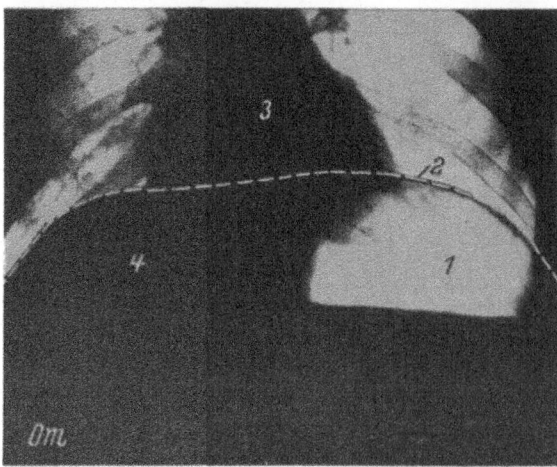

Tympani, Schleimhautablösung und Hämatombildung) können die Folge sein. Weniger die Druckerniedrigung ruft diese Wirkungen hervor, als vielmehr seine Erhöhung beim Gleit- und Sturzflug wegen der Ventilwirkung der Ausführungsgänge. Sie sind am heftigsten im unteren Teile der Troposphäre, da hier die Druckdifferenzen je 1000 m größer sind als in hohen Luftschichten (Abb. 2). Es sei noch bemerkt, daß auch die beim Höhenflug von den *Zähnen* (Granulome) ausgehenden Schmerzen ebenfalls in die Kategorie der mechanischen Wirkung der Luftverdünnung gehören. Eine sorgsame Zahnkontrolle der Höhenflieger ist daher angezeigt.

Der Flug mit Überdruck. Vor all diesen soeben beschriebenen physiologischen Wirkungen schützt der *Flug mit Überdruck*, d. h. die Verwendung einer *luftdichten Kabine* oder eines Überdruckanzuges, die gewissermaßen physiologische Troposphärenluft in die Stratosphäre mitzunehmen gestattet.

Das Überdruckprinzip wird das Höhenatemgerät aus oben dargelegten Gründen bei kurzen Flügen bei 12000 m ablösen müssen, wenn wir von

Abb. 6. Die Ausdehnung der Magengase in großen Höhen. Röntgenaufnahmen vom Menschen. Unten in 0 m Höhe, oben in 9000 m Höhe (nach H. BECKER-FREYSENG und H. C. CLAMANN).

Sonderbedingungen absehen (Abb. 2). Über Stunden dauernde Flüge werden dies schon bei 9000 bis 10000 m nötig machen.

Auf die hygienischen Fragen der *Belüftung*, der *Temperatur- und Feuchtigkeitsregulierung der Kabine* soll hier nicht näher eingegangen werden, weil diese — abgesehen von der Kompliziertheit der technischen Durchführung — von den üblichen Regeln der Raumbelüftung nicht abweichen. Wir beschränken uns daher auf die besonderen Probleme, die nur dem Stratosphärenflug eigen sind, nämlich die Frage des physiologisch angemessenen *Kammerinnendruckes* und der Auswirkungen eines *Drucksturzes* bei Undichtwerden der Kabine.

Der Kammerinnendruck. Wir betrachten hier lediglich die Verhältnisse beim Überdruckkammerflugzeug; für den Überdruckanzug gelten besondere Gesichtspunkte.

Den hygienischen Forderungen wird ein Druck innerhalb der Kammer gerecht, der einerseits nicht zu nahe dem Meereshöhenluftdruck gehalten wird, damit im Falle eines Drucksturzes infolge Undichtwerden der Kammer die Druckdifferenz nicht übermäßig groß ist, andererseits aber in einem angemessenen Abstande von der Störungsschwelle bleibt. Als solcher ist der Druck von $^3/_4$ Atm. = 2500 m anzusehen. Würde man ein Leckwerden nicht in Rechnung setzen, ist natürlich der Meereshöhenluftdruck vorzuziehen, wie er später für den Passagierdienst wohl vorgesehen werden wird.

All dies gilt für den Flug in der *Troposphäre.* Der in der Luftwaffe für bestimmte Aufgaben notwendige *Stratosphärenflug* macht aus Gründen der Ab-

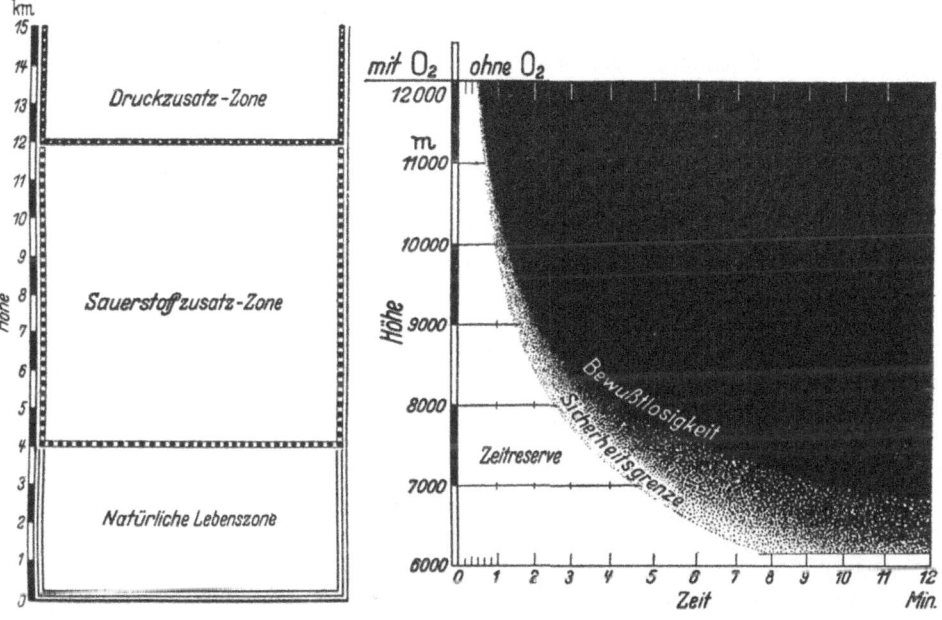

Abb. 7. Lufthülle, gegliedert nach den Schutzmaßnahmen gegen die Höhenwirkung, gültig für kurzfristigen Aufstieg.

Abb. 8. Zeitreserve nach Unterbrechung der Sauerstoffatmung in dem Höhenbereich von 7000—12000 m (nach U. Luft, E. Opitz und H. Strughold).

schwächung des Drucksturzes tiefere Druckstufen notwendig, die natürlich zusätzlich unter Verwendung des Sauerstoffgerätes geflogen werden. Letzteres mildert gleichzeitig die Gefahr ab, die sich aus dem Sauerstoffmangel beim Drucksturz ergibt.

Drucksturzwirkung. Entgegen früheren Auffassungen werden die *rein mechanischen Auswirkungen* eines *Drucksturzes* vom Menschen relativ gut ertragen. Druckstürze in besonderen Drucksturzkammern von 0 auf 12000—15000 m in Zeitwerten von 1 Sek. und darunter bewiesen dies. Wichtig ist die Zeit. Nähern sich deren Werte sehr kleinen Bruchteilen einer Sekunde bei genügenden Druckdifferenzen, so werden die physiologischen Wirkungen schließlich ähnlich denen bei starken Detonationen. In der Praxis des Stratosphärenfluges dürfte der Zeitfaktor beim Drucksturz jedoch von einer Größenordnung sein, die derartige mechanische Effekte nicht erwarten läßt. Wichtiger dagegen ist die mit dem Drucksturz verbundene *Sauerstoffmangel*gefahr, die durch den Begriff der *Zeitreserve* veranschaulicht wird.

Die Zeitreserve. Hierunter versteht man die Zeit noch erhaltener Aktionsfähigkeit nach plötzlichem Verlust des physiologischen Sauerstoffdruckes. Dieser kann eintreten sowohl bei Ausfall des Höhenatemgerätes (Beschuß, Vereisung usw.) als auch beim Drucksturz in der Überdruckkabine. In der Abb. 8 sind die Zeiten hinreichender Aktionsfähigkeit nach Ausfall des Höhenatemgerätes als Funktion der Höhenlage wiedergegeben, wobei noch zu bemerken ist, daß die Zeitreserve erst mit der kritischen Grenzhöhe von 7000 m aktuell zu werden beginnt. Der Höhenflieger muß wissen, daß seine Zeitreserve z. B. in 10000 m 5mal so kurz ist als in 7000 m. Oberhalb 10000 m ist sie von einer besser in Sekunden als in Minuten ausdrückbaren Größenordnung. Diese Werte gelten für den Ausfall des Sauerstoffgerätes. Noch etwas kürzer sind sie beim Drucksturz. Bei Druckstürzen auf 14000—16000 m bewegen sie sich um einige 10 Sekunden. Wird gleichzeitig im gekammerten Flugzeug Sauerstoff geatmet, so wird die Zeitreserve bei einem Drucksturz bis 12000 m unbegrenzt, oberhalb dieser Höhe um ein Mehrfaches von derjenigen bei Luftatmung verlängert. Oberhalb 15000 m allerdings bringt zusätzliche Sauerstoffatmung nicht mehr diesen Gewinn. Daß die Zeitreserve auch beim Absprung mit dem *Fallschirm* aus großen Höhen eine Rolle spielt, kann hier nur kurz erwähnt werden.

Schulung der Flugzeugbesatzung in den hygienischen Fragen des Höhenfluges. Während im allgemeinen Leben nur die Ärzte die Symptome von Krankheiten zu kennen brauchen, ist es für den Höhenflieger eine unbedingt wichtige hygienische Forderung, daß er die unphysiologischen Gegebenheiten des Höhenfluges selber kennt und *rechtzeitig erkennt.* Dazu muß er sie an sich selbst im persönlichen Erlebnis und an seinen Kameraden studieren. Dies gilt vor allem für die *Höhenkrankheit,* d. h. für den Sauerstoffmangel. Die *subjektiven* und *objektiven Symptome* desselben lernt die Flugzeugbesatzung in der von der Sanitätsinspektion der Luftwaffe eingeführten *Lehruntersuchung auf Höhenwirkung* kennen, wobei ein sauerstoffarmes O_2-N_2-Gemisch Verwendung findet (7 Vol.-% O_2 = 7500 m). Von großem Nutzen ist auch für Lehrzwecke die Unterdruckkammer. Insbesondere wird diese ausschließlich dann eingesetzt werden müssen, wenn es gilt, die verschiedenen Komponenten der Höhenwirkung (Druckfallbeschwerden, mechanischer Effekt und Sauerstoffmangel) an der Schwelle der Stratosphäre nachdrücklich vor Augen zu führen. Diesem Zwecke dient in bester Weise die *fahrbare Unterdruckkammer,* da sie den fliegenden Verbänden an Ort und Stelle zur Verfügung steht. Die Besatzungen von *Überdruckkabinenflugzeugen* müssen mit den Erscheinungen des Drucksturzes vertraut gemacht werden, was in Drucksturzkammern geschieht, die zweckmäßigerweise einer fahrbaren Unterdruckkammer angeschlossen werden.

In den obigen Ausführungen konnten die unphysiologischen Bedingungen in der Tropo- und Stratosphärenluft und die notwendigen hygienischen Schutzmaßnahmen nur kurz aufgezeigt werden. Darüber hinaus gibt es noch eine Reihe hygienischer Fragen, die sich aus dem *Flugakt* (Beschleunigung), dem *Triebwerk* (Vibration, schädliche Gase und Flüssigkeiten, s. S. RUFF S. 523) und aus der *Dauer des Fluges* (Besonderheiten der Ernährung, s. U. LUFT S. 487) ergeben. Hinzu kommen noch weitere Fragestellungen, die sich auf die Flugzeugentwicklung erstrecken. Eine sorgfältige *Mitarbeit und Kontrolle von seiten der Medizin* in all diesen Dingen ist erforderlich, um *Leistung, Einsatzfähigkeit* und *Gesundheit der Flieger* zu sichern.

Schrifttum.

ARMSTRONG: Aviation Medicine. Baltimore: The Williams & Wilkins Company 1939. — BECKER-FREYSENG u. CLAMANN: Luftf. med. **7**, 272 (1942). — BENZINGER: Handbuch der inneren Medizin, 3. Aufl., S. 966. 1941. — CLAMANN: Jb. dtsch. Luftfahrtforschung **1940**. —

v. Diringshofen: Hygiene der Luftfahrt. Lehrbuch der Militärhygiene. Berlin 1936. — v. Diringshofen u. Lottig: Luftf.med. 652 (1942). — Hippke: Die Flugmedizin im Dienst der Kriegführung. Luftwissen 1943. — Hornberger u. Benzinger: Luftf.med. 79 (1942). — Luft: Erg. Physiol. 44, 256 (1941). — Monaco, Gemelli u. Margaria: Trattato di Medicina Aeronautica. Roma: Uff. Edit. Aeronaut. 1942. — Opitz: Erg. Physiol. 44, 315 (1941). — Ruff u. Strughold: Grundriß der Luftfahrtmedizin. Leipzig 1939 u. 1943. — J. Schmidt: Bibliographie der Luftfahrtmedizin. Berlin 1938 u. 1943.

G. Hygiene des Flugdienstes[1].

Von S. Ruff-Berlin.

Mit 7 Abbildungen.

1. Flugbenzin. Die Zusammensetzung des Flugbenzins[2] schwankt sehr stark, je nach Herkunft des Benzins. Neben den Kohlenwasserstoffen der Methanreihe, wie Pentan, Hexan, Heptan, Octan usw., werden dem Betriebsstoff unter anderem in wechselnder Menge Kohlenwasserstoffe der Benzolreihe, wie Xylol und Toluol, zugesetzt. Benzol selbst ist in den Flugbenzinen im allgemeinen nicht mehr enthalten. Außer diesen Kohlenwasserstoffen enthält der Betriebsstoff seit einigen Jahren „*Ethyl Fluid*" als Antiklopfmittel in verschiedener Konzentration bis etwa 0,125 Vol.-%.

Der Zusatz dieses Antiklopfmittels erhöht die Klopffestigkeit der Brennstoffe, d. h. er verhindert die Selbstzündungen der Gasgemische im Zylinder bei höherer Verdichtung und ermöglicht so, bei gleichen Motorabmessungen höhere Leistungen zu erzielen. Ethyl Fluid enthält: 54,54% Tetraäthylblei $Pb(C_2H_5)_4$, 36,36% Äthylbromid, 0,09% Schutzstoffe (Monochlornaphthalin), 0,01% Farbstoff. Tetraäthylblei ist ein starkes Gift mit akuter Nerven- und chronischer Bleiwirkung, das auch percutan wirksam ist. Das zunächst nur in Amerika verwendete Ethyl Fluid hatte dort bei seiner Herstellung und Mischung mit dem Benzin zunächst zahlreiche Vergiftungen zum Teil mit tödlichem Ausgang zur Folge. Strenge gewerbehygienische Vorschriften, die in Deutschland das Verarbeiten von reinem Ethyl Fluid unter entsprechenden Vorsichtsmaßnahmen nur bestimmten konzessionierten Stellen gestatten, verhinderten diese schweren Zwischenfälle.

Um jede Bleiaufnahme durch die Haut zu vermeiden, soll beim Umgang mit *Bleibenzinen*, also allen Flugbrennstoffen, dafür Sorge getragen werden, daß das Benzin nicht mit der Haut in Berührung kommt, nicht als Waschbenzin und nicht zum Reinigen der Hände oder von Kleidungsstücken benutzt wird. Bleibenzin ist zum Unterschied gegenüber nicht gebleiten Brennstoffen stets gefärbt!

Die von Tankern, Motorenschlossern und fliegendem Personal nicht selten geklagten Beschwerden, wie Zahnfleischbluten, Appetitlosigkeit, Müdigkeitsgefühl, Kopf- und Gliederschmerzen, haben häufig die Vermutung aufkommen lassen, daß diese Beschwerden durch das im Brennstoff enthaltene Blei hervorgerufen würden. Eingehende Untersuchungen in Deutschland und im Ausland über die Wirkung der gebleiten Benzine auf Tanker, Fahrer und Flugpersonal zeigten jedoch übereinstimmend, daß auch nach jahrelangem Umgang mit diesen Brennstoffen bisher keinerlei auf Blei zurückzuführende Schädigungen nachgewiesen werden konnten. Dagegen zeigte sich, daß bei Fliegern und dem Bodenpersonal häufig eine Beeinträchtigung des Gesundheitszustandes durch die im Flugbenzin enthaltenen *Kohlenwasserstoffe der Benzolreihe* angenommen werden kann. Neuere Untersuchungen ergaben, daß bei diesem Personenkreis fast regelmäßig die Vitamin C-Ausscheidung deutlich gegenüber der Norm vermindert ist. Man kann daher annehmen, daß die Kohlenwasserstoffe des Betriebsstoffes, insbesondere die der Benzolreihe, sich auf den Vitamin C-Stoffwechsel nachteilig auswirken. Die oben angegebenen Beschwerden lassen sich daher durch reichliche Zufuhr von Vitamin C bessern, so daß es ratsam erscheint, den Vitamin C-Stoffwechsel bei dem gefährdeten Personal besonders in den Wintermonaten durch geeignete Kost und Zufuhr von Vitamin C zu verbessern.

---

[1] Siehe auch Abschnitt VIII A: „*Gasförmige Verunreinigungen der Luft unter Berücksichtigung der Unterkünfte*", S. 355 in diesem Lehrbuch.

[2] Siehe auch die eingehenderen Ausführungen in dem Kapitel C 2: „*Unterkunft isoliert untergebrachter Luftwaffeneinheiten, Treibstofflager usw.*" in diesem Abschnitt S. 498.

2. Die Auspuffgase von Flugmotoren enthalten Stoffe, von denen einige ihrer Giftigkeit wegen besondere Aufmerksamkeit verdienen. Ihre Zusammensetzung wechselt stark und ist weitgehend von den Arbeitsbedingungen des Motors, wie Drehzahl, Belastung und insbesondere von dem Mischungsverhältnis Brennstoff/Luft abhängig. Bei jedem gebleiten Brennstoff treten im Gegensatz zum bleifreien, der in der Fliegerei zur Zeit jedoch kaum noch Verwendung findet, Verbrennungsprodukte des Ethyl Fluids in fester Form als Bleichlorid ($PbCl_2$) und Bleibromid ($PbBr_2$) auf. Die Zusammensetzung der gasförmigen Abgasbestandteile zeigt nachfolgende Aufstellung:

CO_2 %	CO %	H_2 %	O_2 %	CH_4 %	N_2 %
7—10	1—9	2—4	1—3	1—10	80—85

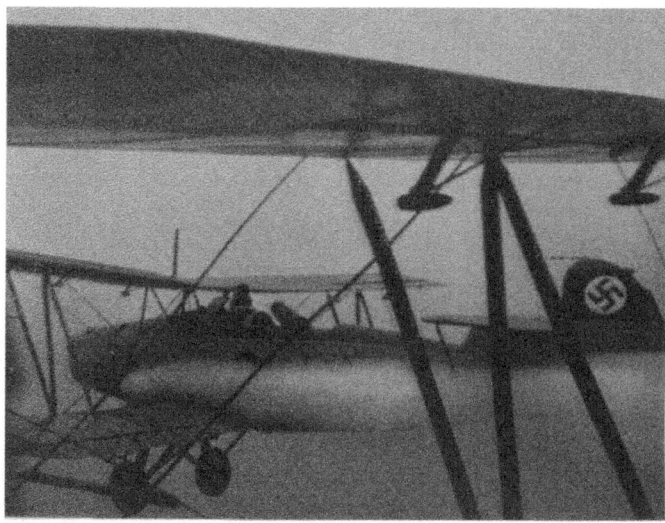

Abb. 1. Gute Abgasführung.

Eine Reihe von anderen Bestandteilen kommt in Spuren vor, insbesondere als Verbrennungsprodukte des Öls eine Reihe von Aldehyden (Methylaldehyd, Paraformaldehyd, Äthylaldehyd). Von diesen Aldehyden, insbesondere von dem Äthylaldehyd Acrolein ist bekannt, daß sie auf alle Schleimhäute reizend wirken. An festen Bestandteilen befinden sich in den Auspuffgasen FeO_3, Kohle und bei der Verwendung von Bleibenzin $PbCl_2$, $PbBr_2$ und in geringem Umfang feinverteiltes metallisches Blei. Von allen aufgeführten Bestandteilen ist am wichtigsten der Gehalt an Kohlenoxyd und den festen anorganischen Bleiverbindungen.

Der Weg, auf dem die Abgase in das Flugzeug gelangen können, ist je nach der Bauart des Flugzeuges, Zahl und Anordnung der Motoren und der mehr oder weniger zweckmäßigen Konstruktion und Anbringung der Auspuffleitungen sehr verschieden. Im Flugzeug herrscht gegenüber der umgebenden Luft meist ein geringer Unterdruck, so daß die Abgase durch alle Öffnungen, die sie passieren, in das Innere des Flugzeuges gesaugt werden können. Die Einbruchstelle ist häufig nur schwer feststellbar, die künstliche Färbung der Abgase (Abb. 1 und Abb. 2) kann diese Arbeit erleichtern.

Das Kohlenoxyd (CO) ist ein fast geruchloses, nicht reizendes, farbloses Gas. Die Gefährlichkeit dieses wichtigsten Gewerbegiftes beruht in der Hauptsache darauf, daß es gegenüber dem Hämoglobin (Hb) bei Körpertemperatur eine etwa 300 mal größere Affinität besitzt als Sauerstoff.

Daher hat das Kohlenoxydmolekül bei der Besetzung des Hämoglobinmoleküls immer den Vortritt, und so kommt es, daß schon geringe Konzentrationen von CO genügen, um einen erheblichen Teil des Hb mit Beschlag zu belegen und für den Sauerstofftransport auszuschalten. Der Hauptangriffspunkt des CO ist also das Blut. Es kommt zu einem Sauerstoffmangel des Blutes *(anämische Hypoxämie)*. Mit steigender CO-Konzentration bzw. größer werdender Wirkzeit kommt es zu einem Sauerstoffmangel in den Geweben und damit zu einer Herabsetzung der oxydativen Leistung der Zelle. Der Sauerstoffmangel im Blut durch CO-Wirkung *(toxische Hypoxämie)* addiert sich nun bei den fliegenden Besatzungen zu dem höhenluftbedingten Blutsauerstoffmangel.

Ein unter CO-Wirkung stehender Flieger fliegt, atmungsphysiologisch betrachtet, in größere Höhen, als sein Höhenmesser ihm anzeigt, oder anders ausgedrückt: CO setzt die Höhenfestigkeit der Besatzung herab! Der normaler-

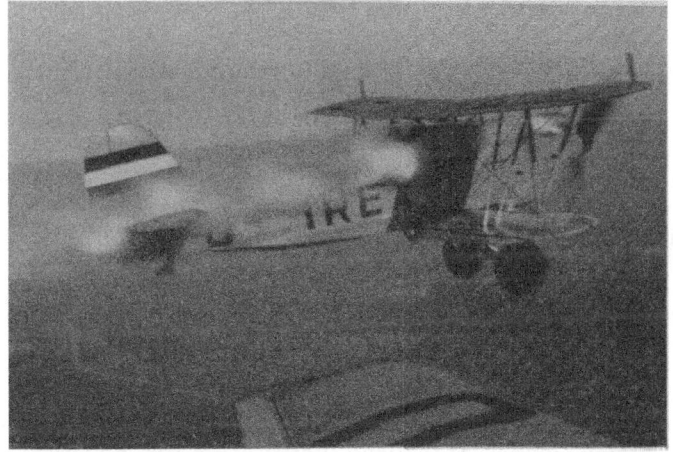

Abb. 2. Schlechte Abgasführung (Besatzung wird von den Abgasen umströmt).

weise für mehrstündige Einatmung gewerbehygienisch zulässige Wert von 0,01 Vol.-% CO in der Luft liegt daher für Flugzeugkabinen zu hoch. In Deutschland wurden 0,0025 Vol.-% als obere Grenze festgesetzt und eine Kontrolle der Kabinenluft im Rahmen der Prüfung jedes Flugzeugmusters durchgeführt. Höhere CO-Konzentrationen können also nur noch als Folge von Beschädigungen — z. B. unbrauchbar gewordene Auspuffdichtungen — im Flugbetrieb auftreten.

Der wesentlichste Bestandteil des Ethyl Fluids ist das Tetraäthylblei.

Bei der Verbrennung der gebleiten Kraftstoffe bleibt etwa 80 % des Bleies als anorganische Bleiverbindung, z. B. als Bleibromid oder Bleichlorid, im Motor und lagert sich dort im Zylinderkopf und den Abgasleitungen ab oder gelangt in das Schmieröl und mit diesem in die meisten anderen Teile des Motors. Etwa 20 % erreicht in feinverteilter Form mit den Auspuffgasen das Freie. Der Bleigehalt der Abgase ist, ähnlich wie dies auch bei allen anderen Bestandteilen der Fall ist, wiederum weitgehend vom Betriebszustand des Motors abhängig. Im Durchschnitt kann man mit einem Bleigehalt von 24 mg/cbm Abgas bei einem Tetraäthylbleigehalt von 0,8 cm/l Benzin und einem Kohlenoxydgehalt von etwa 3 Vol.-% rechnen. Zur Feststellung der Gefährdung der Flugzeuginsassen durch dieses Blei kann man von der Überlegung ausgehen, daß maximal 0,0025 Vol.-% CO in Flugzeugkabinen als zulässig betrachtet wird. Um bei 3 Vol.-% CO in den Abgasen diese Konzentrationen zu erreichen, müßten also die Auspuffgase mit dem 1200fachen an Frischluft verdünnt werden, bevor sie mit der Besatzung in Berührung kommen dürften. Bei dieser Verdünnung ergibt sich ein

Bleigehalt von 0,02 mg/cbm Luft. Diese Rechnung zeigt, daß mit einer Gefährdung des fliegenden Personals im Sinne einer chronischen Bleivergiftung *nicht* gerechnet zu werden braucht. Bei wirksamen Bleikonzentrationen in der Kabinenluft ist der Kohlenoxydgehalt so groß, daß akute CO-Vergiftungen auftreten.

In den Motorenwerkstätten, in denen Flugmotoren überholt werden, besteht dagegen die Möglichkeit von *Bleiintoxikationen*. Hier ist durch geeignete Maßnahmen bei der Reinigung von Motorenteilen dafür Sorge zu tragen, daß das an diesen Teilen und in den Schmierölresten vorhandene Blei nicht zu chronischen Vergiftungen führt. Peinliche Sauberkeit, insbesondere aber Vermeidung der Einatmung von bleihaltigem Staub in Verbindung mit kräftiger Kost verhindern das Auftreten von chronischen Bleivergiftungen.

3. Feuerlöschmittel. Bei der Bekämpfung von Bränden während des Fluges, beim Anlassen von Flugzeugen und bei Bränden, die sich im Anschluß an einen Flugunfall nicht selten entwickeln, ist Wasser meist nicht brauchbar. An dessen Stelle werden ganz allgemein in neuerer Zeit Gase und Dämpfe verwendet. Insbesondere spielt hierbei das Schaumlöschverfahren eine große Rolle, bei dem ein Schaum entsteht, der gerade bei der Bekämpfung von brennendem Öl, Benzin und Benzol besonders wirksam ist. Außer den Schaumlöschgeräten, bei denen unter anderem als Schaummittel Saponine, saponinhaltige Pflanzenextrakte und organische Sulfosäuren benutzt werden und die in der Luftfahrt vor allem in am Boden stationierten Löschwagen der Flugplatzfeuerwehr Verwendung finden, gelangen in den Feuerlöschern der Flugzeuge selbst sowie in die beim Anlassen vorhandenen Handlöscher organische Verbindungen zur Verwendung.

Hierbei spielt vor allem der *Tetrachlorkohlenstoff* (CCl_4) eine große Rolle. Er ist von ausgezeichneter Löschwirkung, hat nur den Nachteil, daß er bei großer Kälte nicht benutzt werden kann, da er bereits bei — 23° C fest wird.

Außer Tetrachlorkohlenstoff werden für Feuerlöscher empfohlen: Tetrabromäthan, Tetrachloräthan, Tichloräthylen, Tetrachloräthylen, Äthylenbromid, Äthylbromid und Methylbromid. Viele Feuerlöscher enthalten Mischungen dieser Stoffe, unter Umständen mit anderen giftigen Stoffen, wie flüssiges Schwefeloxyd oder Selenverbindungen.

Die große Zahl der verwendeten Stoffe macht es unmöglich, im Rahmen dieses Lehrbuches auf alle etwa möglichen Vergiftungen einzugehen. Es mag der Hinweis genügen, daß einige tödliche Vergiftungen von Feuerwehrleuten vorliegen und daß am gefährlichsten von den Stoffen Methylbromid und Tetrachlorkohlenstoff gilt. Der auch in der Luftfahrt viel verwendete Tetrachlorkohlenstoff kann als Narkoticum zu schweren Schädigungen führen (Tetrachlorkohlenstoffnarkosen sind bei Wartungsarbeiten in Flugzeugen, bei denen Feuerlöscher undicht waren, vorgekommen!). Bei Tetrachlorkohlenstoff muß mit der Möglichkeit gerechnet werden, daß unter bestimmten Bedingungen beim Aufspritzen auf heiße Bleche das bekanntlich sehr gefährliche Phosgen ($COCl_2$) entsteht, so daß die Verwendung von tetragefüllten Löschern in geschlossenen Räumen vom toxikologischen Standpunkt aus nicht ungefährlich ist.

4. Lärm. Der Lärm in Flugzeugen hat verschiedene Ursachen. Er setzt sich zusammen aus dem Geräusch der Luftschraube, dem Auspuffgeräusch, aerodynamischen Geräuschen und inneren Geräuschen des Flugzeuges.

Das Luftschraubengeräusch nimmt mit steigender Umfangsgeschwindigkeit der Luftschraubenblätter zu und setzt sich zusammen aus einem niederfrequenten Teil, der durch Drehzahl und Flügelzahl gegeben ist, und einem hochfrequenten sogenannten Drehgeräusch, das durch Wirbelablösung hinter den Luftschraubenblättern entsteht.

Die Grundfrequenz der Auspuffgeräusche ist durch Drehzahl des Motors und Zylinderzahl festgelegt. Durch geeignete Ausbildung des Auspuffsammlers läßt sich dieses Geräusch erheblich mindern, was jedoch für die Lärmbekämpfung nur dann Sinn hat, wenn gleichzeitig die Stärke des Luftschraubengeräusches, die das Auspuffgeräusch im allgemeinen übertrifft, gleichzeitig herabgesetzt wird.

Durch die glatte Oberfläche und Formgebung moderner Flugzeuge sind die im allgemeinen hochfrequenten aerodynamischen Geräusche weitgehend ver-

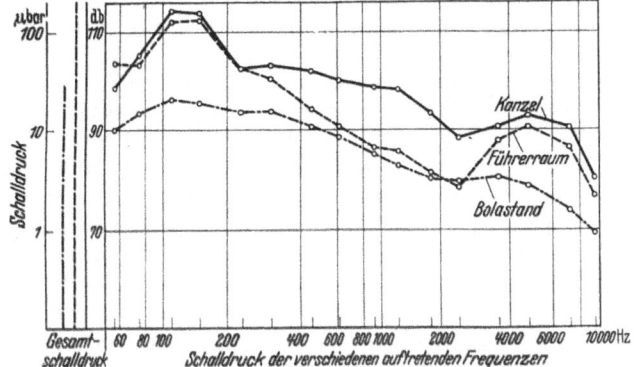

Abb. 3. Lärmmessungen in einem zweimotorigen Kampfflugzeug. (Die Weite in db können bei den gemessenen Lautstärken, ohne einen größeren Fehler zu machen, gleich phon gesetzt werden.)

mindert, so daß sie praktisch z. Z. keine wesentliche Rolle mehr spielen. Die inneren Geräusche des Flugzeuges liegen vor allem im niederfrequenten Gebiet. Sie entstehen durch Schwingungen der Wände, größerer Scheiben oder auch des ganzen Rumpfes und der Flügel und rufen Dröhngeräusche hervor.

Der Gesamtlärm in Militärflugzeugen liegt bei 80—115 phon, was etwa dem Lärm beim Nieten mit Preßlufthämmern entspricht. Als Grenze für das Auftreten von Gehörschädigungen wird etwa 70 phon angegeben. Außer der Lautstärke spielt jedoch für die Entstehung solcher Schädigungen das Verhältnis von Lärmwirkzeit zu Ruhepausen eine ausschlaggebende Rolle. Dieses Verhältnis ist für die Fliegerei im allgemeinen günstiger als für die sonstigen Lärmberufe, so daß die Lärmschädigungen in der Fliegerei erst nach mehrjähriger Tätigkeit auftreten dürften. Von zahlreichen Autoren wird heute noch eine Berufsschwerhörigkeit der Flieger — wohl zu Unrecht — bestritten. Bei der Untersuchung von länger im Dienst befindlichen Flugzeugführern fällt nämlich die große Zahl der Hörstörungen unter eindeutiger Bevorzugung des linken Ohres auf. Diese immer wieder beobachtete Herabsetzung der Hörfähigkeit vor allem des linken Ohres muß durch exogene Faktoren bedingt sein, sie

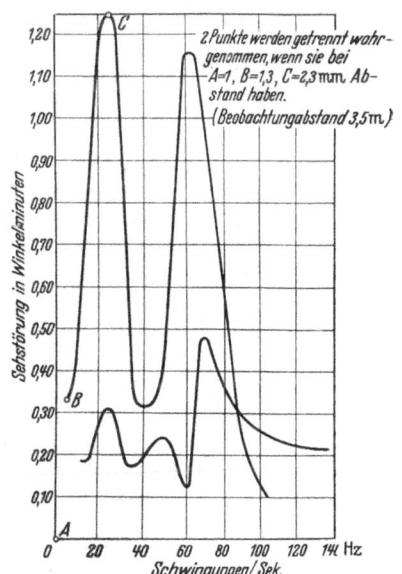

Abb. 4. Sehstörungen bei der Einwirkung von Vibrationen (nach R. Coermann).

läßt sich nicht allein durch eine organische Bereitschaft erklären. In den letzten Jahren ist die *Lärmbelastung* in der Militärfliegerei durch die allgemeine Benutzung von *Fliegerkopfhauben* mit eingebauten Telephonen *erheblich vermindert* worden, da diese Hauben wenigstens bei den hohen und mittleren Frequenzen eine gute Schalldämmung besitzen.

5. Vibrationen. Die in Flugzeugen auftretenden Vibrationen entstehen durch *Luftkräfte* oder durch *Kräfte, die vom Triebwerk herkommen* und das Flugzeug als Ganzes oder einzelne seiner Teile in Schwingungen versetzen. Sie bestehen aus einem Frequenz- und Amplitudengemisch, das über den Sitz, die Seitensteuerung und die Steuersäule auf den Körper übertragen wird. Erfahrungen in der fliegerischen Praxis haben gezeigt, daß die Vibrationen den Eintritt der allgemeinen Ermüdung beschleunigen können.

Über die Vibrationsempfindung ist bekannt, daß sie auftritt, wenn die Sinnesorgane für Berührungs- und Druckempfindungen der Haut mit mindestens 18 Reizen pro Sekunde erregt werden, unterhalb dieser Frequenz werden die Reize als Einzelreize wahrgenommen. Oberhalb von etwa 1500 Reizen pro Sekunde werden mechanische Schwingungen nicht mehr als Vibration, sondern als Dauerberührung empfunden. Diese obere Grenze der Vibrationsempfindung ist außer von der Frequenz auch abhängig von der Amplitude und von dem Hautbezirk, auf den die Vibration wirkt. Außer dieser Wirkung auf die Sinnesendorgane wirken die Schwingungen mehr oder weniger gedämpft auch auf den Körper als Ganzes sowie auf einzelne seiner Organe. Hierdurch kann es zu einem Leistungsabfall in den verschiedenen Organgebieten kommen. So zeigten Untersuchungen der binokularen Sehschärfe, daß abhängig von Frequenz und Ampli-

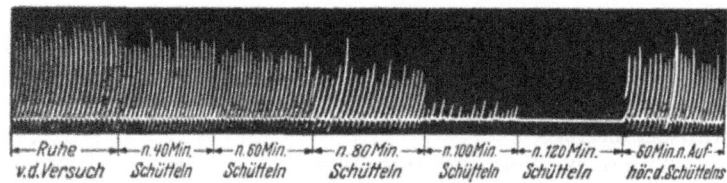

Abb. 5. Mechanogramm des Patellarreflexes unter der Einwirkung von sinusförmigen Vibrationen (50 Hz; 0,7 mm-Amplitude).

tude eine Verminderung der Sehschärfe eintritt. Diese Beeinträchtigung der Sehschärfe erreichte bei den meisten Versuchspersonen zwei Extrempunkte, von denen der eine zwischen 25 und 40 Hz (Hertz = Schwingungen pro Sek.) und der andere zwischen 60 und 90 Hz liegt. Der Grund für die auftretenden Störungen liegt darin, daß das Auge die Wechselbewegung des Sitzes zum Teil mitmacht, wodurch eine periodische Verschiebung des Bildes auf der Netzhaut stattfindet, wenn der betrachtete Gegenstand feststeht. Die auftretenden Extremstellen sind wahrscheinlich so zu deuten, daß der Augapfel bei diesen Frequenzen selbst in Eigenschwingungen gerät, was ihm infolge seiner elastischen Aufhängung möglich ist.

Bei neueren Vibrationsuntersuchungen wurde als auffälligster Befund festgestellt, daß durch die Vibrationen eine erhebliche *Beeinflussung der Sehnenreflexe* auftritt. Nach mehr oder weniger langer Zeit und in Abhängigkeit von Frequenz und Amplitude kommt es zu einem völligen Erlöschen dieser Reflexe, die dann einige Minuten bis zu einigen Stunden nach Aufhören der Schwingungen wieder zu ihrer ursprünglichen Stärke zurückkehren. Untersuchungen über den Weg, auf dem es zu dieser Wirkung kommt, zeigten, daß es sich um die Folge der vegetativen Wirksamkeit der Schwingungen handelt. Die Vibration von Blutgefäßen und anderen Organen mit glatter Muskulatur — also eindeutig autonom innervierter Organe — läßt vermuten, daß die Wirkung der Schwingungen in diesem Fall auf dem Weg über den Sympathicus zustande kommt. Mit diesen Untersuchungen dürfte ein erster Schritt auf dem Wege zur Klarstellung der Zusammenhänge zwischen den verschiedenen Schwingungsgrößen und ihrer Wirkung auf den Organismus getan sein.

6. Temperatur. Da die Lufthülle der Erde den größten Teil der gestrahlten Sonnenwärme passieren läßt, ohne sie zu verschlucken, wird von der Sonne primär die oberste Schicht der Erde erwärmt, und erst sekundär von hier aus erwärmt sich die Luft, teils durch Leitung und teils durch Strahlung. Auf Grund dieser Tatsache haben wir mit zunehmender Höhe — wenigstens für die Höhen, die für die Fliegerei zunächst von Interesse sind — einen Abfall der Temperatur zu verzeichnen. Die Temperaturabnahme beträgt im Mittel in unseren Breiten 0,65° C pro 100 m. Die Jahresdurchschnittstemperaturen sind in Abb. 6 in Abhängigkeit von der Höhe dargestellt. Ein modernes *Jagdflugzeug* durchfliegt nun im Sommer in wenigen Minuten einen Temperaturbereich von 70—80° C, wobei extreme Verhältnisse, wie sie z. B. in Afrika herrschen, noch nicht einmal berücksichtigt sind. Mit dieser schnellen Temperaturänderung der umgebenden Luft ändert sich auch das wirksame Klima innerhalb des Flugzeuges, das sich aus Lufttemperatur, Wandtemperatur und Luftbewegung zusammensetzt, so daß an die Wärmeregelung des

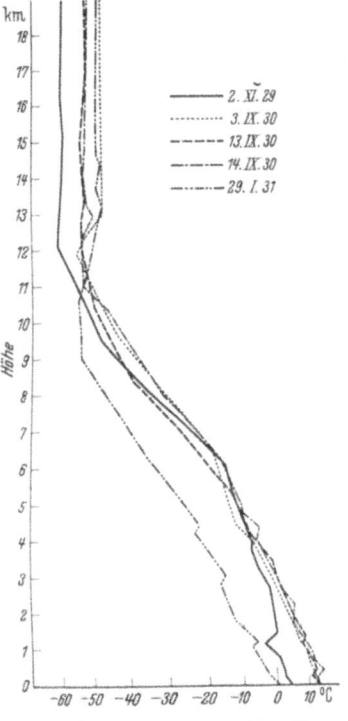

Abb. 6. Temperaturverlauf bis 18 km Höhe nach Registrierballonaufstiegen von A. WIGAND.

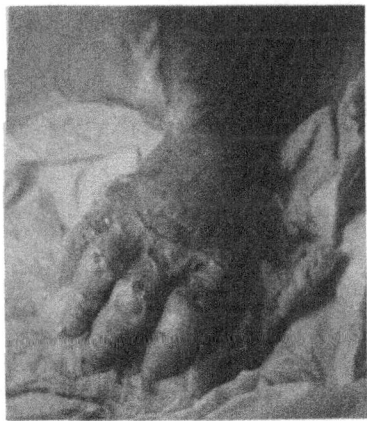

Abb. 7. Erfrierung 3. Grades. Fallschirmabsprung aus 8000 m Höhe. Schirm wurde sofort geöffnet (nach J. SCHNEIDER).

Organismus ganz erhebliche Anforderungen gestellt werden, wenn nicht durch zweckmäßige Kleidung oder Beheizung der Kabinen ein Eigenklima geschaffen wird, das die Besatzungen leistungsfähig erhält. Es hat sich gezeigt, daß unter ungünstigen Bedingungen, insbesondere wenn jede Sonneneinstrahlung fehlt, selbst schwerste Sonderbekleidung nicht ausreicht, um den Besatzungen auf längere Zeit den notwendigen Wärmeschutz zu geben, so daß man gezwungen ist, durch elektrisch beheizte Anzüge oder Warmluftzufuhr in die Kabinen Abhilfe zu schaffen. Alle bisher erprobten Maßnahmen, das Klima im Flugzeug zu verbessern, befriedigen nicht völlig, wenn man von einzelnen Sonderlösungen für Druckkabinenflugzeuge absieht. Gute Abdichtung des Flugzeuges gegen den umgebenden Fahrtwind und dadurch erzielte Verringerung der Luftbewegung im Flugzeug im Verein mit einer Isolation der Wände der Sitzräume gegen die kalte Außenwand dürften das Klima im Flugzeug wesentlich verbessern. Ein vollkommener Schutz ist nach BÜTTNER erst dann erreicht, wenn die Hauttemperatur mit rund 33° C und die Wärmeverluste mit etwa 0,2 cal/cm²/min erhalten bleiben. Beim *Fallschirmabsprung* ist der Abspringende der Kälte fast ungeschützt ausgesetzt, insbesondere dann, wenn seine Bekleidung auf elektrische Beheizung oder gute Kabinenbeheizung abgestimmt ist. Um Kälteschäden zu vermeiden, sollen sich die in großer Höhe Abspringenden daher *mit geschlossenem Schirm durchfallen lassen*, um so die Wirkzeit der Kälte weitestgehend zu verkürzen.

Schrifttum.

ARMSTRONG: Principles and Practice of Aviation Medicine. 1939. — AUBRIOT: L'otorhinol. **19** (1935). — BEKESY: Akust. Z. **4**, H. 5 (1939); Akust. Z. **4**, H. 6 (1939). — BERGER: Luftfahrtmed. Abh. 1, H.3 (1936). — BÜTTNER: Physikalische Bioklimatologie. 1938. — COERMANN: Luftfahrtmed. **2**, H.3/4; Luftfahrtmed. **4**, H.2 (1940). — Deutsch-Amerikanische Petroleumgesellschaft: Was ist Äthyl-Benzin? — v. DIRINGSHOFEN u. HARTMANN: Luftfahrtforschg **12**, H. 4 (1935). — EDGERTON: Air Comm. Bull. 8, Nr 11 (1937). — FLURY u. ZERNIK: Schädliche Gase. 1931. — FLURY u. ZANGGER: Lehrbuch der Toxikologie. 1928. — FÖCKING: Untersuchungen über den Vitamin C-Haushalt bei Tankern und Flugzeugführern. Diss. Med. Akad. Düsseldorf 1939. — GLASER u. FRITSCH: Z. angew. Chem. **41** (1928). — HENDERSON-HAGGARD: J. amer. med. Assoc. **81**, 385 (1923). — HUGONY: Z. Biol. **96**, H. 5 (1935). — JOACHIMOGLU: Dtsch. med. Wschr. **56** (1930). — KEHOE: J. Labor. a. clin. Med. **6**, 427 (1921). — KOCH: Med. Klin. **1938**, Nr 38. — LEHMANN: Zbl. Gewerbehyg., N.F. **7** (1930). — LITTLER: Geräuschwirkung auf das Ohr beim Kriegsdienst. Nature **1940**. — LOECKLE: Luftfahrtmed. **5**, H. 4 (1941); Fortschr. Neurol., Psychiatr. u. ihrer Grenzgebiete Jg.14, H.9 (1942). — MAROLLES: Air Corps Inform. Circular 7, Nr 694 (1934). — MEISTER: Industr. Psychotechn. **12**, H. 12 (1935). — PEYSER: Dtsch. Z. öff. Gesdh.wes. **1** (1930). — RAYERS, FIELDNER, YANT u. THOMAS: U. S. Bureau of Mines. 1927. — RUFF: Luftfahrtforschg **12**, H. 4 (1935); Luftfahrtmed. 1, H. 2 (1936). — SCHREUS: Dtsch. Mil.arzt 5, H. 2 (1940). — SCHUBERT: Dtsch. Mil.arzt 7, H. 7 (1942); Physiologie des Menschen im Flugzeug. 1935. — SOMMER: Luftfahrtmed. **4**, H. 4 (1940). — TROINA: Valsalva **9** (1933).

H. Seelische Wehrhygiene, insbesondere bei der Luftwaffe.

Von H. LUXENBURGER-Berlin.

Die *Eigenart des Dienstes bei der Luftwaffe*[1] hat die Notwendigkeit ergeben, *bei den Angehörigen der Luftwaffe* in weiterem Umfang und besonderer Vertiefung eine *seelische Betreuung*, die „*seelische Wehrhygiene*“, durchzuführen.

Unter dem Begriff „*seelische Hygiene*“ lassen sich alle ärztlichen Maßnahmen zusammenfassen, die darauf abzielen, die seelische Anpassung des Menschen an die Aufgaben zu fördern, die das Leben ihm stellt. „*Seelische Wehrhygiene*“ ist dann *sinngemäß als seelische Hygiene zu verstehen, die sich auf die besonderen Verhältnisse ausrichtet, denen ein Volk und der Einzelmensch durch die Tatsache des Wehrdienstes besonders bei der Luftwaffe unterworfen werden.* Sie hat die Aufgabe, durch ärztliche Einwirkungen *Wehrwillen, Wehrfähigkeit* und *Wehrkraft* zu stärken, soweit diese auf Voraussetzungen seelischer Art beruhen.

Der Begriff „ärztlich“ ist hier sehr weit zu fassen. Wie die Seelenheilkunde und Seelenheilkunst seelische Erziehung, Führung und Betreuung in sich schließt, so erhält auch die seelische Hygiene und damit die seelische Wehrhygiene ein entsprechendes Gepräge. Wehrgeistige Führung, Steuerung und Korrektur sind die hauptsächlichsten Mittel, mit denen sie an die Bewältigung ihrer Aufgabe herantritt.

Das Seelische ist für den Arzt vom Körperlichen nicht wesentlich verschieden.

Die seelische Persönlichkeit, an die sich die seelische Hygiene wendet, ist die Person als bewußtes Erlebnis. Unter der Person verstehen wir alles, was am Menschen sinnenfällig oder aus sinnenfälligen Anzeichen erschließbar ist. Diese Körperlichkeit gehört als „Erlebens-

---

[1] Siehe auch die „*Einführung zu der Hygiene des Dienstes bei der Luftwaffe*“, S. VI und Abschnitt XI B 2: „*Wachhaltemittel im Flugbetrieb*“, S. 492 in diesem Lehrbuch.

bestand" zum Bewußtsein, also zum Gesamtinhalt des aktuellen Seelischen. Körper und Seele sind demnach eine Einheit, ein Bezugssystem mit veränderlichem Blickpunkt. Wechselwirkungen zwischen Körper und Seele können nur aus dieser ganzheitlichen Grunderkenntnis heraus richtig begriffen werden. Die Einheit, die durch das Bewußtsein mit seinen vielfachen Stufen gegeben ist, stellt die Voraussetzung für jede fruchtbare ärztliche Einwirkung dar, für ärztliches Verhüten, Heilen, Führen, Erziehen, Betreuen. Die „seelische" Hygiene ist demnach von der „körperlichen" nicht zu trennen. Was sich an die (körperliche) Person wendet, betrifft auch die (seelische) Persönlichkeit, und jede seelische Beeinflussung hat ihre Rückwirkung auf den Körper. Gegenstand des ärztlichen Wirkens ist das Bezugssystem, nicht der eine oder andere Bezugspartner. Angriffspunkt ist das ichbezogene Bewußtsein in seinen Schichten (Unterbewußtsein usw.) und Ausweitungen (Nebenbewußtsein).

Die genannten „Voraussetzungen seelischer Art" sind aus dieser ganzheitlichen Betrachtungsweise heraus zu verstehen. Es ist nicht so, daß Wehrwille, Wehrfähigkeit, Wehrkraft einerseits auf körperlichen, andererseits auf seelischen Grundlagen beruhen, die sich reinlich voneinander scheiden lassen und zwischen denen lediglich sozusagen interindividuelle Beziehungen bestehen. Die Beziehungen sind vielmehr ebenso intraindividuell wie die Beziehungen zwischen Körperorganen untereinander und zwischen den seelischen Einzelfunktionen. Somit ist die seelische Wehrhygiene ein Glied der gesamten Wehrhygiene überhaupt und weder in ihren Voraussetzungen noch in ihren Maßnahmen noch in ihren Auswirkungen wesentlich von ihr zu scheiden. Was sie aus ihr heraushebt, sind lediglich ihre Methoden. Genau so, wie die Seelenheilkunde sich nur methodisch von der übrigen Heilkunde abhebt.

Diese Methoden sind die *Methoden der ärztlichen Psychologie und Psychiatrie.* Letztere darf hier nicht im engeren Sinne der Klinik der Geisteskrankheiten gefaßt werden, sondern als die Lehre von der ärztlichen Behandlung seelisch abartiger oder entgleister Menschen. Damit ist gesagt, daß sich die seelische Hygiene nicht nur an den bisher völlig Angepaßten und Belastungsfähigen wendet, um ihn gegen *neue Belastungen,* denen gegenüber er noch nicht erprobt ist, zu sichern, sondern auch den schwächeren und labileren, nach dem Bereich des Abnormen hin variierenden Persönlichkeiten Hilfestellung leisten und die in neurotische Fehlhaltungen geratenen für die Anforderungen, die ein wehrhaftes Volk an sie stellen muß, wieder tauglich machen will. Neben einer nach psychologischen und bevölkerungspsychologischen Grundsätzen ausgerichteten Erziehung und Menschenführung tritt daher das gesamte Rüstzeug der psychiatrischen Heilkunde auf den Plan einschließlich einer ärztlichen *Psychotherapie,* die alle Einwirkungen von der kleinen Seelenheilkunst der ärztlichen Sprechstunde bis zu den systematischen Methoden der *Tiefenpsychotherapie* (Tiefung) umfaßt. Vorbeugende und heilende Maßnahmen gehen dabei ineinander über. Heilen wird häufig zur Vorbeugung gegen neue Entgleisungen. Leitidee ist stets die Wehrertüchtigung. Die seelische Wehrhygiene hat daher Truppe und Bevölkerung zu sichten, Persönlichkeiten, die für die Wehrhaftigkeit seelisch untauglich sind oder ihr gefährlich werden können, als solche zu kennzeichnen, die Schwachen seelisch so zu rüsten, daß sie sich in die Truppe einzugliedern vermögen, und die Starken so zu betreuen, daß ihre Kraft sich gesinnungs- und leistungsmäßig voll auswirken kann. Sie treibt Ausmerze und Auslese, sie fördert das Wertvolle und verhütet eine Überwucherung des Minderwertigen. Sie beseitigt die Störer und hilft den Versagern, wo das Versagen seine wesentliche Ursache nicht in übermächtiger Anlage, sondern in ungünstigen Bedingungen der Außenwelt besitzt. Sie ist der Rassenhygiene daher ebenso verwandt wie der Hygiene der Gesundheit des Einzelmenschen.

Die *seelische Wehrhygiene* greift durch die Betreuung der Soldaten auf die wehrgeistige Beeinflussung der Angehörigen über und erschließt sich damit vorbeugende und heilende Einwirkungsmöglichkeiten auf das Volk als solches. Sie wendet sich an Führer und Geführte, die für die seelische Wehrhygiene psychologisch und seelenärztlich ein untrennbares Ganzes bedeuten. Wer dem Steuermann, wo es not tut, die Hand führt, hilft dem Schiff, und wer das Schiff betreut, erleichtert seine Führung.

Aus dieser grundsätzlichen Haltung ergeben sich die *besonderen Aufgaben* von selbst. Von ihnen und von der Art der Maßnahmen kann an dieser Stelle im einzelnen nicht gesprochen werden. Es sei nur auf einige wichtige Punkte andeutungsweise hingewiesen: Überwachung des dienstlichen und außerdienstlichen Lebens der Soldaten, Verhütungsmaßnahmen gegen Kriminalität und Selbstmord, Steuerung der Sexualnot, Pflege und Regulierung der Beziehungen zur Familie, zum Beruf, zur Heimat als Erlebniseinheit, Vertiefung des Front- und Kriegserlebnisses, Sinngebung für das große und kleine Geschehen, mit dem sich der Soldat auseinandersetzen muß. Hilfestellung in persönlichen Konflikten und bei kameradschaftlichen Schwierigkeiten. Ärztliche Verhütung und Bekämpfung körperlich-seelischer Erschöpfung, Steuerung und Heilung neurotischer Fehlhaltung zur Wiederherstellung der vollen Wehrfähigkeit. Verhütung seelischer Infektionen und Störungen von seiten unverbesserlicher abartiger Persönlichkeiten.

Seelische Wehrhygiene treiben bei der Truppe in erster Linie somit die Einheitsführer, die Wehrmachtsfürsorgeoffiziere, die Offiziere überhaupt. Als ärztliche, insbesondere wehrmachtsärztliche Tätigkeit ist sie jedoch Sache der *Sanitätsoffiziere*, insbesondere der Nervenfachärzte und nicht zuletzt der Truppenärzte. Wie der Truppenarzt sich um die allgemeine Hygiene der ihm anvertrauten Männer zu kümmern hat, muß er auch die wehrhygienischen Aufgaben kennen und zu lösen versuchen. In der *Luftwaffe* stehen ihm *besondere Sanaitätsoffiziere* zur Seite, die *psychologisch* und *psychiatrisch* vorgebildet sind, gute Menschenkenntnis besitzen und über eine besondere Erfahrung in Menschenführung verfügen. Zu ihrem Pflichtenkreis gehören in erster Linie die Aufgaben der seelischen Wehrhygiene, wie sie hier kurz umrissen wurden. In engster Zusammenarbeit mit den Einheitsführern, den Truppenärzten, Nervenfachärzten, Richtern und Fürsorgeorganen verschaffen sie den Forderungen der seelischen Wehrhygiene Geltung und sorgen für die nötige ärztliche Akzentsetzung in der allgemeinen geistigseelischen Betreuung der Soldaten und ihrer Familien.

Wenn der seelischen Wehrhygiene schon im *Frieden* sich reiche Aufgaben stellen, so verleihen ihr die Notwendigkeiten des *Krieges* eine besondere Bedeutung. Die seelische Wehrhygiene ergänzt die Maßnahmen der allgemeinen ärztlichen Gesundheitsführung und der Rassenhygiene, sie verleiht ihnen darüber hinaus ein besonderes Gepräge, da sie dort angreift, wo die Schlüssel für eine wirksame Steuerung des Seins liegen, nämlich am Erlebnis der Person, am ichbezogenen Bewußtsein mit seinen Schichten und Ausweitungen, von dem aus die gesamten Lebensvorgänge in Gang und Ordnung gehalten werden. So gesehen und geübt wird die *seelische Wehrhygiene* zum *Instrument der wehrgeistigen Führung* und damit zur *schlagkräftigen Waffe der Nation* im Kampf um ihre Existenz und ihre Geltung in der Welt.

Sachverzeichnis.

The manufacturer's authorised representative in the EU is Springer
Nature Customer Service Centre GmbH, Europaplatz 3, 69115 Heidelberg,
Germany. If you have any concerns regarding our products, please
contact ProductSafety@springernature.com

Printed and bound by CPI Group (UK) Ltd, Croydon, CR0 4YY
24/04/2026
02096342-0006